U0377024

Neuroradiology

Spectrum and Evolution of Disease

神经放射学

疾病谱与疾病演变

主　编　［美］Juan E. Small

Daniel L. Noujaim

Daniel T. Ginat

Hillary R. Kelly

Pamela W. Schaefer

主　译　张　明　徐小玲

副主译　麻少辉　秦　越　杜　滂　马晓文

中国出版集团有限公司

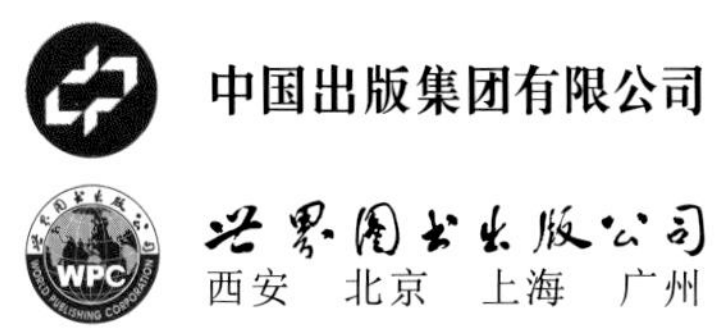

世界图书出版公司

西安　北京　上海　广州

图书在版编目（CIP）数据

神经放射学：疾病谱与疾病演变 /（美）胡安·E. 斯莫尔 (Juan E. Small) 等主编；张明，徐小玲主译 .— 西安：世界图书出版西安有限公司，2023.8

书名原文：Neuroradiology: Spectrum and Evolution of Disease

ISBN 978-7-5232-0524-2

Ⅰ.①神… Ⅱ.①胡… ②张… ③徐… Ⅲ.①神经系统疾病—放射诊断 Ⅳ.① R816.1

中国国家版本馆 CIP 数据核字 (2023) 第 122263 号

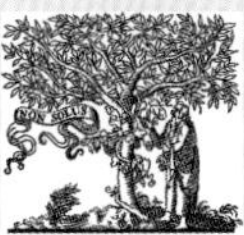

Elsevier (Singapore) Pte Ltd.
3 Killiney Road,
#08-01 Winsland House I,
Singapore 239519
Tel: (65) 6349-0200; Fax: (65) 6733-1817

书　　名　神经放射学：疾病谱与疾病演变
SHENJING FANGSHEXUE JIBINGPU YU JIBING YANBIAN
主　　编　［美］Juan E. Small ［美］Daniel L. Noujaim ［美］Daniel T. Ginat
［美］Hillary R. Kelly ［美］Pamela W. Schaefer
主　　译　张　明　徐小玲
责任编辑　张　丹
装帧设计　西安非凡至臻广告文化传播有限公司
出版发行　世界图书出版西安有限公司
地　　址　西安市雁塔区曲江新区汇新路 355 号
邮　　编　710061
电　　话　029-87214941　029-87233647（市场营销部）
029-87234767（总编室）
网　　址　http://www.wpcxa.com
邮　　箱　xast@wpcxa.com
经　　销　新华书店
印　　刷　陕西金和印务有限公司
开　　本　889mm × 1194mm　1/16
印　　张　29.5
字　　数　520 千字
版次印次　2023 年 8 月第 1 版　2023 年 8 月第 1 次印刷
版权登记　25-2023-183
国际书号　ISBN 978-7-5232-0524-2
定　　价　298.00 元

医学投稿　xastyx@163.com ‖ 029-87279745　029-87289675
☆ 如有印装错误，请寄回本公司更换 ☆

致 Kirstin，Nathan 和 Sean，
你们是我生命中的光，是喜悦，是我生命中的爱。

—Juan E. Small

谨将本书献给我的妻子和三个优秀的孩子，感谢他们的爱和支持，
也献给激发我职业好奇心的父亲。

—Daniel L. Noujaim

致敬我的父母，Roselyne 和 Jonathan。

—Daniel T. Ginat

感谢我的丈夫和最好的朋友 Jason，我的孩子 Quinn 和 Jude，
感谢他们无尽的爱、理解和幸福。
致麻省总医院和麻省眼耳医院的同事，
感谢你们的教导、支持、对患者的护理并坚守承诺。
致那些传授给我知识比我馈赠他们更多的住院医师和研究员，
感谢你们赋予我持之以恒的挑战勇气和永不停歇的学习动力。

—Hillary R. Kelly

感谢 Doug 和 Sarah，他们总是给我无条件的爱、支持和鼓励。
感谢麻省总医院的住院医师、研究员和主治医师，
感谢他们让我日渐成为更好的神经放射科医生。

—Pamela W. Schaefer

致 谢
Acknowledgements

编辑们要感谢ELSEVIER公司的优秀团队，包括Robin Carter和Russell Gabbedy（内容策划师）、Ann R. Anderson（内容开发专家）、Mandy Mincher（制作经理）和Ryan Cook（设计师），感谢他们在本书编撰过程中给予的帮助、支持和指导。能与你们合作是我们的荣幸。此外，我们还要感谢Amirsys公司的优秀团队，包括Laura C. Wissler, MA，感谢她的美丽且富有灵感的插图，以及Richard Coombs, MS和Lane R. Bennion, MS（贡献插图者）。最后，感谢Lahey医院和医疗中心的医学图书馆馆长Carol Spencer，如果没有他的帮助，这本书是不可能完成的。

JUAN E. SMALL, MD, MSc

Section Chief, Neuroradiology
Lahey Hospital and Medical Center
Burlington, Massachusetts

DANIEL L. NOUJAIM, MD

Neuroradiologist
Department of Radiology
Beaumont Hospital
Dearborn, Michigan

DANIEL T. GINAT, MD, MS

Department of Radiology
Pritzker School of Medicine
The University of Chicago
Chicago, Illinois

HILLARY R. KELLY, MD

Radiologist
Massachusetts Eye and Ear Infirmary
Neuroradiologist
Massachusetts General Hospital
Assistant Professor of Radiology
Harvard Medical School
Boston, Massachusetts

PAMELA W. SCHAEFER, MD

Associate Director of Neuroradiology
Clinical Director of MRI
Massachusetts General Hospital
Associate Professor of Radiology
Harvard University
Boston, Massachusetts

原著作者
Contributors

Sama Alshora, MD
Assistant Professor of Radiology
Lahey Hospital and Medical Center
Burlington, Massachusetts
Assistant Professor of Radiology
King Saud University Medical City
Riyadh, Saudi Arabia

Arwa O. Badeeb, MBBS
Chief Resident, Diagnostic Radiology
Lahey Clinic
Burlington, Massachusetts

Lawrence Bahoura, MD
Oakland University William Beaumont
School of Medicine
Royal Oak, Michigan

Girish Bathla, MBBS, FRCR, DMRD, MMeD
Resident
Department of Radiology
University of Iowa Hospitals and Clinics
Iowa City, Iowa

Adam P. Bryant, MD
Resident
Department of Radiology
University of Iowa Hospitals and Clinics
Iowa City, Iowa

Paul M. Bunch, MD
Assistant Professor of Radiology
Wake Forest School of Medicine
Wake Forest Baptist Health
Winston-Salem, North Carolina

Walter L. Champion, MD
Lahey Hospital and Medical Center
Burlington, Massachusetts

Pauley Chea, MD
Chief Resident
Department of Radiology
Lahey Hospital and Medical Center
Burlington, Massachusetts

Lindsay A.N. Duy, MD
Assistant Professor of Radiology
Wake Forest Baptist Medical Center
Winston-Salem, North Carolina

Suzanne K. Freitag, MD
Director, Ophthalmic Plastic Surgery
Department of Ophthalmology
Massachusetts Eye and Ear Infirmary
Associate Professor of Ophthalmology
Harvard Medical School
Boston, Massachusetts

Merav Galper, MD
Radiologist
Kaiser Permanente Mid-Atlantic
Permanente Medical Group (MAPMG)
Rockville, Maryland

Daniel T. Ginat, MD, MS
Department of Radiology
Pritzker School of Medicine
The University of Chicago
Chicago, Illinois

Louis Golden, MD
Neuroradiology Section
Stanford University
Stanford, California

Jason Handwerker, MD
Associate Clinical Professor of Radiology
University of California, San Diego
San Diego, California

Jeffrey A. Hashim, MD
Assistant Professor of Radiology
Diagnostic Radiology

Lahey Hospital and Medical Center
Burlington, Massachusetts

Doreen T. Ho, MD
Staff Neurologist
Lahey Hospital and Medical Center
Burlington, Massachusetts

Dean T. Jeffery, MD
Radiology and Diagnostic Imaging
University of Alberta
Edmonton, Alberta, Canada

Hillary R. Kelly, MD
Radiologist
Massachusetts Eye and Ear Infirmary
Neuroradiologist
Massachusetts General Hospital
Assistant Professor of Radiology
Harvard Medical School
Boston, Massachusetts

DaeHee Kim, MD
Chief Resident
Department of Radiology
Lahey Hospital and Medical Center
Burlington, Massachusetts

Philip D. Kousoubris, MD
Neuroradiology
Lahey Clinic
Burlington, Massachusetts

Mara Kunst, MD
Assistant Professor of Radiology
Tufts University School of Medicine
Section Head of Neuroradiology
Department of Radiology
Lahey Hospital and Medical Center
Burlington, Massachusetts

Daniel Lam, MD
Pritzker School of Medicine
University of Chicago
Chicago, Illinois

Dann Martin, MD
Radiology
Lahey Hospital and Medical Center
Burlington, Massachusetts

William A. Mehan Jr., MD
Attending Neuroradiologist
Massachusetts General Hospital
Boston, Massachusetts

Toshio Moritani, MD, PhD
Clinical Professor of Radiology
University of Michigan Medicine
Ann Arbor, Michigan

Daniel L. Noujaim, MD
Neuroradiologist
Department of Radiology
Beaumont Hospital
Dearborn, Michigan

Samir Noujaim, MD
Professor of Radiology
Division of Neuroradiology
Oakland University William Beaumont School of Medicine
Royal Oak, Michigan

Omar Parvez, MD
Neuroradiology Clinical and Research Fellow
Massachusetts General Hospital
Boston, Massachusetts

Aaron B. Paul, MD
Staff Neuroradiologist
Lahey Hospital and Medical Center
Burlington, Massachusetts

Victor Hugo Perez Perez, MD
Neurosurgeon
UMAE Centro Médico Nacional
Mexico City, Mexico

Bruno Policeni, MD
Clinical Professor of Radiology
University of Iowa Hospital and Clinics
Iowa City, Iowa

Otto Rapalino, MD
Instructor in Radiology
Harvard Medical School
Assistant Radiologist
Massachusetts General Hospital
Boston, Massachusetts

Katherine L. Reinshagen, MD
Instructor in Radiology
Harvard Medical School
Massachusetts Eye and Ear
Boston, Massachusetts

Seyed Rezapour, MD
Hospital Medicine/Internal Medicine
Lahey Hospital and Medical Center
Burlington, Massachusetts

Emily Rutan, BS
Department of Radiology
Lahey Hospital and Medical Center
Burlington, Massachusetts

Juan E. Small, MD, MSc
Section Chief, Neuroradiology
Lahey Hospital and Medical Center
Burlington, Massachusetts

Nathaniel Temin, MD
Radiologist
South Shore Radiology Associates
South Weymouth, Massachusetts

Jaclyn A. Therrien, DO
Department of Diagnostic Radiology
Lahey Hospital and Medical Center
Burlington, Massachusetts

Marie Tominna, DO
Oakland University William Beaumont School of Medicine
Royal Oak, Michigan

Pankaj Watal, MD
Department of Radiology
University of Iowa Hospitals and Clinics
Iowa City, Iowa

Gene M. Weinstein, MD
Clinical Fellow
Department of Radiology
Massachusetts General Hospital
Boston, Massachusetts

Yun Sean Xie, MD
Neuroradiologist
Department of Radiology
Baptist M&S Imaging
San Antonio, Texas

Fang Frank Yu, MD
Neuroradiology Fellow
Massachusetts General Hospital
Boston, Massachusetts

译者名单

Translators

主　译　张　明　西安交通大学第一附属医院

徐小玲　西安交通大学第一附属医院

副主译　麻少辉　西安交通大学第一附属医院

秦　越　西安大兴医院

杜　滂　西安秦皇医院

马晓文　西安市红会医院

译　者　（按姓氏笔画排序）

丁宁宁　西安交通大学第一附属医院

王　英　西安交通大学医院

王微微　大连医科大学附属第一医院

卞益同　西安交通大学第一附属医院

田宏哲　宝鸡市中心医院

白光辉　温州医科大学附属第二医院

刘连锋　延安大学咸阳医院

刘海洋　商洛市中心医院

李　华　榆林市第二医院

李　康　重庆市人民医院

李晨霞　西安交通大学第一附属医院

杨　勇　西安市中医医院

杨　晶　西安交通大学第一附属医院

杨　毅　咸阳市第一人民医院

张宇辰　西安交通大学第一附属医院

陈　文　十堰市太和医院

范妤欣　西安交通大学第一附属医院

郝跃文　西安市儿童医院

段倩倩　西安交通大学第一附属医院

贺映波　渭南市第一医院

高　璐　西安交通大学第一附属医院

高燕军　西北大学附属医院西安市第三医院

韩　芳　大连大学附属中山医院

译者序

Foreword

影像诊断为神经系统疾病的诊断和演变、治疗、预后提供了重要的临床依据。神经系统疾病的发病机制复杂，临床症状多变。全面精准的影像学检查能够帮助神经科医生无创地对疾病进行诊断与鉴别诊断，了解疾病的发生、发展，并为临床确定精准的治疗方案和定期随访提供指导与帮助。

Juan E. Small 等教授编写的 *Neuroradiology*：*Spectrum and Evolution of Disease* 一书，通过丰富的影像图谱，从创新的角度阐述了脑、脊柱和头颈部常见病变的影像学特征，包括疾病在时间上的演变、典型和非典型影像学模式、治疗前后的改变以及翔实的鉴别诊断。这些内容有助于影像医生和临床相关专业人士学习参考，可以提高其对神经系统疾病的影像诊断水平。

本书中介绍的神经系统疾病复杂多样，相关知识广博，我们在翻译时秉承“信、达、雅”原则，参阅了大量相关文献，力求精准表达原著精髓，但亦不能保证尽善尽美。故书中不足之处在所难免，敬请同道及读者批评指正。愿我们一同成长，进步！

张明

前言
Preface

生活中为数不多的确定就是万事皆在变化中，疾病亦处于动态发展中。人体与疾病在交互作用下不断发展变化，我们对疾病的管理也随之不断调整、变化，因此，要认识到我们最常用的这些成像模式仅是对疾病过程中当前状态的捕捉，为我们提供了疾病病程某一瞬间的静态描述。当我们将对疾病的理解建立在静态可视化数据库上时，就会不可避免地出现一些盲点，这会导致我们对疾病形成片面、不充分的认知。因此，当一种疾病的影像学表现与我们既往所见不同时，我们自然会感到困惑。学习到某一疾病过程不是一个具有经典表现的静态实体，而是一个动态演变的过程，这难道不是一件很有意义的事吗？这本书旨在为读者架起一座桥梁，使其在疾病的静态瞬间实体与动态演变过程中自由穿梭。

目　录
Contents

第1篇　脑

第2篇　脊　髓

第 3 篇　头颈部

SECTION 1

第 1 篇

脑

Brain

第 1 部分　脑实质出血和创伤

1　脑实质血肿的演变

Juan E. Small

引　言

磁共振成像（MRI）对血红蛋白降解产物具有高度敏感性与特异性，可以区分急性出血、亚急性出血和慢性出血。通过血红蛋白氧合状态和血红蛋白副产物可以预测血肿内降解产物的演变过程，以及引起常规 MRI 信号强度的特征性变化。因此，只要具备相关知识，放射诊断工作者就能够推测出脑内血肿的出血时间。由于一些直接和间接的因素，包括磁场强度、图像采集方式以及患者一系列特殊的生物学因素，都可能会影响脑实质血肿的影像演变过程，因此对血肿出血时间的解释有一定的局限性。尽管存在很多的不确定性，但通过 MRI 检查将脑实质血肿分为五个阶段的观点已被普遍接受。所以，了解脑实质出血的生化演变过程及其对 MRI 信号的影响，对于解释血肿的时间是至关重要的。

血肿的时间演变：概述

以下示意图详细描述了脑实质出血演变和吸收的病理生理过程所涉及的五个不同阶段（图 1.1）。

有了这些知识，影像工作者通常可以根据 T1 和 T2 的信号判断脑实质血肿的相对时间。另外，认识到血肿的演变是一个动态过程（非静态或间断的步骤）是非常重要的，因为血红蛋白在单个血肿的中心和外围以不同的速率降解，所以在同一个血肿内，各个阶段的出血通常是同时存在的。我们通过最经典的血红蛋白信号变化形式展示血肿演化的阶段（图 1.2）。

血肿的时间演变：深入阐述

血肿在血管外能保持氧合血红蛋白状态 2~3h，随后凝血级联反应激活开启血凝块形成的过程。首先在血肿周围形成脱氧血红蛋白；最终，阻止血红素铁氧化的代谢途径失败，导致脱氧血红蛋白转化为正铁血红蛋白。

在超急性期，脑实质出血是一种几乎完全由细胞内氧合血红蛋白组成的液体。在随后几个小时的过程中，血肿腔内形成一个由红细胞、血小板和血清组成的不均质血凝块。在急性期，细胞内血红蛋白脱氧，周围脑实质发生血管源性水肿。在亚急性早期，脱氧血红蛋白逐渐转化为细胞内正铁血红蛋白。在亚急性晚期，红细胞裂解导致正铁血红蛋白释放到细胞外间隙。在此期间，周围的血管源性水肿开始慢慢减少，血凝块慢慢收缩。在慢性阶段，由于巨噬细胞和胶质细胞吞噬血肿而形成细胞内铁蛋白和含铁血黄素。最终，血肿吸收后留下一个出血后残腔，腔壁由含铁血黄素组成。

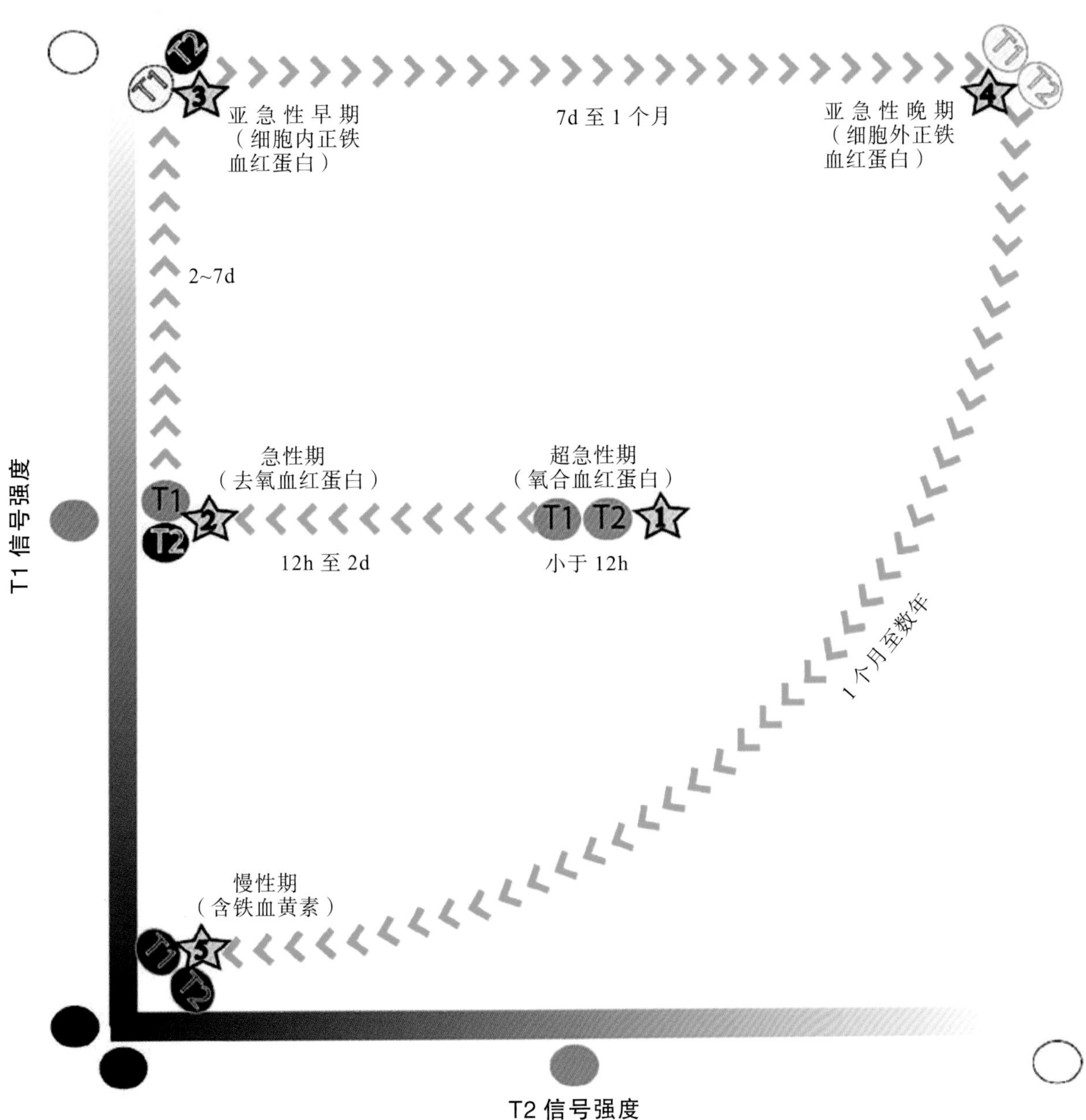

图 1.1　脑实质血肿演变五个阶段的磁共振成像表现。从示意图的中心开始，按照箭头的方向移动，有助于记忆血肿演变五个阶段的 T1 和 T2 信号特征

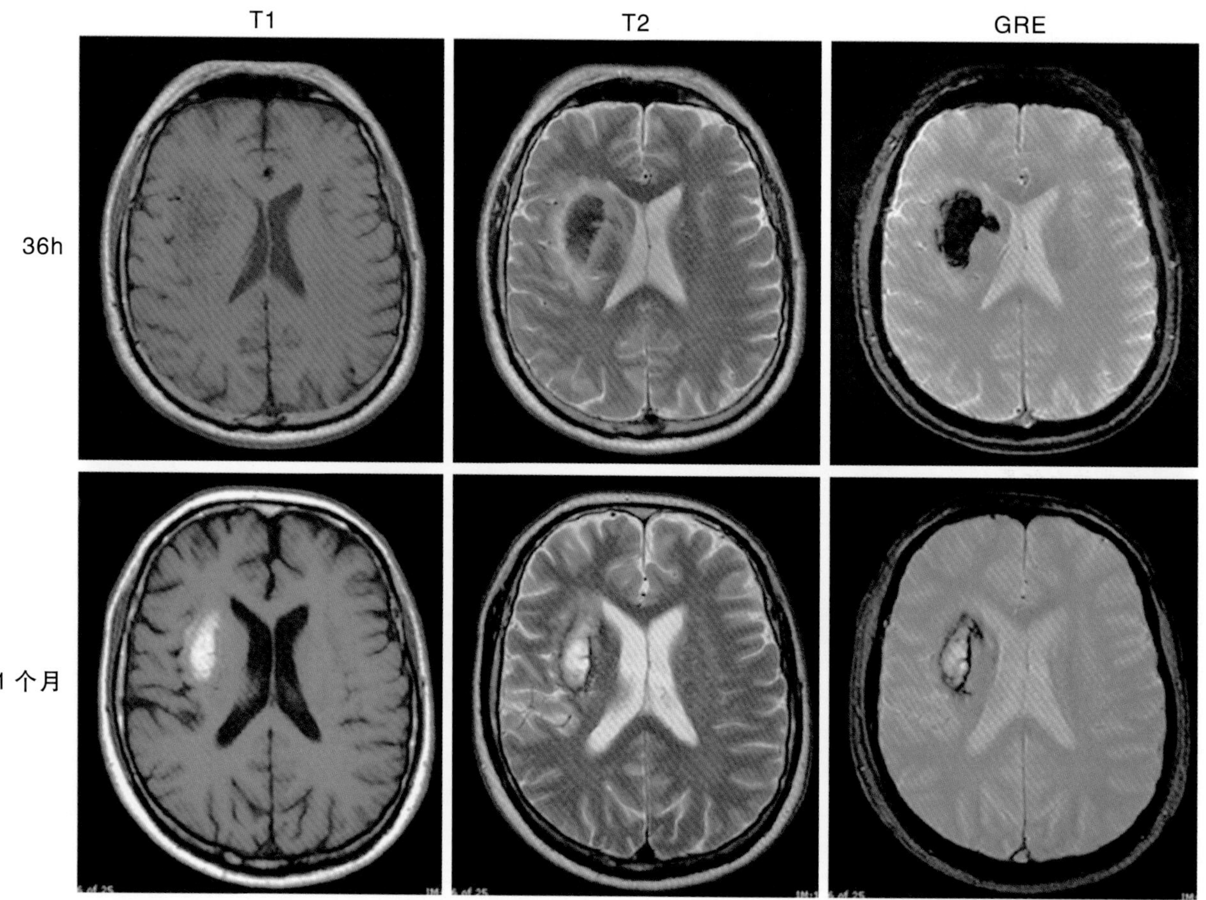

图 1.2 脑实质出血后 36h 和 1 个月。出血后 36h（急性期），血肿主要为细胞内脱氧血红蛋白，T1 呈中等信号，T2 呈低信号。由于脱氧血红蛋白的顺磁作用，梯度回波（GRE）图像呈弥漫性低信号。出血后 1 个月（亚急性晚期结束），血肿中心为细胞外高铁血红蛋白，T1 和 T2 均呈高信号，而外周为含铁血黄素，T1 和 T2 均呈低信号。由于含铁血黄素的超顺磁作用，在 GRE 图像上血肿边缘呈低信号。亚急性晚期由于血肿回缩，病变显示较小

重要的是要认识到图 1.1 是一个简化示意图，旨在帮助我们记忆血肿的演变。如前所述，血肿的演变是一个动态过程（非静态或间断步骤）。各个时期的出血并存于血肿内，因为在单个血肿腔的中心和外围，血红蛋白降解的过程是不同的（图 1.3，图 1.4）。

值得注意的是，血肿的慢性期实质部分可能几乎完全吸收，表现为线样的、裂缝样病灶，同时伴有慢性血液产物的空腔（图 1.5）。

其他混杂的成分包括存在不同时间混合的血液产物（在亚急性至慢性期的血肿内存在急性或亚急性出血）或出现出血性的液－液平面（图 1.6）。液－液平面的出现对提示患者可能存在潜在凝血功能障碍引起的出血具有中等敏感性和高度特异性。

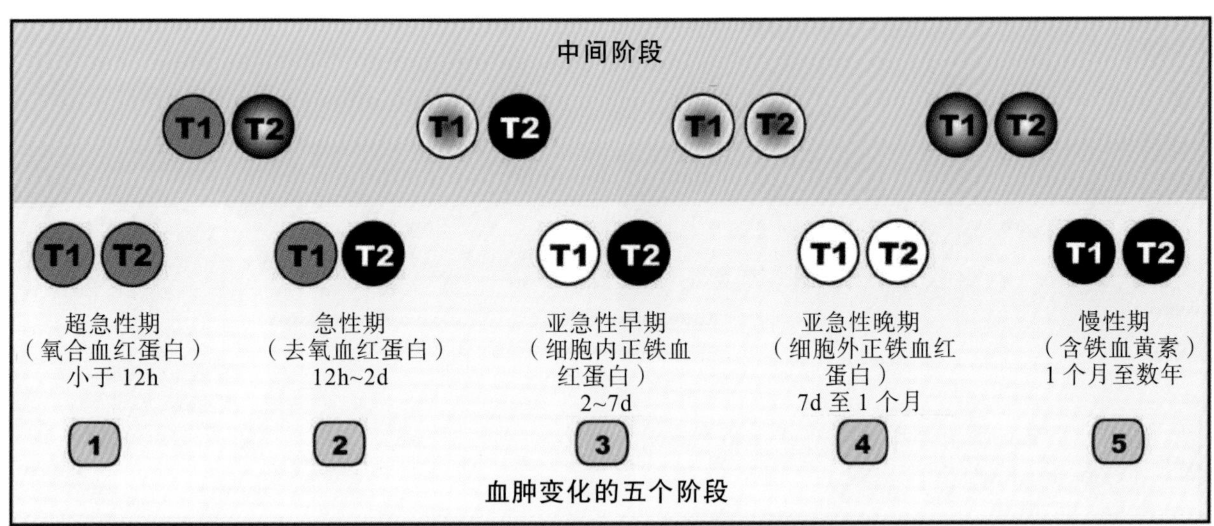

图 1.3 血肿演变的各个阶段血红蛋白变化的经典模式。图 1.1 所示出血的五个阶段和图 1.3 都展示了血肿每个阶段最经典的血红蛋白形式，但并不意味着所有血肿都这样演变。图 1.3 上面一行是血肿演变每个阶段之间的中间阶段，在此阶段，出血最经典的表现位于病变周围

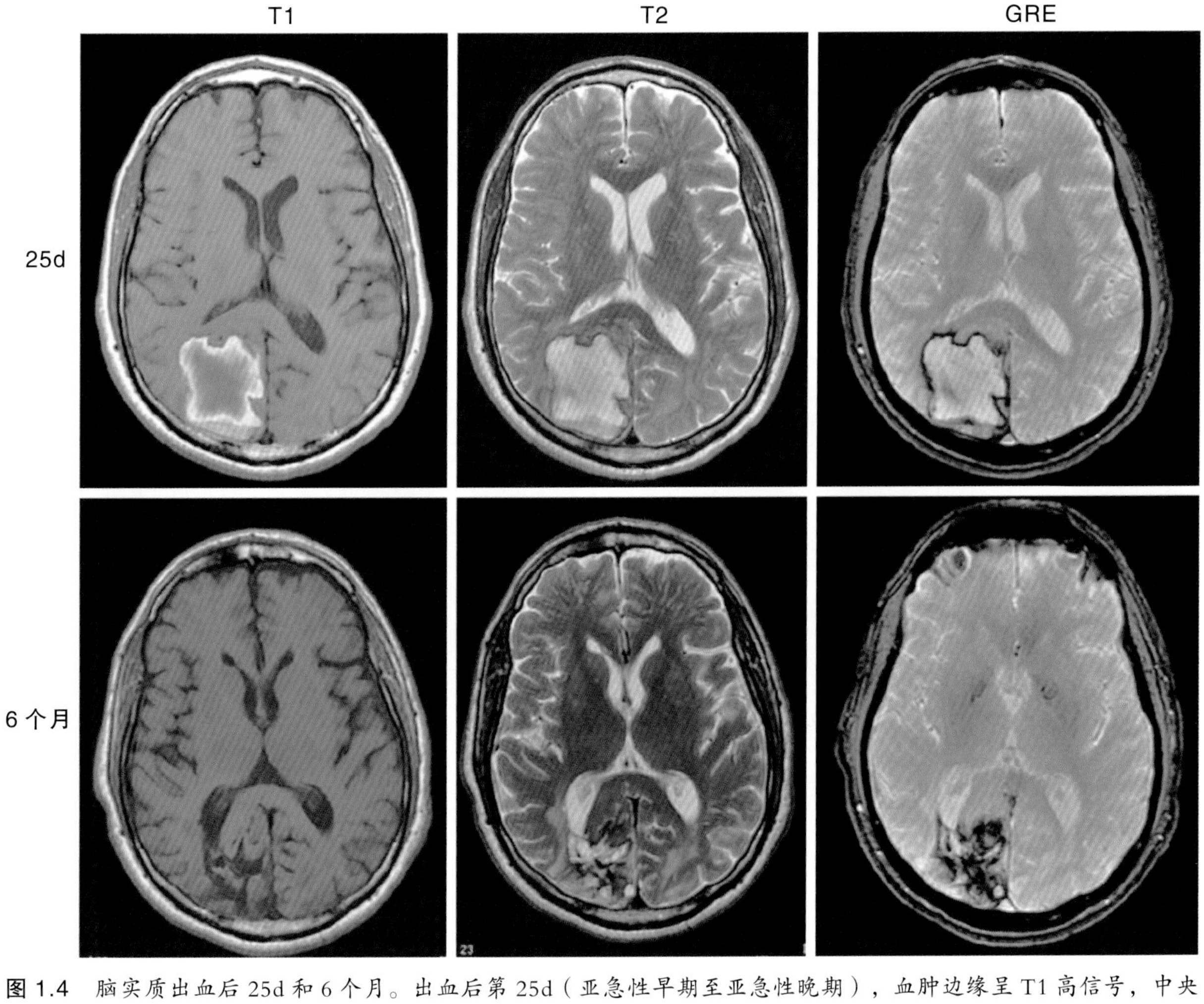

T1 T2 GRE

25d

6 个月

图 1.4 脑实质出血后 25d 和 6 个月。出血后第 25d（亚急性早期至亚急性晚期），血肿边缘呈 T1 高信号，中央呈 T1 低信号，这个阶段血肿周围为高铁血红蛋白，中央是脱氧血红蛋白。由于 T2 信号强度演变较快，整个血肿 T2 接近完全高信号，这与血肿的细胞外高铁血红蛋白信号一致。6 个月时（在亚急性晚期和慢性期之间），T1 和 T2 图像显示血肿局部软化萎陷，周围环绕低信号，这与血红蛋白最终转化为含铁血黄素的信号一致。另外在此阶段由于血肿回缩，病变较前明显缩小

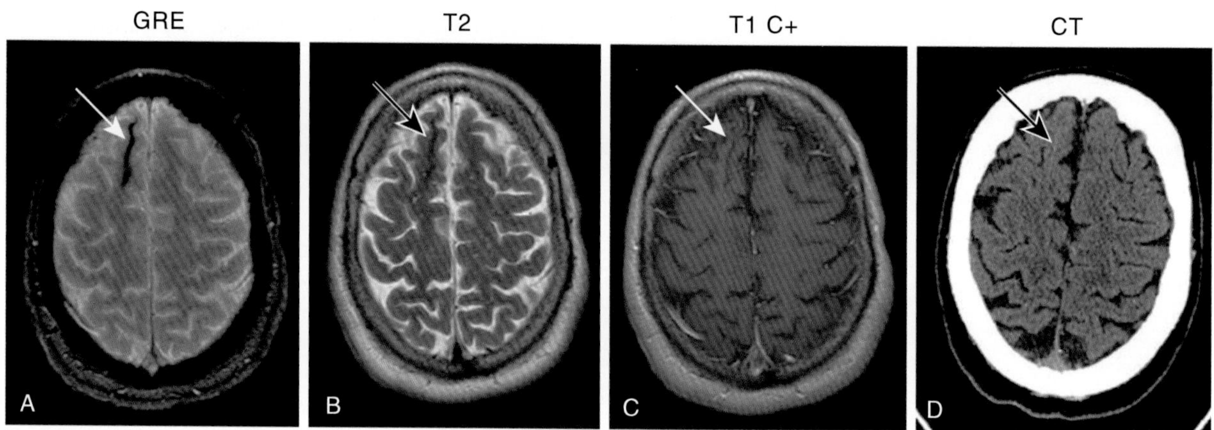

图 1.5　慢性出血后血肿腔萎陷。轴位磁共振（A~C）GRE 、T2 和 T1 增强分别显示为细条状低信号，主要因为出血后腔内含铁血黄素沉积，而 CT 扫描图像（D）几乎看不到

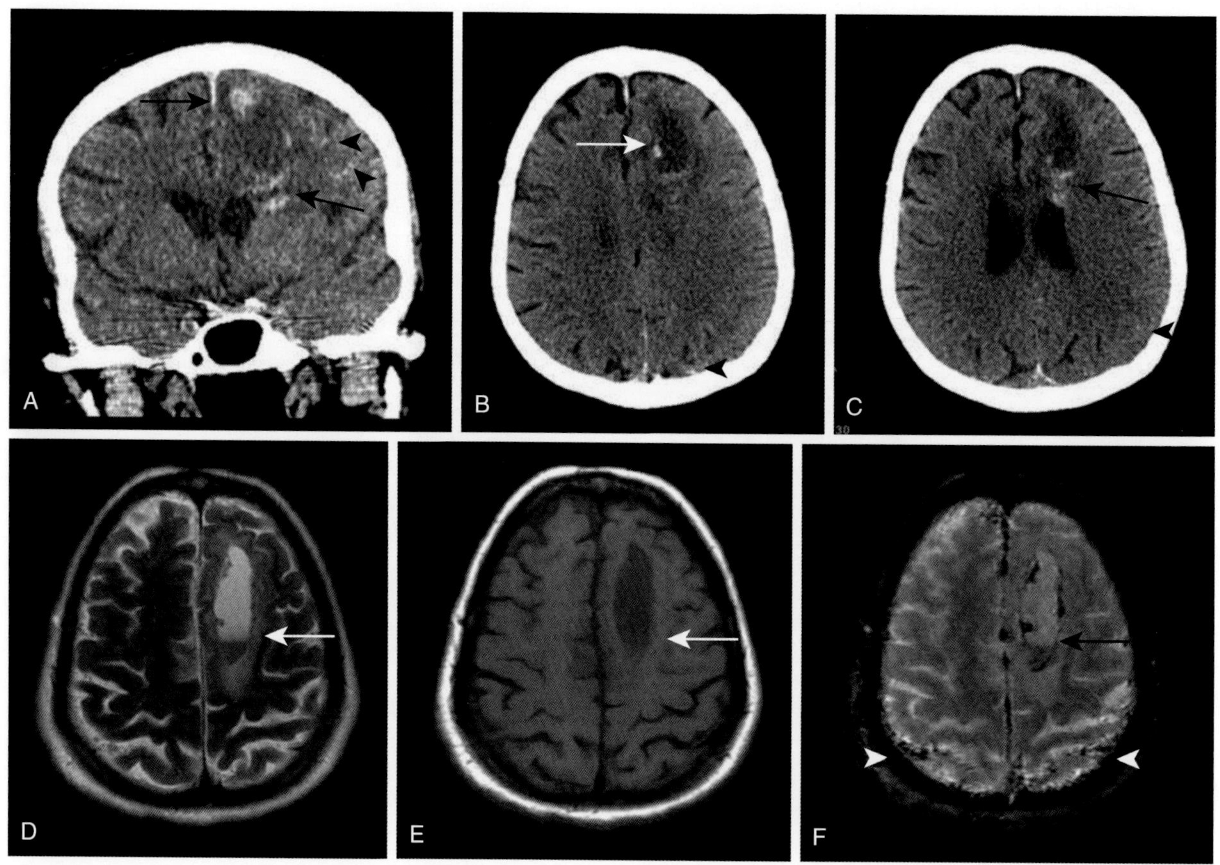

图 1.6　不同时间出血产物混杂及液 – 液平。患者抗凝后，先前的左额叶亚急性出血急性加重出现左额叶血肿。急性发作时冠状位（A）和轴位（B, C）CT 图像显示左侧额叶低密度出血腔，周围可见高密度急性出血区域（箭头），也可见急性蛛网膜下腔出血 （箭头）。同一天进行轴位 T2 （D）、T1（E）和梯度回波（F）磁共振成像显示亚急性出血腔内出现液 – 液体平面。如果没有明确的病史，且考虑到多种混杂因素的存在，仅凭 MRI 信号特征难以预测出血的时间

1

梯度回波序列

梯度回波（GRE）序列对某些血红蛋白分解产物（脱氧血红蛋白、细胞内正铁血红蛋白、铁蛋白和含铁血黄素）的顺磁和超顺磁效应极为敏感。其中，超急性出血在 GRE 序列表现为边缘低信号环（脱氧血红蛋白）围绕在中心等信号（氧合血红蛋白）周围。急性和亚急性早期出血表现为弥漫性低信号（分别由脱氧血红蛋白和细胞内正铁血红蛋白引起）。亚急性晚期出血表现为边缘低信号［铁蛋白和（或）含铁血黄素］而中央高信号（细胞外正铁血红蛋白）。大面积慢性出血则表现为出血后脑软化灶，周围伴有不均一 / 不规则的低信号环［由铁蛋白和（或）含铁血黄素引起］。但 GRE 图像在估计小出血灶的时间方面价值不大，因为这些病灶都是低信号的。

（白光辉　译；徐小玲　审）

拓展阅读

Allkemper T, Tombach B, Schwindt W, et al. Acute and subacute intracerebral hemorrhages: comparison of MR imaging at 1.5 and 3.0 T–initial experience. Radiology, 2004, 232(3):874–881.

Aygun N, Masaryk TJ. Diagnostic imaging for intracerebral hemorrhage. Neurosurg Clin N Am, 2002, 13(3):313–334, vi.

Gomori JM, Grossman RI. Mechanisms responsible for the MR appearance and evolution of intracranial hemorrhage. Radiographics, 1988, 8(3):427–440.

Kidwell CS, Wintermark M. Imaging of intracranial haemorrhage. Lancet Neurol, 2008, 7(3):256–267.

Parizel PM, Makkat S, Van Miert E, et al. Intracranial hemorrhage: principles of CT and MRI interpretation. Eur Radiol, 2001, 11(9):1770–1783.

Pfleger MJ, Hardee EP, Contant CF Jr, et al. Sensitivity and specificity of fluid-blood levels for coagulopathy in acute intracerebral hematomas. AJNR Am J Neuroradiol,1994, 15(2):217–223.

2 硬膜下血肿和创伤后硬膜下积液

Lindsay A.N. Duy，Juan E. Small

引　言

准确判断硬脑膜下出血的时间是头部创伤最常见和基本的评估要求之一。对于计算机断层扫描（CT），硬膜下间隙出血的经典表现与随时间演变的密度变化有关。这些变化反映了从急性血液到血凝块形成、收缩、溶解和最终再吸收的演变过程。根据硬膜下血肿的密度，硬膜下血肿（subdural hematomas，SDH）可分为急性、亚急性和慢性硬膜下血肿。虽然在日常临床实践中评估过程通常是直截了当的，但为了避免混淆，必须考虑以下几点因素。首先要关注相关解剖，然后关注不同类型的硬膜下疾病谱，包括硬膜下血肿和硬膜下积液，有助于临床鉴别。

硬膜下血肿是硬脑膜最内层（即硬脑膜边缘细胞层）出血在轴外的聚集，典型表现呈新月形（图 2.1）。

硬膜下血肿形成于硬脑膜最内层，这对于理解不同类型的硬脑膜下疾病至关重要。因为该层内有丰富的静脉丛（图 2.2）。我们目前成像的分辨率无法显示这些直径细小的血管结构。尽管目前对其功能仍有许多未知之处，但该静脉丛被认为在脑脊液吸收进入静脉系统中发挥主要作用。

硬膜下血肿演变：概述

基本上来说，有两种类型的创伤性硬膜下病变：硬膜下血肿和硬膜下积液。急性硬膜下血肿代表有或无血栓的急性出血产物。在 CT 图像上，急性硬膜下血肿通常表现为高密度硬膜下病变（图 2.3）。

硬膜下积液是透明或黄色脑脊液在硬膜下间隙的积聚。急性硬膜下积液是脑脊液在硬膜边界细胞层内的急性积聚。这可能是由于蛛网膜和硬膜边缘细胞层的急性撕裂，导致这两个间隙的连通。另外，这也可能是由于脑脊液吸收的急性损伤（常见于蛛网膜下腔出血），影响到沿硬脑膜内层的硬膜内静脉丛。在 CT 图像上，当出现脑脊液等密度或接近等密度脑脊液的硬膜下聚集时，应考虑急性硬膜下积液（图 2.4）。

当然，硬膜下积液和硬膜下血肿并不是不能共存的。因此，在急性硬膜下血肿病例中，凝血块、不凝血、血性脑脊液和清澈脑脊液可以不同比例组合出现（图 2.5）。这些导致了患者影像学表现的显著异质性（图 2.6）。

在急性硬膜下病变的特定区域，血液或脑脊液的浓度不同，导致液体性质不同，因此随着时间的推移，液体的影像表现也不同。换句

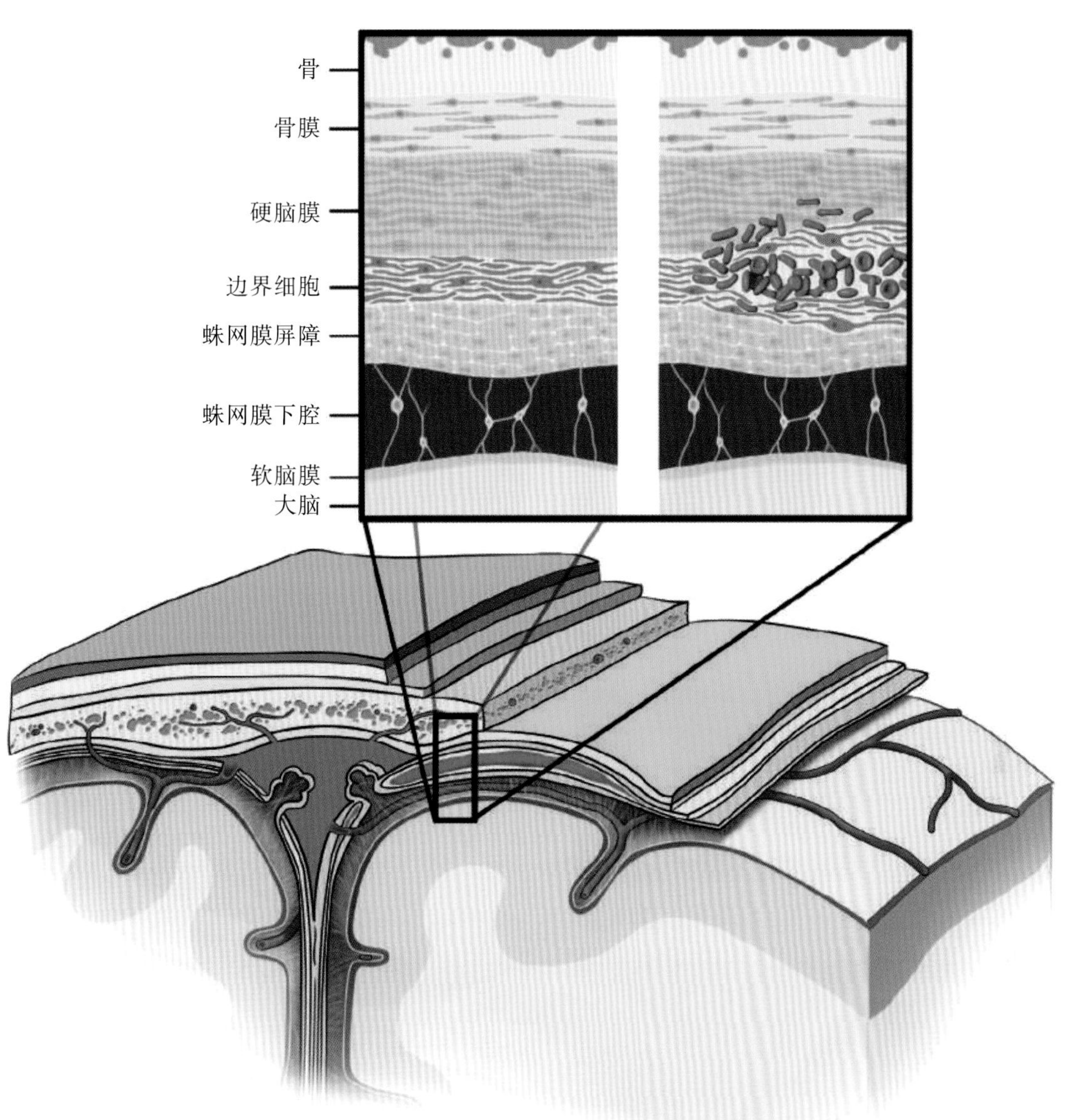

图 2.1　硬脑膜下血肿是硬脑膜最内层的轴外新月形积血，如图底部红色所示。图顶部显示了颅骨内层和大脑皮层之间脑膜层的放大图。硬脑膜由几层不同的贴壁细胞组成。最内层是硬膜边界细胞层，硬膜下血肿就是在这一层形成的

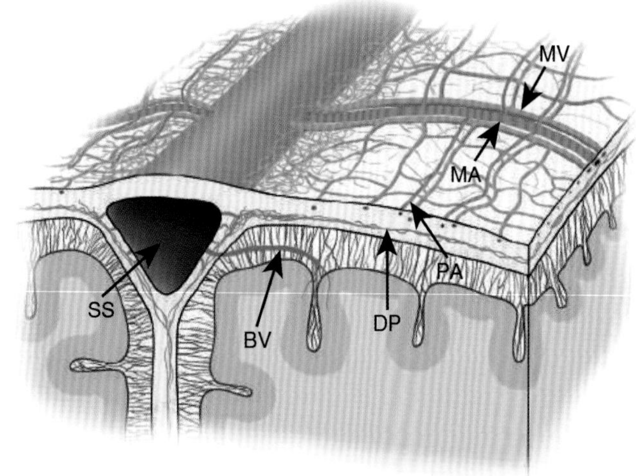

图 2.2　硬脑膜的脉管系统。硬脑膜动脉和静脉均存在于硬脑膜的上、下两个面。虽然浅表脑膜动脉（MA）和静脉（MV）位于脑膜表面，但丰富的硬脑膜静脉丛（DP）位于硬脑膜内部，可能参与脑脊液吸收。硬脑膜丛在近矢状面是最密集的。BV：桥静脉；PA：穿透小动脉，延伸至硬脑膜内丛；SS：上矢状窦。引自 Mack J, Squier W, Eastman JT. Anatomy and development of the meninges: implications for subdural collections and CSF circulation. Pediatr Radiol, 2009, 39: 200–210.

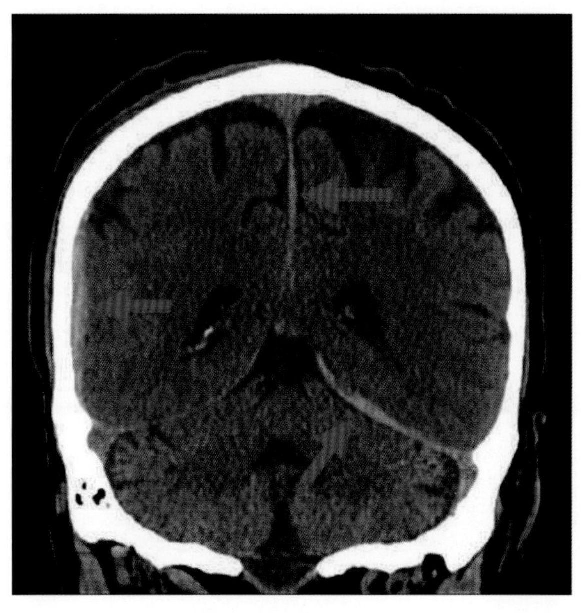

图 2.3　急性硬脑膜下血肿。数小时前跌倒后的冠状 CT 显示左侧小脑幕、大脑镰旁和右侧大脑半球高密度急性硬膜下血肿（红色箭头）

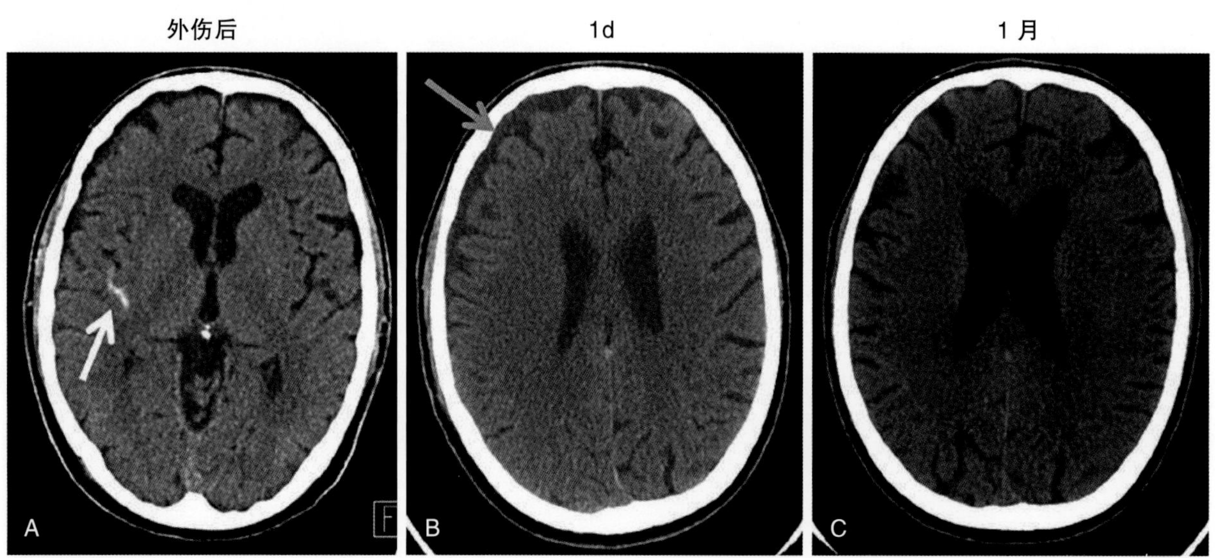

图 2.4　急性硬膜下积液。（A）机动车事故后不久 CT 扫描显示右侧外侧裂内高密度的蛛网膜下腔出血（白色箭头）。（B）1 天后，覆盖右额叶的低密度的急性硬膜下积液（灰色箭头）。（C）1 个月后病变完全吸收

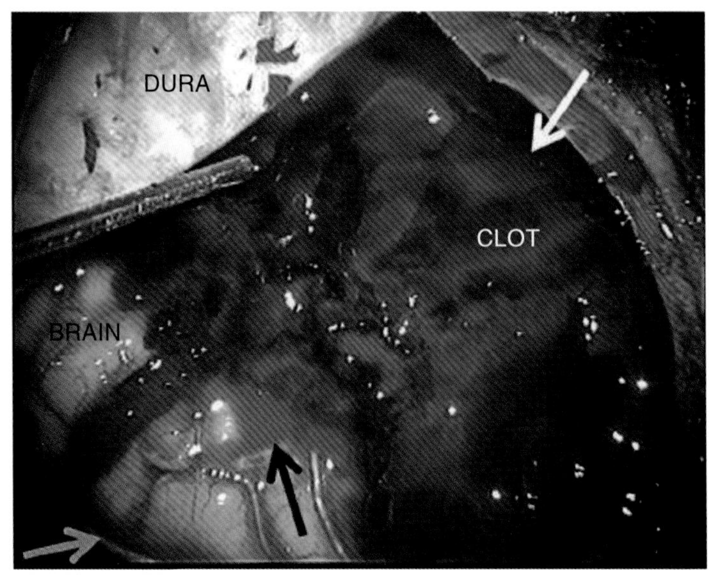

图 2.5　开颅手术清除急性硬膜下血肿的术中照片。可见巨大的半固态不均质暗红色硬脑膜下血块（白色箭头），病变位于折叠的硬脑膜和大脑皮层之间。急性硬脑膜下血块的半固态凝胶状物的黏稠度不同于未凝固的急性血液中的黏性液体（黑色箭头），也不同于照片边缘黏稠度较低的带血脑脊液（灰色箭头）（由 Kavian Shahi 博士提供）。DURA：硬脑膜；BRAIN：大脑；CLOT：血凝块

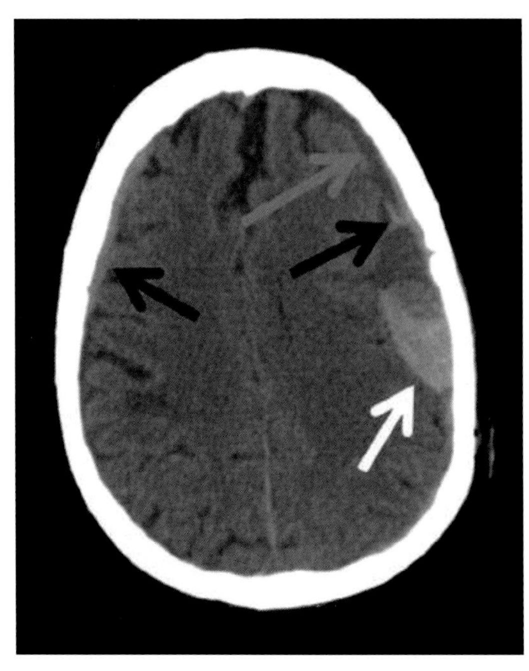

图 2.6　急性硬膜下血肿病例的轴位 CT 图像。可见块状硬膜下血块（白色箭头）。血凝块的形态和密度不同于仅部分凝固的急性高密度（黑色箭头）血液形态，也不同于血性脑脊液（灰色箭头）。注意血性脑脊液的密度介于血液产物的高密度和大脑半球间的液体密度之间

话说，许多硬膜下病变并不是简单的“血液”或“血肿”。现在应该很容易理解为什么这些病例的影像特征往往不符合脑实质血肿演变过程（图 2.7）。

硬膜下血肿和硬膜下积液都可以是急性或慢性的。根据损伤后的时间长短，硬膜下血肿可分为急性期、亚急性期和慢性期三类。如前所述，这种判断通常是基于病变的密度。而硬膜下血肿的 CT 密度取决于出血发作和扫描之间的时间间隔（图 2.8）。

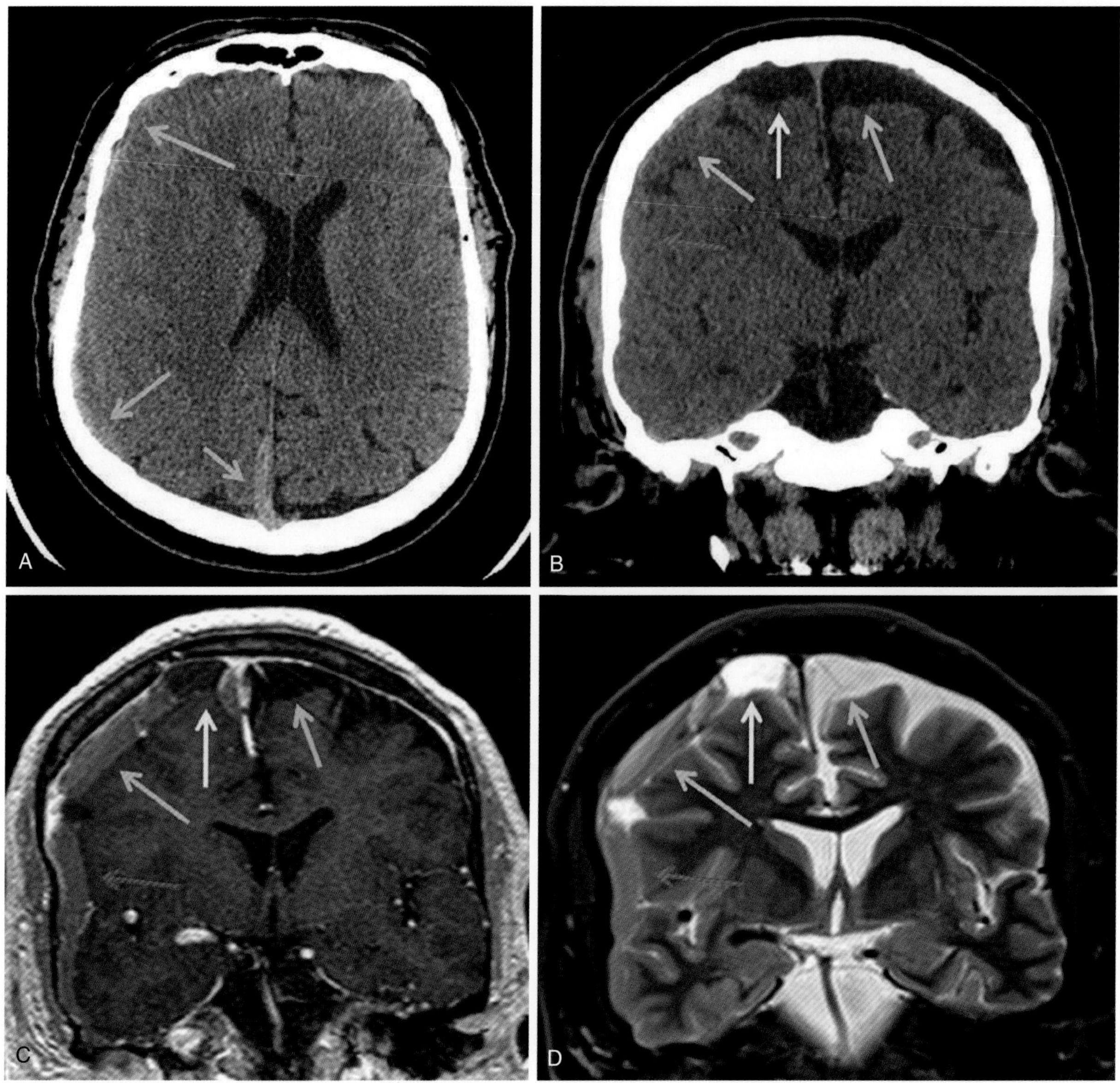

图 2.7 不同浓度的硬膜下血液和脑脊液（CSF）集聚，从而形成硬膜下血肿和硬膜下脑脊液不同影像特征。轴位脑CT图像（A）显示右侧大脑半球和大脑镰旁硬膜下病变（橙色箭头）。将冠状位CT（B）与磁共振冠状位T1（C）和冠状位T2（D）图像进行比较，可以更好地了解右侧硬膜下病变不同部分的差异。特别是在冠状位T2图像上，分别可见左侧正常蛛网膜下腔（蓝色箭头）、右侧硬膜下血肿（红色箭头）、右侧硬膜下血凝块（橙色箭头）和硬膜下脑脊液（黄色箭头）之间的较明显差异

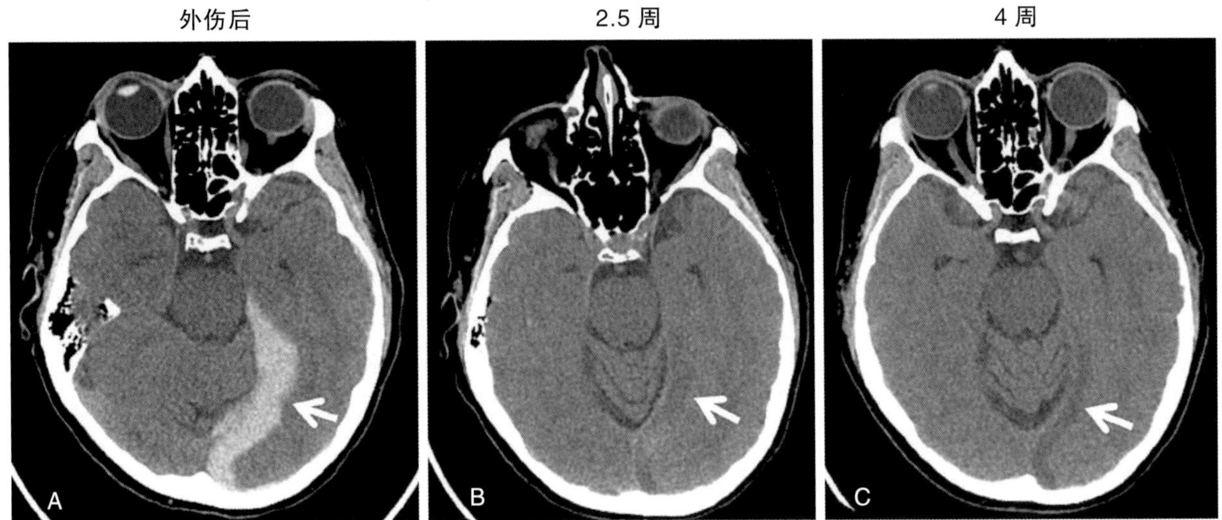

图 2.8 急性、亚急性和慢性硬膜下血肿密度的经典 CT 表现。颅脑外伤数小时后，轴位 CT 图像显示左侧小脑幕高致密硬膜下血肿（A；白色箭头）。2.5 周时，可见等密度的血代谢产物（B；白色箭头）。4 周时，与脑实质相比，血肿全部呈低密度（C；白色箭头）

遗憾的是，这些分类的术语和判断并没有一致的标准。例如，可考虑将出血时间小于 1 周的病变归为急性硬膜下血肿，出血时间 1~3 周归为亚急性期，超过 3 周的病变归为慢性期。用这种方法判断血肿时间的先决条件是有明确的发病时间，这在常规临床实践中往往是缺失的。此外，急性期可定义为出血仍处于血凝块状态，亚急性期硬膜下血肿处于血凝块已溶解的情况下（一般为 2d 到数天），慢性硬膜下血肿则是出血超过 3 周的病例。根据我们之前的讨论，这种方法也会导致一些判断困难，因为血栓形成的程度也可以有明显的不同。总之，硬膜下出血的类型，不能仅仅通过病变密度是否均匀来区分（图 2.9）。

出血区新包膜的形成也是急性和慢性硬膜下血肿最重要的鉴别特征。硬脑膜边缘细胞层急性分离和硬膜下血肿形成后就开始颅内修复过程。损伤后不久，硬膜边缘细胞层出现增生，1d 内出现成纤维细胞，1 周内形成外膜，约 3 周后形成内膜（图 2.10）。

伴随着新膜形成的新生血管主要分布在血肿外膜。这些脆弱的血管反复出血导致慢性血肿急性扩大（图 2.11）。

在多次再出血的情况下，随着新膜的成熟，可能会形成各种分层和分隔（图 2.12）。最初，新膜很薄，但随着时间的推移，有些会变得很厚，甚至会发生钙化（图 2.13）。随着新膜的厚度和强度逐渐增加，再出血的风险也显著降低。

总之，影像工作者可能会遇到多种形式的硬膜下血肿。从急性（急性硬膜下血肿和急性硬膜下积液）到亚急性（伴有溶解的血凝块的亚急性硬膜下血肿，以及伴发黄色脑脊液的亚急性硬膜下积液），再到慢性（伴或不伴分隔的慢性硬膜下血肿）病变（图 2.14）。

硬脑膜下血肿的演变：深入阐述

根据上述内容，我们就更容易解释硬脑膜下血肿的自然演变。如前所述，在急性血肿特定区域内不同浓度的血液和（或）脑脊液会导致不同的液体性质，因此随着时间的推移，液体的密度也会不同（图 2.15）。此外，由于慢性硬膜下血肿新生外膜上的新生血管的易碎性，影像工作者能够更准确地辨别伴有急性或亚急性期出血的慢性硬膜下血肿（图 2.16）。

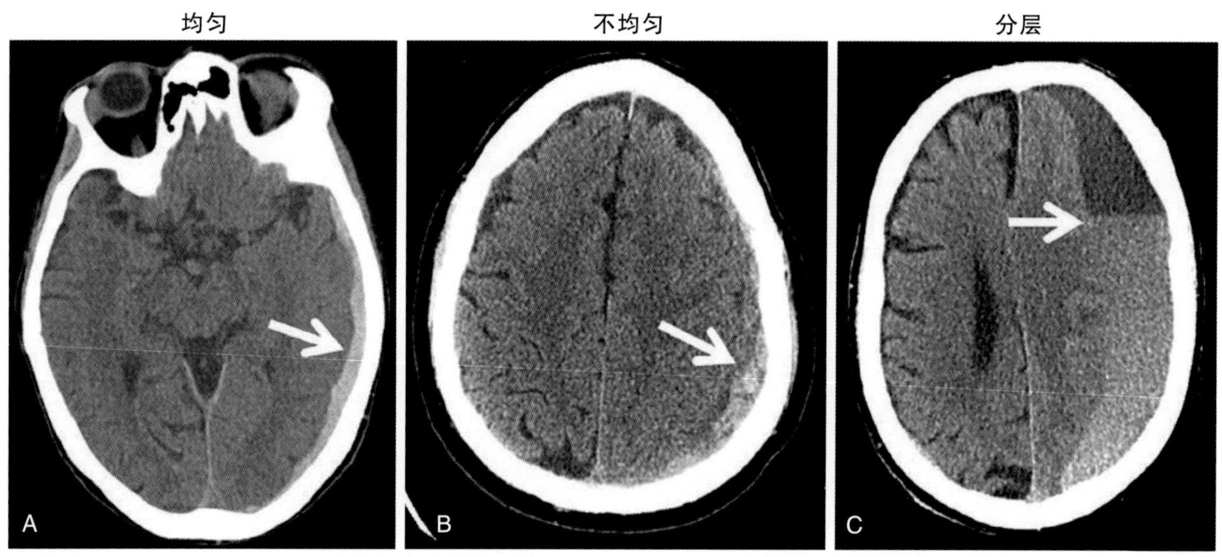

图 2.9 不同类型的硬膜下血肿。急性硬膜下血肿（A；箭头）很容易用均匀高密度描述其密度特征。其他类型的出血，包括密度不均匀（B；箭头）和血肿分层（C；箭头），很难用简单的高密度、等密度或低密度表述。因此，对于复杂的硬膜下血肿来说，根据密度估计血肿时间更具挑战性

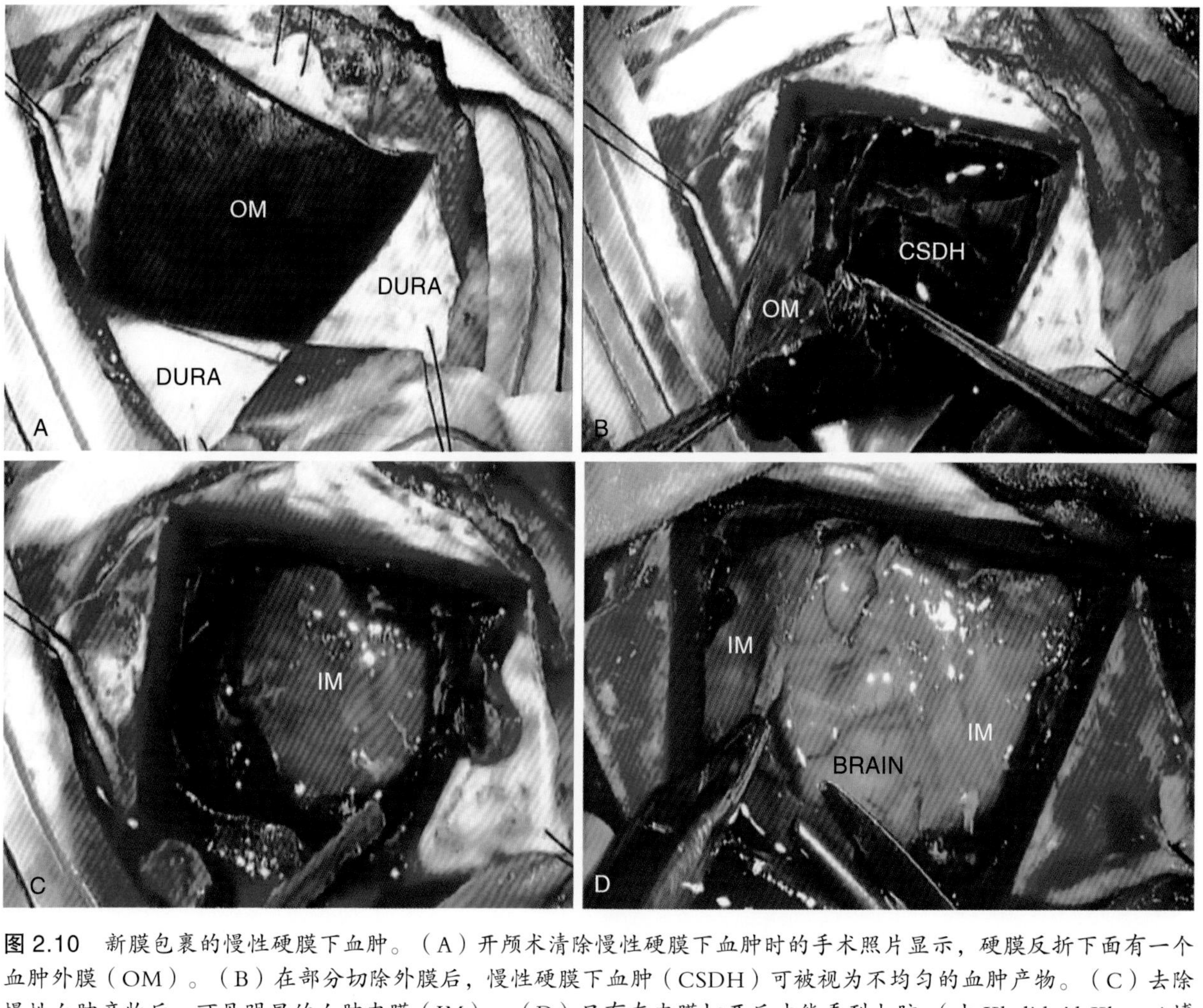

图 2.10 新膜包裹的慢性硬膜下血肿。（A）开颅术清除慢性硬膜下血肿时的手术照片显示，硬膜反折下面有一个血肿外膜（OM）。（B）在部分切除外膜后，慢性硬膜下血肿（CSDH）可被视为不均匀的血肿产物。（C）去除慢性血肿产物后，可见明显的血肿内膜（IM）。（D）只有在内膜切开后才能看到大脑（由 Khalid Al-Kharazi 博士提供）。OM：外膜；DURA：硬脑膜；OM：外膜；CSDH：慢性硬膜下血肿；IM：内膜；BRAIN：大脑

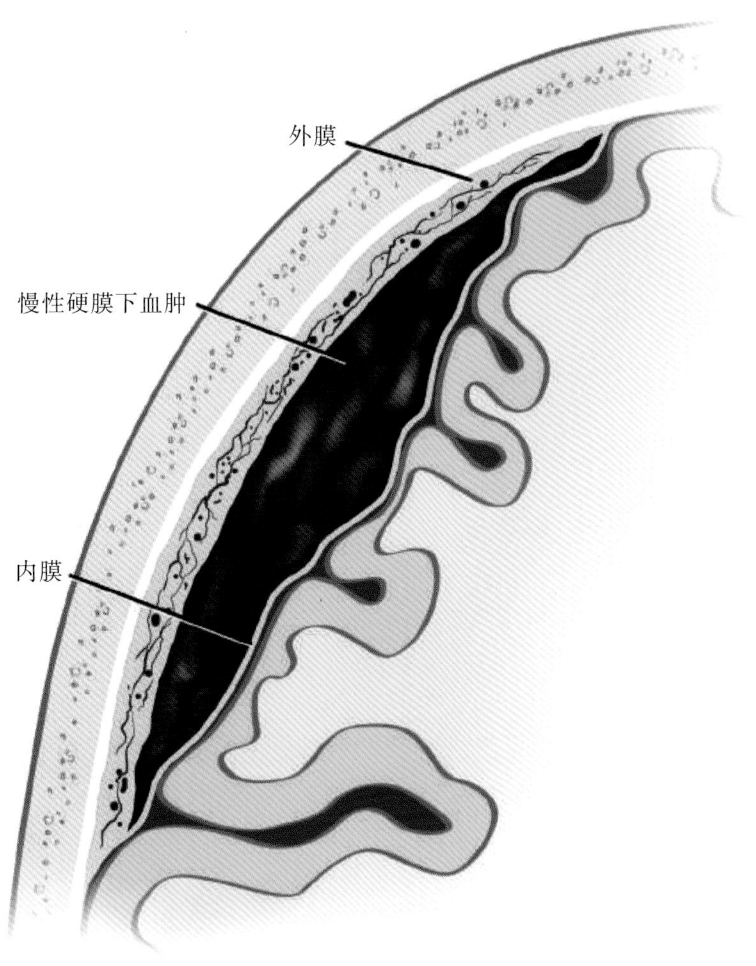

图 2.11　慢性硬膜下血肿新膜及新生血管形成。慢性硬膜下血肿产物被厚的外膜和薄的内膜包裹（蓝色区域）。新生血管（红色蔓状走行）伴随新生外膜形成，其主要分布在外膜

鉴别诊断

硬膜下出血和脑脊液聚集是临床常见的病变，也是轴外硬膜下间隙扩大诊断中最需要考虑的病因。然而，其他更罕见的类似硬膜下血肿的病变在诊断中也需要考虑。其中包括明显的硬脑膜增厚，可单独表现为 CT 上轴外低密度病变（图 2.17），也可合并硬脑膜下出血（图 2.18），通常是低颅压、硬脑膜下积脓（图 2.19）和转移性病变导致的脑脊液吸收障碍引起的（图 2.20）。

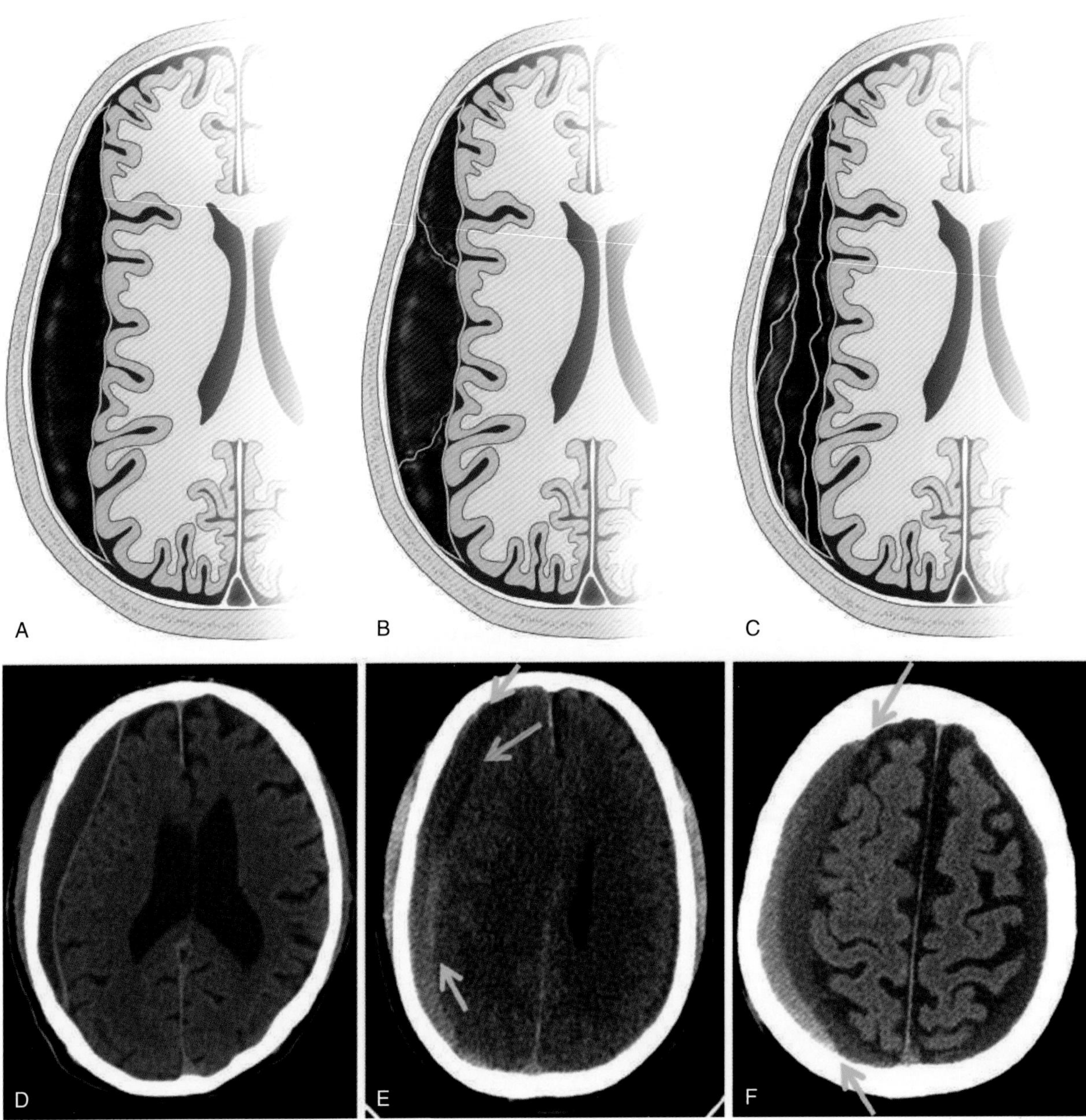

图 2.12 慢性硬膜下血肿可出现多种形态的分隔，（A~C）模式图和（D~F）病例图。相对简单的慢性硬膜下血肿只有内膜和外膜（A）。然而，也可以遇到径向分隔（B）和（或）同心分隔（C）模式。病例 D 为单纯的、均匀的、低密度慢性右侧硬膜下血肿，内部边界可见单层隔膜。病例 F 为慢性右侧大脑半球脑硬膜下出血在伴发急性出血，同时存在同心分隔（绿色箭头）和径向分隔（蓝色箭头）。病例 F 为急性慢性右侧大脑半球硬脑膜下出血，可见清晰的同心分隔（绿色箭头）。（A~C）引自 Abecassis IJ, Kim LJ. Craniotomy for treatment of chronic subdural hematoma. Neurosurg Clin N Am, 2017, 28（2）：229−237.

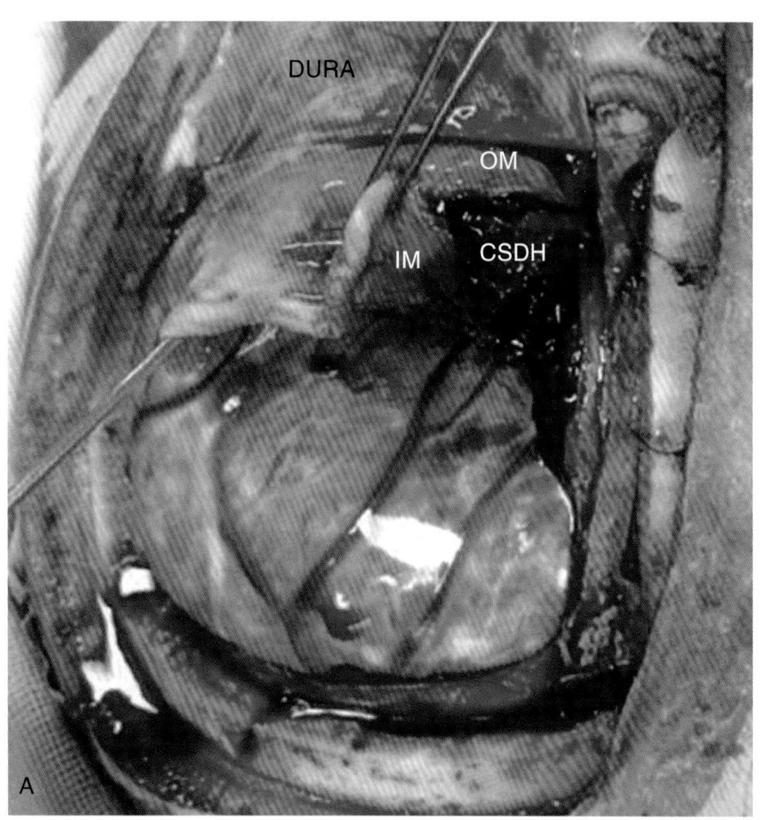

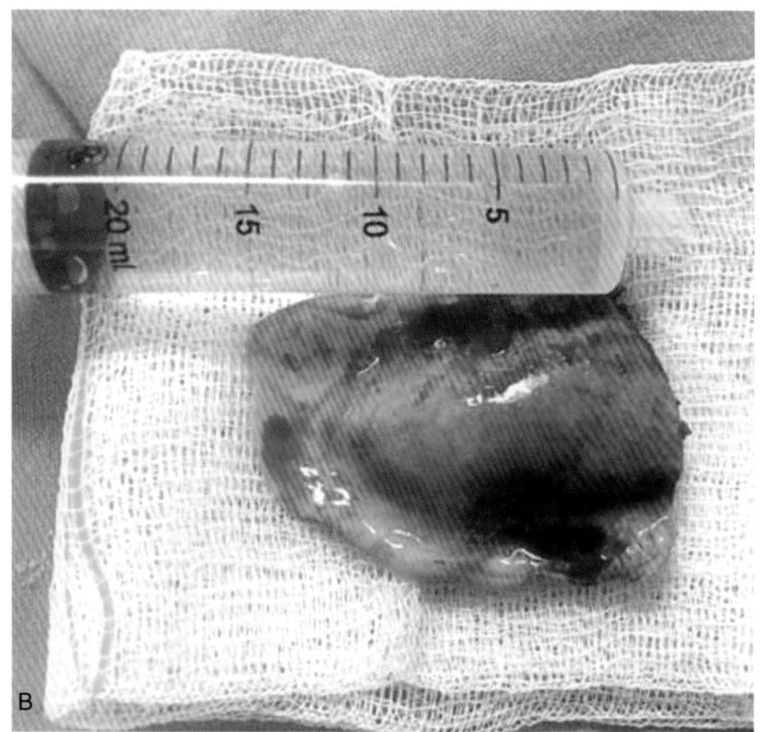

图 2.13　开颅切除具有厚膜的慢性硬膜下血肿。（A）手术照片显示硬脑膜下的慢性血凝块（CSDH）被厚厚的外膜（OM）和内膜（IM）包裹。（B）整块切除标本的照片进一步显示明显增厚的膜（由 Victor Hugo Perez 博士提供）DURA：硬膜囊；OM：外膜；IM：内膜；CSDH：慢性血凝块

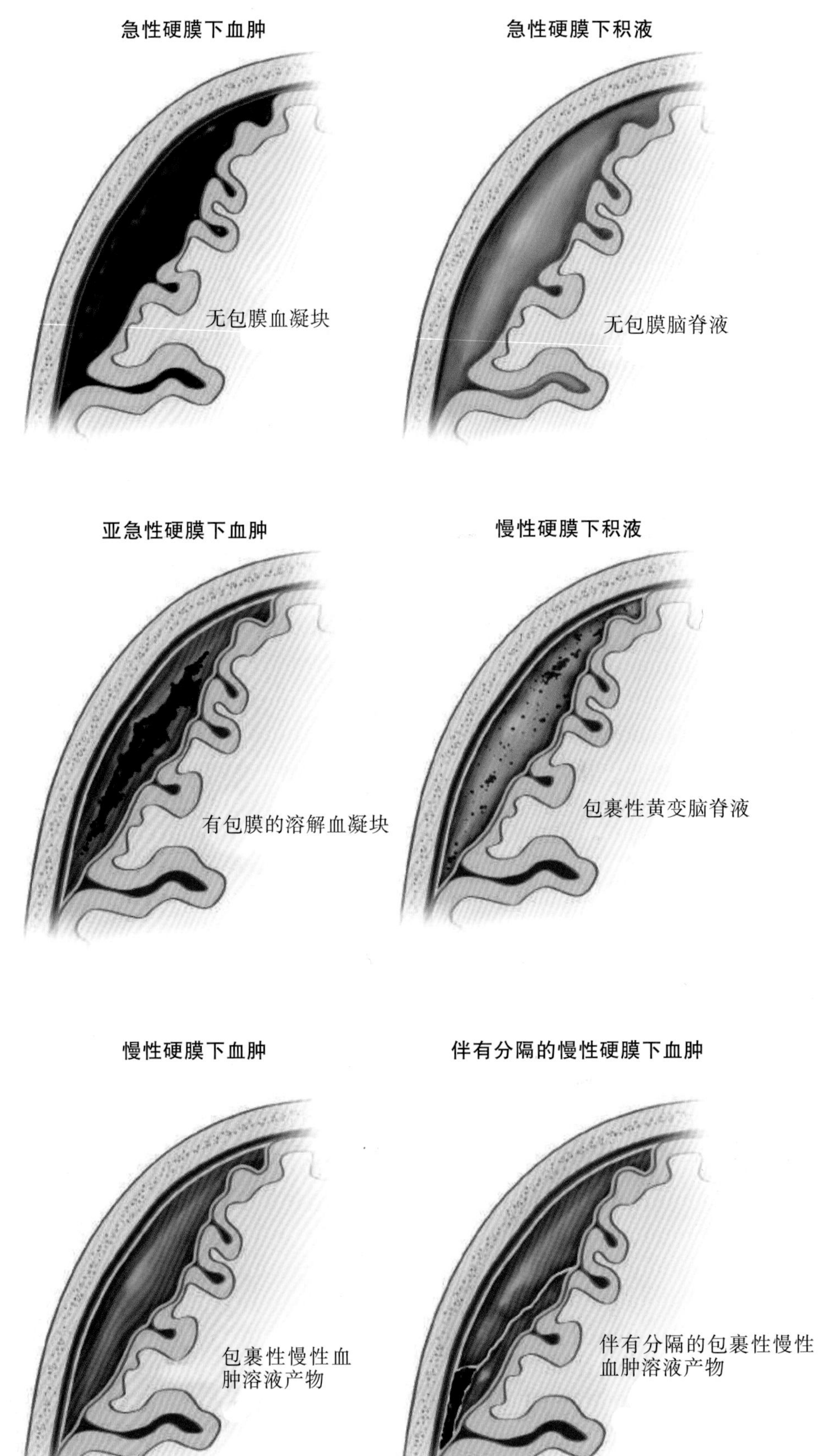

图 2.14 多种类型的硬膜下血肿影像学表现。引自 Lee K-S. Lee K-S. History of chronic subdural hematoma. Korean J Neurotrauma, 2015, 11（2）: 27–34.

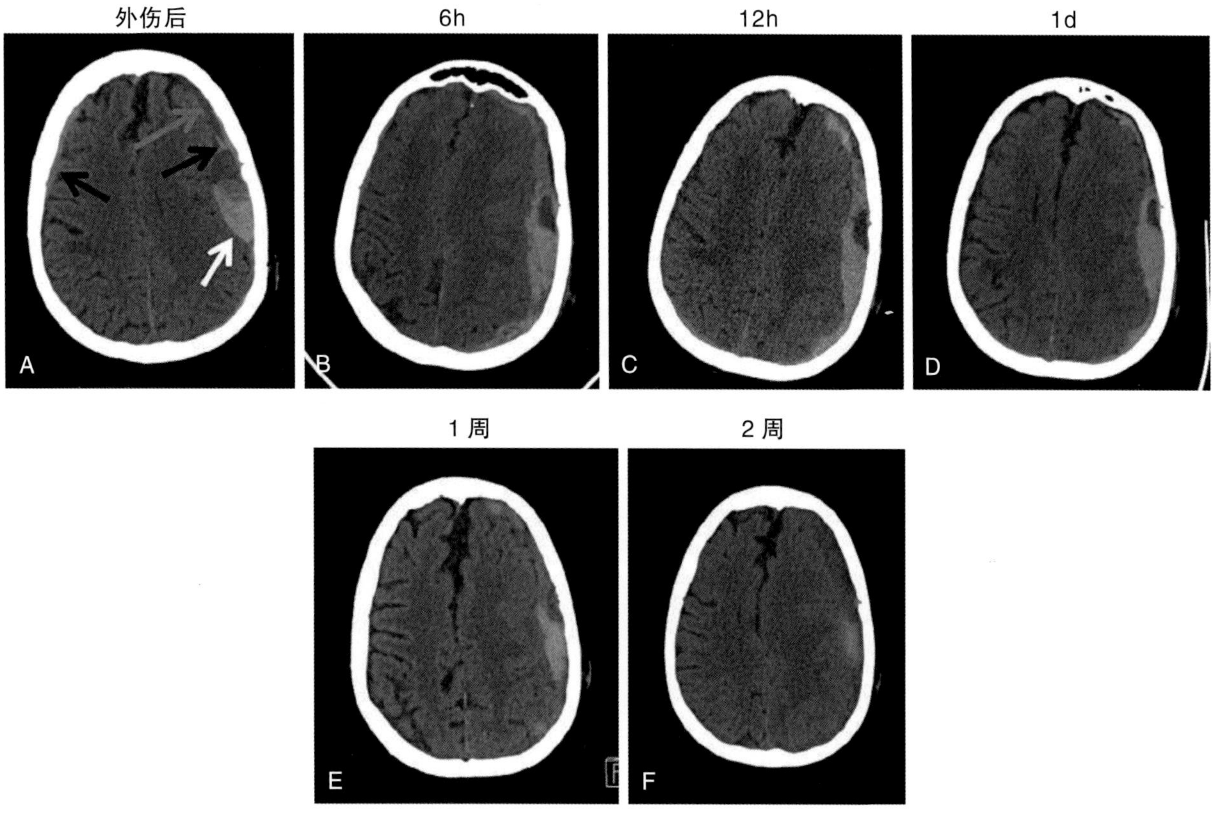

图 2.15　和图 2.6 为同一患者，分别为初诊时（A）、6h（B）、12h（C）、1d（D）、1 周（E）和 2 周（F）的 CT 图像：不同区域的硬膜下血肿表现出和脑脊液（CSF）不同的变化模式。硬膜下血凝块（白色箭头）、部分凝结的急性高密度出血（黑色箭头）和血性脑脊液（灰色箭头）的形态和密度随时间变化而不同

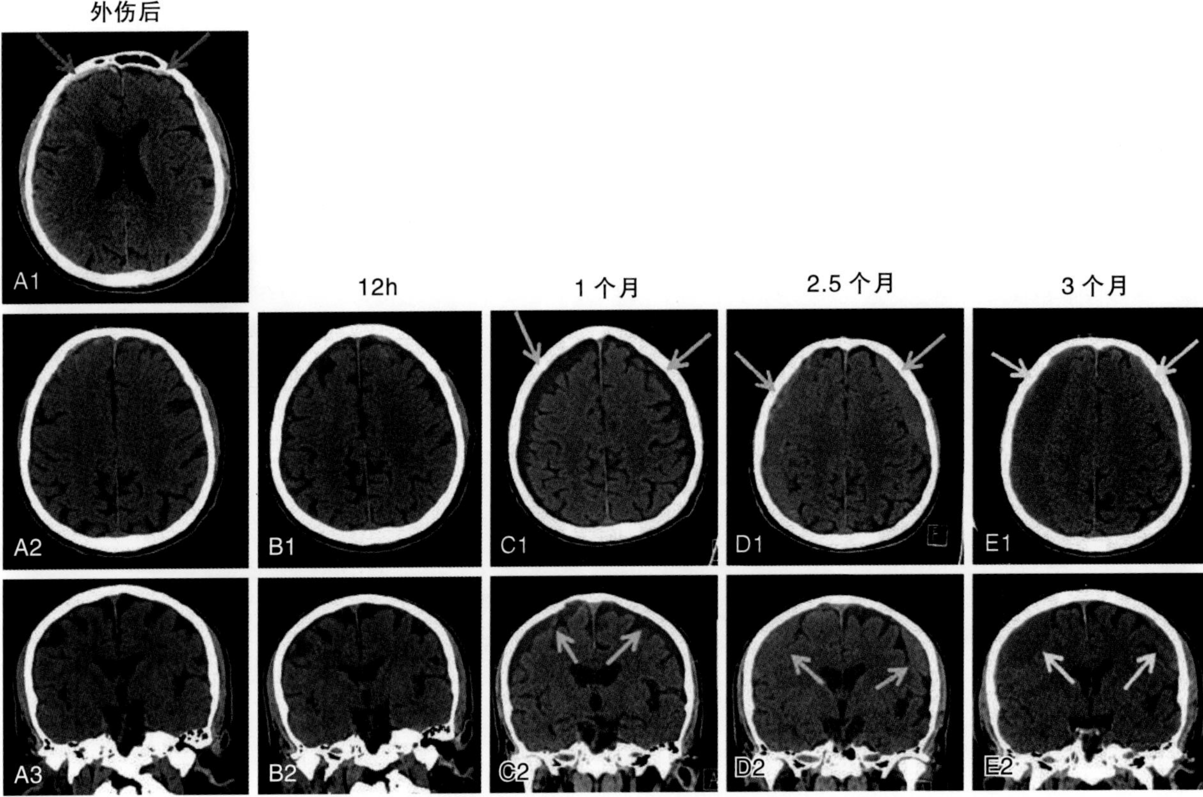

图 2.16 慢性硬膜下血肿出现急性/亚急性出血转变过程的轴位和冠状位 CT 表现。患者分别在外伤初诊（A1~A3）、12h（B1~B2）、1 个月（C1~C2）、2.5 个月（D1~D2）和 3 个月（E1~E2）进行 CT 检查，图像显示硬膜下间隙逐渐扩大。在初诊时，双侧额部可见局限高密度硬膜下血肿（红色箭头）。血肿大小周期性变化与慢性硬膜下出血伴发急性/亚急性期出血相关，这个情况在 1 个月（绿色箭头）、2.5 个月（橙色箭头）和 3 个月（黄色箭头）复查时特别明显

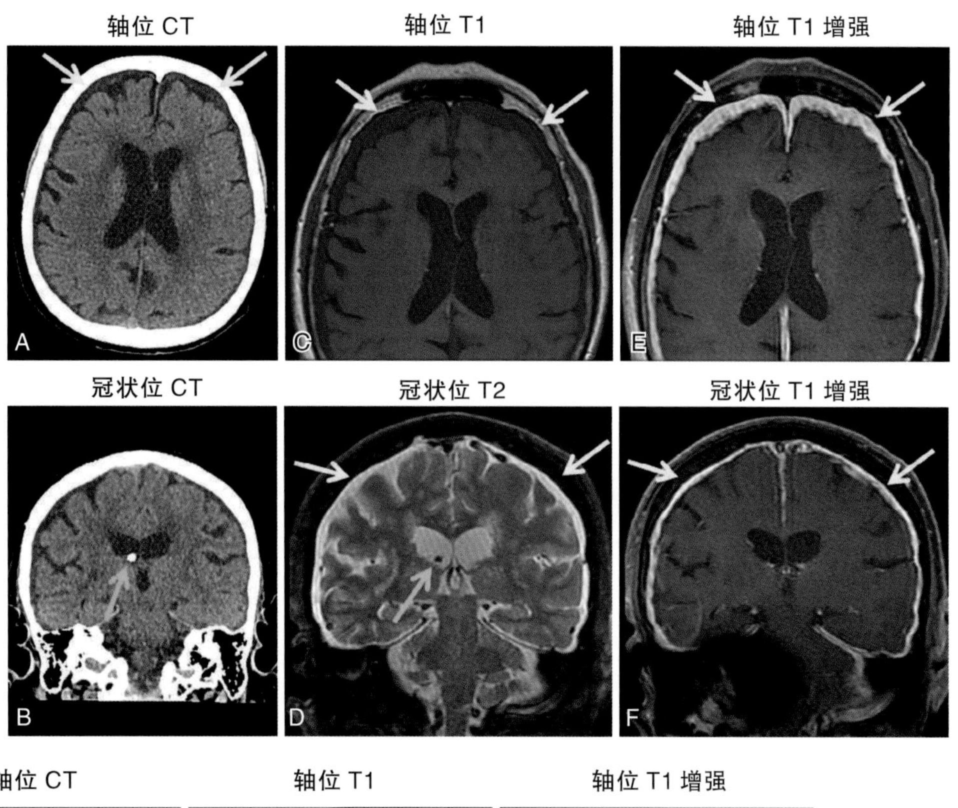

图 2.17　临床表现为体位性头痛的硬脑膜增厚患者。轴位（A）及冠状位 CT（B）显示双侧大脑半球轴外低密度（黄色箭头），类似于脑室导管置入患者的硬膜下积液（蓝色箭头）。在轴位 T1（C）和冠状位 T2（D）图像上，双侧脑外 T1 低信号和 T2 高信号与 CT 表现一致，同样类似于硬膜下积液（黄色箭头）。然而轴位（E）和冠状位 T1 增强（F）显示硬脑膜明显增厚和强化，这与慢性低颅压相关。因此，当放置脑室导管的患者影像表现为硬膜增厚要考虑到与慢性分流过度相关

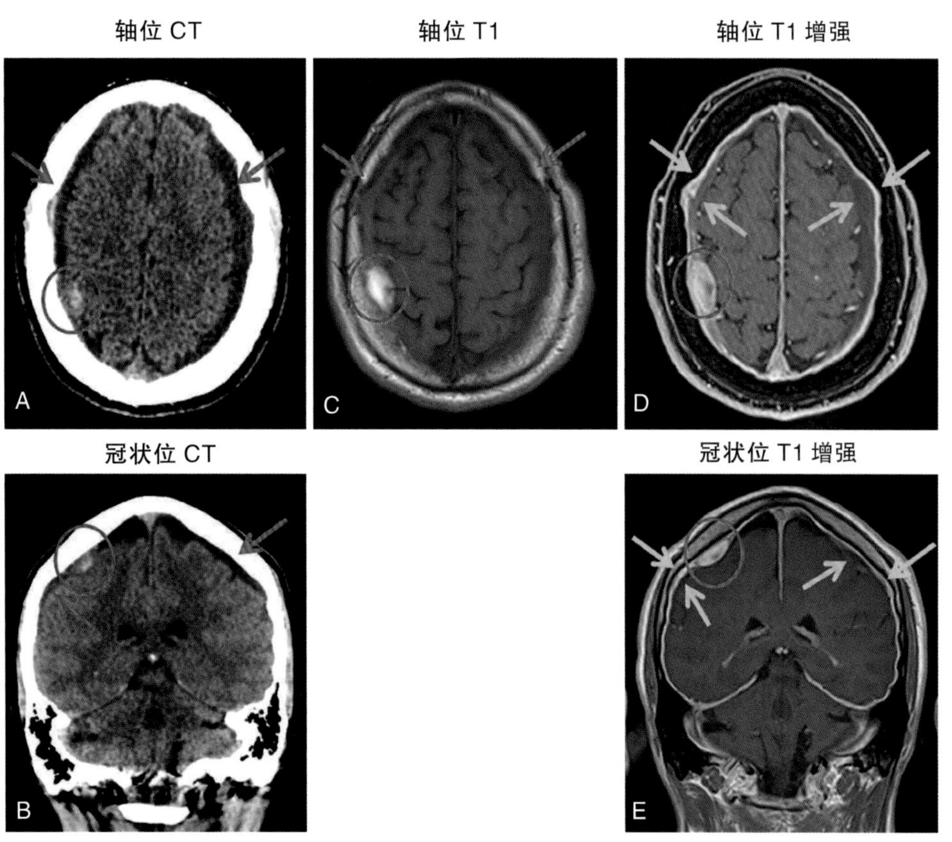

图 2.18　低颅压一般是良性的，但可并发硬膜下血肿。直立性头痛病史的女性患者 CT 和 MR 图像。轴位（A）和冠状 CT（B）可见高密度急性硬膜下血肿（红色椭圆形框）。此外，双侧大脑半球可见低密度轴外硬膜下间隙扩大（红色箭头）。轴位 T1（C）显示局灶性急性血肿（红色椭圆形框）呈高信号。与脑脊液相比，呈广泛稍高信号的硬膜下间隙积血（红色箭头）提示是亚急性至慢性硬膜下血肿。轴位（D）和冠状位 T1 增强（E）可见硬脑膜均匀增厚和强化，与低颅压一致（绿色箭头）。相邻的亚急性至慢性硬膜下血肿（橙色箭头）及相对急性的硬膜下血肿（红色椭圆）并没有强化

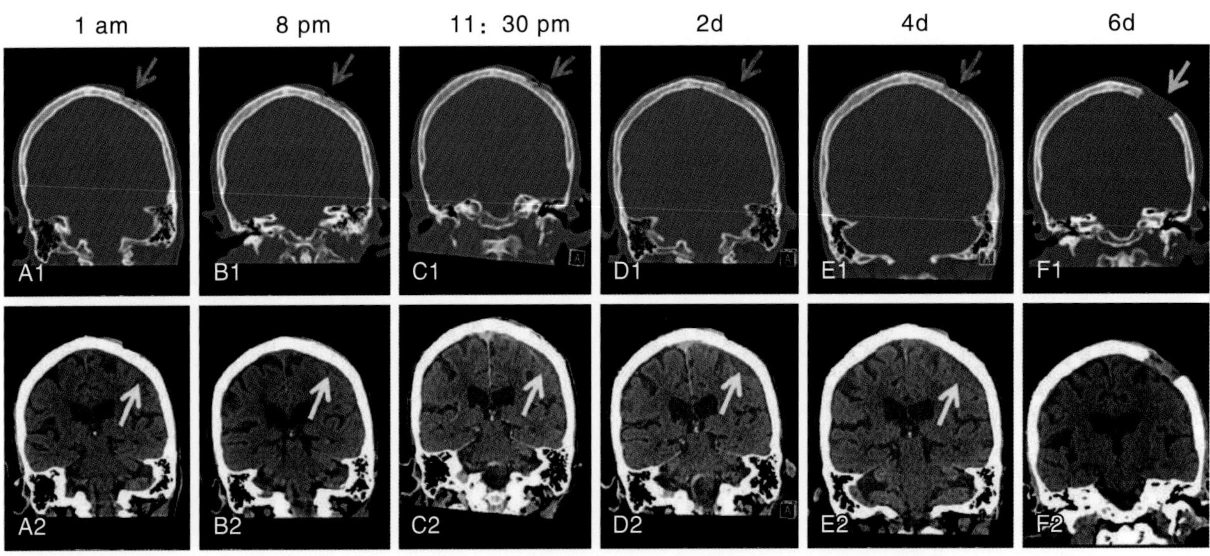

图 2.19 硬膜下积脓。慢性头皮溃疡经久不愈的老年男性，临床表现颤抖、寒战和意识错乱。左侧硬膜下积脓（黄色箭头）正好位于患者头皮溃疡未愈合部位，其下局部颅骨外层可见不规则侵蚀区（红色箭头）。硬膜下聚集物在 4d 内逐渐增大（A1/A2，B1/B2，C1/C2，D1/D2，E1/E2）。开颅手术（F1/F2，绿色箭头）清除脓液。尽管硬膜下积脓在形态上与硬膜下血肿相似，但根据不同的临床背景和颅骨骨皮质侵蚀等因素应考虑硬膜下积脓。当存在脓肿或脑实质感染时，可能有助于提供有意义的影像学线索。本章图 2.1 阐述了引流静脉是如何穿过头皮和颅骨的，正是通过这种途径，感染可以“跳过”颅骨进入颅腔，而不累及全层颅骨

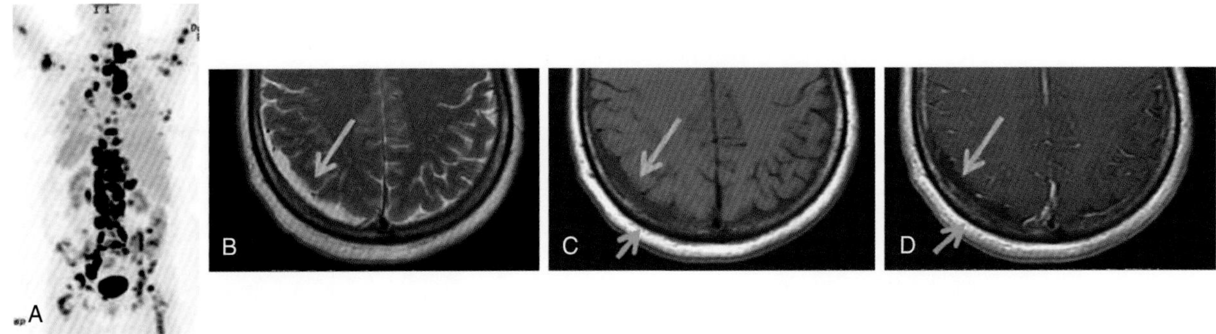

图 2.20 颅骨转移伴硬膜下积液。PET/CT（A）显示广泛转移性疾病。MRI 轴位 T2（B）、T1（C）和 T1 增强（D）图像显示右侧顶部硬膜下积液（橙色箭头）伴右侧顶骨不均匀转移信号（蓝色箭头）。推测可能是因为肿瘤累及颅骨引流静脉导致脑脊液吸收功能受损，从而促使硬膜下积液的形成

（白光辉　译；徐小玲　审）

拓展阅读

Carroll JJ, Lavine SD, Meyers PM. Imaging of subdural hematomas. Neurosurg Clin N Am, 2017, 28(2):179–203.

Lee K-S. History of chronic subdural hematoma. Korean J Neurotrauma, 2015, 11(2):27–34.

Lee K-S, Bae W-K, Bae H-G, et al. The computed tomgraphic attenuation and the age of subdural hematomas. J Korean Med Sci,1997, 12:353–359. Web.

Park H-R, Lee K-S, Shim J-J, et al. Multiple densities of the chronic subdural hematoma in CT scans. J Korean Neurosurg Soc, 2013, 54(1):38. Print.

Park S-H, Kang D-H, Park J, et al. Fibrinogen and D-dimer analysis of chronic subdural hematomas and computed tomography findings: a prospective study. Clin Neurol Neurosurg, 2011, 113(4):272–276. Print.

Reed D, Robertson WD, Graeb DA, et al. Acute subdural hematomas: atypical CT findings. AJNR Am J Neuroradiol,1986, 7(3):417–421. Print.

Scotti G, Terbrugge K, Melançon D, et al. Evaluation of the age of subdural hematomas by computerized tomography. J Neurosurg,1977, 47(3): 311–315. Print.

Smith WP, Batnitzky S, Rengachary SS. Acute isodense subdural hematomas: a problem in anemic patients. AJR Am J Roentgenol,1981, 136(3):543–546. Print.

Subramanian SK, Roszler MH, Gaudy B, et al. Significance of computed tomography mixed density in traumatic extra-axial hemorrhage. Neurol Res, 2002, 24(2):125–128. Print.

Tan S, Aronowitz P. Hematocrit effect in bilateral subdural hematomas. J Gen Intern Med, 2013, 28(2):321. Print.

Tanaka Y, Ohno K. Chronic subdural hematoma–an up-to-date concept. J Med Dent Sci, 2013, 60:55–61. Web.

Vezina G. Assessment of the nature and age of subdural collections in nonaccidental head injury with CT and MRI. Pediatr Radiol, 2009, 39 (6):586–590.

Yang W, Huang J. Chronic subdural hematoma: epidemiology and natural history. Neurosurg Clin N Am, 2017, 28(2):205–210.

第 2 部分　脑血管自动调节障碍

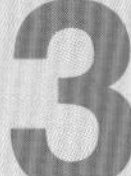

3　可逆性后部脑病综合征

Girish Bathla，Bruno Policeni

引　言

可逆性后部脑病综合征（posterior reversible encephalopathy syndrome，PRES）是一种与血管源性脑水肿相关的潜在的可逆性神经毒性状态。虽然报道的发病年龄范围为 4~90 岁，但大多数患者处于 40~50 岁。可能由于一些潜在的病因，发病以女性为主。临床上，PRES 可表现为一系列症状，最常见的是精神状态改变（50%~80%）和癫痫发作（60%~75%），其次是头痛和视力障碍。患者偶尔表现为局灶性神经功能缺损、感觉运动症状或癫痫持续状态。这些症状通常持续数小时到数天，并进行性加重。

PRES 更常见于子痫、器官移植或高血压患者。特别是子痫患者，一些作者报道了高达 98% 的子痫患者中发现 PRES 的神经影像学表现。在器官移植亚组中，与接受实体器官移植的患者（0.4%~6%）相比，异体骨髓移植患者 PRES 的发生率更高（7%~9%）。PRES 也可伴随器官排斥反应或感染。另一种常见的病因是高血压，约有 75% 的患者出现高血压，通常为中度至重度（高血压脑病）。其他报道的病因包括脓毒症、其他感染、结缔组织疾病、自身免疫性疾病和化疗药物（如环孢霉素、他克莫司和顺铂）。

演变：概述

PRES 的发病机制仍存在争议。更为广泛接受的理论假设是，血压快速升高，大脑自动调节失败。随后的高灌注和血脑屏障的破坏导致大分子和血浆外漏到血管，在神经影像学上表现为血管源性水肿。由于大脑后部区域的交感神经支配较少，所以更易累及。PRES 中高血压频繁共存支持了这一理论。此外，降低血压可改善临床症状和影像学表现也支持这一理论。

然而，该理论不能解释高达 20%~30% 的患者没有潜在高血压，脑水肿与高血压严重程度之间缺乏正相关。事实上，更严重的高血压患者往往较少出现血管源性水肿和动脉痉挛。此外，对 PRES 患者的灌注研究显示，脑血容量减少意味着低灌注，这与提示高灌注的理论相反。

因此，一些作者认为，PRES 是由全身内皮功能障碍引起的大脑自动调节性血管收缩引起的（图 3.1）。随后发生低灌注，在神经影像学上表现为分水岭区域受累。高血压被认为是脑灌注减少的代偿反应。这一理论假设细胞因子（肿瘤坏死因子 -α、白细胞介素 -1 和干扰素 -γ）上调，导致内皮功能障碍、血管通透性增加。这些细胞因子可能在各种系统性疾病中提供了一个共同的途径，如子痫、脓毒症、

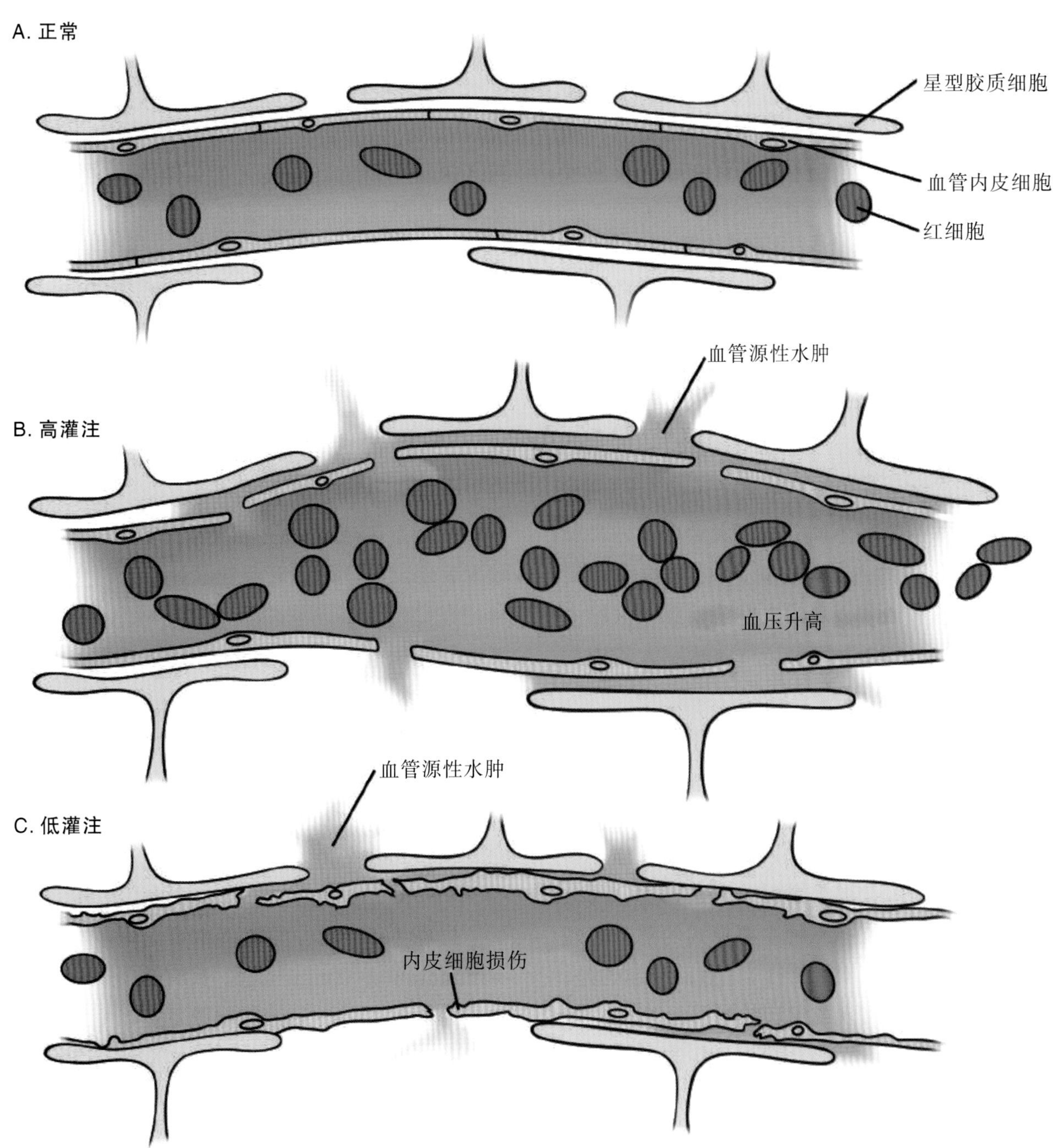

图 3.1　可逆性后部脑病综合征的病理生理学图示

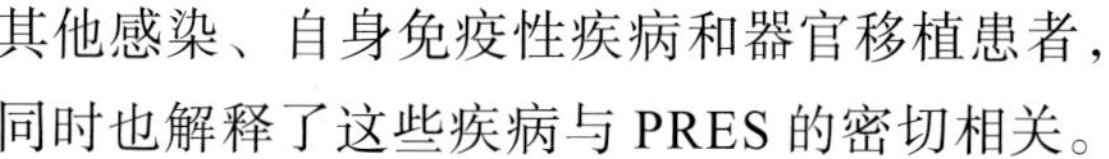

其他感染、自身免疫性疾病和器官移植患者，同时也解释了这些疾病与 PRES 的密切相关。

影像学表现

PRES 最常表现为在几天到几周内逐渐形成大脑实质对称区域的血管源性水肿，而且在大多数情况下，水肿在消退之前持续加重（图 3.2）。皮层和皮层下白质受累，最常累及枕叶和顶叶区（98%），其次是额叶（68%）、颞下区（40%）和小脑（32%）（图 3.3）。深部白质、基底神经节、丘脑、脑干和胼胝体的压部并不常累及，但约有 10%~20% 的病例会累及。偶尔会出现非典型的受累模式，病变主要局限于脑干（图 3.4）、后颅窝（图 3.5）或基底节（图 3.6）。此外，受累程度可能是不对称的，甚至极少数是单侧的（图 3.7）。

脑实质受累的不同分布可大致分为四种模式，每种模式约占 20%~30%。全半球分水岭区模式的患者通常表现为大脑前动脉 - 大脑中动脉（ACA-MCA）和大脑后动脉 - 大脑中动脉（PCA-MCA）分水岭区的双侧对称性水肿（图 3.8）。在额上沟模式中，额上沟中到后侧额叶明显受累。与全半球模式相比，额极通常不受累（图 3.9）。

顶枕型模式的影像学表现主要累及顶叶和枕叶，并伴有颞叶多处受累（图 3.10）。部分或不对称表现模式指三种主要模式的部分表现或可变表现的情况（图 3.11）。然而有趣的是，不同模式与临床表现或疾病的病程无关。

PRES 计算机断层扫描（CT）表现可能是正常的（22%）或没有特异性表现（33%）。然而，高达 45% 的病例中可见双侧脑实质密度减低，提示为 PRES 继发的血管源性水肿（图 3.12）。在磁共振成像上，受累区域表现为长 T1 和长 T2 异常信号。PRES 病变最常见的特征是由血管源性水肿引起的扩散增加，表观弥散系数（ADC）图上信号升高，弥散加权成像（DWI）图像上信号多变。PRES 病变也可能由于细胞毒性水肿而导致扩散受限，ADC 图上信号减低，DWI 图像上信号升高。此外，由于 PRES 常表现为癫痫发作，患者可能同时出现癫痫发作后改变（图 3.13）。

大约 20%~40% 的病例会出现脑回样强化，提示血脑屏障破坏（图 3.14）。强化与否和 FLAIR 信号异常的程度无相关性，强化是否预示着不良结局目前尚不清楚。

导管造影、CT 或 MR 血管造影可显示血管不规则，局部区域血管收缩和血管舒张，呈现“串珠样”改变。其他报道的结果包括弥漫性血管收缩、毛细血管充盈减少和血管分布稀疏（图 3.15）。血管收缩通常累及二级和三级分支，随着患者临床状态的改善，随访影像学异常表现也会随之消失。有趣的是，血管痉挛在重度高血压患者中往往不那么明显，他们也较少表现出明显的血管源性水肿。

在 CT、MR 灌注和 Tc-99m-HMPAO SPECT 灌注研究中，受 PRES 影响的区域相对于正常大脑呈现低灌注，这一发现与流行的高灌注理论相矛盾。多达 86% 的 PRES 患者受累脑区相对脑血容量（relative cerebral blood volume，rCBV）降低。

并发症

1. 在 10%~25% 的病例中可出现颅内出血（intracranial hemorrhage，ICH），通常是脑实质内出血和较少见的蛛网膜下腔出血，二者可能同时存在（图 3.16）。脑出血在接受抗凝治疗和接受过同种异体骨髓移植的患者中更容易出现。

2. 在 10%~30% 的病例中可以发生以弥散受限为特征的脑梗死。当存在时，脑梗并发症与临床恢复不良相关（图 3.17）。

3. 在严重的后颅窝受累的病例中可并发脑疝。

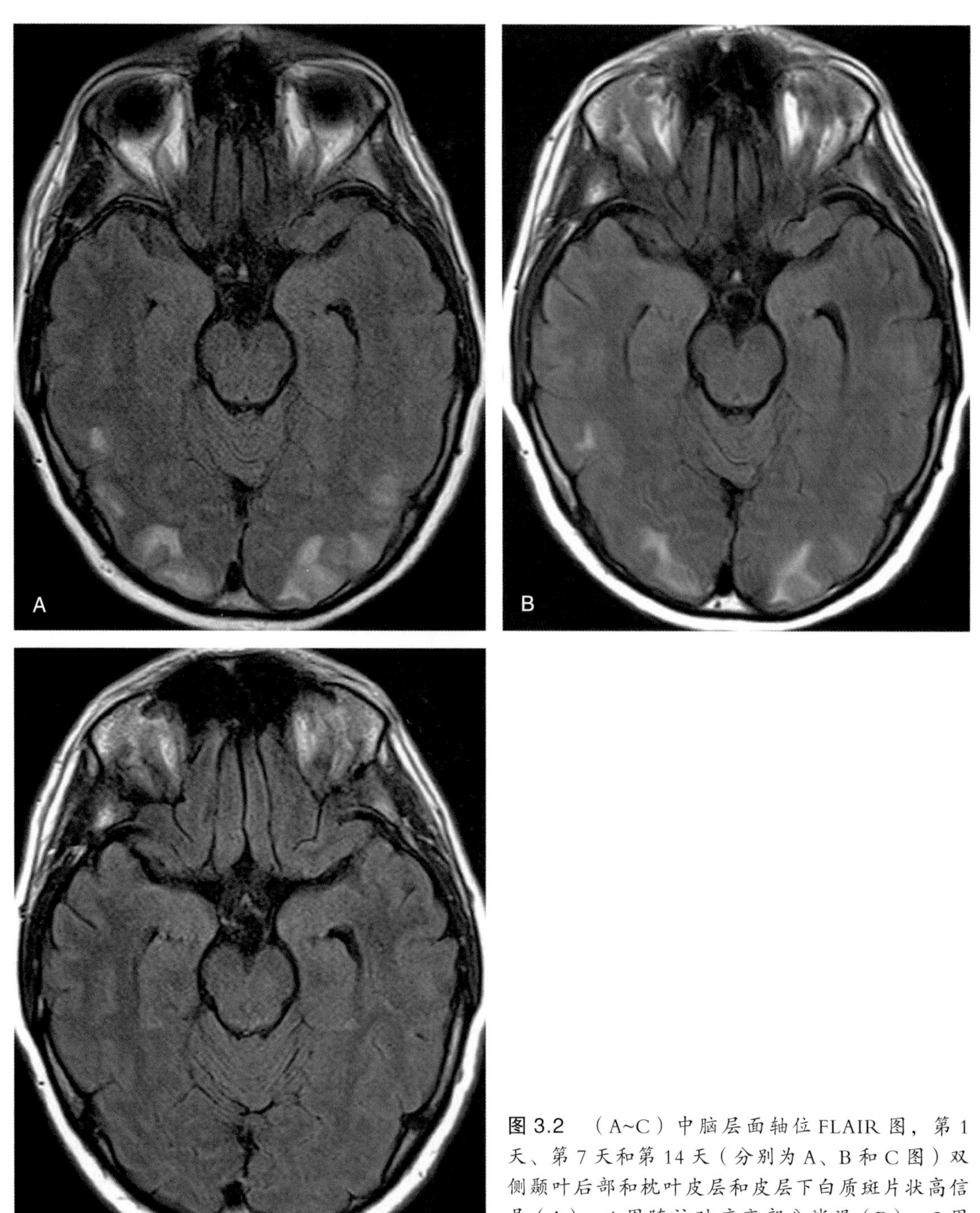

图 3.2　（A~C）中脑层面轴位 FLAIR 图，第 1 天、第 7 天和第 14 天（分别为 A、B 和 C 图）双侧颞叶后部和枕叶皮层和皮层下白质斑片状高信号（A），1 周随访时病变部分消退（B），2 周随访时显示病变完全消失（C）

鉴别诊断

很多疾病可能在临床和影像学上与 PRES 相似，表现为脑病特征，神经影像学上表现为血管源性水肿或细胞毒性水肿。

低灌注继发的脑缺血可累及分水岭区域，类似于 PRES（图 3.18）。病变通常表现为广泛的扩散受限，临床有导致低灌注的病因，患者很少出现癫痫发作。

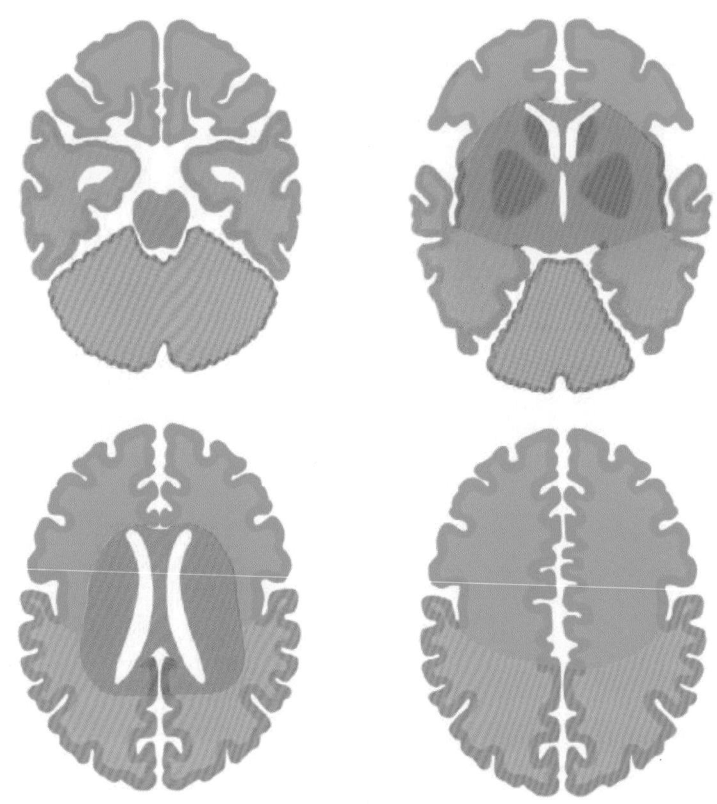

图 3.3 轴位图描述了不同区域的脑实质受累，最常见于枕叶和顶叶区，其次是额叶、颞下区、小脑、深部灰质核团和脑干

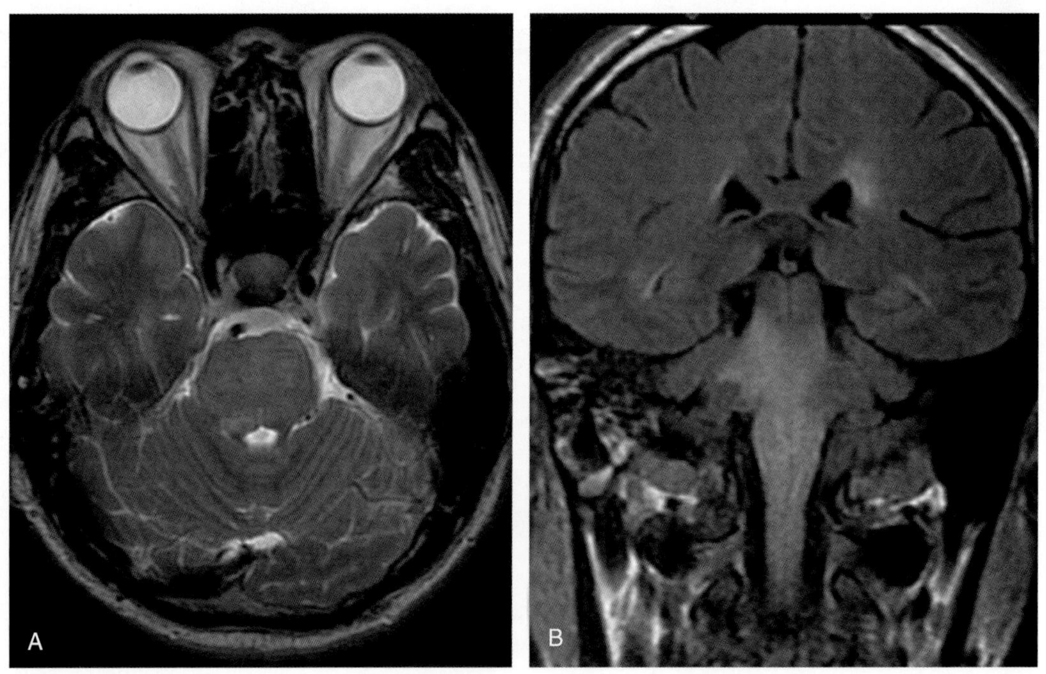

图 3.4 不典型可逆性后部脑病综合征。轴位 T2 加权图像（A）和冠状位 FLAIR 图像（B）显示水肿，主要累及脑干，脑室周围白质和左侧颞叶内侧仅轻度受累

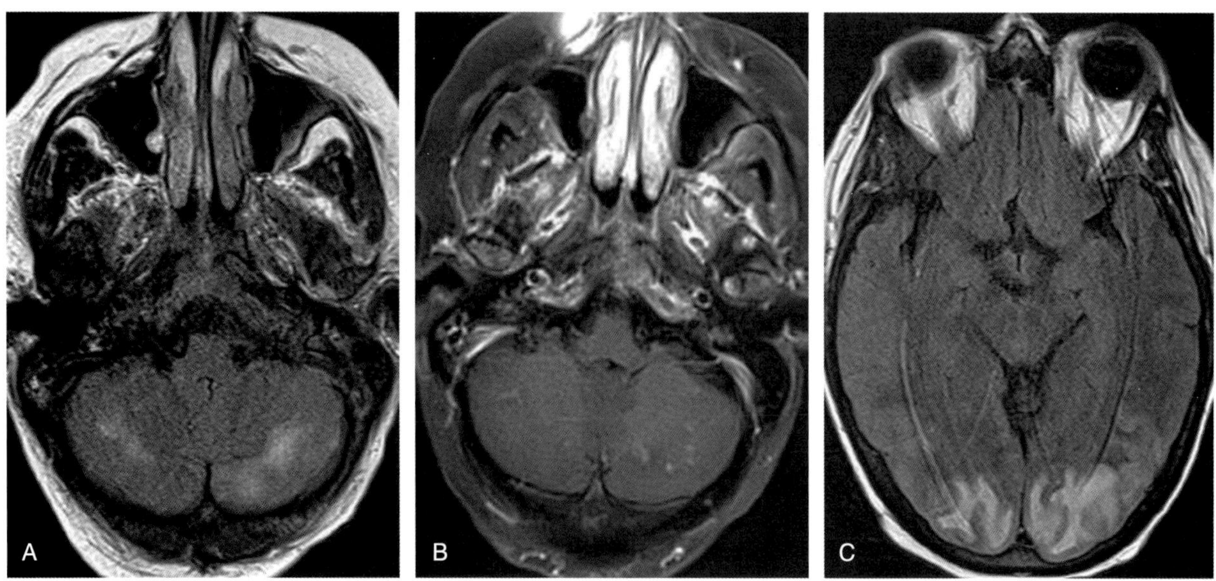

图 3.5　非典型可逆性后部脑病综合征（PRES）。（A）轴位 FLAIR 图像显示左侧小脑半球水肿范围大于右侧小脑。（B）在同一层面压脂钆增强 T1 加权图像显示了散在点状强化灶。（C）轴位 FLAIR 图像显示常见于 PRES 的双侧颞叶后部和枕叶的水肿

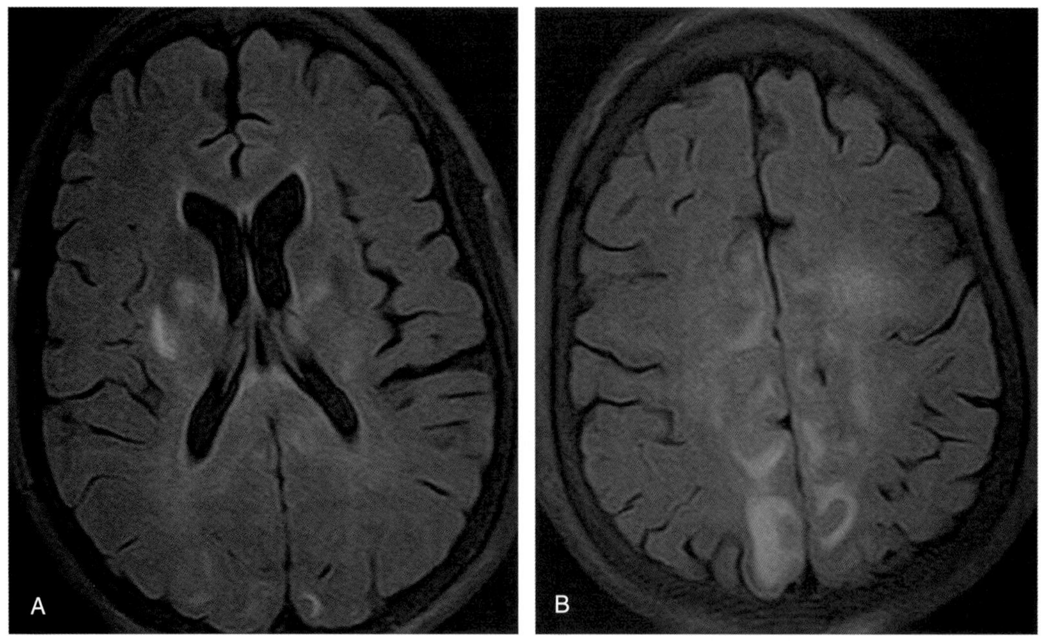

图 3.6　非典型可逆性后部脑病综合征。轴位 FLAIR 图像显示水肿灶，累及双侧基底节和深部白质（A）以及双侧旁正中额叶和顶叶（B）。图片引自 Dr. Achint K. Singh, University of Texas Health Science Center, San Antonio, TX.

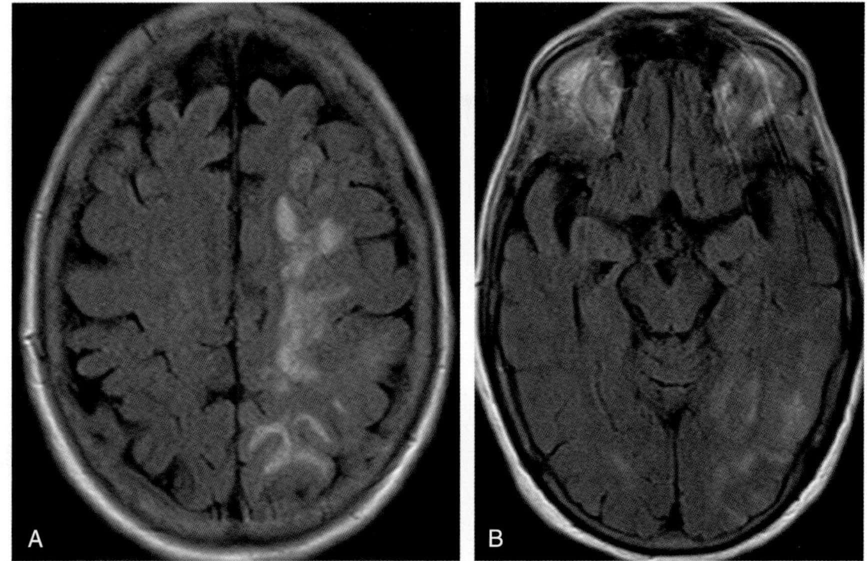

图 3.7 单侧可逆性后部脑病综合征（PRES）。在单侧 PRES 患者的半卵圆中心体（A）和中脑（B）水平的轴位 FLAIR 图像显示左侧额叶、顶叶、颞叶后部和枕叶斑片状水肿

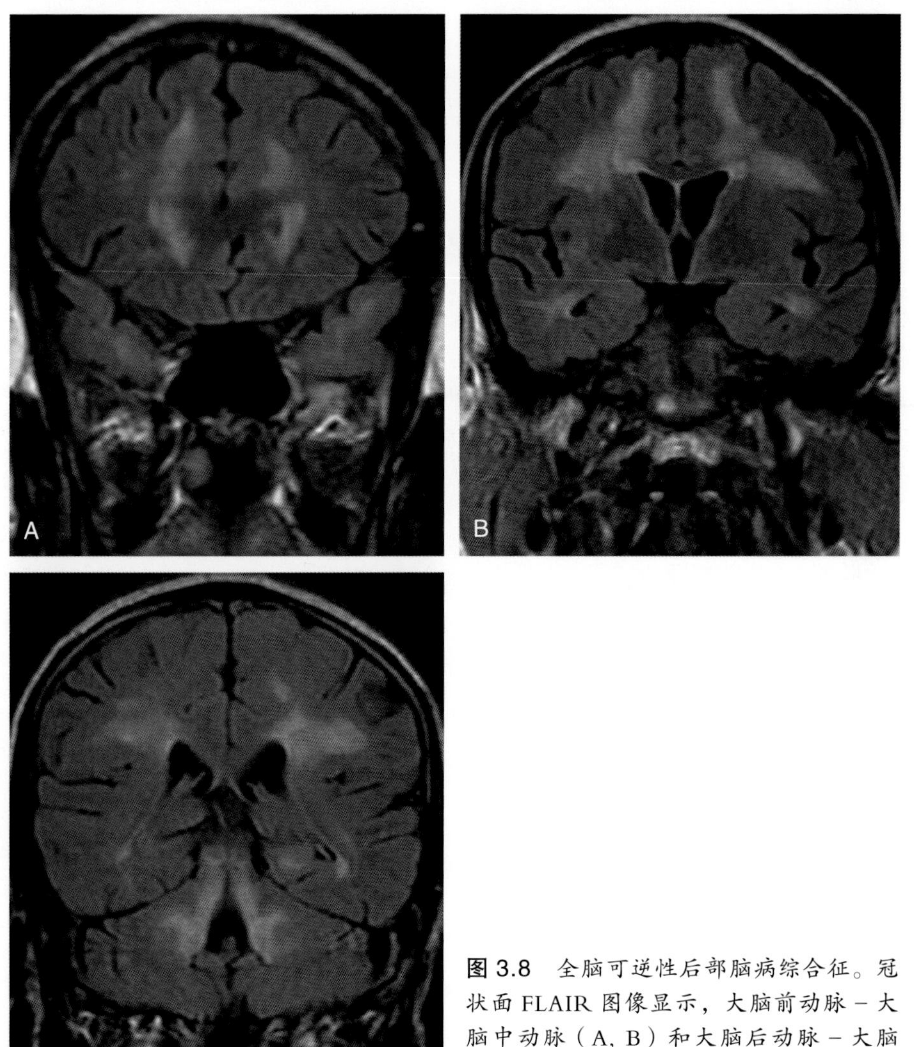

图 3.8 全脑可逆性后部脑病综合征。冠状面 FLAIR 图像显示，大脑前动脉－大脑中动脉（A, B）和大脑后动脉－大脑中动脉（C）交界区相对对称的水肿。小脑白质和双侧颞叶内侧也有水肿

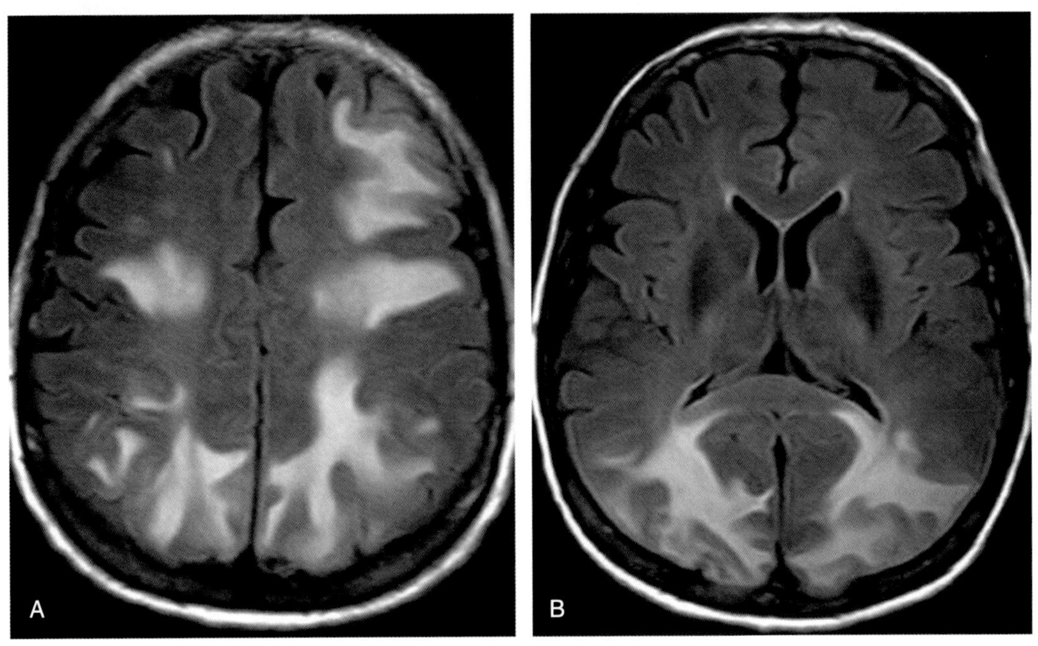

图 3.9　额上沟可逆性后部脑病综合征模式。轴位 FLAIR 图像显示广泛的相对对称的水肿，中心位于大脑前动脉 – 大脑中动脉（A）和大脑后动脉 – 大脑中动脉（B）交界区，水肿邻近额上沟（A），受累主要是后部，额极未累及（B）。图片引自 Dr. Achint K. Singh, University of Texas Health Science Center, San Antonio， TX.

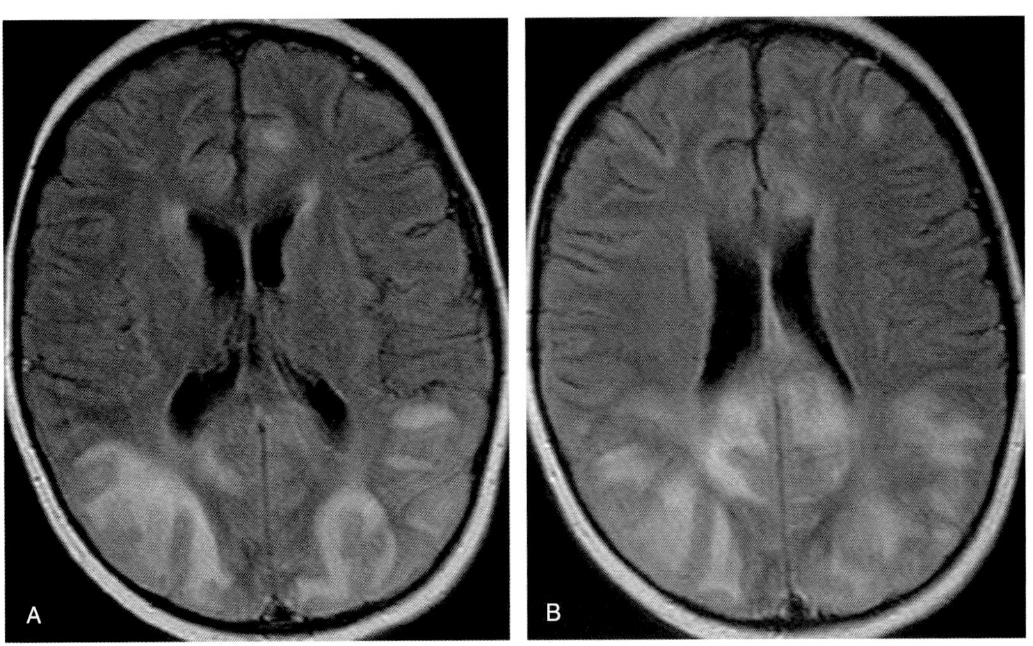

图 3.10　典型的顶枕可逆性后部脑病综合征模式。轴位 FLAIR 图像显示双侧顶叶和枕叶广泛对称水肿。双侧额叶轻度受累

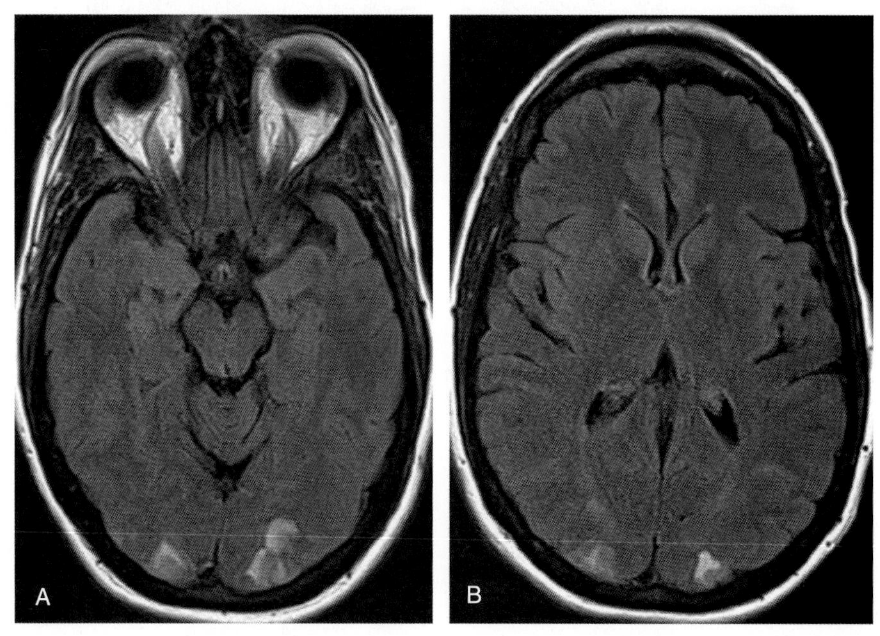

图 3.11 部分表达性可逆性后部脑病综合征。轴位 FLAIR 图像显示双侧枕叶相对对称的水肿，顶叶未累及

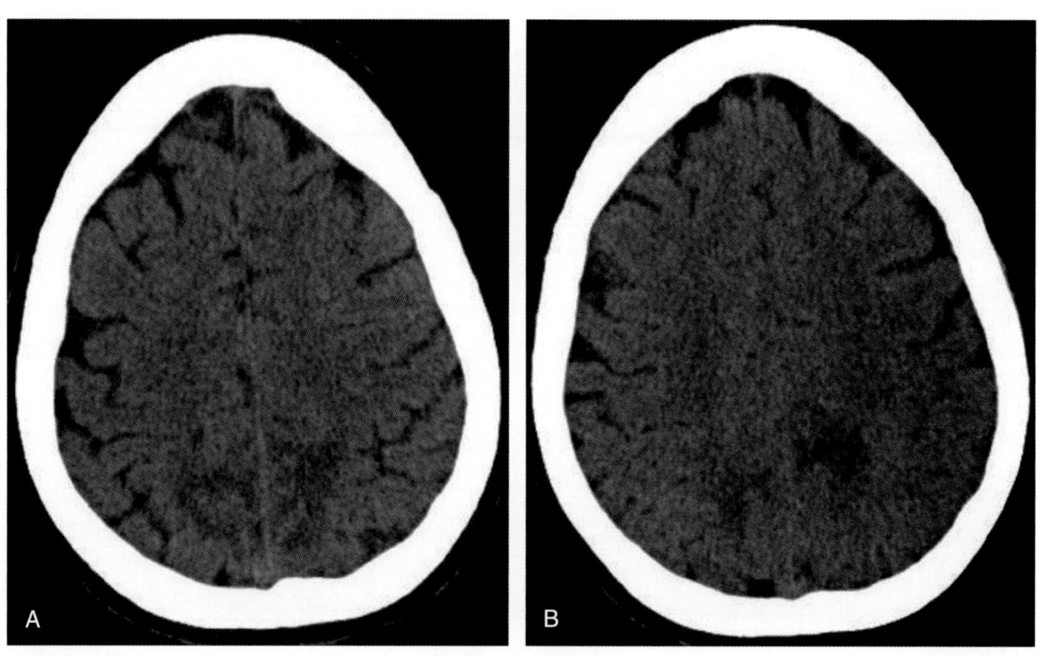

图 3.12 轴位 CT 图像显示，一例可逆性后部脑病综合征患者双侧顶叶呈相对对称的低密度

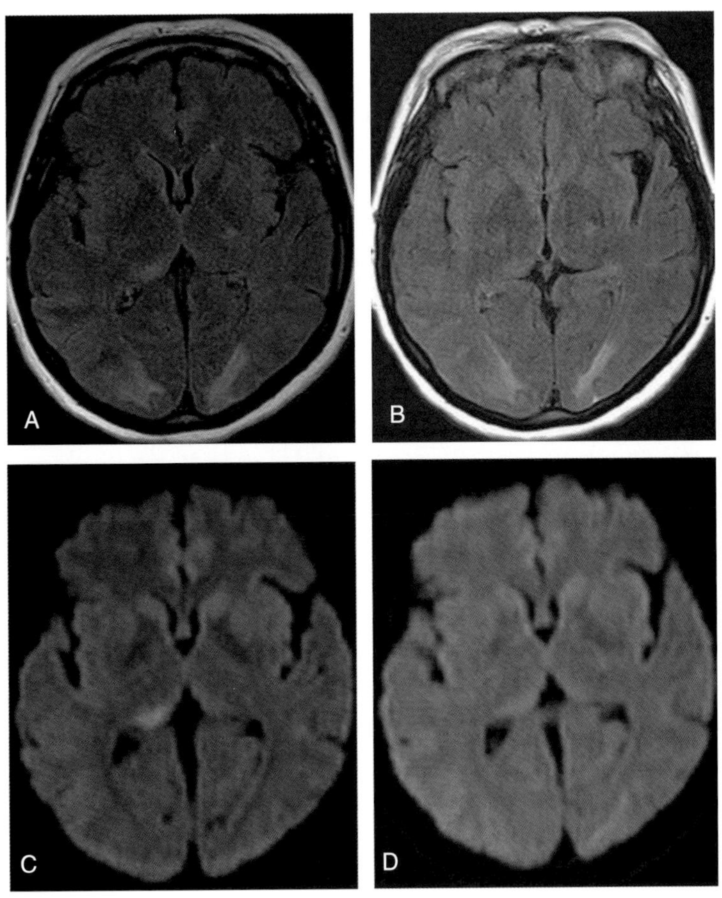

图 3.13　一例癫痫发作的可逆性后部脑病综合征（PRES）患者的轴位 FLAIR 图像（A, B）和 DWI 图像（C, D）。入院第 1 天获得图像 A 和 C，入院第 4 天获得图像 B 和 D。入院当天的图像显示双侧枕叶对称的 T2 高信号，符合 PRES 影像学表现。同时伴有癫痫发作后的变化，右侧丘脑枕部 FLAIR 高信号（A）和扩散受限（C）。第 4 天的图像显示右侧丘脑枕部异常信号部分消失。双侧枕叶异常信号较前稍减轻

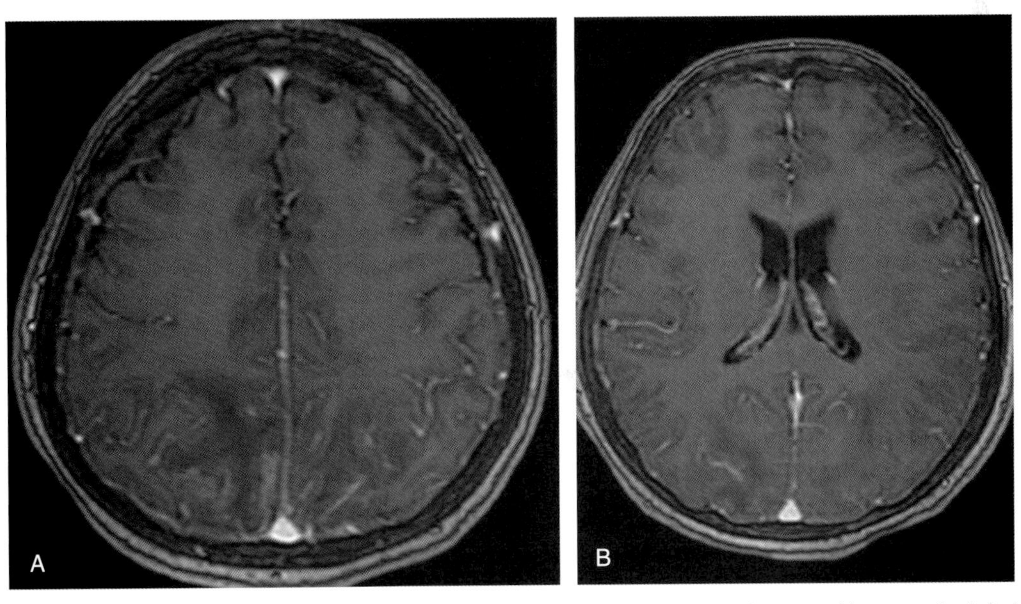

图 3.14　轴位增强图像显示对应于双侧顶叶 T2 信号异常区域（未展示）呈斑片状脑回样强化，白质密度减低

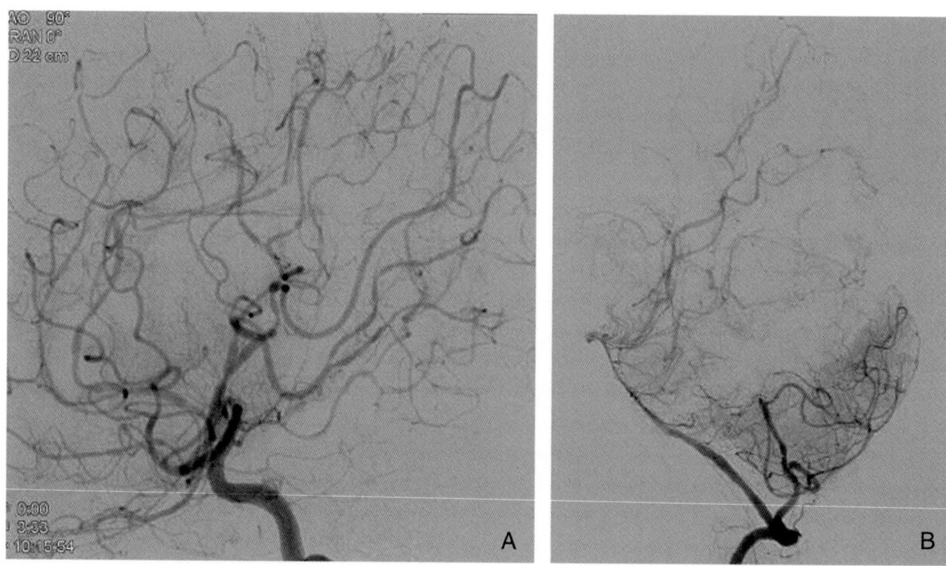

图 3.15 可逆性后部脑病综合征患者右侧颈内动脉（A）和椎动脉（B）常规血管造影图像。大脑前动脉远端和大脑中动脉分支（A），以及基底动脉和大脑后动脉（PCA）远端分支均有多灶性不规则狭窄形成。此外，与小脑后下动脉相比，PCA 区域的血管充盈程度减低

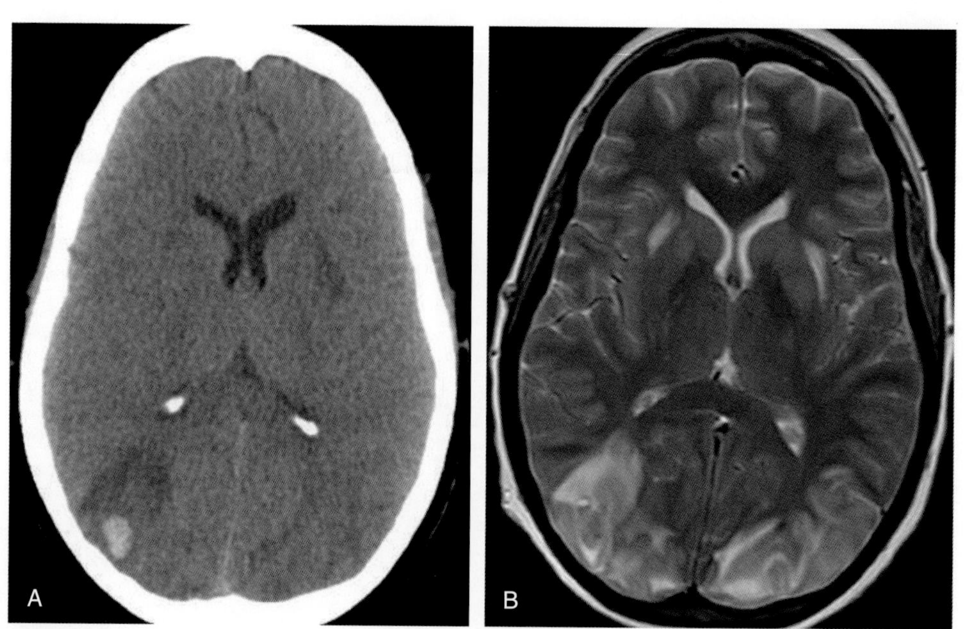

图 3.16 出血性 PRES。（A）轴位 CT 平扫图显示可逆性后部脑病综合征患者右侧后颞枕区局灶性脑实质内出血，周围有血管源性水肿。（B）同一层面轴位 T2 加权图像更清楚地显示双侧后颞枕叶区和基底节水肿。图片引自 Dr. Amit Agarwal, Penn State University College of Medicine, Hershey, PA.

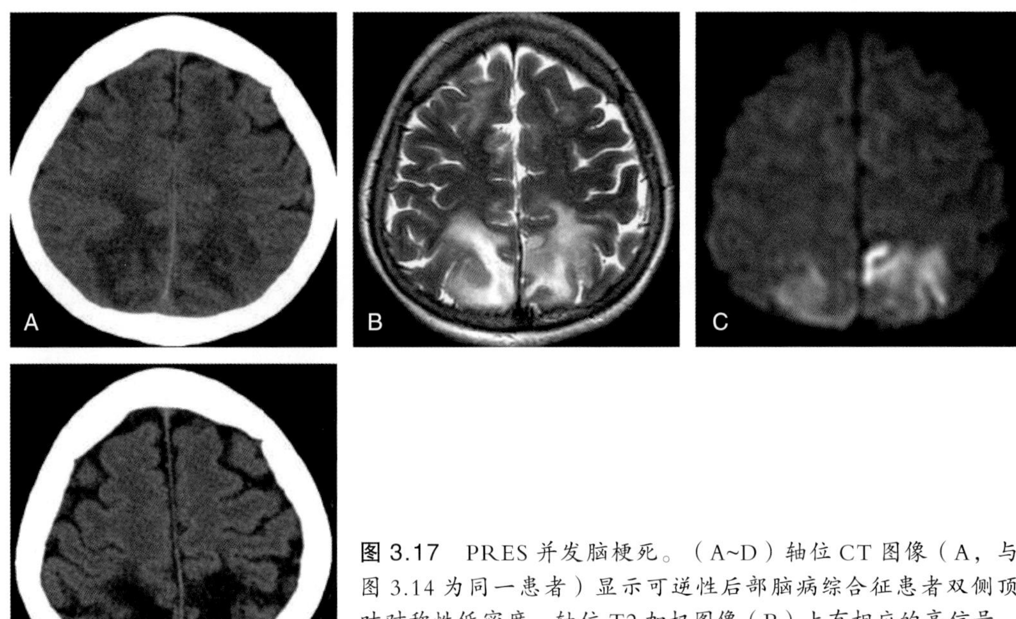

图 3.17　PRES 并发脑梗死。（A~D）轴位 CT 图像（A，与图 3.14 为同一患者）显示可逆性后部脑病综合征患者双侧顶叶对称性低密度。轴位 T2 加权图像（B）上有相应的高信号，DWI 图像（C）上有相应的扩散受限，左侧更明显。6 个月后随访 CT 图像（D）显示双侧顶叶脑软化

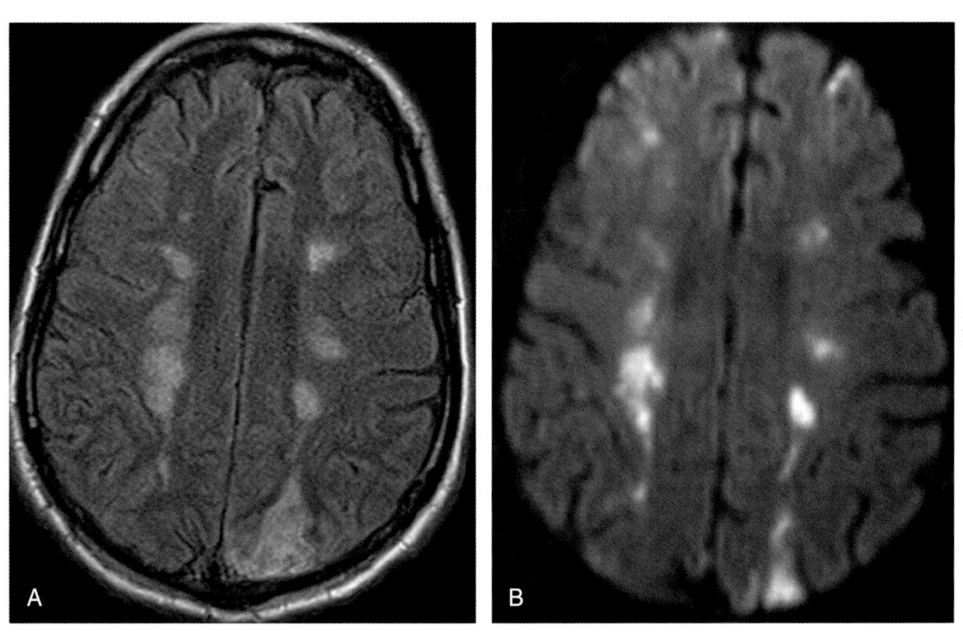

图 3.18　分水岭区脑梗死。半卵圆中心层面轴位 FLAIR（A）和 DWI（B）图显示大脑前动脉 - 大脑中动脉和大脑中动脉 - 大脑后动脉交界异常 FLAIR 高信号，对应区域弥散受限，符合梗死影像学表现

少部分急性播散性脑脊髓炎（ADEM）可与 PRES 表现相似（图 3.19）。病变通常呈扩散增加，但也可能有弥散受限，也会出现不均匀强化。与 PRES 相比，ADEM 病灶通常不对称，常发生在病毒性感染后，并且可伴有炎性脑脊液（cerebrospinal fluid，CSF）特征。

与 PRES 和可逆性脑血管收缩综合征（reversible cerebral vasoconstriction syndrome，RCVS）相关的可逆性脑血管造影异常和可逆性脑水肿提示这两种疾病存在重叠

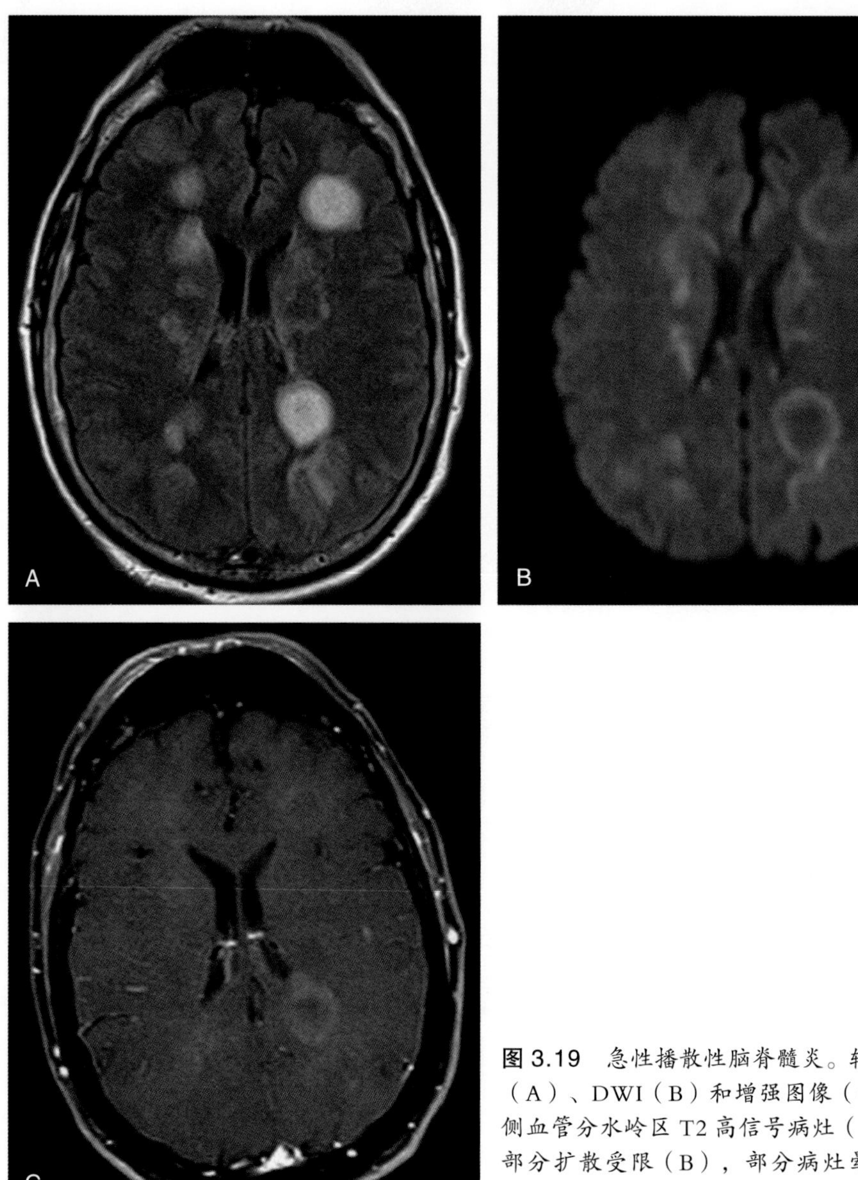

图 3.19 急性播散性脑脊髓炎。轴位 FLAIR（A）、DWI（B）和增强图像（C）显示双侧血管分水岭区 T2 高信号病灶（A），边缘部分扩散受限（B），部分病灶呈环样轻微强化（C）

的病理生理学。除了多灶性血管狭窄和短暂性水肿外，RCVS 患者还可能表现为分水岭区脑梗死、蛛网膜下腔出血和（或）实质出血（图 3.20）。RCVS 好发于年轻和中年女性，通常发生于服用交感神经兴奋类药物之后。其他诱因包括子痫、酗酒和剧烈运动。

RCVS 后期表现可能被误认为 PRES。通常有广泛的皮质受累，病变通常是单侧的。经常累及丘脑枕部和海马，受累区域呈高灌注，而 PRES 呈低灌注。其他产生血管源性水肿的情况，如静脉窦血栓形成、炎症性或感染性血管炎、自身免疫性疾病和代谢性疾病，如尿毒症性脑病，可类似于PRES。这些情况是罕见的，而且临床病史往往有助于正确的诊断。

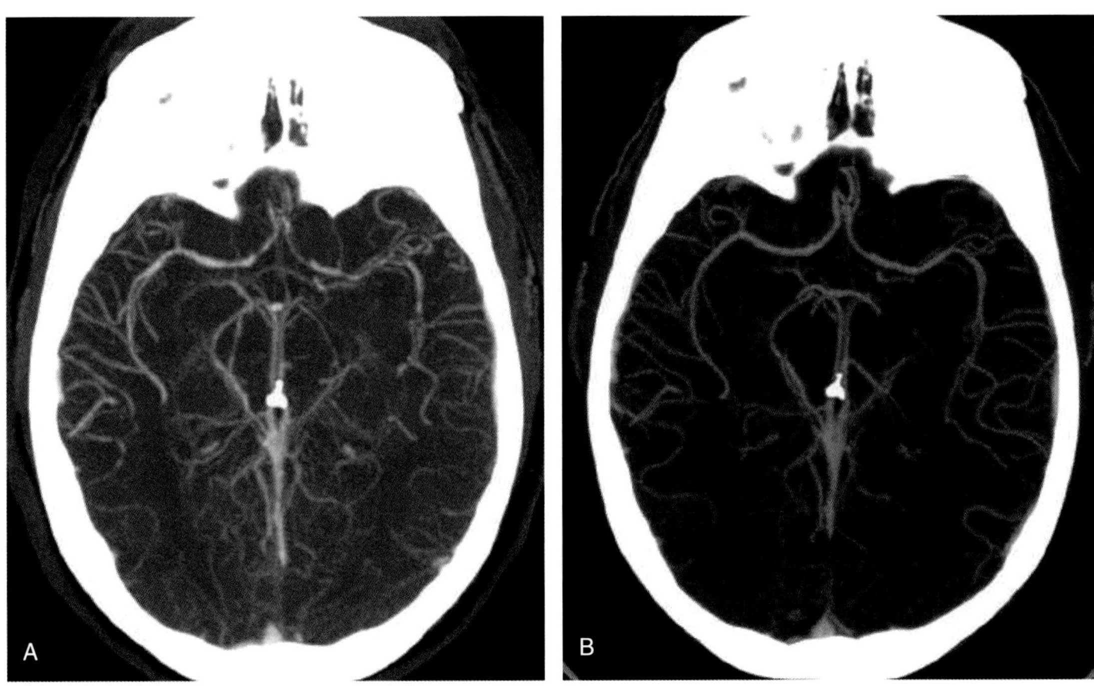

图 3.20　可逆性脑血管收缩综合征。一例服用可卡因的患者在发病时（A）和 3 个月后（B）的 CT 血管造影、轴位 MIP 图像。初始图像（A）显示双侧大脑中动脉（MCA）和大脑前动脉（ACA）近端血管管腔明显不规则狭窄和节段性收缩，左侧 MCA 最严重。随访图像（B）显示受累血管的病变消失

（范妤欣　译；徐小玲　审）

拓展阅读

Bartynski WS, Boardman JF. Catheter angiography, MR angiography, and MR perfusion in posterior reversible encephalopathy syndrome. AJNR Am J Neuroradiol, 2008, 29:447–455.

Bartynski WS, Boardman JF. Distinct imaging patterns and lesion distribution in posterior reversible encephalopathy syndrome. AJNR Am J Neuroradiol, 2007, 28:1320–1327.

Bartynski WS. Posterior reversible encephalopathy syndrome. Part 1. Fundamental imaging and clinical features. AJNR Am J Neuroradiol, 2008, 29:1036–1042.

Bartynski WS. Posterior reversible encephalopathy syndrome. Part 2. Controversies surrounding pathophysiology of vasogenic edema. AJNR Am J Neuroradiol, 2008, 29:1043–1049.

Bathla G, Hegde AN. MRI and CT appearances in metabolic encephalopathies due to systemic diseases in adults. Clin Radiol, 2013, 68:545–554.

Fugate JE, Rabinstein AA. Posterior reversible encephalopathy syndrome: clinical and radiological manifestations, pathophysiology, and outstanding questions. Lancet Neurol, 2015 Jul 13, pii: S1474-4422(15)00111-8. doi:10.1016/S1474-4422(15)00111-8. [Epub ahead of print].

Legriel S, Pico F, Azoulay E. Understanding Posterior Reversible Encephalopathy Syndrome. Annual update in intensive care and emergency medicine 2011. New York: Springer Berlin Heidelberg, 2011:631–653.

McKinney AM, Short J, Truwit CL, et al. Posterior reversible encephalopathy syndrome: incidence of atypical regions of involvement and imaging findings. AJR Am J Roentgenol, 2007, 189:904–912.

第 3 部分　动脉病变

4　脑淀粉样血管病

Mara Kunst

引　言

脑淀粉样血管病（Cerebral amyloid angiopathy，CAA）是一种微血管病变，定义为淀粉样蛋白（beta amyloid，Aβ）在远端皮质和软脑膜的血管壁进行性沉积。由此产生的小血管损伤可导致出血、梗死和（或）慢性低灌注，进而产生一系列特征性的神经影像学表现。CAA 可表现为遗传性和散发性两种形式，在本章中，我们将重点关注散发性 CAA，它在老年人中最常见，并与阿尔茨海默病（Alzheimer's disease，AD）有关。

流行病学、病理学和临床表现

在老年人群中，CAA 是一种常见的神经病理改变和临床疾病。研究统计约 30% 的 60 岁以上老人和约 55% 的痴呆症患者存在 CAA[1]。CAA 最严重的并发症是出血。老年人中约 20% 的自发性颅内出血是由 CAA 引起的 [2]。

CAA 是血管周围淋巴引流受损以及老龄和 AD 导致大脑中 Aβ 消除失败的结果 [3-6]。Aβ 来源于淀粉样前体蛋白的蛋白质水解，这是一种完整的膜蛋白，存在于许多组织中，但主要集中于神经元的轴突中。不同的蛋白水解酶产生不同长度、溶解度和不同聚集能力的 Aβ[7-8]。在正常情况下，所有物质都通过脑实质狭窄的细胞外间隙扩散，然后进入位于远端皮质和软脑膜小动脉及毛细血管基底膜的大量流动的淋巴引流通路 [9]。由于动脉壁的基本组成及缺乏替代的血管周围淋巴引流途径，所以这些周围血管似乎特别容易发生 Aβ 沉积 [10]。年龄和某些遗传因素导致了基底膜的改变和动脉壁的硬化，从而破坏了这种引流 [4,11]。因此，较长的、不可溶性的 Aβ（Aβ42）往往更容易聚集，也容易沉积在脑实质中，促进老年斑和 AD 的形成。较短的可溶性物质（Aβ40）不那么容易聚集，仍可通过细胞外间隙扩散，但不容易被脑淋巴管清除，其沉积在基底膜上 [3-9, 11]，奠定了 CAA 的病理基础。

随着疾病的进展和 Aβ 的积累，它破坏基底膜，侵蚀平滑肌，最终取代整个血管壁，并延伸到外膜（图 4.1）[12]。严重的 CAA 常伴有内膜闭塞性改变、玻璃样变性、微动脉瘤性扩张和纤维蛋白样坏死 [13]。由此产生的血管病变是 CAA 病理的基础，导致急性和慢性出血、缺血和慢性低灌注，这些都可以在计算机断层扫描（CT）和磁共振成像（MRI）上显示出来 [14]。

临床和影像学特征

概　述

CAA 患者经常无症状，特别是在早期阶

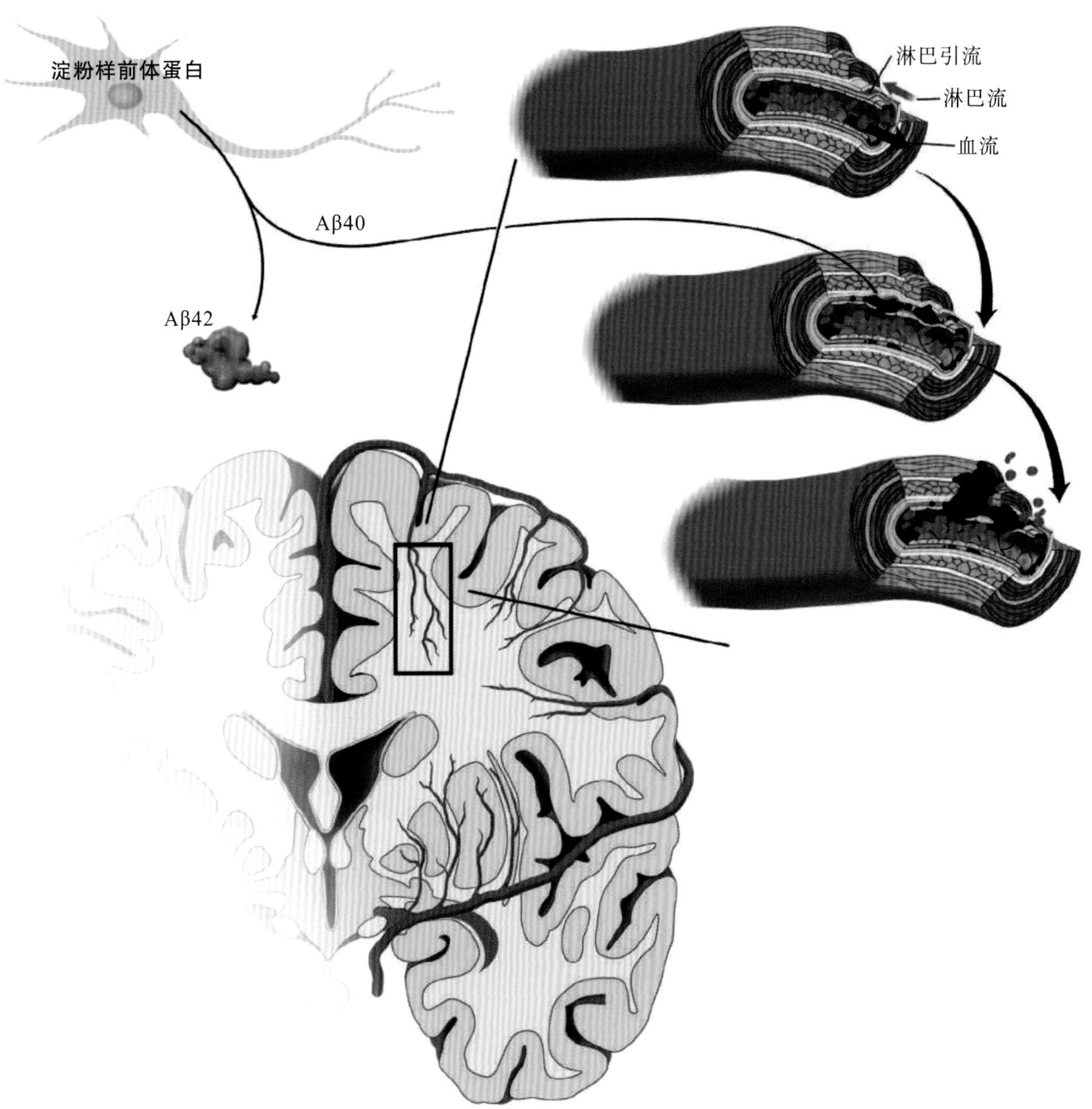

图 4.1　脑淀粉样血管病（CAA）病理。神经元中的淀粉样前体蛋白（Amyloid precursor protein，APP）分解为淀粉样蛋白（Aβ）40 和 Aβ 42。较长的形式（Aβ 42）无法扩散到脑血管系统，并沉积在脑实质，导致老年斑和阿尔茨海默病。较短的形态（Aβ 40）可以扩散到血管壁，通过淋巴周围引流途径进行清除。由于血管被动脉粥样硬化损伤，CAA 不能轻易清除并开始沉积，最终破坏血管壁

段。随着疾病的进展，可能与老年人常见的其他疾病有众多的重叠，如短暂性脑缺血发作（TIA）、其他急性神经功能缺陷和痴呆。患者个体的表现和进展是不尽相同的，原因是不同的 CAA 危险因素会不同程度地影响 Aβ 血管周围清除的过程。例如，ApoE4 基因型改变了基底膜的生化组成，而中年高血压则改变了动脉壁上的压力[15]。无论是单独还是联合，这些机制都使血管壁更容易受到 Aβ 沉积的影响。因此，预测潜在出血和缺血或痴呆进展的个体危险因素是值得继续研究的主题[8,12]。

虽然CAA的明确诊断仍然依赖于脑活检，但影像学检查有更明确诊断的优势。波士顿诊断标准是在 20 世纪 90 年代中期发展起来的，

作为一种改进和标准化的 CAA 诊断工具，从那时起在不断完善（框表 4.1）[16-17]。

框表 4.1　脑淀粉样血管病的诊断标准

明确的 CAA
尸检证实：
· 脑叶、皮质或皮质下出血
· 微血管伴严重 CAA 病理病变
· 无其他病变
病理支持的很可能的 CAA
临床资料和病理组织证实：
· 脑叶、皮质或皮质下出血
· 微血管有一定程度的 CAA 病理改变
· 无其他病变
很可能的 CAA
临床资料及 MRI 或 CT 证实：
· 多发性出血局限于脑叶、皮质或皮质下区域
· 年龄＞ 55 岁
· 无其他出血原因
可能的 CAA
临床资料及 MRI 或 CT 证实：
· 脑叶、皮质或皮质下区域单发脑出血
· 年龄＞ 55 岁
· 无其他出血原因

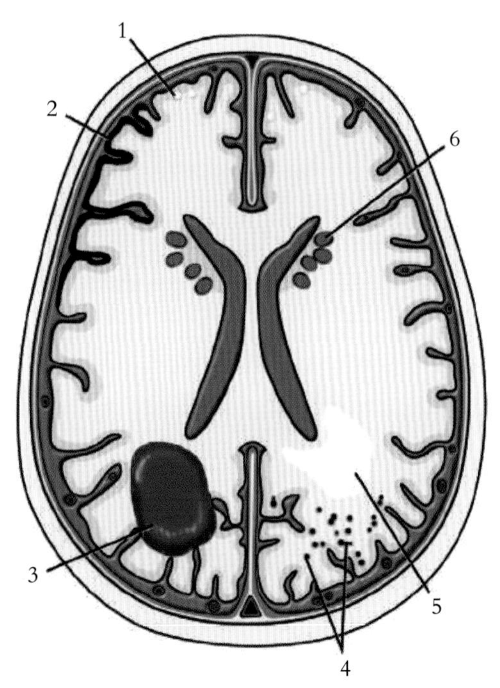

图 4.2　脑淀粉样血管病的表现。（1）皮质微梗死，（2）浅表铁质沉积，（3）脑叶出血，（4）脑内微出血，（5）可能血管来源的脑白质高信号，（6）血管周围间隙扩大

临床和影像学特征：深入阐述

波士顿诊断标准在很大程度上依赖于 CAA 的出血性表现，这是该疾病的最大特征，包括脑叶出血、脑微出血（也称为斑点性微出血）和皮质浅层铁质沉着症（cortical superficial siderosis，cSS）。然而，该疾病的非出血性表现可能在个别患者中为主要表现，这强调了放射科医生在诊断中的重要作用。非出血性表现包括白质的改变、皮质微梗死、MRI 可见的血管周围间隙和 CAA 相关炎症（图 4.2）。

脑淀粉样血管病的出血性表现

CAA 最具临床破坏性的表现是自发性脑叶性出血（intracerebral hemorrhage，ICH）。脑叶性表现主要是由于潜在的 Aβ 蛋白沉积模式，易于沉积在大脑皮质的血管，而不容易沉积在深部灰质、白质及脑干。与 CAA 相关的 ICH 倾向于聚集在后皮质区域，也可以影响到小脑半球[18]。由于其位于浅表，CAA 相关的 ICH 更容易进入蛛网膜下腔，很少进入脑室[14]。

脑微出血（Cerebral microbleeds，CM）在 CAA 中非常常见，因此是波士顿诊断标准的标志物之一。它们在 MRI 上的特征源于 CAA 累及血管周围含铁血黄素的沉积，这些沉积物易于集中在巨噬细胞中[19]。这种沉积的含铁血黄素的顺磁性导致磁场局部不均匀，在 T2* 梯度回波和磁化率加权成像上的信号丢失。虽然大多数论文将 CM 定义为尺寸约为 5mm（范围为 2~10mm），但不能过分强调，因为检测到微出血的大小和数量随成像技术的变化差异很大[20-21]。CAA 相关的 CM 与 CAA 相关的 ICH 一样，呈脑叶性分布，倾向于后部脑区，因此与高血压的脑内 CM 不同。在住院人群中，当出血严格按照脑叶分布时强烈提示 CAA。然而，在一般人群中，这种相

关性似乎并不那么强。在使用淀粉样放射性配体匹兹堡化合物 B（Pittsburgh Compound B，PiB PET）的正电子发射断层扫描（positron emission tomography，PET）中，CAA 相关的 CM 似乎与淀粉样蛋白沉积区域存在空间相关性[22]。总体来说，它们是相对容易评估疾病严重程度[22]和可能进展的生物标志物[23]。

cSS 是 CAA 的另一个关键出血性特征。它描述了一种特殊的成像模式，即沿脑凸面脑回表面的线性信号丢失的成像模式[24]。cSS 在有可能或明确的 CAA 患者中常见，在 40%~60% 的病例中都有发现 cSS[25]。虽然确切的病理生理机制尚不清楚，但数据表明，cSS 最可能代表由载 CAA 的皮质或软脑膜血管破裂引起的急性凸性蛛网膜下腔出血引起的含铁血黄素残留。CAA 相关的 cSS 是自发性脑出血的一个预测因子[26]，对抗血栓治疗具有潜在的意义[24]。

脑淀粉样血管病的非出血性表现

CAA 与血管来源的白质高信号（white matter hyperintensities， WMH）的分布和严重程度密切相关。这些病变在 T2 或液体衰减反转恢复（FLAIR）序列上呈高信号，位于脑室周围和皮层下白质。在 CAA 患者中，WMH 表现比健康的老年人或 AD 患者更严重。与 CAA 相关的 WMH 似乎主要位于后（顶枕）脑区[27]，并显示与 PiBPET 上较高浓度的 Aβ 沉积相关[28]。根据 Aβ 对观察到的血管壁结构和功能的影响，CAA 中的 WMH 很可能是由急性缺血和慢性低灌注共同作用导致的[14]。

脑微梗死灶是一种微小的梗死灶，在毫米到亚毫米的范围内，通常只有在显微镜下的组织检查中才可见。在弥散加权成像序列上约 15% 的 CAA 合并 ICH 患者发现病变[29-30]，而在高场强磁共振成像中高达 100% 的 CAA 患者均可见慢性皮质梗死[31]。有证据表明皮质微梗死通常与 CAA 的出血性和非出血性表现相关，是导致认知障碍和脑萎缩的独立危险因素[32-33]，使其成为一个很有前途的研究靶点。

MRI 上半卵圆中心的血管周围间隙最近被证明与 PiBPET 脑血管 Aβ 负担相关[34]。其出现反映了进行性 Aβ 沉积引起的血管周围淋巴引流通道受阻[35]，是提示 CAA 存在的一个标志（图 4.3）[36]。

CAA 相关炎症是一种进展性更快的 CAA 疾病表现。它是一种脑膜脑炎，表现为亚急性精神状态和行为改变、头痛、癫痫和偶尔的局灶性神经功能缺损，有 CAA 相关炎症的病理证据[14-15,37-38]。特征性 MRI 表现包括典型的不对称单灶性或多灶性 WMH，延伸到皮层下 U 型纤维，可伴有多种表现的软脑膜增强。磁敏感序列可以显示部分或所有出血性 CAA 影像学表现，有助于与其他脑膜脑炎区分开来（图 4.4）[39]。CAA 相关炎症对免疫抑制治疗反应敏感，如大剂量类固醇或环磷酰胺，因此早期准确识别非常重要。

先前的损伤及其对大脑连通性的累积损伤被认为是 CAA 导致萎缩和痴呆的病理基础（图 4.5）[40-42]。

鉴别诊断

脑叶性出血病因多样，常见的有高血压、创伤、出血倾向、CAA、非法药物使用和血管畸形，不常见的原因包括血管炎、脑动脉瘤破裂和出血性肿瘤。病史、体格检查和实验室指标经常能够区分这些病因。计算机断层血管造影（CTA）有助于排除动脉瘤、血管畸形和血管炎，而 MRI 增强有助于排除出血性肿瘤。

当患者以痴呆、TIA 或精神状态改变而接受核磁共振检查时，诊断 CAA 就变得困难。因为一些疾病的大脑表现也可以类似于 CAA 的 CM 和（或）WHM，包括高血压、多发性海绵状血管畸形、弥散性血管内凝血、脂肪栓塞和出血性转移（图 4.6）。虽然 CM 的外周分布支持 CAA 而不是高血压，但也可能与其他疾病有广泛的重叠，特别是当 CAA 处于早

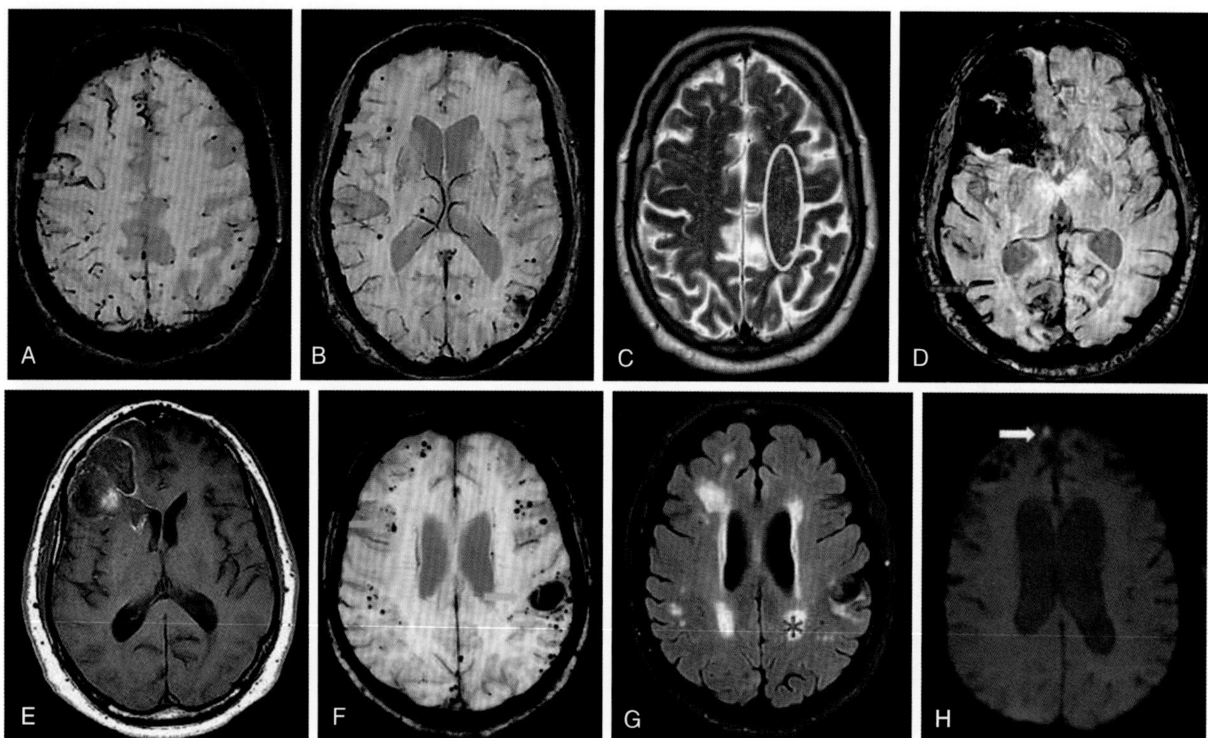

图 4.3 3 例脑淀粉样血管病患者表现。图 A~C 为患者 1：（A, B）磁敏感加权成像（SWI）显示右侧前额叶浅部铁质沉积（红色箭头）、皮质微出血（蓝色箭头示右前额叶），左侧顶叶远端残余出血（绿色箭头）；（C）T2 加权图像显示左侧半卵圆中心有明显的血管周围间隙（黄色椭圆形）。图像 D 和 E 为患者 2：（D）SWI 图像显示右侧颞后枕叶浅表铁质沉积（红色箭头）；（E）T1 加权图像显示亚急性右额叶出血。图 F~H 为患者 3：（F）SWI 图像显示皮质微出血（蓝色箭头指示右额叶 1 处）和左侧顶叶残留出血（绿色箭头）；（G）FLAIR 图像显示明显的白质高信号（红色星号）；（H）弥散加权成像显示右侧额叶皮质梗死（白色箭头）

期阶段时。熟悉 CAA 的出血性和非出血性的系列表现是做出正确诊断的关键。

危险因素及治疗处理

据报道，使用 Aβ 选择性抗体的免疫治疗显示 Aβ 沉积减少，是通过 Aβ 中和及淋巴清除[43]。其他潜在的疗法旨在防止 Aβ 的产生或保护小血管免受其毒性影响。尽管这些疗法很有希望，但它们仍处于试验阶段。到目前为止，还没有针对 CAA 的特殊治疗方法。

CAA 患者的有效管理重点在于预防出血发生或复发性出血，同时降低卒中风险[44]。一种常见的方法是尽可能避免抗血栓治疗，以降低脑出血发生及其严重程度[44]。初步证据也表明，阿司匹林与脑出血复发增加之间存在联系[45-46]。然而，系统性停用抗血小板药物仍存在争议，因为这些药物可能有助于预防其他血管事件[47-48]。

虽然与 CAA 相关的 ICH 被认为与高血压在病理生理学无相关性，但最近更新的美国心脏协会指南建议将血压控制在正常范围内[14,49]。严格的血压控制已被证明可以将 CAA 相关脑出血复发降低 77%[14,50-51]。虽然降脂药物在预防血管事件中发挥重要作用，但他汀类药物的使用与脑出血风险增加有关，因此它们的具体使用仍有争议。

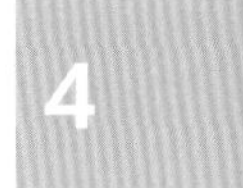

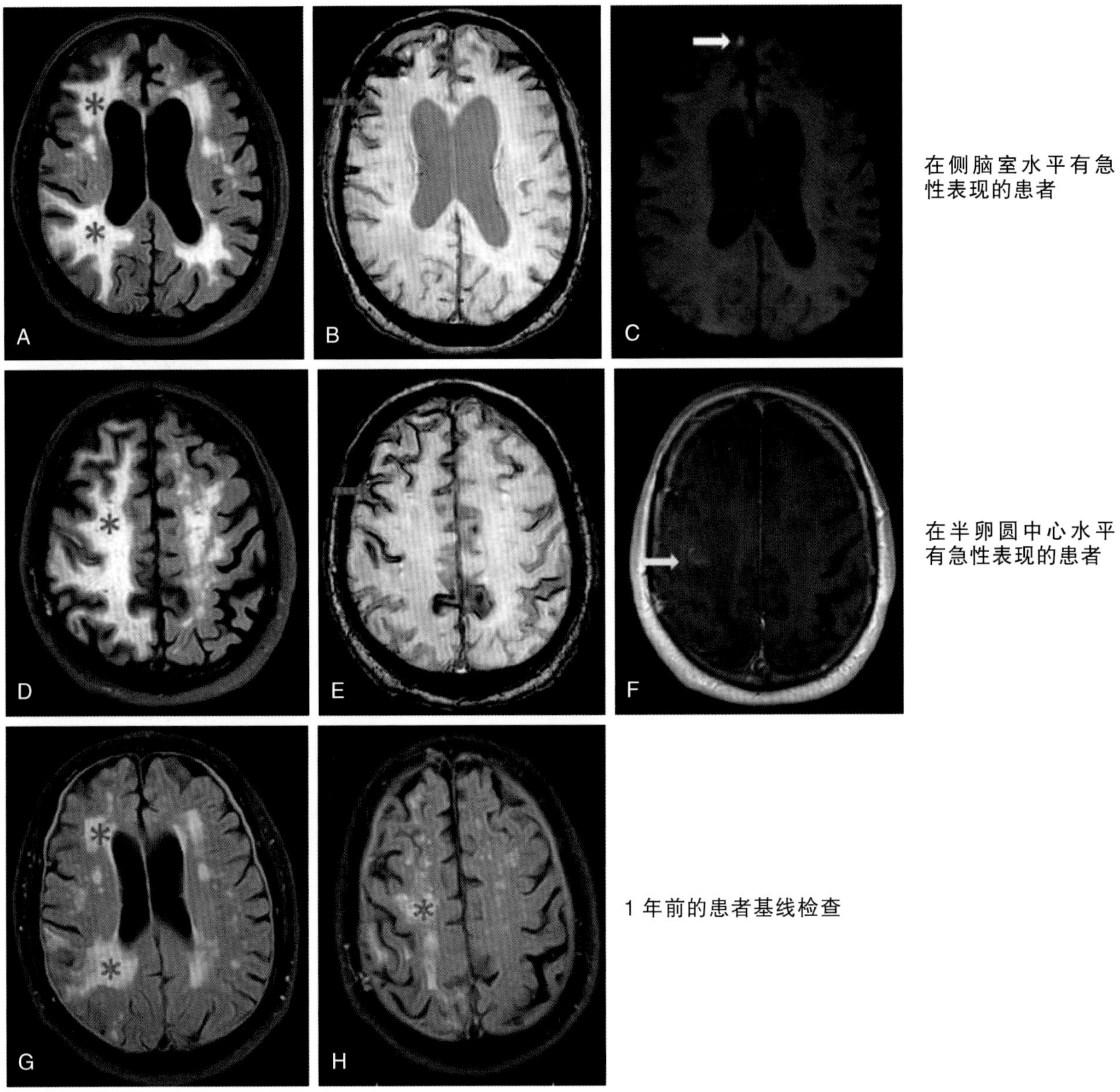

在侧脑室水平有急性表现的患者

在半卵圆中心水平有急性表现的患者

1 年前的患者基线检查

图 4.4　炎症性脑淀粉样血管病（CAA）及其进展。一例 86 岁男性患者，左面部和手臂麻木，言语含糊不清。FLAIR 图像（A, D）显示右侧额叶和顶叶的高信号融合，并延伸到皮层下区域（红色星号）。SWI 图像（B, E）显示明显的多灶性浅表铁质沉积（红色箭头指向右侧额叶成分）。弥散加权图像（C）显示右侧额叶皮质梗死（白色箭头）。钆增强 T1 加权图像（F）显示中央沟的软脑膜强化（黄色箭头）。所有这些发现都支持急性炎症性 CAA。（G, H）同一患者 1 年前的 FLAIR 图像显示 CAA 白质高信号（红色星号），没有叠加炎症变化。患者当时有较小的硬膜下血肿

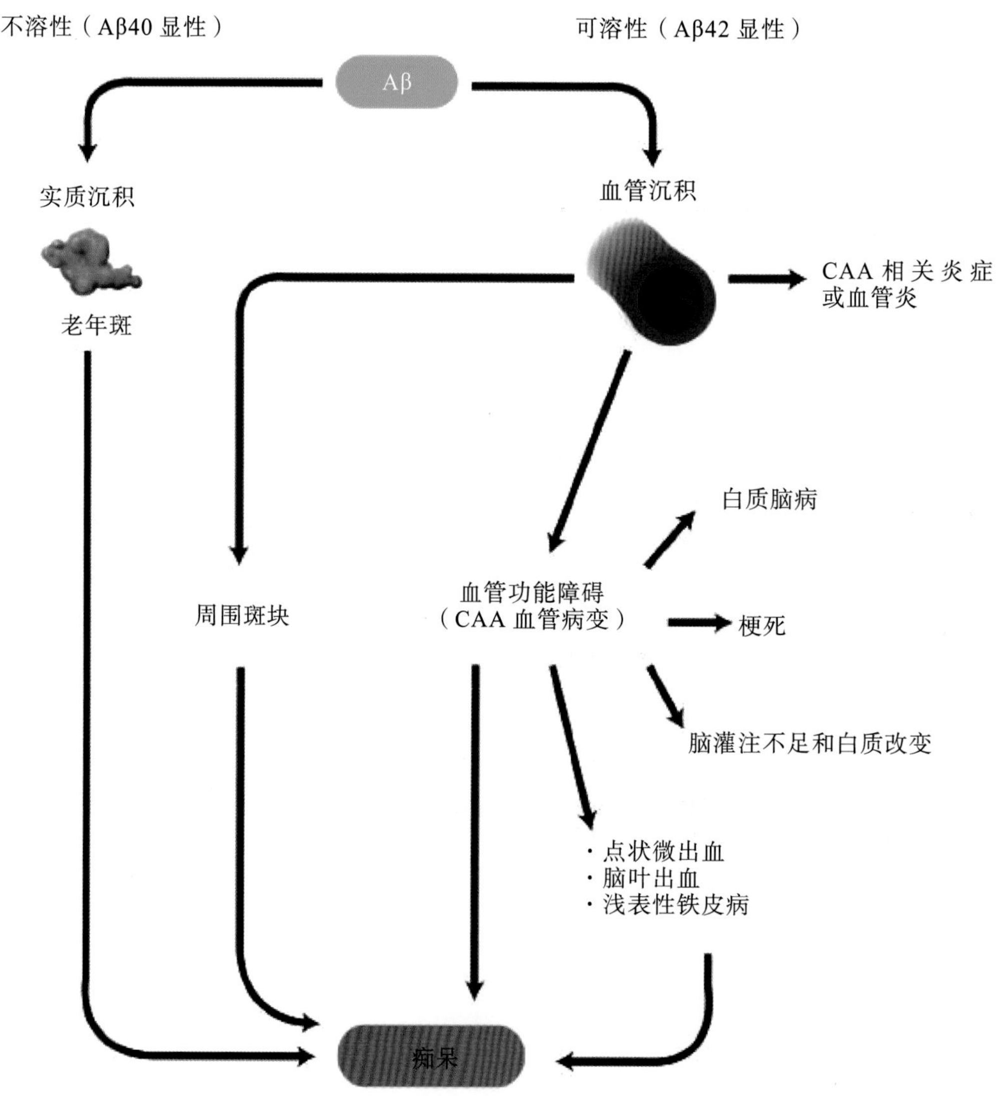

图 4.5 脑淀粉样血管病（CAA）进展为痴呆

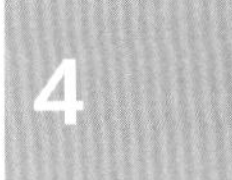

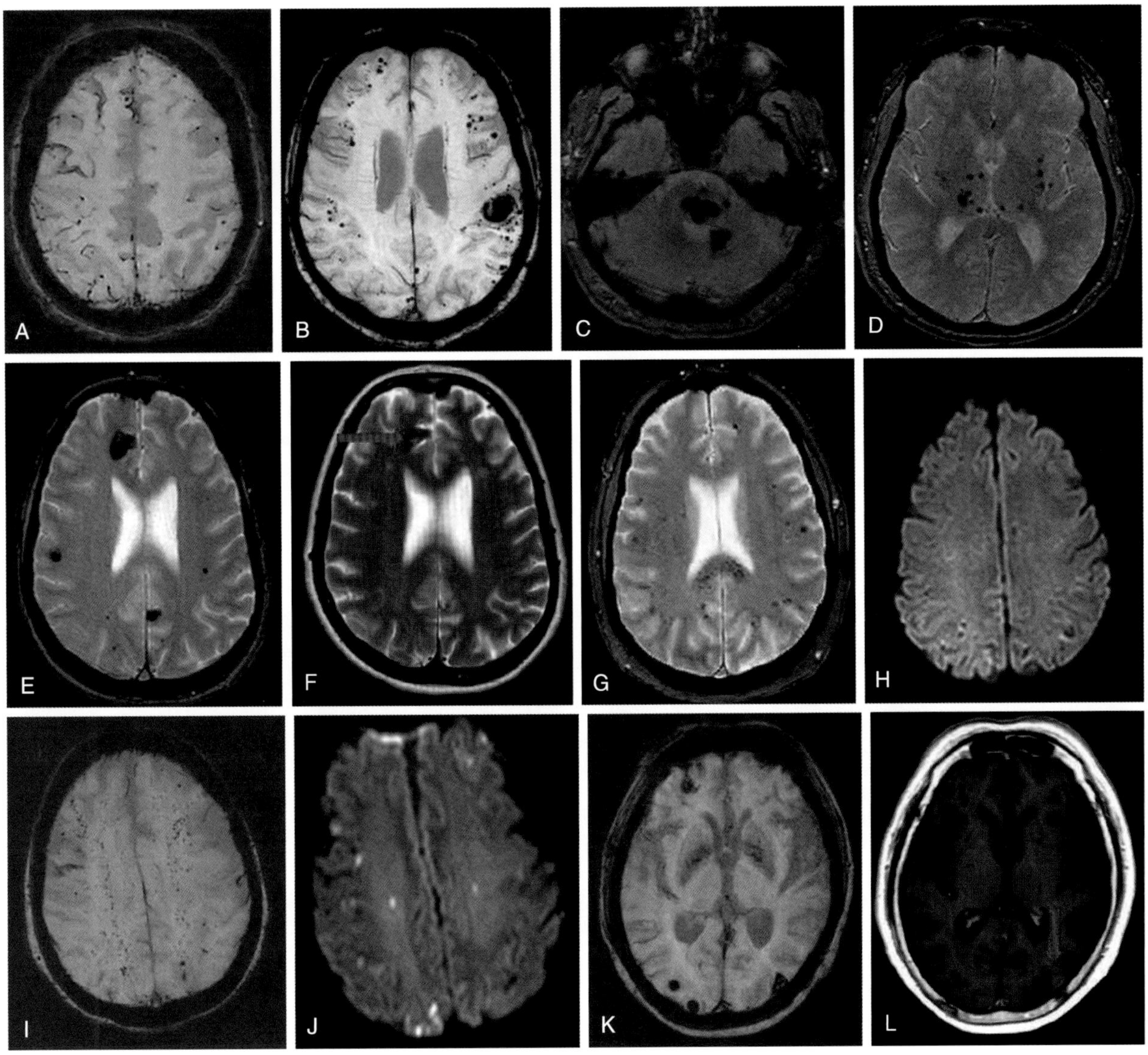

图 4.6　出血的模式。（A, B）脑淀粉样血管病。2 例患者的轴位梯度回波序列（GRE）图像显示典型的外周显性脑微出血、浅表铁质沉着和远端脑叶出血的含铁血黄素沉着。（C, D）高血压性血管病变。1 例患者的轴位 GRE 图像显示中央分布的微出血，特别是在脑桥、小脑和基底神经节。（E, F）多发性海绵状血管畸形。轴位 GRE 图像（E）显示了随机分布的磁敏感病灶。轴位 T2 图像（F）显示右侧额叶病变，T2 高信号，中心呈分叶状（箭头），与海绵状血管畸形可能一致。（G, H）凝血功能障碍。轴位 GRE 图像显示无数的微出血分布在整个大脑，该患者伴相关脓毒症和弥散性血管内凝血病，但是无急性梗死。（I, J）脂肪栓塞综合征。轴位 GRE（I）图像显示无数的微出血分布在整个大脑。轴位 DWI（J）因长骨骨折导致脂肪栓塞的患者表现为无数点状急性梗死。（K, L）出血性转移瘤。轴位 GRE 图像（K）显示了多个大小不同的磁敏感病变。轴位增强后 T1 加权图像（L）显示左侧枕叶病变（箭头）呈环状增强灶，符合该肺癌患者脑转移的表现

（范妤欣　译；徐小玲　审）

参考文献

[1] Keage HA, Carare RO, Friedland RP, et al. Population studies of sporadic cerebral amyloid angiopathy and dementia: a systematic review. BMC Neurol, 2009, 9:3.

[2] Meretoja A, Strbian D, Putaala J, et al. SMASH-U: a proposal for etiologic classification of intracerebral hemorrhage. Stroke, 2012, 43(10):2592–2597.

[3] Carare RO, Hawkes CA, Jeffrey M, et al. Review: cerebral amyloid angiopathy, prion angiopathy, CADASIL and the spectrum of protein elimination failure angiopathies (PEFA) in neurodegenerative disease with a focus on therapy. Neuropathol Appl Neurobiol, 2013, 39(6): 593–611.

[4] Hawkes CA, Jayakody N, Johnston DA, et al. Failure of perivascular drainage of β-amyloid in cerebral amyloid angiopathy. Brain Pathol, 2014, 24(4):396–403.

[5] Roberts KF, Elbert DL, Kasten TP, et al. Amyloid-β efflux from the central nervous system into the plasma. Ann Neurol, 2014, 76(6): 837–844.

[6] Maki T, Okamoto Y, Carare RO, et al. Phosphodiesterase III inhibitor promotes drainage of cerebrovascular β-amyloid. Ann Clin Transl Neurol, 2014, 1(8):519–533.

[7] Prelli F, Castaño E, Glenner GG, et al. Differences between vascular and plaque core amyloid in Alzheimer's disease. J Neurochem, 1988, 51(2):648–651.

[8] Thal DR, Walter J, Saido TC, et al. Neuropathology and biochemistry of Aβ and its aggregates in Alzheimer's disease. Acta Neuropathol, 2015, 129(2):167–182. doi:10.1007/s00401-014-1375-y. [Epub 2014 Dec 23].

[9] Weller RO, Massey A, Newman TA, et al. Cerebral amyloid angiopathy: amyloid beta accumulates in putative interstitial fluid drainage pathways in Alzheimer's disease. Am J Pathol,1998, 153(3):725–733.

[10] Thal DR, Ghebremedhin E, Orantes M, et al. Vascular pathology in Alzheimer disease: correlation of cerebral amyloid angiopathy and arteriosclerosis/lipohyalinosis with cognitive decline. J Neuropathol Exp Neurol, 2003, 62:1287–1301.

[11] Hawkes CA, Hätig W, Kacza J, et al. Perivascular drainage of solutes is impaired in the ageing mouse brain and in the presence of cerebral amyloid angiopathy. Acta Neuropathol, 2011, 121(4):431–443.

[12] Keable A, Fenna K, Yuen HM, et al. Deposition of amyloid β in the walls of human leptomeningeal arteries in relation to perivascular drainage pathways in cerebral amyloid angiopathy. Biochim Biophys Acta, 2016, 1862(5):1037–1046.

[13] Vonsattel JP, Myers RH, Hedley-Whyte ET, et al. cerebral amyloid angiopathy without and with cerebral hemorrhages: a comparative histological study. Ann Neurol,1991, 30(5):637–649.

[14] Boulouis G, Charidimou A, Greenberg SM. Sporadic Cerebral Amyloid Angiopathy: Pathophysiology, Neuroimaging Features, and Clinical Implications. Semin Neurol, 2016, 36(3):233–243.

[15] Kinnecom C, Lev MH, Wendell L, et al. Course of cerebral amyloid angiopathy-related inflammation. Neurology, 2007, 68(17): 1411–1416.

[16] Knudsen KA, Rosand J, Karluk D, et al. Clinical diagnosis of cerebral amyloid angiopathy: validation of the Boston criteria. Neurology, 2001, 56(4):537–539.

[17] Martinez-Ramirez S, Romero JR, Shoamanesh A, et al. Diagnostic value of lobar microbleeds in individuals without intracerebral hemorrhage. Alzheimers Dement, 2015, 11(12):1480–1488.

[18] Rosand J, Muzikansky A, Kumar A, et al. Spatial clustering of hemorrhages in probable cerebral amyloid angiopathy. Ann Neurol, 2005, 58(3):459–462.

[19] Xavier-Neto J, dos Santos AA, Rola FH. Acute hypervolaemia increases gastroduodenal resistance to the flow of liquid in the rat. Gut,1990, 31(9):1006–1010.

[20] Shams S, Martola J, Cavallin L, et al. SWI or T2*: which MRI sequence to use in the detection of cerebral microbleeds? The Karolinska Imaging Dementia Study. AJNR Am J Neuroradiol, 2015, 36(6):1089–1095. doi:10.3174/ajnr.A4248. [Epub 2015 Feb 19].

[21] Wardlaw JM, Smith EE, Biessels GJ, et al. STandards for ReportIng Vascular changes on nEuroimaging (STRIVE v1). Neuroimaging standards for research into small vessel disease and its contribution to ageing and neurodegeneration. Lancet Neurol, 2013, 12(8): 822–838.

[22] Dierksen GA, Skehan ME, Khan MA, et al. Spatial relation between microbleeds and amyloid deposits in amyloid angiopathy. Ann Neurol, 2010, 68(4):545–548.

[23] Gurol ME, Dierksen G, Betensky R, et al. Predicting sites of new hemorrhage with amyloid imaging in cerebral amyloid angiopathy. Neurology, 2012, 79(4):320–326.

[24] Charidimou A, Linn J, Vernooij MW, et al. Cortical superficial siderosis: detection and clinical significance in cerebral amyloid angiopathy and related conditions. Brain, 2015, 138(Pt 8):2126–2139.

[25] Charidimou A, Jäger RH, Fox Z, et al. Prevalence and mechanisms of cortical superficial siderosis in cerebral amyloid angiopathy. Neurology, 2013, 81(7):626–632.

[26] Linn J, Wollenweber FA, Lummel N, et al. Superficial siderosis is a warning sign for future intracranial hemorrhage. J Neurol, 2013, 260(1):176–181.

[27] Reijmer YD, van Veluw SJ, Greenberg SM. Ischemic brain injury in cerebral amyloid angiopathy. J Cereb Blood Flow Metab, 2016, 36(1):40–54.

[28] Gurol ME, Viswanathan A, Gidicsin C, et al. Cerebral amyloid angiopathy burden associated with leukoaraiosis: a positron emission tomography/

magnetic resonance imaging study. Ann Neurol, 2013, 73(4):529–536.

[29] Auriel E, Gurol ME, Ayres A, et al. Characteristic distributions of intracerebral hemorrhage-associated diffusion-weighted lesions. Neurology, 2012, 79(24):2335–2341.

[30] Kimberly WT, Gilson A, Rost NS, et al. Silent ischemic infarcts are associated with hemorrhage burden in cerebral amyloid angiopathy. Neurology, 2009, 72(14):1230–1235.

[31] van Veluw SJ, Jolink WMT, Hendrikse J, et al. Cortical microinfarcts on 7T MRI in patients with spontaneous intracerebral hemorrhage. J Cereb Blood Flow Metab, 2014, 34(7):1104–1106.

[32] Launer LJ, Hughes TM, White LR. Microinfarcts, brain atrophy, and cognitive function: the Honolulu Asia Aging Study Autopsy Study. Ann Neurol, 2011, 70(5):774–780.

[33] van Veluw SJ, Hilal S, Kuijf HJ, et al. Cortical microinfarcts on 3T MRI: clinical correlates in memory-clinic patients. Alzheimers Dement J Alzheimers Assoc, 2015, 11(12):1500–1509.

[34] Ramirez J, Berezuk C, McNeely AA, et al. Visible Virchow-Robin spaces on magnetic resonance imaging ofAlzheimer's disease patients and normal elderly from the Sunnybrook Dementia Study. J Alzheimers Dis, 2015, 43(2):415–424.

[35] Arbel-Ornath M, Hudry E, Eikermann-Haerter K, et al. Interstitial fluid drainage is impaired in ischemic stroke and Alzheimer's disease mouse models. Acta Neuropathol, 2013, 126(3):353–364.

[36] Charidimou A, Jaunmuktane Z, Baron JC, et al. White matter perivascular spaces: an MRI marker in pathology-proven cerebral amyloid angiopathy? Neurology, 2014, 82(1):57–62. doi:10.1212/01.wnl.0000438225.02729.04. [Epub 2013 Nov 27].

[37] Eng JA, Frosch MP, Choi K, et al. Clinical manifestations of cerebral amyloid angiopathy-related inflammation. Ann Neurol, 2004, 55(2):250–256.

[38] Chung KK, Anderson NE, Hutchinson D, et al. Cerebral amyloid angiopathy related inflammation: three case reports and a review. J Neurol Neurosurg Psychiatry, 2011, 82(1):20–26.

[39] Auriel E, Charidimou A, Gurol ME, et al. Validation of clinicoradiological criteria for the diagnosis of cerebral amyloid angiopathy–related inflammation. JAMA Neurol, 2015, 1–6.

[40] Reijmer YD, Fotiadis P, Martinez-Ramirez S, et al. Structural network alterations and neurological dysfunction in cerebral amyloid angiopathy. Brain, 2015, 138(Pt 1):179–188.

[41] Benedictus MR, Hochart A, Rossi C, et al. Prognostic Factors for Cognitive Decline After Intracerebral Hemorrhage. Stroke, 2015, 46(10):2773–2778.

[42] Yamada M. Cerebral Amyloid Angiopathy: Emerging Concepts. J Stroke, 2015, 17(1):17–30.

[43] Bales KR, O'Neill SM, Pozdnyakov N, et al. Passive immunotherapy targeting amyloid-β reduces cerebral amyloid angiopathy and improves vascular reactivity. Brain, 2016, 139(Pt 2):563–577.

[44] Hofmeijer J, Kappelle LJ, Klijn CJM. Antithrombotic treatment andintracerebral haemorrhage: between Scylla and Charybdis. Pract Neurol, 2015, 15(4):250–256.

[45] Biffi A, Halpin A, Towfighi A, et al. Aspirin and recurrent intracerebral hemorrhage in cerebral amyloid angiopathy. Neurology, 2010, 75(8):693–698.

[46] Falcone GJ, Rosand J. Aspirin should be discontinued after lobar intracerebral hemorrhage. Stroke, 2014, 45(10):3151–3152.

[47] Flynn RWV, MacDonald TM, Murray GD, et al. Prescribing antiplatelet medicine and subsequent events after intracerebral hemorrhage. Stroke, 2010, 41(11):2606–2611.

[48] Al-Shahi Salman R, Dennis MS. Antiplatelet therapy may be continued after intracerebral hemorrhage. Stroke, 2014, 45(10):3149–3150.

[49] Hemphill JC III, Greenberg SM, Anderson CS, et al. American Heart Association Stroke Council, Council on Cardiovascular and Stroke Nursing, Council on Clinical Cardiology. Guidelines for the management of spontaneous intracerebral hemorrhage: a guideline for healthcare professionals from the American Heart Association/American Stroke Association. Stroke, 2015, 46(7):2032–2060.

[50] Schiffrin EL. Blood pressure lowering in PROGRESS (Perindopril Protection Against Recurrent Stroke Study) and white matter hyperintensities: should this progress matter to patients? Circulation, 2005, 112(11):1525–1526.

[51] Dufouil C, Chalmers J, Coskun O, et al. PROGRESS MRI Substudy Investigators. Effects of blood pressure lowering on cerebral white matter hyperintensities in patients with stroke: the PROGRESS (Perindopril Protection Against Recurrent Stroke Study) Magnetic Resonance Imaging Substudy. Circulation, 2005, 112(11): 1644–1650.

第 4 部分　代谢紊乱

5 韦尼克脑病

Aaron B. Paul

引　言

韦尼克脑病（wernicke encephalopathy，WE）于 1881 年由 Carl Wernicke 首次描述为“急性出血性脑灰质炎”[1]。通常认为韦尼克脑病是硫胺素（维生素 B_1）缺乏的并发症，并导致包括精神错乱、共济失调和眼功能障碍在内的临床三联征。临床中酗酒患者出现上述三联征时可以诊断为韦尼克脑病。然而，只有少数患者出现典型的三联征。一项为期 10 年的研究调查了 245 例患者，发现只有 33% 的患者表现出完整的三联征。因此，通过临床典型症状不能有效诊断韦尼克脑病[2]。

韦尼克脑病最常见的临床症状包括精神状态异常（82%）、眼功能障碍（29%）、共济失调（23%）和多神经病（11%）[3]。精神状态异常包括定向障碍、冷漠和注意力不集中，伴有学习和记忆受损[3]。眼功能障碍包括眼球震颤、双侧展神经麻痹和共轭凝视麻痹[4]。共济失调影响姿势和步态，继发于多发神经病、小脑受累和前庭功能障碍[5]。如果硫胺素缺乏得不到有效治疗，可能会出现 Korsakoff 综合征，这是一种伴有健忘症和虚构的记忆障碍的综合征[6]。

尸检发现 0.4%~2.8% 的人群出现韦尼克脑病[7]。在病因上，除了酒精中毒，也可见于胃肠手术后、长期呕吐、化疗、全身感染、非传染性疾病和饮食失调等多种可导致破坏硫胺素吸收的患者中[4]。

人体多种细胞功能都需要硫胺素，包括维持膜渗透梯度和葡萄糖代谢[4]。饮食摄入不足时，人体储存的硫胺素会在大约 1 个月内耗尽[8]。在硫胺素缺乏组织病理学中，可以发现血管源性和细胞毒性水肿，以及星形胶质细胞和少突胶质细胞肿胀、小胶质细胞增生、坏死、脱髓鞘、血管增生、瘀点状出血和血脑屏障破坏[9]。静脉注射硫胺素是治疗韦尼克脑病的方法。临床中应当注意，在硫胺素缺乏情况下使用葡萄糖会使韦尼克脑病恶化。

韦尼克脑病影像学演变：概述

韦尼克脑病的最佳治疗依赖于及时准确的诊断。常见的误诊原因包括影像学表现轻微，疾病随时间演变，以及对大脑解剖的认识不足。结合临床特点与影像学特征性表现可以有效地诊断韦尼克脑病。

韦尼克脑病按照发病时间可以分为早期和晚期（图 5.1）。早期韦尼克脑病表现为对称性 T2WI，T2-FLAIR 高信号，累及丘脑、乳头体、下丘脑、第三脑室壁、顶盖和中脑导水管周围灰质。当临床高度怀疑韦尼克脑病时，

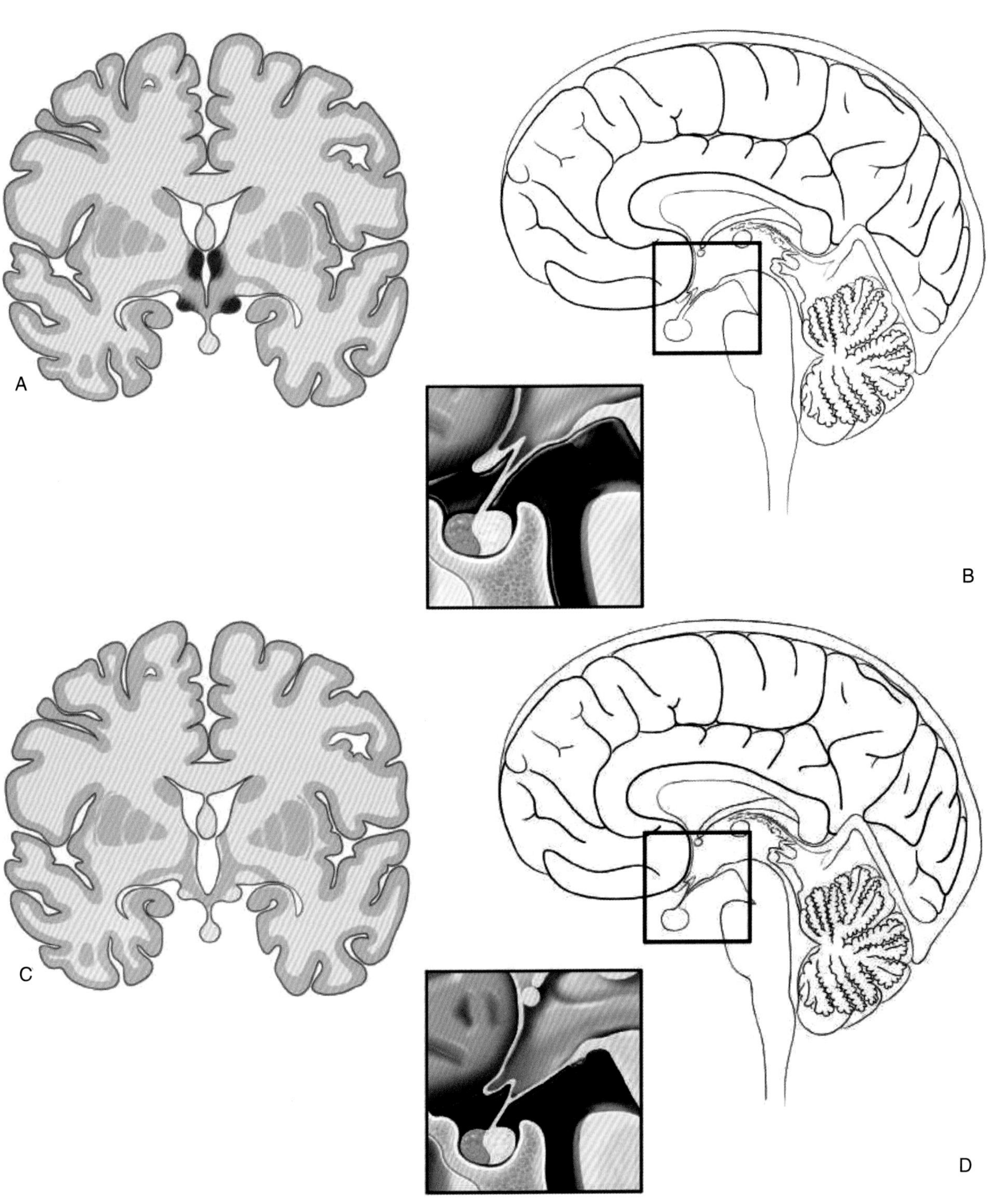

图 5.1　韦尼克脑病的时间演变。（A~B）早期韦尼克脑病显示丘脑、乳头体、第三脑室壁、顶盖和中脑导水管周围灰质信号异常。（C~D）晚期韦尼克脑病显示乳头体萎缩和第三脑室扩大

增强扫描可以观察到乳头体的强化，此表现在酒精中毒患者中更常见[10]，也可能是唯一出现的影像学表现[11]。当临床高度怀疑 WE 时，应行增强 MR 检查（图 5.2）。晚期韦尼克脑病可见乳头体萎缩和第三脑室扩大（图 5.3）。部分病例表现为仅乳头体和中脑导水管周围灰质的 T2-FLAIR 轻度高信号，不累及第三脑室壁或丘脑，且无强化。表 5.1 对比了早期和晚期韦尼克脑病的影像学差异。

表 5.1 韦尼克脑病演变模式总结

	早期韦尼克脑病	晚期韦尼克脑病
T2-FLAIR 高信号	有	无
T1WI+C	有	无
萎缩	无	有

韦尼克脑病少见的影像表现

韦尼克脑病也会表现出一些少见的影像学改变，这对更好地理解 WE 是必不可少的。对称性 T2WI 高信号也可累及大脑皮质、穹窿、压部、尾状核、红核、脑神经核团、小脑、蚓部和齿状核[12-17]。这些少见的影像学表现可以与典型影像学表现同时出现，因此它们的出现不一定意味着疾病的叠加（图 5.4）。

鉴别诊断

韦尼克脑病需要与大脑缺血性、感染性 – 炎性、中毒性和代谢性这四类疾病进行鉴别诊断。

脑缺血性病变考虑包括 Percheron 动脉性脑梗死、基底动脉尖梗死和深静脉血栓形成。

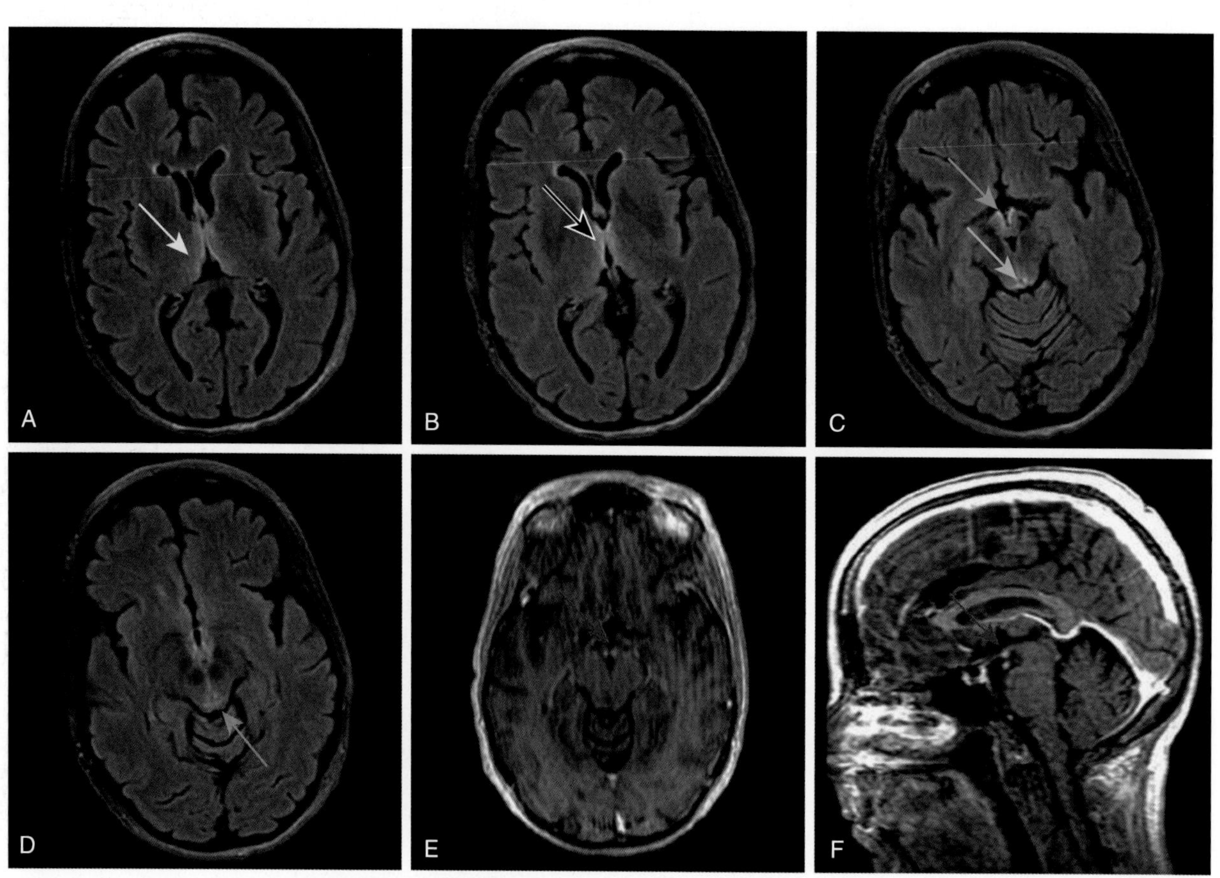

图 5.2 早期韦尼克脑病。中年女性，既往有抑郁症和酒精中毒病史，在过量服用塞罗奎后出现精神紧张。静脉注射硫胺素后精神状况明显改善。轴位 T2-FLAIR（A~D）图像显示丘脑（黄色箭头）、第三脑室壁（黑色箭头）、中脑导水管周围灰质（灰色箭头）、顶盖（橙色箭头）和下丘脑（绿色箭头）高信号。轴位（E）和矢状位（F）增强 T1WI 显示乳头体强化（红色箭头）

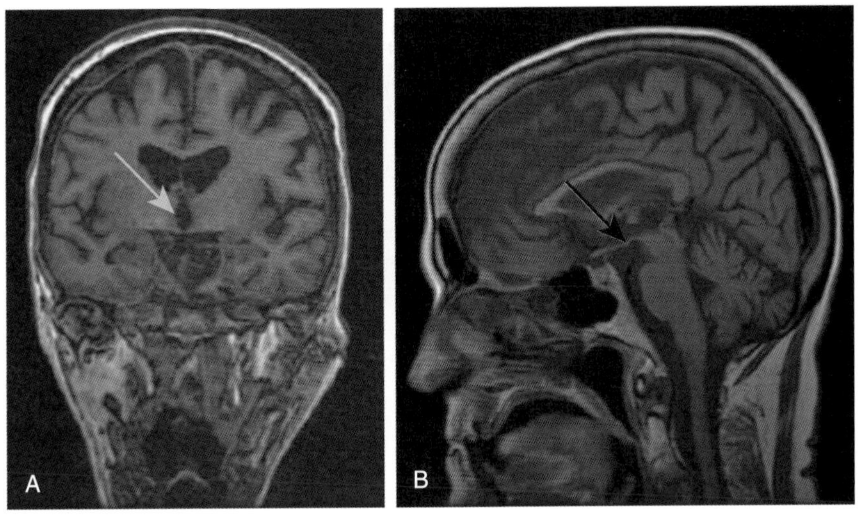

图 5.3　晚期韦尼克脑病。中年男性，有 20 年酗酒史，多次住院治疗。冠状位 T1WI（A）和矢状位 T1WI（B）显示第三脑室扩大（灰色箭头）和乳头体萎缩（红色箭头）

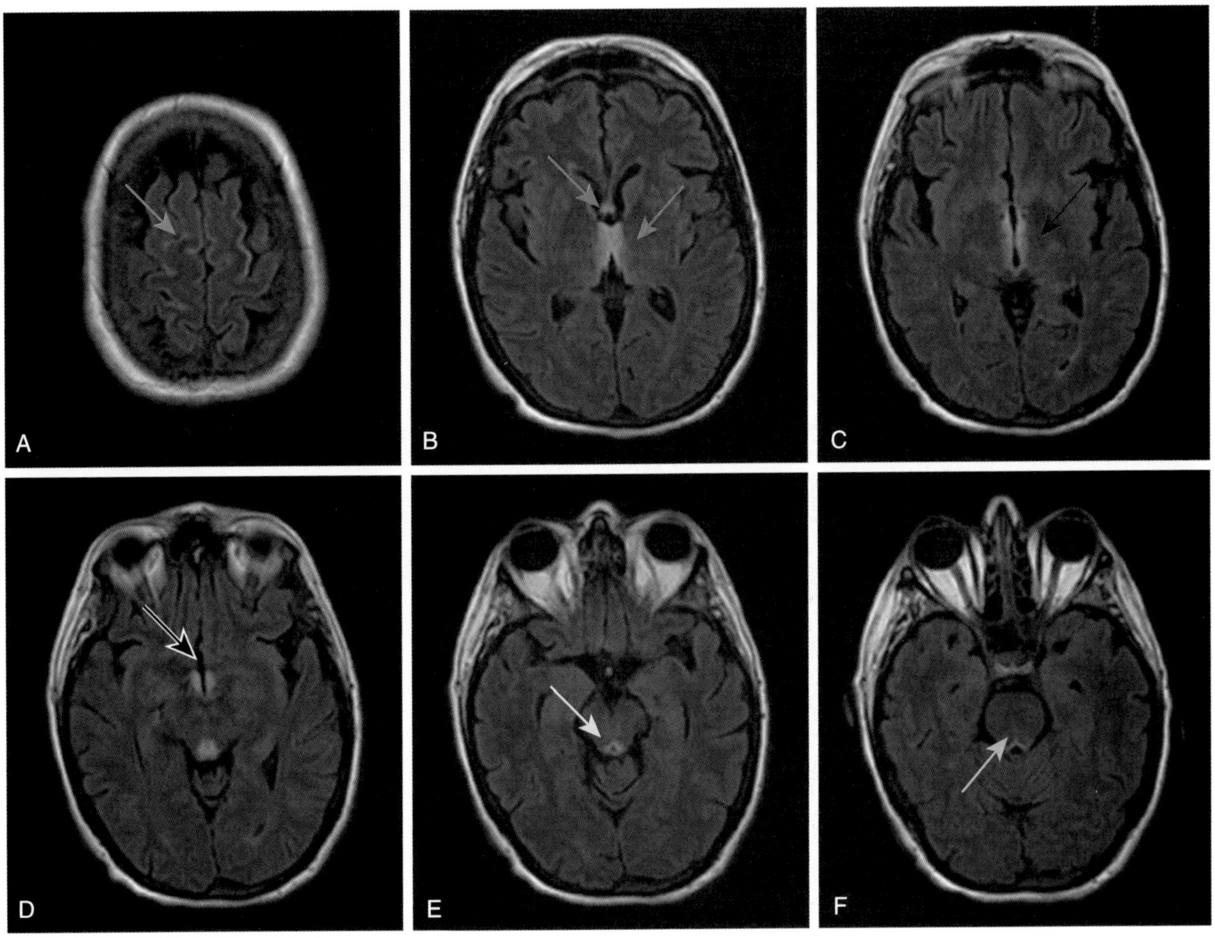

图 5.4　非典型韦尼克脑病。中年女性。轴位 T2-FLAIR（A~F）显示不典型的双侧额叶大脑皮质（蓝色箭头）和穹隆（绿色箭头）高信号，同时伴有典型的丘脑（橙色箭头）、第三脑室壁（红色箭头）、中脑导水管周围灰质（黄色箭头）、顶盖（灰色箭头）和下丘脑（黑色箭头）高信号

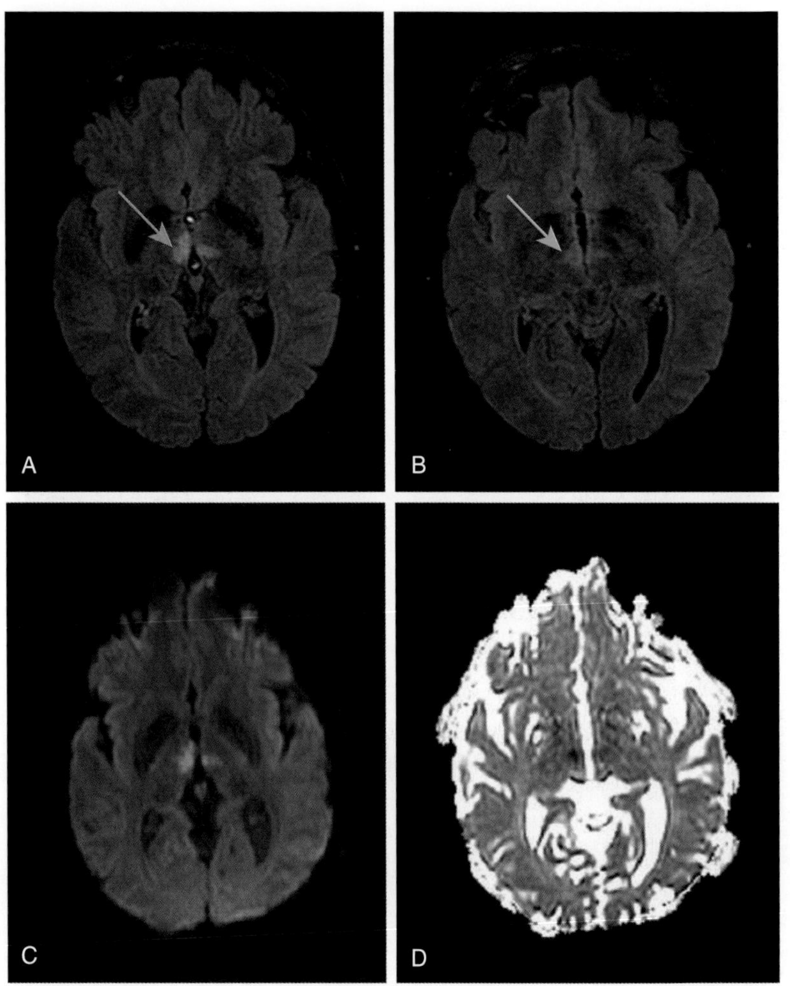

图 5.5 Percheron 动脉性脑梗死。中年男性突发反应迟钝。轴位 T2-FLAIR（A~B）显示双侧丘脑高信号病变（黄色箭头）并延伸至中脑（蓝色箭头）。病灶扩散受限（C 图 DWI 呈高信号，D 图 ADC 图呈低信号，是急性至亚急性梗死的典型表现）

Percheron 动脉性脑梗死典型影像学表现是双侧丘脑 T2WI 高信号和 DWI 扩散受限，也可以延伸到中脑 [18]（图 5.5）。基底动脉尖梗死可以累及双侧丘脑、中脑以及双侧大脑后动脉的供血区。脑深静脉血栓形成会出现双侧丘脑和基底节区 T2WI 高信号，伴有 DWI 扩散受限和（或）不受限，通常伴有出血。脑缺血性病变依据累及相应血管的分布区域，以及病史和临床表现，有助于与韦尼克脑病相鉴别。

感染性和炎性病变包括急性播散性脑脊髓炎（acute disseminated encephalomyelitis，ADEM）、克雅氏病和西尼罗病毒感染。ADEM 通常累及深部灰质核团和脑白质，具有多灶性 T2WI 高信号病变和沿病灶边缘强化的特点 [19]。克雅氏病表现为基底节区、丘脑和大脑皮层 T2WI 和 DWI 高信号（ADC 图上的信号可变）。西尼罗病毒感染累及基底节区和丘脑，表现为 T2WI 高信号 [20]。感染性和炎性病变可以通过病史、临床表现和病变影像学分布与韦尼克脑病相鉴别。

中毒性病变包括一氧化碳、海洛因和甲硝唑引起的脑病。轻度一氧化碳中毒表现为苍白球 T2WI 高信号。更严重的中毒导致其余的灰质核团和皮层 T2WI 高信号。海洛因导致中毒性脑白质病，T2WI 高信号主要累及内囊的后肢，向上延伸至前额叶周围白质，向下延伸至

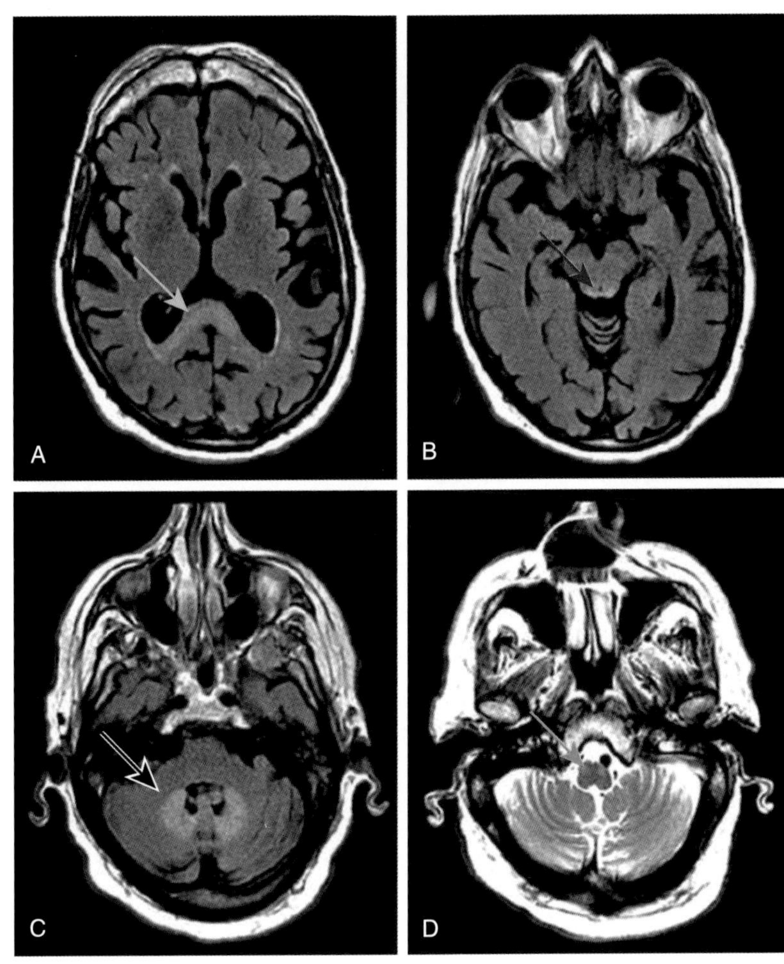

图 5.6　甲硝唑引起的中毒性脑病。老年男性出现辨距不良及构音障碍，既往有 6 个月甲硝唑疗程的复发性梭状芽孢杆菌感染史。轴位 T2-FLAIR（A~C）和轴位 T2WI（D）显示胼胝体压部（灰色箭头）、上丘（红色箭头）、齿状核（黑色箭头）和下橄榄核（橙色箭头）信号异常

脑桥皮质脊髓束，皮层下 U 纤维相对较少累及 [21]。甲硝唑诱发的脑病累及齿状核、前庭核和被盖，T2WI 高信号较少累及胼胝体、中脑、脑桥和延髓（图 5.6）[22]。中毒性脑病可以通过病史、临床表现和病变影像学分布与韦尼克脑病相鉴别。

脑桥中央髓鞘溶解症是一种很重要的代谢性脑病。脑桥中央髓鞘溶解症导致脑桥中央区 T2WI 高信号和 DWI 扩散受限，较少累及胼胝体、中脑和延髓 [23]。典型的脑桥受累和影像学特点有助于与韦尼克脑病相鉴别。

（韩　芳　译；徐小玲　审）

参考文献

[1] Wernicke C. Die Akute Hämorrhagische Polioencephalitis Superior. Lehrbuch der Gehirnkrankheiten für Ärzte und Studierende. Vol. II. Kassel: Fischer Verlag, 1881:229–242.

[2] Victor M, Adams RA, Collins GH. The Wernicke-Korsakoff Syndrome and Related Disorders due to Alcoholism and Malnutrition. Philadelphia: FA Davis, 1989.

[3] Harper CG, Giles M, Finlay-Jones R. Clinical signs in the Wernickekorsakoff complex: a retrospective analysis of 131 cases diagnosed at necropsy. J Neurol Neurosurg Psychiatry,1986, 49:341.

[4] Zuccoli G, Pipitone N. Neuroimaging findings in acute Wernicke's encephalopathy: review of the literature. AJR Am J Roentgenol, 2009, 192(2):501–508.

[5] Ghez C. Vestibular paresis: a clinical feature of

Wernicke's disease. J Neurol Neurosurg Psychiatry,1969, 32:134.

[6] Kopelman, Thomson AD, Guerrini I, et al. The Korsakoff syndrome: clinical aspects, psychology and treatment. Alcohol Alcohol, 2009, 44(2):148–154.

[7] Harper C, Fornes P, Duyckaerts C, et al. An international perspective on the prevalence of the Wernicke-Korsakoff syndrome. Metab Brain Dis,1995, 10:17.

[8] Zuccoli G, Siddiqui N, Cravo I, et al. Neuroimaging findings in alcohol-related encephalopathies. AJR Am J Roentgenol, 2010, 195(6): 1378–1384.

[9] Gui QP, Zhao WQ, Wang LN. Wernicke's Encephalopathy in nonalcoholic patients: clinical and pathologic features of three cases and literature reviewed. Neuropathology, 2006, 26(3):231–235.

[10] Zuccoli G, Gallucci M, Capellades J, et al. Wernicke encephalopathy: MR findings at clinical presentation in twenty-six alcoholic and nonalcoholic patients. AJNR Am J Neuroradiol, 2007, 28: 1328–1331.

[11] Konno Y, Kanoto M, Hosoya T, et al. Clinical significance of mammillary body enhancement in wernicke encephalopathy: report of 2 cases and review of the literature. Magn Reson Med Sci, 2014, 13(2):123–126. [Epub 2014 Apr 28].

[12] Bae SJ, Lee HK, Lee JH, et al. Wernicke's encephalopathy: atypical manifestation at MR imaging. AJNR Am J Neuroradiol, 2001, 22:1480–1482.

[13] Zuccoli G, Motti L. Atypical Wernicke's encephalopathy showing lesions in the cranial nerve nuclei and cerebellum. J Neuroimaging, 2008, 18:194–197.

[14] Lapergue B, Klein I, Olivot JM, et al. Diffusion weighted imaging of cerebellar lesions in Wernicke's encephalopathy. J Neuroradiol, 2006, 33:126–128.

[15] Liu YT, Fuh JL, Lirng JF, et al. Correlation of magnetic resonance images with neuropathology in acute Wernicke's encephalopathy. Clin Neurol Neurosurg, 2006, 108:682–687.

[16] Murata T, Fujito T, Kimura H, et al. Serial MRI and (1) H-MRS of Wernicke's encephalopathy: report of a case with remarkable cerebellar lesions on MRI. Psychiatry Res, 2001, 108:49–55.

[17] Thomas AG, Koumellis P, Dineen RA. The fornix in health and disease: an imaging review. Radiographics, 2011, 31(4):1107–1121.

[18] Matheus MG, Castillo M. Imaging of acute bilateral paramedian thalamic and mesencephalic infarcts. AJNR Am J Neuroradiol, 2003, 24(10):2005–2008.

[19] Matheus MG, Castillo M. Imaging of acute bilateral paramedian thalamic and mesencephalic infarcts. AJNR Am J Neuroradiol, 2003, 24(10):2005–2008.

[20] Ali M, Safriel Y, Sohi J, et al. West Nile virus infection: MR imaging findings in the nervous system. AJNR Am J Neuroradiol, 2005, 26(2):289–297.

[21] Hagel J, Andrews G, Vertinsky T, et al. "Chasing the dragon"–imaging of heroin inhalation leukoencephalopathy. Can Assoc Radiol J, 2005, 56(4): 199–203.

[22] Roy U, Panwar A, Pandit A, et al. Clinical and neuroradiological spectrum of metronidazole induced encephalopathy: our experience and the review of literature. J Clin Diagn Res, 2016, 10(6):[Epub 2016 Jun].

[23] Alleman AM. Osmotic demyelination syndrome: central pontine myelinolysis and extrapontine myelinolysis. Semin Ultrasound CT MR, 2014, 35(2):153–159. [Epub 2013 Sep 28].

6 脑桥中央髓鞘溶解症

Juan E. Small，Daniel L. Noujaim，Arwa O. Badeeb

引　言

早在 1959 年，Adams 及其同事最先报道了脑桥中央髓鞘溶解症（central pontine myelinolysis，CPM）这一疾病。他首先在营养不良和酗酒的患者中详细描述了该疾病。进一步的研究表明其最常见的病因是低钠血症患者血清钠的快速纠正。CPM 的病理生理学目前尚不完全清楚。现有研究认为 CPM 是由脑内渗透压生理性失衡引起的。多种与溶质代谢紊乱相关的疾病，包括抗利尿激素分泌异常综合征、营养不良、精神性烦渴、肝移植和透析失衡综合征等，都有相应的细胞体积改变。CPM 影像学异常表现在脑内对渗透压最敏感的部位，常常是桥脑，也会表现为脑桥外髓鞘溶解症（extrapontine myelinolysis，EPM）。CPM 和 EPM 共同称为渗透性脱髓鞘综合征（osmotic demyelination syndromes，ODS）。

脑桥中央是 ODS 最常累及的部位。对 58 例患者进行尸检发现，50% 的患者存在孤立的脑桥受累。另外 50% 的病例部分为脑桥合并脑桥外病变（30%），部分为孤立脑桥外病变（20%）（图 6.1）。EPM 的发生部位按照发生频率从高到低包括小脑、外侧膝状体、外囊、最外囊、海马、壳核、大脑皮层 / 皮层下、丘脑和尾状核。脑桥外的受累通常是对称分布的。

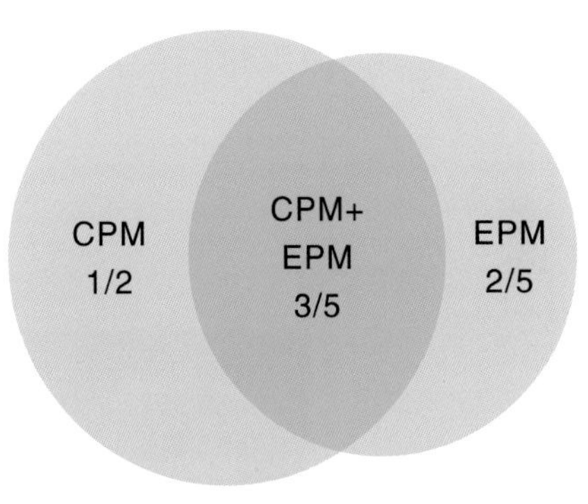

图 6.1 CPM、EPM 和 CPM 伴 EPM 的相对比例。引自 Martin RJ. Central pontine and extrapontine myelinolysis: the osmotic demyelination syndromes. J Neurol Neurosurg Psychiatry, 2004, 75 (suppl 3): iii22–iii28.

髓鞘溶解病理学上表现为受累部位局部神经元和轴突得以保存，而没有炎症反应，在组织学标本上表现为淋巴细胞的缺乏。这些改变有助于区分髓鞘溶解症和多发性硬化或脑梗死。组织学标本也证明了髓鞘的溶解和空泡化，随后被巨噬细胞吞噬。

影像学表现模式

经典的 CPM 影像学表现模式为脑桥中央的 T2WI 高信号，脑桥外周和皮质脊髓束信号正常。这导致周围图像上出现“三叉戟”或“蝙蝠翼”征（图 6.2）。

EPM 也导致 T2 高信号，但通常发生在对称的脑桥外部位（如前所列）（图 6.3）。

CPM 常规 CT 和 MRI 病灶的出现通常晚于患者临床症状的出现。虽然在一些病例中，CT 可以显示脑桥晚期病灶的低密度改变，但连续 MRI 检查是评估临床疑似 CPM 患者最合适的检查方法。在一个两例患者的病例报道中，患者脑桥外 T2WI 高信号的出现可能早于脑桥中央 T2WI 高信号的出现。

时间演变：概述

在渗透性脱髓鞘病变中，随着检查时间的不同，急性期、亚急性期和慢性期影像学表现存在差异。DWI 和 MR 增强的影像学表现都会随检查时期的不同而改变。

急性期

一些研究报告表明，DWI 可能有助于 CPM 的早期诊断。然而，DWI 表现与症状出现的频率和开始时间之间的关系仍不清楚。

DWI 高信号可能在症状发生后 24~72h 内开始出现。ADC 在髓内溶解细胞毒性水肿占优势时表现为低信号（弥散受限），在髓磷脂破坏相关的血管源性水肿占优势时表现为高信号。这就导致了 DWI 和 ADC 图像的信号变化在不同患者中存在差异，并且在单个患者的疾病过程中随着细胞毒性水肿和血管源性水肿的平衡改变而不同。Ruzek 等病例报告表明早期 DWI 信号改变是 CPM/EPM 的常见影像学表现。然而，也有报告表明，DWI 信号改变先于常规MRI序列可能无规律可循。一份报告表明，

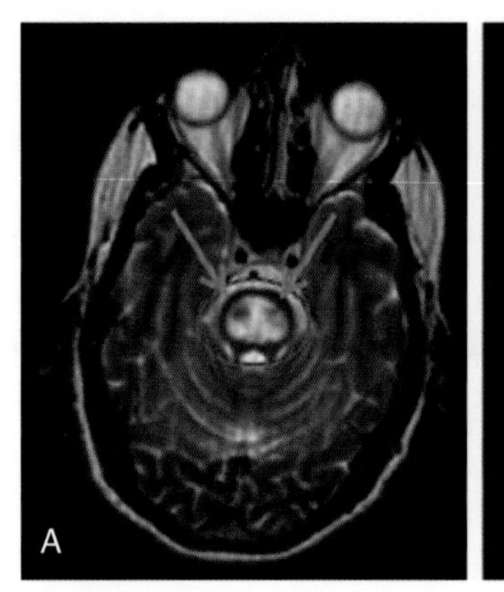

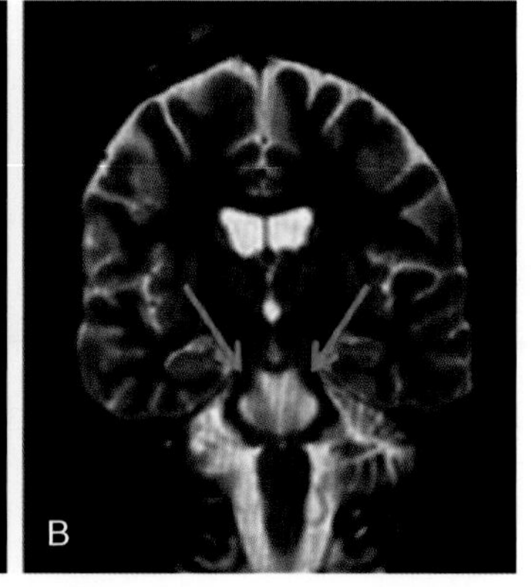

图 6.2 CPM 轴位和冠状位 T2WI 显示中央脑桥 T2WI 高信号，周围脑桥（红色圆圈）和皮质脊髓束保留（蓝色箭头）。轴位表现为 T2WI“蝙蝠翼”或“三叉戟”征

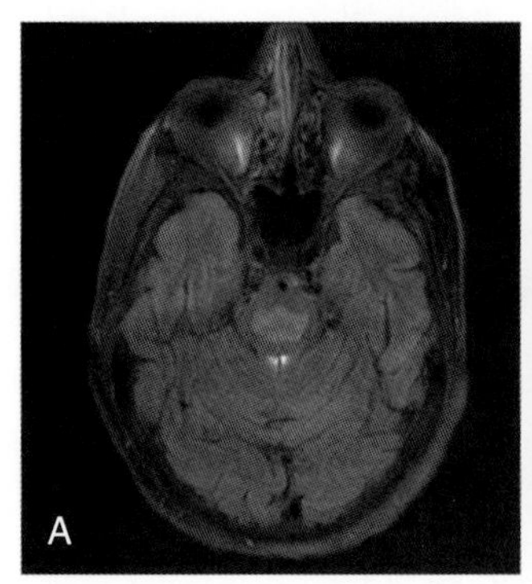

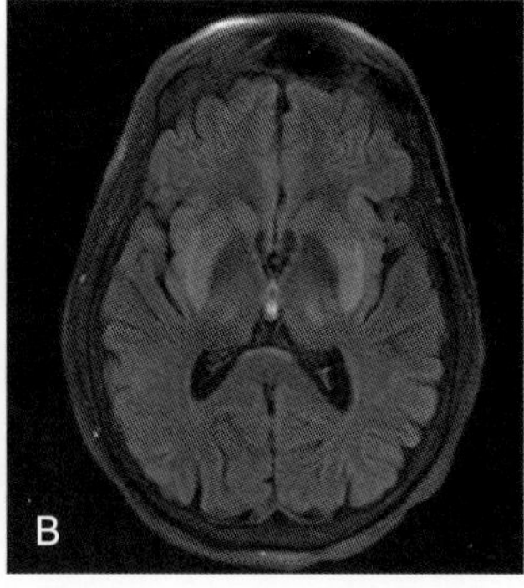

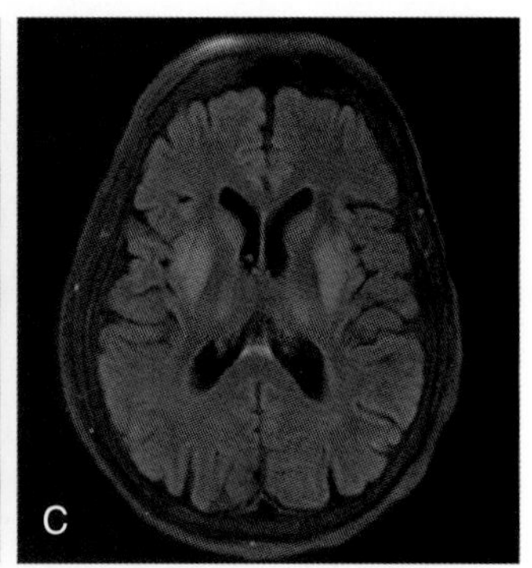

图 6.3 CPM 和 EPM——低钠血症患者，既往有酗酒史。脑桥（A）和基底神经节（B~C）水平的轴位 T2-FLAIR 显示典型的脑桥中央受累模式，以及脑桥外包括基底节区、丘脑及外囊多个对称部位的受累

DWI 在 CPM 的急性期可以是正常的，甚至在症状出现后 1 周内也是如此。Graff-Radford 等报告表明 21% 的患者在早期 MRI 检查中未见异常；然而，所有患者在复查的 T2WI 上都出现了特征性的脑桥高信号。这一发现与最近的报告一致，即 25% 的患者早期 MRI 是正常的。

在 CPM/EPM 的早期诊断中，T2WI 和 T2-FLAIR 观察到特征性位置的稍高信号可能是唯一的发现。T1WI 通常显示正常或稍低信号。在这一时期，血脑屏障发生破坏时，MRI 增强可以显示病变部位出现强化灶。

亚急性期

多组病例报告（如 Cramer 等的报告）显示，症状出现 1 周后，脑桥中央区的 T2WI 高信号区范围增大，脑桥肿胀程度不同。DWI 可能仍然显示高信号，而 ADC 图上的信号相应减低。另外，影像学随访由于血管源性水肿和（或）神经胶质增生导致 T2WI 信号持续增加，但 ADC 值随着后期细胞毒性水肿消失而表现为正常或升高。在亚急性期强化病灶会消退。

慢性期

通常 T2WI 脑桥高信号的程度和范围在症状出现后几周内出现下降。一些病例报告显示，亚急性后期 T2WI 的信号越弱，患者预后越好。

经典的脑桥 T2WI 高信号的“三叉戟”或“蝙蝠翼”征与前期影像学表现相比，异常信号范围缩小，然而相应的不强化的 T1WI 低信号改变通常会持续存在。这些影像学表现总结在表 6.1 以及两个 CPM 的 MRI 病例中（图 6.4，图 6.5）。

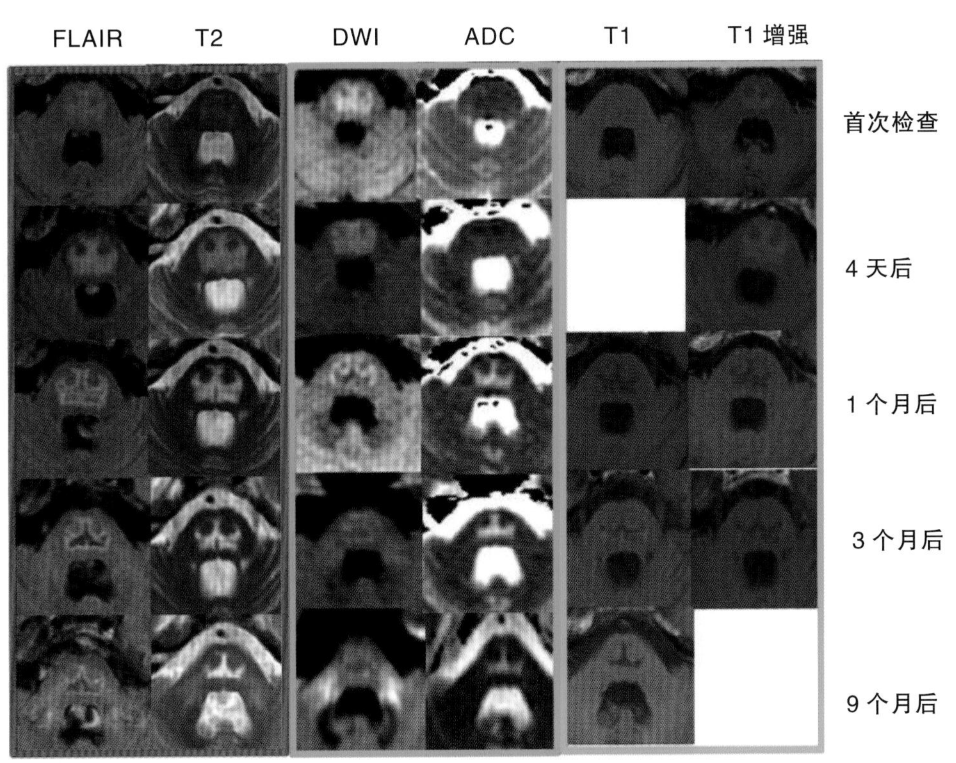

图 6.4　肝移植后患者，出现精神状态异常。从首次检查到 4d 随访期间，T2WI 和 T2-FLAIR 脑桥中央异常信号增加，随着时间的推移，异常信号逐渐减低和范围逐渐缩小（红框）。DWI 和 ADC 图显示早期轻度扩散受限，后期被 T2 透射效应取代（绿框）。在 9 个月的随访中，可见活动性华勒氏变性累及小脑中脚。T1WI 和 T1 增强图像显示早期轻度增强，在后期有所好转（蓝框）。慢性期，对应于 T2WI 信号异常部位的 T1WI 低信号的范围逐渐减小，提示体积缩小

表 6.1　CPM 影像学演变总结

MR 序列	急性期 CPM	亚急性期 CPM	慢性期 CPM
DWI	↑或 –	↑↑	–
ADC	↓或 – 或↑	↓或 – 或↑	↑
T2/FLAIR	↑或 –	↑↑	↑
T1WI	↓或 –	↓↓	↓

鉴别诊断

1. 脑小血管病引起的慢性缺血性改变：这些病变可以累及与 CPM 相似的部位，但通常不出现 DWI 扩散受限，而会累及皮质脊髓束。此外，多伴有相关的幕上脑白质病变（图 6.6）。

2. 急性脑桥梗死、急性播散性脑脊髓炎和脱髓鞘病变：这些病变的影像学表现可以与 CPM 类似，但通常是不对称的，并且会累及脑桥周围和皮质脊髓束（图 6.7）。

3. 副肿瘤综合征：发生罕见，可以累及脑桥中央及脑桥外的部位。通常会随着原发癌的治疗而消退（图 6.8）。

4. 脑干出血：其信号特点及演变过程参考脑出血章节（见第 1 章），影像学一般表现为与血液成分相近的磁敏感效应（图 6.9）。

5. 脑干胶质瘤：常见于儿童患者，表现为脑桥明显膨大，可包绕基底动脉。

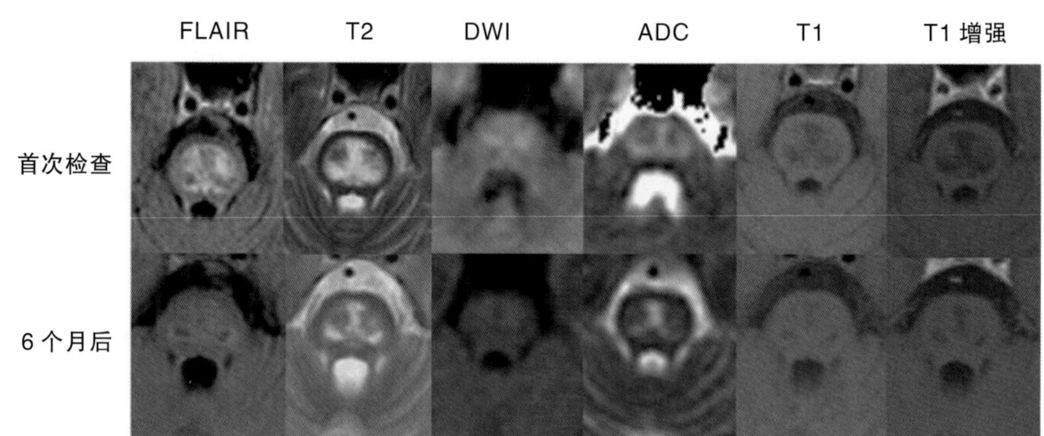

图 6.5　CPM 的急性期和慢性期。从左至右：轴位 T2-FLAIR，T2WI，DWI，ADC，T1WI，T1 增强。表现为“三叉戟”征的 T2WI 高信号和 T1WI 低信号，周围脑桥和皮质脊髓束未累及。急性期 DWI 稍高信号，ADC 稍低信号。6 个月后，T2WI 和 ADC 高信号减弱，T1 低信号减弱，脑桥体积缩小，DWI 高信号消失。在上述两个时间点 T1 增强未见强化灶

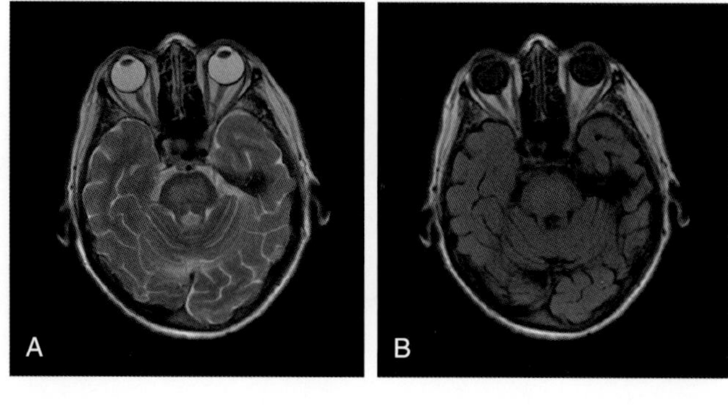

图 6.6　脑桥脑小血管病。（A）轴位 T2WI 和（B）轴位 T2-FLAIR。无症状患者因慢性脑血管病累及脑桥中央，可以观察到幕上慢性脑小血管病变改变，皮质脊髓束同时受累

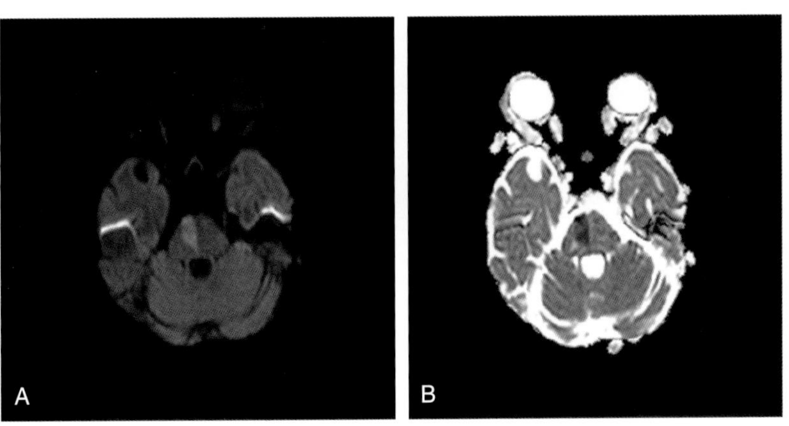

图 6.7　急性脑桥梗死。（A）轴位 DWI 和（B）轴位 ADC。患者出现急性左侧肢体无力和口齿不清。右侧脑桥旁区急性脑梗死，DWI 和 ADC 图上表现扩散受限。与脑桥中央髓鞘溶解症相比，病变表现为非对称性

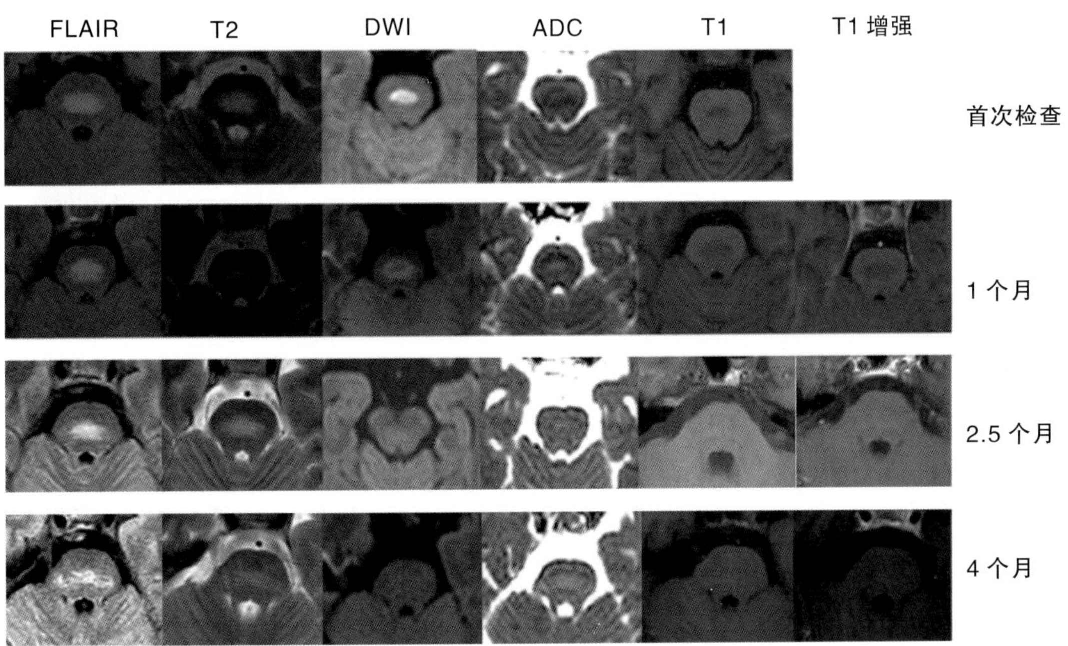

图 6.8　副肿瘤性脑病。患者有卵巢癌病史，化疗后精神状态明显改善。首次检查，脑桥中央 T2WI 高信号，DWI 与 ADC 上扩散受限，T1WI 低信号。尽管皮质脊髓束得以保留，但 CPM 典型的"三叉戟"或"蝙蝠翼"形态缺失。在 1 个月后随访，脑桥中央 T2WI 异常信号范围略有增加，伴有周围扩散受限和中央 T2"透射"效应，MR 增强未见强化灶。在 2.5 个月后随访，T2WI 高信号范围有所减小，扩散受限，T1WI 低信号基本消失。有一个小病灶在 ADC 图上呈高信号，MR 增强未见强化灶。在 4 个月后随访，T2WI 高信号病变在前后方向上较小，在横向上较长，ADC 图高信号范围较前增大，T1WI 未见异常信号灶，MR 增强未见强化灶

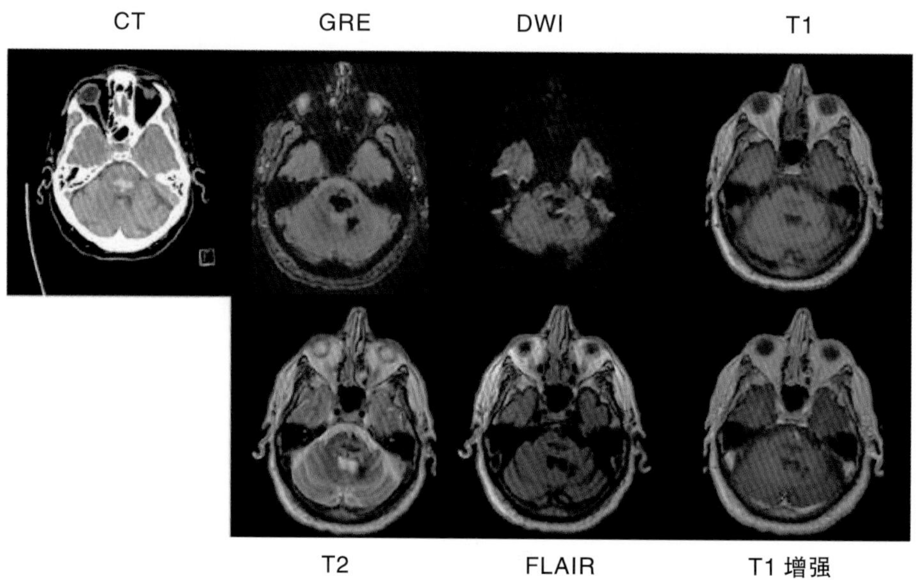

图 6.9 急性脑桥出血，CT 显示脑桥中央高密度急性出血区。T1WI 呈轻度低信号，在 T2-FLAIR 和 T2WI 呈明显低信号，与脱氧血红蛋白一致。T2-FLAIR 和 T2WI 可见周围少许高信号水肿环绕，MR 增强未见异常强化，提示排除瘤卒中。脱氧血红蛋白引起局部磁敏感效应，导致 DWI 呈低信号。左侧小脑内侧见伴含铁血黄素沉着的慢性出血灶（因磁敏感效应于 T1WI 和 T2WI 呈低信号，周围无水肿）

（王 英 译；徐小玲 审）

拓展阅读

Adams RD, Victor M, Mancall EL. Central pontine myelinolysis, a hitherto undescribed disease occurring in alcoholic and malnourished patients. AMA Arch Neurol Psychiatry,1959, 81(2):154–172.

Alleman AM. Osmotic demyelination syndrome: central pontine myelinolysis and extrapontine myelinolysis. Semin Ultrasound CT MR, 2014, 35(2):153–159.

Chu K, Kang DW, Ko SB, et al. Case report: diffusion-weighted MR findings of central pontine and extrapontine myelinolysis. Acta Neurol Scand, 2001, 104(6):385–388.

Cramer SC, Stegbauer KC, Schneider A. Case report: decreased diffusion in central pontine myelinolysis. AJNR Am J Neuroradiol, 2001, 22(8):1476–1479.

Förster A, Nölte I, Wenz H, et al. Value of diffusion-weighted imaging in central pontine and extrapontine myelinolysis. Neuroradiology, 2013, 55(1):49–56.

Graff-Radford J, Fugate JE, Kaufmann TJ, et al. Clinical and radiologic correlations of central pontine myelinolysis syndrome. Mayo Clin Proc, 2011, 86(11):1063–1067.

Kang SY, Ma HI, Lim YM, et al. Normal diffusion-weighted MRI during the acute stage of central pontine myelinolysis. Int J Neurosci, 2012, 122(8):477–479.

Martin RJ. Central pontine and extrapontine myelinolysis: the osmotic demyelination syndromes. J Neurol Neurosurg Psychiatry, 2004, 75(suppl 3):iii22–iii28.

Ruzek KA, Campeau NG, Miller GM. Case report, early diagnosis of central pontine myelinolysis with diffusion-weighted imaging. AJNR Am J Neuroradiol, 2004, 25(2):210–213.

Venkatanarasimha N, Mukonoweshuro W, Jones J. AJR teaching file: symmetric demyelination. AJR Am J Roentgenol, 2008, 191(3 suppl):S34–S36.

Yuh WT, Simonson TM, D'Alessandro MP, et al. Temporal changes of MR findings in central pontine myelinolysis. AJNR Am J Neuroradiol, 1995, 16(4 suppl):975–977.

7　单纯疱疹病毒性脑炎

Gene M. Weinstein，Juan E. Small

引　言

单纯疱疹病毒性脑炎（herpes simplex encephalitis，HSE）是世界范围内致死性散发性脑炎的最常见原因。在成人和大龄儿童中，大多数 HSE 病例是由单纯疱疹病毒 1 型（herpes simplex virus 1，HSV-1）引起的。患者最初表现出非特异性神经体征，包括精神状态改变、局灶性神经功能缺损、偏瘫、吞咽困难、失语症、共济失调和癫痫发作，通常伴有发热[1]。脑病症状随后进一步发展，并引起严重的后果；未经治疗的死亡率超过 70%，只有 11% 的幸存者可以恢复到基线功能[2]。阿昔洛韦是治疗 HSE 的主要药物，可将死亡率从 70% 降低至 28%[3]。阿昔洛韦治疗幸存者中能够恢复至正常功能的患者比例也较高[4]。阿昔洛韦延迟使用与较差的预后直接相关[5]。因此，早期识别 HSE 和积极应用阿昔洛韦进行经验性治疗对改善发病率和死亡率至关重要。

时间演变：概述

HSV 通过脑神经进入大脑。临床表现通常是脑病的急性发作，几乎所有病例都有发热。局部炎症反应导致细胞毒性水肿，表现为扩散受限，这是早期最明显的影像学表现。HSE 最初受累的部位通常是单侧或双侧内侧颞叶（在这种情况下，通常是不对称的；图 7.1）。HSE 更容易累及边缘系统[6]，并沿着这些路径扩散到对侧内侧颞叶、前颞叶、海马旁回、杏仁核、眶额回、乳头体、岛叶和穹隆，丘脑、顶叶和枕叶偶尔也会受到影响。基底神经节和脑干多不受累。

随着疾病的发展，扩散受限好转，T2WI 及 T2-FLAIR 异常信号范围增加。出血和强化在影像学上表现不一，但一般不影响预后。然而，受累区域的暴发性出血性坏死会导致高死亡率，幸存者往往有长期后遗症，在随访影像学上表现为局部脑萎缩和脑软化。一小部分患者症状复发可能与免疫介导相关。

时间演变：深入阐述

关于 HSE 是由潜伏的 HSV-1 感染再激活引起的，还是代表原发感染目前尚不清楚。前者认为 HSV 感染急性期过后，无症状患者的三叉神经节中仍存在潜在的 HSV-1[7]，脑炎是潜在病毒再活化的结果[8]。另一种理论是 HSE 属于一种原发性感染，病毒通过三叉神经或嗅束传播到大脑。后者得到了多项研究的支持，研究表明，在至少一半的 HSE 病例中，所识别的病毒株不同于该个体中引起口唇疱疹的病毒株[9]，也有研究表明，有口唇疱疹史人群的

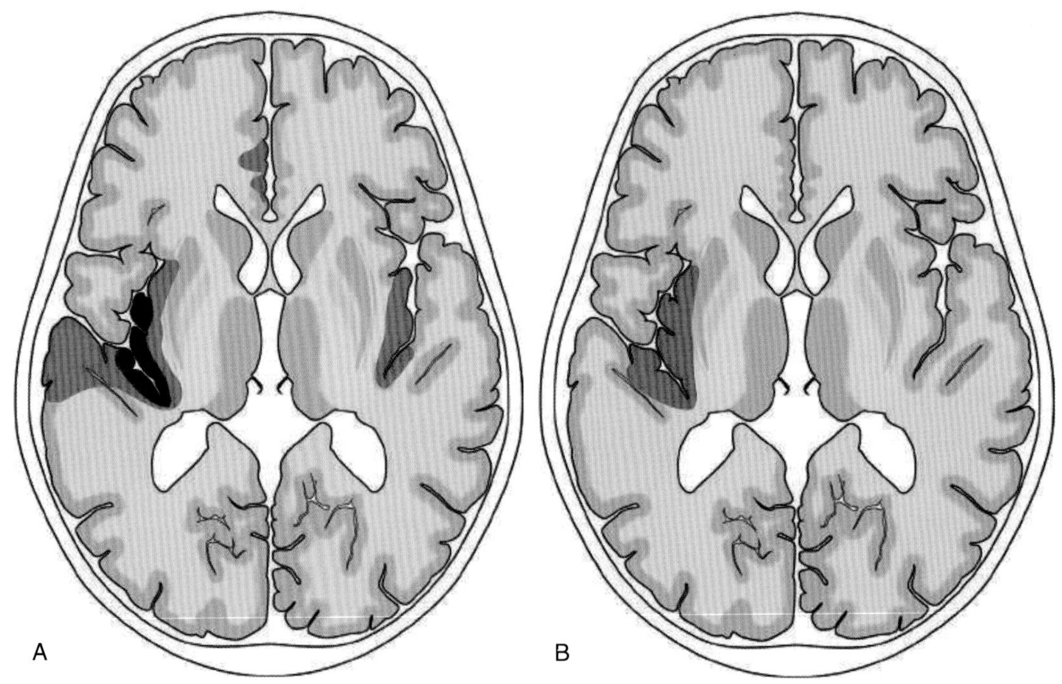

图 7.1 HSE 典型 MRI 表现。（A）表现为单侧或双侧不对称累及边缘系统结构，包括颞叶、脑岛和扣带回。DWI 扩散受限具有特征性，常表现为相应区域 T2–FLAIR 高信号，可伴强化或出血、坏死区域。（B）几个月后的随访影像显示，受累最严重的区域会出现脑萎缩和一些残留的 T2–FLAIR 高信号

HSE 患病率并不高于普通人群 [10]。

目前最广泛接受的理论是病毒通过脑神经（通过嗅神经或三叉神经）进入中枢神经系统，且与接种疫苗时间无关。一旦病毒侵入脑实质，就会引发免疫反应，这种反应本身可能会导致细胞死亡和组织破坏。

临床上，在急性期（＜ 1 周），HSE 表现为非特异性神经症状 [11]，包括轻度偏瘫、吞咽困难、失语症、共济失调或局灶性癫痫发作。发热是最具特异性的表现，90% 的患者可出现 [12]。患者通常有上呼吸道感染的前驱史 [13]。

头颅 CT 检查是脑病中常用的检查手段，但大多数患者在疾病的前 4~6d 内 CT 无法检测到异常 [14]。MR 比 CT 更敏感，尤其是在病程的早期。HSE 会导致细胞毒性水肿，因此 DWI 在疾病的急性和亚急性期非常敏感 [15]。在疾病早期，对病变的检测 DWI 比 CT 更敏感，CT 表现正常的区域在 DWI 上可显示出更多的信号异常。

疾病持续约 2 周时，DWI 仍然是检测 HSE 最敏感的序列，此时 T2–FLAIR 显示出明显的信号异常（图 7.2~ 图 7.4）。不到一半的病例会出现出血，包括脑实质内大量出血和瘀点状出血 [16]。增强扫描可在 CT 和 MR 上观察到病变，但不如 T2–FLAIR 或 DWI 扩散受限显示清晰 [17-18]。在急性期的所有 MRI 序列中，DWI 扩散受限是预测疾病预后的一种检查技术，出血或强化灶并不预示着预后更差 [17]。

原发感染后几个月，受累的脑区出现脑软化灶、脑萎缩、局部囊变、脑室扩张 [19-20]。在发病后几个月进行的 FDG-PET 成像显示受累的大脑皮层 FDG 摄取 [21]。进行性弥漫性脑萎缩是 HSE 的常见表现，甚至可见于神经功能缺损缓解的患者中 [22]。

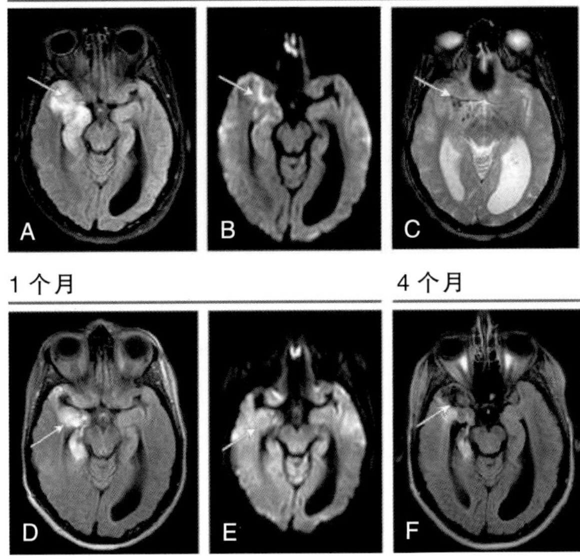

图 7.2　单侧受累 HSE。（A）T2-FLAIR 显示右前颞叶和内侧颞叶广泛的高信号。（B）DWI 显示右前颞叶的局限性扩散受限。（C）T2*WI 序列显示右侧颞叶散在出血灶。（D）1 个月影像学随访显示 T2-FLAIR 高信号范围缩小，伴有右前颞叶萎缩，DWI 未见扩散受限（E）。虽然患者在最初的影像学检查中病灶内有出血和少量的扩散受限，但是及时抗病毒治疗显示了预后良好。4 个月时（F）的随访 T2-FLAIR 显示右侧颞叶进行性萎缩伴囊变，这在一些预后良好的病例中也经常看到

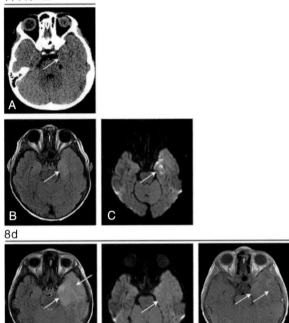

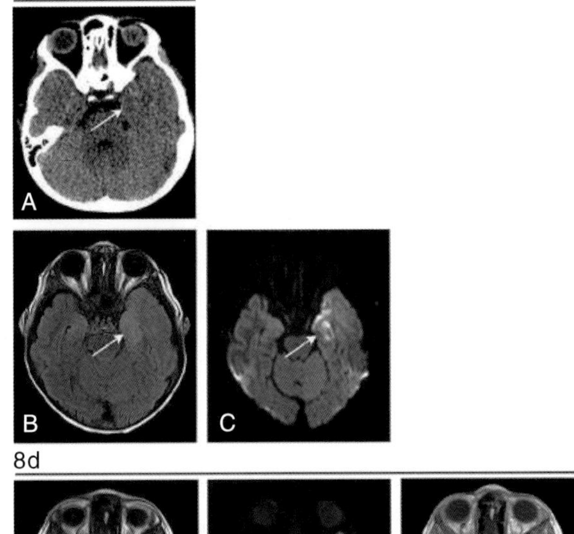

图 7.3　具有肿块样表现的 HSE。患者 15 岁伴免疫缺陷。（A）CT 平扫显示左侧颞叶未见异常。（B）同一天的 T2-FLAIR 显示左颞叶内侧高信号。（C）DWI 显示左颞叶扩散受限。（D~F）8d 后随访 MRI 显示 T2-FLAIR 高信号范围显著增加（D），前期 DWI 扩散受限范围明显缩小（E）。T1 增强（F）可见脑回状强化，影像学表现是典型的 HSE

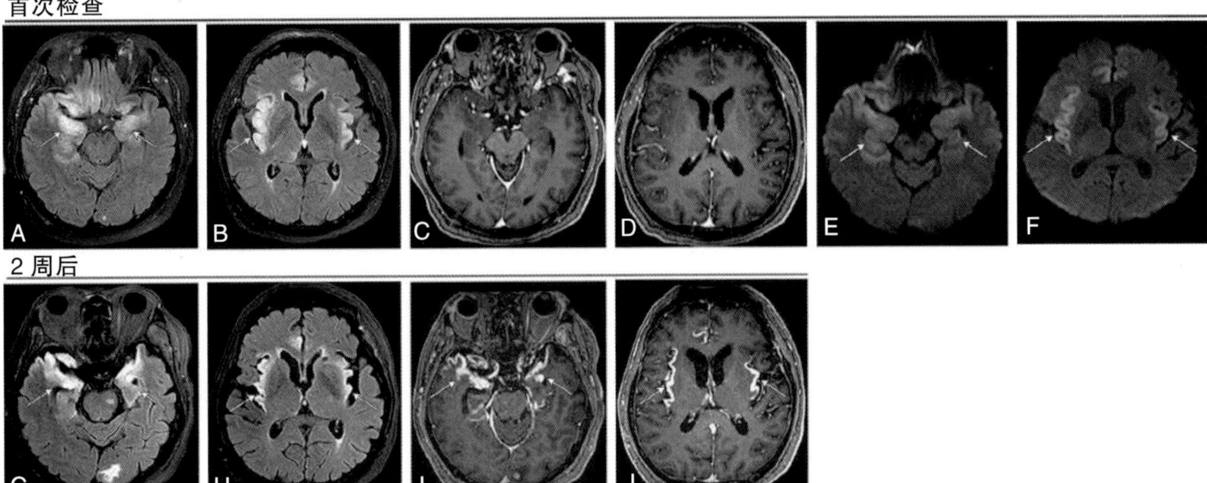

图 7.4　双侧 HSE。老年女性，既往肺癌合并脑转移病史，出现精神状态改变和癫痫发作。（A, B）T2-FLAIR 显示在颞叶前部和中部、双侧额叶（双侧眶额皮质和右直回）和双侧扣带回不对称高信号。T1 增强未见强化（C, D）。（E, F）DWI 显示异常 T2-FLAIR 信号区域扩散受限，分布于皮层区。2 周后，T2-FLAIR 高信号持续存在（G, H）。然而，出现了与 T2-FLAIR 高信号区相对应的皮层强化（I, J）。左侧枕叶和左侧脑桥的信号异常继发于已治疗的脑转移瘤（G）

非典型表现

典型的急性 HSE 感染遵循单时相病程，也有超过 10% 的患者会出现复发，称为后 HSE[23]。与原发性 HSE 不同，后 HSE 被认为是免疫介导的，可能是 N- 甲基 -D- 天冬氨酸（NMDA）受体的抗体所致。MR 增强出现强化灶在后 HSE 中更常见。

HSE 通常表现为边缘系统双侧不对称受累，颞叶和眶额回是最常见的受累部位 [10]，丘脑、顶叶和枕叶很少受累。此外，一些患者可仅表现为外侧颞叶受累 [24]。

鉴别诊断

急性脑梗死

急性脑梗死可具有与 HSE 相似的表现，二者均可表现为 DWI 扩散受限，并随着疾病发展表现为 T2-FLAIR 高信号（图 7.5）。急性脑梗死的临床起病是超急性的，而 HSE 表现为数天起病。HSE 的症状，尤其是发热和癫痫，在急性脑梗死中并不常见。随着 HSE 的发展，会扩散到对侧和其他血管分布区域，而急性脑梗死通常局限于一个血管分布区域。

边缘叶脑炎

边缘叶脑炎是一种累及边缘系统的自身免疫性炎症，一般伴有副肿瘤综合征，部分也可不伴有肿瘤病史。影像学特征通常与 HSE 相似，常发生在内侧颞叶和边缘系统，表现为 T2-FLAIR 高信号 [25]，双侧颞叶受累在边缘性脑炎中更常见（图 7.6）[26]，出血和 DWI 扩散受限在 HSE 中更常见。边缘性脑炎症状的出现通常比 HSE 慢，需要几周到几个月的时间，而不是几天。

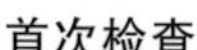

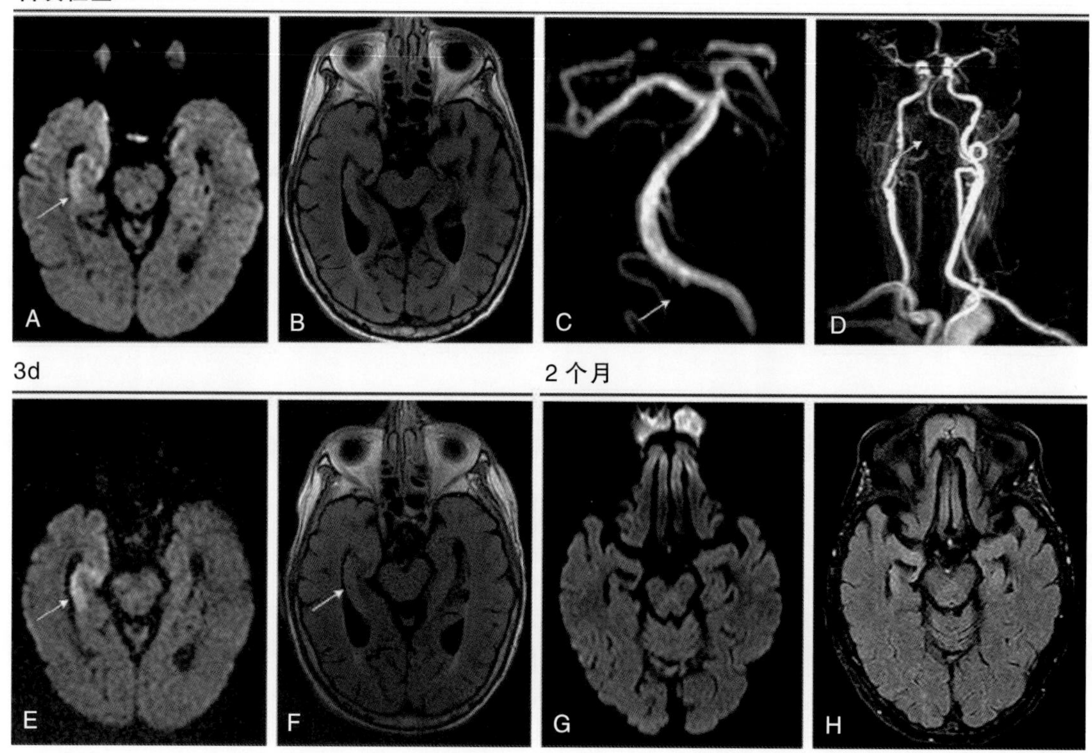

图 7.5　椎动脉夹层致海马梗死。老年女性出现急性左侧肢体无力。发病时 DWI（A）显示右侧内侧颞叶扩散受限（箭头）。T2-FLAIR 正常（B）。MRA 显示右侧椎动脉（C, D）未见显影，符合椎动脉夹层。3d 后影像学随访 DWI 显示右侧内侧颞叶扩散受限（E），T2-FLAIR 信号增高（F）。局部未见强化或出血灶。2 个月后，DWI 扩散受限消失（G），持续 T2-FLAIR 高信号消失，海马体积缩小

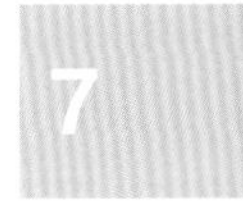

人类疱疹病毒 6 型脑炎

人类疱疹病毒 6 型（HHV-6）感染很常见，超过 90% 的人在 2 岁时会出现血清反应阳性[25]。与 HSE 不同，HHV-6 型脑炎几乎总是发生在免疫功能低下的患者中，尤其多见于接受脏器移植的患者。其临床表现与单纯疱疹病毒相似，最常见的症状有精神状态改变、短期记忆丧失和癫痫发作。影像学表现与 HSE 存在重叠（图 7.7）。然而，HHV-6 型脑炎更有可能在早期 CT 表现正常，出血和颞叶外侧受累较 HSE 少见。

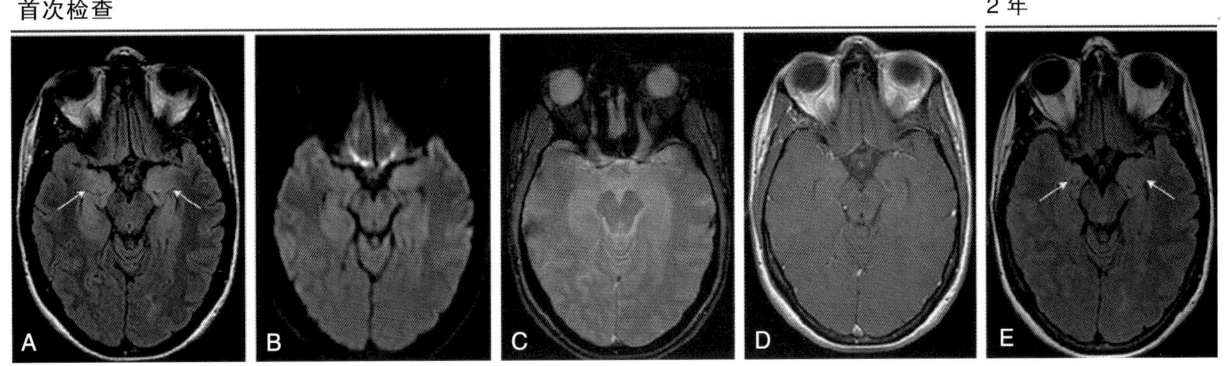

图 7.6 边缘性脑炎。29 岁女性，出现幻觉、癫痫发作、嗜睡和健忘症数月。（A） T2-FLAIR 显示双侧内侧颞叶高信号。DWI （B）、T2*WI（C）和 T1 增强（D）显示未见扩散受限、出血或强化。电压门控钾离子通道抗体阳性，诊断为电压门控钾离子通道抗体相关边缘性脑炎。2 年后进行的随访 T2-FLAIR（E）显示内侧颞叶残留高信号灶，未见体积缩小

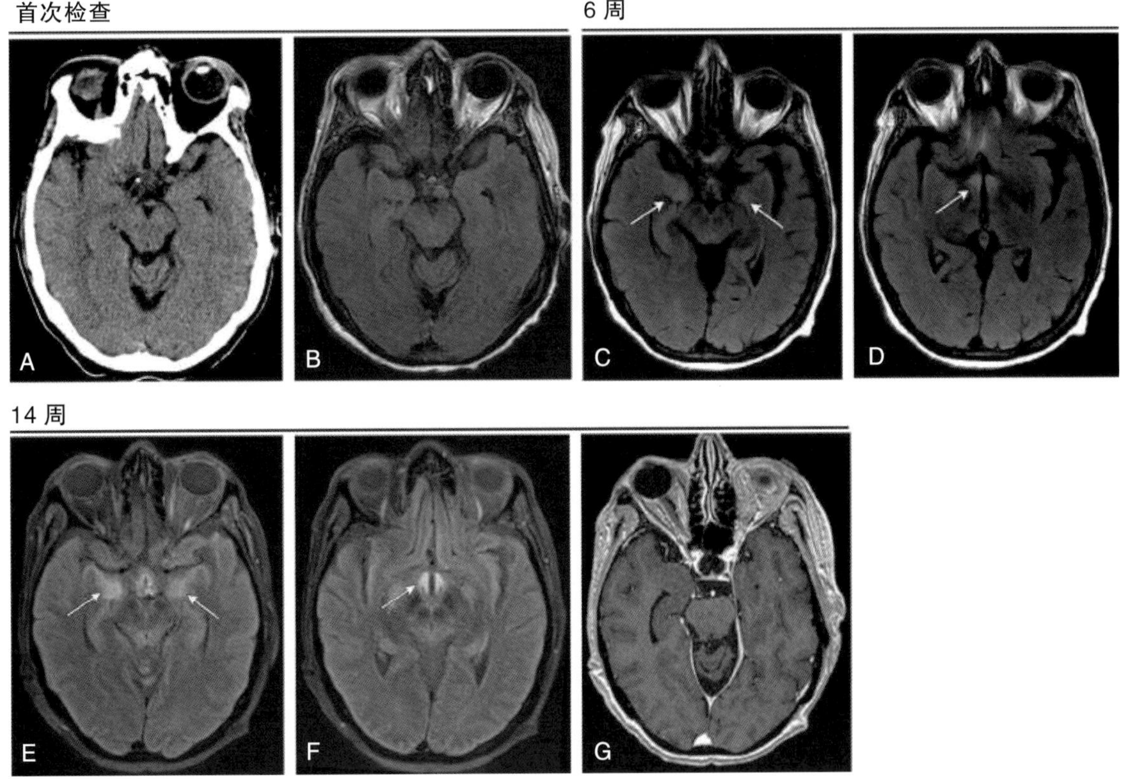

图 7.7 单纯疱疹病毒 6 型（HHV-6 型）脑炎。58 岁女性，既往骨髓移植史，出现反复发作的精神状态改变。CT（A）和 MRI（B；T2-FLAIR）未见异常。6 周后随访 MRI 显示海马（C）和下丘脑（D）T2-FLAIR 高信号，未见扩散受限或强化区（未显示）。8 周后随访 MRI 显示海马（E）和下丘脑（F）的 T2-FLAIR 高信号增加，体积未见缩小。T1 增强未见异常强化（G）。脑脊液检测 HHV-6 阳性

癫痫发作

癫痫发作后状态的患者会出现一过性的MR信号改变[27]。这些变化被认为是由血管源性和（或）细胞毒性水肿或灌注模式改变引起的，多表现为T2、T2-FLAIR高信号，有时会伴有DWI扩散受限和增强。当出现在海马时，这些变化可能与HSE的影像学表现类似(图7.8）。然而，与HSE不同的是，它们通常在几周至几个月内恢复。

首次检查　　2年

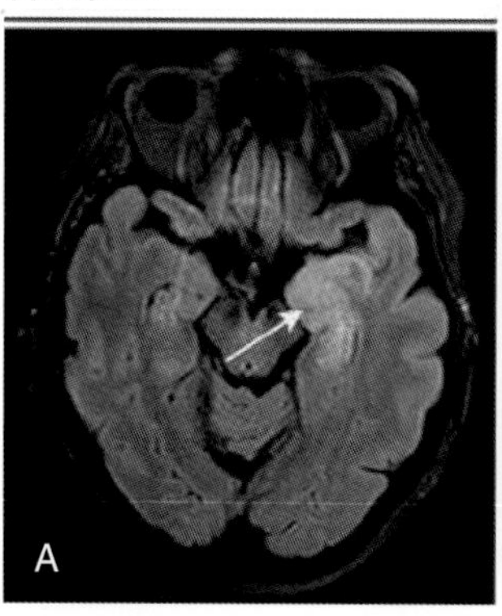

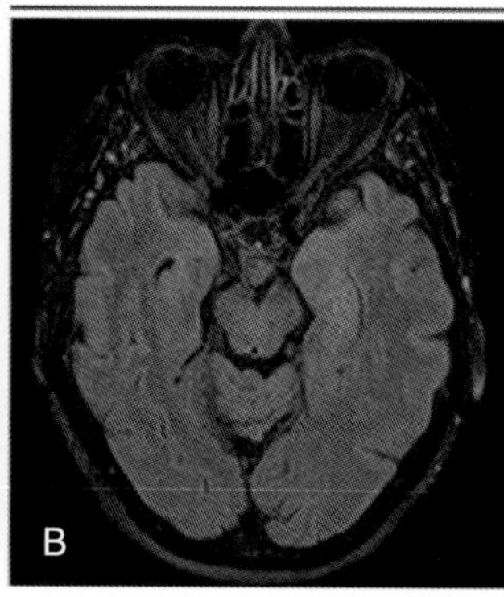

图7.8 一过性颞叶癫痫。成年女性，既往有转移性乳腺癌和子宫内膜癌病史，表现为癫痫发作。T2-FLAIR显示左颞叶内侧高信号（A；箭头）。2年后，左侧颞叶高信号完全消失（B）。脑电图、脑脊液、肿瘤筛查均正常，根据影像学检查结果，考虑诊断一过性癫痫发作

（贺映波　译；徐小玲　审）

参考文献

[1] Baringer JR. Herpes simplex infections of the nervous system. Neurol Clin, 2008, 26:657–674, viii.

[2] Whitley RJ, Lakeman F. Herpes simplex virus infections of the central nervous system: therapeutic and diagnostic considerations. Clin Infect Dis,1995, 20:414–420.

[3] Whitley RJ, Alford CA, Hirsch MS, et al. Vidarabine versus acyclovir therapy in herpes simplex encephalitis. N Engl J Med,1986, 314: 144–149.

[4] Skoldenberg B, Forsgren M, Alestig K, et al. Acyclovir versus vidarabine in herpes simplex encephalitis. Randomised multicentre study in consecutive Swedish patients. Lancet,1984, 2:707–711.

[5] Raschilas F, Wolff M, Delatour F, et al. Outcome of and prognostic factors for herpes simplex encephalitis in adult patients: results of a multicenter study. Clin Infect Dis, 2002, 35:254–260.

[6] Kapur N, Barker S, Burrows EH, et al. Herpes simplex encephalitis: long term magnetic resonance imaging and neuropsychological profile. J Neurol Neurosurg Psychiatry,1994, 57:1334–1342.

[7] Steiner I, Spivack JG, O'Boyle DR 2nd, et al. Latent herpes simplex virus type 1 transcription in human trigeminal ganglia. J Virol, 1988, 62:3493–3496.

[8] Davis LE, Johnson RT. An explanation for the localization of herpes simplex encephalitis? Ann Neurol,1979, 5:2–5.

[9] Whitley R, Lakeman AD, Nahmias A, et al. DNA restriction-enzyme analysis of herpes simplex virus isolates obtained from patients with encephalitis. N Engl J Med,1982, 307:1060–1062.

[10] Steiner I, Benninger F. Update on herpes virus infections of the nervous system. Curr Neurol Neurosci Rep, 2013, 13:414-013-0414-8.

[11] Levitz RE. Herpes simplex encephalitis: a review. Heart Lung, 1998, 27:209–212.

[12] Whitley RJ, Soong SJ, Linneman C Jr, et al. Herpes simplex encephalitis. Clinical Assessment. JAMA,1982, 247:317–320.

[13] Steiner I. Herpes simplex virus encephalitis: new infection or reactivation? Curr Opin Neurol, 2011, 24:268–274.

[14] Dutt MK. Computed tomography and EEG in herpes simplex encephalitis. Arch Neurol,1982, 39:99.

[15] Sawlani V. Diffusion-weighted imaging and apparent diffusion coefficient evaluation of herpes simplex encephalitis and Japanese encephalitis. J Neurol Sci, 2009, 287:221–226.

[16] Rodríguez-Sainz A, Escalza-Cortina I, Guio-Carrión L, et al. Intracerebral hematoma complicating herpes simplex encephalitis. Clin Neurol Neurosurg, 2013, 115:2041–2045.

[17] Singh TD, Fugate JE, Hocker S, et al. Predictors

of outcome in HSV encephalitis. J Neurol, 2016, 263:277–289.

[18] Weisberg LA, Greenberg J, Stazio A. Computed tomographic findings in acute viral encephalitis in adults with emphasis on herpes simplex encephalitis. Comput Med Imaging Graph,1988, 12:385–392.

[19] Lee JW, Kim IO, Kim WS, et al. Herpes simplex encephalitis: MRI findings in two cases confirmed by polymerase chain reaction assay. Pediatr Radiol, 2001, 31:619.

[20] Soto-Hernandez JL. Follow-up in herpes simplex virus encephalitis. Clin Infect Dis, 2000, 31:206–207.

[21] Wong KK, Tolia B, Bohnen N. Chronic sequelae of herpes simplex encephalitis demonstrated on interictal F-18 FDG PET/CT. Clin Nucl Med, 2008, 33:443.

[22] Soto-Hernandez JL. Follow-up in herpes simplex virus encephalitis. Clin Infect Dis, 2000, 31:206–207.

[23] Sköldenberg B, Aurelius E, Hjalmarsson A, et al. Incidence and pathogenesis of clinical relapse after herpes simplex encephalitis in adults. J Neurol, 2005, 2006, 253:163–170.

[24] Wasay M, Mekan SF, Khelaeni B, et al. Extra temporal involvement in herpes simplex encephalitis. Eur J Neurol, 2005, 12: 475–479.

[25] Eran A, Hodes A, Izbudak I. Bilateral temporal lobe disease: looking beyond herpes encephalitis. Insights Imaging, 2016, 7:265–274.

[26] Lawn ND, Westmoreland BF, Kiely MJ, et al. Clinical, magnetic resonance imaging, and electroencephalographic findings in paraneoplastic limbic encephalitis. Mayo Clin Proc, 2003, 78:1363–1368.

[27] Kim J, Chung J, Toon P, et al. Transient MR signal changes in patients with generalized tonicoclonic seizure or status epilepticus: periictal diffusion-weighted imaging. AJNR Am J Neuroradiol, 2001, 22:1149–1160.

8 弓形虫病

Yun Sean Xie，Jason Handwerker

引　言

中枢神经系统弓形虫病是由细胞内原生动物寄生虫——弓形虫引起的机会性感染。这种寄生虫感染可能是从宫内获得或通过摄入受感染的肉类、猫粪获得，猫是其终宿主。虽然大部分人都感染过弓形虫，但它很少会在免疫功能强的个体中发病。弓形虫通常会在免疫功能低下的患者中发病，例如 CD4 计数降至每微升 100 个细胞以下的 HIV/AIDS 患者 [1]。随着现代 HAART 疗法的出现，弓形虫在发达国家 HIV 患者中的发病率显著下降。中枢神经系统弓形虫病的临床表现是非特异性的，最常见的症状是头痛、嗜睡、发热和局部神经症状。脉络膜视网膜炎是先天性弓形虫病最常见的表现，也可导致癫痫发作、脑积水和精神运动迟缓。普通人群中许多人的弓形虫血清阳性。因此弓形虫病的临床诊断存在一定困难，影像学在确诊中起着至关重要的作用。

影像表现

在先天性弓形虫病中，钙化很常见，可能累及皮质下和脑室周围的白质、基底节和皮质（图 8.1）[2]，也可见皮质下囊肿、脑体积减小和脑积水。尽管 CT 或 MRI 有助于进一步评估，但头颅超声通常是首选的成像手段。

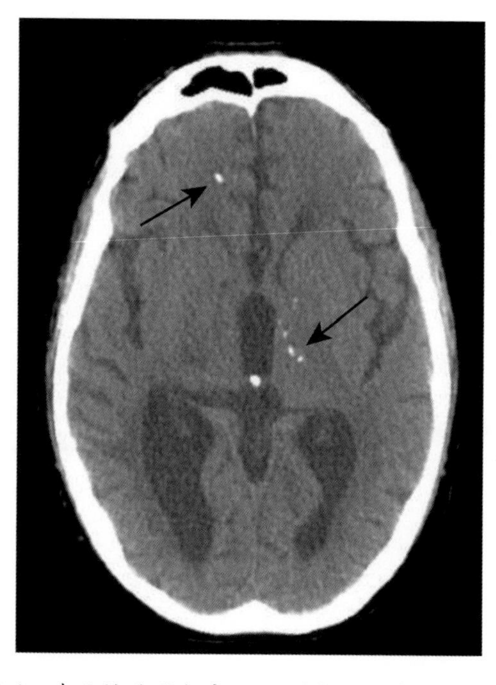

图 8.1　先天性弓形虫病。CT 平扫示脑室轻度扩大、右额叶皮层下白质及左丘脑钙化灶（箭头所示）

在免疫功能低下的患者中，中枢神经系统弓形虫病通常表现为多发性病变，多发生于深部灰质核团、灰白质交界区，偶尔表现为孤立性病变（图 8.2）。影像学表现与病理学上的坏死性脑炎相关（图 8.3）[3]。对于疑似的弓形虫脑炎患者，可选择脑部 MRI 及其增强扫描。病变的典型表现是周边环状强化伴偏心壁结节，称为“偏心靶征”（图 8.4）[4]。然而当患者的 CD4 计数非常低时，环形增强可能

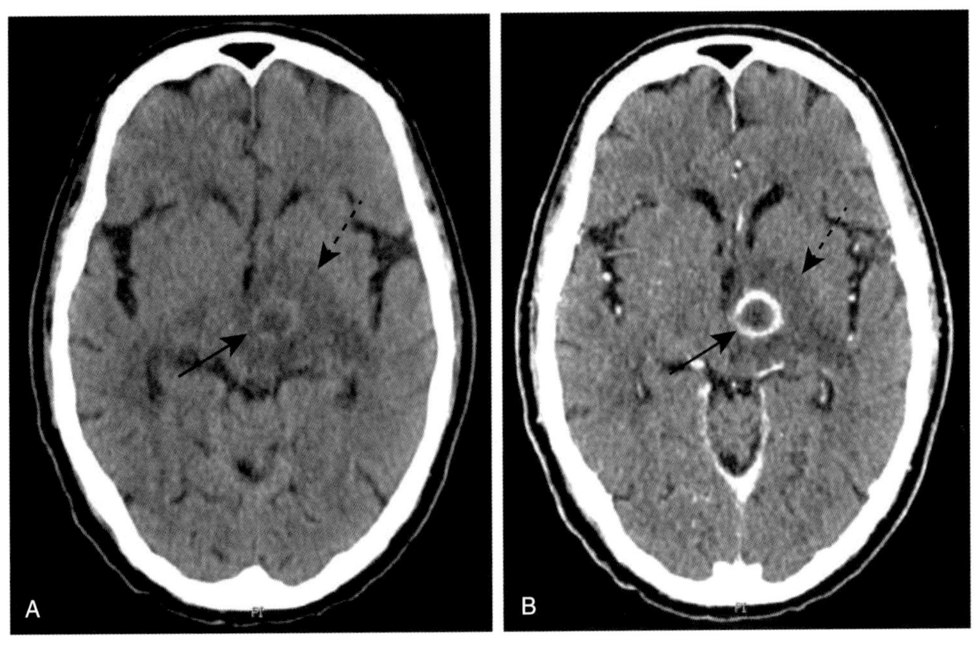

图 8.2　AIDS 患者中枢神经系统弓形虫病。CT 平扫（A）和 CT 增强（B）示左侧丘脑孤立性病变，中央呈低密度，外周环形强化（箭头所示），伴周围血管源性水肿（虚线箭头所示）

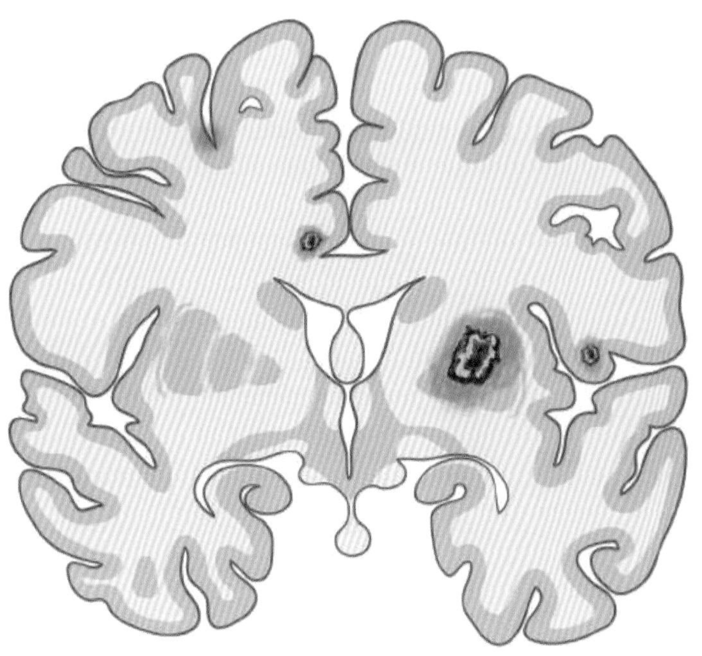

图 8.3　大脑冠状断面示意图示弓形虫坏死性脑炎，累及左侧基底节和灰白交界区

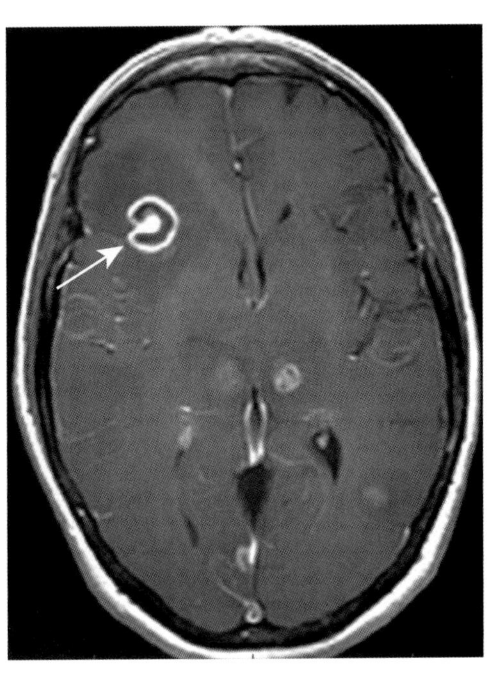

图 8.4　"偏心靶征"。增强 MRI 示多发强化病变。最大的病灶位于右额叶（箭头所示），显示了中枢神经系统弓形虫病特有的"偏心靶征"表现

会减弱或消失。病变通常在CT上呈低密度，MRI T1WI上呈低信号，根据组织坏死成分的多少，T2WI上呈高信号到等信号。由于继发性出血或蛋白质含量增加，CT或MRI上可能出现高密度或T1WI上高信号。由于血管源性水肿，病变周围表现为低密度或T2WI高信号。弓形虫病病灶在脑灌注图上通常表现为脑血容量的下降。

疾病演变

在先天性弓形虫病的治疗中，颅内钙化的减少或消失可发生在病程的第1年，同时神经系统状况也会得到相应的改善[5]。然而，严重的病例可表现为明显持续存在的钙化、皮质破坏和脑积水。未经治疗的婴儿预后通常很差，对于接受治疗的婴儿，其在以后的生活中也有发生后遗症的风险，尤其是视网膜损伤，应对其随诊观察。

由于中枢神经系统弓形虫病的影像学表现各异，且易误诊，其治疗方法也不同，因此系列成像对于评估治疗疗效及鉴别诊断至关重要。当通过血清学检测和腰椎穿刺确诊HIV/AIDS患者弓形虫病时，通常使用抗寄生虫药物治疗，包括磺胺嘧啶和乙胺嘧啶。患者通常在治疗开始后2~4周出现临床症状改善，这通常与放射学表现改善相一致（图8.5）。如果2~4周临床和放射学均未出现改善，应考虑其他诊断（尤其是中枢神经系统淋巴瘤）。影像学改善的表现包括病变的缩小和周围血管源性水肿的改善。最终，治愈或慢性病程可表现为

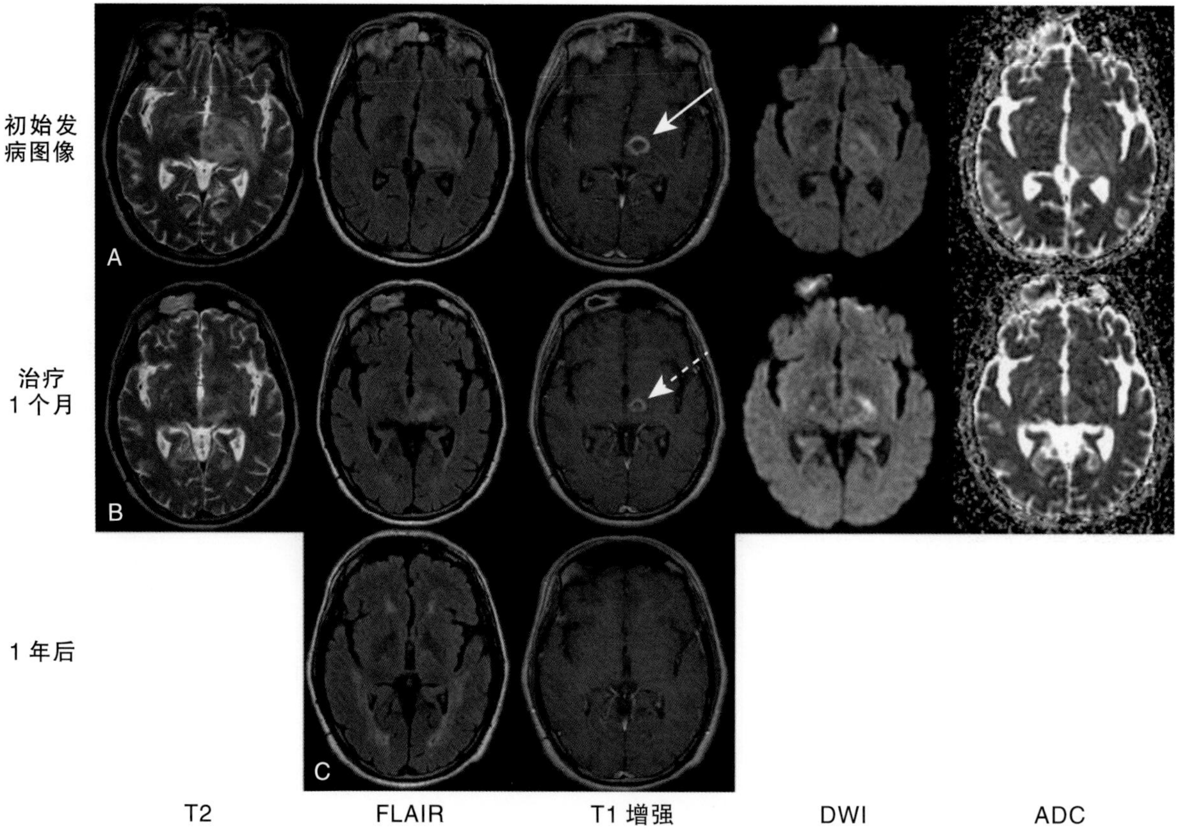

图8.5 中枢神经系统弓形虫病的演变。一例进行性右侧肢体无力和言语困难的AIDS患者的连续脑部MRI图像。（A行）初始发病图像示左侧丘脑环形强化病灶（箭头所示），伴周围T2/FLAIR高信号的血管源性水肿和内部轻度扩散受限。（B行）治疗1个月后的图像示左侧丘脑环形强化病灶（箭头所示）缩小，周围血管源性水肿和内部轻度扩散受限得到改善。（C行）1年后的图像示左侧丘脑环形强化病灶消失，仅表现为局灶性T2/FLAIR高信号，可能代表胶质增生。HIV脑病导致脑室周围白质T2/FLAIR高信号加重

局部脑软化和钙化，表现为治疗有效的时程是可变的，可持续数周或数月。与免疫功能低下患者发生的其他感染一样，患者在 CD4 计数迅速上升和对感染的强烈炎症反应后，症状和水肿可能会出现反常的恶化，被称为免疫重建炎症综合征（IRIS）。

鉴别诊断

先天性弓形虫病酷似先天性巨细胞病毒感染，脑室扩大和周围皮质下钙化更常见于弓形虫病和多小脑回畸形，小脑发育不全和脑室旁钙化更多见于先天性巨细胞病毒感染[2]。

免疫功能低下患者的弓形虫脑炎常常需要和中枢神经系统淋巴瘤鉴别（图 8.6）。有明确占位效应的孤立病灶但不具有特征性的“偏心靶征”，或血清学阴性患者更易误诊（图 8.7）。CT 上表现为高密度肿块且脑室周围受累者，更倾向于淋巴瘤。然而，在 HIV/AIDS 的情况下，淋巴瘤在治疗前就有表现为中心坏死的趋势，这就特别类似于弓形虫病。在 MRI 上，DWI 有助于淋巴瘤和弓形虫病的鉴别，因为弓形虫病灶的 ADC 值较高[6]。在灌注成像中，弓形虫病的脑血容量和脑血流量较淋巴瘤低（图 8.8）。PET 中，弓形虫病的代谢也较淋巴瘤低。铊 -201 SPECT 中，淋巴瘤表现为异常摄取，而弓形虫病没有。还有多种其他病变也类似于弓形虫病的表现，包括感染（如结核、隐球菌病和其他真菌感染）、转移性疾病、胶质母细胞瘤、亚急性梗死或出血、放射性坏死和脱髓鞘（图 8.9）。

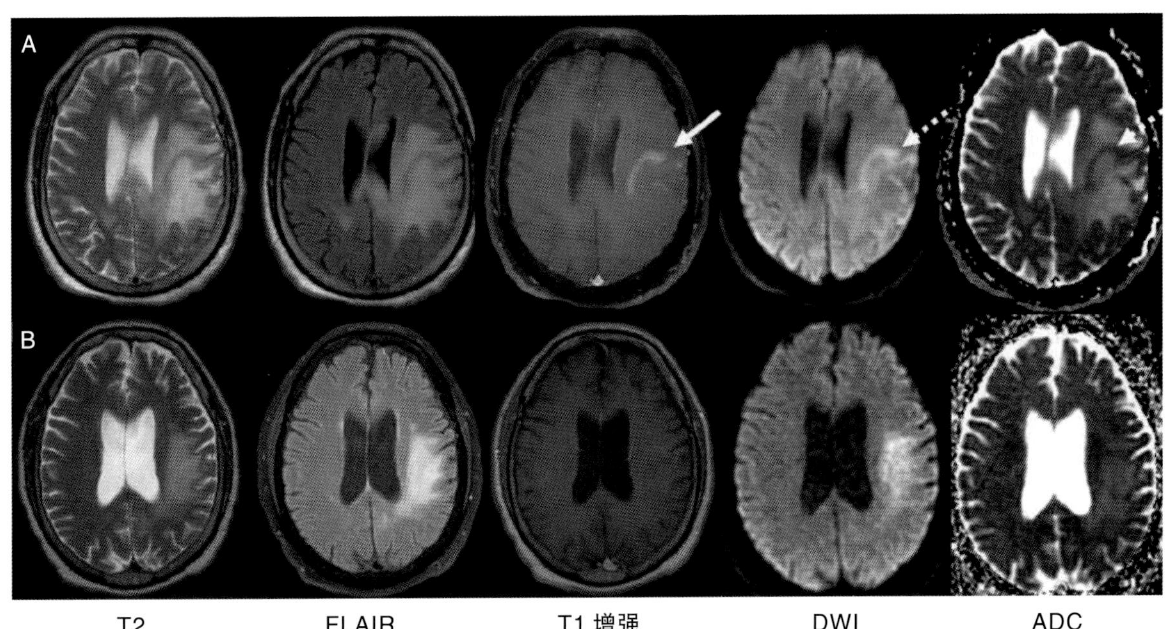

图 8.6　中枢神经系统淋巴瘤。中枢神经系统淋巴瘤患者的连续脑 MRI 图像。顶行（A 行）：始发时图像示左侧放射冠弧形强化病灶（箭头所示），伴相应区域扩散受限（虚线箭头所示）和周围 T2/FLAIR 高信号水肿。底行（B 行）：经过 1 个月的随访，图像示病灶对类固醇治疗非常有效。先前所见的强化和扩散受限区域消失，水肿也明显减轻

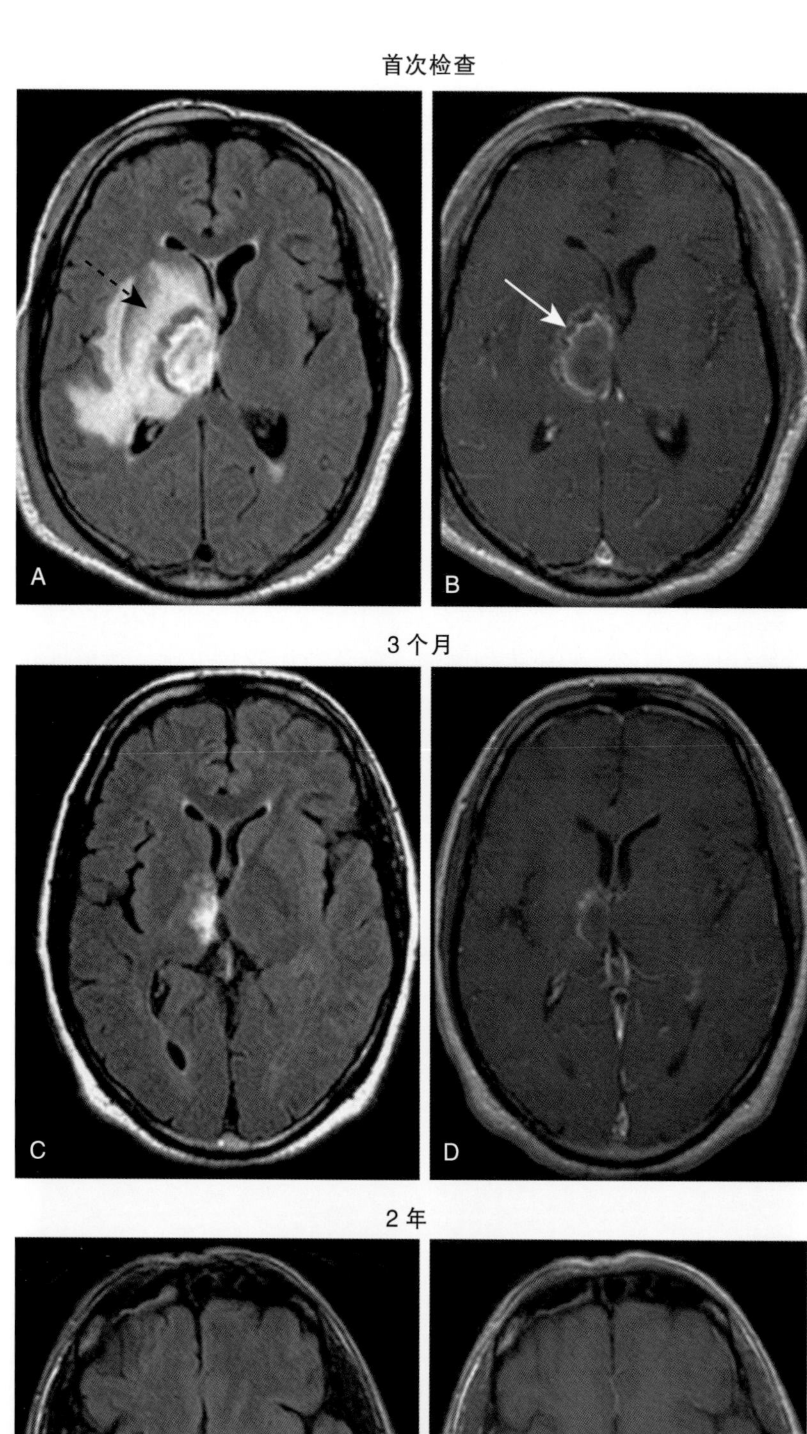

图 8.7 中枢神经系统弓形虫病误诊为肿瘤。中枢神经系统弓形虫病患者的连续脑 MRI 图像。顶行：始发时的轴位 T2WI/FLAIR 图（A）和 T1WI 增强图（B）示右侧丘脑一巨大的边缘强化病变（箭头所示），周围有广泛的 T2 高信号水肿（虚线箭头所示）。中行：治疗 3 个月后，轴位 T2WI/FLAIR 图（C）和 T1WI 增强图（D）示右侧丘脑强化病变显著缩小，周围血管源性水肿改善。底行：在 2 年的随访中，轴位 T2WI/FLAIR 图（E）和 T1WI 增强图（F）示强化消失，局部残留脑软化

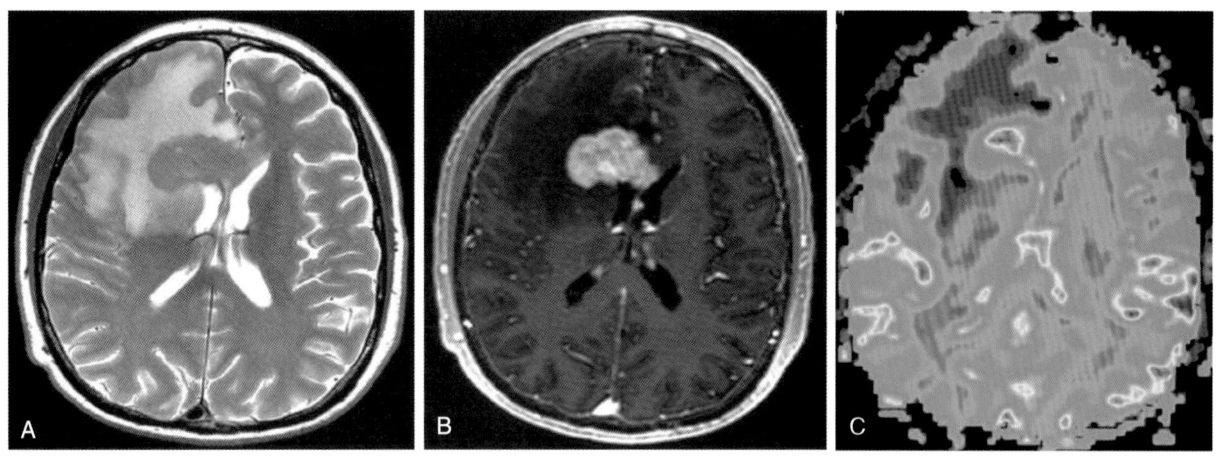

图 8.8　中枢神经系统淋巴瘤灌注图。脑 MRI 图示广泛的血管源性水肿围绕 T2 相对低信号区（A），均匀强化的胼胝体肿块（B）以及相应区域脑血容量升高（C）

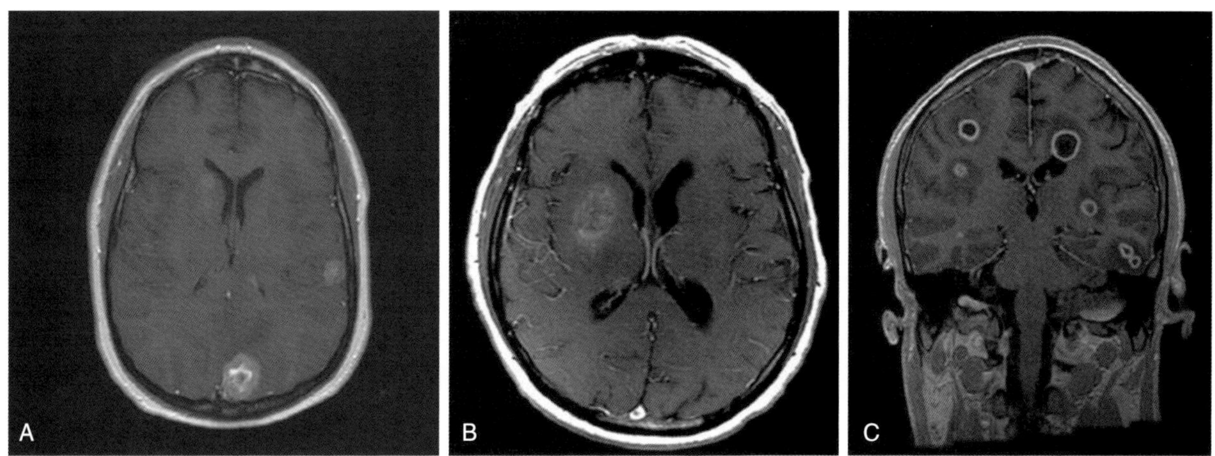

图 8.9　中枢神经系统弓形虫病的误诊病例。脑部增强 MRI 图像。轴位 T1WI 增强图像（A）示多发明显强化的肾细胞癌转移灶，累及右基底节和皮层；（B）亚急性梗死引起的右基底节大面积不均匀强化病变。T1WI 增强冠状位图像（C）示链球菌败血症引起的大量散在光滑环状强化脓肿

（杨　勇　译；徐小玲　审）

参考文献

[1] Porter SB, Sande MA. Toxoplasmosis of the central nervous system in the acquired immunodeficiency syndrome. N Engl J Med, 1992, 327(23):1643–1648.

[2] Paramar H, Ibrahim M. Pediatric intracranial infections. Neuroimaging Clin N Am, 2012, 22(4):707–725.

[3] Chang L, Cornford ME, Chiang FL, et al. Radiologic-pathologic correlation. Cerebral toxoplasmosis and lymphoma in AIDS. AJNR Am J Neuroradiol,1996, 16(8):1653–1656.

[4] Kumar GG, Mahadevan A, Guruprasad AS, et al. Eccentric target sign in cerebral toxoplasmosis: neuropathological correlate to the imaging feature. J Magn Reson Imaging, 2010, 31(6):1469–1472.

[5] Patel DV, Holfels EM, Vogel NP, et al. Resolution of intracranial calcifications in infants with treated congenital toxoplasmosis. Radiology, 1996, 199(2): 433–440.

[6] Camacho DL, Smith JK, Castillo M. Differentiation of toxoplasmosis and lymphoma in AIDS patients by using apparent diffusion coefficients. AJNR Am J Neuroradiol, 2003, 24(4):633–637.

9 脑囊虫病

Samir Noujaim，Lawrence Bahoura，Daniel L. Noujaim，Marie Tominna

引　言

囊虫病是一种由幼虫期猪绦虫引起的寄生虫感染。常见的受累部位是中枢神经系统（CNS）、眼睛和肌肉等部位。脑囊虫病（neurocysticercosis，NCC）是中枢神经系统最常见的寄生虫感染疾病。在一些地区，NCC是获得性癫痫的主要病因。据报道，超5000万人受该病影响。在流行地区，如中美洲、南美洲、东欧、撒哈拉以南非洲和亚洲一些地区，该病的患病率高达6%[1]。农村地区因恶劣的生活条件，如卫生设施缺乏、人类粪便处理不当、肉制品检验不足以及个人卫生不规范而导致该病的发病率更高[2]。对多数发展中国家来说，NCC同样是重要的公共卫生问题，而对于发达国家来说，由于20世纪的全球化、移民和跨国旅行等多因素影响，该病也变得更常见。

神经影像技术的重大进步使人们对囊虫病能够有更精确的诊断，对发病机制有更清晰的认识[3]。

生命周期

图9.1总结了猪绦虫的生命周期。了解NCC，首选要了解绦虫复杂的生命周期，及其在疾病的最终宿主和中间宿主间传播的条件。人类通过摄入生的或烹饪不当且感染了猪绦虫幼虫的猪肉而成为成虫的最终宿主。进入机体的幼虫通过吸盘附着在肠壁上，最终发育为成虫[4]。这类绦虫的下部远端部分由数百个独立的节组成，称为节片，且每个节片都有雄性和雌性的性器官。当节片成为孕节时，会携带卵，称为六钩蚴。孕节从成虫脱落，与人粪便一起排出时可释放数千个虫卵。这些卵可以在水、土壤和植被中存活数月。猪在食用了被人类粪便污染的食物后便成为绦虫的中间宿主[5]。猪肠道中的消化酶可破坏虫卵，释放出活的胚胎，胚胎穿透肠壁进入血液。寄生虫通过血液进入组织，并迅速进化为幼虫（囊尾蚴）。囊尾蚴由囊壁和成熟的头节及充满液体的囊泡组成。当人类食用了受感染的、烹饪不当的猪肉时，这类幼虫便在人体肠道内发育成绦虫，并延续其生命周期[5]。

与只作为中间宿主的猪不同，人类可能成为最终宿主（如前所述）或中间宿主。具体来说，如果摄入感染绦虫的猪肉，绦虫便通过肠腔进入人体进而感染人类，人类就会成为绦虫的最终宿主。然而，如果人类通过受粪便污染的制品或者通过手－粪－口传播途径摄入了虫卵，幼虫胚胎便可以穿透肠壁进入人体血液系统，这种感染途径类似猪的感染机制。胚胎通过血液循环在组织中寄生并发育成幼虫，从而引发

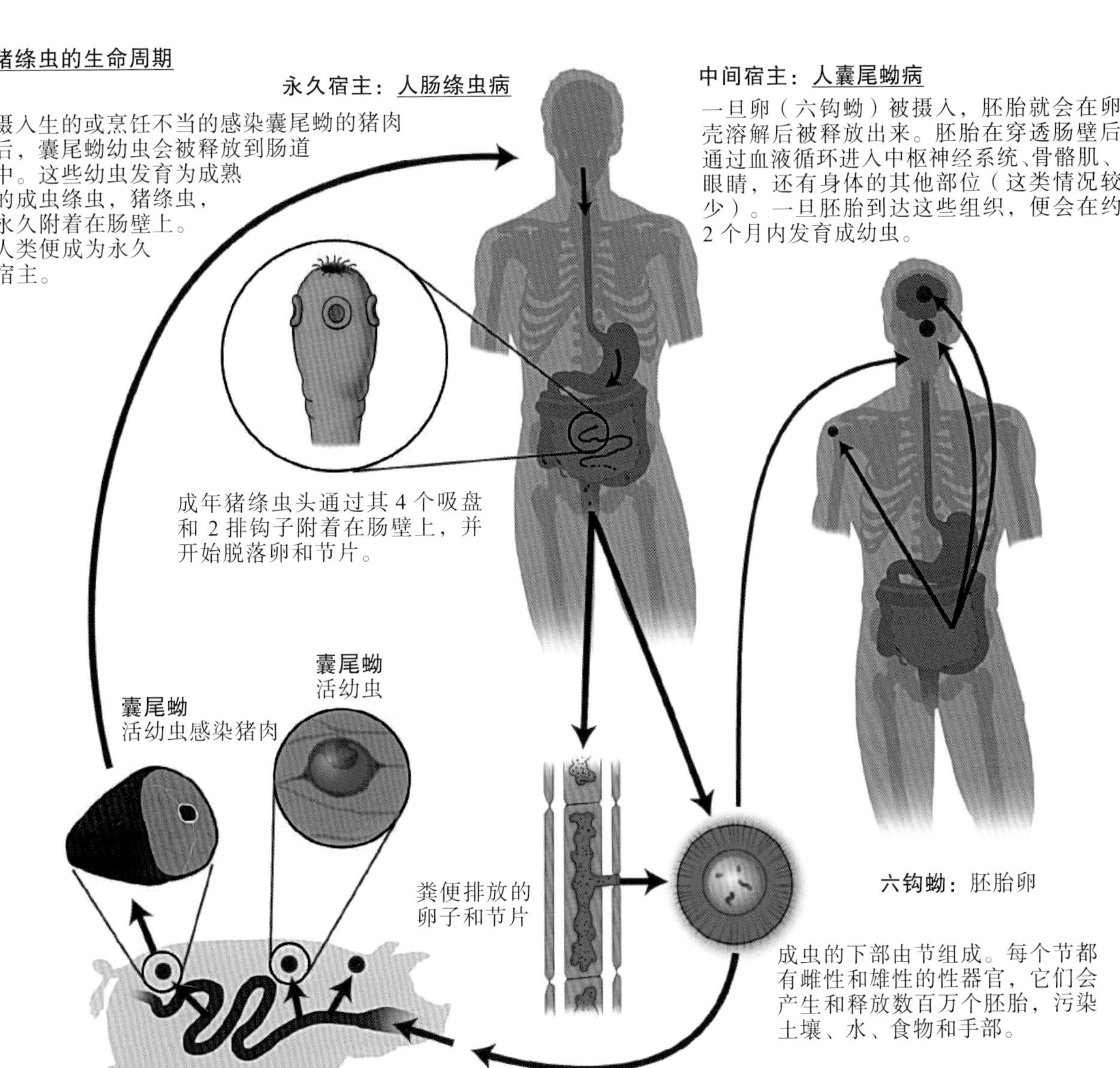

猪绦虫的生命周期
永久宿主：人肠绦虫病
摄入生的或烹饪不当的感染囊尾蚴的猪肉后，囊尾蚴幼虫会被释放到肠道中。这些幼虫发育为成熟的成虫绦虫，猪绦虫，永久附着在肠壁上。人类便成为永久宿主。
中间宿主：人囊尾蚴病
一旦卵（六钩蚴）被摄入，胚胎就会在卵壳溶解后被释放出来。胚胎在穿透肠壁后通过血液循环进入中枢神经系统、骨骼肌、眼睛，还有身体的其他部位（这类情况较少）。一旦胚胎到达这些组织，便会在约 2 个月内发育成幼虫。
成年猪绦虫头通过其 4 个吸盘和 2 排钩子附着在肠壁上，并开始脱落卵和节片。
囊尾蚴
活幼虫
囊尾蚴
活幼虫感染猪肉
粪便排放的卵子和节片
六钩蚴：胚胎卵
成虫的下部由节组成。每个节都有雌性和雄性的性器官，它们会产生和释放数百万个胚胎，污染土壤、水、食物和手部。
中间宿主：猪囊尾蚴病
猪是粪食动物。其在摄入被卵和节片污染的粪便后，胚胎会从溶解的卵壳中排出。与人类一样，胚胎穿透肠壁并通过血液循环进入目标组织（中枢神经系统、肌肉、眼部、皮肤以及其他少见部位），并发育成囊尾蚴幼虫。

图 9.1　猪绦虫的生命周期

感染称为囊虫病。NCC 是特指中枢神经系统受感染。

总之，绦虫病和囊虫病是由一类寄生虫的两种不同传播形式引起。绦虫病是通过摄食猪肉内活体幼虫而发病的，而囊虫病则是通过粪口传播，摄食被含有虫卵排泄物污染的食物而发病的。

脑实质型脑囊虫病的演变：概述

寄生虫从胚胎进化到幼虫囊泡，最终演变为钙化的肉芽肿性结节，脑实质 NCC 的影像学表现反映了疾病发展过程和宿主反应的潜在变化[6]。根据其影像学表现，我们可分为五个不同的阶段：①非囊性期；②囊泡期；③胶样囊泡期；④颗粒结节期；⑤钙化结节期。

非囊性期

在胚胎进入靶器官的初始阶段，通常无法通过计算机断层扫描（CT）或磁共振成像（MRI）发现。但能看到一些局部脑实质水肿，这些病灶几个月内进展为小而均匀强化的病变。当胚胎逐渐向囊尾蚴演变时，这个过程被称为疾病演变的早期阶段。此类发现也反映了寄生虫侵入机体组织以及机体继发的炎症反应（图 9.2）。

囊泡期

此阶段是胚胎发育为囊尾蚴期。幼虫囊内含透明囊液，并分布在内陷的头节周围。囊壁富含糖蛋白，只要囊壁完整就不会引起宿主反应[7]。它们的直径一般在 5~20mm，几乎没有占位效应。成熟囊泡在 CT 和 MRI 上很明显，边界清晰，囊壁薄而无强化。囊内液体在 CT 上与脑脊液（CSF）密度相似；在 MRI 上，T1WI、T2WI 和 FLAIR 序列与 CSF 信号相似[3,8]。头节是囊内的偏心壁结节，一般大小为 2~4mm，相对于脑实质在 T1WI 上呈等信号，在 T2WI 上表现为等或高信号。头节可强化。弥散加权成像（DWI）显示高信号，弥散受限的头节被低信号液体包绕。这有助于将其与化脓性脓肿区分开来，后者在 DWI 上显示为液体成分的扩散受限。这些囊尾蚴可以存活和休眠多年（图 9.3，图 9.4）。

胶样囊泡期

胶样囊泡期幼虫开始退化，这可能是感染的自然过程或由治疗引发强烈的宿主炎症反应导致的。由于类蛋白质物质和其降解碎片的聚集，囊液开始变浑浊。纤维囊在垂死的幼虫周围包裹，增强后可见增厚的囊壁强化[8]。

CT 表现为环形强化病灶伴其内高密度液体和周围水肿。MRI 上内部液体在 T1WI 上较脑脊液信号略高，在 T2WI 和 FLAIR 序列上呈高信号。囊内可见到液 – 液平面[8]。周围血管源性水肿在 T1WI 上呈低信号，在 T2WI 和 FLAIR 上呈高信号。最初存在的头节最终消失，此阶段的后期呈现无头节的囊性病变（图 9.5~图 9.7）。

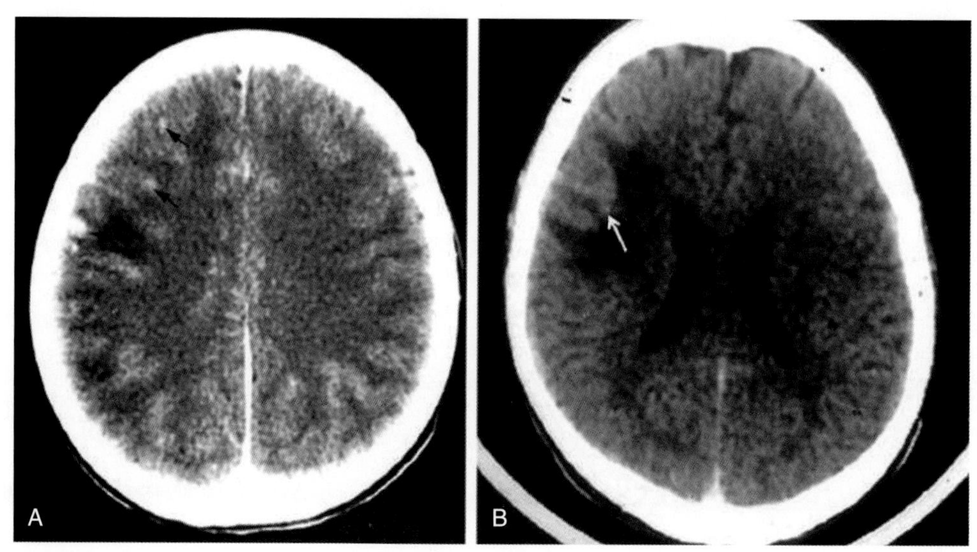

图 9.2 实质型 NCC 非囊性期。（A）9 岁，男孩，有癫痫发作史。CT 增强显示灰白质交界区多发强化结节（箭头所示），周围脑实质水肿。（B）37 岁，女性，自诉有左肢麻木和头痛症状。CT 增强显示小强化结节（箭头所示），周围血管源性水肿。几个月后，脑实质内出现多个小囊尾蚴囊肿（未显示）

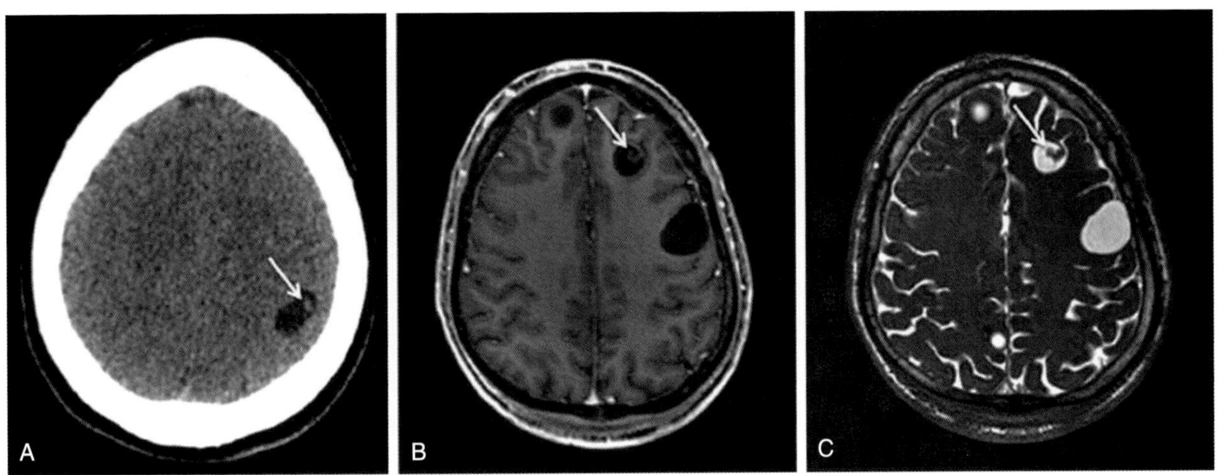

图 9.3　NCC 囊泡期。（A）轴位 CT 增强，（B）T1WI 增强（MRI），（C）MRI 稳态进动结构相干序列（CISS）显示囊泡充满液体，无壁强化或周围实质水肿。偏心性结节（箭头）代表头节。脑实质内囊尾蚴通常较小，多发于灰白质交界区或深部灰质内。与周围脑实质压力有关，囊肿大小一般不超过 10mm。头节在 CISS 序列上显示较好，一旦显示即可诊断为 NCC

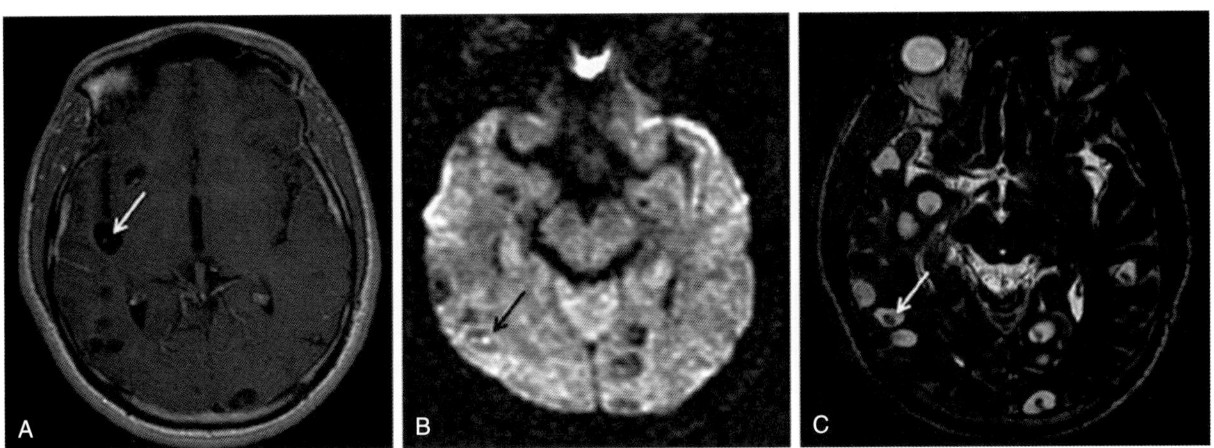

图 9.4　NCC 囊泡期 MRI。（A）轴位 T1WI 增强图像显示多个含头节（箭头）不强化囊泡。（B）轴位 DWI 显示扩散受限的偏心性结节，每个对应一个头节（箭头）。（C）轴位 CISS 显示多个薄壁囊泡，每个囊泡内可见清晰的偏心性头节（箭头）。囊液在所有序列上（包括 FLAIR）都与脑脊液信号相似。囊液与化脓性脓肿的区别在于囊内液体在 DWI 上扩散不受限。这些征象可作为 NCC 囊泡期的诊断依据

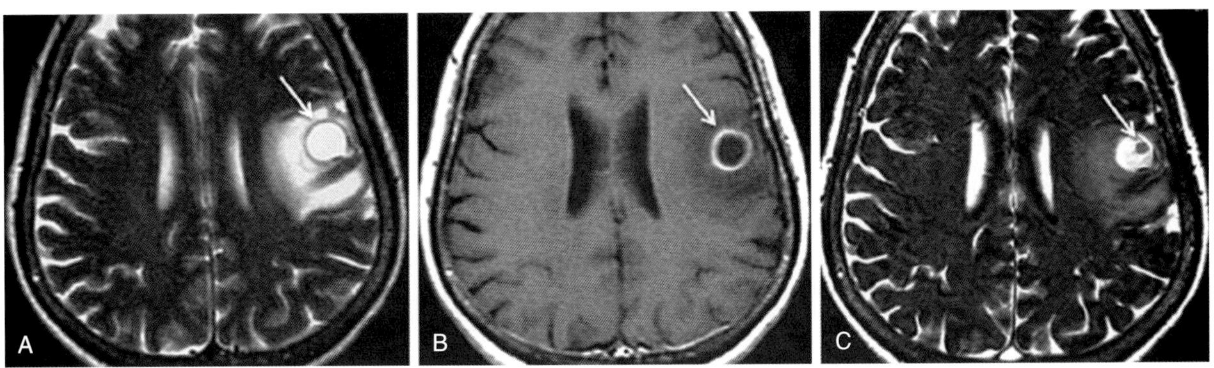

图 9.5　胶样囊泡期 MRI。（A）轴位 T2WI 图像显示左侧额叶囊肿（箭头）周围血管源性水肿。（B）轴位 T1WI 增强图像显示囊壁强化。（C） CISS 图像显示囊内与头节对应的偏心性结节。在 T2WI 上头节呈高信号，故显示不明显，在 CISS 上低信号结节显示较好。FLAIR（未显示）可见早期胶样囊泡期囊液与脑脊液信号相似，晚期呈高信号。头节在早期阶段出现（如本例），晚期消失（见图 9.7）

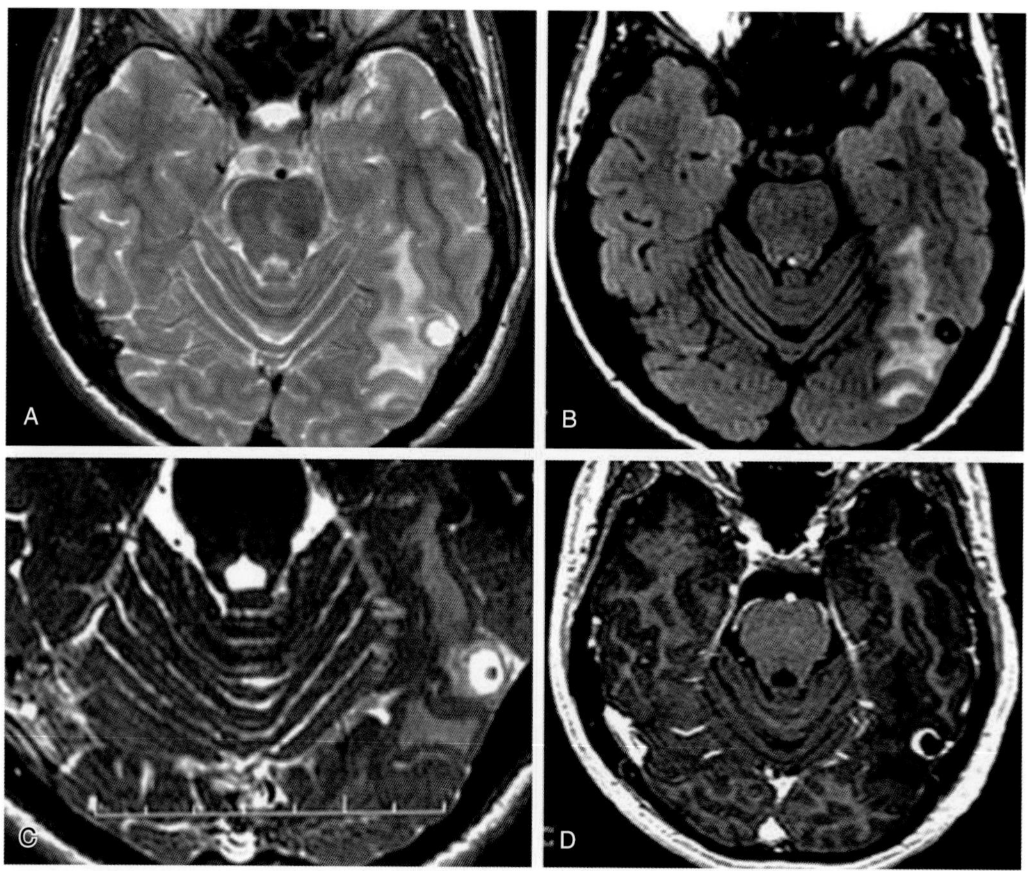

图 9.6 早期胶样囊泡期 MRI。（A）轴位 T2WI、（B）FLAIR 和（C）CISS 图像显示病灶周围水肿。（D）T1WI 增强图像显示囊壁强化。头节存在，因与脑脊液信号相似，故 T2WI 图像不显示。早期胶样囊泡期，FLAIR 或 T1WI 图像上囊液尚不浑浊，囊壁强化和病灶周围水肿是这一阶段的典型表现。头节可以在 FLAIR 和 CISS 序列上看到，提示早期胶样囊泡期

对于在胶样囊泡期只有一个囊肿且表现为环状强化和周围血管源性水肿的患者，诊断较为困难。因此，有价值的临床病史至关重要。此阶段病灶多的患者可发生脑炎，随之而来的宿主炎症反应可引起弥漫性脑水肿和脑室系统受压。这在儿童和使用口服驱虫药后尤其明显[3,7]。

颗粒结节期

这一阶段，囊肿随其囊液被吸收而逐渐变小，导致肉芽肿性非钙化实性或小环状结节的形成。影像显示小的环状强化或持续强化的实性结节，周围水肿减少。环形强化的壁通常比胶样囊泡期厚。结节在 T1WI 与脑实质相比呈等信号，T2WI、T2*WI 上呈等低信号，信号强度与钙化结节期之前结节的矿化有关（图 9.8）。

钙化结节期

在最后的这一非活动期，囊虫病表现为肉芽肿性病变并完全钙化[9]。CT 上表现为高密度小钙化结节，无水肿或强化。MRI 上，钙化结节在所有序列上均表现为低信号，无水肿或强化。从颗粒状结节到钙化结节的过渡期，MRI 病灶周边可出现轻度强化（图 9.9）。

重要的是，要认识到会发生持续再感染的可能性，同一患者体内可以出现不同阶段的病变（图 9.10）。

脑实质 NCC 的主要影像学表现见图 9.11。

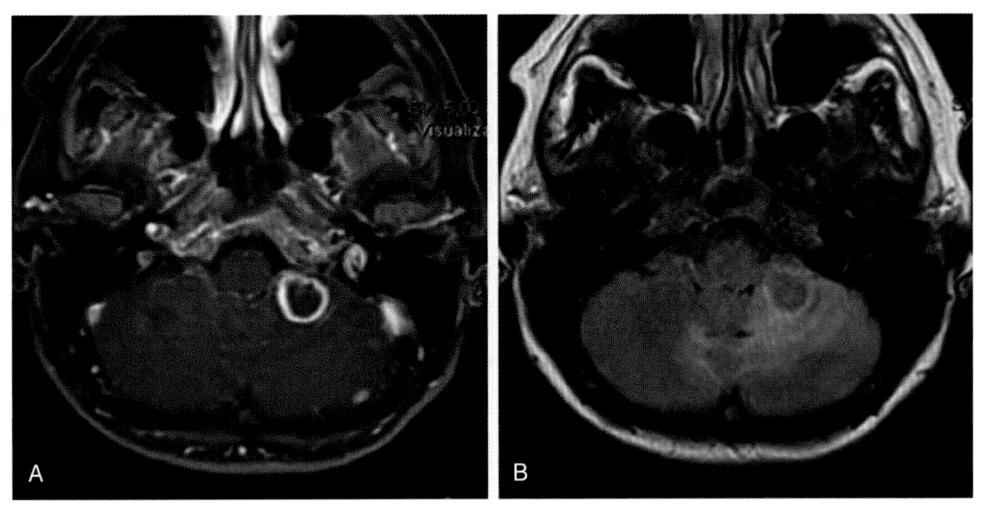

图 9.7 晚期胶样囊泡期 MRI。（A）轴位 T1WI 增强和（B）FLAIR 图像显示囊性病变壁强化和周围实质水肿。T1WI 和 FLAIR 显示囊液浑浊（比脑脊液信号高），且不显示囊内头节。这些特征是晚期胶样囊泡期的典型表现。其与原发、转移性肿瘤或其他不常见的环形强化病变难以鉴别。在 DWI（未显示图）上囊液无扩散受限，不是脓肿的典型表现

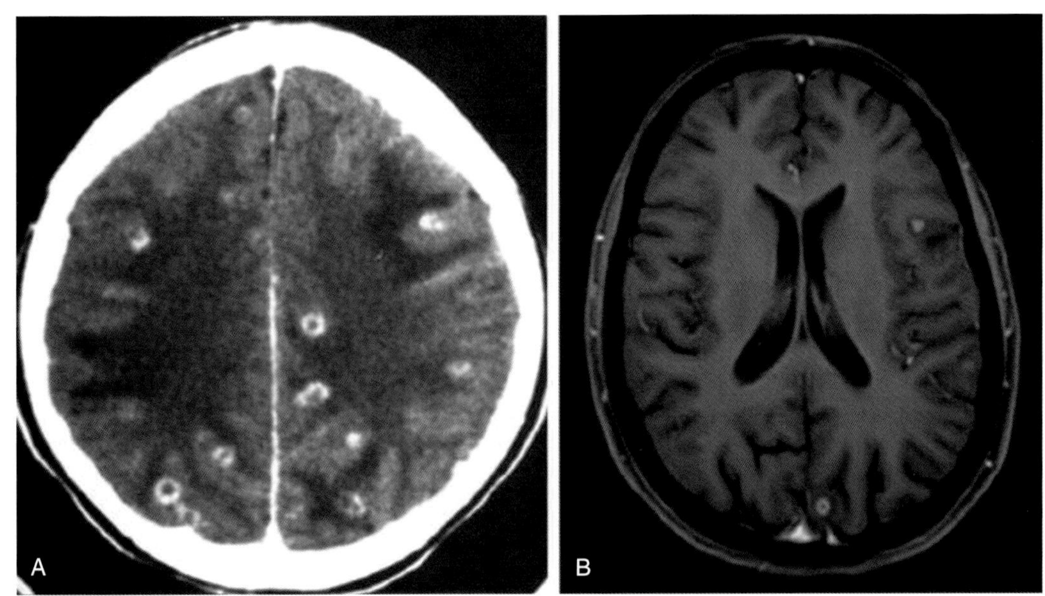

图 9.8 颗粒结节期。（A）CT 增强显示多发强化的结节和环形病变，并显示残余囊内蛋白物质引起的囊液浑浊。（B）T1WI 增强可见实性强化结节及环形小病灶。胶样囊泡期病变在此期收缩并开始矿化，早期在 T2WI 和 FLAIR 上表现为低信号（未显示）。病变周围可出现轻度实质水肿

按位置分类

NCC 根据累及 CNS 的结构进行分类：①脑实质（如前所述），②蛛网膜下腔 – 脑池，③脑室，④脊髓。其他部位也可受到影响，包括蝶鞍、硬膜下和眼眶。

脑实质

一些学者认为寄生虫最常见于脑实质[3]。而另一些学者认为蛛网膜下腔最常见，许多“实质”病变位于脑沟内或穿支动脉周围的血管周围间隙[3,8]。真正的实质病变通常位于血液供应

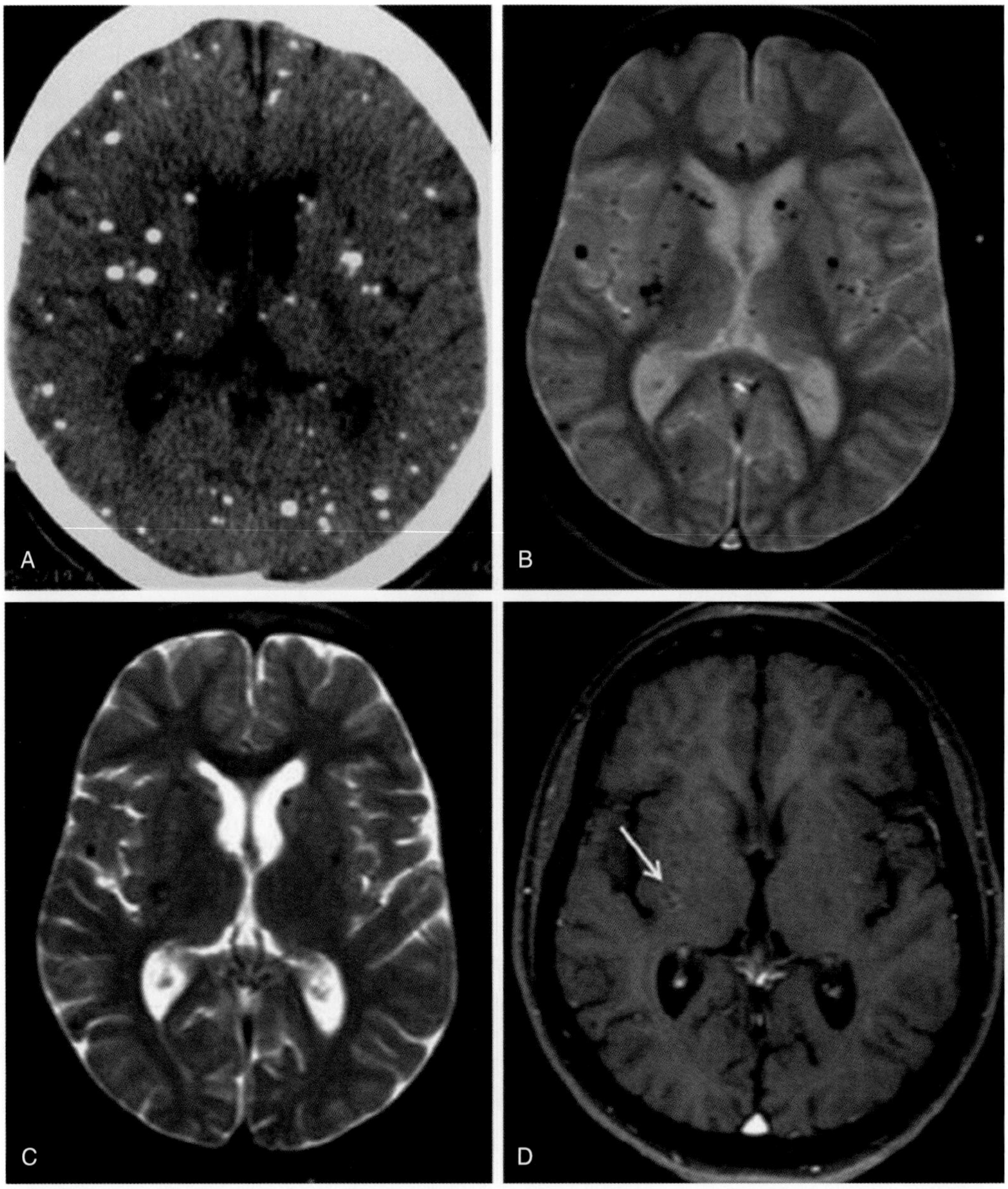

图9.9 钙化结节期。（A）轴位CT显示大量钙化肉芽肿。钙化结节在（B）轴位T2*WI和（C）T2WI上呈低信号。（D）轴位T1WI增强病灶呈低信号，部分病灶外周轻微强化（箭头）。病灶周围水肿消退。此期病变通常集中在大脑深部和周围的灰白质交界区

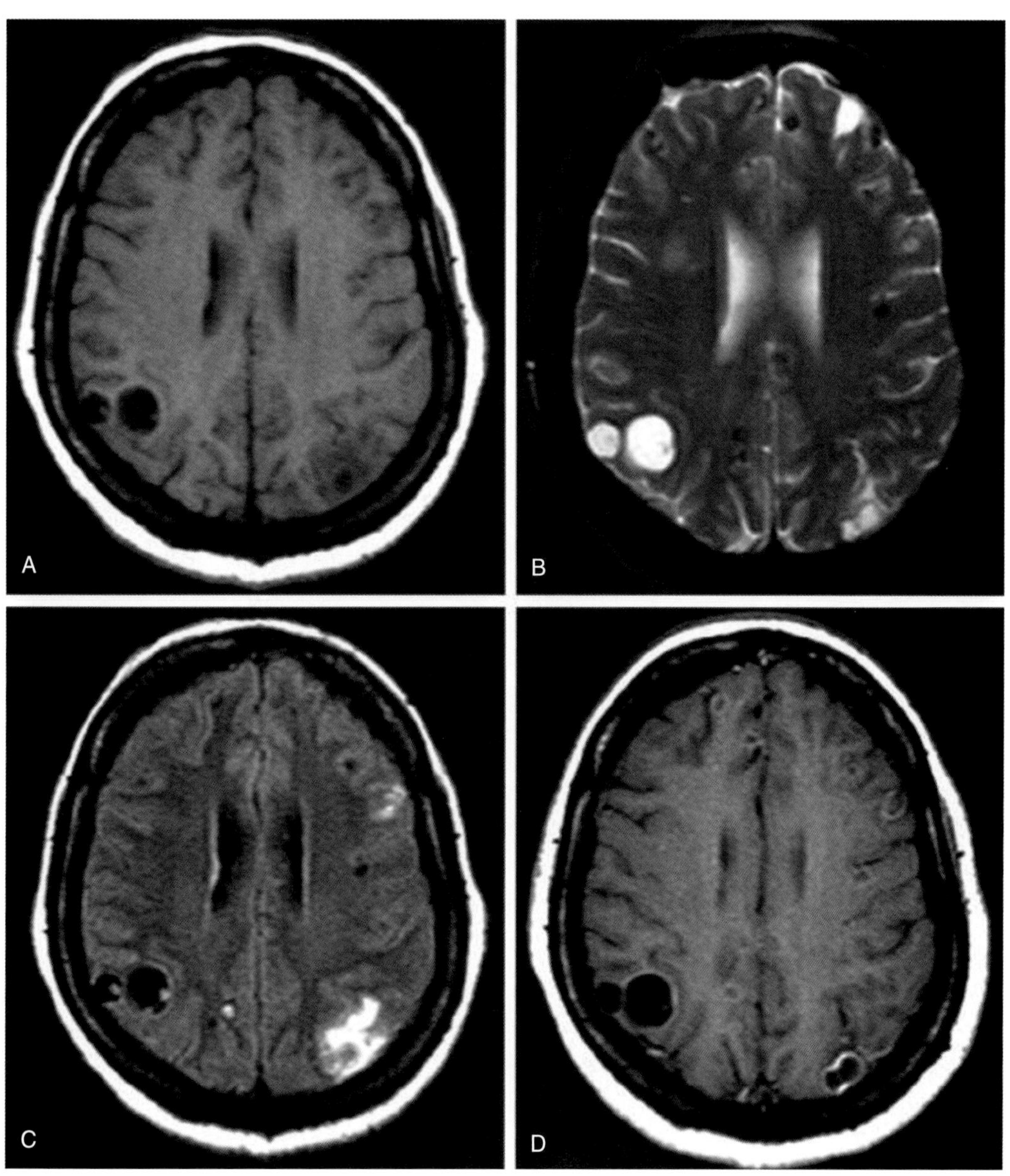

图 9.10　同一患者同时存在囊泡期、胶样囊泡期和钙化结节期。（A）轴位 T1WI、（B）T2*WI、（C）FLAIR 和（D）T1WI 增强显示右侧顶叶后部两个包含头节的囊性病变，周围无水肿或壁强化。左侧顶叶见胶样囊泡期病变，FLAIR 显示囊液混浊，周边强化，周围血管源性水肿。钙化结节病变在 T2*WI、FLAIR、T1WI 上表现为低信号，散在分布于大脑灰白质交界区；部分病变从颗粒结节期过渡到钙化结节期，呈现轻微的边缘强化信号

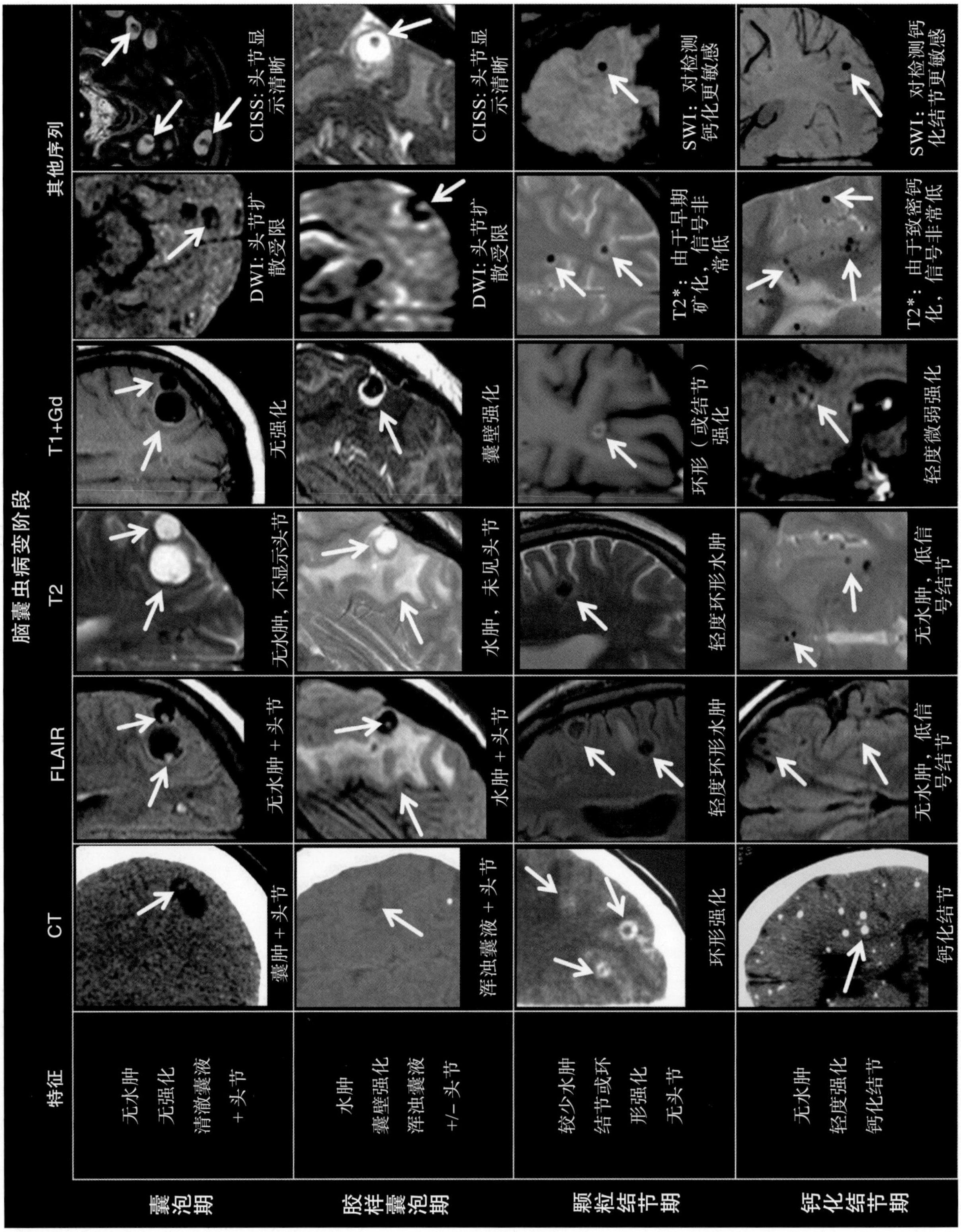

脑囊虫病变阶段	特征	CT	FLAIR	T2	T1+Gd	其他序列	
囊泡期	无水肿 无强化 清澈囊液 +头节	囊肿+头节	无水肿+头节	无水肿，不显示头节	无强化	DWI: 头节扩散受限	CISS: 头节显示清晰
胶样囊泡期	水肿 囊壁强化 浑浊囊液 +/– 头节	浑浊囊液+头节	水肿+头节	水肿，未见头节	囊壁强化	DWI: 头节扩散受限	CISS: 头节显示清晰
颗粒结节期	较少水肿 结节或环形强化 无头节	环形强化	轻度环形水肿	轻度环形水肿	环形（或结节）强化	T2*：由于早期矿化，信号非常低	SWI：对检测钙化更敏感
钙化结节期	无水肿 轻度强化 钙化结节	钙化结节	无水肿，低信号结节	无水肿，低信号结节	轻度微弱强化	T2*：由于致密钙化，信号非常低	SWI：对检测钙化结节更敏感

图 9.11 实质型 NCC 的主要影像学表现

丰富的区域，如皮层或基底节区。实质病变一般较小，常小于10mm，病变发展过程如前所述。在疾病发展的不同阶段，很少表现出肿瘤样表现或弥漫多发囊性病灶的粟粒样表现[1]。影像学鉴别诊断包括血管周围间隙扩大、微小脓肿、转移瘤、慢性实质微出血（如脑淀粉样血管病、高血压性脑病、弥漫性轴索损伤和海绵状血管瘤），以及免疫受损宿主的感染和淋巴瘤，其表现随病变的不同阶段各异。

蛛网膜下腔 – 脑池

脑池 NCC 很少见，常与实质性 NCC 有关[7]。通过血行播散，寄生虫可到达基底池或蛛网膜下腔和脑膜的任何部位。寄生虫可引起强烈的炎症反应[8]。基底脑膜炎可引起脑神经功能障碍或动脉陷迫症。影像学上可见软脑膜强化，血管造影可显示颅内大动脉节段狭窄或闭塞。位于皮层沟回深部的囊肿通常较小，其演变过程与实质病变相同。然而，当囊肿位于外侧裂或基底池时，往往较大，呈多囊性；大小可达 5~10cm（图 9.12，图 9.13）[3,8]。多个小囊可以聚集成团，表现为“葡萄串”状，称为葡萄串状 NCC。这种葡萄串状突起常发生在脑干周围。这些小囊内通常看不见头节。而某些序列，如 FLAIR 和高分辨率磁敏感序列可显示出头节[3]。孤立性蛛网膜下腔脑囊虫可表现出占位性效应，引起脑积水。这些部位的脑囊虫应与蛛网膜囊肿和表皮样囊肿相鉴别。

脑室内

NCC 较少发生在脑室内。第四脑室是最常见的发生部位，其次是侧脑室，再次是第三脑室或中脑导水管。它们大小不一，可以单发。囊液在影像学上可与脑脊液相似，与 MRI 相比，该部位的囊泡在 CT 上难以显示。采用 5min 100% 补氧的 FLAIR 序列可进一步区分囊液与脑脊液。该技术下，脑脊液显示比正常更亮，与不亮的囊泡形成对比。目前显示脑室内囊泡壁的技术主要包括高分辨率流体敏感序列（图 9.14）。

脑室内囊虫可导致脑室炎伴室管膜炎。此外，自由流动的囊液可引起急性梗阻性脑积水，这个可能是致命的（图 9.15）。脑室内囊虫的影像学鉴别诊断包括脉络膜丛囊肿、脉络膜丛黄色肉芽肿、脉络膜裂囊肿、海马沟残余囊肿、胶质囊肿、神经上皮囊肿及中枢神经细胞瘤。

脊　髓

脊髓囊虫病较罕见。脊髓受累几乎总是伴有颅内蛛网膜下腔病变，一旦发现脊髓囊尾蚴，应进行颅内评估。囊尾蚴通常位于脊髓周围的蛛网膜下腔，继发于脑脊液播散。囊虫病发生于髓内很少见，类似于脊髓肿瘤。也可出现广泛的脊膜炎症反应（图 9.16，图 9.17）。

肌　肉

囊尾蚴可侵袭身体任何部位的肌肉，表现为大量软组织结节性钙化（图 9.18）。

眼　眶

囊尾蚴可通过血行传播累及眼眶结构，最常累及眼外肌。影像表现类似于脑实质病变。眼内 NCC 很少见。病变表现为 T1 高信号和 T2 低信号。鉴别诊断包括视网膜母细胞瘤、黑色素瘤和转移瘤[1]。单独视神经受累表现虽然罕见但很重要。

功能磁共振成像

DWI 有助于区分 NCC 囊肿和化脓性脓肿，后者主要表现为扩散受限（DWI 上呈高信号）。头节在 DWI 上表现为囊泡内点状或逗号状高信号，在 ADC 图上表现为等低信号，在囊泡期和早期胶样囊泡期更为明显[1]。囊液在 DWI 上扩散不受限。

MR 灌注成像有助于区分单个囊尾蚴囊肿与具有囊性成分的原发性或转移性肿瘤。NCC 病变具有光整的强化囊壁，病变脑血容量减少，而肿瘤性病变常具有较厚的结节样囊壁，病灶脑血容量增加。

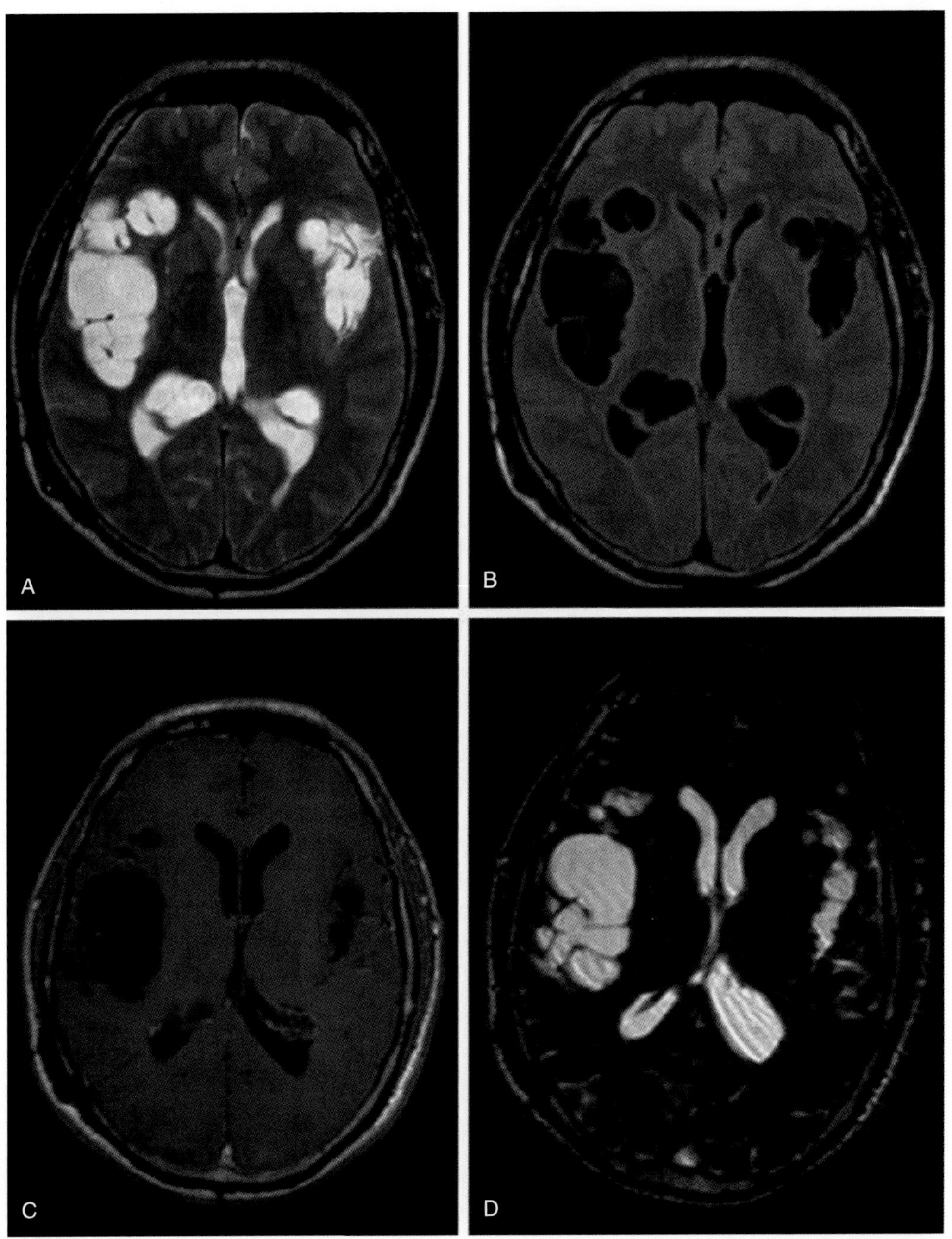

图 9.12 蛛网膜下腔/脑池葡萄串样 NCC。（A）轴位 T2WI，（B）FLAIR，（C）T1WI 增强，（D）CISS，显示双侧外侧裂和侧脑室三角区可见串状多囊状病灶，囊内信号同脑脊液信号。无脑实质水肿或异常强化。CISS 是识别囊肿壁和头节的最佳序列，但对于葡萄串状亚型的 NCC 不好识别。蛛网膜下腔 NCC 最常见的部位是外侧裂和基底池，由于缺乏阻止其生长的外部压力，其可能会增长到 10cm 或更大

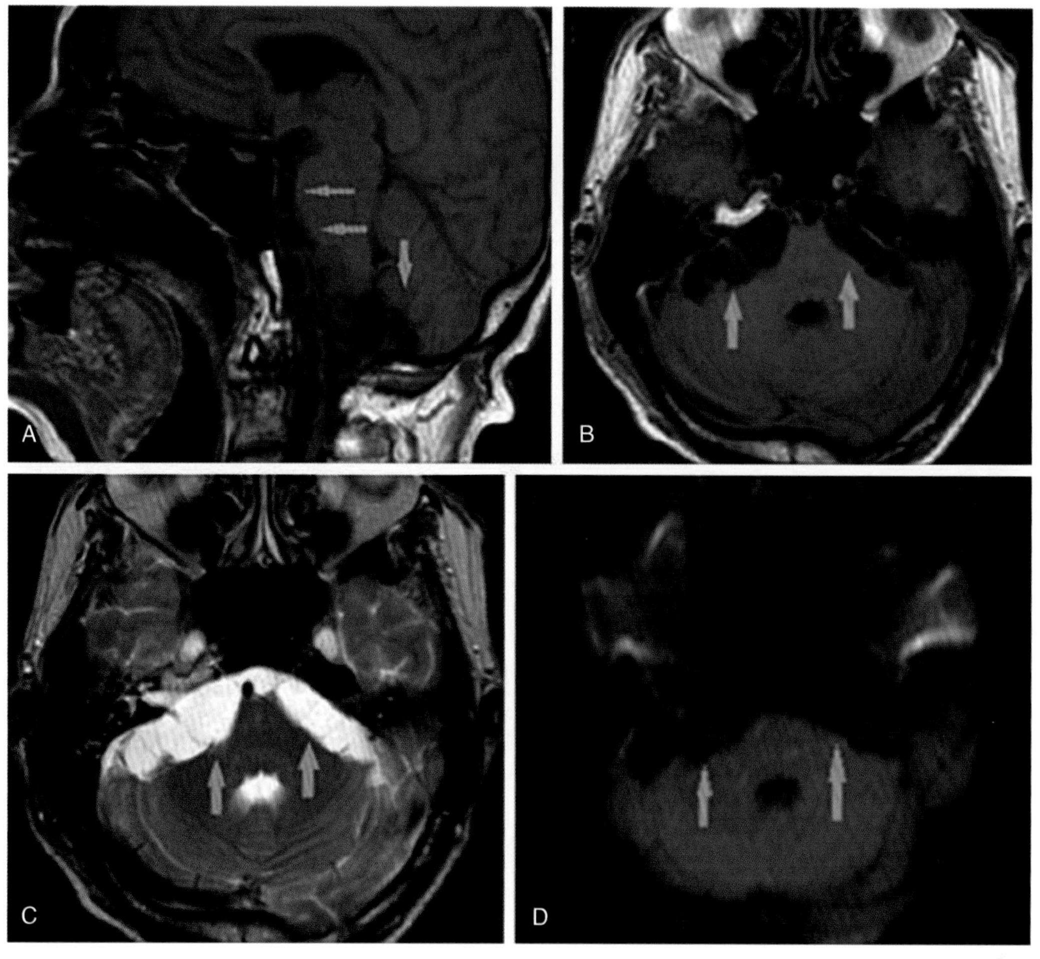

图 9.13　基底池葡萄串状 NCC。（A）矢状位 T1WI、（B）FLAIR、（C）CISS 和（D）DWI 序列显示，在蛛网膜下腔病变中，头节并不总是明确显示，单靠神经影像学可能诊断困难。此种情况，无法区分葡萄串状 NCC 和蛛网膜囊肿。葡萄串状 NCC 容易与表皮样囊肿鉴别，DWI 上表皮样囊肿扩散受限

MR 波谱上，实质 NCC 病变显示乳酸、丙氨酸、琥珀酸 / 丙酮酸和胆碱升高，N- 乙酰天冬氨酸和肌酸水平降低。丙酮酸升高有助于区分囊性 NCC 和囊性胶质瘤 [1]。

高分辨率流体敏感序列（CISS，FIESTA，DRIVE）能够较好区分脑脊液与其他结构，也是显示脑室系统和蛛网膜下腔内囊虫病的范围以及显示囊肿内头节存在的最佳序列。

鉴别诊断

图 9.19~ 图 9.27 简要讨论一些类似 NCC 的常见病变，并根据部位和分期进行鉴别诊断。这些病变如下：

- 细菌性脓肿（图 9.19）
- 脑转移瘤（图 9.20）
- 出血性脑转移瘤（图 9.21）
- 高血压脑病微出血（图 9.22）
- 血管周围间隙扩大（图 9.23）
- 海马残余囊肿（图 9.24）
- 基底池表皮样囊肿（图 9.25）
- 脉络丛黄色肉芽肿（图 9.26）
- 中枢神经细胞瘤（图 9.27）

临床表现

NCC 的临床表现取决于多个因素，包括囊虫的分期、囊肿在 CNS 的位置、囊尾蚴的大小和数量 [7,10]。常见的症状包括癫痫、头痛和颅高压相关的症状。病变发展过程中可发生

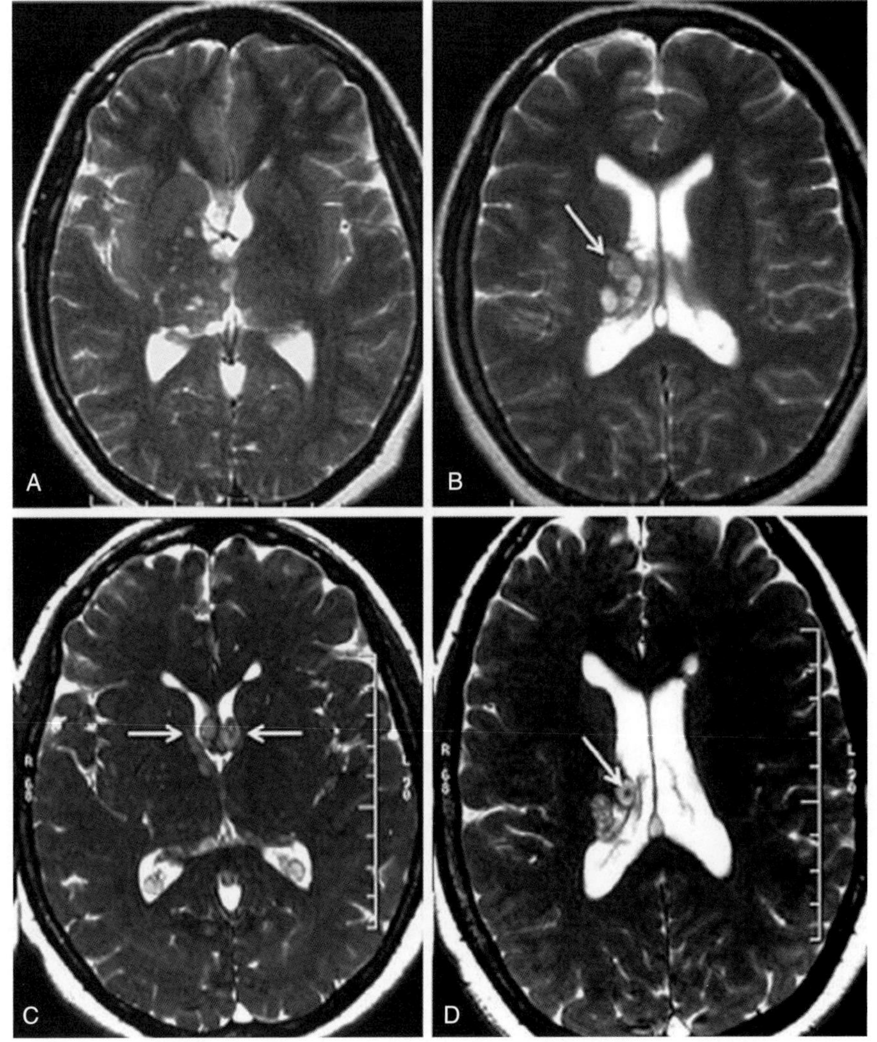

图 9.14　脑室内囊泡期 NCC。（A, B）轴位 T2WI 显示右侧侧脑室内囊虫（B；箭头）。（C, D）轴位 CISS 更好地显示囊内偏心性头节（D；箭头）以及在 T2WI 图像上看不到的孟氏孔附近的其他囊虫（C；箭头，与 A 图对比），其中一个囊性病变中头节的显示可以做出 NCC 的诊断

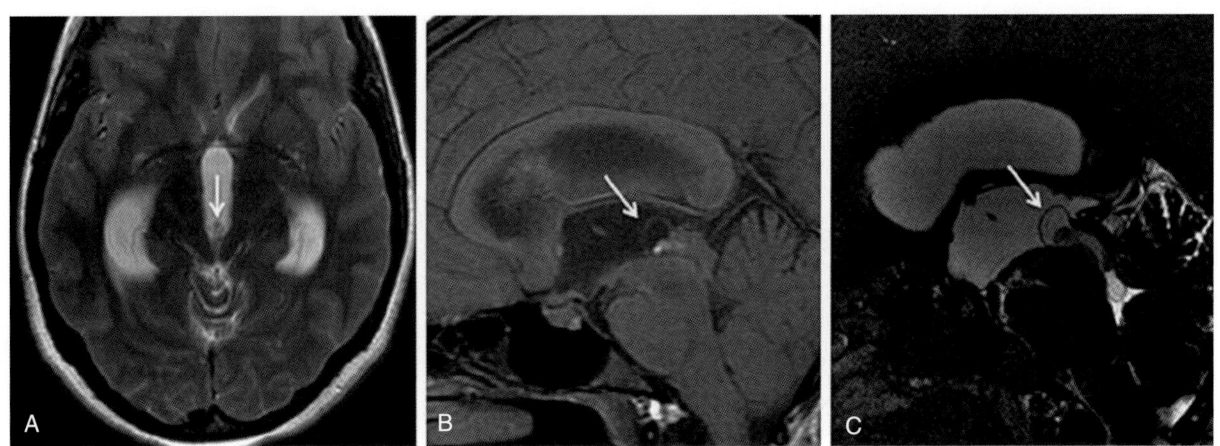

图 9.15　脑室内囊泡期 NCC 中脑导水管阻塞引起脑积水。（A）轴位 T2WI 图像显示第三脑室及侧脑室扩张，三脑室后部小结节（箭头）。（B）矢状位 T1WI 增强显示第四脑室大小正常和中脑导水管内的薄壁囊性病变，囊内结节强化（箭头）提示头节。（C）矢状位 CISS 图像清晰显示薄壁囊肿和囊内结节与三脑室后部内头节相吻合（箭头）。病变通过中脑导水管延伸到第四脑室

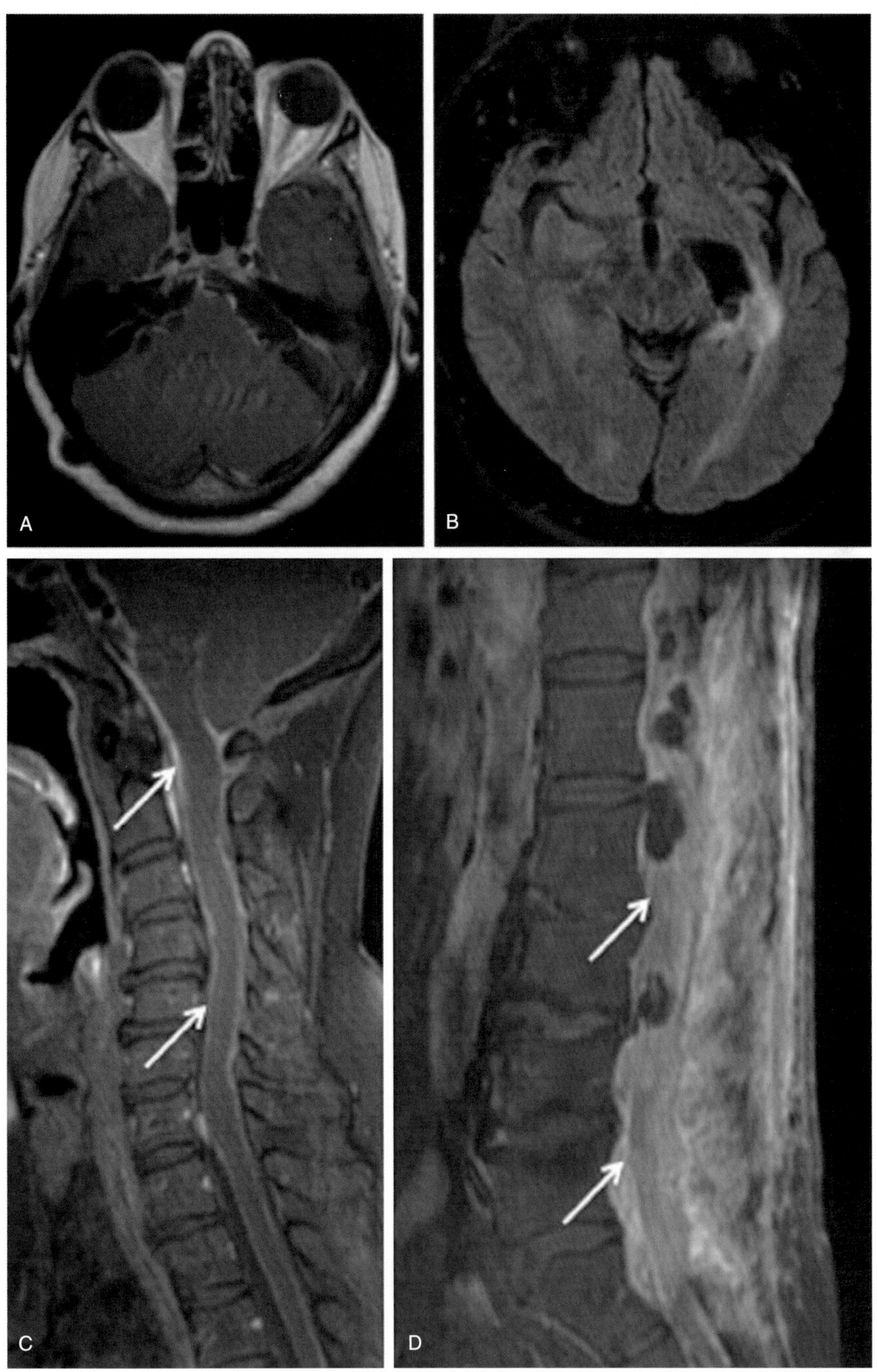

图 9.16　脊髓型囊虫病。轴位 T1WI 增强图像显示脑基底池内多发囊肿（A），轴位 FLAIR 显示囊肿延伸至左侧脉络膜裂（B）。矢状位 T1WI 图像显示颈椎（C）和腰椎（D）蛛网膜炎伴弥漫性脊膜增厚强化（C，D；箭头）。腰椎椎管内可见多个未强化囊肿（囊泡期）

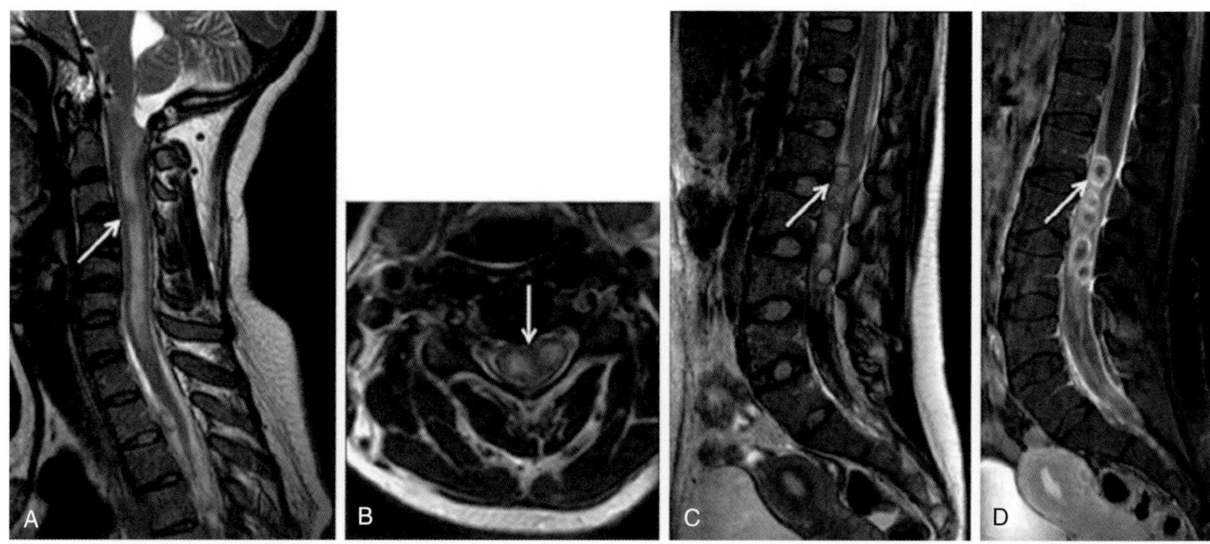

图 9.17　脊髓囊虫病（髓内和髓外硬膜下）。矢状位（A）和轴位 T2WI （B）图像显示颈髓内相对低信号病变伴弥漫性脊髓水肿（箭头）。（C）腰椎矢状 T2WI 和（D） T1WI 增强图像显示马尾周围大量胶样囊泡期病变（箭头），囊内液体浑浊和囊壁增厚强化

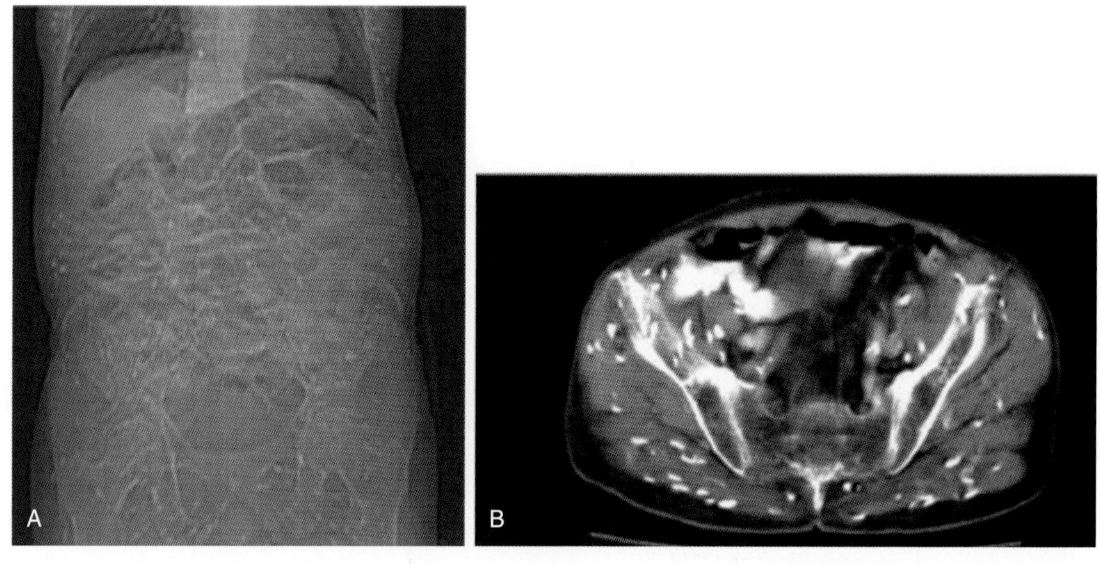

图 9.18　典型终末期钙化结节型囊虫病。腹部 CT 定位相（A）、盆腔轴位 CT 图像（B）显示，胸部、腹部和骨盆周围肌肉内大量钙化肉芽肿

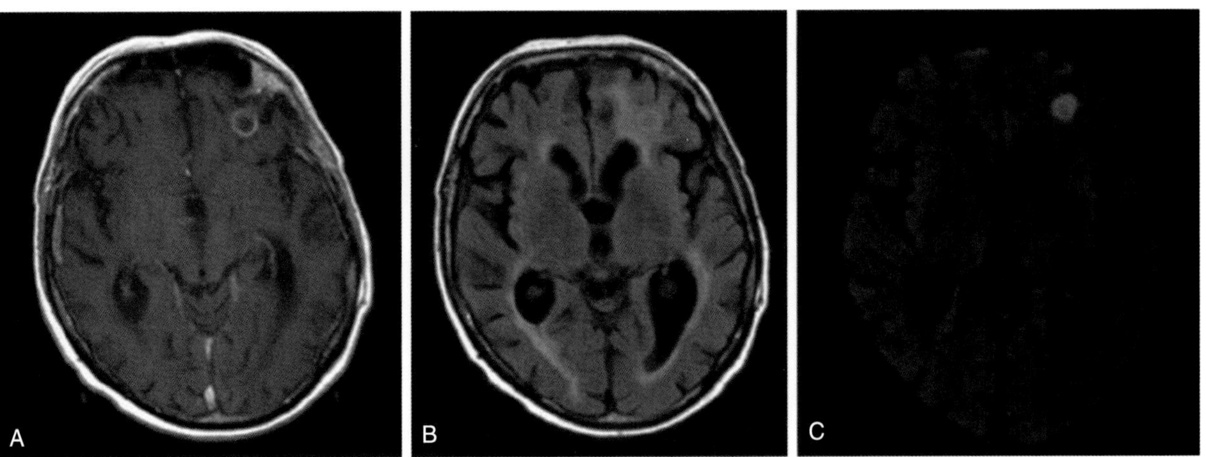

图 9.19　细菌性心内膜炎患者类似于 NCC 胶样囊泡期的脑脓肿。（A）轴位 T1WI 增强可见小环形强化病灶。（B）轴位 FLAIR 病灶周围可见血管源性水肿。（C）DWI 显示囊肿内部扩散受限，这是化脓性脓肿的典型表现

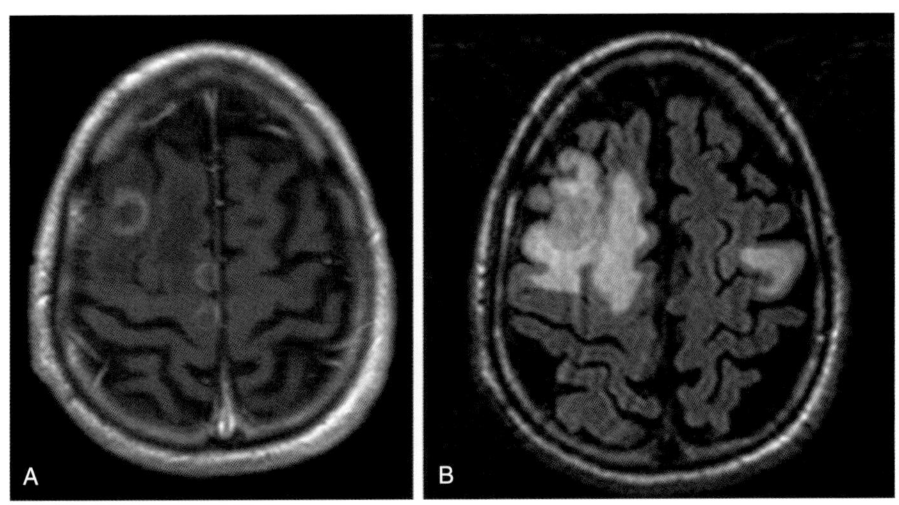

图 9.20　肺癌脑转移瘤。（A）轴位 T1WI 增强图像显示多发环形强化病灶。（B） FLAIR 图像显示病灶周围明显的血管源性水肿。DWI 未见扩散受限（未显示），排除化脓性脓肿。患者的病史和人口统计学特征在鉴别诊断中起着重要作用

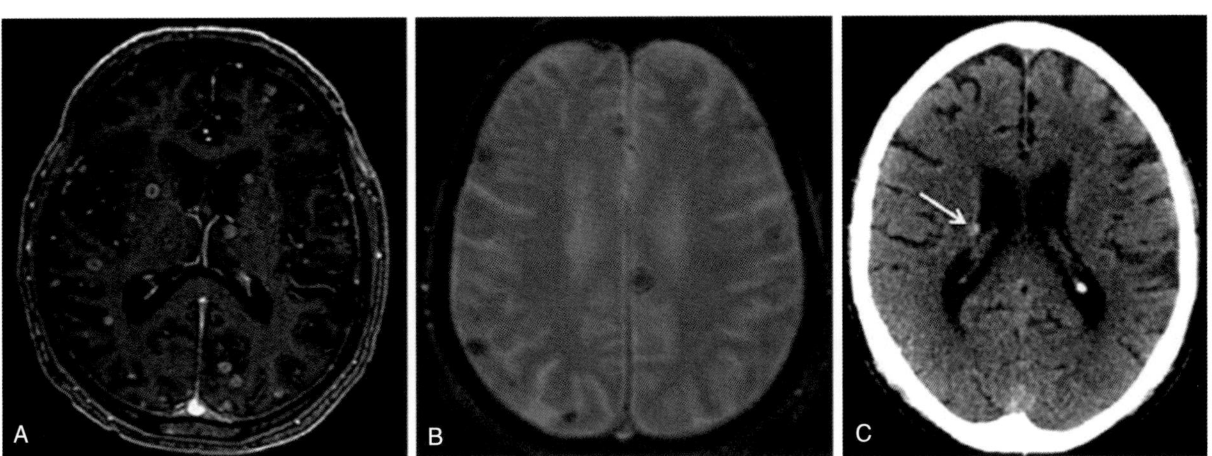

图 9.21　小细胞肺癌出血性脑转移瘤，类似于颗粒结节期和钙化结节期 NCC。（A）轴位 T1WI 增强图像显示大量环形强化病灶，类似于颗粒结节期 NCC。（B）梯度回波 T2* 图像上，大量出血病灶类似颗粒钙化期 NCC。（C）CT 平扫图像证实多发高密度出血灶（箭头），CT 值 60HU

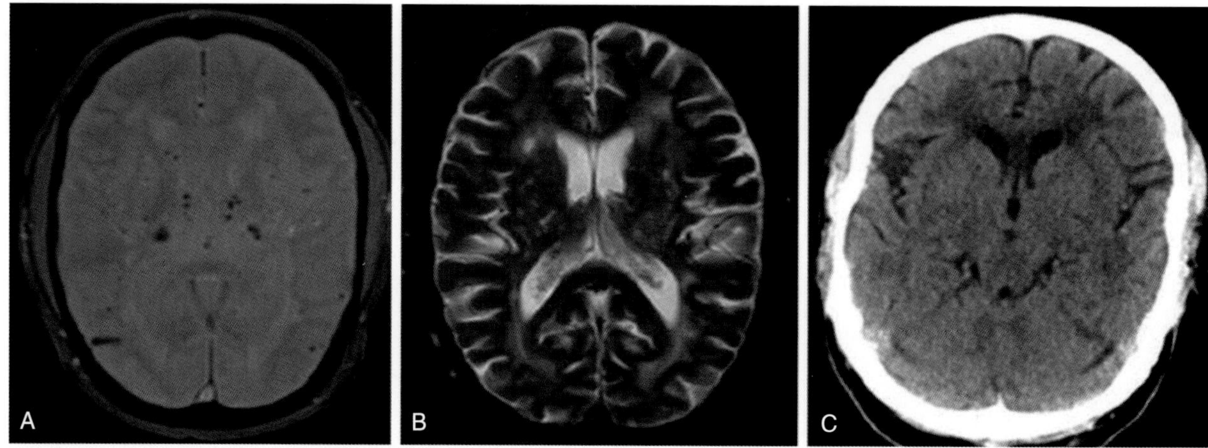

图 9.22 高血压控制不良的高血压性脑病患者。（A）T2* 图像上可见大量顺磁性病灶，由慢性微出血引起。病灶主要位于深部灰质内，此为高血压脑病的典型部位。脑淀粉样血管病或弥漫性轴索损伤在灰 - 白质交界区可见大量微出血灶。（B）本例脑室周围白质 T2 高信号与高血压相关的脑小血管疾病有关。（C）CT 平扫未显示 NCC 钙化结节期的高密度钙化病灶

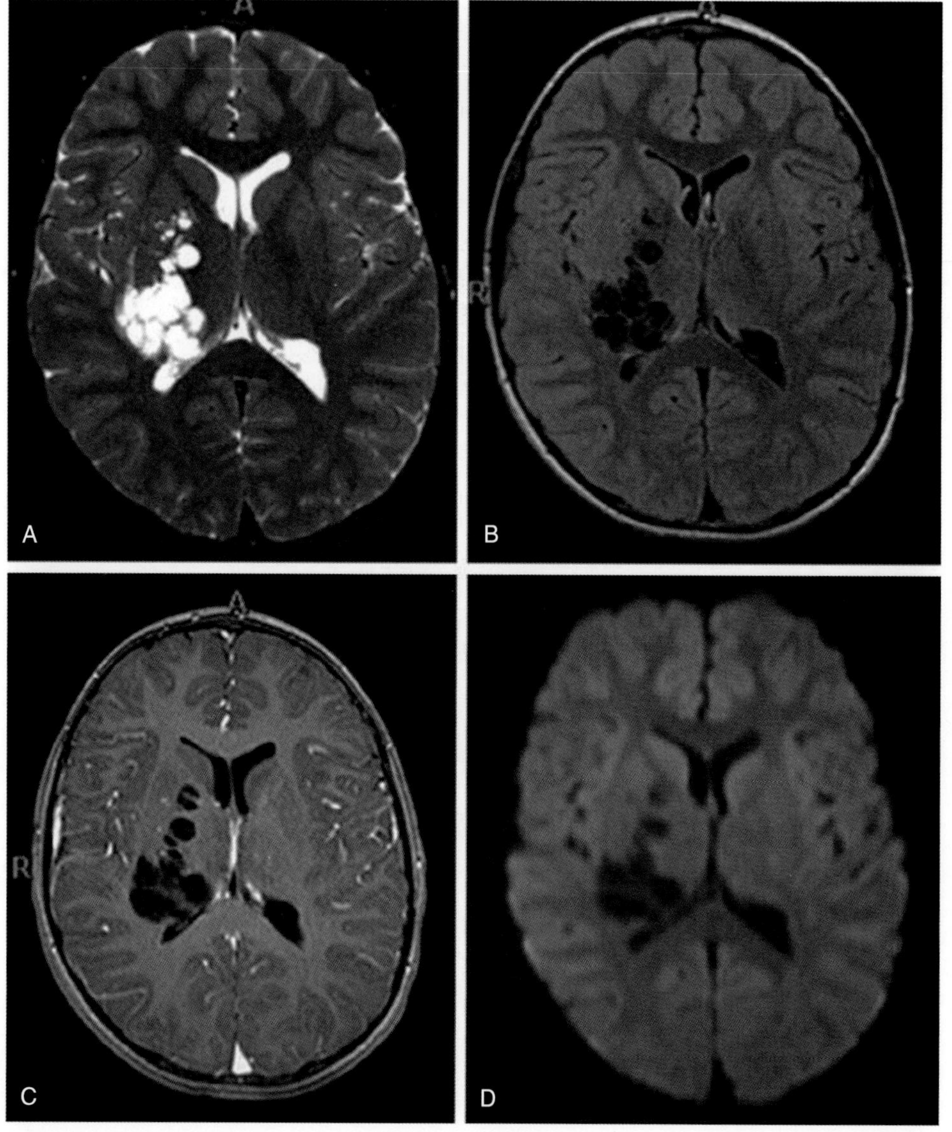

图 9.23 无症状患者血管周围间隙扩大，类似 NCC 囊泡期。MRI 显示右侧基底节和深部白质内有成串的囊肿。在所有序列上跟 CSF 信号一致，T2WI（A）上呈高信号，FLAIR（B）上呈低信号。（C）轴位 T1WI 增强呈低信号，无强化表现。（D）DWI 上扩散不受限。血管周围间隙扩大是最常见的脑实质“囊肿”。它们从孤立的小线性或圆形囊腔融合为 CSF 样信号的大囊，有时大到可以引起占位效应，类似于 NCC。最常见的部位包括大脑深处、灰质和皮层下白质

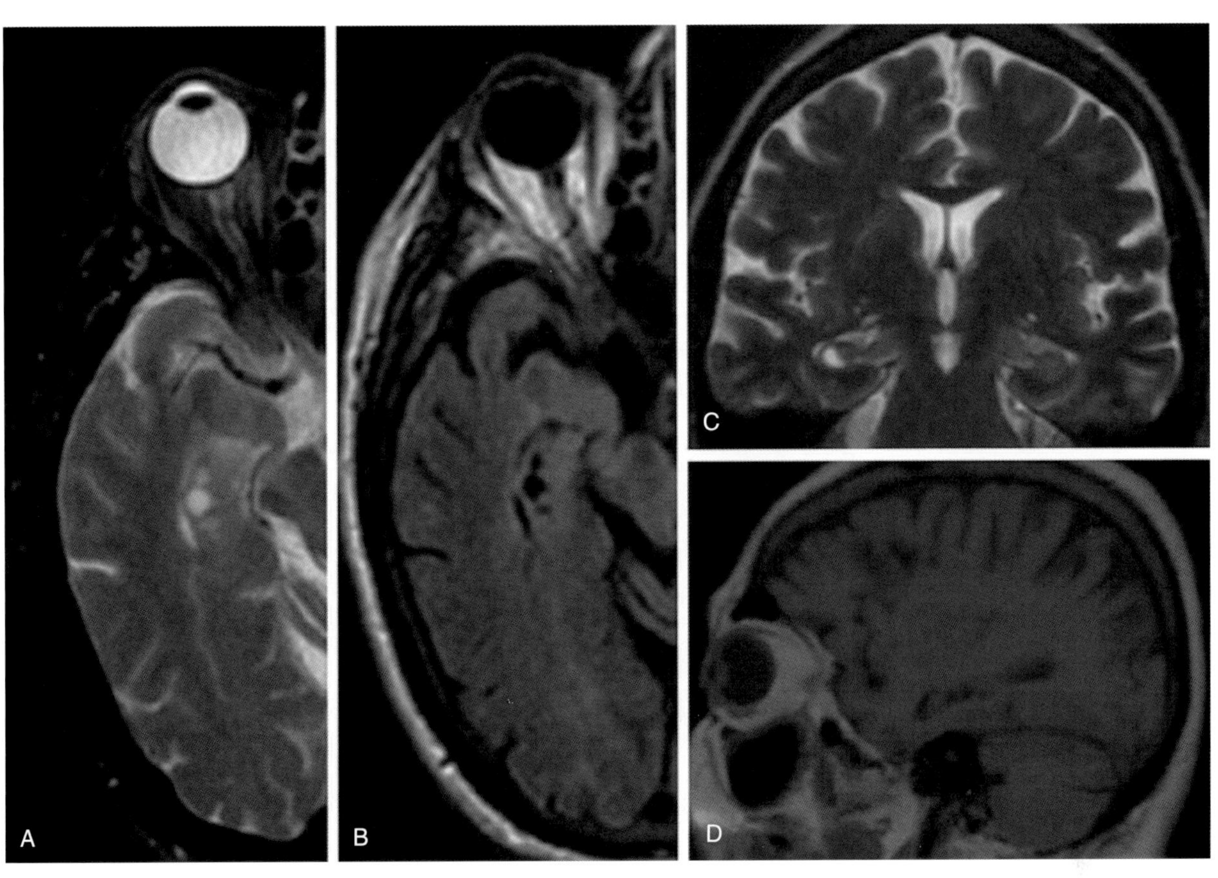

图 9.24 海马残余囊肿，患者头痛与此无关。右侧海马区近侧脑室颞部小囊肿。轴位（A）和冠状位（C）T2WI 上呈高信号，FLAIR 上呈低信号，矢状位 T1WI（D）呈低信号。海马残余囊肿是偶然发现，是胚胎海马裂不完全退化的残余物，由小的（< 5mm）囊性病变组成，在所有序列上与脑脊液信号一致。它位于齿状回和海马角之间。这一特定区域其他病变少见，因此发生 NCC 的可能几乎没有

脑炎，囊虫退化可导致脑水肿和占位效应。如果寄生虫感染严重，可发生弥漫性脑水肿和脑炎，可伴有脑疝。

在脑室内，囊虫游走可引起梗阻性脑积水，囊虫退化可引起室管膜炎[1,11]。如继发血管炎，蛛网膜下腔受累可导致脑膜炎和潜在脑梗死[1]。脊髓受累可无症状或有症状，引起脊髓受压、脊髓水肿或蛛网膜炎。这可能会导致疼痛以及运动和感觉缺陷[10]。在眼眶内，症状包括眼外肌受累引起的肌炎或复视，以及视网膜脱离或视神经受累引起的视力丧失[1]。无症状患者多为钙化结节期。钙化病变代表不活跃的囊尾蚴，但由于残留抗原的炎症反应，可能偶发钙化性病灶再激活，导致慢性癫痫发作[1,11]。

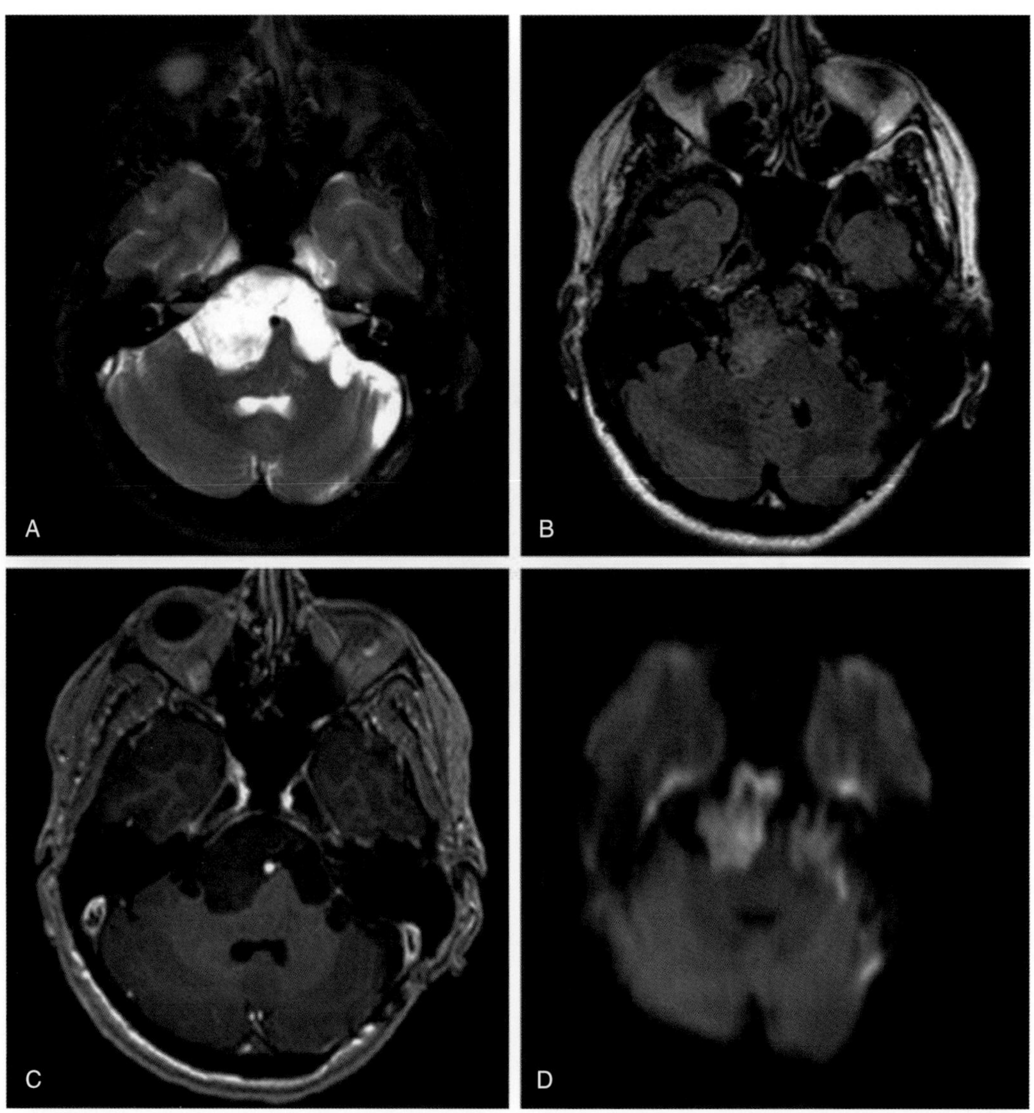

图 9.25 类似葡萄串状 NCC 的基底池表皮样囊肿。桥前池和桥小脑角池内多囊性病变在 T2WI（A）图像上呈高信号，在 FLAIR（C）图像上不同于脑脊液信号，与蛛网膜囊肿不同。（B）轴位 T1WI 增强图像上，病变无强化。（D）DWI 显示局限性扩散受限是表皮样囊肿的典型表现

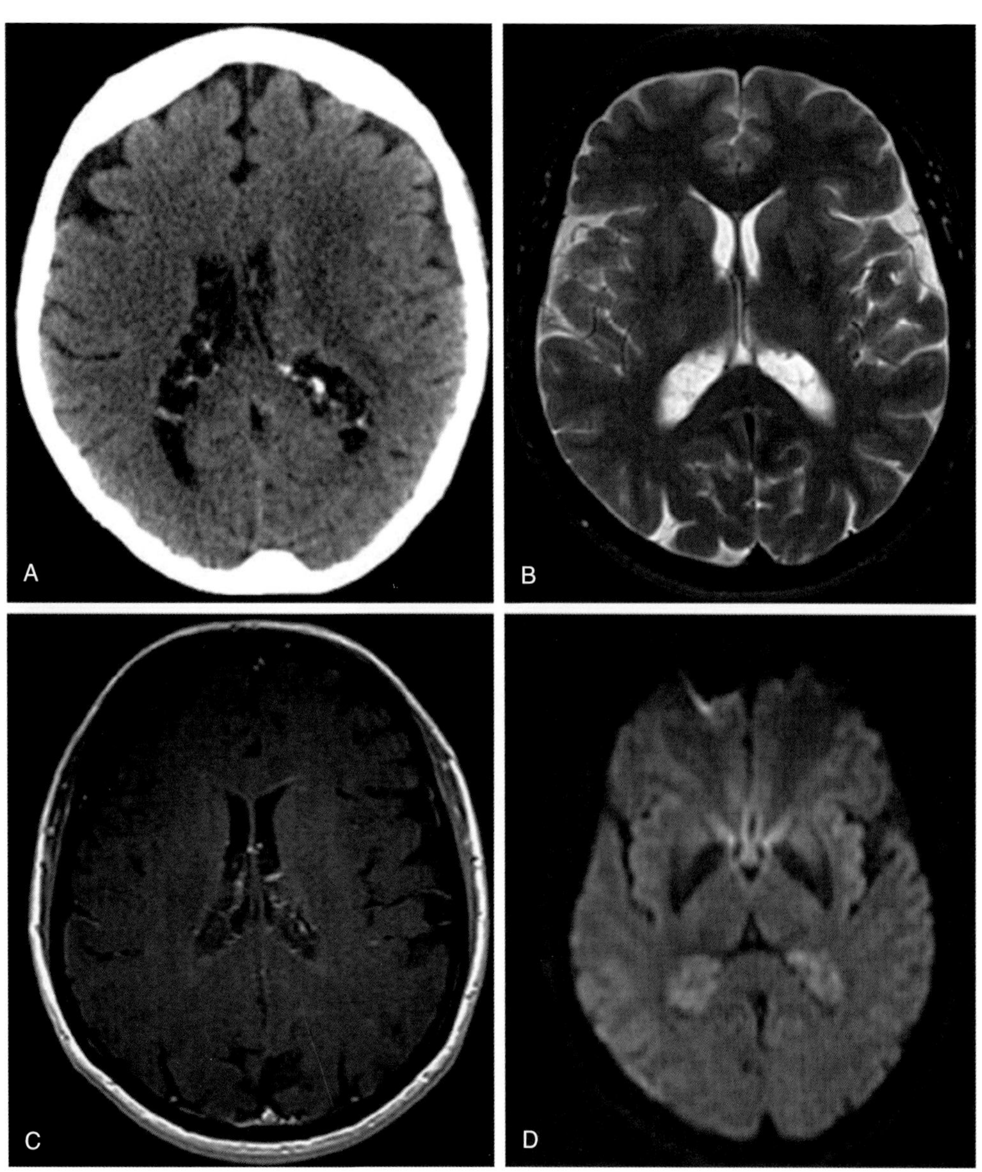

图 9.26　脉络丛黄色肉芽肿。周围钙化的脑室内囊肿类似于 NCC。（A）轴位 CT 平扫显示侧脑室三角区薄壁小囊肿伴钙化的薄囊壁。（B）轴位 T2WI 上很难看到。（C）轴位 T1WI 增强图像上无强化。（D）DWI 显示扩散受限。不同之处是 NCC 只有头节扩散受限，而囊液扩散不受限

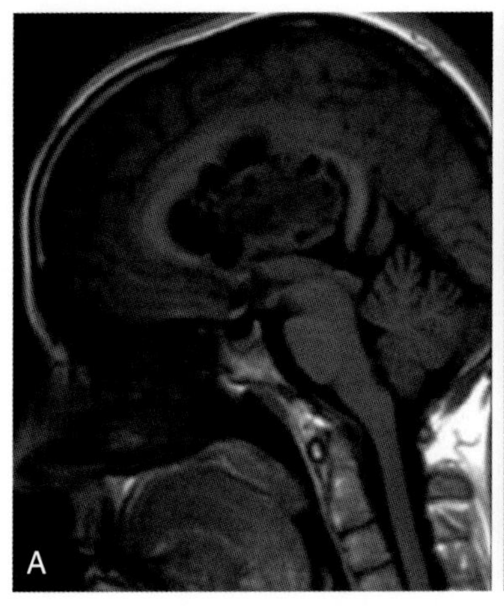

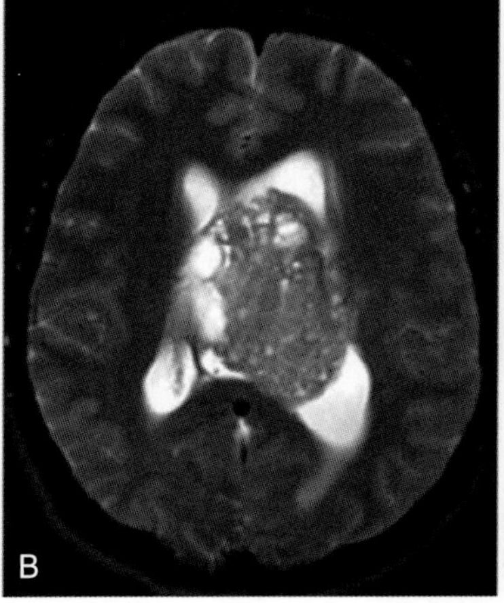

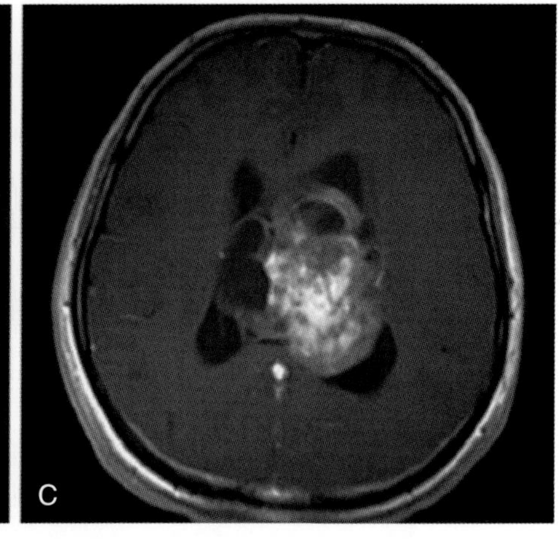

图 9.27 中枢神经细胞瘤。矢状位 T1WI（A）和轴位 T2WI（B）图像显示脑室内多囊肿块，轴位 T1WI 增强（C）图像显示实性强化肿块轮廓更清晰。中枢神经细胞瘤通常位于侧脑室透明隔水平的脑室内，其内常伴有多个大小不等的囊肿（"泡状"外观）。类似脑室 NCC，而较多的实性强化成分，在 NCC 中是见不到的

总　结

NCC 是由猪绦虫幼虫引起的 CNS 寄生虫感染。了解幼虫退化的影像学模式对于正确认识疾病的发展阶段很重要。NCC 的影像学鉴别诊断因疾病的不同阶段而不同；也因病变位置而异。在影像学上，只有当 CT 或 MRI 显示囊性病变内的头节才能做出确定性诊断。其他确诊标准包括活检组织学确诊或眼底镜检查视网膜下可见寄生虫。NCC 不同阶段不同的影像学表现和中枢神经系统受累部位的多样性给诊断带来挑战。了解接触史对于 NCC 的诊断起着至关重要的作用。

（刘海洋　译；徐小玲　审）

参考文献

[1] do Amaral LL, Ferreira RM, da Rocha AJ, et al. Neurocysticercosis: evaluation with advanced magnetic resonance techniques and atypical forms. Top Magn Reson Imaging, 2005, 16(2):127–144.

[2] Willingham AL, Engels D. Control of Taenia solium cysticercosis/taeniosis. Adv Parasitol, 2006, 61:509–566.

[3] Zhao JL, Lerner A, Shu Z, et al. Imaging spectrum of neurocysticercosis. Radiology of Infectious Disease, 2015, 1(2):94–102.

[4] Del Brutto OH. Neurocysicercosis: a review. Scientific World Journal,2012, 2012:159821.

[5] Del Brutto OH, Garcia HH. Cysticercosis of the Human Nervous System. Heidelberg: Springer, 2014.

[6] Zee CS, Segall HD, Boswell W, et al. MR imaging of neurocysticercosis. J Comput Assist Tomogr,1988, 12:927–934.

[7] Noujaim SE, Rossi MD, Roa SK, et al. CT and MR imaging of neurocysticercosis. AJR Am J Roentgenol,1999, 173:1485–1490.

[8] Sarria Estrada S, Frascheri Verzelli L, Siurana Motilva S, et al. Imaging findings in neurocysticercosis. Radiología, 2013, 55:130–141.

[9] Kimura-Hayama ET, Higuera JA, Corona-Cedillo R, et al. Neurocysticercosis: radiologic-pathologic correlation. Radiographics, 2010, 30 (6):1705–1719.

[10] Gripper LB. Neurocysticercosis infection and disease—a review. Acta Trop, 2017, 166:218–244.

[11] Webb CM, White AC Jr. Update on the diagnosis and management of neurocysticercosis. Curr Infect Dis Rep, 2016, 18(12):44.

第6部分 自身免疫性/炎症性疾病

10 急性播散性脑脊髓炎

Girish Bathla，Bruno Policeni

引 言

急性播散性脑脊髓炎（ADEM）是一种罕见的单相免疫介导的中枢神经系统（CNS）炎症性疾病，在影像学上以多灶性神经轴受侵为特征。它可以发生在任何年龄，但以儿童最为常见，平均发病年龄为5~8岁。据报道，在儿童人口中，每年的发病率为（0.007~0.64）/10万，且表现出季节性变化，冬季和春季的发病率有所增加。男性略多于女性（男：女=1.4~2.3：1）。

大约67%~93%的患者可能有既往感染史或接种疫苗史，其中以上呼吸道感染最常见。尽管涉及多种感染源和疫苗，但ADEM最常与麻疹和风疹感染以及半普型狂犬病疫苗免疫接种有关。抗原触发和ADEM首发症状之间的时间间隔为4~12d，但有可能会延迟至6周。

ADEM和多发性硬化症（MS）之间的关系是复杂的，大约6%~18%的ADEM儿童患者最终进展为多发性硬化，进展为MS的危险因素包括首次就诊年龄大于10岁，无脑部疾病或既往感染史，脑脊液（CSF）中存在寡克隆带或磁共振成像（MRI）上的特征性脑室周围病变、视神经炎和多发性硬化症阳性家族史。

根据修订后的国际儿童多发性硬化症研究组（IPMSSG）标准，必须存在临床脑病综合征才能诊断ADEM。没有脑病或继发于发热的脑病，可诊断为临床孤立性综合征（CIS）。除脑病外，其他症状包括锥体束或脑干功能障碍、共济失调、癫痫发作、视神经炎和脑神经麻痹。11%~16%的病例会出现继发于脑干受累导致的呼吸衰竭。一旦ADEM进展，在前3个月内，临床特征或影像学表现的任何波动都被认为是单次疾病的一部分。

病理生理和组织学

人们普遍认为，ADEM是一种对髓鞘的自身免疫反应，因为在用髓鞘蛋白或多肽免疫后的各种动物模型中，会诱导出相似的病理变化（实验性过敏性脑脊髓炎模型）。原因可能为抗原分子与髓鞘具有结构相似性（图10.1）。随之发生的免疫反应与髓鞘发生交叉反应，无意中导致中枢神经系统自身免疫性损伤。髓鞘碱性蛋白（MBP）与几种病毒序列的相似性和ADEM患者对MBP的增强T细胞反应支持这一理论。

另一种可能的解释是通过非特异性炎症过程激活了髓鞘存在的反应性T细胞。最后，还有说服力不强的假设：中枢系统的受累是由一种嗜神经感染源导致自身抗原的系统内暴露，进而触发了自身免疫反应。

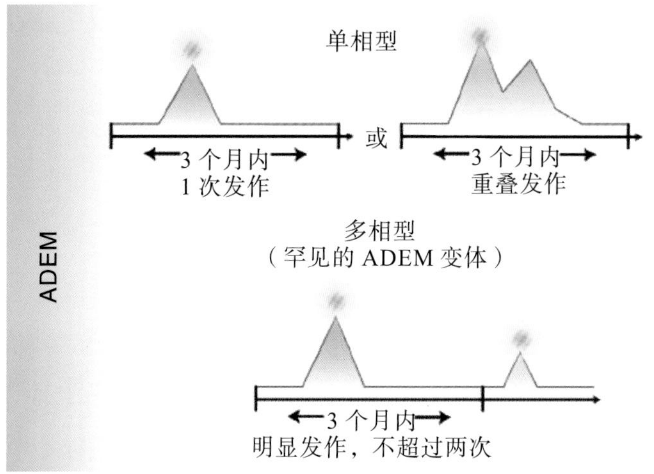

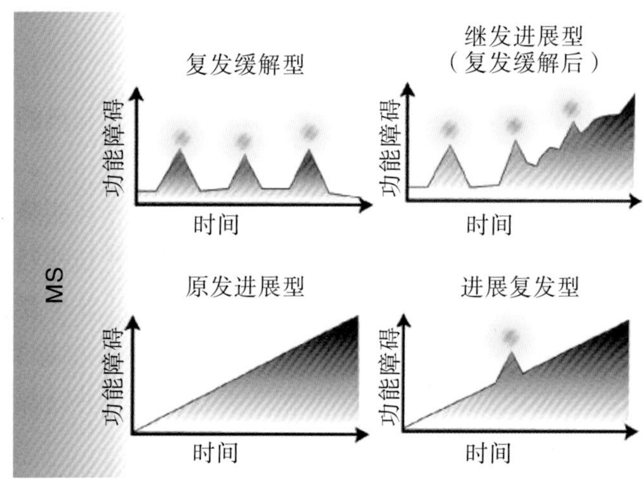

图 10.1 插图描述了可能的急性播散性脑脊髓炎（ADEM）的发病机制，包括分子机制、嗜神经感染和非特异性激活。MS：多发性硬化症

组织病理学上，病变表现为以 T 淋巴细胞和巨噬细胞为主的静脉周围“套状”脱髓鞘改变，被认为是 ADEM 的特征性改变（图 10.2）。

影像学表现

ADEM 病变主要累及白质（WM），体积大且不对称，边界不清（图 10.3）。神经影像学表现可能滞后于临床表现，少见的情况可长达 8 周。病变在几天到几周内消退，通常是完全消失，也可以看到部分消退或残留病灶的体积减小（图 10.4，图 10.5）。

计算机断层扫描（CT）成像常显示累及脑白质的低密度病变（图 10.6）。虽然 CT 上经常能够显示异常病灶，但优先选择MRI成像，这是由于其具有较好的软组织分辨率及病灶特征的显示。

病变可以发生在神经轴的任何地方，但更倾向于皮质旁或深部白质。皮质边缘、基底节、丘脑和脑干的受累情况也有报道（图 10.7）。视神经受累通常是双侧的，而多发性硬化症通常是单侧受累（图 10.8）。病变偶可累及脑室周围的白质和胼胝体。虽然 ADEM 的定义是多灶性的，但极少数病例可仅表现为孤立性病变或单一的脑干受累（图 10.9）。

MRI 通常表现为多发不对称的幕上和幕下病变，在 T1 加权（T1WI）上呈等信号至低信号，T2 上呈现高信号。有些作者已经介绍了 ADEM 的几种影像学表现，其中包括：①小病灶（< 5mm）（图 10.10），②较大、融合或

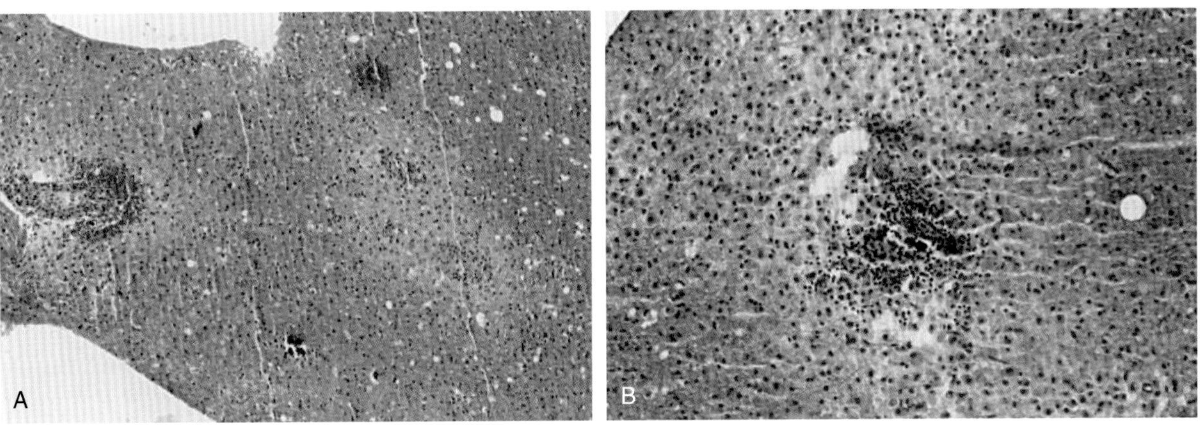

图 10.2　神经髓鞘固蓝法染色脑实质切片的显微照片显示血管周围脱髓鞘（10×）（A）和轻度淋巴细胞炎症，并混合有大量的泡沫巨噬细胞（20×）（B）。图片引自 Dr. Sarika Gupta, University of Iowa Hospitals and Clinics, IA.

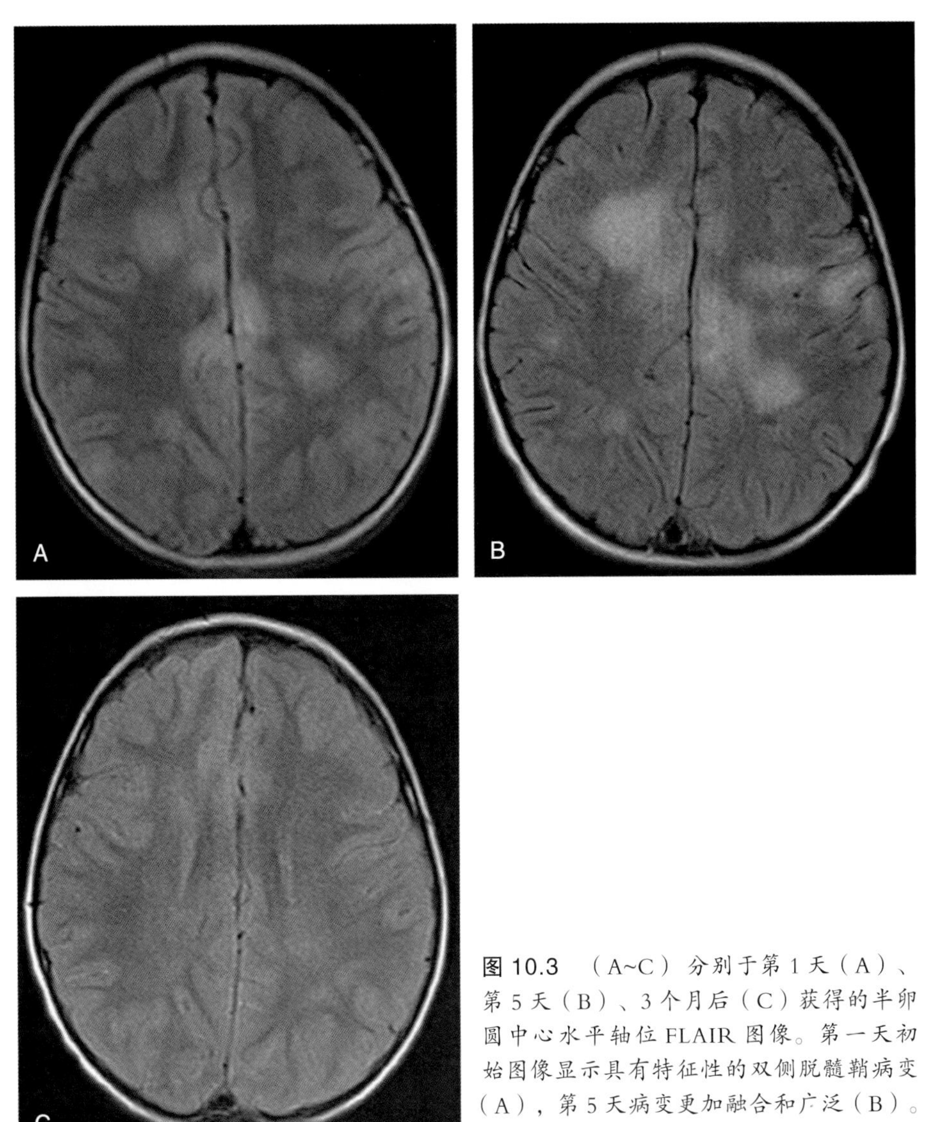

图 10.3　（A~C）分别于第 1 天（A）、第 5 天（B）、3 个月后（C）获得的半卵圆中心水平轴位 FLAIR 图像。第一天初始图像显示具有特征性的双侧脱髓鞘病变（A），第 5 天病变更加融合和广泛（B）。在随访图像（C）中，病变完全吸收

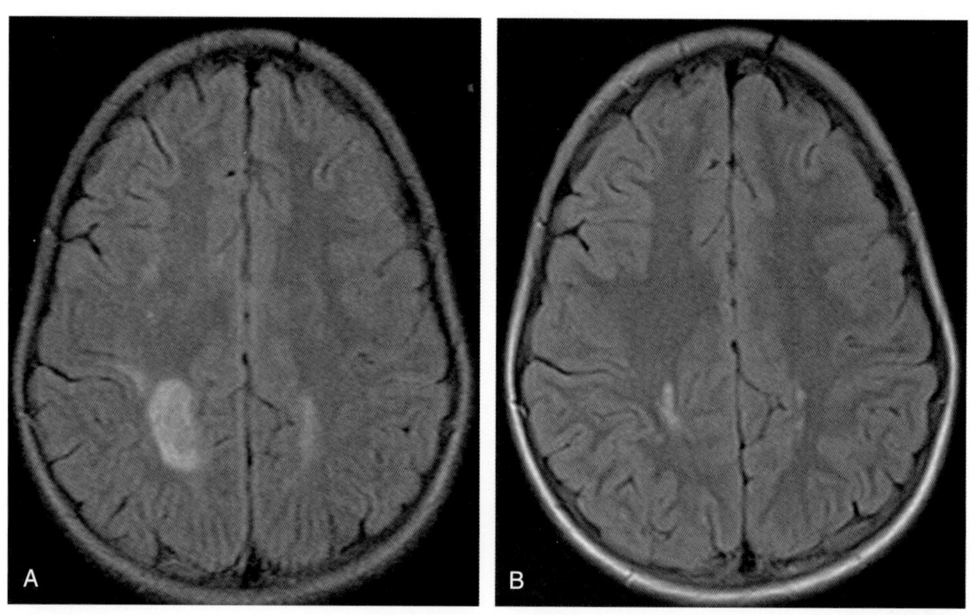

图 10.4 入院时（A）的轴位 FLAIR 及 3 个月随访（B）。有典型双侧半卵圆中心的脱髓鞘病变（A），在随访图像（B）上仅部分消退

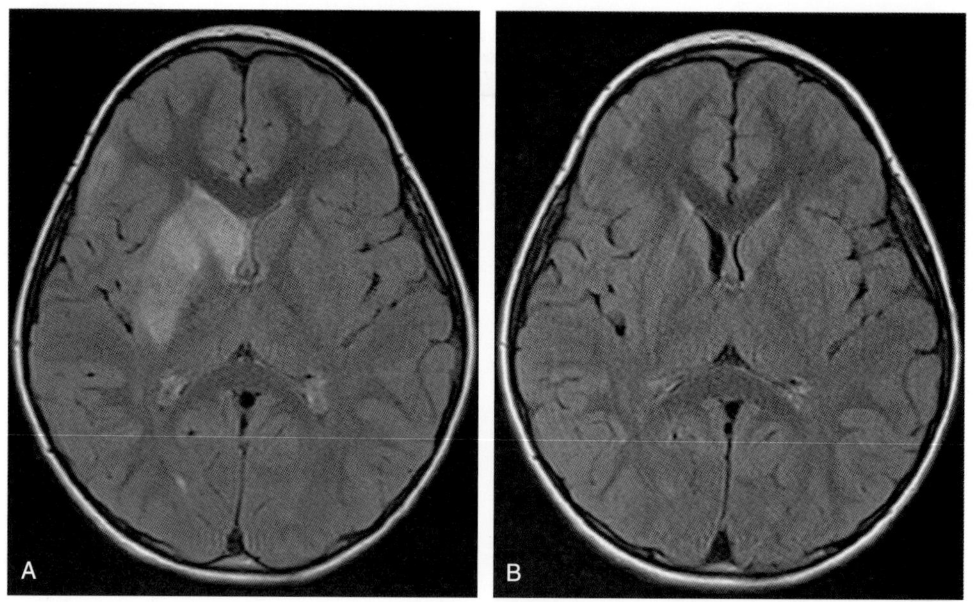

图 10.5 在入院时（A）及 4 个月后（B）获得的基底节区的轴位 FLAIR 图像，右侧纹状体 T2 高信号（A），随访图像（B）显示信号变化与病变区体积减小

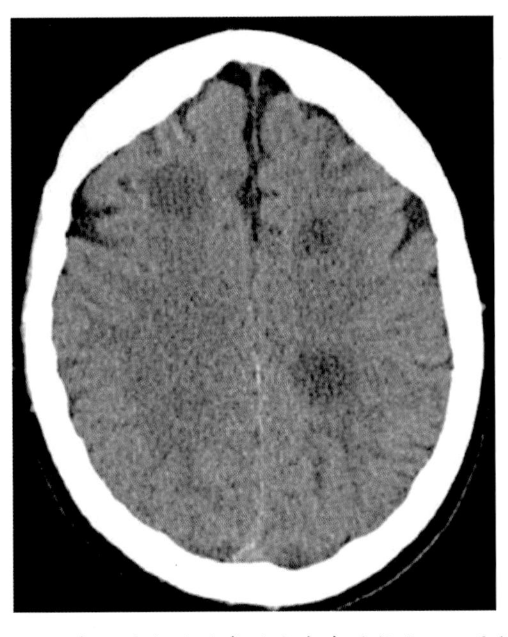

图 10.6 急性弥散性脑脊髓炎患者的轴位 CT 平扫图像显示半卵圆中心非特异性双侧白质低密度病变

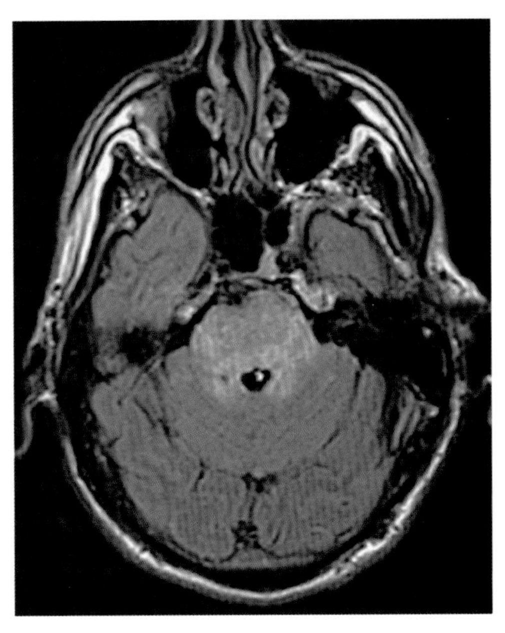

图 10.7 急性播散性脑脊髓炎患者的轴位 FLAIR 图像显示弥漫性脑桥受累

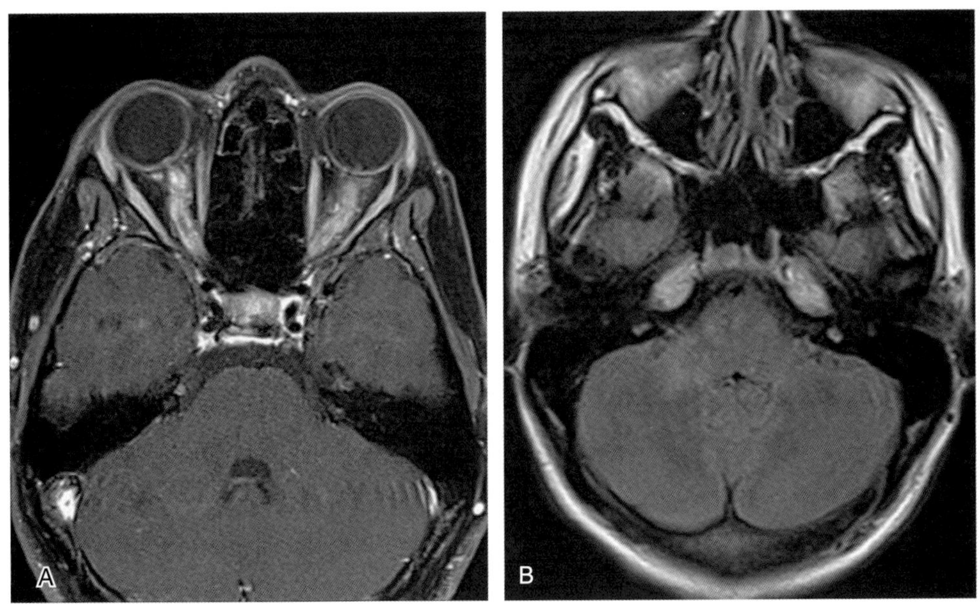

图 10.8 急性播散性脑脊髓炎伴双侧视神经炎。轴位增强扫描脂肪抑制 T1WI（A）显示双侧视神经增厚和强化。轴位 FLAIR 图（B）显示右侧大脑中脚非特异性 T2 高信号。这两种现象在随访图像中消失

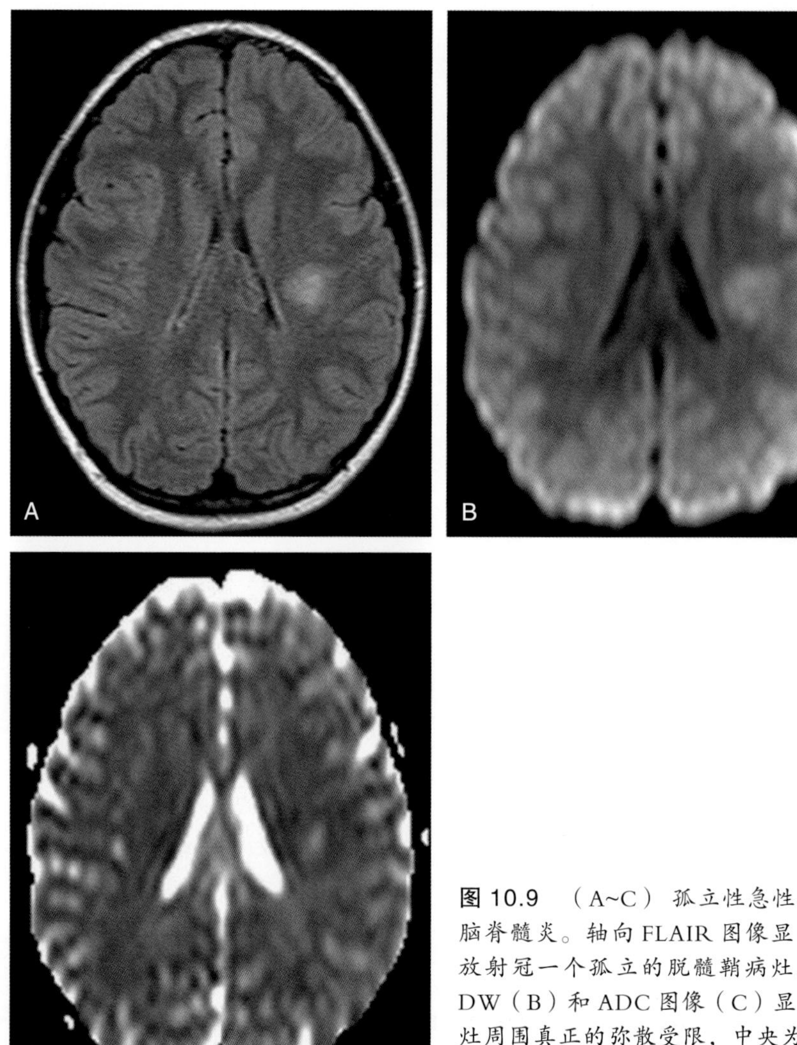

图 10.9 （A~C）孤立性急性播散性脑脊髓炎。轴向 FLAIR 图像显示左侧放射冠一个孤立的脱髓鞘病灶。轴向 DW（B）和 ADC 图像（C）显示沿病灶周围真正的弥散受限，中央为 T2 透过效应

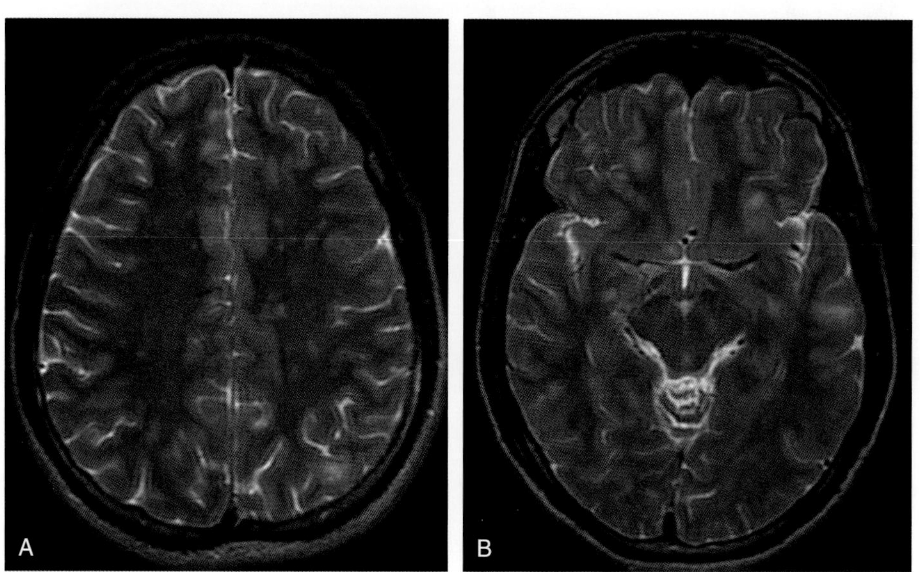

图 10.10 急性弥散性脑脊髓炎患者中，半卵圆中心（A）和中脑（B）水平的轴位 T2WI 显示多个小的脱髓鞘灶

瘤样病变（图 10.11），③双侧丘脑受累（图 10.12），④急性出血性脑脊髓炎（见下文）。

在弥散加权成像（DWI）上，脱髓鞘的边缘可能表现出一定的弥散受限，这一现象是由于脱髓鞘区细胞浸润增加而产生的（图 10.13）。对比强化具高度可变性，据报道 10%~95% 的患者可出现强化，这可能受到病程和类固醇给药时间的影响。增强特征也具有多变性，可表现为结节状、环状或不完整的边缘强化（图 10.14）。

脊髓的受累程度是可变的，在系列研究中儿童发生率可达 28%，而成人中可高达 83%。在 ADEM 患者中，常规 MR 评估显示，成人人群的脊髓受累发生率较高，这可能更准确地反映了脊柱受累发生率，包括临床无症状病变。在临床上，ADEM 脊髓受累为完全的，而 MS 脊髓部分受累。受累的程度是可变的，可能从短节段到跨越多个椎体节段的融合性病变。很少全脊髓受累。在影像学上，病变最常见于胸髓，病灶大而水肿，常累及白质，并可能出现

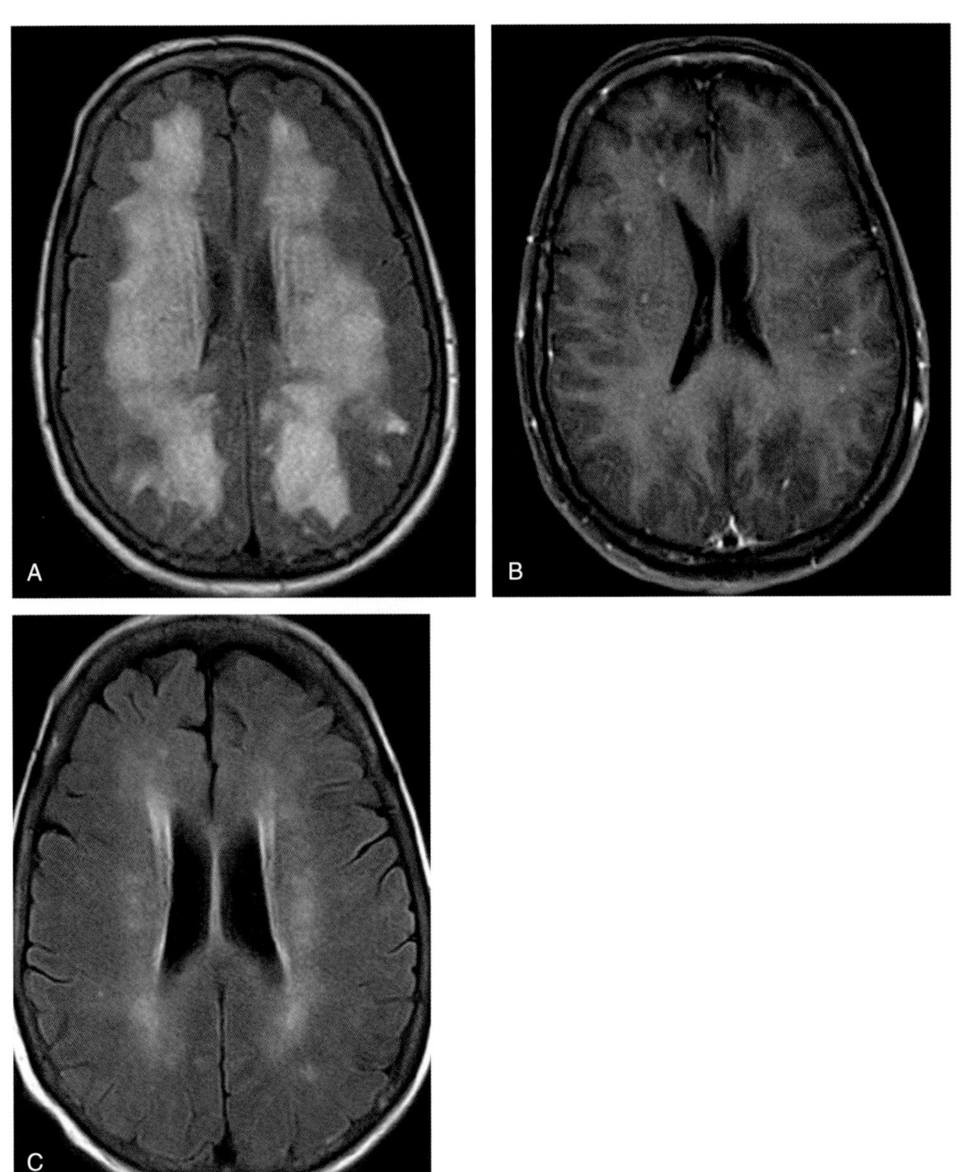

图 10.11　急性播散脑脊髓炎伴融合性病变。（A）轴位 FLAIR 图像显示双侧脑室周围白质广泛 T2 高信号。（B）增强后散在结节状强化。（C）2 个月后的随访图像显示间隙改善和残留白质改变

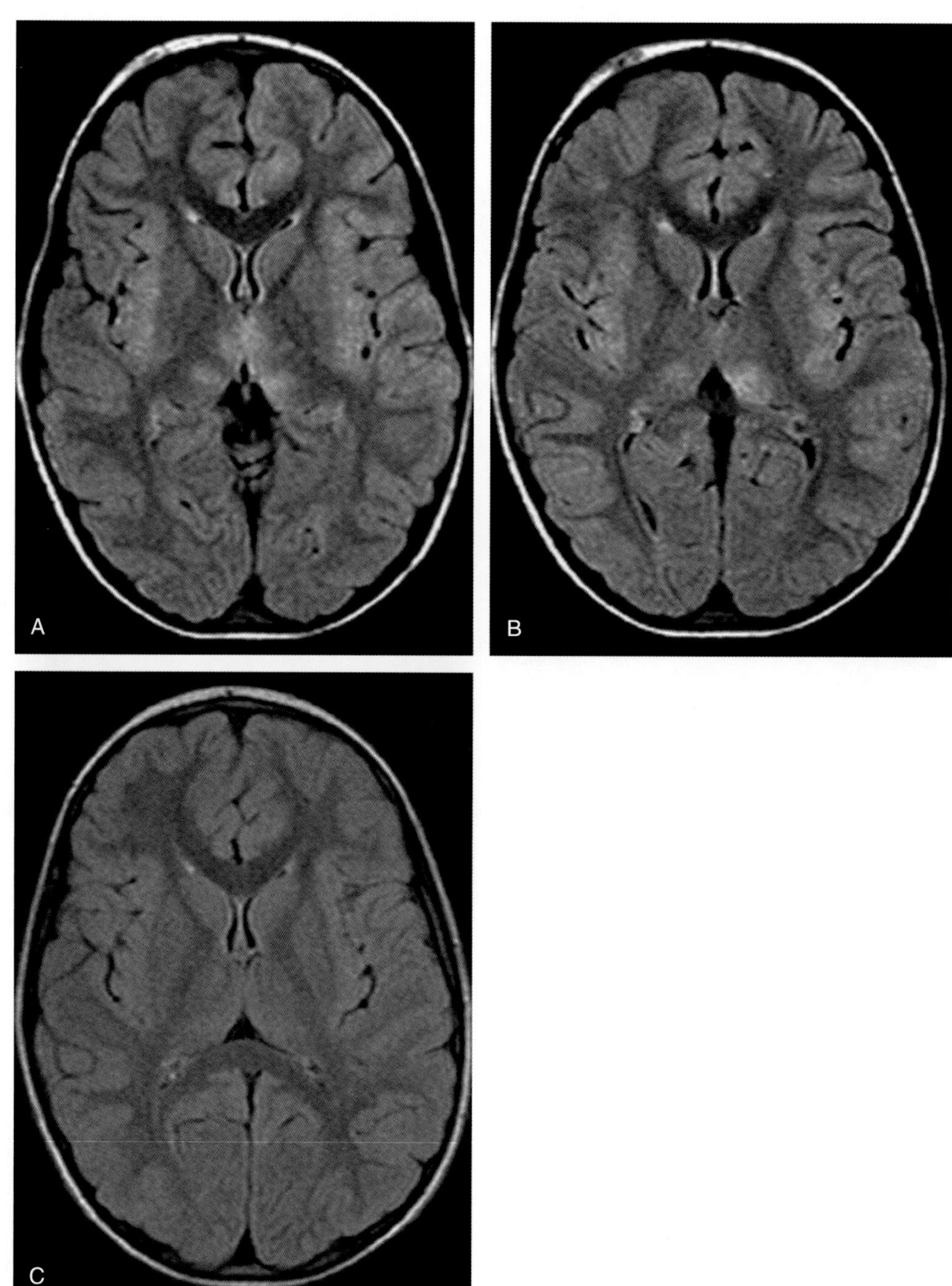

图 10.12 轴位 FLAIR 图像（A 和 B）显示双侧丘脑 T2 高信号，在随访图像（C）上完全消失。图片引自 Dr. Amit Agarwal, Penn State University College of Medicine, PA.

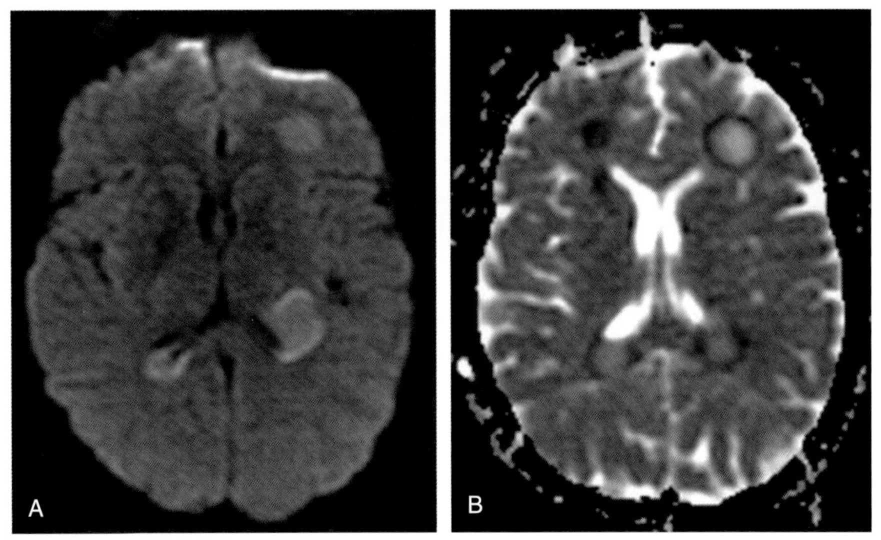

图 10.13　基底节水平的轴位 DW（A）和 ADC 图像（B）显示双侧有多个外周弥散受限灶。值得注意的是，其中两个病变位于胼胝体压部，该部位通常不涉及急性播散性脑脊髓炎

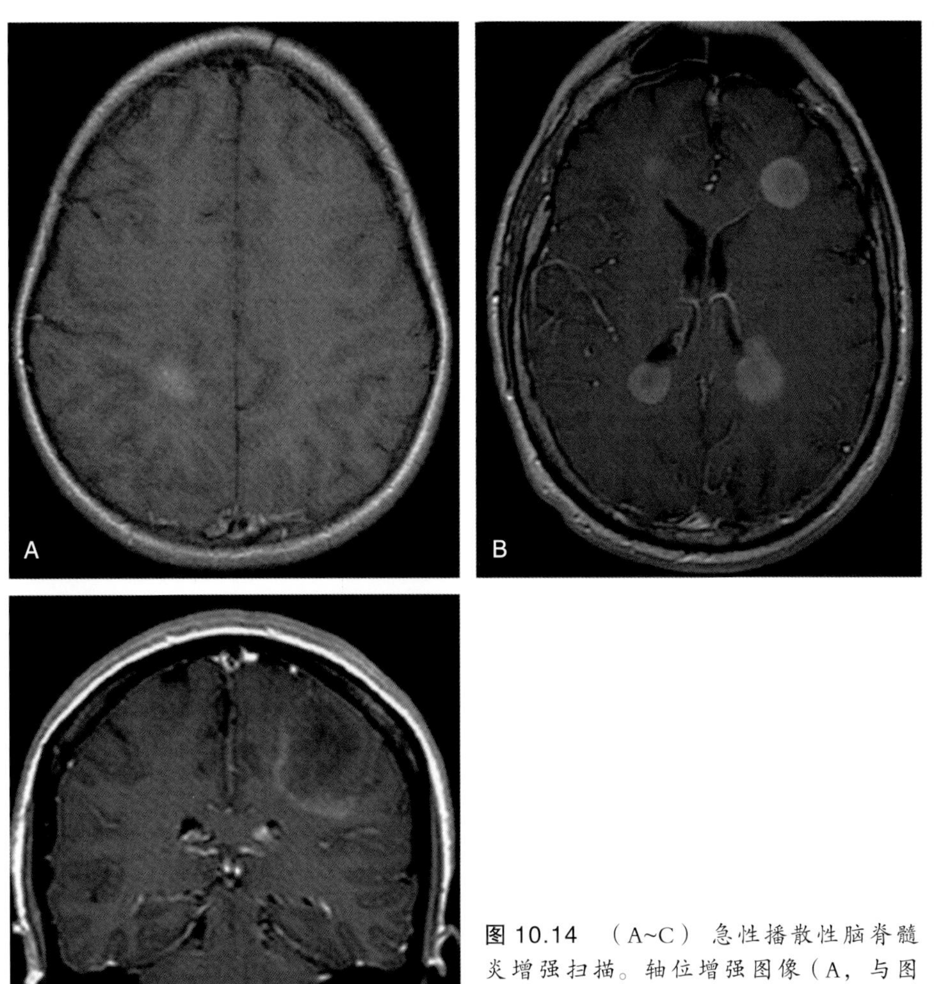

图 10.14　（A~C）急性播散性脑脊髓炎增强扫描。轴位增强图像（A，与图 10.4 相同的患者）显示右侧半卵圆中心病变呈结节性强化。轴位增强图像（B，与图 10.13 相同的患者）显示环形强化。另一患者冠状位增强图像显示不完整的边缘强化

强化（图 10.15）。

急性期的 MR 波谱（MRS）可能显示肌醇与肌酐的比值降低，脂质峰升高。N- 乙酰天冬氨酸（NAA）和胆碱通常是正常的。随着病变的发展，可能会有短暂的 NAA 减少和胆碱升高，而后随着常规影像学异常的消失而恢复正常。

特殊改变

多相急性播散性脑脊髓炎

根据修订后的 IPMSSG 标准，多期 ADEM 定义为间隔超过 3 个月以上发生两次脱髓鞘（图 10.16）。发作之间的潜伏期可能会有所不同，与类固醇相关的时间也不再相关。复发期间的临床表现和影像学表现与初期可一致，也可不一致。但是，神经影像学特征与 ADEM 的脱髓鞘灶相似。出现两次以上的发作被认为与 ADEM 不一致，更有可能代表潜在的多发性硬化症或视神经脊髓炎（NMO）。

瘤样急性播散性脑脊髓炎

肿块样脱髓鞘病灶称为瘤样脱髓鞘，可能发生在约 5%~8% 的 ADEM 患者中。偶尔，它可能穿过胼胝体，类似“蝴蝶征”的胶质母细胞瘤或淋巴瘤。主要的白质受累、外周弥散受限、无明显占位效应和不完全边缘强化有利于潜在脱髓鞘的发现（图 10.17）。在难以诊断的情况下，MRS 可作为一种解决问题的方式。

急性出血性脑脊髓炎（Weston-Hurst 病）

它被认为是一种罕见的 ADEM 超急性变异，约 2% 的患者发生，具有快速且致命的临床病程。它通常伴随着上呼吸道感染。病理上，病变显示中性粒细胞浸润，不像 ADEM 通常有白细胞浸润。与 ADEM 相比，它的病变往往较大，占位效应更大，水肿更大，可能呈对称性，并显示出血（图 10.18）。预后往往不佳，但可能在疾病过程的早期通过积极的免疫调节治疗得到改善。

链球菌感染后急性播散性脑脊髓炎

最初由 Dale 等人描述，链球菌感染后 ADEM 与 A 组溶血性链球菌感染和抗基底节抗体升高有关。患者经常表现为锥体外系症状，在 ADEM 中不常见。在影像学上，基底节受累通常是不对称的，在统计学上更常见（与之前无链球菌感染的 ADEM 相比），在高达 80% 的这部分患者中可见此征象（图 10.19）。

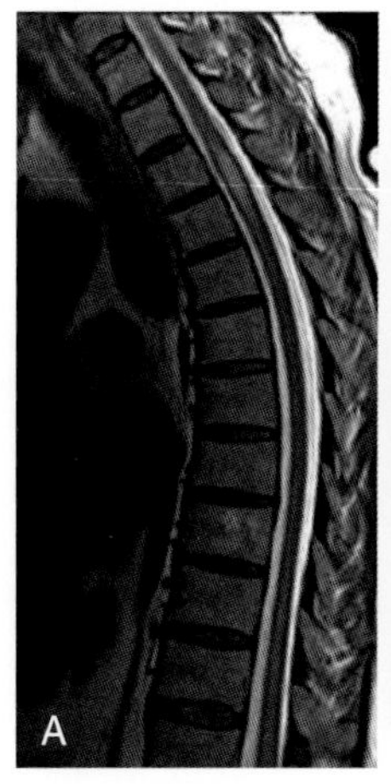

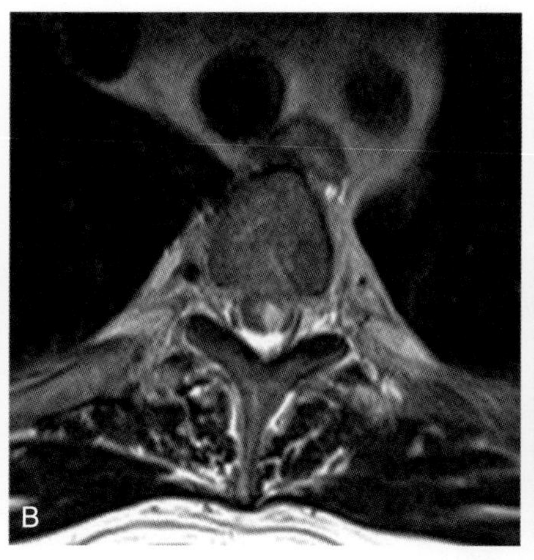

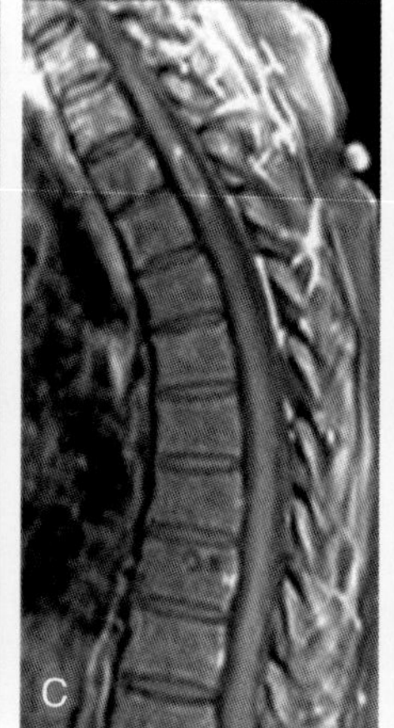

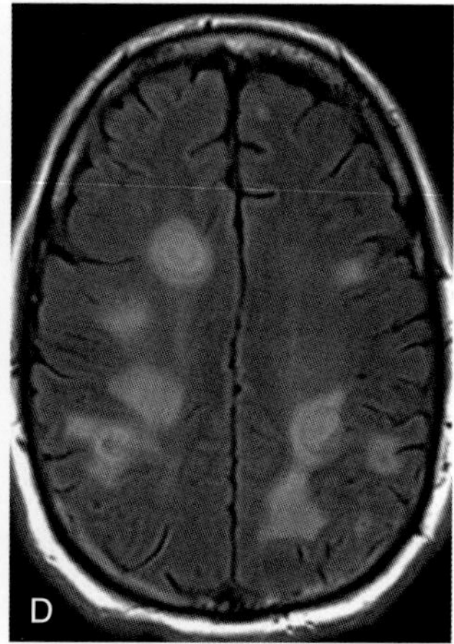

图 10.15 （A~D）矢状位（A）和轴位（B）T2WI 显示短节段 T2 高信号累及胸髓（A），累及灰质和白质（B）。矢状位增强扫描 T1WI（C）显示病变内呈环形强化。半卵圆中心水平的轴位 FLAIR（D）图像显示典型的脱髓鞘病变

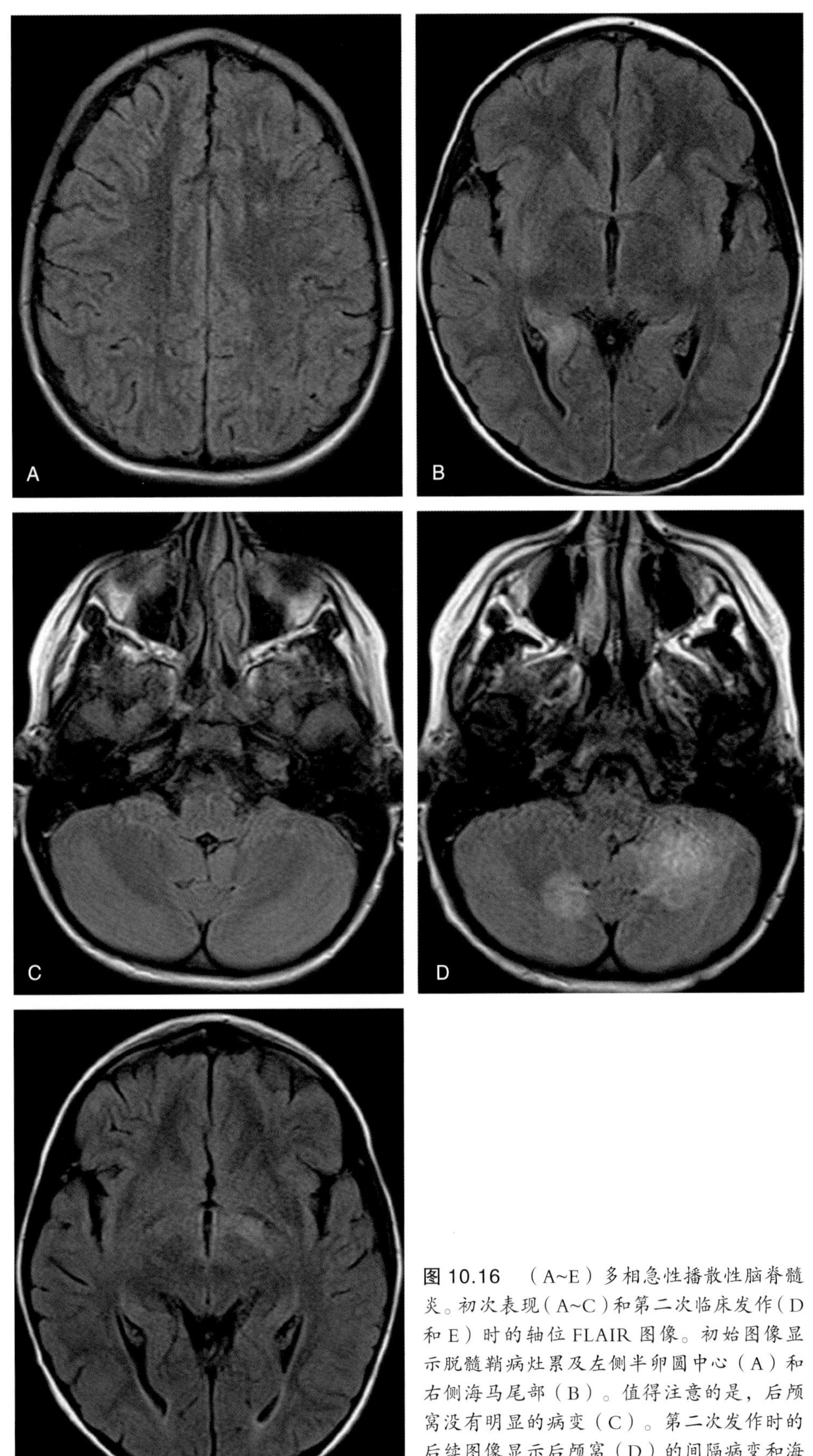

图 10.16 （A~E）多相急性播散性脑脊髓炎。初次表现（A~C）和第二次临床发作（D 和 E）时的轴位 FLAIR 图像。初始图像显示脱髓鞘病灶累及左侧半卵圆中心（A）和右侧海马尾部（B）。值得注意的是，后颅窝没有明显的病变（C）。第二次发作时的后续图像显示后颅窝（D）的间隔病变和海马病变的消退（E）

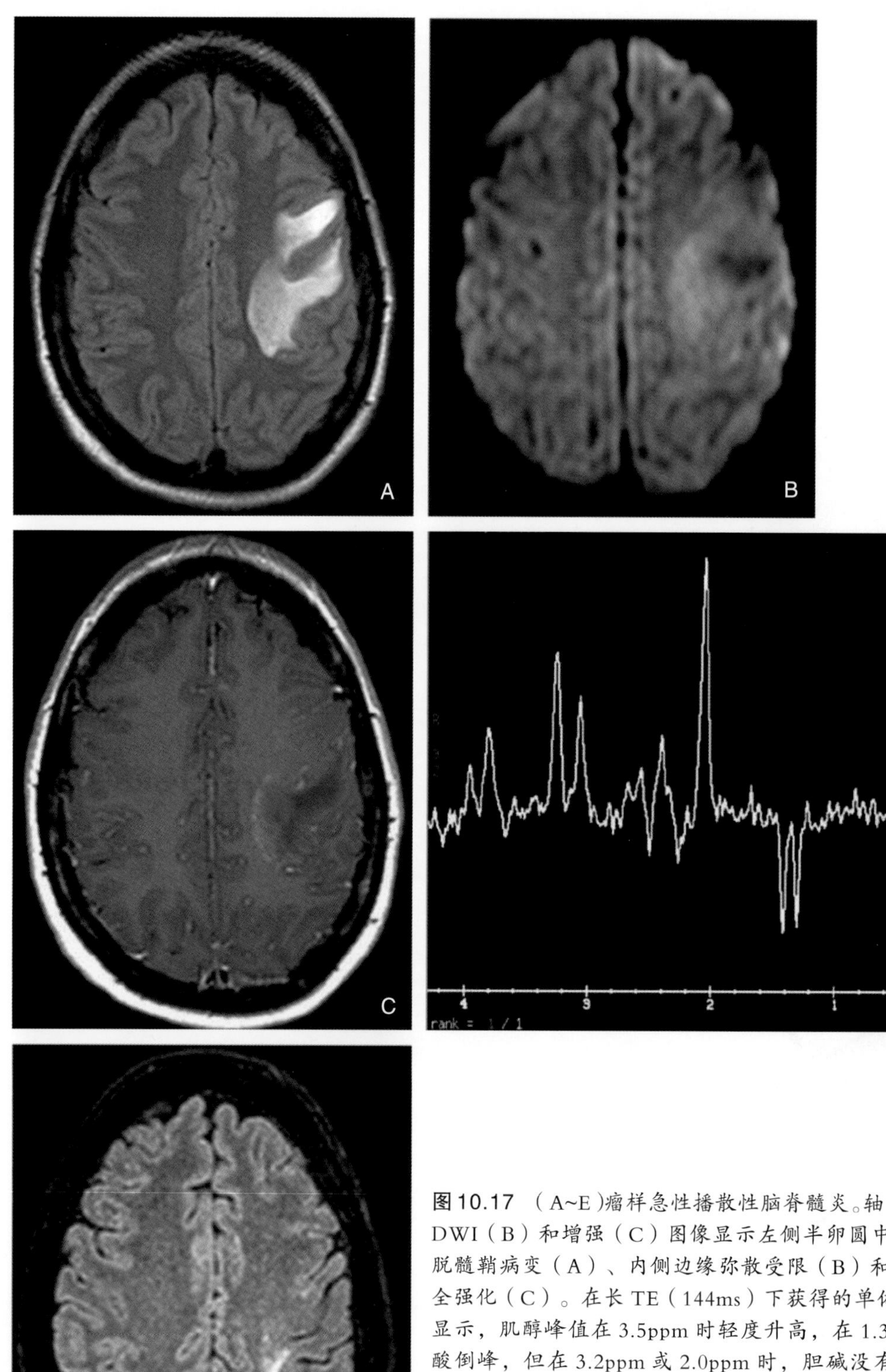

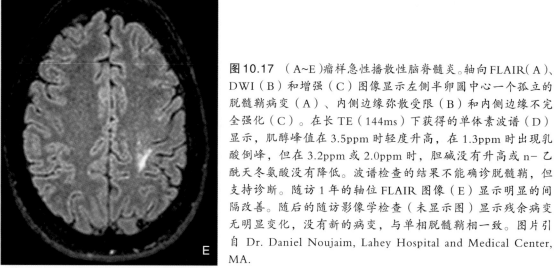

图10.17 （A~E）瘤样急性播散性脑脊髓炎。轴向FLAIR（A）、DWI（B）和增强（C）图像显示左侧半卵圆中心一个孤立的脱髓鞘病变（A）、内侧边缘弥散受限（B）和内侧边缘不完全强化（C）。在长TE（144ms）下获得的单体素波谱（D）显示，肌醇峰值在3.5ppm时轻度升高，在1.3ppm时出现乳酸倒峰，但在3.2ppm或2.0ppm时，胆碱没有升高或n-乙酰天冬氨酸没有降低。波谱检查的结果不能确诊脱髓鞘，但支持诊断。随访1年的轴位FLAIR图像（E）显示明显的间隔改善。随后的随访影像学检查（未显示图）显示残余病变无明显变化，没有新的病变，与单相脱髓鞘相一致。图片引自 Dr. Daniel Noujaim, Lahey Hospital and Medical Center, MA.

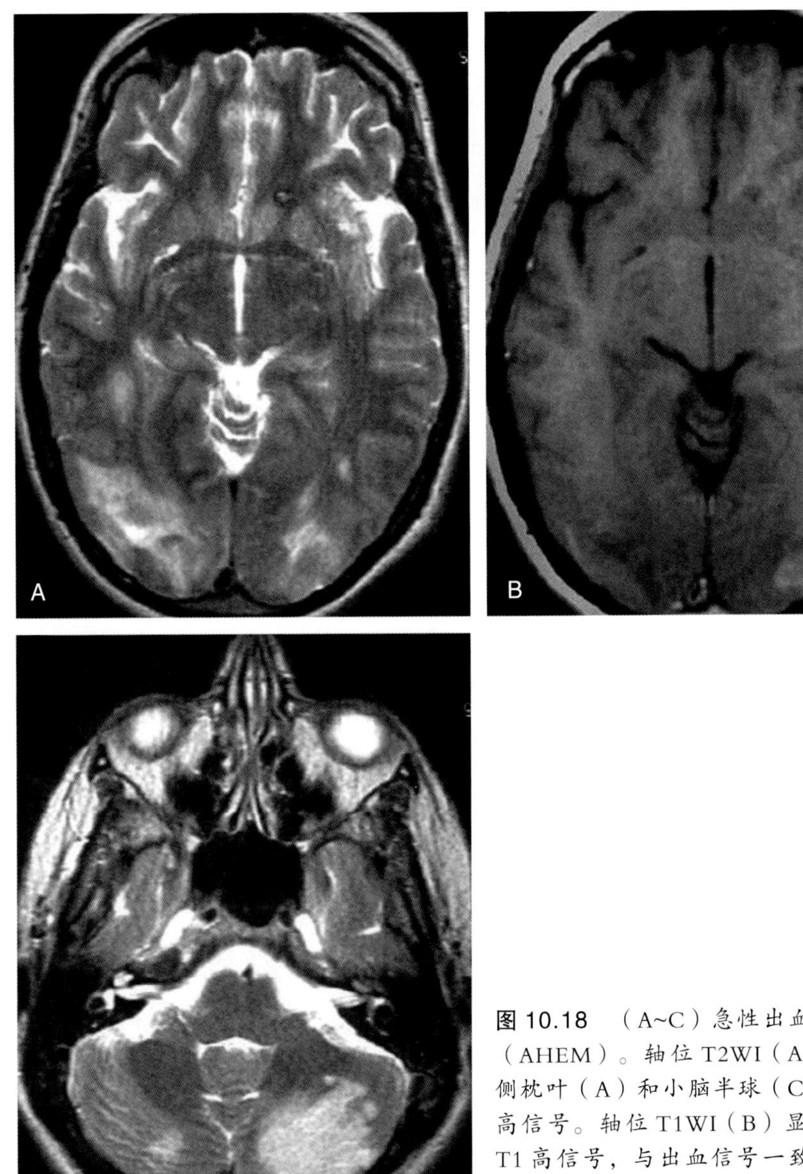

图 10.18 （A~C）急性出血性脑脊髓炎（AHEM）。轴位 T2WI（A, B）显示双侧枕叶（A）和小脑半球（C）的异常 T2 高信号。轴位 T1WI（B）显示双侧枕叶 T1 高信号，与出血信号一致。图片引自 Dr. Toshio Moritani, University of Iowa Hospitals and Clinics, IA.

并发症

较大的 ADEM 病变可能与颅内压（ICP）升高相关，并可能导致中线移位、小脑幕裂孔疝、小脑扁桃体疝。尽管 ADEM 的死亡率较低（＜ 5%），但药物治疗无效而 ICP 持续升高通常是主要死亡原因。脑干病变累及延髓呼吸中枢的患者可能发生呼吸衰竭。

鉴别诊断

许多中枢神经系统疾病的病理、临床和影像学表现可能和 ADEM 类似。这些都总结在框表 10.1 中。接下来将讨论相关的鉴别诊断。

多发性硬化

如前所述，一些 ADEM 患者最终发展为 MS。在首发时，二者可能无法区分，有时只有根据后续随访的影像学才能区分（图 10.20）。与 ADEM 相比，MS 多见于女性，通常累及胼胝体和脑室周围白质，并常能及时显示病变的分布。此外，MS 病变可在急性期

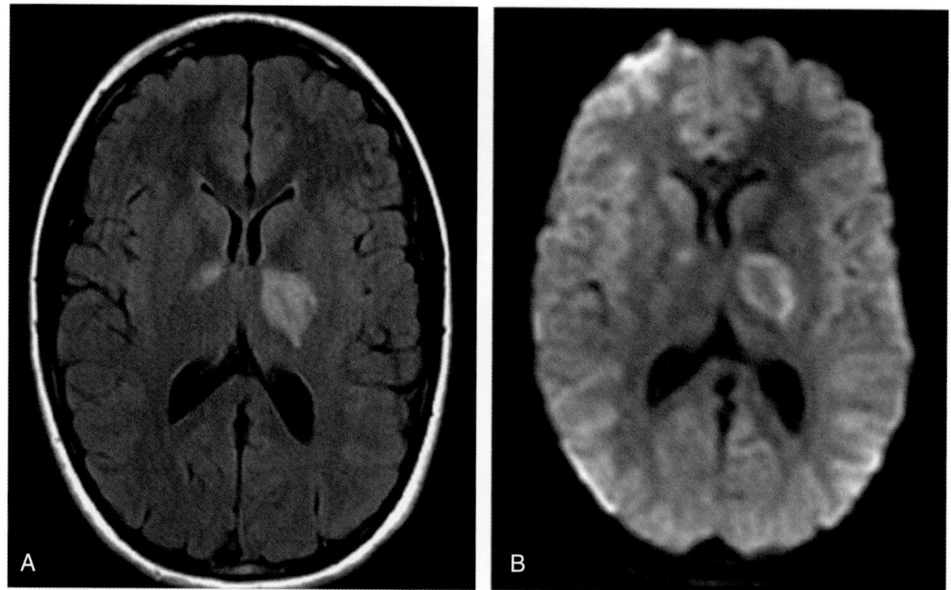

图 10.19 链球菌感染后急性播散性脑脊髓炎。轴位 FLAIR（A）和 DWI（B）图像显示双侧基底节区不对称的T2 高信号（A），并伴有相关的外周弥散受限（B）

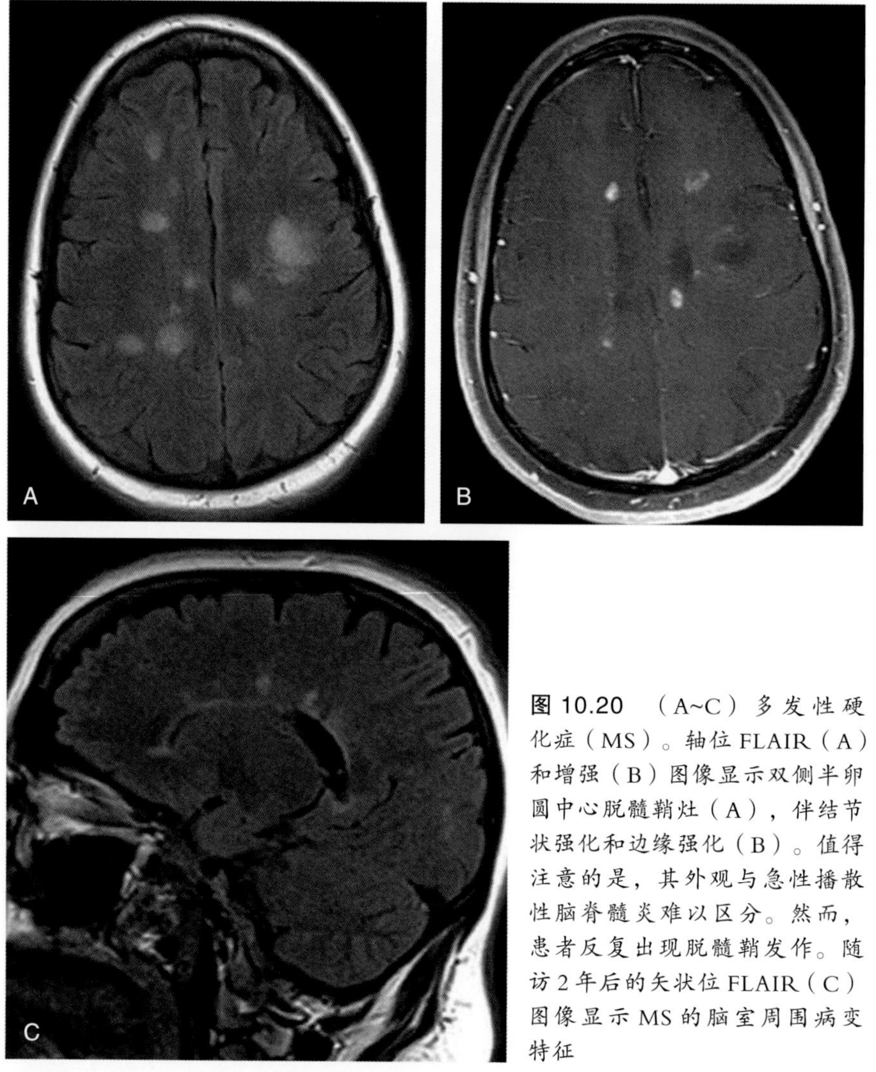

图 10.20 （A~C）多发性硬化症（MS）。轴位 FLAIR（A）和增强（B）图像显示双侧半卵圆中心脱髓鞘灶（A），伴结节状强化和边缘强化（B）。值得注意的是，其外观与急性播散性脑脊髓炎难以区分。然而，患者反复出现脱髓鞘发作。随访 2 年后的矢状位 FLAIR（C）图像显示 MS 的脑室周围病变特征

框表 10.1　急性播散性脑脊髓炎的影像学鉴别诊断

多灶性白质病变

- 其他脱髓鞘疾病，如 MS 和 NMO
- 神经结节病
- 伴皮质下梗死和白质脑病的常染色体显性遗传性脑病（CADASIL）
- 脑病
    - 后路可逆性脑病综合征（PRES）
    - 桥本脑炎
    - 发作后脑病
    - 脑桥外髓鞘溶解症
    - 线粒体脑肌病伴高乳酸血症和卒中样发作（MELAS）
    - 副肿瘤性脑炎
    - Susac 综合征

双丘脑 / 双纹状体病变

- 急性坏死性脑病
- 日本脑炎
- 脑深静脉血栓形成
- 尿毒症性脑病
- 双丘脑胶质瘤
- 西尼罗病毒性脑炎
- Leigh 病

弥漫性白质病变

- 毒性白质脑病
- 白细胞营养不良
- 伴脊髓与脑干受累以及脑白质乳酸升高的脑白质病（LBSL）

肿瘤活动性病变

- 星形细胞瘤
- 淋巴瘤

CADASIL：伴皮质下梗死和白质脑病的常染色体显性遗传性脑病；MS：多发性硬化症；NMO：视神经脊髓炎；PRES：后路可逆性脑病综合征

和慢性期表现为 T1 低信号灶（“黑洞”），而 ADEM 病变通常会消失。

在脊柱内，MS 常累及颈髓，病变常位于周围区域，累及的椎体节段较少。视神经炎在 MS 中通常是单侧的，而在 ADEM 中可能是单侧或双侧的。脑脊液寡克隆带可在 MS 中看到，但在 ADEM 中通常缺失。

急性坏死性脑病

这是一种罕见的、暴发性的坏死性脑病，主要影响婴儿和儿童。以前经常有病毒性疾病的病史，且该疾病被认为是免疫介导的，类似于 ADEM。在影像学上，特征性表现包括 T2 对称性高信号病变，累及丘脑、脑干被盖、脑室周围白质、壳核和小脑（图 10.21）。病变可有出血、坏死和强化。

与 ADEM 类似的其他双侧丘脑分布病变包括双丘脑胶质瘤、感染性脑炎或静脉窦血栓形成（图 10.22~ 图 10.24）。罕见情况下，继发于硬脑膜动静脉（AV）瘘的静脉淤血可能与双丘脑 ADEM 相似（图 10.25）。

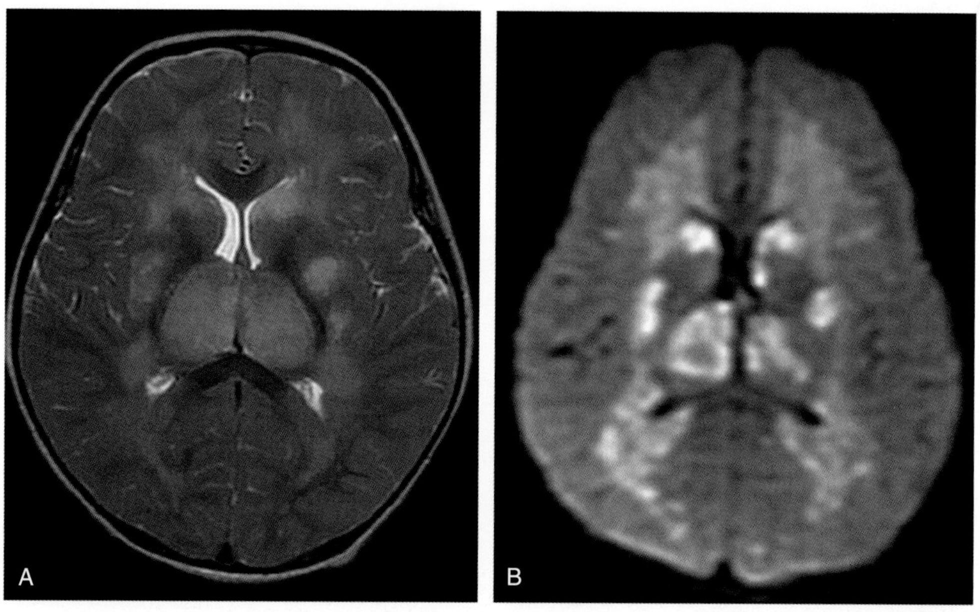

图 10.21 （A, B）急性坏死性脑病患者的轴位 T2WI（A）和 DWI（B）图像显示双侧丘脑、基底节区和辐射冠区对称性 T2 高信号（A），DW 高信号（B）

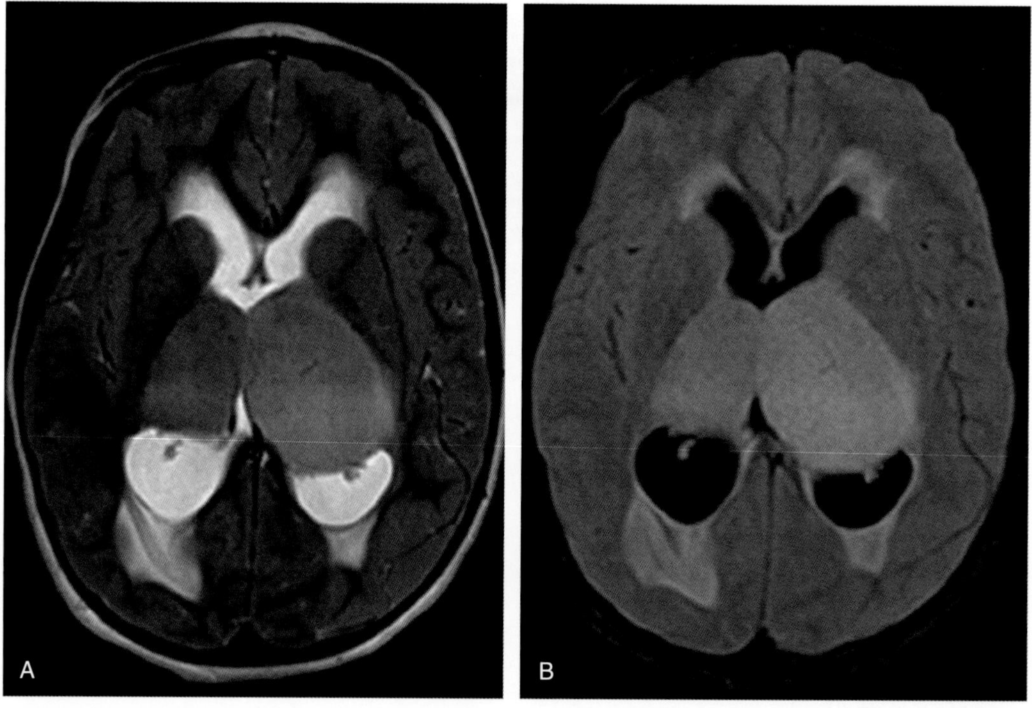

图 10.22 （A, B）双丘脑神经胶质瘤。轴位 T2（A）和 FLAIR（B）图像显示扩大的丘脑。注意相关的脑积水。图片引自 Dr. Daniel Noujaim, Lahey Hospital and Medical Center, MA.

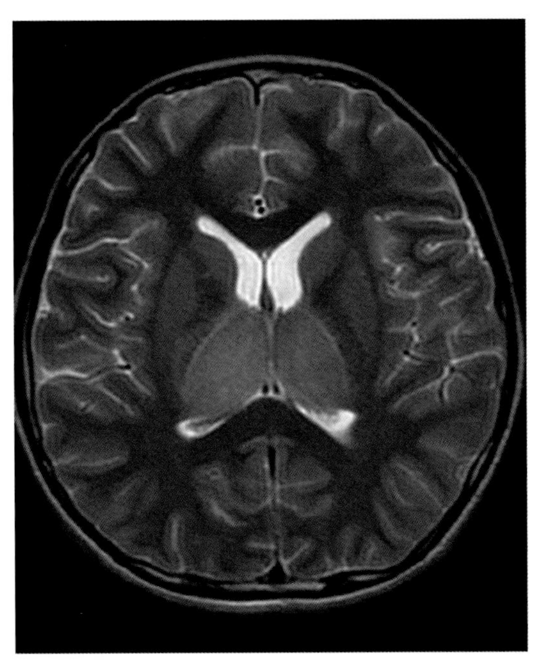

图 10.23　一例日本脑炎患者的轴位 T2WI 显示双侧丘脑对称性 T2 高信号

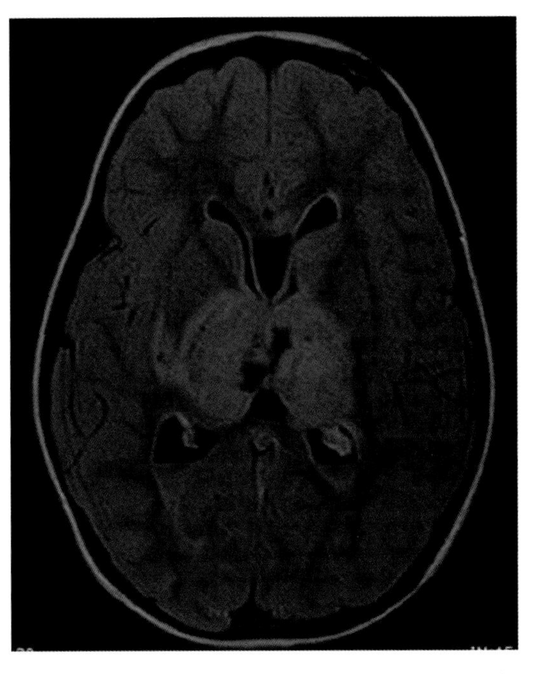

图 10.24　脑深静脉血栓形成。轴位 FLAIR 图像显示双侧丘脑、内囊和左尾状核区域异常 T2 高信号。双侧丘脑内侧 T2 低信号显示局部出血灶。注意双侧侧脑室的血 – 脑脊液平。图片引自 Dr.Achint Singh, University of Texas Health Science Center, TX.

可逆性后部脑病综合征

可逆性后部脑病综合征（PRES）更常见于成人，表现为沿分水岭区域对称的血管源性水肿区域，以顶枕部为主。病变呈长 T2 信号，通常不强化。另一方面，ADEM 在儿童人群中更常见，无分水岭区域分布倾向，通常不对称，可能累及脊髓。罕见情况下，ADEM 和 PRES 可以同时存在（图 10.26）。

脑炎 / 脑病

ADEM 可能在临床和放射学上与许多疾病类似，如感染性脑炎、毒素诱导的白质脑病、脑桥外髓鞘溶解症、尿毒症性脑病（图 10.27）和炎症性（神经结节病）或免疫介导的脑炎（桥本脑炎，抗 N 甲基 D- 天冬氨酸脑炎）。

这些疾病大多表现为局灶性或弥漫性白质病变，显示 T2 高信号伴多种强化。虽然神经影像学有助于缩小鉴别考虑，但最终的诊断可能需要腰椎穿刺甚至脑活检。这突出了临床病史、脑脊液相关性和放射学随访的重要性，以确认预期的影像学演变。

血管源性病变

ADEM 也可以在临床和放射学上与血管炎类似。然而，血管炎的病变通常累及灰质，符合血管分布，可能出现出血，并演变为胶质细胞增生，不像 ADEM 的病变经常消失。

深静脉系统的血栓形成可能表现为广泛的基底节和丘脑的信号异常，并类似 ADEM，如前所述（图 10.24，图 10.25）。MRI 可显示深部核团出血，而无静脉窦造影剂混浊。

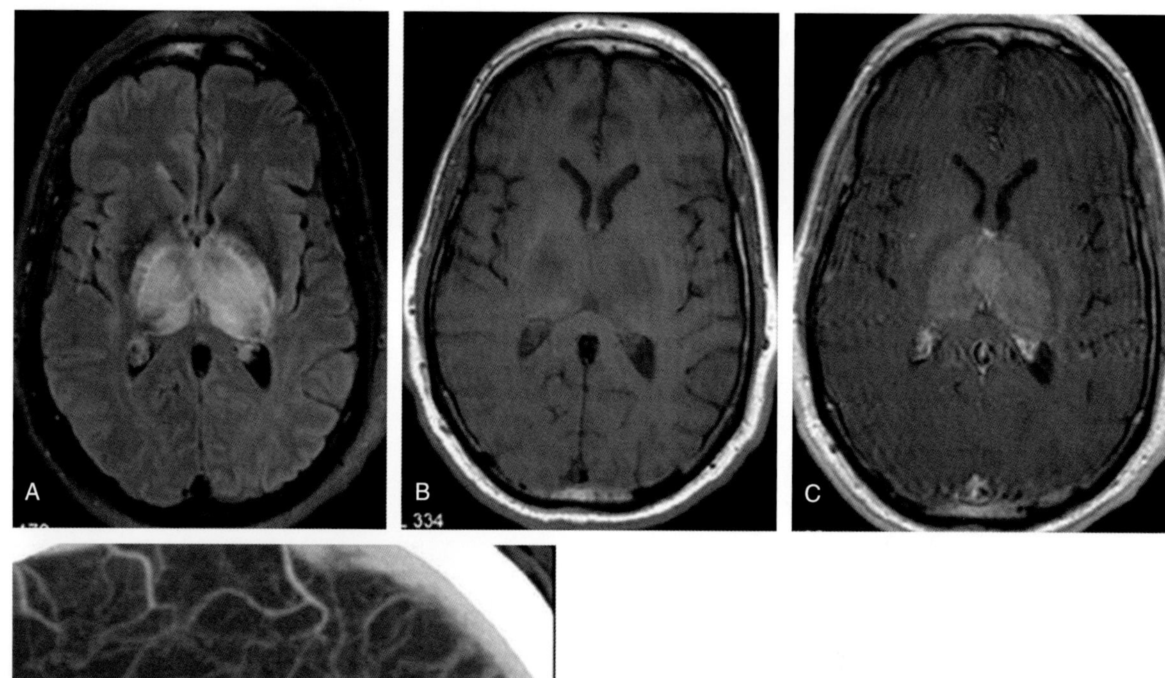

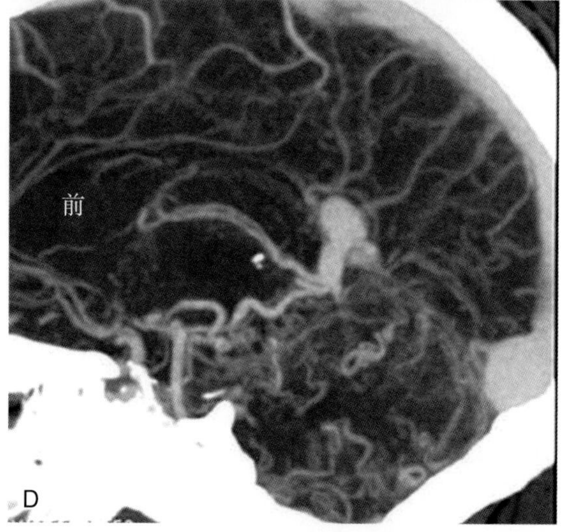

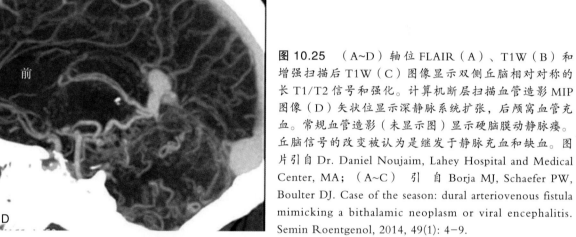

图 10.25 （A~D）轴位 FLAIR（A）、T1W（B）和增强扫描后 T1W（C）图像显示双侧丘脑相对对称的长 T1/T2 信号和强化。计算机断层扫描血管造影 MIP 图像（D）矢状位显示深静脉系统扩张，后颅窝血管充血。常规血管造影（未显示图）显示硬脑膜动静脉瘘。丘脑信号的改变被认为是继发于静脉充血和缺血。图片引自 Dr. Daniel Noujaim, Lahey Hospital and Medical Center, MA；（A~C）引自 Borja MJ, Schaefer PW, Boulter DJ. Case of the season: dural arteriovenous fistula mimicking a bithalamic neoplasm or viral encephalitis. Semin Roentgenol, 2014, 49(1): 4–9.

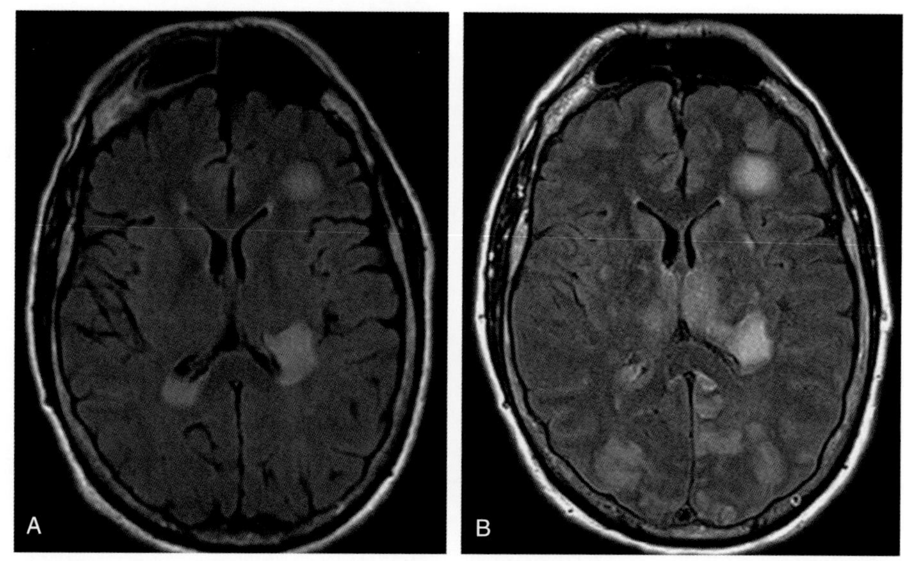

图 10.26 后路可逆性脑病综合征（PRES）伴急性播散性脑脊髓炎。入院时（A）和临床进一步恶化几天后（B）的轴位 FLAIR 图像（与图 10.13 相同的患者）。初始图像显示双侧额枕叶、基底节和丘脑特征性的脱髓鞘灶，后续图像（B）显示 T2 高信号重叠区域，与 PRES 一致

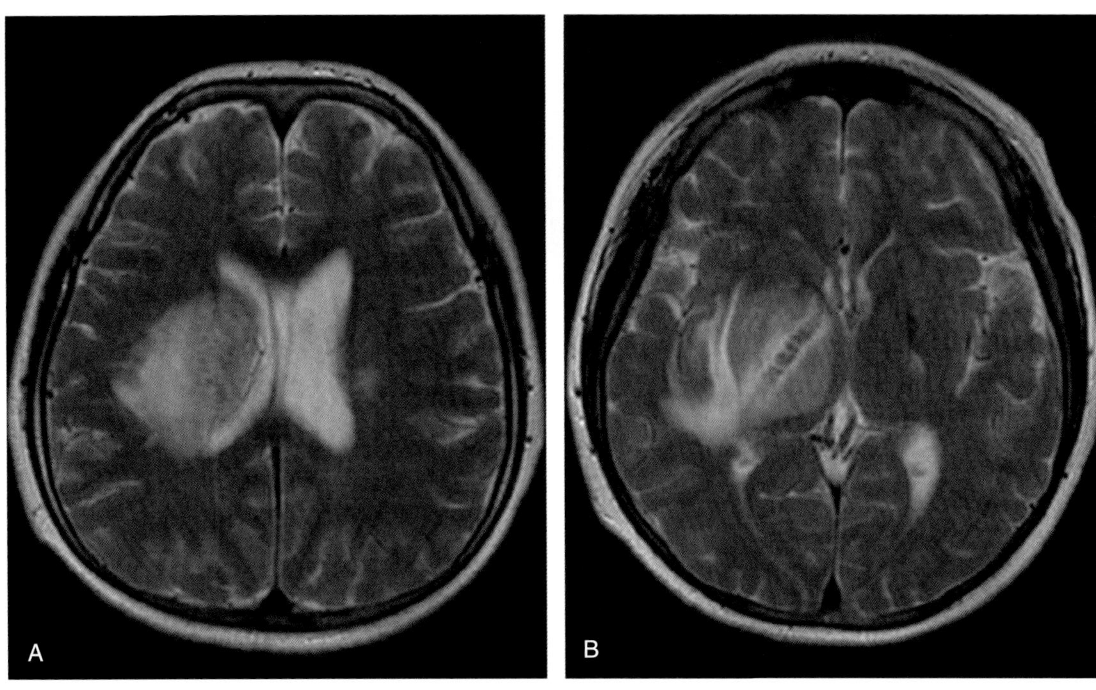

图 10.27　尿毒症合并精神状态改变患者的轴位 T2WI 图像显示双侧放射冠和神经节丘脑区域不对称 T2 高信号，与尿毒症脑病一致

（郝跃文　译；杜　滂　审）

拓展阅读

Alper G. Acute disseminated encephalomyelitis. J Child Neurol, 2012, 27(11):1408–1425.

Berzero G, Cortese A, Ravaglia S, et al. Diagnosis and therapy of acute disseminated encephalomyelitis and its variants. Expert Rev Neurother, 2015, 1–19. [Epub ahead of print].

Bester M, Petracca M, Inglese M. Neuroimaging of multiple sclerosis, acute disseminated encephalomyelitis, and other demyelinating diseases//Seminars in Roentgenology. Vol. 49. No. 1. WB Saunders, 2014:76–85.

Dale RC, Church AJ, Cardoso F, et al. Poststreptococcal acute disseminated encephalomyelitis with basal ganglia involvement and auto-reactive antibasal ganglia antibodies. Ann Neurol, 2001, 50(5):588–595.

Koelman DLH, Mateen FJ. Acute disseminated encephalomyelitis: current controversies in diagnosis and outcome. J Neurol, 2015, 1–2.

Marin SE, Callen DJA. The magnetic resonance imaging appearance of monophasic acute disseminated encephalomyelitis. Neuroimaging Clin N Am, 2013, 23(2):245–266.

Rossi A. Imaging of acute disseminated encephalomyelitis. Neuroimaging Clin N Am, 2008, 18(1):149–161.

11 自身免疫性脑炎

Fang Frank Yu，Juan E. Small

引　言

自身免疫性脑炎是指最近发现的一组涉及中枢神经系统（CNS）的免疫介导疾病[1]。这些疾病在临床表现和影像学表现上存在重叠，最终与特异性抗体有关（图 11.1）。临床和影像学表现取决于抗体所靶向的特定中枢神经系统的结构。边缘脑炎可能是最常见和最显著的临床所见，还可累及基底节区、小脑、脑干、脊髓，甚至周围神经系统[2]。

虽然对自身免疫性脑炎的认识不断增加，但它仍然是一种排除性诊断。当临床表现不典型，且其他病因学检查阴性的情况下，放射科医生可能是第一个提出诊断的人。在此，我们回顾了自身免疫性脑炎的相关影像学表现及一些特征性抗体。

自身免疫性脑炎亚型：概述

广义上说，可根据自身免疫性脑炎的新生物形成过程及抗原靶向的位置将其分为两组（表 11.1）[3]。

- Ⅰ型抗体：以细胞内抗原为靶点，常与形成副肿瘤综合征的潜在恶性病变有关[4]。这些抗体通过细胞毒性 T 细胞的激活来杀死神经元和癌症抗原。它们对治疗更具抵抗性，并与不良预后和不可逆转的神经元损伤有关。例如抗 –Hu、抗 –Yo、抗 –Ri（ANNA2）和抗 –Ma[5]。
- Ⅱ型抗体：另一类型，以细胞表面抗原为靶点，与潜在恶性肿瘤的关联性不大。虽然许多病例没有明确的病因，但有报道称其与潜在的自身免疫性疾病或感染有关[6]。Ⅱ型抗体通过抗体对其目标受体的直接相互作用（体液免疫反应）引起可逆效应，导致功能破坏。与Ⅰ型抗体相比，这些抗体对免疫调节疗法更有效。例如抗 –NMDAR、抗 –Caspr2 和抗 –LG1。
- Ⅲ型抗体，靶向细胞内突触蛋白的抗体（偶尔被归为Ⅰ型抗体），可能在 B 细胞和 T 细胞介导的机制中起作用。例如抗 –GAD65（谷氨酸脱羧酶）和僵硬人综合征。

影像学表现

头颅磁共振成像（MRI）有助于排除其他疾病，如原发性或转移性脑肿瘤以及缺血性或出血性中风。重要的是，要认识到单独应用 MRI 对自身免疫性脑炎的诊断既不敏感，也不具有特异性。但在一定的临床状况下，它可以帮助诊断。在此，我们概述了自身免疫性脑炎的影像学表现。值得注意的是，影像学异常的位置通常与患者的临床症状相关，但不一定指向某特定抗体（单个抗体可能与多种脑炎综合征相关）。

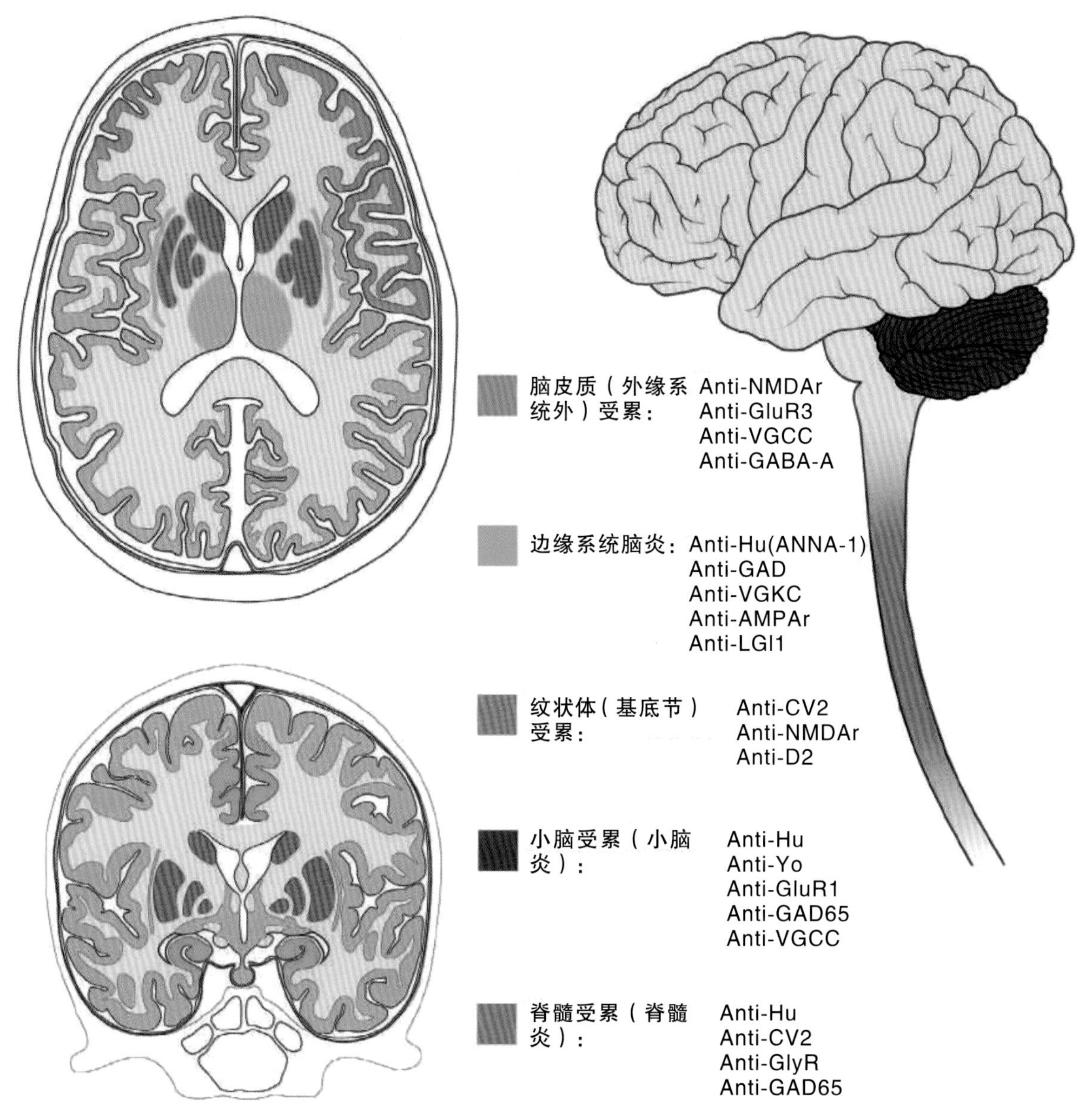

图 11.1 自身免疫性脑炎和相关自身抗体的潜在累及区域概述

边缘叶脑炎

边缘叶脑炎由 Corsellis 等人首次描述，他发现了肺癌患者内侧颞叶的炎症变化，边缘叶脑炎已在多个抗体谱中被报道（既有副肿瘤性的，也有与癌症无关的）。临床表现可能包括短期记忆丧失、癫痫发作和（或）精神症状[7-8]。在 MRI 的 FLAIR/T2WI 上，颞叶内侧（杏仁核和海马）的信号增高，最初可能是单侧的，但随后进展为双侧（图 11.2）。颞叶外的边缘结构，包括岛叶和扣带回（副肿瘤性边缘叶脑炎更常见）（图 11.3）也可受累。这些异常改变最初很轻微，在 FLAIR 图像上较为明显[9]，可以表现为肿胀，最终消退，并可能在数月至数年内发展为萎缩[10]。

一部分患者由于缺血可引起扩散受限，强化相对不常见[11]，即使出现，也往往为轻度强化，强化范围仅占 T2 信号异常的一部分。由于急性炎症，MRI 信号异常区可在 FDG-PET

表 11.1 自身免疫性脑炎相关抗体

	组	可能伴随的疾病或肿瘤	临床表现	影像表现
Anti-Hu（ANNA-1）	1	小细胞肺癌	脑脊髓炎，亚急性感觉神经病变，小脑变性	边缘系统，小脑，脑干 T2-FLAIR 高信号
Anti-Ma（Ma1/Ma2/Ma3）	1	睾丸癌，小细胞肺癌，乳腺癌	脑干功能障碍，眼肌麻痹，罕见边缘系统脑炎	丘脑和脑干不均匀 T2 高信号
Anti-GAD（glutamic acid decarboxylase）	1	1 型糖尿病	僵人综合征，边缘系统脑炎	边缘系统 T2 高信号
Anti-Yo（PCA-1）	1	乳腺癌，卵巢癌	小脑炎（共济失调），眩晕，眼球震颤	小脑变性
Anti-CV2	1	小细胞肺癌，胸腺瘤	舞蹈症样动作	纹状体 T2-FLAIR 高信号；偶见于颞叶内侧
Anti-NMDAr	2		病毒前驱症状，精神病症状：健忘症、癫痫和脑病	通常是正常的，偶见瞬时 T2 高信号和强化
Anti-VGKC（voltage-taged potassium channel）	2		癫痫（早期和顽固性），边缘系统脑炎	颞叶内侧 T2-FLAIR 高信号并进展为颞叶内侧硬化
Anti-GABA（2 subtypes-anti-GABA-A，anti-GABA-B）	2	Anti-GABA-B 相关小细胞肺癌	和 anti-VGKC 类似但预后更好	Anti-GABA-A 经常有边缘系统以外其它部位异常
Anti-GluR3（glutamate receptor 3）	2		Rasmussen 脑炎，顽固性癫痫	整个半球弥漫性组织缺失和 T2-FLAIR 高信号
Anti-GluR1（glutamate receptor 1）	2	淋巴瘤	小脑共济失调	小脑变性
Anti-AMPAr（alpha-amino-3-hydroxy-5-methyl-4-isoxazolepropionic acid receptor）	2	乳腺，肺，胸腺肿瘤	亚急性精神症状	仅海马 T2-FLAIR 信号异常
Anti-LGI1（leucine-rich, glioma-inactivated 1）	2		癫痫（早期和顽固性），边缘系统脑炎	颞叶内侧 T2-FLAIR 高信号并进展为颞叶内侧硬化

表现为代谢增高（图 11.2）（甚至发生在 MRI 信号异常出现前）[12-13]。然而，与正常灰质相比，代谢活动通常会随着时间的推移而减低，受累区域最终表现为低代谢状态（图 11.4）。

小脑炎

小脑综合征以不同程度的步态和肢体共济失调为特征，言语、吞咽和眼球运动（眼球震颤）也会受到影响。亚急性进展更倾向于自身免疫性，而不是感染性小脑炎。MRI 可以表现正常，或仅有轻度小脑萎缩（图 11.5），或显示小脑半球 T2 高信号 [5,14]。副肿瘤抗体（如抗 -Hu、抗 -Yo）以及非癌症相关抗体（如抗 -GAD65、抗 -mGluR1、抗 -VGCC）与该综合征相关。其预后可能比其他表现的自身免疫性脑炎更差 [15]。

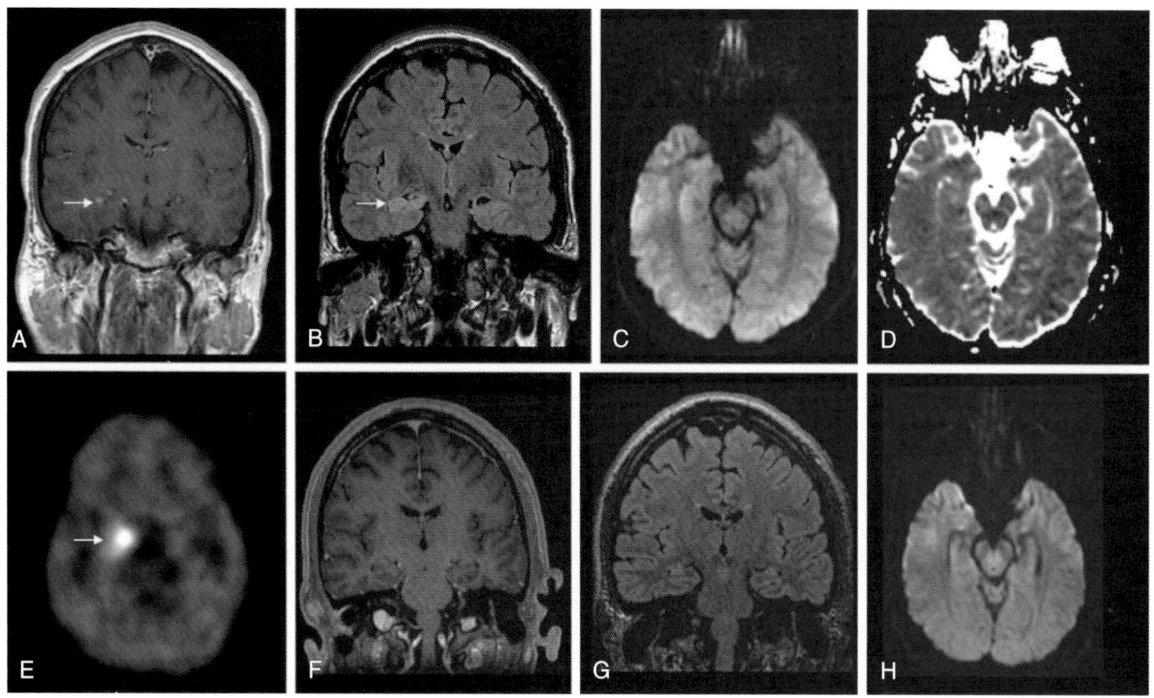

图 11.2　抗 LGI-1 脑炎。53 岁男性，表现为精神错乱，随后接受静脉注射免疫球蛋白和利妥昔单抗联合治疗。冠位 T1WI 增强图（A）、冠位 T2WI-FLAIR 图（B）、轴位 DWI 图（C）和轴位 ADC 图（D）示右侧海马区肿胀，T2 呈高信号（B 图箭头所示）伴斑片状强化（A 图箭头所示），无扩散受限。FDG-PET 图（E）示相应区域高代谢（箭头所示）。随访 3 个月后的冠位 T1WI 增强图（F）、冠位 T2WI-FLAIR 图（G）和轴位 DWI 图（H）示右侧海马 T2 异常信号且强化区消失

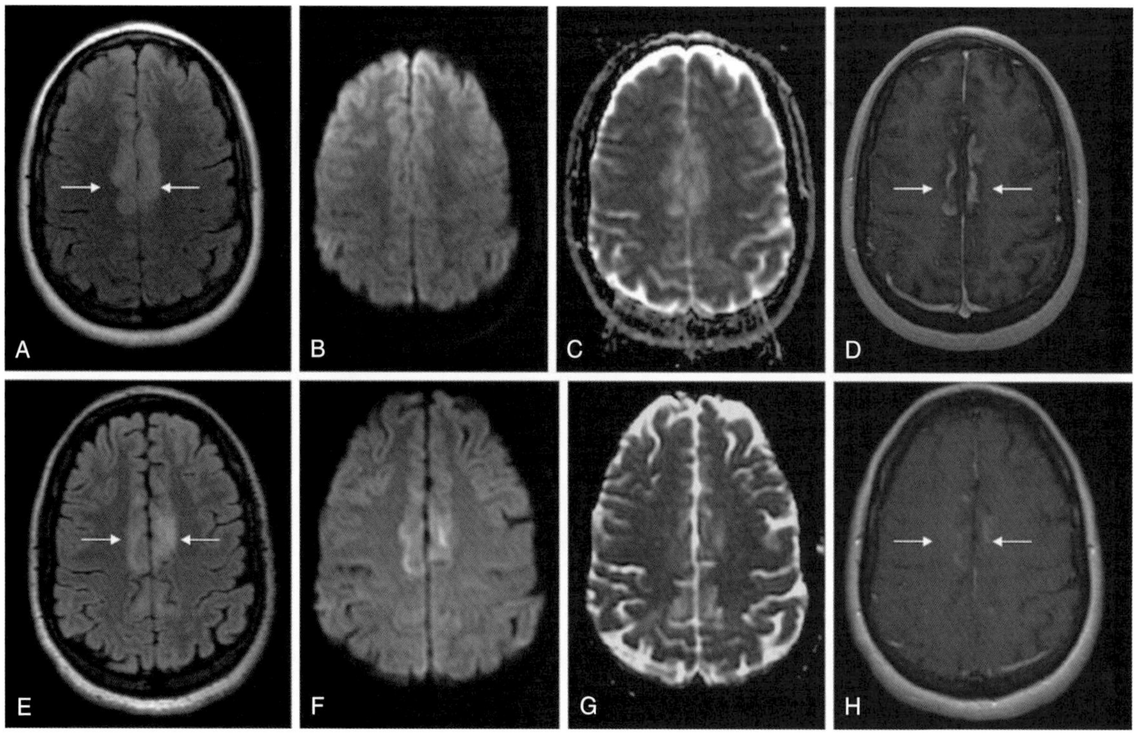

图 11.3　抗 Ach 受体脑炎。43 岁女性，表现为眩晕，伴头晕、恶心和左半身抽搐。始发时轴位 FLAIR 图（A）、DWI 图（B）、ADC 图（C）和增强 T1WI 图（D）示扣带回肿胀，T2 信号增高（A 图箭头所示）、无扩散受限（ADC 上表现为高信号）和明显强化（D 图箭头所示）。随访 1 个月后轴位 FLAIR 图（E）、DWI 图（F）、ADC 图（G）和增强 T1WI 图（H）示 T2 异常信号（E 图箭头所示）和强化降低（H 图箭头所示），扩散上仍存在轻度异常信号

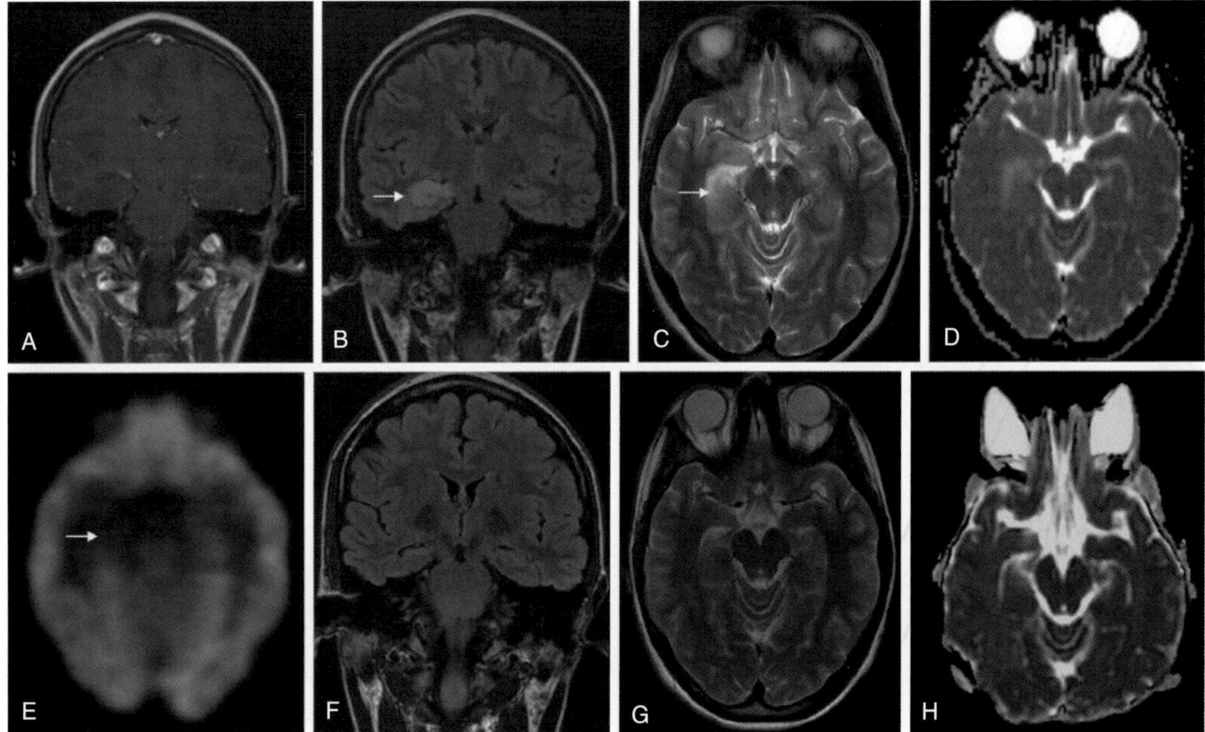

图 11.4 另一例抗 LGI-1 脑炎。27 岁女性，癫痫发作，并接受了类固醇和利妥昔单抗的有效治疗。冠位 T1WI 增强图（A）、冠位 FLAIR 图（B）、轴位 T2WI 图（C）和 ADC 图（D）示右侧海马区肿胀，T2 呈高信号（B 和 C 图箭头所示），无扩散受限，无明显强化。随访轴位 FDG-PET 图（E）、冠位 FLAIR 图（F）、轴位 T2WI 图（G）和轴位 ADC 图（H）示右侧内侧颞叶（E 图箭头所示）相对低代谢，右侧海马体积不对称减小

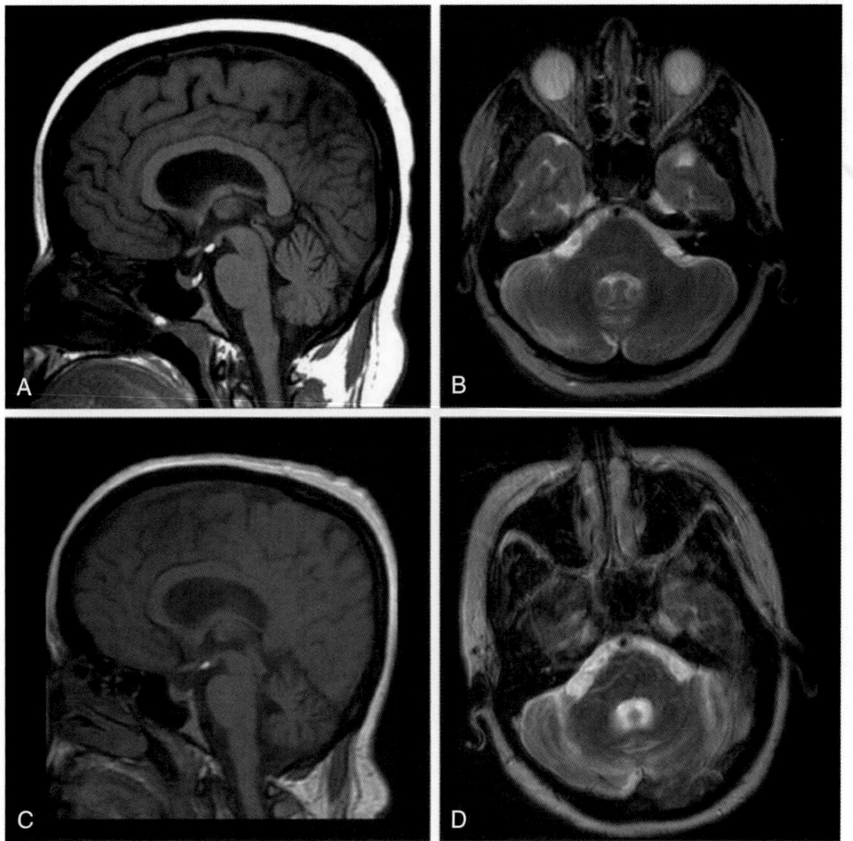

图 11.5 抗 -Yo 小脑炎。38 岁女性，表现为共济失调，有卵巢癌病史。矢状位 T1WI 图（A）和轴位 T2WI 图（B）示无明显异常。1 年后随访的 T1WI 和 T2WI 图（C 和 D）示进行性小脑萎缩

基底节脑炎

舞蹈性运动或肌张力障碍已被描述与抗 -NMDAR、抗 -CV2 和抗 -D2 多巴胺受体抗体有关[16]。基底节内可能存在 T2 高信号病变，扩散通常不受限，这有助于与缺血性梗死和克雅氏病鉴别[1,17]。

在儿童中，Syndeham 舞蹈病是一种单独的自身免疫性运动障碍，以往与链球菌感染有关。它通常表现为单纯的舞蹈病，而抗 -NMDAR 脑炎等疾病可能表现为癫痫发作或精神症状[17]。中毒代谢性病因，如低血糖和一氧化碳中毒，也应在鉴别诊断中加以考虑，临床病史有助于区分。

脑干脑炎

脑干脑炎患者，也称为自身免疫性菱形脑炎，临床表现定位在脑桥或延髓，包括眼球震颤、眼外运动障碍、感音神经性听力损失、共济失调、眩晕和中枢呼吸抑制（图 11.6）。这种综合征可以与其他综合征联合出现，如边缘脑炎，也可以单独发生。抗 -Ma2/Ta 倾向于累及上脑干，而抗 -Hu 则倾向于累及下脑干[18-19]。抗 -Ri2（ANNA2）与小细胞肺癌和乳腺癌相关，可表现为眼阵挛 – 肌阵挛综合征[20]。

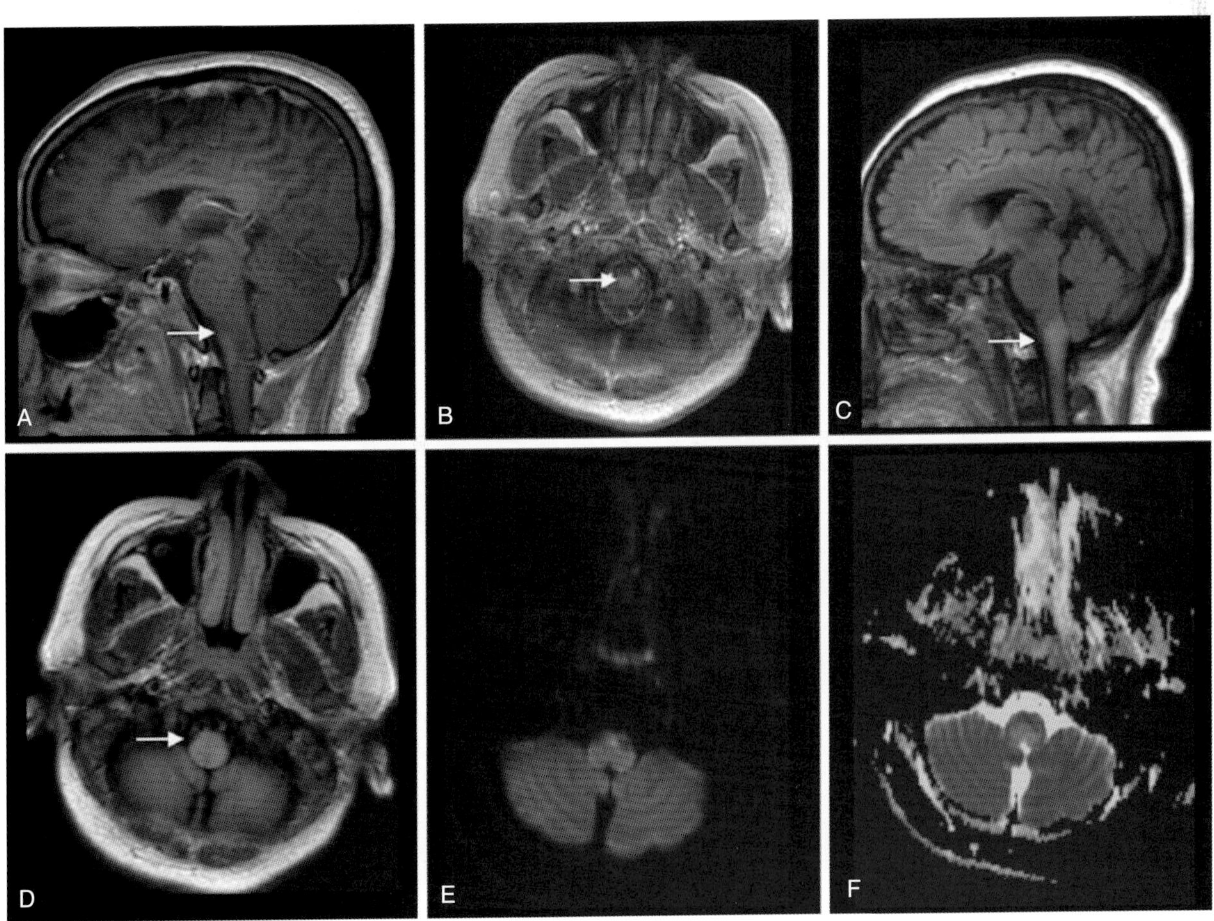

图 11.6　自身免疫性脑干脑炎。35 岁女性，四肢瘫痪和呼吸衰竭，对类固醇和静脉注射免疫球蛋白治疗有效。矢状位和轴位增强 T1WI 图（A 和 B）、矢状位和轴位 T2WI/FLAIR 图（C 和 D）、轴位 DWI 图（E）和 ADC 图（F）示延髓和颈髓交界区膨胀性 T2 高信号（C 和 D 图箭头所示），轻度斑片状强化（A 和 B 图箭头所示）和无扩散受限

其他影像学表现

在抗-NMDA、抗-VGCC 和抗-GABA-A 受体脑炎中，已经发现了与边缘系统不同的多灶性皮质 T2 信号增高，伴或不伴脑回样强化（图 11.7）。这些异常通常是短暂性或迁移性的[21]，强化消退后可发生皮质层状坏死。Graves 病和桥本甲状腺炎也有类似的影像学表现，后者与白质区 T2-FLAIR 信号变化有关（桥本脑病）[22]。

前面描述过的副肿瘤性脊髓炎可能伴有感觉神经病变，可表现为脊髓 T2 信号增高伴异常强化。通常相关的抗体包括抗-Hu 和抗-CV2[23]。自身免疫性脊髓炎发生在副肿瘤疾病的范围之外，例如抗-GlyR 和抗-GAD65，它们与自身免疫性脑脊髓炎相关[24]。

然而重要的是，要认识到影像表现不显著也并不罕见。例如据报道，多达 80% 的抗-NMDAR 脑炎在最初和随访时的影像学表现均正常，这被称为“临床-放射学悖论”[21]。与抗-GAD 和抗-GlyR1（糖基酸还原酶 1）抗体相关的僵硬人综合征患者的影像学检查主要是为了排除其他病因[20]。此外，患者可能表现为孤立症状或整个神经轴的多灶性病变（脑脊髓炎）。

鉴别诊断

其他疾病也可表现为与自身免疫性脑炎相似的影像学表现。

- 在临床和影像学上与边缘叶脑炎类似的疾病包括：

– 疱疹性脑炎常由于单纯疱疹病毒 I 型（HSV-1）感染引起。在影像学上，它可以类似于自身免疫性边缘叶脑炎，颞叶、岛叶和扣带回内 MRI 信号异常。然而，HSV 脑炎往往

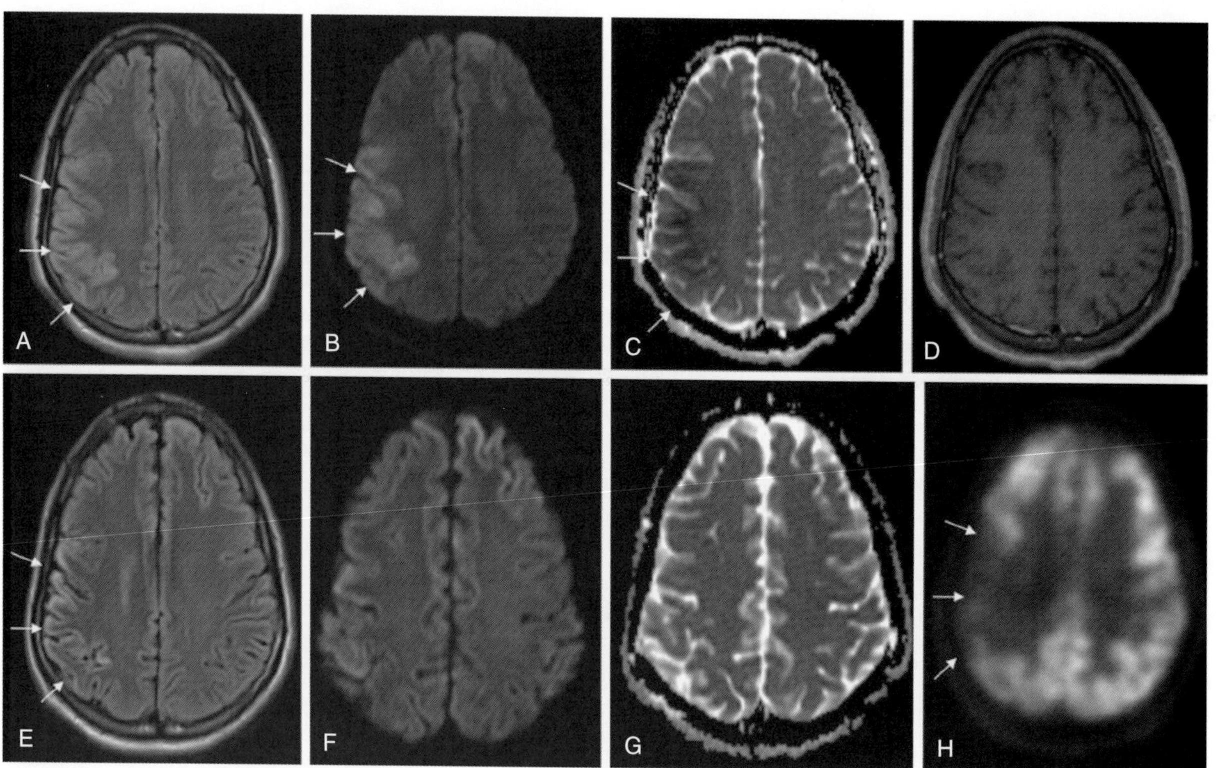

图 11.7 抗-NMDAR 脑炎。18 岁男性，表现为行为奇怪、幻觉和进行性精神失常。轴位 FLAIR 图（A）、DWI 图（B）、ADC 图（C）和 T1WI 增强图（D）示右侧额叶和顶叶皮层 T2 信号增高（A 图箭头所示）和扩散受限（B 和 C 图箭头所示），但无显著强化。随访 2 个月后的影像学检查示扩散受限消退（F 和 G），膨胀性 T2 高信号缩小（E 图箭头所示）。FDG-PET 上表现为相对低代谢（H 图箭头所示）

表现为发热和迅速的临床恶化；影像常表现为扩散受限和出血。基底节受累或精神症状的存在使得人们考虑 HSV 脑炎外的病因[25]。

– 原发性中枢神经系统肿瘤，如弥漫性胶质瘤，在影像学上可类似自身免疫性脑炎。这些病变表现为浸润性 T2/FLAIR 高信号，通常延伸到边缘系统外。自身免疫性脑炎和弥漫性胶质瘤在 MRS 中均可表现为 NAA 峰的降低和 Cho/Cr 比值的增高[25]。同样在两种情况下，PET 和 SPECT 成像上均表现为代谢活性增高[26]。高级别肿瘤可表现为局灶性肿块样坏死伴明显强化，这有助于与自身免疫性脑炎鉴别。

– 血管源性病变，如缺血性脑梗死在影像学上也可能类似于自身免疫性脑炎。扩散受限所反映的急性期细胞毒性水肿，磁共振血管造影（MRA）或计算机断层血管造影（CTA）上表现的血管中断，均倾向于血管源性病变。

• 在临床和影像学上类似脑干自身免疫性脑炎的疾病包括：

– 脑干脑炎的感染性原因有单核增多性李斯特氏菌、莱姆病和病毒（如肠道病毒）[15]。临床表现是可变的，但发热史或病毒性前驱症状有助于诊断，同时脑脊液评估也是有帮助的。其他自身免疫性疾病，如多发性硬化症和白塞病可表现为脑干病变，但特征性临床（例如白塞病患者的口腔和生殖器溃疡）和影像学表现（例如多发性硬化症的胼胝体病变）有助于疾病的鉴别。

• 在临床和影像学上类似自身免疫性脊髓炎的疾病包括：

– 如果视神经脊髓炎（NMO）的首发表现是脊髓炎，则易误诊为自身免疫性脊髓炎。然而，视神经炎通常会在几周内发生。

– 肌萎缩性脊髓侧索硬化症和自身免疫性运动神经元综合征［如伴有传导阻滞的多灶性运动神经病变（MMN）］有时彼此非常相似，尤其在初发时[27]。然而，进展模式和中枢神经系统受累情况可助于二者的鉴别。MMN 的 MRI 可以显示臂丛神经内不对称增大和 T2 信号增高。

结　论

自身免疫性脑炎日益被认为是引起多种神经系统综合征的原因。边缘叶脑炎是自身免疫性脑炎最公认的临床和影像学表现，但也要知道，患者也可以主要表现为脑干、小脑和脊髓症状。神经影像学有助于提示或进一步支持诊断，并可与腰椎穿刺、脑电图和血清抗体检测结合使用。'

（杨　勇　译；麻少辉　审）

参考文献

[1] da Rocha AJ, Nunes RH, Maia ACM, et al. Recognizing autoimmunemediated encephalitis in the differential diagnosis of limbic disorders. AJNR Am J Neuroradiol, 2015, 36:2196–2205.

[2] Bien CG, Vincent A, Barnett MH, et al. Immunopathology of autoantibody-associated encephalitides: Clues for pathogenesis. Brain, 2012, 135:1622–1638.

[3] Lancaster E, Dalmau J. Neuronal autoantigens—pathogenesis, associated disorders and antibody testing. Nat Rev Neurol, 2012, 8:380–390.

[4] Graus F, Keime-Guibert F, Reñe R, et al. Anti-Hu-associated paraneoplastic encephalomyelitis: Analysis of 200 patients. Brain, 2001, 124:1138–1148.

[5] Brieva-Ruíz L, Diaz-Hurtado M, Matias-Guiu X, et al. Anti-Riassociated paraneoplastic cerebellar degeneration and breast cancer: An autopsy case study. Clin Neurol Neurosurg, 2008, 110:1044–1046.

[6] Dalmau J, Rosenfeld MR. Autoimmune encephalitis update. Neuro Oncol, 2014, 16:771–778.

[7] Dalmau J, Graus F, Villarejo A, et al. Clinical analysis of anti-Ma2-associated encephalitis. Brain, 2004, 127:1831–1844.

[8] Tüzün E, Dalmau J. Limbic encephalitis and variants: Classification. Diagnosis and Treatment, 2007, 13:261–271.

[9] Thuerl C, Müller K, Laubenberger J, et al. MR Imaging of autopsyproved paraneoplastic limbic encephalitis in non-Hodgkin lymphoma. AJNR Am J Neuroradiol, 2003, 24:507–511.

[10] Urbach H, Soeder BM, Jeub M, et al. Serial MRI of limbic encephalitis. Neuroradiology, 2006, 48:380–386.
[11] Lawn ND, Westmoreland BF, Kiely MJ, et al. Clinical, magnetic resonance imaging, and electroencephalographic findings in paraneoplastic limbic encephalitis. Mayo Clin Proc, 2003, 78:1363–1368.
[12] Kassubek J, Juengling FD, Nitzsche EU, et al. Limbic encephalitis investigated by 18FDG-PET and 3D MRI. J Neuroimaging, 2001, 11:55–59.
[13] Messori A, Lanza C, Serio A, et al. Resolution of limbic encephalitis with detection and treatment of lung cancer: clinical–radiological correlation. Eur J Radiol, 2003, 45:78–80.
[14] Höftberger R, Sabater L, Ortega A, et al. Patient with homer-3 antibodies and cerebellitis. JAMA Neurol, 2013, 70:506–509.
[15] Lancaster E. The diagnosis and treatment of autoimmune encephalitis. J Clin Neurol Seoul Korea, 2016, 12:1–13.
[16] Crespo-Burillo JA, Hernando-Quintana N, Ruiz-Palomino P, et al. Chorea secondary to striatal encephalitis due to anti-CV2/CRMP5 antibodies. Case description and review of the literature. Neurol Engl Ed, 2015, 30:451–453.
[17] Dale RC, Brilot F Autoimmune basal ganglia disorders. J Child Neurol. https://doi.org/10.1177/0883073812451327.
[18] Dalmau JMD, Graus FMD, Rosenblum MK, et al. Anti-Hu-associated paraneoplastic encephalomyelitis/sensory neuronopathy: A clinical study of 71 patients. Medicine (Baltimore),1992, 71:59–72.
[19] Saiz A, Bruna J, Stourac P, et al. Anti-Hu-associated brainstem encephalitis. J Neurol Neurosurg Psychiatry, 2009, 80:404–407.
[20] Graus F, Saiz A, Dalmau J. Antibodies and neuronal autoimmune disorders of the CNS. J Neurol, 2010, 257:509–517.
[21] Dalmau J, Gleichman AJ, Hughes EG, et al. Anti-NMDA-receptor encephalitis: Case series and analysis of the effects of antibodies. Lancet Neurol, 2008, 7:1091–1098.
[22] Caselli RJ, Drazkowski JF, Wingerchuk DM. Autoimmune encephalopathy. Mayo Clin Proc, 2010, 85:878–880.
[23] Kleinig TJ, Thompson PD, Kneebone CS. Chorea, transverse myelitis, neuropathy and a distinctive MRI: Paraneoplastic manifestations of probable small cell lung cancer. J Clin Neurosci, 2009, 16: 964–966.
[24] Hutchinson M, Waters P, McHugh J, et al. Progressive encephalomyelitis, rigidity, and myoclonus: A novel glycine receptor antibody. Neurology, 2008, 71:1291–1292.
[25] Splendiani A, Felli V, Sibio AD, et al. Magnetic resonance imaging and magnetic resonance spectroscopy in a young male patient with anti-N-methyl-D-aspartate receptor encephalitis and uncommon cerebellar involvement: A case report with review of the literature. Neuroradiol J, 2016, 29:30.
[26] Sarria-Estrada S, Toledo M, Lorenzo-Bosquet C, et al. Neuroimaging in status epilepticus secondary to paraneoplastic autoimmune encephalitis. Clin Radiol, 2014, 69:795–803.
[27] Cats EA, Bertens AS, Veldink JH, et al. Associated autoimmune diseases in patients with multifocal motor neuropathy and their family members. J Neurol, 2012, 259:1137–1141.

12 进行性多灶性白质脑病

Aaron B. Paul

引 言

进行性多灶性白质脑病（progressive multifocal leukoencephalopathy，PML）是一种发生在中枢神经系统（central nervous system，CNS）的亚急性机会性感染性脱髓鞘病变，在1958年被首次报道[1]。感染性的病原体是多瘤病毒JC，具有嗜少突胶质细胞性。在儿童时期可发生无症状的原发性感染，病毒潜伏在肾脏和淋巴组织内。当细胞免疫功能低下时，病毒被激活并进入中枢神经系统[2]。

常见以及不常见的临床症状包括肢体无力、认知障碍、言语和视觉障碍、共济失调、癫痫和头痛。推荐采用聚合酶链反应（polymerase chain reaction，PCR）检测脑脊液（cerebral spinal fluid，CSF）中的JC病毒DNA进行诊断。然而自从引入高活性抗逆转录病毒疗法（highly active antiretroviral therapy，HAART）后，较多的PML患者CSF中JC病毒DNA检测呈现阴性。立体定向脑组织活检仍然是PML诊断的金标准[3]。

PML几乎只发生于免疫抑制的患者，其中获得性免疫缺陷综合征占79%，血液系统恶性肿瘤占13%，器官移植占5%，免疫抑制治疗自身免疫性疾病占3%[3]。PML在肝硬化和肾功能衰竭等隐匿性免疫抑制的患者中也鲜有报道[4]。自从引入HAART疗法后，PML的发生率和死亡率均有所下降[5-6]。尽管针对PML没有特异性治疗，但是宿主适应性免疫反应的恢复被证实能够延长生存期[7]。

进行性多灶性白质脑病的影像学演变

及时准确的诊断对PML采取最佳的治疗策略尤为重要，这就需要了解PML的时间演变规律。幸而联合影像学征象和合适的实验室检查能够准确诊断PML。

PML可以分为早期阶段和晚期阶段（表12.1）。早期阶段的PML表现为单个或者多个圆形或者卵圆形脑白质病灶（white matter lesions，WML）。病灶分布不对称，最常见于顶叶、枕叶及胼胝体（图12.1）。在病灶与皮层交界处，受累的弓状纤维或U形纤维形成清晰的或扇形的边缘。病灶主要分布在侧脑室周围白质，无占位效应，无强化。非常小的急性病灶通常无弥散受限，且通常沿着活动性感染和脱髓鞘区域相应较大病灶的边缘推进（图12.2）。在PML疾病进展晚期阶段，病灶较大、发生融合，此时会出现脑组织萎缩[3]。PML病灶倾向于沿着白质纤维束发展。

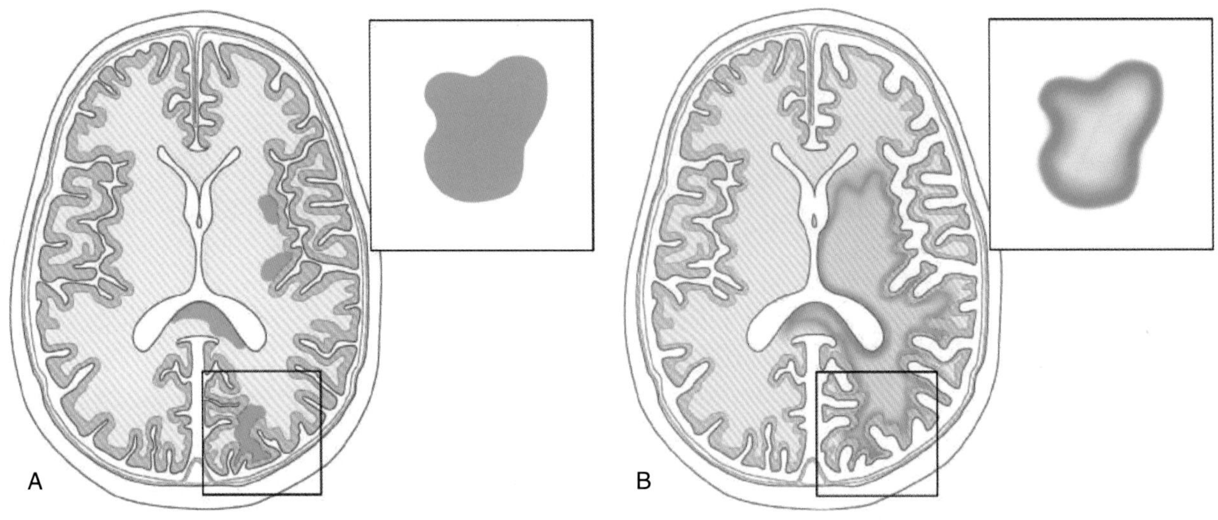

图 12.1 PML 的时间演变规律。PML 早期（A）白质病灶较小，呈现圆形、椭圆形、单个或数个病灶，双侧不对称。病灶与皮层之间分界清晰，弥散受限。PML 晚期（B） 白质病灶变大，呈多灶性且会发生融合。常见脑实质轻度萎缩。脑白质病灶的边缘表现为弥散受限，这是活动性感染所导致的中心弥散活动增强所致

表 12.1 PML 的时间演变规律

	PML 早期阶段	PML 晚期阶段
病灶大小	小	大
病灶数量	单个到数个不等	多发
脑萎缩	无	轻度
占位效应	无	无
增强	无强化	无或者弱强化
病灶分布	非对称性，病灶分散	非对称性，病灶融合

进行性多灶性白质脑病影像学表现

了解 PML 几个重要的影像不同表现形式，有助于专家对该疾病影像学表现的认识。PML 可以表现为孤立存在于小脑和（或）脑干的白质病变 [8]。达 50% 的患者灰质受累 [9]。既往报道过深部灰质受累并形成灶性出血的病例 [10]。也有报道指出炎性 PML 可出现占位效应和强化（图 12.3）[11]。在这个病例报道中，作者推测炎症反应是由于与大多数 PML 患者相比该患者具有相对较高的 CD4 计数，且该患者体内的 HIV 病毒数量较多。HIV-1 编码的跨膜调节蛋白 TAT 已经被证实能在体外上调 JC 病毒裂解周期 [12]。

鉴别诊断

PML 鉴别诊断的关键点在于区分患者是否存在 HIV 感染。

对于 HIV 阳性患者，主要与 HIV 脑病、原发性中枢神经系统淋巴瘤和弓形虫相鉴别。HIV 脑病患者 WML 散在分布且双侧对称，通常累及双侧皮层下白质并出现脑萎缩（图 12.4）[13]。原发性中枢神经系统淋巴瘤在脑室周围最常见，可有室管膜下受累，病灶通常会强化 [14]。弓形虫脑病通常累及基底节、丘脑、小脑且病灶增强会强化，可表现为“偏心靶征”[15]。

对于 HIV 阴性的患者，需要和中枢神经系统血管炎、多发性硬化（multiple sclerosis，MS）、血管内淋巴瘤相鉴别。中枢神经系统血管炎通常累及基底节区和皮层下白质（white matter， WM），血管造影可表现为多灶性动脉狭窄，此外也常表现为急性或者慢性缺血改变（图 12.5）[16]。MS 白质内病变通常具有时

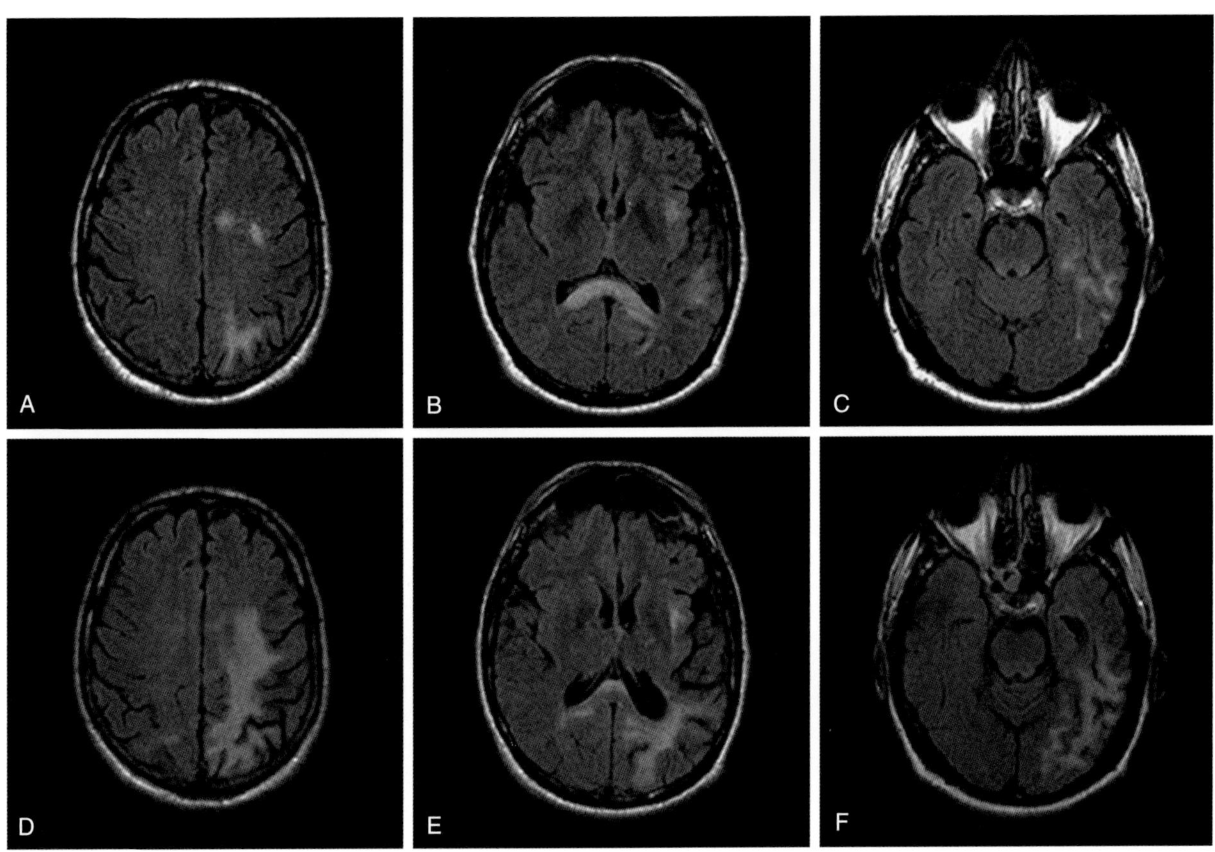

图 12.2　PML 病例。男，44 岁 HIV 阳性，近 1 个月出现了进行性神经系统改变。CD4：148；脑脊液 JC 病毒 DNA 阳性。轴位 FLAIR（A~F）。PML 早期阶段（A~C），白质病灶呈现多灶性及非对称性，与皮层分界清晰，无占位效应。PML 晚期阶段（D~F），病灶变大且相互融合，同时出现脑组织萎缩

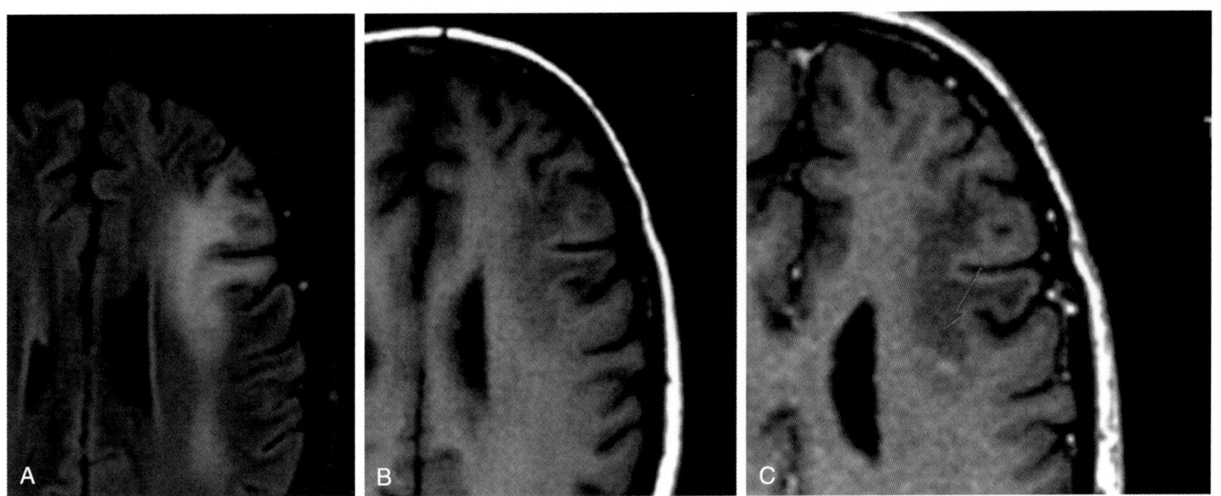

图 12.3　炎性 PML 病例。女，48 岁，HIV 阳性，间断性治疗。CD4：137；脑脊液：JC 病毒阳性。轴位 FLAIR（A）、轴位 T1WI 平扫（B）、轴位 T1WI 增强（C）展示了融合的白质病变的多灶性强化（箭头）

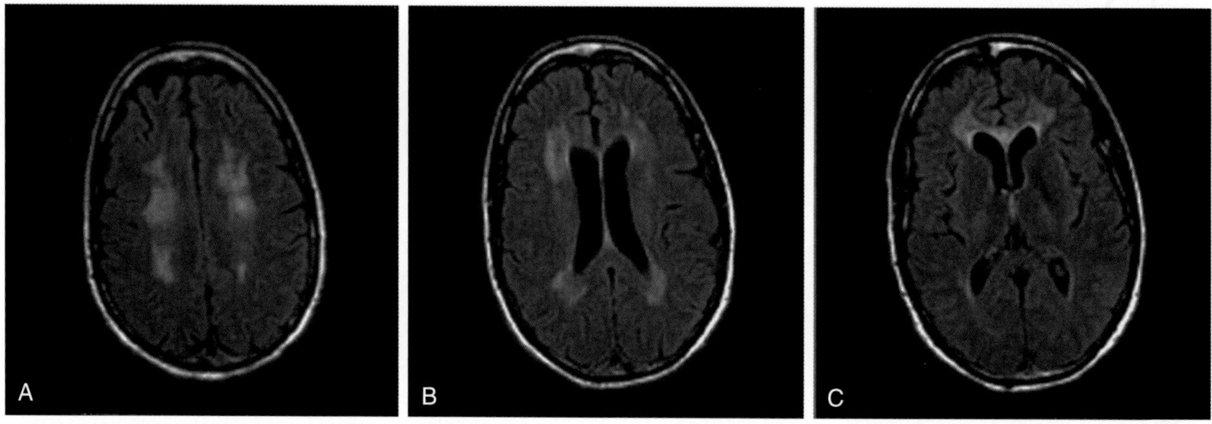

图 12.4 HIV 脑炎病例。男，42 岁，15 年前发现 HIV 阳性。轴位 FLAIR 图像（A~C）显示了对称性散在分布的病灶，同时伴有脑萎缩

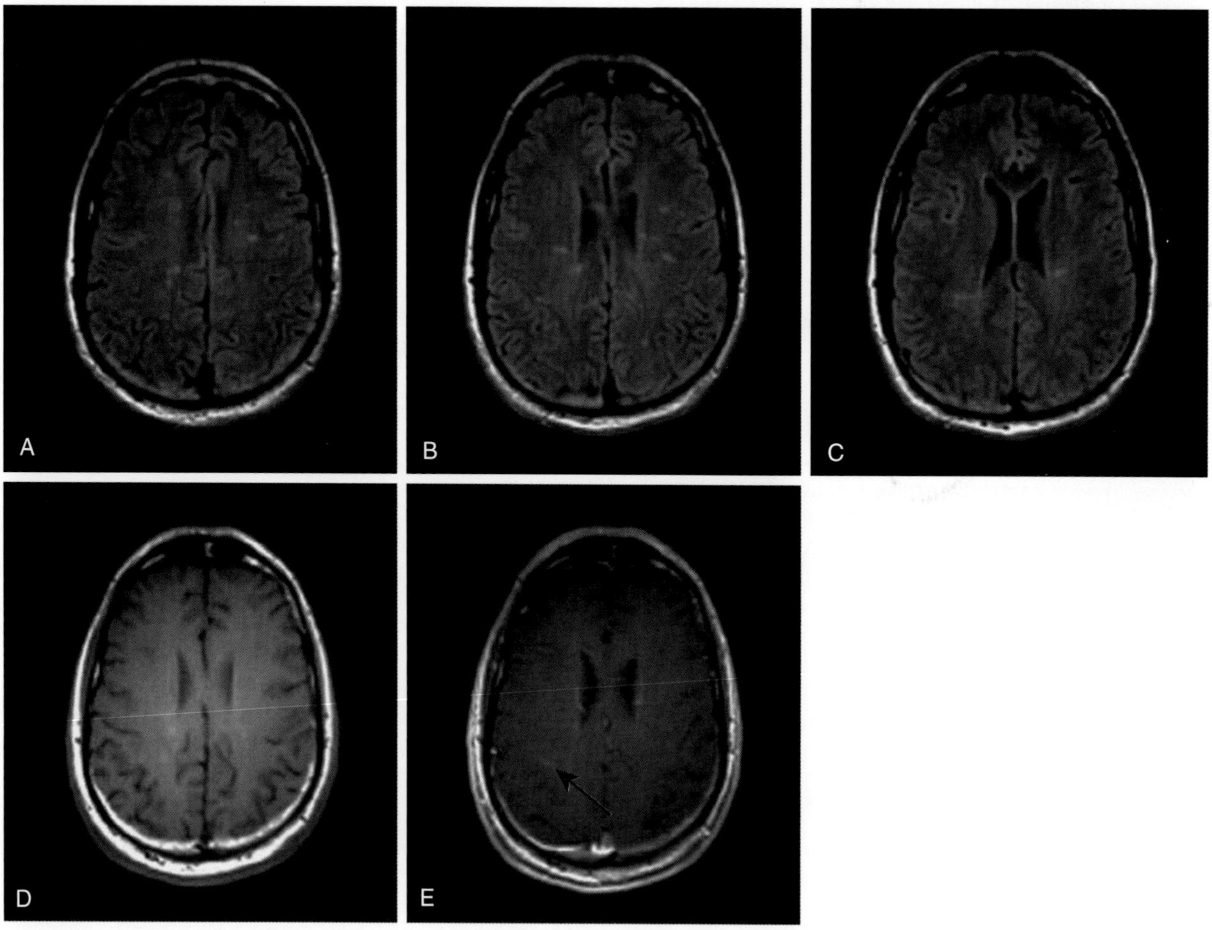

图 12.5 MS 病例。男，36 岁，诊断为多发性硬化。轴位 FLAIR（A~C）、轴位 T1WI 平扫（D）、轴位 T1WI 增强（E）展示了累及侧脑室周围白质和胼胝体的多灶性白质病变，部分病灶出现了强化（箭头）

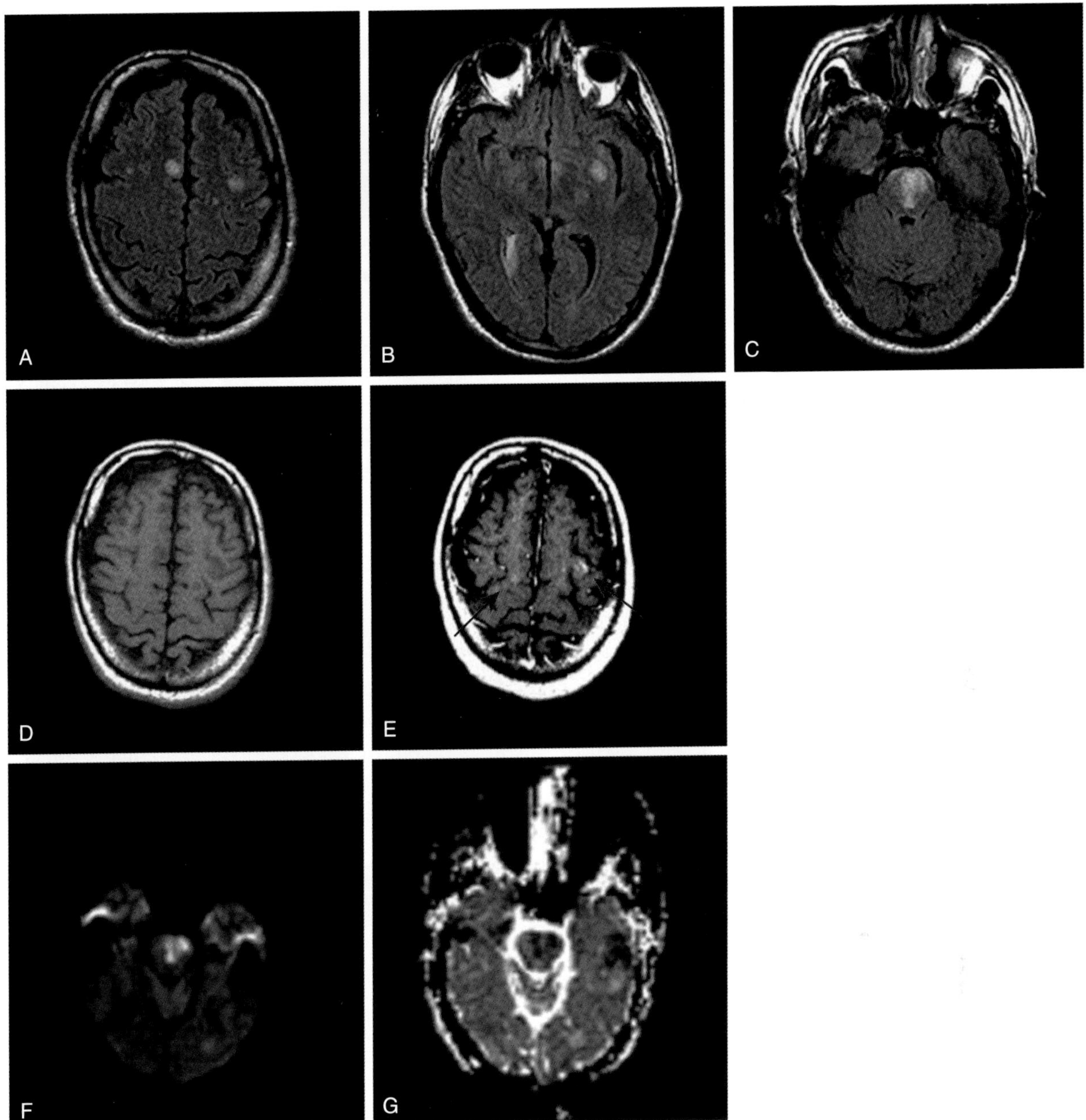

图 12.6　血管内淋巴瘤病例。男，50 岁，穿刺活检证实为血管内淋巴瘤。轴位 FLAIR 图像（A~C）、轴位 T_1 增强前（D）、轴位 T_1 增强后（E）、DWI（F）和 ADC（G）展示了多灶性的脑白质病灶不仅累及大脑半球，同时累及脑桥；部分病灶出现强化（箭头）和弥散受限（脑桥病灶）

间和空间的多发性，典型病灶通常累及脑室周围白质（垂直于侧脑室长轴）、胼胝体、后颅窝白质以及脑干，活动期病灶常出现强化[17]。血管内淋巴瘤影像学表现多样，可以表现为梗死样改变，非特异性白质病变、脑膜强化、肿块样病灶以及脑桥的 T2/FLAIR 高信号改变（图 12.6）[18]。

（高璐　译；杜涝　审）

参考文献

[1] Astrom KE, Mancall EL, Richardson EP. Progressive multifocal leukoencephalopathy: hitherto unrecognized complication of chronic lymphatic leukemia and Hodgkin's disease. Brain,1958, 81:93–111.

[2] Weber T, Trebst C, Frye S, et al. Analysis of the systemic and intrathecal humoral immune response in progressive multifocal leukoencephalopathy. J Infect Dis,1997, 176:250.

[3] Shah R, et al. Imaging manifestations of progressive

multifocal leukoencephalopathy. Clin Radiol, 2010, 65(6):431–439.

[4] Gheuens S, Pierone G, Peeters P, et al. Progressive multifocal leukoencephalopathy in individuals with minimal or occult immunosuppression. J Neurol Neurosurg Psychiatry, 2010, 81:247–254.

[5] Engsig FN, Hansen AB, Omland LH, et al. Incidence, clinical presentation, and outcome of progressive multifocal leukoencephalopathy in HIV-infected patients during the highly active antiretroviral therapy era: a nationwide cohort study. J Infect Dis, 2009, 199:77.

[6] Koralnik IJ. New insights into progressive multifocal leukoencephalopathy. Curr Opin Neurol, 2004, 17(3):365–370.

[7] Calabrese L. A rational approach to PML for the clinician. Cleve Clin J Med, 2011, 78(suppl 2):S38.

[8] Kastrup O, Maschke M, Diener HC, et al. Progressive multifocal leukoencephalopathy limited to the brain stem. Neuroradiology, 2002, 44 (3):227–229.

[9] Mark AS, Atlas SW. Progressive multifocal leukoencephalopathy in patients with AIDS: appearance on MR images. Radiology,1998, 173 (2):517–520.

[10] Sarrazin JL, Soulie D, Derosier C, et al. MRI aspects of progressive multifocal leukoencephalopathy. J Neuroradiol,1995, 22:172–179.

[11] Hoffmann C, Horst HA, Albrecht H, et al. Progressive multifocal leucoencephalopathy with unusual inflammatory response during antiretroviral treatment. J Neurol Neurosurg Psychiatry, 2003, 74(8):1142–1144.

[12] Chowdhury M, Taylor JP, Tada H, et al. Regulation of the human neurotropic virus promoter by JCV-T antigen and HIV-1 TAT protein. Oncogene,1990, 5:1737–1742.

[13] Descamps M, Hyare H, Stebbing J, et al. Magnetic resonance imaging and spectroscopy of the brain in HIV disease. J HIV Ther, 2008, 13(3):55–58.

[14] Schlegel U, Schmidt-Wolf IG, Deckert M. Primary CNS lymphoma: clinical presentation, pathological classification, molecular pathogenesis and treatment. J Neurol Sci, 2000, 181(1–2):1–12.

[15] Batra A, Tripathi RP, Gorthi SP. Magnetic resonance evaluation of cerebral toxoplasmosis in patients with the acquired immunodeficiency syndrome. Acta Radiol, 2004, 45(2):212–221.

[16] Abdel Razek AA, Alvarez H, Bagg S, et al. Imaging spectrum of CNS vasculitis. Radiographics, 2014, 34(4):873–894.

[17] Filippi M, Rocca MA. MR imaging of multiple sclerosis. Radiology, 2011, 259(3):659–681.

[18] Yamamoto A, Kikuchi Y, Homma K, et al. Characteristics of intravascular large B-cell lymphoma on cerebral MR imaging. AJNR Am J Neuroradiol, 2012, 33(2):292–296.

13 中枢神经系统－免疫重建炎症综合征

Aaron B. Paul

引　言

中枢神经系统－免疫重建炎症综合征（central nervous system-immune reconstitution inflammatory syndrome，CNS-IRIS）代表了一组不同的疾病，这组疾病的特征是对致死性机会性感染、持续感染的活病原体或自身抗原的过度炎症反应[1]。它在 1992 年第一次报道且最常见于 HIV 免疫抑制的患者[2]。CNS-IRIS 在停止使用皮质类固醇、抗 TNF-α 治疗、免疫抑制或者在细胞毒性药物化疗后细胞计数的恢复期间、干细胞移植后、纳塔利珠单抗治疗多发性硬化期间在血浆置换或免疫吸附后的进行性多灶性白质脑病（progressive multifocal leukoencephalopathy，PML）的患者中被报道[3-6]。

CNS-IRIS 是 $CD8^+/CD4^+$ 调节异常导致组织的过度炎症反应[7]。组织病理学表明血管周围及实质内的 $CD8^+$ 淋巴细胞增多[8]。目前尚无公认的 CNS-IRIS 诊断标准。当免疫重建时患者的临床状态恶化且不存在药物毒性、机会性感染、医疗诊断过程中依从性差或过敏反应时，可以考虑 CNS-IRIS 的诊断[9]。当患者出现危及生命的 IRIS 时，需要使用皮质类固醇治疗潜在的感染并且暂停抗逆转录病毒治疗（antiretroviral therapy, ART）[10]。也要考虑进行预防性抗癫痫治疗[11]。

CNS-IRIS 仍然是威胁 HIV 患者健康的全球重大公共卫生问题[12]。CNS-IRIS 的发病率、严重程度和死亡率与发病人群、AIDS 的分类、分级以及地理区域有关[1]。在一项 meta 分析中，54 个队列研究的 13103 例患者开始接受 ART 治疗，其中 12.97% 的患者发展为 IRIS。更具体地说，37.7% 的巨细胞病毒（cytomegalovirus，CMV）视网膜炎、19.5% 的隐球菌脑膜炎（cryptococcal meningitis，CM）、16.7% 的 PML、15.7% 的结核（tuberculosis，TB）、12.2% 的带状疱疹以及 6.4% 的卡波西肉瘤患者出现 IRIS[12]。HIV 免疫抑制的危险因素包括 ART 技术不成熟、ART 启动时严重的免疫抑制（$CD4^+ < 50$）即 ART 启动 90d 内出现 HIV-1 RNA 水平快速下降、ART 启动时 $CD4^+$ 计数上升、ART 启动时出现机会性感染、ART 停止后恢复、年轻以及男性[1]。

中枢神经系统－免疫重建炎性综合征影像表现

诊断 CNS-IRIS 具有挑战性，只有在适当的临床环境下，患者免疫功能的逐步恢复从而导致前驱感染的炎症反应逐步恶化，此时才能进行诊断。准确及时的诊断同样需要熟悉其他影像学表现。

CM-IRIS临床上表现为进行性头痛、发热、萎靡、精神状态改变、颅内压升高、脑神经麻痹并伴有淋巴结病变或肺部浸润性病变（图13.1）[13]。影像学表现包括软脑膜和周围血管强化，以及位于血管周围间隙内的假性胶状囊肿强化。继发性脑组织受累改变，如交通性脑积水（图13.2）[1]。

PML-IRIS一般发生于ART治疗后的1周至26个月，但最常见于3个月（图13.3）。影像学可表现为FLAIR/T2上呈现高信号、

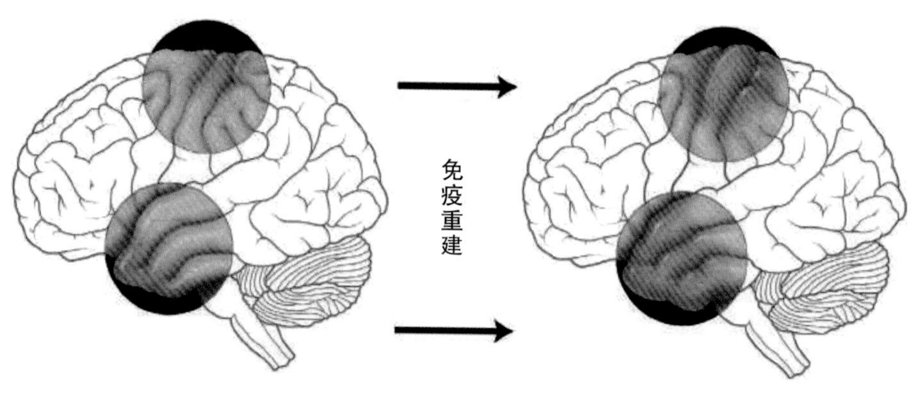

图13.1 中枢神经系统－免疫重建炎性综合征的概念。免疫修复导致之前的感染的炎性反应进一步恶化

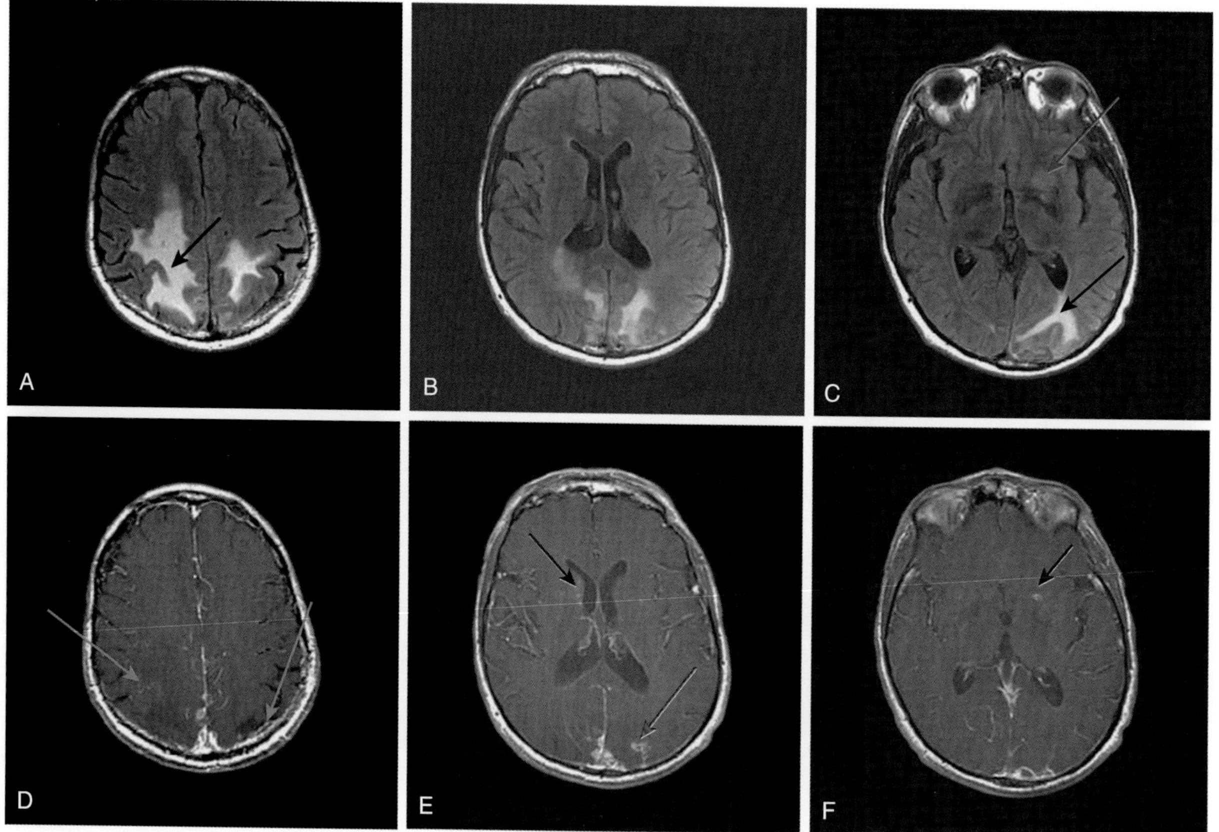

图13.2 隐球菌脑膜炎－免疫重建炎性综合征病例。HIV阳性患者既往有隐球菌脑膜炎病史，在进行抗病毒治疗后出现癫痫发作。轴位FLAIR（A~C）和T1WI增强图像（D~F）显示了软脑膜强化（绿色箭头），同时继发脑实质受累（橘色箭头）。增强出现强化的血管周围间隙的胶样假性囊肿（红色箭头）周围出现水肿（蓝色箭头）。双侧顶叶白质为中心出现血管源性水肿，延伸至枕叶和额叶后部（黑色箭头）。尽管脑脊液检查呈现阴性，但是这些影像改变可在几个月内出现进展

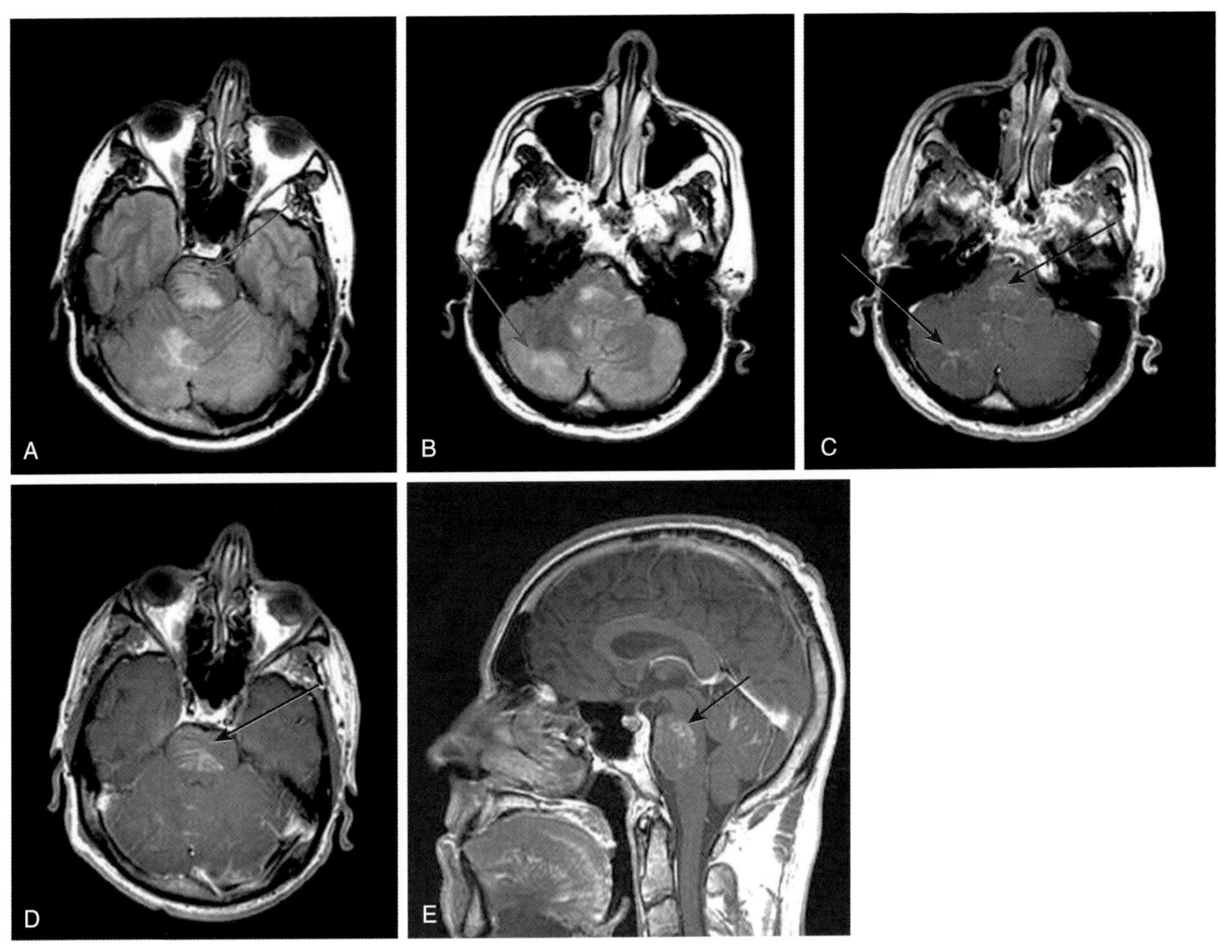

图 13.3　进行性多灶性脑白质病 – 免疫重建炎性综合征病例。男性，HIV 阳性诊断为 PML（脑脊液：JC 病毒 DNA 阳性）。自重新开始抗逆转录病毒治疗后出现神经功能下降。轴位 FLAIR（A，B）、轴位和矢状位增强（C~E）图像展示了脑桥和右侧小脑半球的多灶线性和结节状强化（红色箭头），周围伴有水肿（蓝色箭头）及轻度占位效应。双侧小脑软脑膜也出现了散在结节状强化的病灶

增强扫描白质病变（white matter lesions，WML）可出现强化且占位效应明显。有趣的是，若病灶出现强化，则患者的生存期比不出现强化的要长。一项研究表明，87.5% 预后良好的患者在 MRI 上出现强化，而 80% 预后不良的患者无强化 [14]。ADC 值和 JC 病毒滴度可提供疾病演变时间发展规律的信息，二者在疾病快速进展期均升高 [15]。在那他珠单抗诱导的 PML 患者影像学表现更为严重，这是由于血浆置换以及免疫吸附能够促进免疫监视的恢复 [16]。

TB-IRIS 和 TE-IRIS 与无 IRIS 的 HIV 阴性患者伴有 TB 和弓形虫感染和 HIV 阳性患者伴有结核和弓形虫感染很难鉴别。TB-IRIS 的影像学可表现为软脑膜及结核瘤强化，还会出现交通性脑积水（图 13.4）[17]。TE-IRIS 的影像学表现包括脑实质内多个强化的结节，有研究表明，病灶可表现为典型的环形强化，也可表现为斑点状强化 [18]。

中枢神级系统免疫重建炎性综合征的少见形式

巨细胞病毒 – 免疫重建炎症综合征（cytomegalovirus-immune reconstitution inflammatory syndrome，CMV-IRIS）通常会影响视力，且 63% 的 CMV 视网膜炎患者接受 ART 治疗会发展为玻璃体炎 [17]。然而，在极少数情况下，CMV-IRIS 也会影响脑和脊

髓。一项研究表明 CMV-IRIS 的影像学表现为内囊、基底节、脑室周围白质及脑干处 FLAIR 或 T2WI 呈现高信号且弥散受限 [19]。作者将病因归结于血管炎，后来出现强化的区域代表亚急性梗死。这一假设在事后尸检得到了证实，它表明 CMV 存在于毛细血管内皮细胞、星形胶质细胞和神经元内 [20]。在 CMV、HIV 感染和接受 ART 治疗的情况下，也有存在神经根炎的报道 [17]。

水痘带状疱疹病毒 - 免疫重建炎症综合征（varicella-zoster virus-immune reconstitution inflammatory syndrome，VZV-IRIS）表现为罕见的血管病。有趣的是，患者可能没有皮疹。影像学表现为脑和脊髓的软脑膜强化、脑血管串珠样改变以及脑梗死 [17]。VZV-IRIS 不仅累及大血管，小血管也会受累，因此 MRA 或血

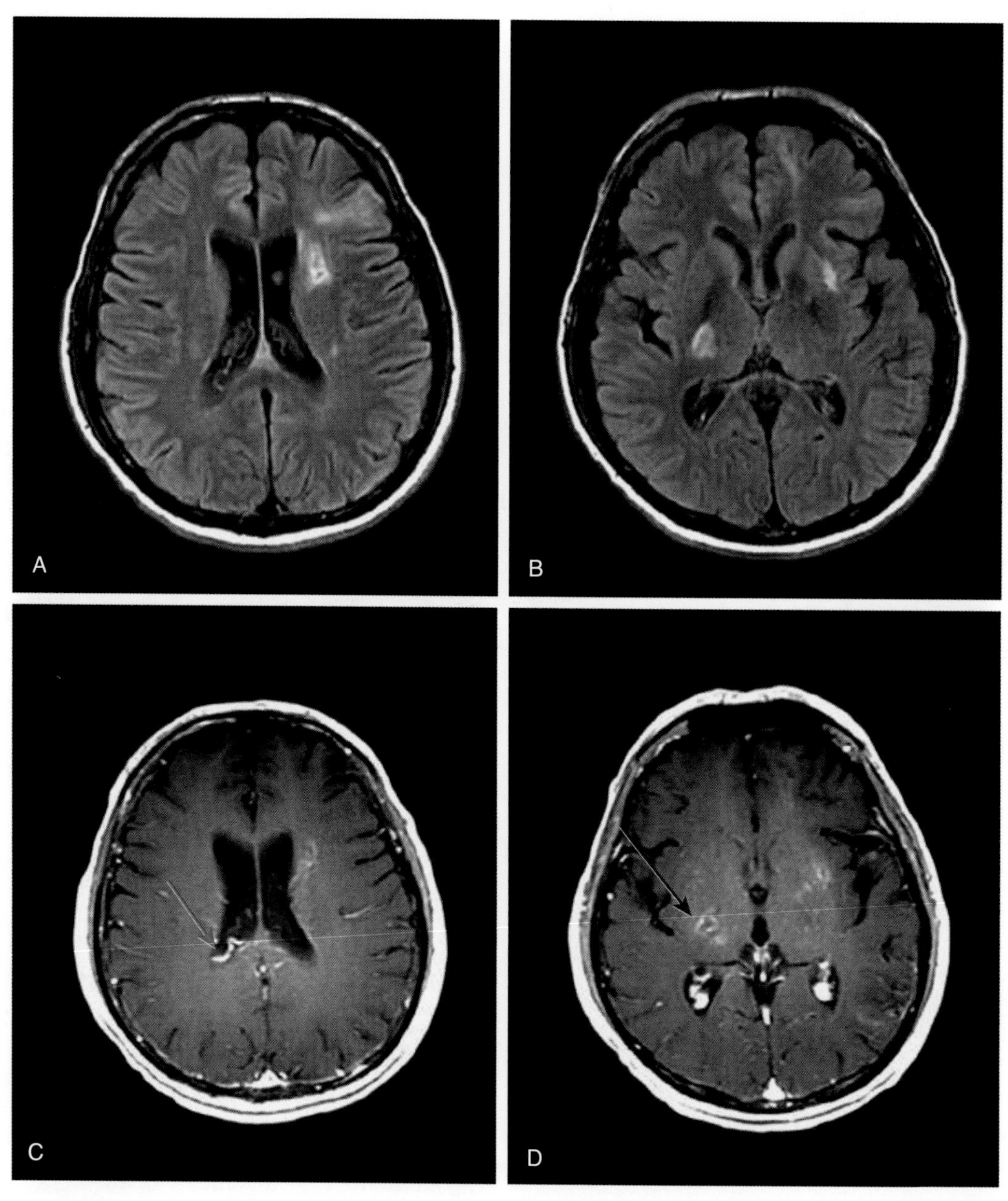

图 13.4 弓形虫脑炎 - 免疫重建炎性综合征病例。男性，HIV 阳性，诊断为弓形虫病（CSF：弓形虫抗体阳性），在开始行 ART 治疗后 1 个月出现了神经功能下降。在 ART 治疗前，轴位 FLAIR 图像（A，B）和 T1WI 增强图像（C，D）上展示了左侧豆状核、双侧放射冠、左侧额叶、右侧丘脑（红色箭头）以及右侧侧脑室体部邻近白质（蓝色箭头）内出现了多发环形强化病灶

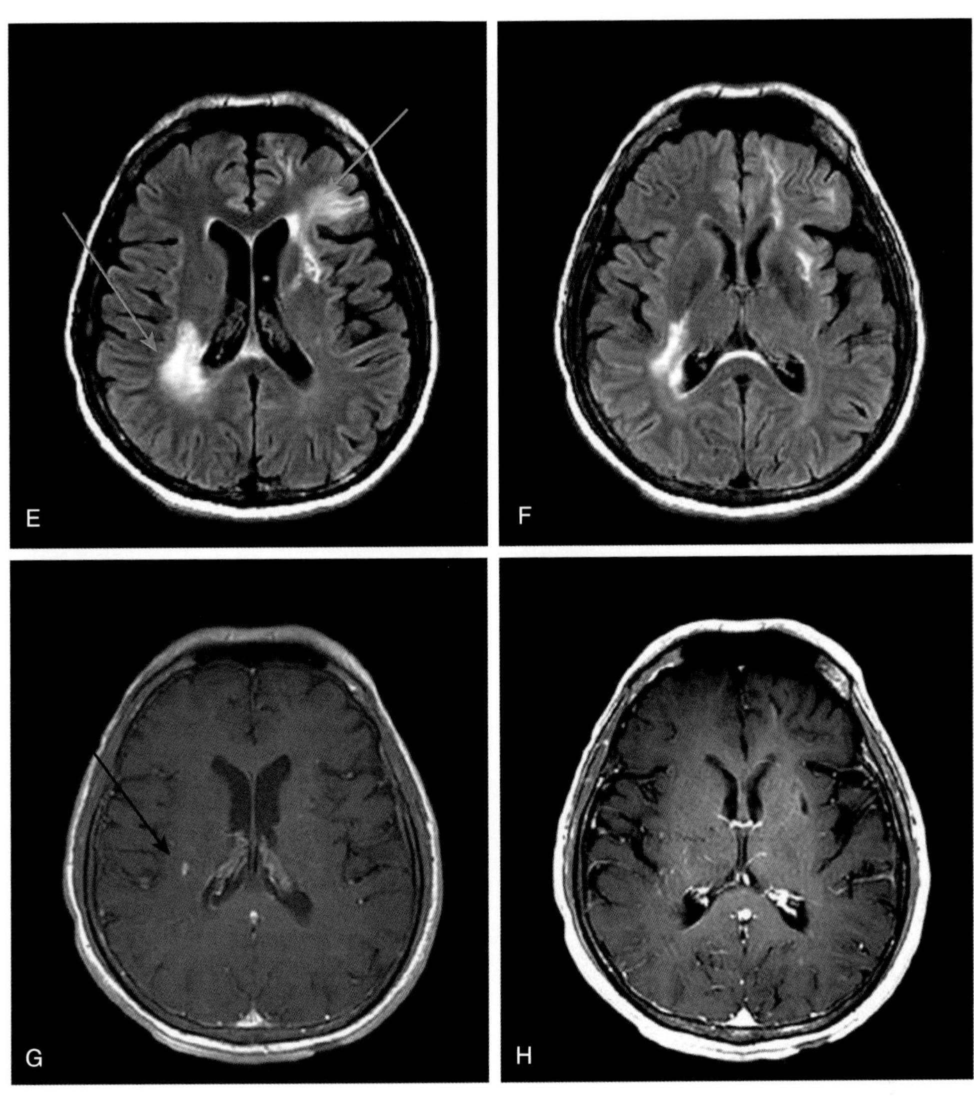

图 13.4（续）　接上图，开始 ART 治疗后 1 个月在轴位 FLAIR（E，F）和 T1WI 增强图像（G，H）上显示放射冠的右后部及左侧额叶（绿色箭头）病灶出现了明显强化（黑色箭头）和水肿加重（橙色箭头）

表 13.1　中枢神经系统 – 免疫重建炎性综合征

	CM-IRIS	PML-IRIS	TB-IRIS	TE-IRIS	CMV-IRIS	VZV-IRIS
增强	软脑膜 / 脑实质 / 血管周围 /VR 间隙	脑白质病灶	软脑膜 / 脑实质	脑实质	深部白质 / 深部灰质核团 / 脑干亚急性梗死灶	软脑膜，亚急性梗死灶
血管炎	无	无	无	无	有	有
脑积水	有	无	有	无	无	无
脊髓受累	无	极少	极少	无	有	有

CM-IRIS：隐球菌性脑膜炎 – 免疫重建炎性综合征；CMV-IRIS：巨细胞病毒 – 免疫重建炎性综合征；PML-IRIS：进行性多灶性脑白质病 – 免疫重建炎性综合征；TB-IRIS：结核 – 免疫重建炎性综合征；TE-IRIS：弓形虫脑炎 – 免疫重建炎性综合征；VZV-IRIS：水痘带状疱疹病毒 – 免疫重建炎性综合征；WML：脑白质病变

管造影阴性并不能排除诊断[21]。

甚至有报道称，由于免疫调节的异常，CNS-IRIS在没有合并感染的情况下也会发生。已经报道的未合并感染的neuro-IRIS包括炎性假瘤样脱髓鞘和暴发性脑白质病。未合并感染的神经系统－免疫重建炎症综合征的影像学表现为软脑膜强化、不断进展的脑白质病变及占位效应[22]。作者认为可能是由于病毒（如HIV和EBV病毒）周期性侵入脑脊液（cerebrospinal fluid，CSF）内引起抗原刺激和炎症反应，导致了慢性复发缓解性脑膜炎。脱髓鞘假瘤和暴发性重型脑白质病的影像学表现包括血管周围间隙的显著强化以及顶叶和枕叶白质在FLAIR\T2WI上的高信号[23]。尸检显示$CD8^+$细胞会渗入到血管间隙内。也有报道称ART启动后发生吉兰－巴雷综合征[24]。

表13.1展示了中枢神经系统－免疫重建炎性综合征的谱系疾病的影像表现。

鉴别诊断

CNS-IRIS最主要的鉴别诊断包括CNS淋巴瘤、弓形虫病和TB。淋巴瘤的影像表现为脑室周围白质T2WI高信号延伸至室管膜表面，增强会出现强化及弥散受限（图13.5）[25]。弓形虫病的影像学表现为基底节、丘脑、小脑半球的多灶性强化病灶（环形征或偏心靶征）（图13.6）[26]。TB的影像学表现为基底池脑膜炎伴结核瘤并出现强化（图13.7）[27]。

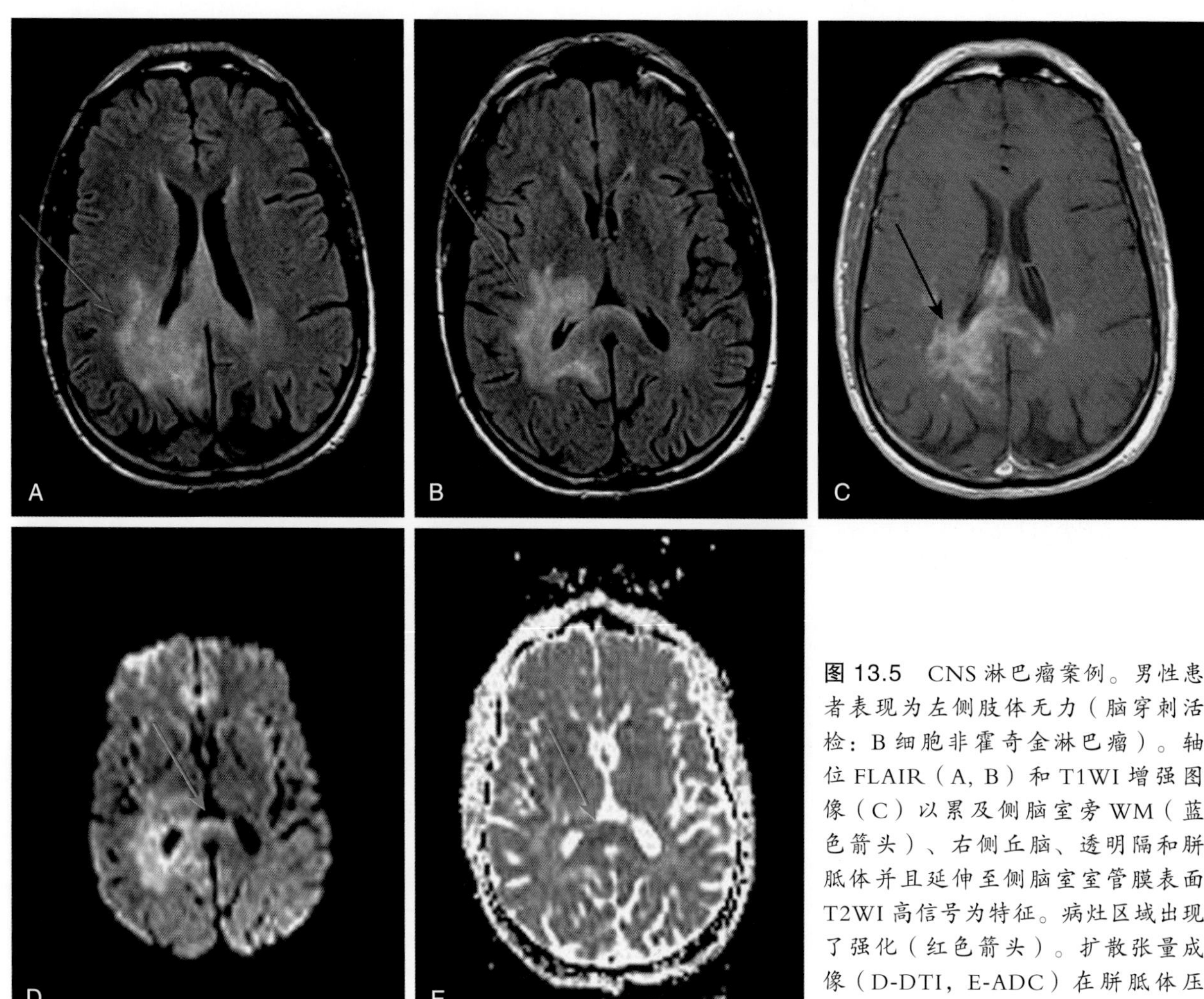

图13.5 CNS淋巴瘤案例。男性患者表现为左侧肢体无力（脑穿刺活检：B细胞非霍奇金淋巴瘤）。轴位FLAIR（A, B）和T1WI增强图像（C）以累及侧脑室旁WM（蓝色箭头）、右侧丘脑、透明隔和胼胝体并且延伸至侧脑室室管膜表面T2WI高信号为特征。病灶区域出现了强化（红色箭头）。扩散张量成像（D-DTI，E-ADC）在胼胝体压部扩散减低（绿色箭头）

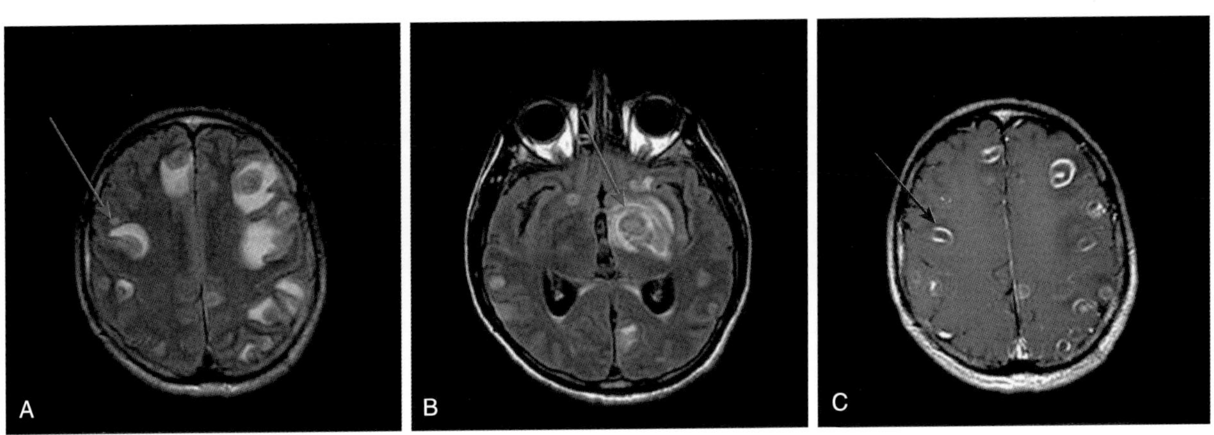

图 13.6　弓形虫病病例。新诊断 HIV/AIDS 的男性患者出现神经功能下降（CSF：弓形虫抗体阳性）。轴位 FLAIR（A，B）以及 T1WI 增强图像（C）显示了累及大脑半球和基底节区（蓝色箭头）的多发病灶，增强呈现为“靶征”（红色箭头），周围可见水肿

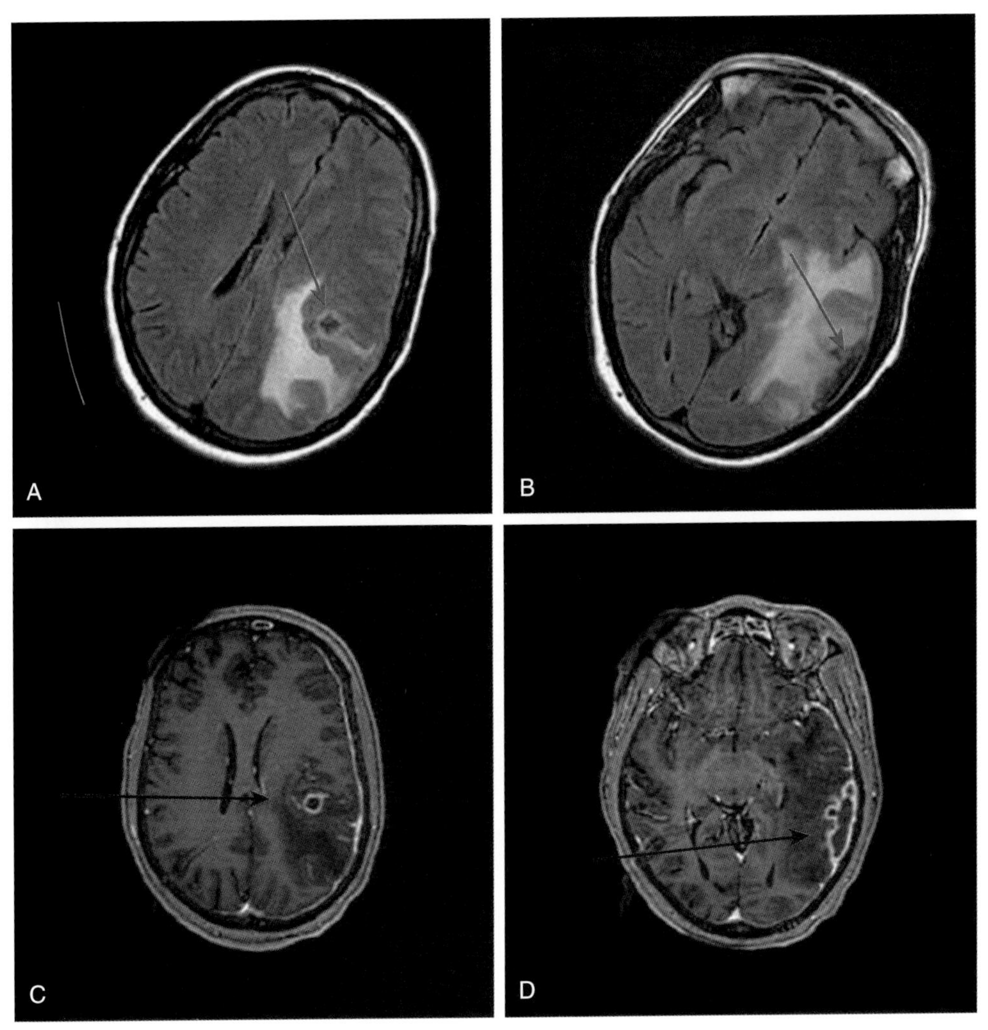

图 13.7　结核病例。新近诊断的 HIV/AIDS 的女性患者出现癫痫发作（硬膜下组织活检：AFB 阳性）。轴位 FLAIR（A，B）以及 T1WI 增强（C，D）图像表明双侧脑组织内及硬膜下结核瘤（蓝色箭头）同时伴有脑膜炎（红色箭头）。左侧顶叶结核瘤呈现环形强化。左侧颞部硬膜下结核瘤伴有软脑膜及硬脑膜强化。左侧颞叶和顶叶出现了水肿

（高　璐　译；杜　滂　审）

参考文献

[1] Post MJ, Thurnher MM, Clifford DB, et al. CNS-immune reconstitution inflammatory syndrome in the setting of HIV infection, part 1: overview and discussion of progressive multifocal leukoencephalopathy-immune reconstitution inflammatory syndrome and cryptococcal-immune reconstitution inflammatory syndrome. AJNR Am J Neuroradiol, 2013, 34(7):1297–1307.

[2] Johnson T, Nath A. Neurological complications of immune reconstitution in HIV-infected populations. Ann N Y Acad Sci, 2010, 1184: 106–120.

[3] Cheng VC, Yuen KY, Chan WM, et al. Immunorestitution disease involving the innate and adaptive response. Clin Infect Dis, 2000, 30:882.

[4] Singh N, Lortholary O, Alexander BD, et al. An immune reconstitution syndrome-like illness associated with Cryptococcus neoformans infection in organ transplant recipients. Clin Infect Dis, 2005, 40:1756.

[5] Cadena J, Thompson GR 3rd, Ho TT, et al. Immune reconstitution inflammatory syndrome after cessation of the tumor necrosis factor alpha blocker adalimumab in cryptococcal pneumonia. Diagn Microbiol Infect Dis, 2009, 64:327.

[6] Wattjes MP, Wijburg MT, Vennegoor A, et al. MRI characteristics of early PML-IRIS after natalizumab treatment in patients with MS. J Neurol Neurosurg Psychiatry, 2016, 87(8):879–884.

[7] Gray F, Bazille C, Biassette-Adle H, et al. Central nervous system immunereconstitution disease in acquired immunodeficiency syndrome patients receiving highly active antiretroviral treatment. J Neurovirol, 2005, 11:16–22.

[8] Deleted in review.

[9] Riedel DJ, Pardo CA, McArthur J, et al. Therapy insight: CNS manifestations of HIV-associated immune reconstitution inflammatory syndrome. Nat Clin Pract Neurol, 2006, 2:557–565.

[10] Murdoch DM, Venter WD, Feldman C, et al. Incidence and risk factors for the immune reconstitution inflammatory syndrome in HIV patients in South Africa: a prospective study. AIDS, 2008, 22:601.

[11] Hoepner R, Dahlhaus S, Kollar S, et al. Prophylactic antiepileptic treatment reduces seizure frequency in natalizumab-associated progressive multifocal leukoencephalopathy. Ther Adv Neurol Disord, 2014, 7:3–6.

[12] Müller M, Wandel S, Colebunders R, et al. Immune reconstitution inflammatory syndrome in patients starting antiretroviral therapy for HIV infection: a systematic review and meta-analysis. Lancet Infect Dis, 2010, 10:251.

[13] Bicanic T, Harrison TS. Cryptococcal meningitis. Br Med Bull, 2004, 72:99–118.

[14] Tan K, Roda R, Ostrow L, et al. PML-IRIS in patients with HIV infection: clinical manifestations and treatment with steroids. Neurology, 2009, 72:1458–1464.

[15] Gheuens S, Bord E, Kesari S, et al. Role of CD4+ and CD8+ T-cell responses against JC virus in the outcome of patients with progressive multifocal leukoencephalopathy (PML) and PML-IRIS. J Virol, 2011, 85:7256–7263.

[16] Clifford DB, Deluca A, Simpson DM, et al. Natalizumab-associated progressive multifocal leukoencephalopathy in patients with multiple sclerosis: lessons from 28 cases. Neurology, 2010, 9:438–446.

[17] Post MJ, Thurnher MM, Clifford DB, et al. CNS-immune reconstitution inflammatory syndrome in the setting of HIV infection, part 2: discussion of neuro-immune reconstitution inflammatory syndrome with and without other pathogens. AJNR Am J Neuroradiol, 2013, 34(7):1308–1318.

[18] Pfeffer G, Prout A, Hooge J, et al. Biopsy-proven immune reconstitution syndrome in a patient with aids and cerebral toxoplasmosis. Neurology, 2009, 73:321–322.

[19] Anderson AM, Fountain JA, Green SB, et al. Human immunodeficiency virus-associated cytomegalovirus infection with multiple small vessel cerebral infarcts in the setting of early immune reconstitution. J Neurovirol, 2010, 16:179–184.

[20] Morgello S, Cho ES, Nielsen S, et al. Cytomegalovirus encephalitis in patients with the acquired immunodeficiency syndrome: an autopsy of 30 cases and a review of the literature. Hum Pathol,1987, 18:289–297.

[21] Nagel MA, Cohrs RJ, Mahalingam R, et al. The varicella zoster vasculopathies: clinical, CSF, imaging and virologic features. Neurology, 2008, 70:853–859.

[22] Costello DJ, Gonzalez RG, Frosch MP. Case 18–2011: a 35-year-old HIV-positive woman with headache and altered mental status. N Engl J Med, 2011, 364:2343–2352.

[23] Oelschlaeger C, Dziewas R, Reichelt D, et al. Severe leukoencephalopathy with fulminant cerebral edema reflecting immune reconstitution inflammatory syndrome during HIV infection: a case report. J Med Case Rep, 2010, 4:214–216.

[24] Teo EC, Azwra A, Jones R, et al. Guillain-Barre syndrome following immune reconstitution after antiretroviral therapy for primary HIV infection. J HIV Ther, 2007, 12:62–63.

[25] Schlegel U, Schmidt-Wolf IG, Deckert M. Primary CNS lymphoma:clinical presentation, pathological classification, molecular pathogenesis and treatment. J Neurol Sci, 2000, 181(1–2):1–12.

[26] Batra A, Tripathi RP, Gorthi SP. Magnetic resonance evaluation of cerebral toxoplasmosis in patients with the acquired immunodeficiency syndrome. Acta Radiol, 2004, 45(2):212–221.

[27] Sher K, et al. Stages of tuberculous meningitis: a clinicoradiologic analysis. J Coll Physicians Surg Pak, 2013, 23(6):405–408.

14 神经系统结节病

Girish Bathla，Pankaj Watal，Bruno Policeni

引　言

结节病是一种以非干酪样肉芽肿形成为特征的慢性特发性非感染性肉芽肿性疾病。虽然任何器官或系统都可能受到影响，但它最常累及肺、皮肤和淋巴结。该病最常发生于非裔美国人和具有斯堪的纳维亚血统的人群中，女性较多见。年龄分布呈双峰型，第一个发病高峰期在30岁左右，后一发病高峰为50岁以上的女性。尽管已提出多种致病原因，包括感染、遗传易感性和环境毒素，但根本的病因仍然不明确。护士和消防员中出现的结节病集群，包括2001年9月11日倒塌事件中接触世贸中心"灰尘"的消防员的高发病率，表明环境抗原暴露是致病的因素。一般而言，结节病被认为反映了对一种迄今尚未确定的抗原的过激反应。

结节病累及中枢神经系统（CNS）被称为神经结节病（NS），在大约10%的系统性疾病患者的神经影像上可见。据报道，中枢神经系统受累的临床表现不太常见，大约5%的患者会出现症状。孤立的NS（没有其他全身器官受累）是罕见的，约见于1%的结节病患者。有趣的是，在尸检研究中，中枢神经系统病变的发生率已被报道高达15%~25%。这些结果表明，大多数NS患者无临床症状，且（类似于多发性硬化）磁共振成像（MRI）在检测神经轴受累方面比临床检查更敏感。临床上，NS的诊断是具有挑战性的，因其表现是可变的和非特异性的。表现的可变性与多种可能的受累部位有关，包括脑实质和脊髓、软脑膜、垂体－下丘脑轴、脑神经（CN）、硬脑膜、骨骼和眼眶（图14.1）。因此，患者可能出现头痛、脑神经病变、偏瘫或脊髓病变，以及内分泌功能障碍、癫痫发作或颅内压增高的症状。此外，中枢神经系统症状通常是结节病的第一表现，在全身疾病诊断前需进行神经影像学检查。

神经结节病

结节病可能通过血行播散更大程度地累及中枢神经系统；尸检研究发现，大多数肉芽肿存在于血管壁和血管周围结缔组织中。虽然动脉和静脉都有血管壁受累的情况，但小的穿通动脉血管受累最为常见，病变也有侵犯基底脑膜的倾向，经常涉及邻近的结构，如下丘脑轴和视交叉。大脑深部结构也经常被累及，其次病变倾向于沿着大脑底部的血管周围间隙扩散。组织病理学上，非干酪样肉芽肿是该病的特征（图14.2）。这些细胞由上皮样细胞、辅助T细胞和朗格汉斯细胞形成，通常分布在血管周围。这些病变在范围和严重程度上可能有

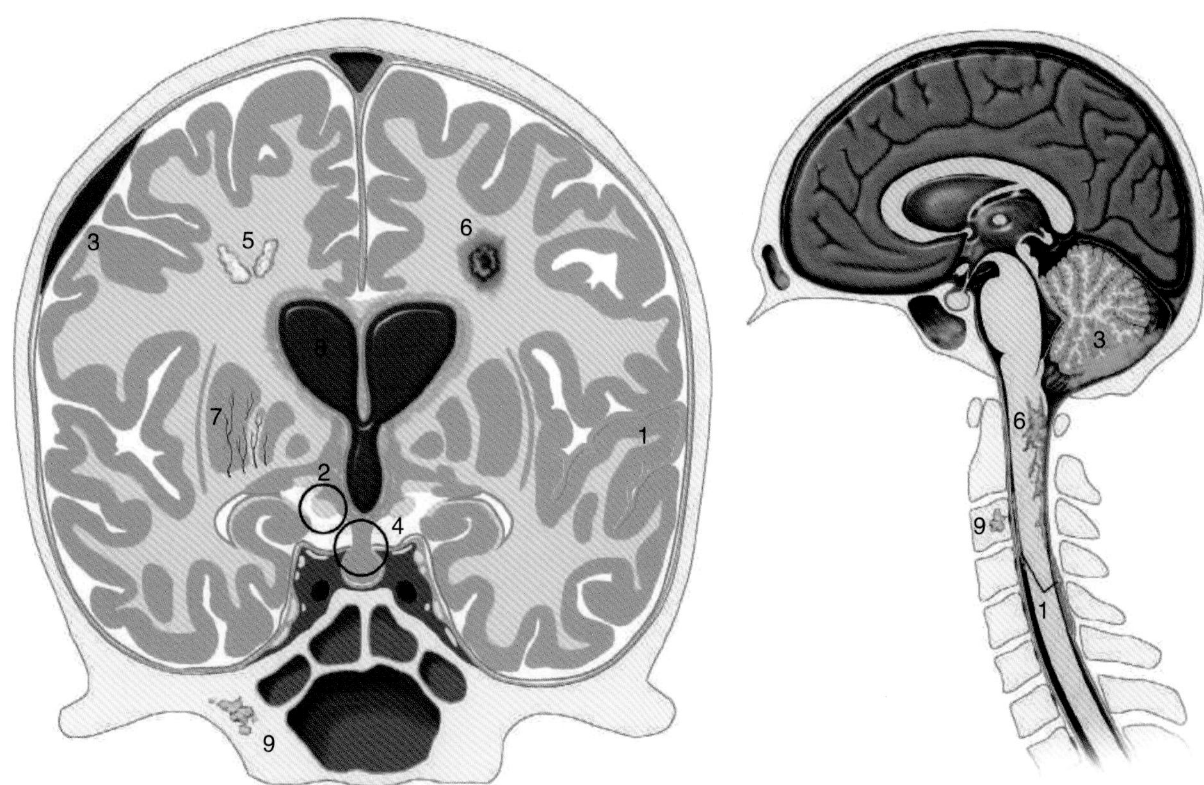

图 14.1 神经影像学中神经结节病可能累及的部位。1：软脑膜；2：脑神经；3：蛛网膜；4：下丘脑垂体轴；5：室周白质改变；6：脑实质；7：血管周的增强；8：脑室 / 室管膜炎；9：骨的病变

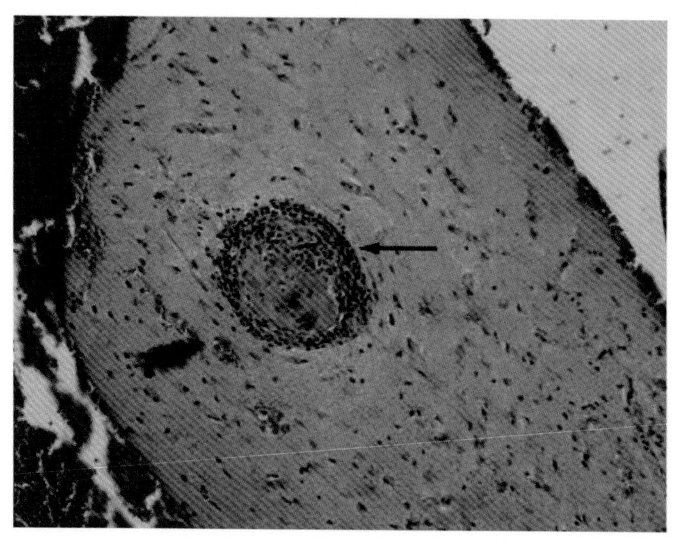

图 14.2 低倍苏木精和伊红脑活检图像显示神经结节病患者典型的多核巨细胞肉芽肿（箭头）

增有减，特别是在使用免疫抑制药物治疗的患者中。NS 的临床诊断标准最初由 Zajicek 等人提出 [1]，2006 年由 Marangoni 等人修改 [2]；这将诊断的确定性分为已证实的、可能性大的和可能的。只有在神经组织活检阳性的病例中，诊断才被认为是“确诊的 / 确定的”，当存在神经炎症且活检证实有系统性疾病时，才被认为是“可能性大的”，“可能”是指典型的表现，但没有活检证实，其他潜在的肉芽肿过程尚未被排除（如结核病）。在没有活检的情况下诊

断系统性结节病具有挑战性。诊断潜在结节病最可靠的临床试验是 Kveim 试验，该试验在高达 70% 的患者中呈阳性。

然而，这项检测需要对已知结节病患者提取的非自体脾组织进行皮下注射，随后监测皮肤注射部位 4~6 周是否形成非干酪性肉芽肿。该试验的局限性包括接受糖皮质激素治疗患者的假阴性结果和对感染传播的担忧，包括牛海绵状脑病。这项检测目前还没有得到美国食品和药物管理局的批准。血清血管紧张素转换酶（ACE）水平在高达 50% 的结节病患者中升高，脑脊液（CSF）中的 ACE 也可能升高，尽管这一发现是非特异性的，其也可能发生在其他疾病中。

关于中枢神经系统外影像，胸片对系统性结节病的初步诊断不敏感；然而，高分辨率计算机断层扫描（CT）已被建议用于结节病的初步检查，以评估肺实质疾病和淋巴结增大。

镓 -67 阳性扫描可显示“λ”征（双侧肺门和右侧气管旁淋巴结摄取）和“熊猫征”（对称双侧泪腺和腮腺摄取），被认为是结节病的特异性征象，但仅在约 60% 的病例中可见。尽管 18- 氟脱氧葡萄糖正电子发射断层扫描（FDG-PET）不是诊断结节病的特定方法，也不是诊断 NS 的有用方法，但它可以用于确定中枢神经系统外病变的位置，进行靶向活检，从而可能避免进行脑活检（图 14.3）。

神经影像学进展：综述

大量 NS 患者无症状。然而有报道称，快速进展的脑神经病变以及无菌性脑膜炎伴脑积水可导致死亡；这些都指向潜在的恶性疾病进程，特别是在未治疗的人群中。因此，疾病的演变可能反映了疾病严重程度、发病部位和宿主免疫反应之间复杂的相互作用。由斯科特等 [3] 报道的一组病例中，包括 43 例 NS 患者（归类为明确的或可能的 NS）以及额外 5 例孤立 NS 患者（由大脑或脑膜活检诊断），研究报道了六个神经影像学表现，包括实质内病变、脑实质外病变、垂体 – 下丘脑轴病变、脑积水、脑神经病变和脊髓病变。最常见的中枢神经系统影像学表现为脑实质内病变，在本研究中超过 60% 的患者有这种表现。实质外疾病是第二常见的中枢神经系统影像学表现，在本研究中，超过 30% 的患者存在轴外疾病。由于大多数病例系列中患者数量较少，受累部位的百分比分布差异很大，后文描述的各部位百分比是根据现有文献估计的。

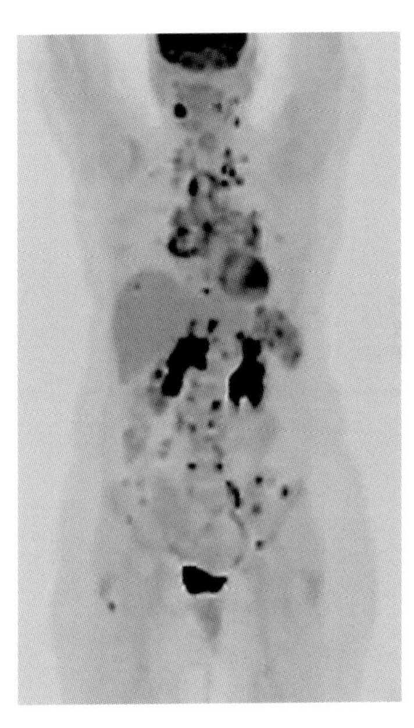

图 14.3　结节病多系统累及患者的全身 F-18 氟脱氧葡萄糖正电子发射断层最大强度投影图像显示，颈部、胸部和腹部的多个病灶的放射性示踪剂浓集，非常好地展示了疾病范围和可能的活检部位

脑实质内病变

脑实质内病变可表现为多发（35%）或单发（10%）、幕上或幕下病变（图 14.4）[4]。小的实质内肉芽肿更常见，常在增强后才可能看到。较大的肿块通常在 T1WI 呈等信号，T2WI 时呈低信号，病变内有出血会改变影像学表现（图 14.5）。钙化和坏死较少见。增强后病变常呈弥漫性或边缘强化，非强化病变很少发生。软脑膜或脑神经也可同时累及。除实质性肉芽肿外，另一种相当常见的脑实质病变

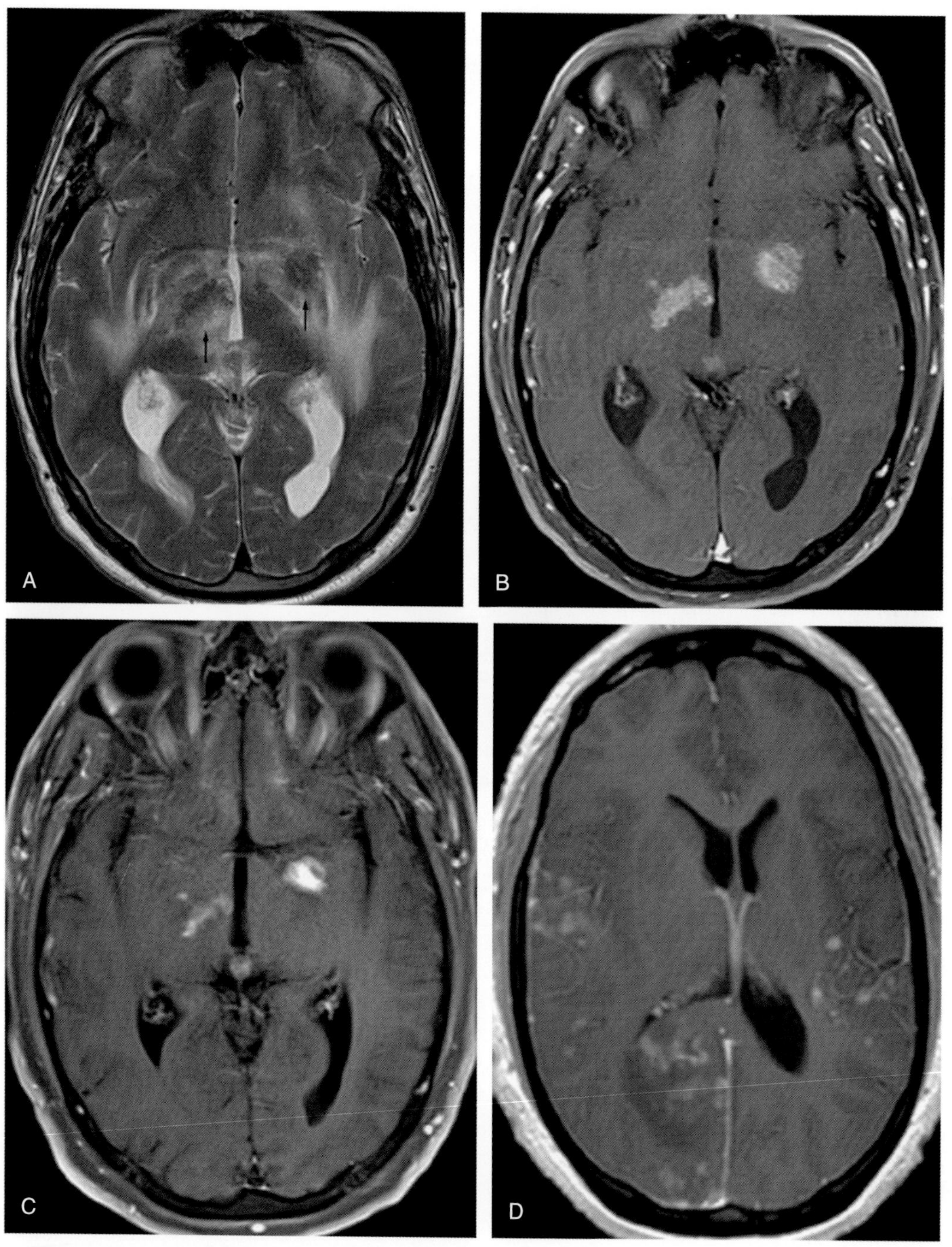

图 14.4 神经结节病多发性实质病变 2 例。第 1 例患者的轴位 T2（A）和增强后 T1（B）图像表现为基底节区实质肉芽肿，T2 低信号（A；箭头），均匀性增强（B）。治疗后的随访图像显示病变的部分消退（C）。另 1 例患者的轴位增强（D），图像显示多发性实质和软脑膜肉芽肿伴轻度脑室扩张

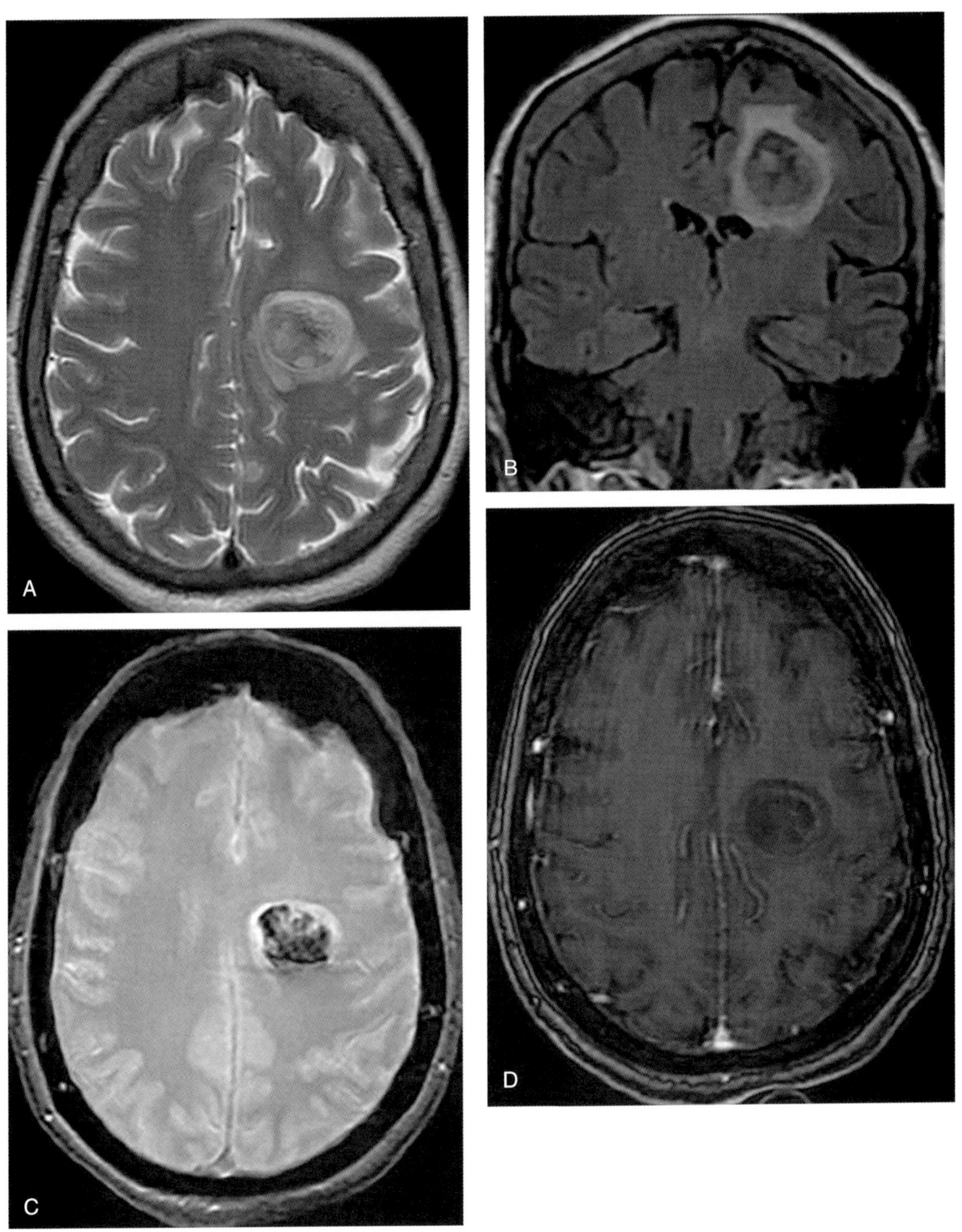

图 14.5　神经结节病患者的孤立性实质病变。轴位 T2WI（A）、冠状位 FLAIR（B）、轴位 GRE（C）图像显示左额叶混合信号病灶并伴有病灶内出血。增强扫描 T1 图像可见斑片状周边增强（D）。活检显示非干酪样肉芽肿，符合神经结节病改变

表现为脑室周围白质 T2WI 呈高信号改变（图 14.6）。这些病变通常不增强或无占位效应，临床常无症状。

由于神经结节病主要是一种血管周围病变，因此毫不奇怪，病变在发展过程中常表现为分布在血管周围的病变。据报道，12.5%~54% 的神经结节病患者有此表现，一些作者甚至认为这是神经结节病最常见的表现。因此，神经结节病被认为与多发性硬化症相似，尽管同时发生的实质肉芽肿或脑膜肉芽肿常常有助于区分这两种疾病。随着时间的推移，神经结节病患者出现白质病变的恶化和实质体积的减少，可能提示疾病事实上在进展（图 14.7）。在接受免疫抑制治疗的患者中，这些病变保持不变，而脑神经或脊髓病变通常表现出改善。

脑神经受累

据报道，中枢结节病的脑神经受累在 50% 的病例中可发生 [4]，当神经穿过蛛网膜下腔时可受累，少数源于鼻结节病直接蔓延至周围神经。受累的脑神经可能增粗，在 MRI 上表现为均匀增厚或结节状强化。临床上，面神经症状是最常见的（据报道在神经结节病患者中高达 70%），双侧受累者可能高达 30%~40%。值得注意的是，视神经病变在影像学上是最常发现的（图 14.8）。

软脑膜病变

约 40% 的病例可累及软脑膜，尤其是基底脑膜（图 14.9）[5]。增强影像是最好的评估方法，其表现为异常均匀增厚或结节性脑膜强化。血管周围增强可能同时存在，反映了炎症 Virchow-Robin 间隙的扩散（图 14.10）。

硬脑膜病变

约 34% 的病例可累及硬脑膜，最常发生在后颅窝 [6]。病变常表现为 T2 低信号，这是非特异性的，但偶尔有帮助。注入对比剂后，病变的典型表现为均匀强化，可能有硬脑膜尾征（图 14.11A~C）。有趣的是，硬脑膜和软脑膜的累及很少在同一区域，究其原因可能在于蛛网膜的屏障作用，它限制了疾病通过蛛网膜的播散。海绵窦受累是罕见的，可能是单侧的，主要在个案报道中提及。在影像学上，海绵窦病变可表现为 T2 低信号和增强，有 / 无硬脑膜尾征。

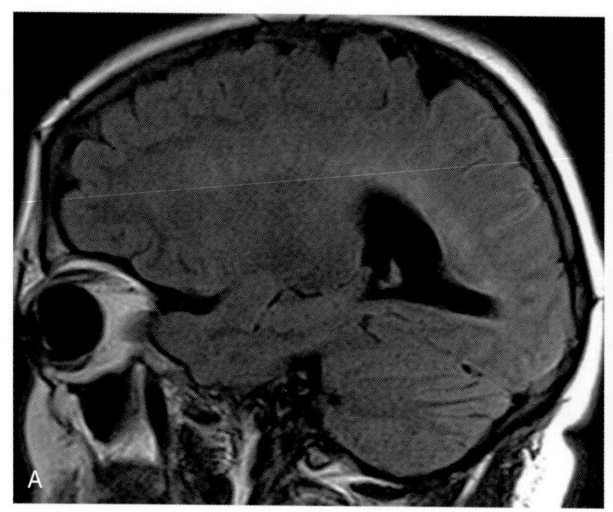

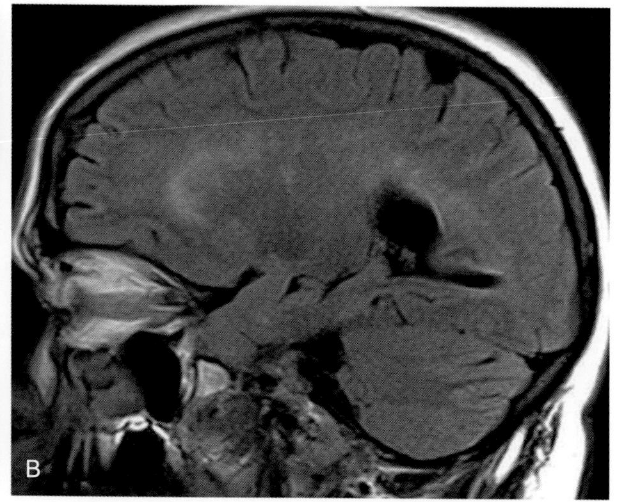

图 14.6 （A，B）神经结节病患者脑室周围白质病变。神经结节病患者矢状位 FLAIR 像显示双侧脑室周围白质明显的 T2 高信号灶

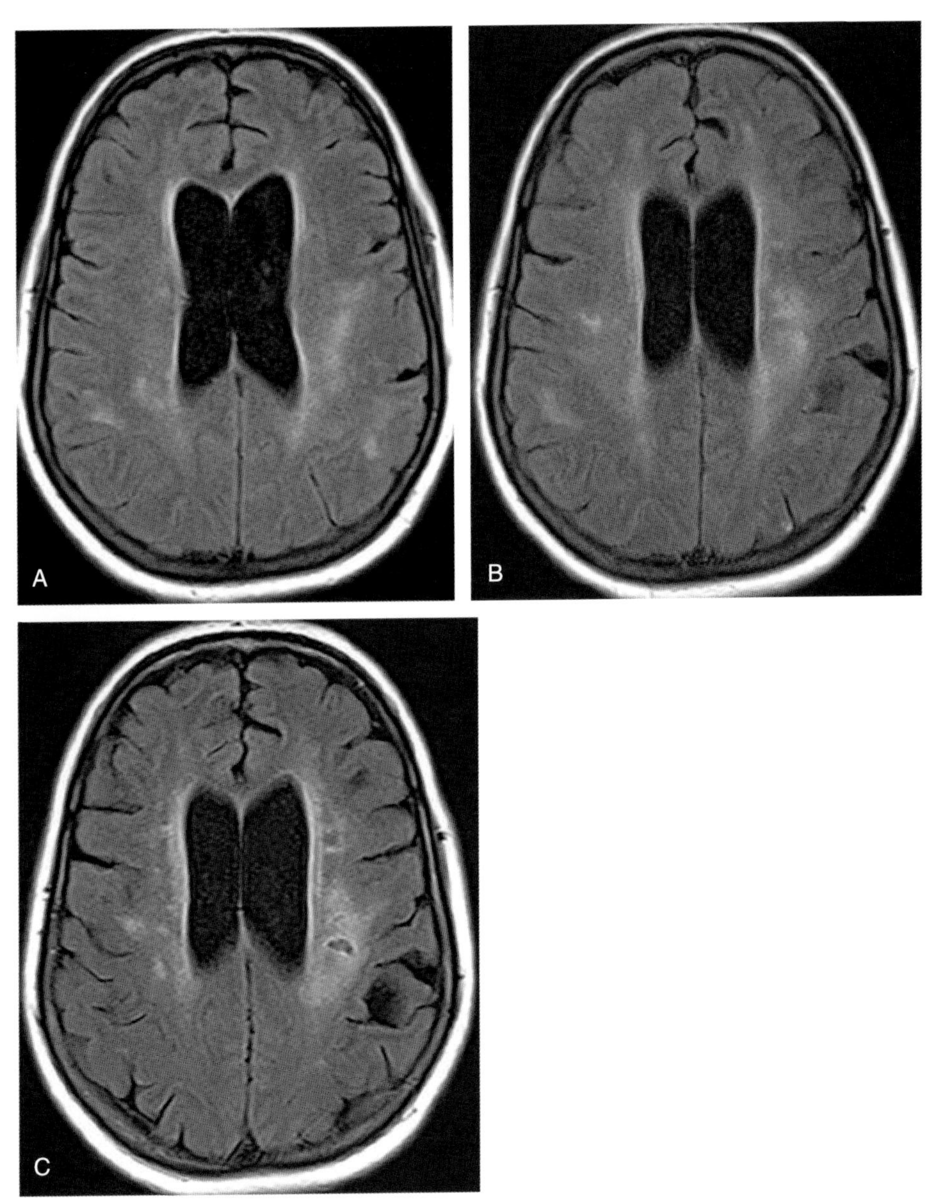

图 14.7　神经结节病患者进行性实质改变（图 14.6 患者）。第一次就诊时（A）、1 个月后（B）和 6 个月后（C）时，放射冠水平的轴位 FLAIR 像显示为逐渐恶化的白质变化，主要分布于室周

下丘脑 – 垂体 – 肾上腺轴的受累

约 18% 的病例累及 HPA 轴，临床表现为垂体功能减退 [6]。该部位的受累被认为是由于它与基底脑膜的关系密切。MRI 显示垂体、漏斗管和（或）下丘脑非特异性增厚和增强，可延伸至周围脑膜（图 14.12，图 14.13）。

脊　髓

神经结节病的髓内累及既往被认为是罕见的，但随着 MRI 在脊柱成像中的广泛应用，更多髓内病灶被发现，现在报道高达 25% 的神经结节病患者有脊髓受累 [6]。Junger 等 [7] 提出了脊髓结节病的四个发展阶段，第 1 阶段从早期炎症和沿脊髓表面的线性增强开始（图 14.14）。随后炎症过程沿 Virchow-Robin 间隙向中心扩散，第 2 阶段表现为实质肿胀和脊髓强化（图 14.15）。在第 3 阶段，肿胀不明显，强化灶持续存在（图 14.16）。最后，在第 4 阶段，炎症过程和强化消退，脊髓大小正常或萎缩（图 14.17）。在脊髓受累的患者中，

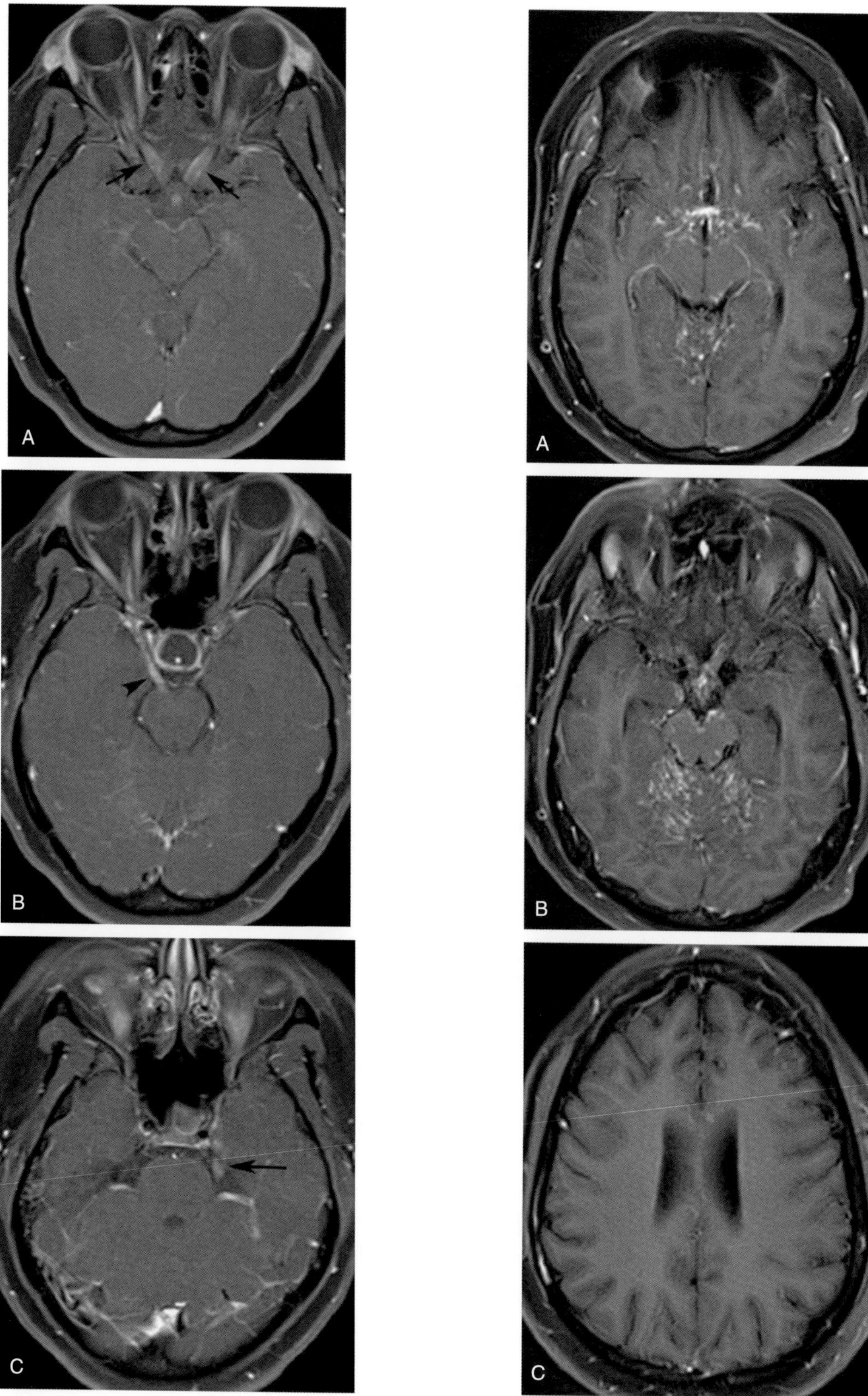

图 14.8 脑神经受累的神经结节病患者。（A）轴位增强后显示双视神经异常增强（箭头），（B）双侧动眼神经增强（右侧病变较重）（箭头），（C）左三叉神经异常强化（长箭头）

图 14.9 一例神经结节病患者软脑膜病变。颅底水平的轴位增强后图像（A, B）主要显示广泛沿基底脑膜、小脑沟裂和视神经的软脑膜强化。其余的颅面脑膜无明显强化（C）

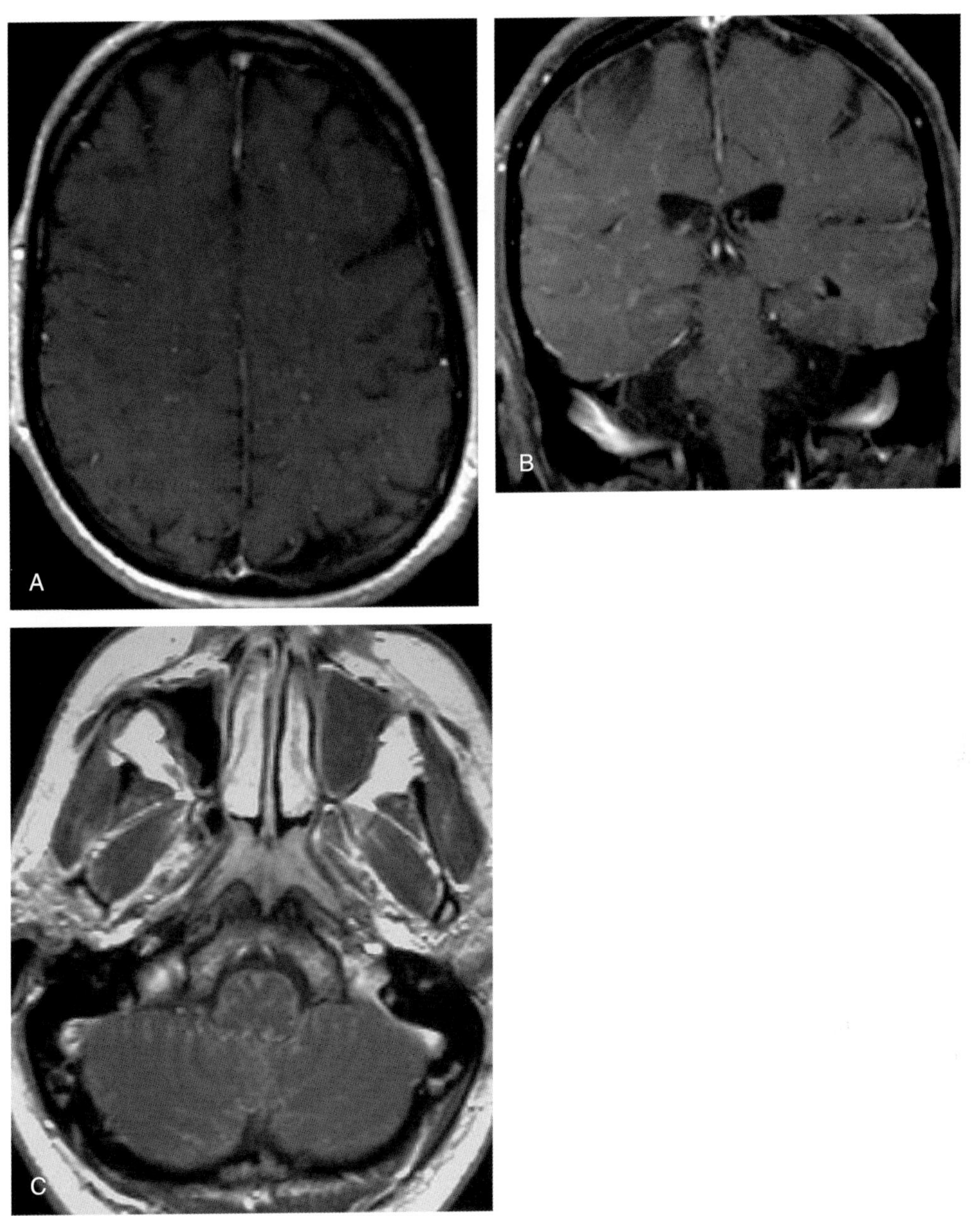

图 14.10　2 例神经结节病患者血管周围间隙受累。轴位（A）和冠状位（B）增强后图像，显示双脑半球弥漫散在血管周围强化灶。另一例患者的增强后轴位图像（C）显示脑干和小脑血管周围类似强化改变

最常累及颈段和上胸椎段。病变可能是局限性的，更常见于累及多个脊髓节段。脊髓结节病患者累及软脊膜的比例高达 60%，并被认为是髓内病变的先兆。受影响的脊髓节段可能出现梭状扩大，特别是在疾病的早期、活动期。病变表现为 T1/T2 高信号，不像脑实质病变偶尔表现为 T2 低信号。增强后的强化常涉及脊髓表面，并向脊髓实质有不同程度的延伸。孤立累及脊神经根在神经系统结节病中并不常见，但可表现为多神经病变。脊髓神经根结节性或弥漫性增厚伴强化是常见的影像学特征，类似于软脑膜转移或感染。髓外硬膜下病变罕见，可表现为 T2 低信号和均匀强化，类似于颅内病变（见图 14.11D~F）。最后，脊柱受累的患者通常同时有颅内受累；不伴有或既往也无大脑受累的情况下，孤立的脊髓受累可能很少发生。

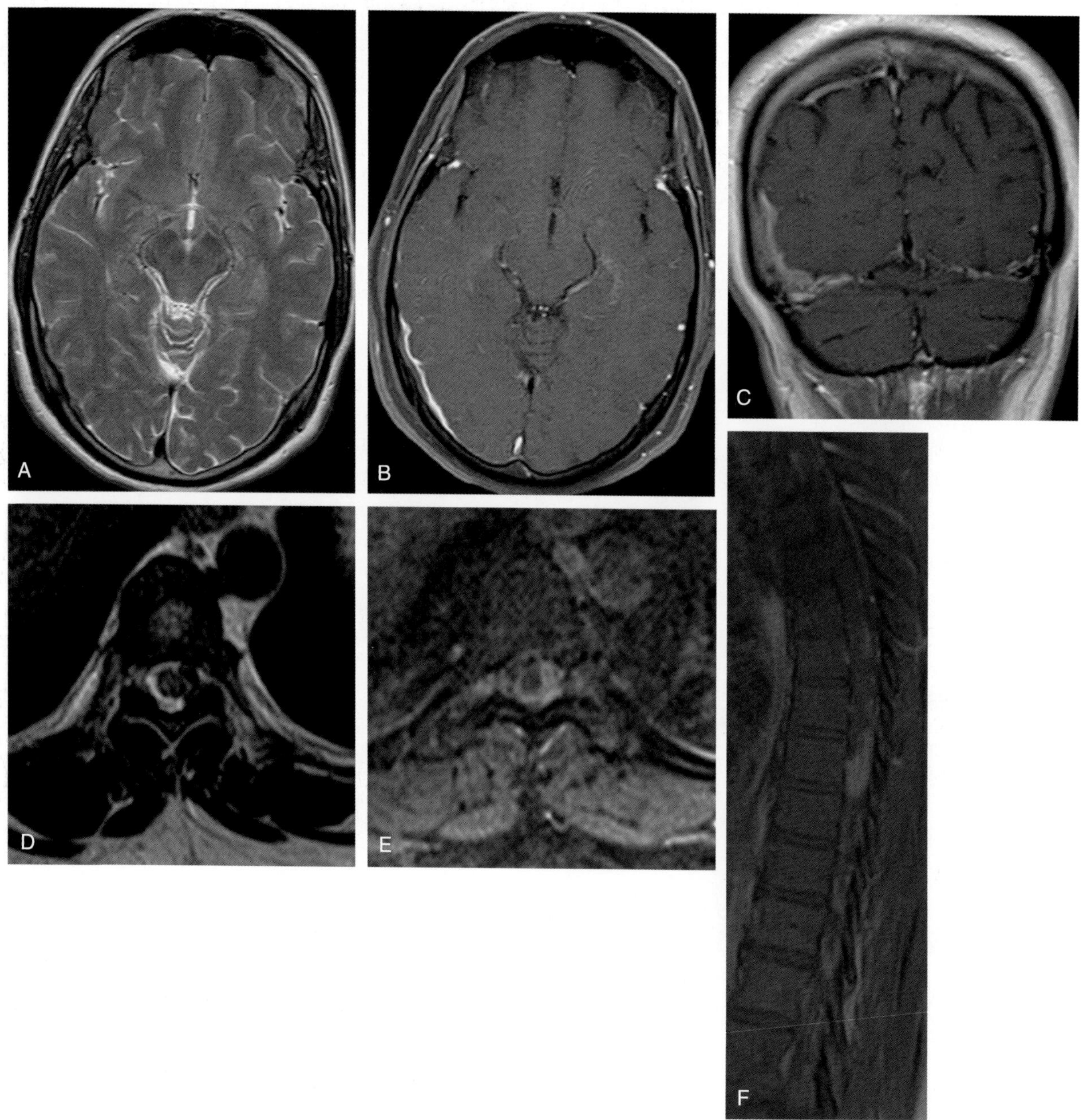

图 14.11 2 例神经结节病患者硬脑膜受累。轴位 T2（A）、轴位和冠状位增强后（B, C）显示右侧颞枕部硬脑膜软组织，T2 低信号，沿着小脑幕强化。另外一例患者脊柱的轴位 T2（D）、轴位和矢状位脂肪抑制 T1 增强（E, F）图像显示硬脑膜病变，均匀增强，同样反映了硬脑膜受累，也可见散在的软脑膜增强（F）

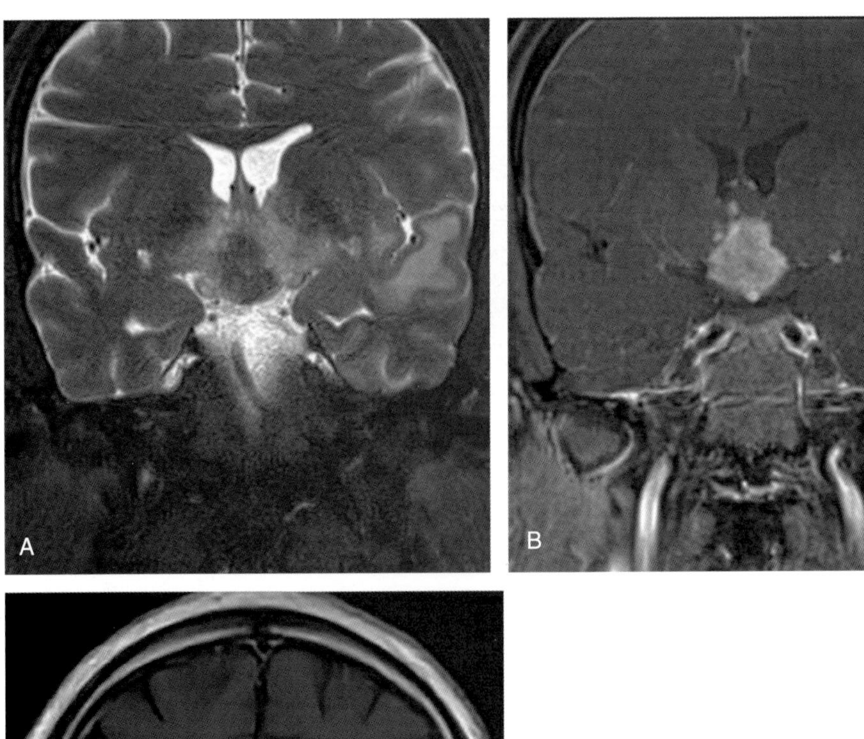

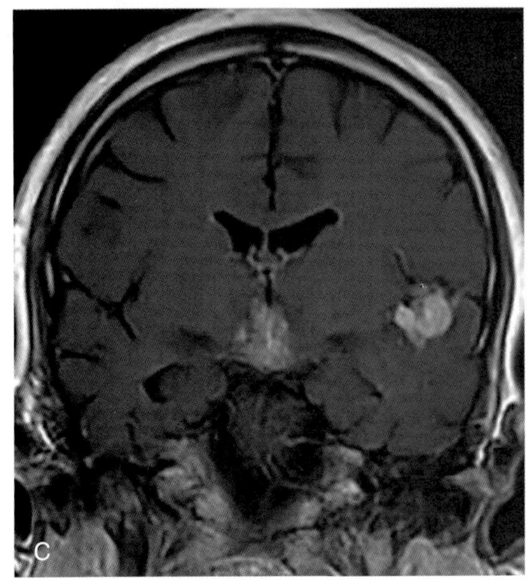

图 14.12　神经结节病患者下丘脑受累。冠状面 T2（A）示 T2 低信号肿块累及下丘脑，其周可见 T2 高信号血管源性水肿。冠状位增强 T1（B）显示，对应 T2 低信号的病灶呈均匀增强。冠状位延迟强化后（C）显示左侧大脑侧裂池内肿块样病变

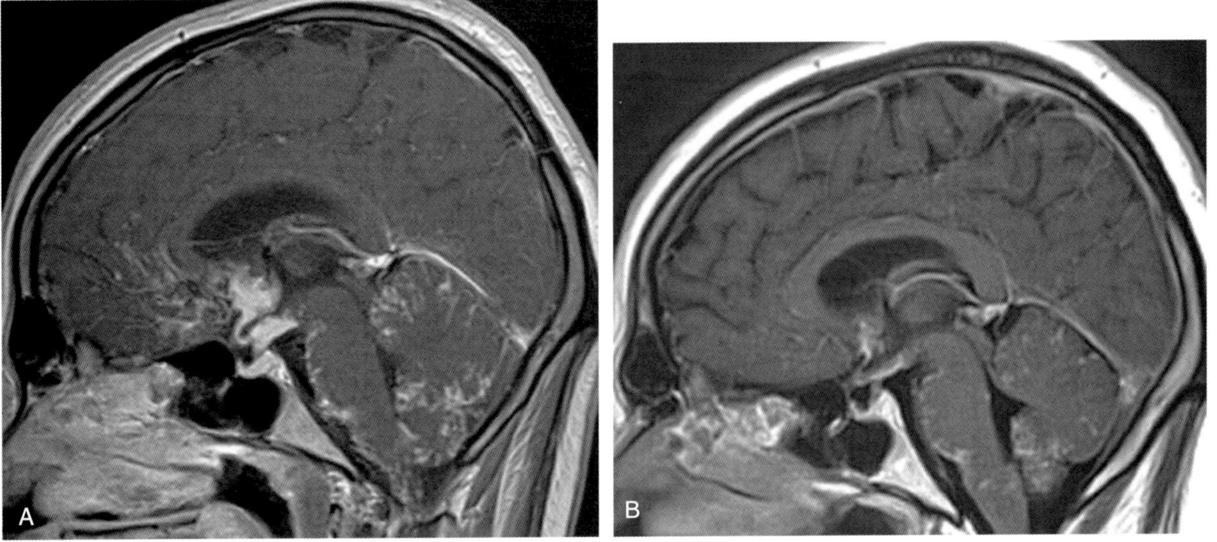

图 14.13　神经结节病患者治疗前后下丘脑和脑膜受累。矢状面增强后图像（A）显示神经结节病的典型疾病分布，累及垂体 – 下丘脑轴以及基底脑膜和后颅窝。免疫抑制治疗开始后 6 个月的随访影像（B）显示了病变显著的缓解

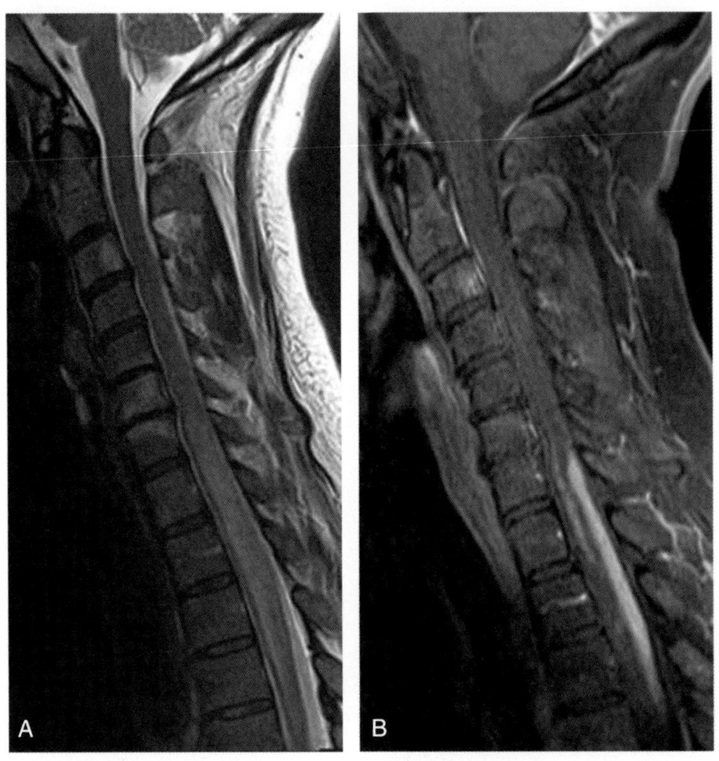

图 14.14 神经结节病第 1 阶段脊髓受累。颈椎矢状位 T2（A）和增强后 T1（B）显示沿脊髓背表面和脊髓中央有斑块样强化，伴有轻度脊髓水肿

骨病变

尽管据报道约 13% 的系统性结节病患者存在颅骨和椎体骨性病变，但这仍可能被低估了，因为大多数病变在临床中是无症状的。该疾病最常累及长管状骨和脊椎附件。颅骨和脊柱的骨性病变可同时合并中枢神经系统受累，但下胸椎和上腰椎病变更常见。在 CT 图像上，病变通常是溶骨样破坏，但也可能表现为混合性或硬化样改变（图 14.18）。MRI 通常与 CT 表现相似，绝大多数溶骨样病变或硬化性病变表现为 T1 等 / 低信号， T2 信号分别表现为高信号及低信号。 MRI 也有助于评估相关的软组织 / 骨外成分。这些病变可强化，可多发，可累及脊柱后部和椎间盘 （图 14.19）。

并发症

血管病变

尽管在尸检研究中通常会提及血管受累，但在神经系统结节病中发生脑血管事件是罕见的。但是，仍有零星的报道描述了继发于神经系统结节病的脑血管炎和缺血性或出血性中风。点状缺血性中风是由于小血管受累，可发生在基底神经节和桥脑（图 14.20）[8]。久而久之，患者可能会有多发腔隙性脑卒中，而且没有临床症状是很少见的。同理，神经系统结节病患者也可能出现单一或多个实质出血病灶，在梯度回波（GRE）/ 磁敏感加权成像（SWI）序列上最易显示。神经系统结节病患者的脑实质出血常表现为幕上多发点状出血（图 14.21）。据报道，血管受累表现为 moya-moya 型，蛛网膜下腔出血或硬脑膜静脉窦血栓形成是极其罕见的。

脑积水

约 5%~12% 的 NS 患者出现交通性脑积水；这被认为是弥漫性软脑膜累及脑脊液再吸收受损引起的 [7]。然而，在较少见的情况下，

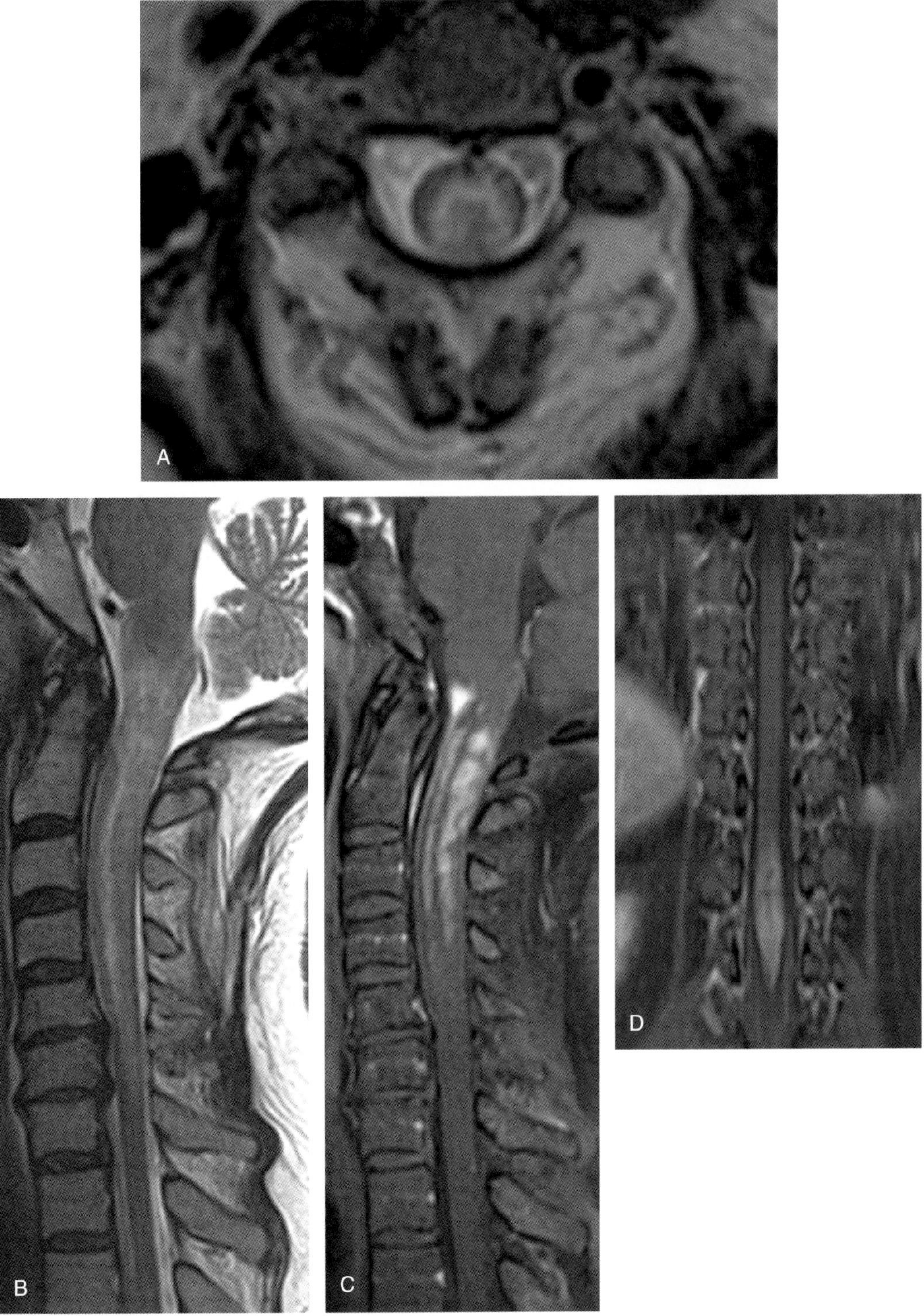

图 14.15　2 例神经结节病患者脊髓受累第 2 阶段。轴位（A）和矢状位（B）T2 图像显示脊髓增粗，髓内信号异常。矢状位（C）增强图像显示不规则髓内强化和沿脊髓表面的异常强化。另一例患者冠状位增强图像（D）显示髓内圆锥部孤立性病灶

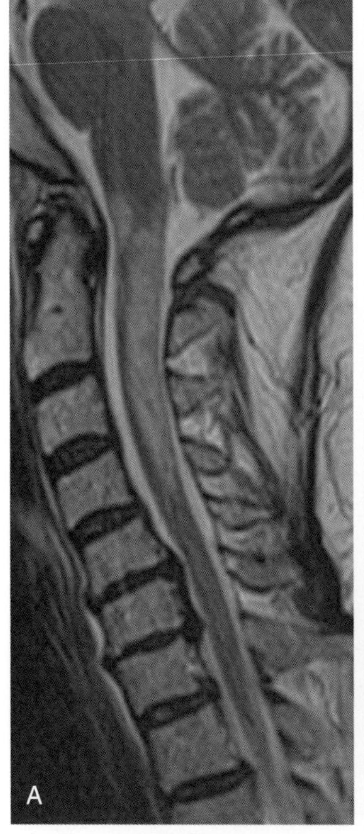

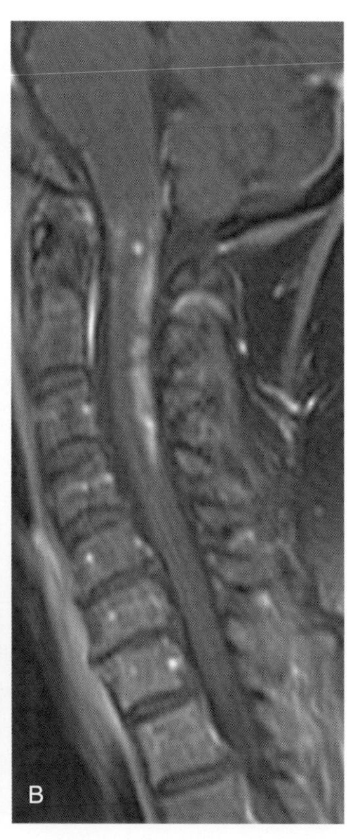

图 14.16 第 3 阶段脊髓受累。与图 14.15 同一患者，颈椎矢状 T2（A）和增强后 T1（B）像显示缓解间期脊髓水肿、肿胀和强化表现明显改善，残留髓内和脊髓表面的异常强化

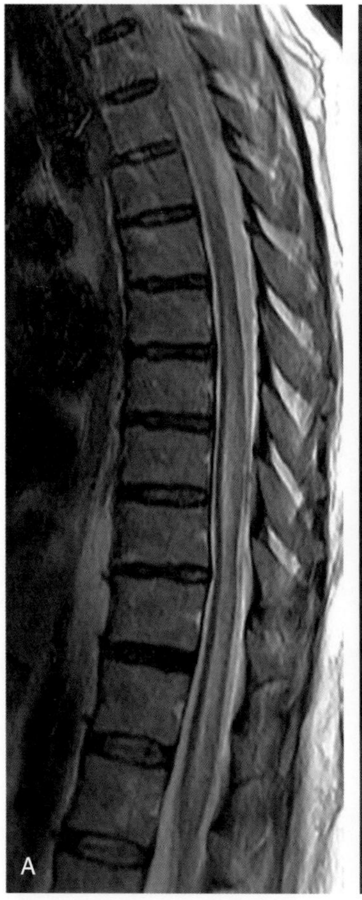

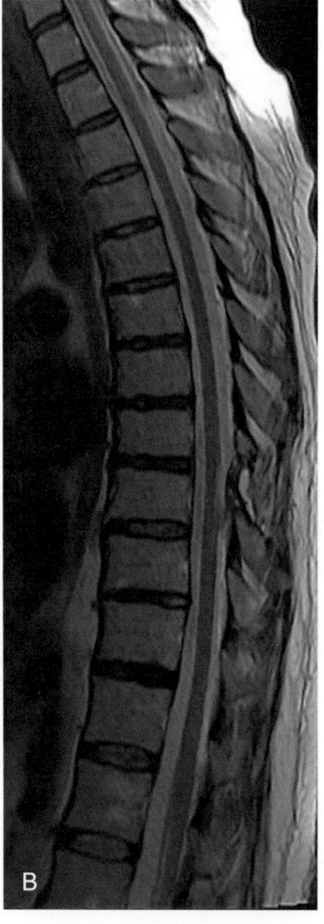

图 14.17 第 4 阶段脊髓受累。首次检查（A）和 2 年随访（B）矢状 T2 像显示脊髓水肿消退合并脊髓实质萎缩。（B）术前脊髓活检的术后改变也需注意

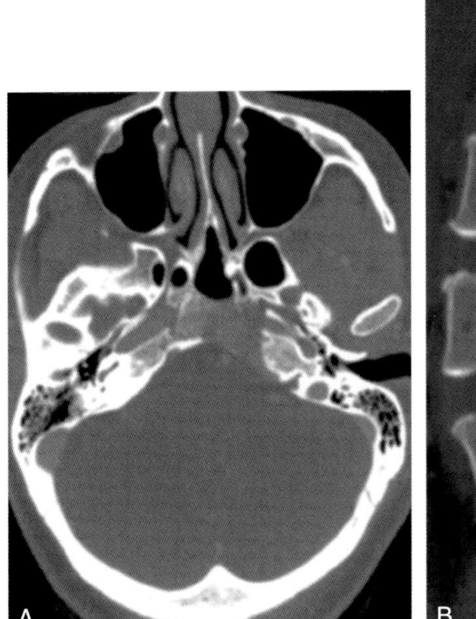

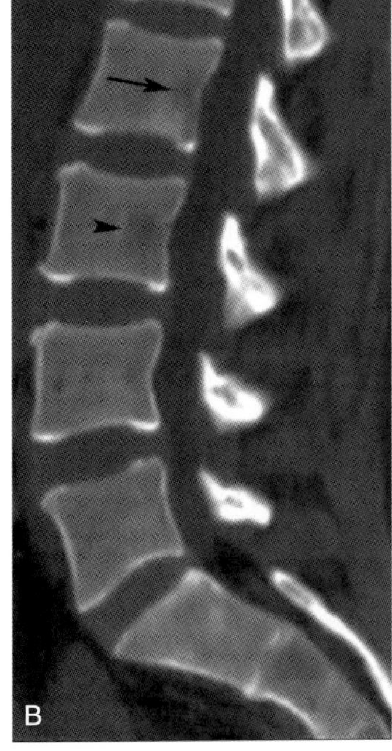

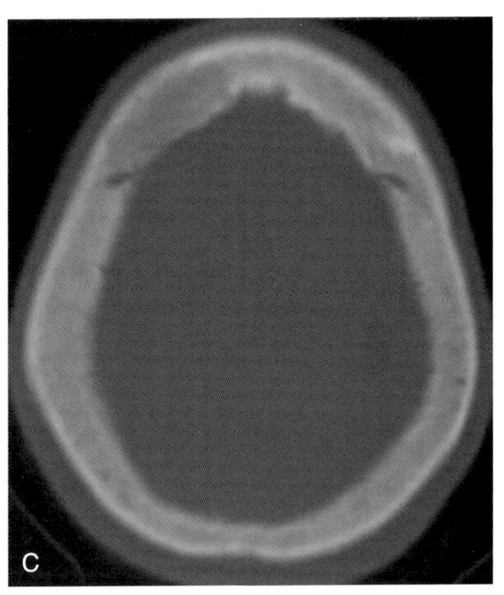

图 14.18　结节病患者骨受累的计算机断层扫描（CT）。颅底轴位 CT 图像（A）显示左侧斜坡出现溶骨性病变。同一患者的腰椎矢状位 CT 图像（B）显示 L2 处溶骨硬化混合病变（箭头）和 L3 处较小的溶骨硬化性病变（箭头）。活检显示非干酪样肉芽肿性结节。另一例患者的轴位 CT 图像（C）显示右侧额骨边界清楚的溶骨性病变

可发生局部室管膜炎或局灶性粘连，导致单独的脑室扩张和脑脊液潴留（图 14.22）。在这些病例中，可表现为局灶性脑室扩张，伴室周 T2 和 FLAIR 高信号的室管膜下脑脊液，异常室管膜强化，以及继发于蛋白和渗出物升高的脑脊液潴留所致的 FLAIR 信号增强。脑室系统梗阻可导致急性脑积水，以及随之而来的占位效应和中线偏移，表现为神经外科急症（图 14.23）。

感　染

接受免疫抑制治疗的患者易发生非典型感染，其中一些感染可能涉及大脑，并和 NS 脑改变叠加（图 14.24）。可能表现为治疗后症状恶化与影像学表现相矛盾，以原发疾病无法解释。

诊断和鉴别诊断

中枢神经系统根据主要受累部位在影像学上有多种表现。表 14.1 总结了不同的可能性（临床和影像学）。在许多情况下，仔细研究患者的病史以及临床和生化检查结果有助于减少基于影像的诊断可能性。鉴别诊断如下：

1. 脑膜病理：在影像上软脑膜和硬脑膜同时受累，神经系统结节病可能性更大。软脑膜病变包括淋巴瘤、癌性脑膜炎和颅内感染（细菌、结核或真菌）。增强后影像可显示异常的脑膜或脑神经增强，可能呈结节状，特别是淋

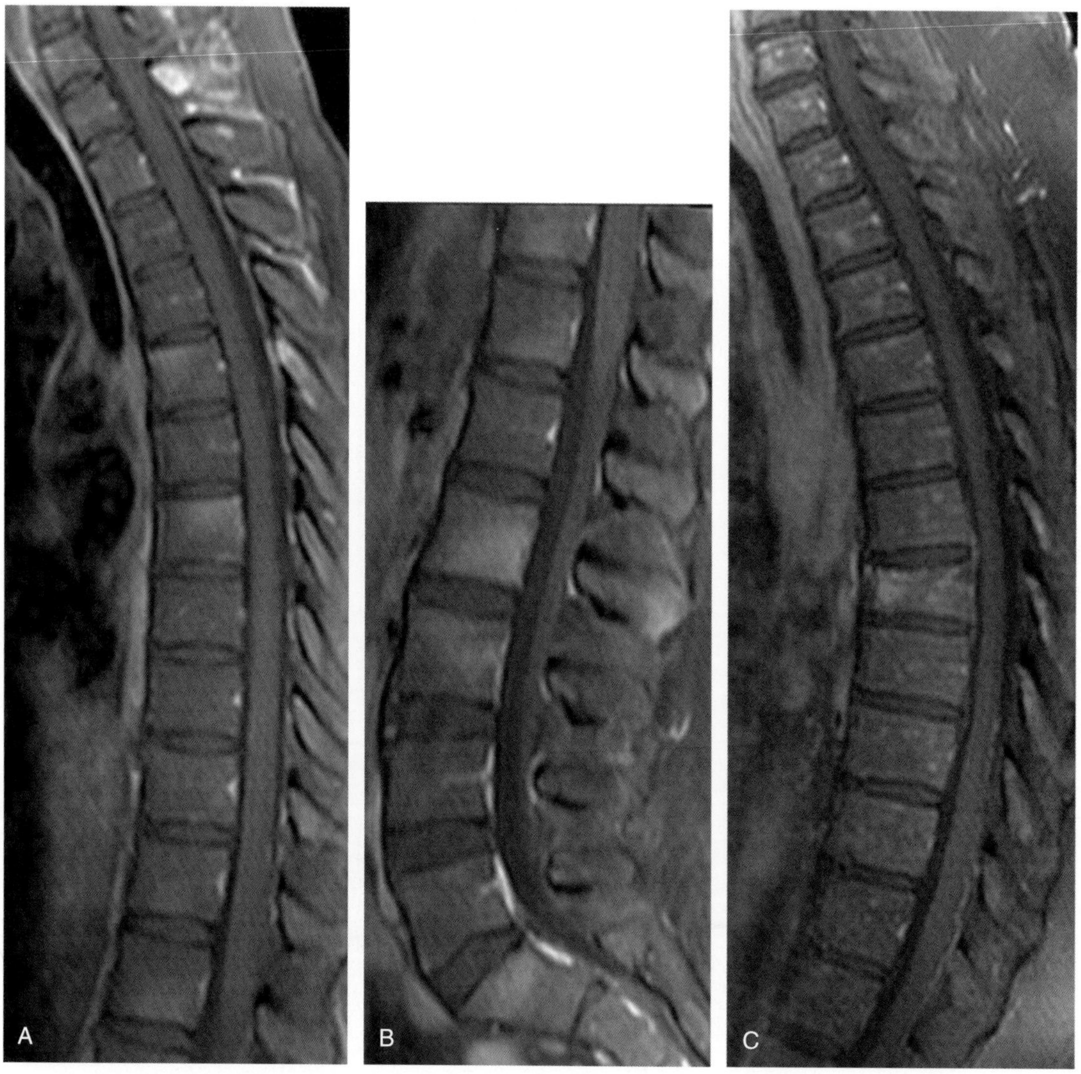

图 14.19　两例结节病患者骨受累的磁共振成像。胸椎（A）和腰椎（B）矢状位增强（与图 14.18 相同的患者）显示多灶性骨髓强化，病变累及椎体和附件。另一例患者矢状位增强图像（C）显示多发点状强化灶，可引起脊柱的“胡椒状”外观。胸椎中段的一个椎体也有轻微的高度减低

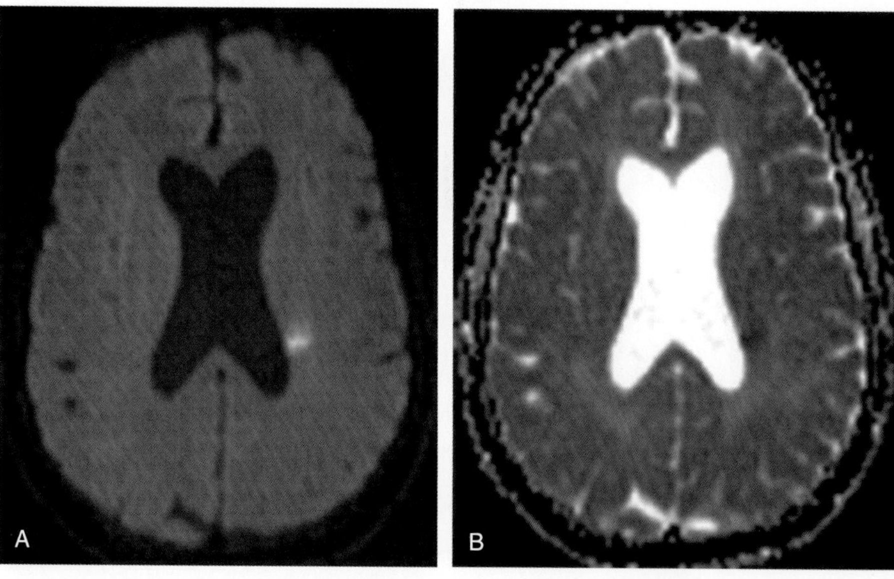

图 14.20　神经结节病患者的脑梗死。年轻神经结节病患者的轴位 DWI（A）和 ADC（B）图像显示左侧放射冠腔隙性梗死。对栓塞性中风的广泛检查无法发现

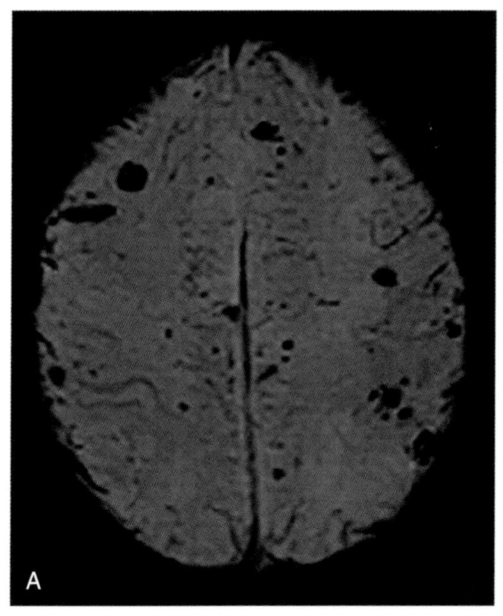

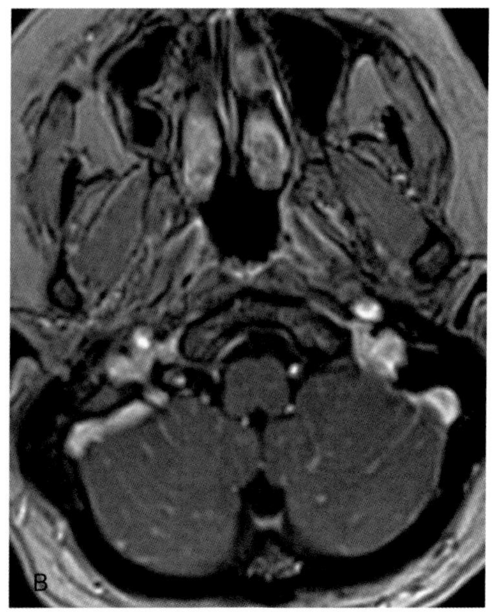

图 14.21　神经结节病患者的实质出血。半卵圆体中心的轴位 SWI 图像（A）显示双脑多发大小不等的散在小出血灶。通过后颅窝的轴位增强图像（B）显示沿小脑半球小的软脑膜强化灶

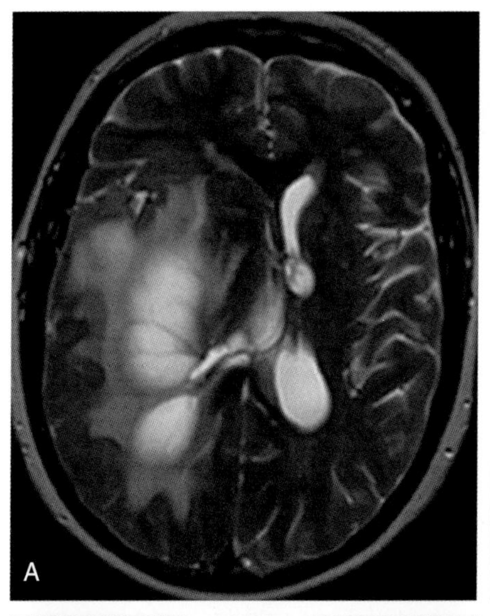

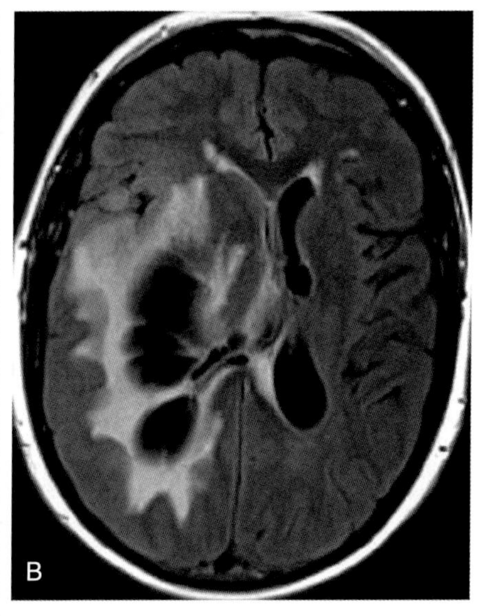

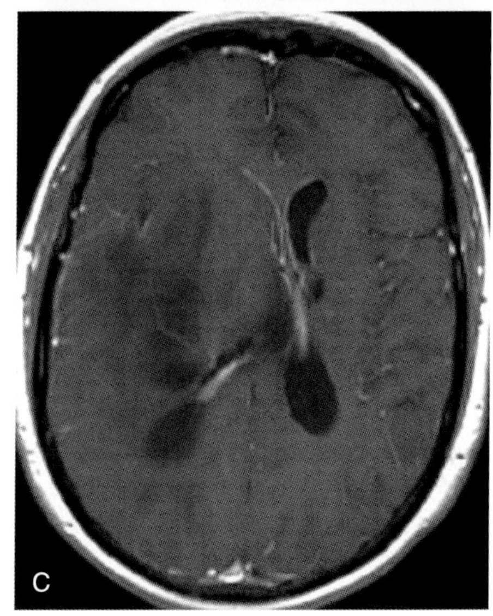

图 14.22　神经结节病患者阻塞性脑积水。轴位 T2WI（A）、FLAIR（B）和增强后（C）图像显示右颞角中度扩张，其内可见内隔且呈中度强化，推测可能是室管炎所致

巴瘤和癌。颅内淋巴瘤累及脑膜可为原发性或继发性（图 14.25），但继发性淋巴瘤（即系统性淋巴瘤）更常见。

在罕见的情况下，患者可能患有原发性软脑膜淋巴瘤，会导致诊断起来相当困难，并可能需要广泛的检查才能做出最终诊断。在软脑膜转移瘤患者中，原发恶性肿瘤通常是已知的（图 14.26）。化脓性、结核性和真菌性脑膜炎等颅内感染在影像学上也与神经系统结节病相似。化脓性脑膜炎的临床症状出现较早，脑脊液细胞学检查和培养通常可以证实。结核性脑膜炎不太常见，特别是在发达国家。脑脊液检查结果也有帮助，特别是在流行地区。影像学可显示脑膜炎、脑积水和脑梗死的组合，是

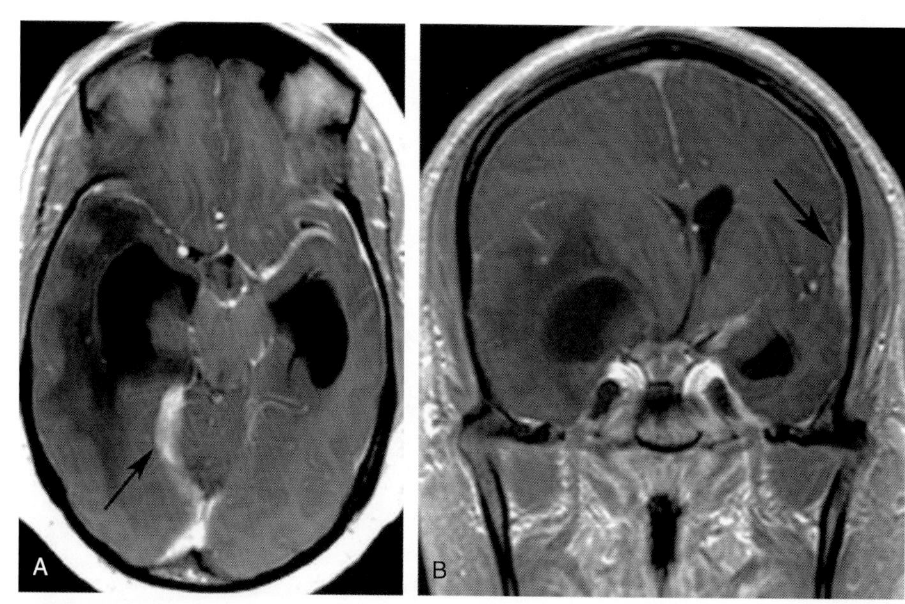

图 14.23 神经结节病患者的脑室梗阻和中线偏移。轴位（A）和冠状位（B）增强后图像显示双侧颞角扩张、嵌顿，右侧为著，同时显示脑室周围脑脊液渗出。中线移位和颞叶钩回疝形成以及沿右侧小脑幕（A；箭头）和左侧颞凸（B；箭头）伴异常强化（B），与软脑膜疾病的累及相一致

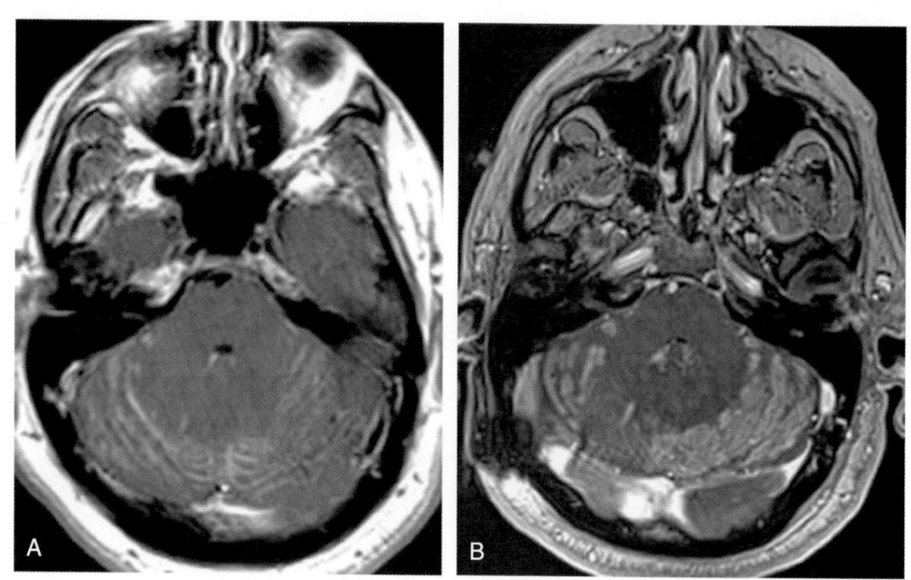

图 14.24 结节病免疫抑制治疗的并发症：叠加感染。患者的轴位增强（A）图像显示结节病表现为沿两侧小脑叶的软脑膜明显增强。患者开始接受类固醇治疗最初有所改善，随后临床症状迅速恶化。临床恶化期间获得的随访增强图像（B）显示了广泛双侧软脑膜的异常强化病灶。脑脊液中隐球菌抗原阳性，推测为继发于免疫抑制治疗隐球菌脑膜炎

表 14.1　根据受累部位鉴别诊断

	实质	白质	软脑膜	硬脑膜	脑神经	HPI 轴	脊髓
肿瘤	胶质瘤	瘤旁	转移瘤	脑膜瘤	转移瘤	淋巴瘤	胶质瘤
	转移瘤		淋巴瘤	淋巴瘤	PNTS	转移瘤	淋巴瘤
	淋巴瘤		转移瘤			组织细胞增多症	
			绿色瘤				
感染	结核	HIV	脑膜炎	结核	拉姆齐·亨特综合征		脊髓炎
	真菌感染	PML		真菌感染			蛛网膜炎
		莱姆病					
脑血管病	血肿	微血管病变	血管炎				
	梗死						
炎症	脱髓鞘	脱髓鞘 /MS	GPA	窦组织细胞增生症	视神经脊髓炎	垂体炎	MS
	遗传性疾病			先天性硬脑膜炎	贝尔面瘫	脂质肉芽肿病	横断性脊髓炎
	GPA			GPA			ADEM
							SLE

ADEM：急性播散性脑脊髓炎；EBV：EB 病毒；GPA：肉芽肿性血管炎；HIV：人体免疫缺陷病毒；HPI：下丘脑－垂体－漏斗；MS：多发性硬化；PML：进行性多灶性白质脑病；PNTS：神经周围的肿瘤扩散；SLE：全身性红斑狼疮；SMT：平滑肌肿瘤

典型的结核性脑膜炎三联征。真菌感染也可能发生，特别是在免疫功能低下的患者。与结节病相似，它们也有基底脑膜的倾向。因为影像学表现是非特异性的，潜在的免疫抑制和症状的临床演变是指向感染病因的有用线索。

2. 垂体炎：神经系统结节病累及垂体可能与淋巴细胞性垂体炎以及其他病因的垂体炎难以区分。围产期或产后应怀疑是淋巴细胞性垂体炎。临床上，这些患者可能有全面性垂体功能低下的症状。影像学显示垂体及柄弥漫性增厚，鞍旁 T2 低信号明显，增强均匀。另一方面，伊匹单抗诱导的垂体炎患者通常有前垂体功能低下的症状，但没有尿崩症，有黑色素瘤病史，已知的药物摄入而且在停止药物治疗后，影像学检查结果显示病变迅速消退（图 14.27）。

3. 血管炎：血管炎是很大一类疾病，可能很难与神经系统结节病的脑血管表现区分，尤其是因为二者都可以表现为实质出血和梗死（图 14.28）。原发性中枢神经系统血管炎（PACNS）的患者在组织病理学上也可能有类似的肉芽肿性血管炎症，意味着临床进展迅速，局限于中枢神经系统，高达 85% 的患者有异常的血管造影表现。而患有神经系统结节病的患者通常脑膜、中枢神经或下丘脑受累较多，病程通常较缓慢。此外，如果同时存在中枢神经系统外结节病，则可确诊。

4. 类固醇激素反应性慢性淋巴细胞性炎症伴脑桥血管周围强化症（CLIPPERS）：CLIPPERS 是最近描述的一种病因不明的炎症性疾病，累及脑干，特别是脑桥。该疾病常表现为亚急性非特异性神经症状，但共济失调以及视觉和面部感觉症状更为常见。影像学显示脑干呈“胡椒状”，尤其是脑桥（见图 14.28）。在较少见的情况下，深部灰质核和脊髓也可能受累。与 NS 不同，CLIPPERS（图 14.29）是一种非肉芽肿性疾病，没有中枢神经外表现，主要定位于脑干。

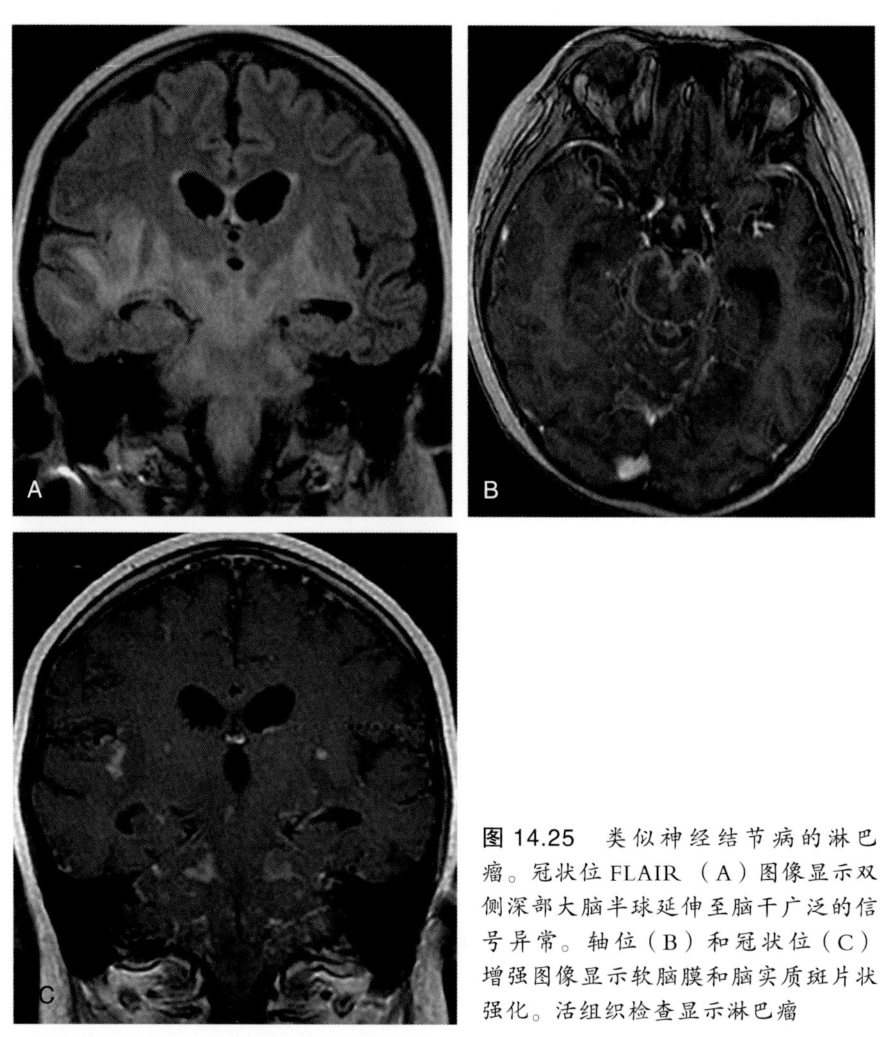

图 14.25 类似神经结节病的淋巴瘤。冠状位 FLAIR（A）图像显示双侧深部大脑半球延伸至脑干广泛的信号异常。轴位（B）和冠状位（C）增强图像显示软脑膜和脑实质斑片状强化。活组织检查显示淋巴瘤

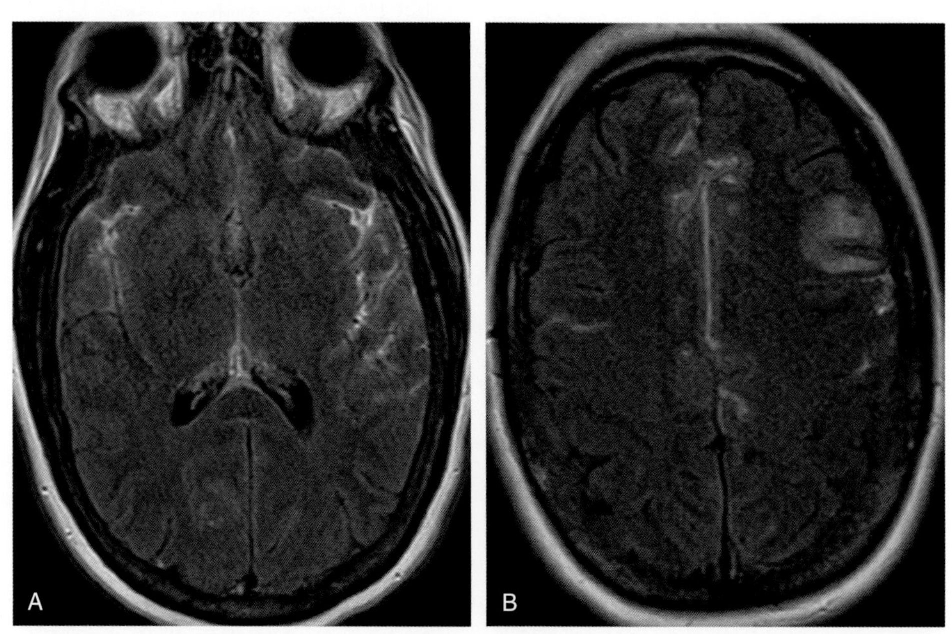

图 14.26 类似于神经结节病软脑膜癌。轴位增强后 FLAIR 图像（A，B）显示大脑凸面广泛软脑膜高信号。脑脊液细胞学检查与转移性乳腺癌相符

总　结

不仅在临床上，而且在影像学上，结节病诊断是相当困难的。尽管影像学表现通常有助于诊断、评估治疗反应和评估并发症，但是影像学表现是非特异性，有相似影像学表现的疾病是多样的。因此，提高对这种病变的认识是必要的，可能有助于加快诊断，特别是在临床具有挑战性的情况下。

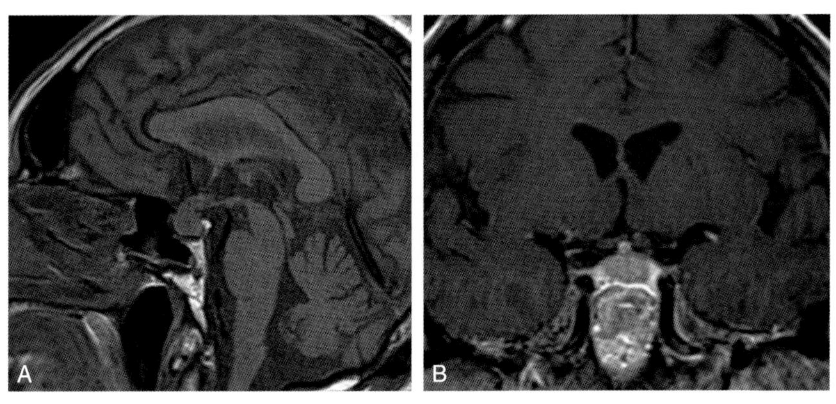

图 14.27　伊匹利莫单抗诱导的类似神经结节病的垂体炎。增强后矢状面中线（A）和冠状面（B）T1 图像显示垂体和垂体柄肿大并均匀强化。患者患有黑色素瘤，正在服用伊匹单抗。停止用药后的病变消退（未展示）

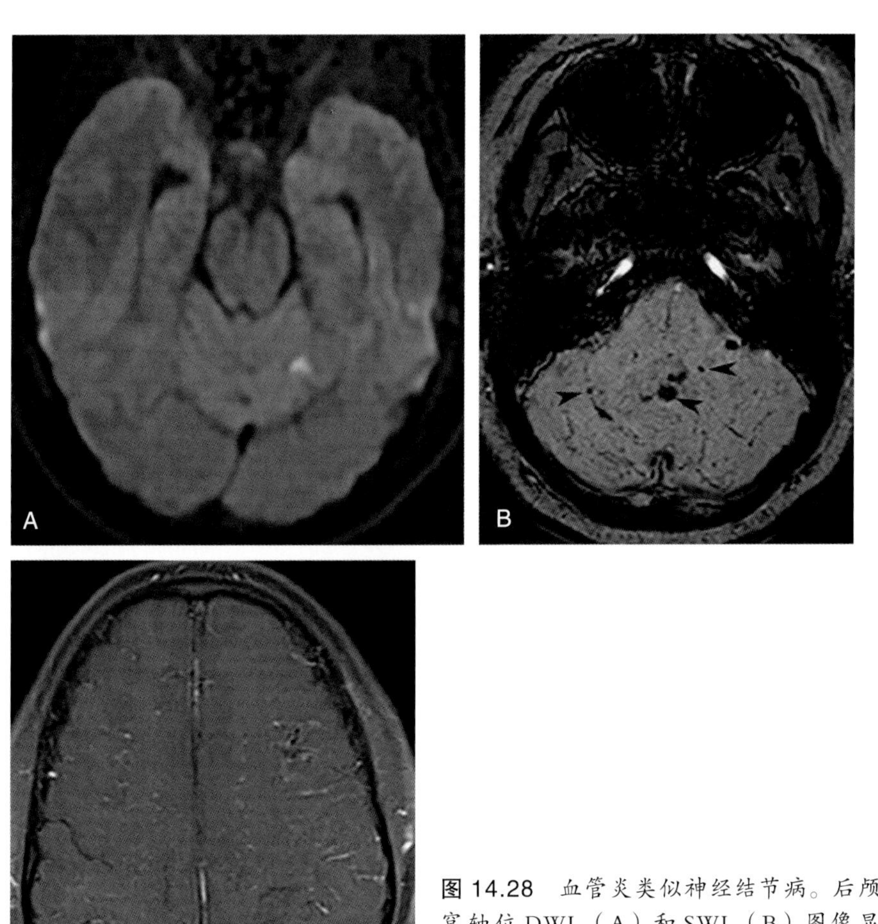

图 14.28　血管炎类似神经结节病。后颅窝轴位 DWI（A）和 SWI（B）图像显示小脑左侧急性梗死和散在性实质微出血（B；箭头）。半卵圆中心轴位增强后图像（C）显示软脑膜和血管周的增强。活组织检查显示非肉芽肿性血管炎

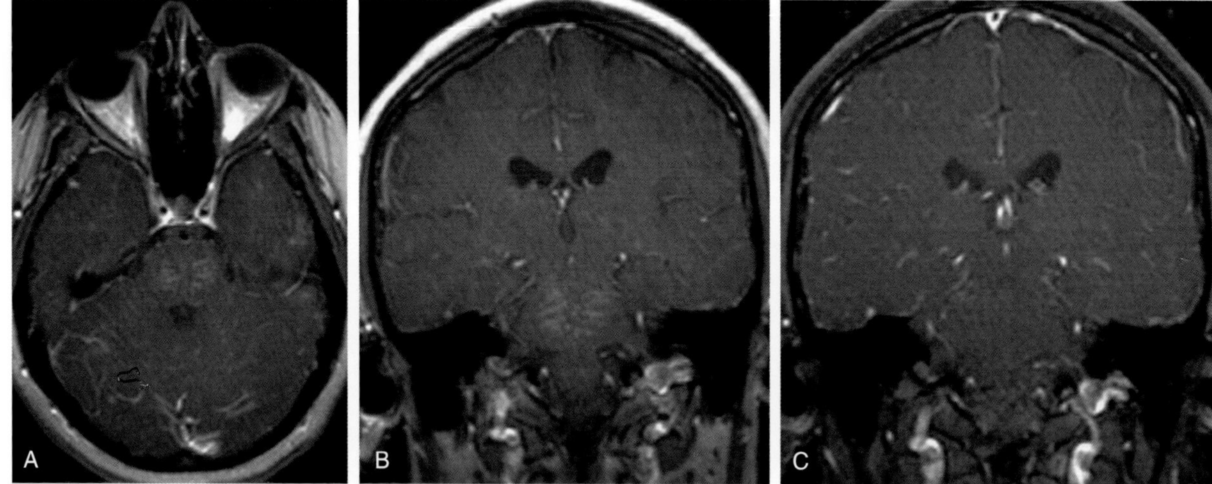

图 14.29 类固醇激素反应性慢性淋巴细胞性炎症伴脑桥血管周围强化症（CLIPPERS）类似神经结节病。轴位（A）和冠状位（B）增强后 T1 图像显示脑桥血管周围对称性的弥漫强化病灶。类固醇治疗（C）随访冠状位 T1 增强图像显示血管周围增强灶消退，与 CLIPPERS 一致。图片引自 Dr. Suyash Mohan, University of Pennsylvania, Philadelphia, PA.

（杜 滂 译；张 明 审）

参考文献

[1] Zajicek JP, Scolding NJ, Foster O, et al. Central nervous system sarcoidosis–diagnosis and management. QJM,1999, 92(2):103–117.

[2] Marangoni S, Argentiero V, Tavolato B. Neurosarcoidosis. Clinical description of 7 cases with a proposal for a new diagnostic strategy. J Neurol, 2006, 253(4):488–495. Epub 2005 Nov 14.

[3] Scott TF, Yandona K, Valeri A, et al. Aggressive therapy for neurosarcoidosis long-term follow-up of 48 treated patients. Arch Neurol, 2007, 64(5):691–696.

[4] Nowak DA, Widenka DC. Neurosarcoidosis: a review of its intracranial manifestations. J Neurol, 2001, 248(5):363–372.

[5] Smith JK, Matheus MG, Castillo M. Imaging manifestations of neurosarcoidosis. AJR Am J Roentgenol, 2004, 182:289–295.

[6] Shah R, Roberson GH, Curé JK. Correlation of MR imaging findings and clinical manifestations in neurosarcoidosis. AJNR Am J Neuroradiol, 2009, 30:953–961.

[7] Junger SS, Stern BJ, Levine SR, et al. Intramedullary spinal sarcoidosis Clinical and magnetic resonance imaging characteristics. Neurology, 1993, 43(2):333.

[8] Bathla G, Watal P, Gupta S, et al. Cerebrovascular manifestations of neurosarcoidosis: an underrecognized aspect of the imaging spectrum. AJNR Am J Neuroradiol, 2017 Dec 28 [Epub ahead of print].

拓展阅读

Bathla G, Singh AK, Policeni B, et al. Imaging of neurosarcoidosis: common, uncommon, and rare. Clin Radiol, 2016, 71(1):96–106.

Christofordis GA, Spickler EM, Reccio MV, et al. MR of CNS sarcoidosis: correlation of imaging features to clinical symptoms and response to treatment. AJNR Am J Neuroradiol,1999, 20:655–669.

Dudesek A, Rimmele F, Tesar S, et al. CLIPPERS: chronic lymphocytic inflammation with pontine perivascular enhancement responsive to steroids. Review of an increasingly recognized entity within the spectrum of inflammatory central nervous system disorders. Clin Exp Immunol, 2014, 175(3):385–396.

Faje AT, Sullivan R, Lawrence D, et al. Ipilimumab-induced hypophysitis: a detailed longitudinal analysis in a large cohort of patients with metastatic melanoma. J Clin Endocrinol Metab, 2014, 99(11):4078–4085.

Ginat DT, Dhillon G, Almast J. Magnetic resonance imaging of neurosarcoidosis. J Clin Imaging Sci, 2011, 1:15.

Iwai K, Takemura T, Kitaici M, et al. Pathological studies on sarcoidosis autopsy. II. Early change, mode of progression and death pattern. Pathol Int,1993, 43(7–8):377–385.

Izbicki G, Chavko R, Banauch GI, et al. World Trade Center “sarcoid-like” granulomatous pulmonary disease in New York City Fire Department rescue workers. Chest, 2007, 131(5):1414–1423.

Spencer TS, Campellone JV, Maldonado I, et al. Clinical and magnetic resonance imaging manifestations of neurosarcoidosis. Semin Arthritis Rheum, 2005, 34(4):649–661.

第 7 部分　肿　瘤

15 治疗后胶质瘤

Fang Frank Yu，Otto Rapalino

引　言

由于胶质瘤的治疗除了已经认可的多种方法外，还有越来越多进行中的临床试验，给出合理的影像学解释是放射科医生面临的艰巨任务。在本章节中，我们回顾了与这些疗法相关的临床、病理和影像表现，并对相应的影像学方法提出了建议。

手术和治疗方法：综述

胶质瘤的理想手术治疗是最大限度地完全切除，并将神经系统并发症降至最低。然而，由于一些肿瘤位置较深，或与脑功能区和其他重要结构毗邻，只有相当少的病例能实现这一目标。放化疗是治疗高级别肿瘤的公认手段，标准的治疗方法是最大程度行肿瘤细胞减少术后，行局部脑分次放疗联合替莫唑胺（TMZ）治疗。抗血管生成治疗，特别是贝伐单抗，通常用于放化疗后的肿瘤复发。其他较新的疗法包括免疫治疗和检查点抑制剂治疗，但其有效性尚未在临床试验中得到一致性验证。

术中影像

沿术区周缘的造影剂外渗会混淆残余肿瘤的影像评估，特别是在重复使用钆造影剂后或在使用造影剂后明显延迟显像时（图 15.1）[1]。超急性期出血由于与脑脊液（CSF）信号相似而难以鉴别（图 15.2），因此，当术区或周围脑实质中出现大面积不明原因的液性信号时，应高度怀疑超急性出血[1]。

术后改变

术后短期变化：经验和教训

术后影像学检查的目的包括发现残留肿瘤和评估术后并发症，出血是影响分析的潜在因素，当术后出现亚急性出血时，由于细胞内存在高铁血红蛋白，使 T1 缩短，可能会被误认为是 T1 增强影像。增强前的 T1 序列有助于鉴别，主要是因为残余肿瘤在增强前后均显示为相对短 T1 影像（图 15.3）。

非肿瘤组织则可引起明显强化，包括手术后的变化。例如，术后缺血改变表现为沿术区周缘的弥散受限，在亚急性期可能强化。因此，通常建议在手术后 48 h 内进行磁共振增强扫描。

需要注意的是，手术部位接受过电凝的患者，术中成像也可能出现与残留肿瘤无法区分的实质强化[2]。

激光诱导热疗

激光诱导热疗（LITT）可以对病灶进行活

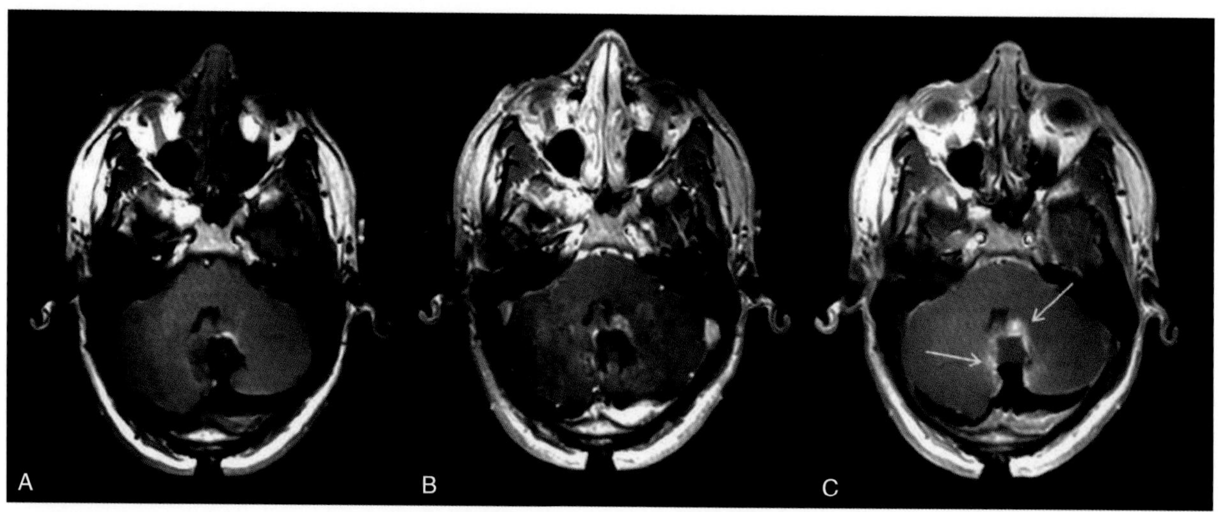

图 15.1 26 岁患者，小脑毛细胞型星形细胞瘤，术中 MRI 显示术区周缘造影剂影，类似肿瘤残余。非增强 T1WI（A），5min 增强 T1WI（B）以及延迟 60min T1WI 图像（C）（在静脉注射钆对比剂约 60min 后获得）。在延迟图像上可以看到明显的强化影（C；箭头），反映造影剂外漏

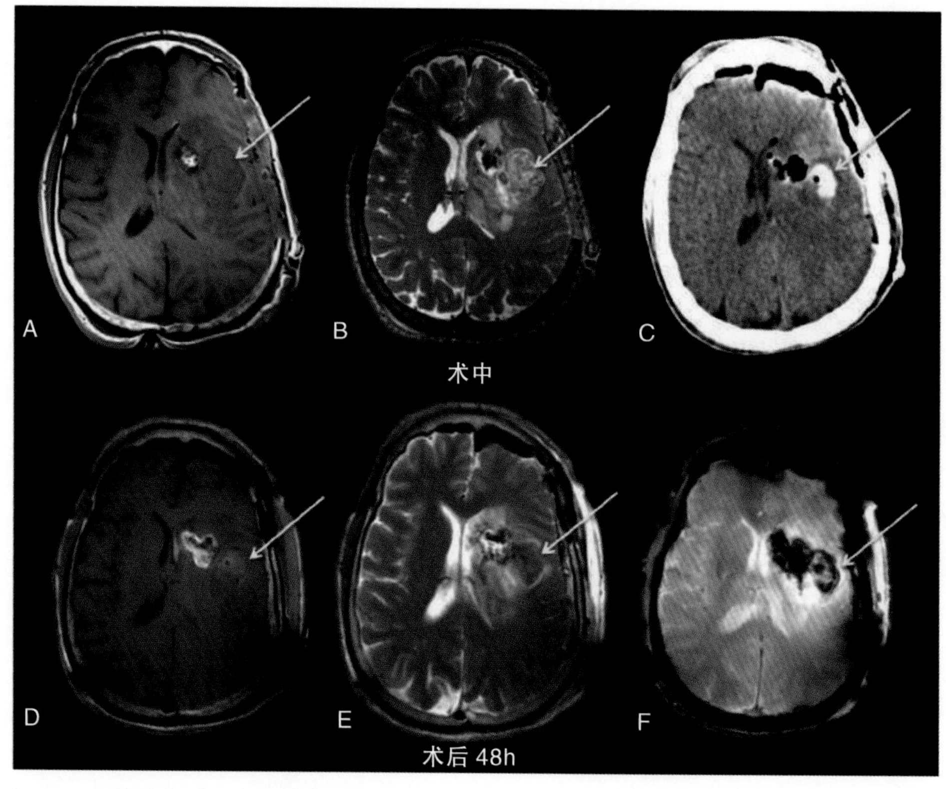

图 15.2 术中 MRI 超急性出血。左侧岛叶超急性出血（箭头），在术中 MRI 上很难鉴别（T1 和 T2）（A, B）。出血（箭头）在术后 48h 的 T1WI、T2WI 和 T2*-GRE 图像（D~F）及非增强 CT（C）上都能很好地显示

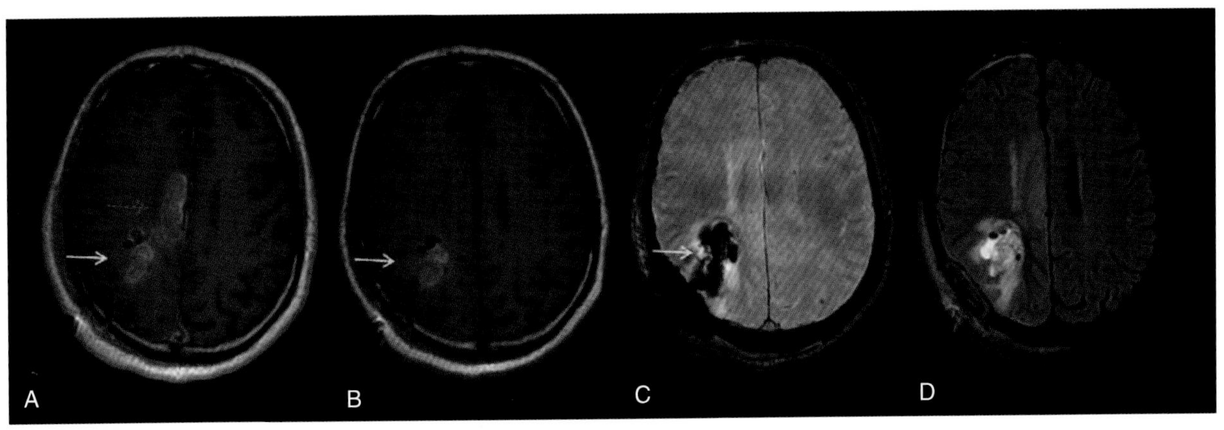

图 15.3 71 岁，男性，多形性胶质母细胞瘤（IDH 野生型，MGMT 未甲基化），接受次全切手术。术后早期轴位增强前、后 T1WI、SWAN 和 FLAIR（A~D）显示右扣带回和右放射冠病变（A；红色和黄色箭头）。增强前 T1WI 显示右放射冠病变（黄色箭头）T1 高信号（B），没有明显强化，SWAN 图（C）证实是出血

检和激光引导下的消融。激光探针被放置在病变中心，诱导热凝固，形成凝固性坏死区域[3]。典型的术后早期改变特征是有五个同心区域，包括周边的异常强化和灶周水肿（图 15.4）[4]。

局部化疗或近距离放射治疗

局部化疗和放疗（RT）也是治疗胶质瘤的方法之一。这些治疗方案的例子包括用于术区局部放疗（^{125}I）的 Gliasite 和用于腔内治疗的 Gliadel 晶片[5]。在使用 Gliadel 晶片治疗的病例中，有相当一部分在放置后的前 4 周内，影像学可能会表现出短暂恶化征象（图 15.5，图 15.6）[6]。

异物反应和纱布瘤

胶质瘤术中，残留在术腔内的填充物或止血材料（如明胶泡沫、外科手术棉）可能会使一些患者中出现异物反应。由此产生的假性肿瘤病变通常被称为棉质瘤（由棉花材料引起）、纺织样瘤、纤维瘤等[7]。需要强调的是，这种反应可以表现出与肿瘤复发相重叠的影像学特征，如强化。然而，与高级别胶质瘤相比，随访显示除非出现并发症（继发感染），否则表现为相对稳定的占位效应和邻近组织 T2 弛豫延长（图 15.7）。

辐射相关改变

放疗后早期改变（假性进展）

定义与流行病学

假性进展是指胶质瘤放疗后出现的异常强化、T2 高信号区或明显的占位效应[8]。这种现象通常在放疗后几周到 3 个月内发生，而放射性坏死通常发生在治疗后的 18~24 个月至数年后（表 15.1，图 15.8）。

假性进展常被认为发生在单独放疗后，但也有报道发生在放疗联合替莫唑胺后，这可能与甲基鸟嘌呤甲基转移酶（MGMT）基因启动子甲基化有关[9]。尽管其发生率约 20%~25%，但 MGMT 基因启动子甲基化的患者发生率明显更高，约为 35%~40%。根据这一观点，MGMT 甲基化可以预测约 90% 患者的假性进展。

一个重要的临床意义是假性进展被认为与提升 1~2 年无复发生存率相关。相反，MGMT 无甲基化患者的复发率相对较高。

病理生理学

假性进展的病理生理学尚不清楚，部分原因是由放、化疗引起的复杂变化[10]。据推测，血管损伤和与治疗相关的细胞效应是主要原

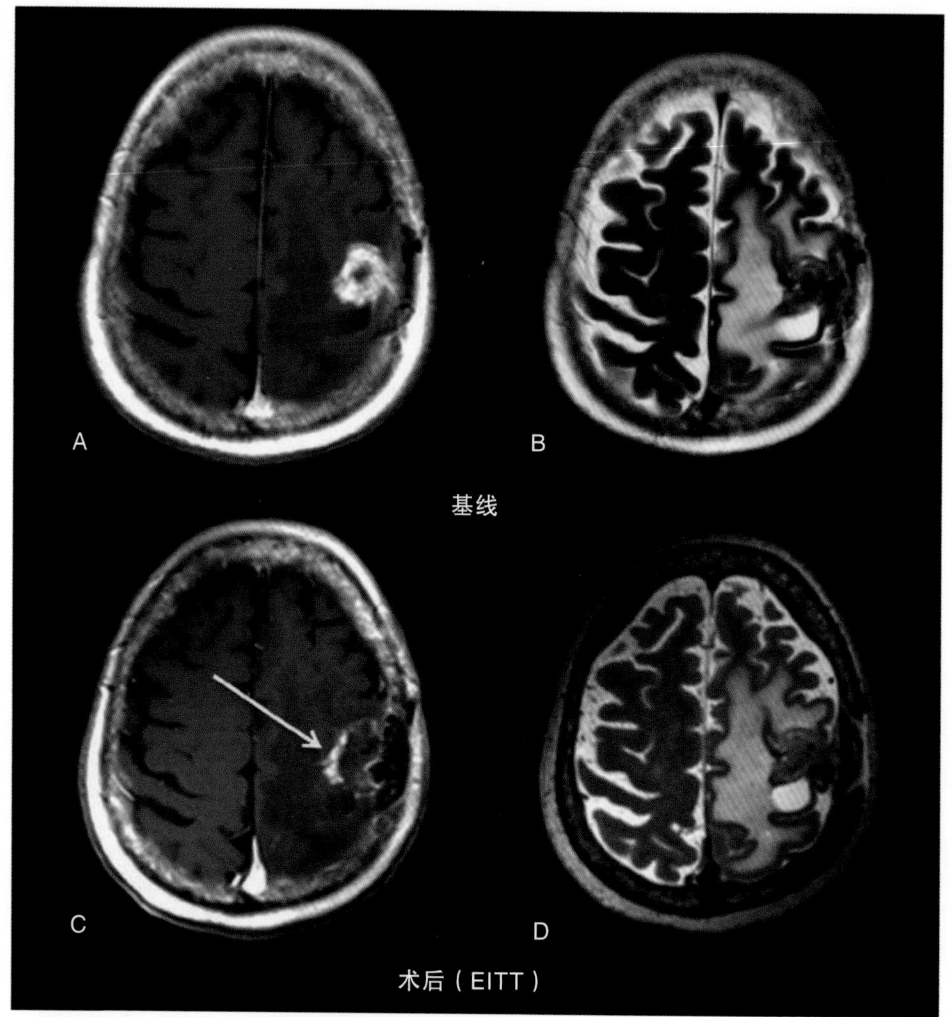

图 15.4 激光诱导热疗（LITT）。Ⅳ期表皮生长因子（EGFR）突变的非小细胞肺癌患者，左额叶转移，接受全脑放疗以及立体定向放射治疗。术前（A, B）和术中增强后的 T1WI 和 T2WI（C, D）显示沿消融边缘的强化影（C；箭头）

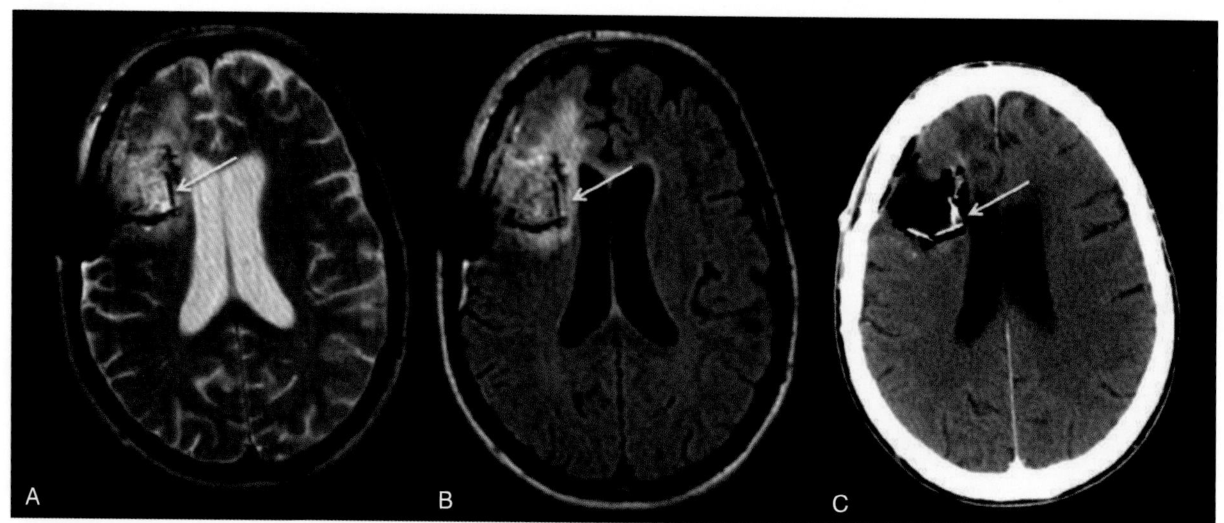

图 15.5 被植入 Gliadel 晶片（箭头）的多形性胶质母细胞瘤患者。轴位 T2WI（A）、T2-FLAIR（B）和非增强 CT（C）显示右额叶术区的 Gliadel 晶片

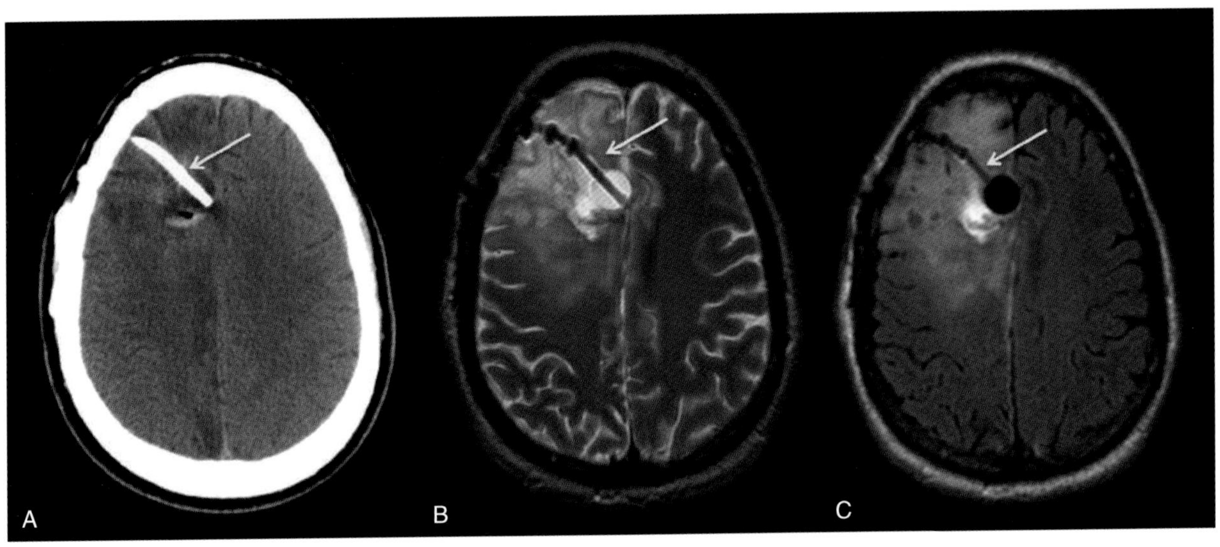

图 15.6　GliaSite 放疗系统被用于治疗右额叶间变型星形细胞瘤。轴位 CT（A）、T2WI（B）和 T2-FLAIR（C）显示右额叶术区的 GliaSite 充气球囊导管（箭头）

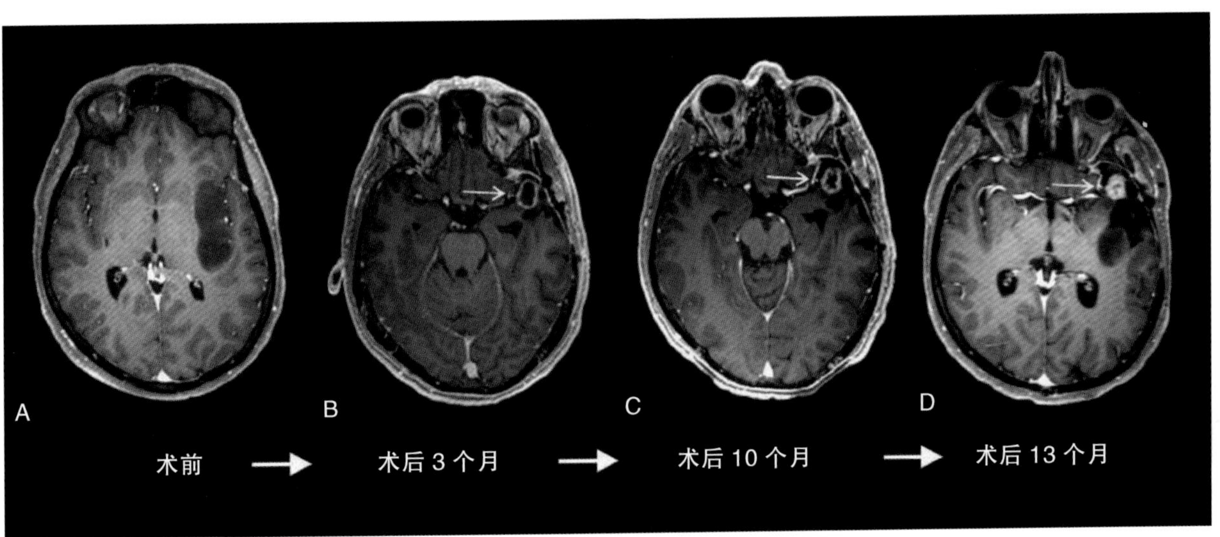

图 15.7　纱布瘤。Ⅱ级少突星形细胞瘤患者，接受了次全切手术。术前 T1W 增强（A）显示左侧岛叶无强化肿块。术后 3 个月，左侧颞前区新发环形强化结节（箭头）（B）。术后 10 个月和 13 个月（C, D）随访影像显示环形强化病灶逐渐增加，但占位效应增加不明显（箭头）。该病变在病理上被称为纱布瘤

表 15.1　高级别胶质瘤治疗相关改变总结

	发生时间	影像学表现	结局
真性进展	任何时间	强化↑、T2 高信号↑、占位效应↑、灌注↑、Cho∶Cr 比率↑	进展
假性进展（放疗）	≤ 3 月	强化↑、T2 高信号↑、占位效应↑、灌注↓	消退 稳定
放射性坏死	≥ 6 月	强化↑、T2 高信号↑、占位效应↑、灌注↓、双 LL 峰↑	进展 稳定 消退
假性反应（抗血管生成治疗，贝伐单抗）	数周至数月	强化↓、T2 高信号↓、占位效应↓、弥散↑、灌注↓	
假性进展（免疫治疗，检查点抑制剂）	≤ 6 月	强化↑、T2 高信号↑、占位效应↑	消退 稳定

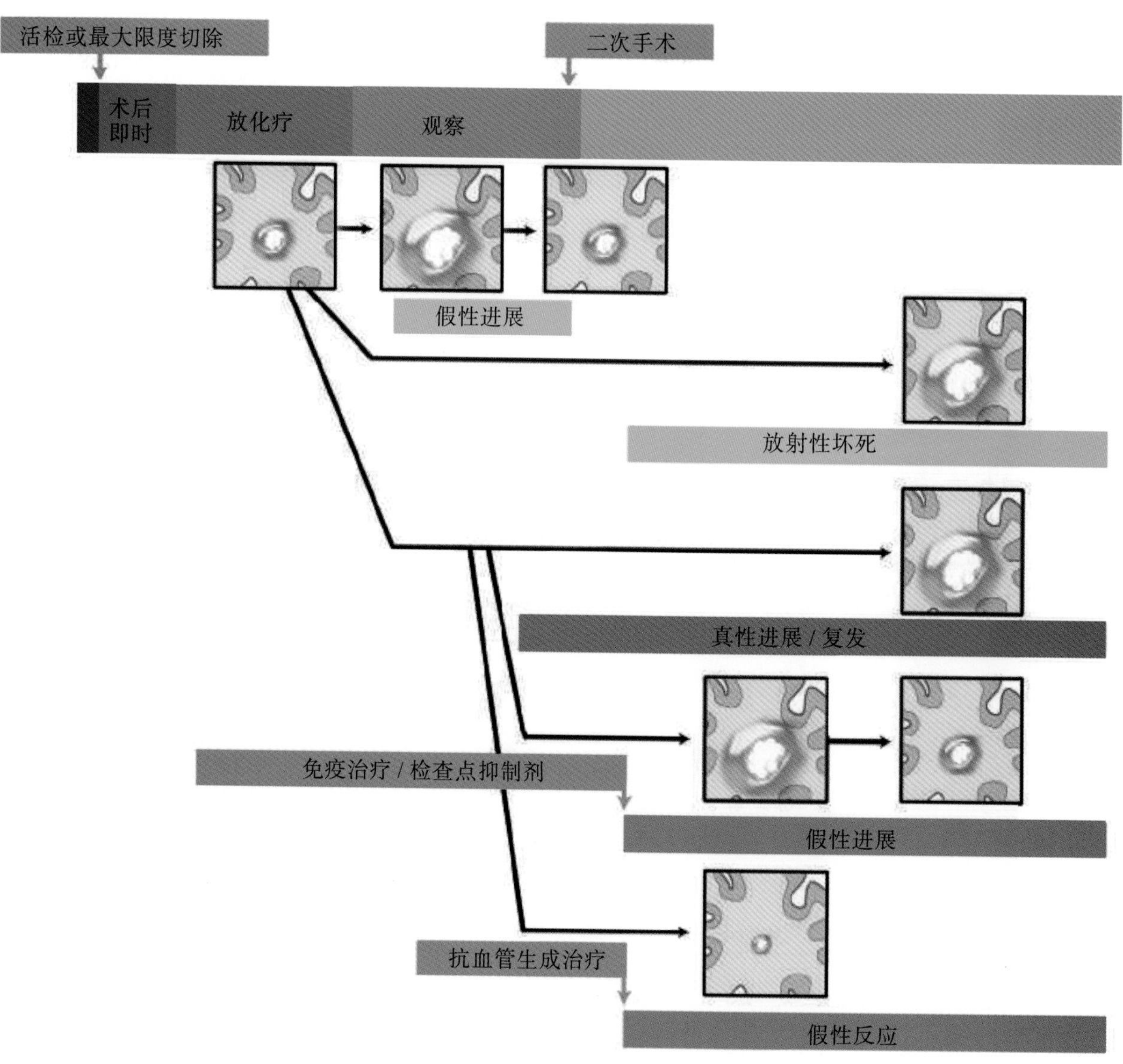

图 15.8　高级别胶质瘤的治疗相关改变

因。放疗可以破坏血脑屏障（BBB），引起异常强化和血管性水肿[11]。另外，放疗除了消灭肿瘤作用，组织病理学上炎症反应常常被报道。

对于假性进展是否代表着与放射性坏死类似的过程，目前还存在争议。一个鉴别点是假性进展主要反映了肿瘤的治疗变化，而放射性坏死可以影响残余/复发肿瘤及邻近正常实质。

如前所述，MGMT 启动子甲基化与假性进展密切相关。确切原因尚不清楚，但可能与炎症反应加剧以及 BBB 破坏有关，增强了治疗效果。特别是 MGMT 低表达的肿瘤细胞，对 TMZ 的敏感性明显增加[12]。因此，MGMT 甲基化的患者明显受益于 TMZ 的辅助化疗。

影像学表现

在常规 MRI 中，假性进展常在患者放疗 3 个月内出现病灶区异常强化和周围异常 T2 高信号。随后影像学复查表现为改善或稳定（占位效应减退，T2/FLAIR 异常信号区缩小，异常强化灶缩小），并且可在数周至数月内观察到（图 15.9）。

难点在于很难预先确定初次检查后出现的异常强化是假性进展还是真正进展。虽然某些影像学表现，如室管膜强化倾向于疾病进展，但其对于区分假性进展和真性进展的特异性不高[13]。2010 年，神经肿瘤学反应评估（RANO）工作组提出，在放疗后的前 12 周内，只发生在放疗照射野外或经组织病理确认才能被认为是真性进展[14]。然而，需要注意的是，假性进展也可能发生在 12 周以后。因此，除活检外，随访影像学和临床评估仍然是目前鉴别假性进展和真性进展的标准。

鉴于常规成像的局限性，先进的功能成像成了热点。扩散加权成像（DWI）是目前被广泛应用的成像方法。据报道，与肿瘤复发相比，假性进展往往具有更高的 ADC 值和 ADC 比值（强化组织与正常白质的 ADC 值之比）[15]。不过，也可解释为是由于叠加坏死和血管增多所产生的混淆。

动态对比增强（DCE）或动态磁敏感对比（DSC）技术的磁共振灌注成像也展示出了鉴别假性进展和真性进展的前景。与正常脑实质相比，真性进展表现为相对高的脑血容量（rCBV），而假性进展 rCBV 一般不高。

磁共振波谱（MRS）是另一种先进的磁共振成像，可以替代或与既往技术联合使用。与放疗后改变相比，复发肿瘤中胆碱（Cho）/肌酐（Cr）和胆碱（Cho）/N-乙酰天门冬氨酸（NAA）比率增加[16]。从技术角度观察，多体素采集更有助于鉴别治疗后改变和肿瘤的真性进展。

放疗后延迟改变

定义和流行病学

放疗后的延迟改变，如放射性坏死，通常发生在治疗后 3 个月到几年之间。据报道，放射性坏死的发生率为 3%~24%，其发生率与总辐射剂量、治疗时间和受照射组织的体积有关。

病理生理学

放射性延迟损伤被认为是脱髓鞘和血管改变共同引起的[17]。在白质内，少突胶质细胞是主要靶点。此外，血管壁的内皮细胞受损导致 BBB 破裂，影像学表现为强化特征。血管损伤使微血管减少，导致慢性缺血和氧化应激，进而引发凝固性和液化性坏死。此外，组织学研究显示钙化、血管透明样变和纤维素沉积[18]。血管内皮生长因子（VEGF）表达增加，进一步促进了小血管通透性和继发水肿。

放射性坏死

如前所述，放射性坏死常发生在放疗后数月（一般为 18~24 个月）至数年[3]。临床上，患者可能无症状或表现为局灶性神经功能缺损。MRI 上，可以表现为强化的肿块，并伴有 T2 异常高信号和占位效应。由于其与肿瘤复发非常相似，因此给诊断带来了挑战。

然而，在某些特定情况下，常规 MRI 也

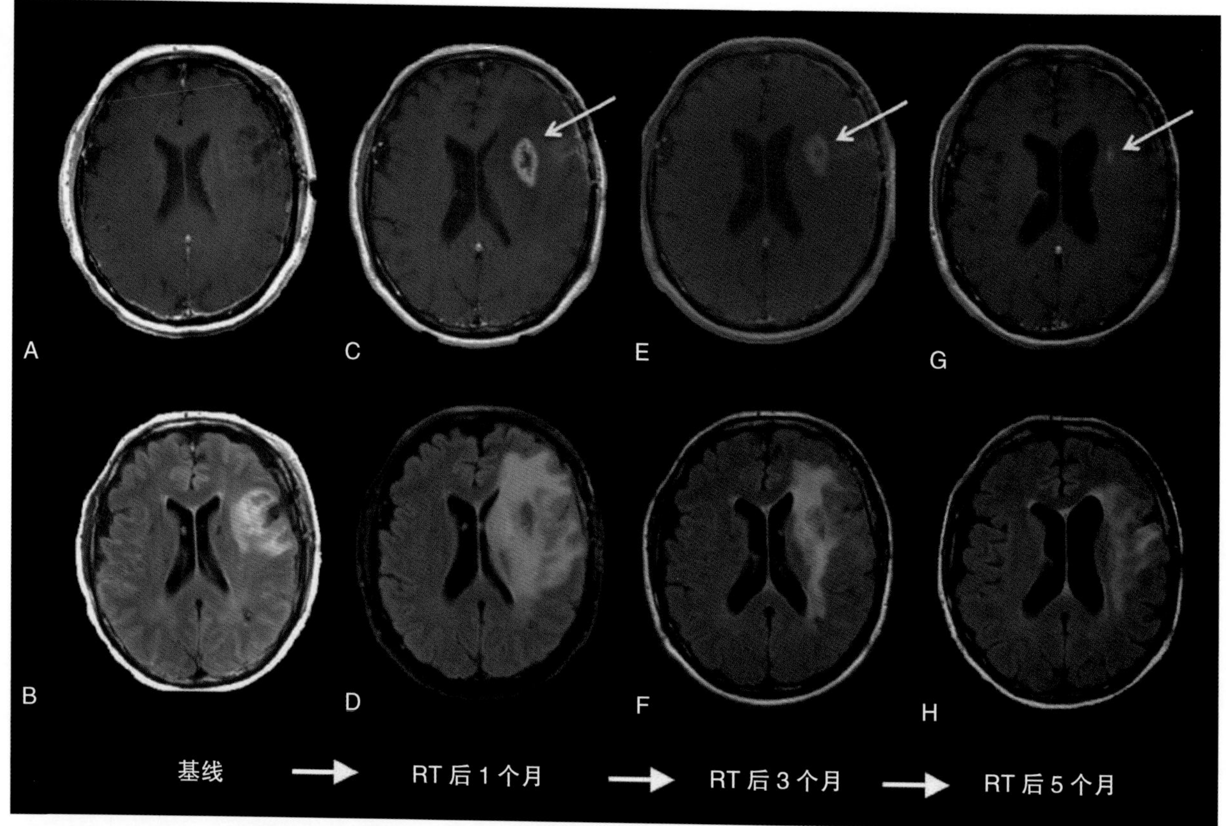

图 15.9 间变性星形细胞瘤患者的假性进展（IDH 野生型，MGMT 甲基化）。轴位对比增强 T1（A）和 FLAIR（B）显示左额叶术区没有明显强化。放疗同步替莫唑胺治疗 1 个月后随访 MRI（C, D）显示异常强化（箭头）及扩大的 FLAIR 高信号。放疗 3 个月后，FLAIR 异常信号和占位效应明显减少，异常强化程度降低（E, F），5 个月时基本消失（G, H）。RT：放射治疗

有较好的鉴别能力。例如，在无强化的肿瘤中出现新发强化灶，往往是放疗的结果，而非肿瘤进展到更高级别（图 15.10）。“肥皂泡”或“瑞士奶酪”样强化模式以及透明隔受累，也提示放射性坏死，尽管复发肿瘤也可能有类似影像表现。

与假性进展类似，随访影像有助于鉴别放射性坏死和真性进展。强化灶的体积和 T2 异常信号的缩小都预示着放射性坏死（图 15.10）[19]。但是，这些征象的进展无特异性，可见于放射性坏死，也可见于肿瘤进展（图 15.11）。

一般来说，皮质类固醇是治疗症状性放射性坏死的首选。对于症状尚未充分控制的患者，可以选择 VEGF 抑制剂干预，如贝伐单抗（抗 VEGF 单克隆抗体）、手术切除和激光间质热疗 [15]。

放射相关血管病变

放疗会引发各类血管病变，矿化性微血管病变最常发生于放化疗联合使用后，组织学表现为血管中的钙质沉积，在 CT 上可以很容易被识别为点状钙化。放疗引起的血管损伤，可引起毛细血管扩张和海绵状畸形，潜伏期从数月到数年不等，大多数在 5 年内发生。

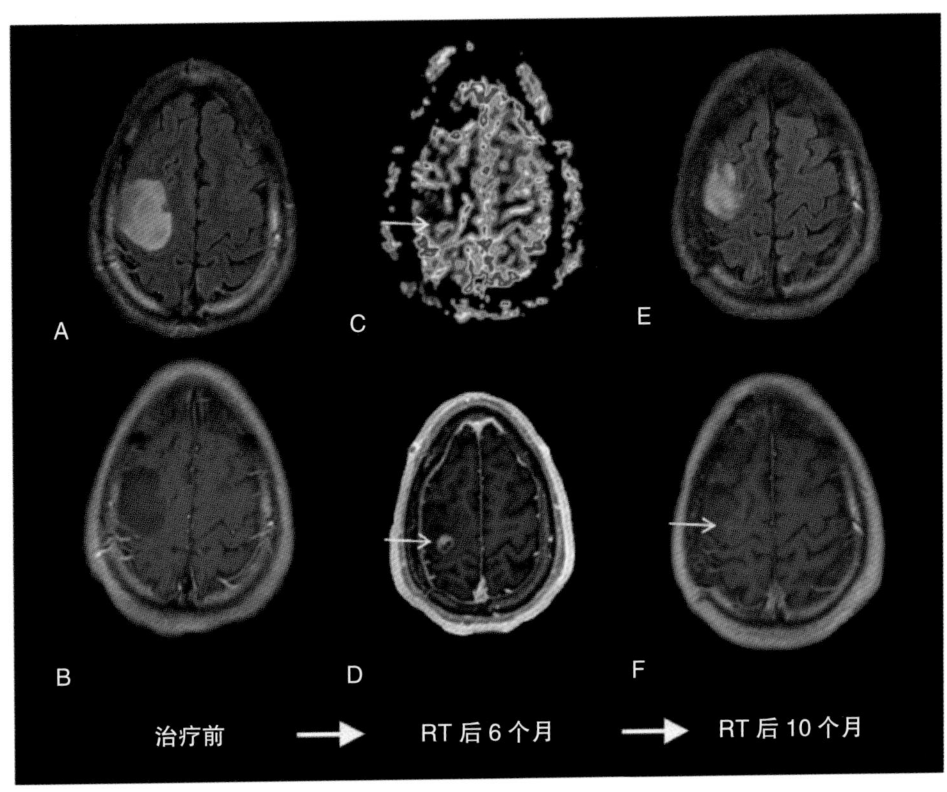

图 15.10　间变性星形细胞瘤（IDH1 突变，ATRX 缺失）患者的放疗相关变化。治疗前 FLAIR（A）和 T1 增强（B）图像显示右侧以中央前回为中心的无强化肿块。质子立体定向放疗后 6 个月，肿块后方出现新的结节状强化灶（箭头）（D），这与相对脑血容量轻度增加相关（C）。在没有进一步干预的情况下，10 个月后复查影像显示异常强化以及无强化的肿块（箭头）较前缩小（E, F）。RT：放射治疗

放疗后卒中样偏头痛发作综合征

卒中样偏头痛发作（SMART）综合征是一种发生于放疗后的延迟并发症[20-21]，患者表现为头痛和长时程的局灶性神经功能障碍，这种障碍可成为偏头痛样先兆表现，影像学上特征性表现为短暂性脑回状强化（图 15.12），该特征通常在神经症状后 2~7d 内出现，T2-FLAIR 呈高信号，弥散受限，随后出现皮质层状坏死。临床和影像表现通常在数周内消失。

实用的先进成像技术和方案

先进的 MRI 技术在鉴别放射性坏死和肿瘤复发或进展方面已经展示出较好的前景。与假性进展一样，DSC 和 DCE MRI 灌注上真性进展表现为灌注增高（rCBV 和 Ktrans），反映了血管网增多、血管通透性增加，而放射性坏死中则表现为相对低灌注（图 15.13，图 15.14）。动脉自旋标记（ASL）灌注成像是 DSC 和 DCE 的替代方法，可用于肾功能不全的患者。虽然信噪比较低，但一次扫描中可以完成采集。Furtner 等人应用 ASL 技术，观察发现胶质瘤内正常血管信号强度与组织学等级有相关性[22]。

MRS 显示真性进展表现为 Cho/Cr 和 Cho/NAA 比率增加，而放射性坏死表现为 Lac/Cr 比率增加，Cho/NAA 比率减少（图 15.13，图 15.14）[23]。扩散张量成像（DTI）中，由于放射性坏死没有正常的轴突纤维或细胞，各向异性分数（FA）较肿瘤及正常的白质低。Xu 等人报道发现异常强化区与对侧正常白质区的 FA 比值小于 0.36，倾向于放射性坏死[24]。

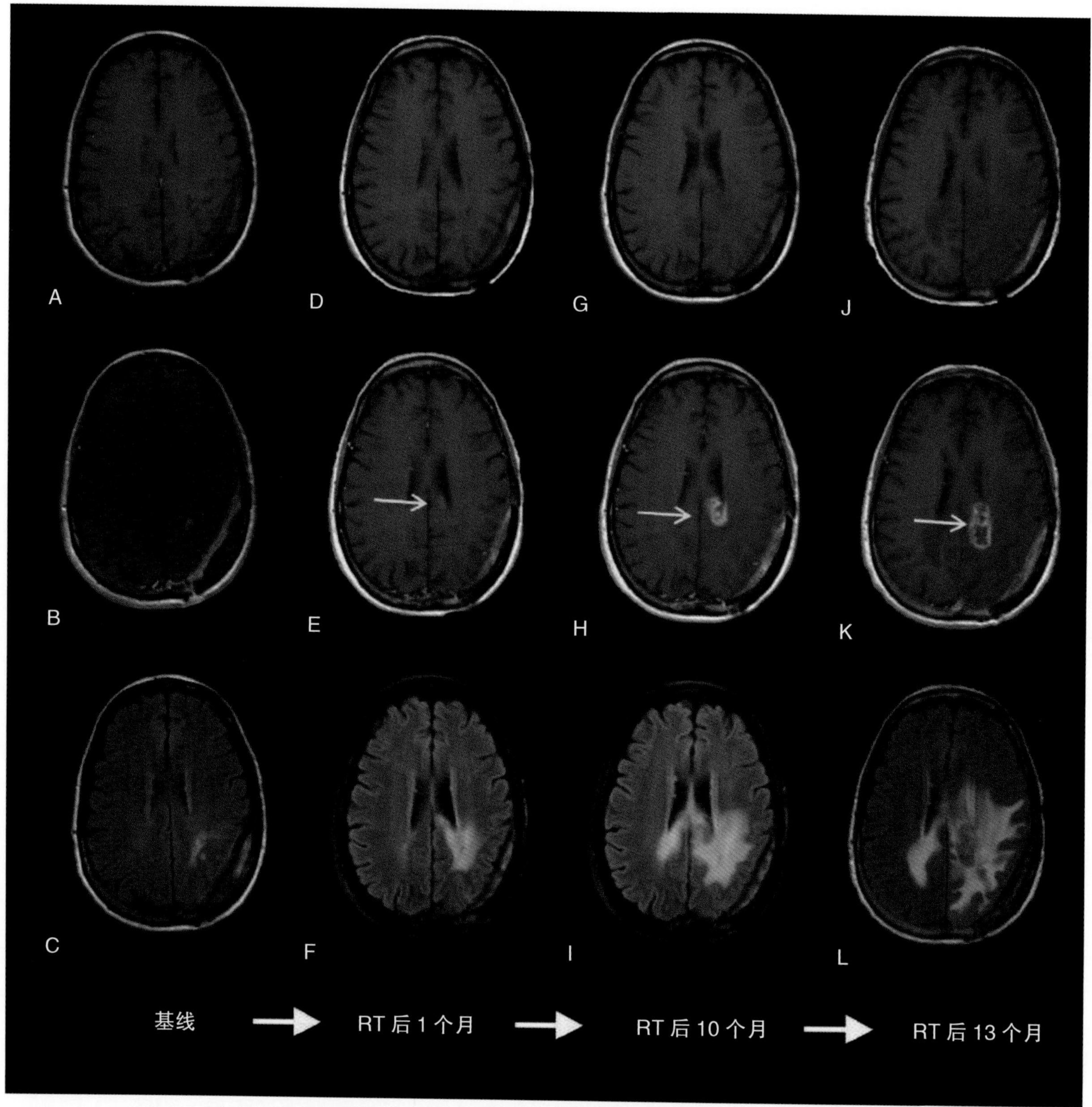

图 15.11 放射性坏死。术后基线增强前（A）和增强后 T1（B）以及 FLAIR（C）图像显示左侧半卵圆中心一明显强化病灶。放疗 1 个月后，左侧胼胝体出现点状强化灶（箭头）（D, E），FLAIR 呈异常高信号（F）。放疗 10 个月（G~I）和 13 个月（J~L）随访影像显示强化灶和 FLAIR 异常高信号范围逐渐增加（箭头）。活检证实为放射性坏死。RT：放射治疗

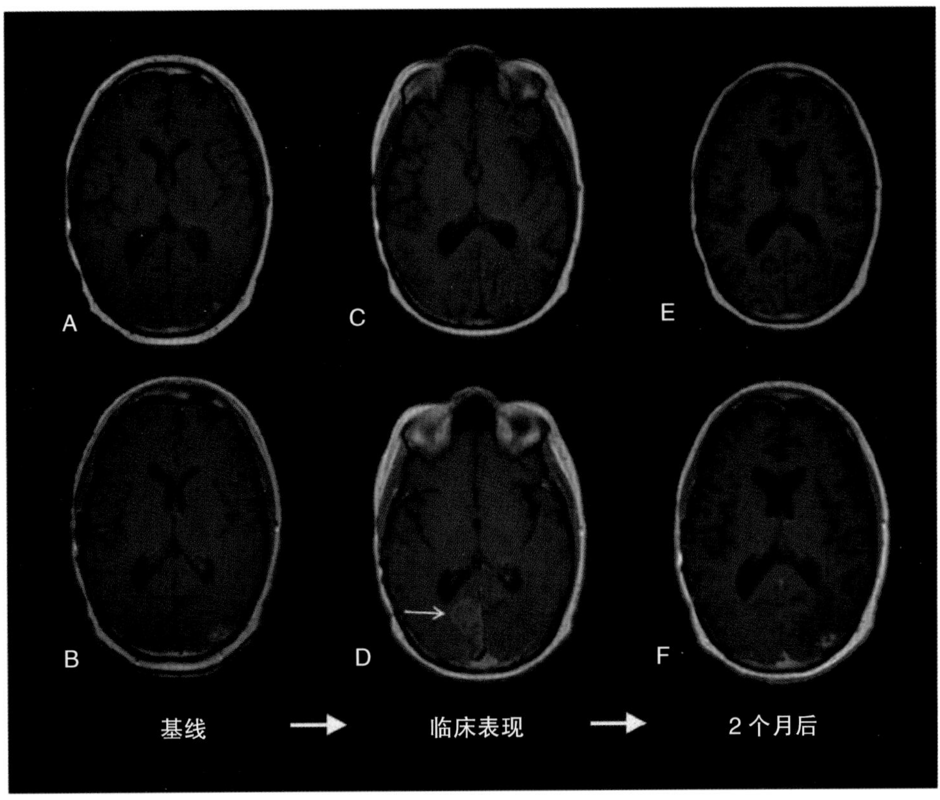

图 15.12　SMART 综合征。37 岁，男性，既往有非小细胞肺癌颅内转移史，接受全脑放疗后，出现急性头痛和视觉障碍。对比基线增强前、增强后 T1 图像（A, B），右枕叶内侧新发脑回样强化（箭头）（C, D），2 个月后的随访 MRI 表现出异常强化灶消失（E, F）

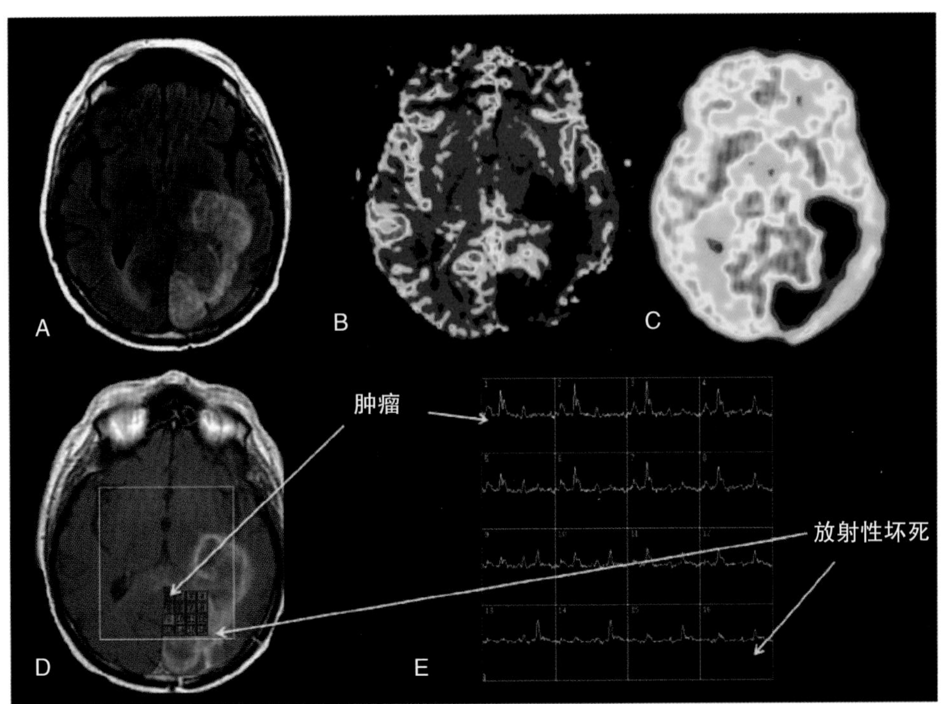

图 15.13　放射性坏死。左顶叶多形性胶质母细胞瘤（IDH 野生型，MGMT 甲基化）患者，接受了手术和同步放化疗。轴位 T2-FLAIR（A）、相对脑血容量（rCBV）（B）、FDG-PET（C）和 T1 增强（D）图显示左侧颞顶叶和丘脑内一不均匀强化灶，伴有 T2-FLAIR 高信号。相对于对侧正常脑实质，该区域 rCBV 和 FDG 摄取降低，提示放射性坏死。多体素 MRS 也支持这一诊断，其显示为脂质 / 乳酸峰升高，其他代谢物峰值减低（E）。左侧顶枕叶内侧可见一小的残余 / 复发肿瘤病灶，并且被病理证实

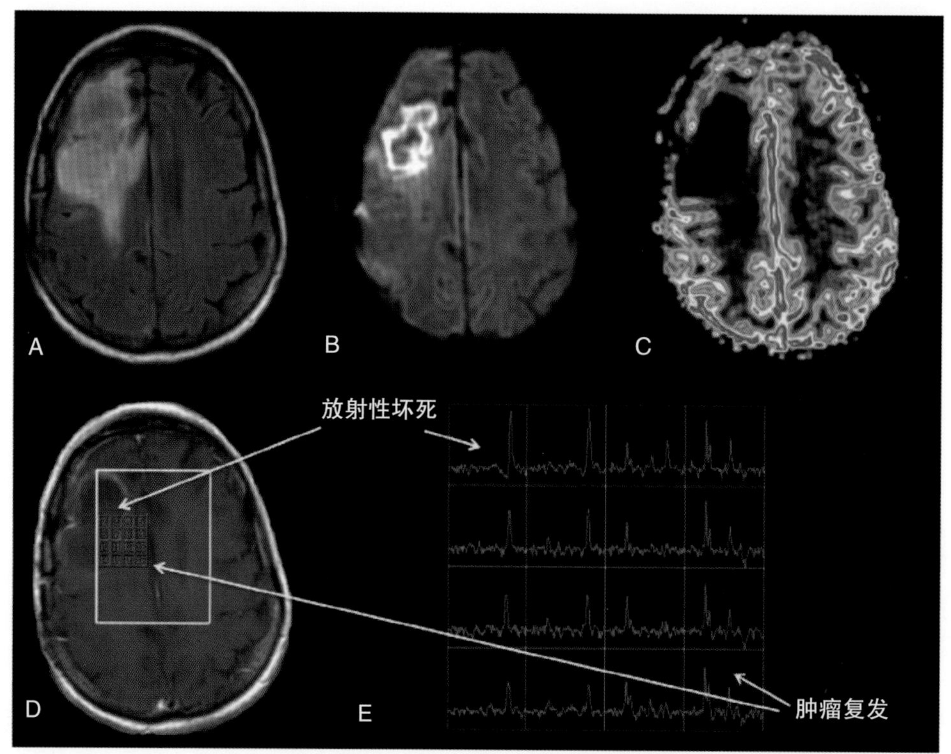

图 15.14 放射性坏死。右额叶多形性胶质母细胞瘤（IDH1 野生型，MGMT 未甲基化）患者，接受了全肿瘤切除和同步放化疗，现接受贝伐单抗治疗。轴位 T2-FLAIR（A）、DWI（B）和 T1 增强（D）图显示右额叶环形强化病灶，伴 T2 异常高信号及弥散受限。灌注成像显示相对脑血容量减低（C），这与多体素 MRS（E）成像显示的 Lac/Cr 比率峰值增加和其他代谢物减低相对应，均为放射性坏死，而位于更内侧的小强化灶表现为 Cho/Cr 比率峰值增加，经病理证实为肿瘤复发（E）

抗血管生成疗法相关变化

背　景

贝伐单抗（Avastin）是一种靶向 VEFG-A 的人源化重组单克隆抗体，通过酪氨酸激酶途径抑制血管生成，对常规 MRI 确定肿瘤复发有潜在的干扰作用。其通过使肿瘤中的外渗血管正常化，降低强化程度，进而混淆治疗效果。需要强调的是，尽管这些药物已被证实可以增加无进展生存期，但患者总生存期并没有增加 [25]。

假性反应

抗血管生成疗法通过使肿瘤的外渗血管正常化，降低 BBB 通透性 [26]，可在用药数小时后导致强化程度减低和水肿范围缩小。影像学上变化显著，尤其是在 T1 增强序列上。遗憾的是，考虑到总生存率没有增加，这些药物引起的血管变化对胶质瘤没有明显的抗肿瘤作用，因此称之为“假性反应”。

抗血管生成治疗失败的表现

为了解决假性反应现象，RANO 小组指出，若强化减低的持续时间少于 4 周，则认为是抗血管生成治疗失败 [14]。此外，由于强化减低不一定会降低真正的肿瘤负荷，因此基于 T2-FLAIR 的非增强肿瘤负荷对患者尤为重要。RANO 标准指出，在稳定或增加糖皮质激素剂量的情况下，T2-FLAIR 异常信号显著增加则代表无强化肿瘤进展 [14]。

最佳的成像技术和方案

既往研究表明，使用抗血管生成治疗后，强化区域、非强化区以及水肿区的 T2 高信号范围缩小[27]。挑战在于，即使使用了先进的成像方法，治疗后改变和肿瘤进展也很难鉴别。然而，与 RANO 标准一致，在抗血管生成治疗情况下，新的 T2 高信号区域提示为无强化肿瘤进展[28]。

尽管肿瘤的弥散受限常代表细胞增殖，但在抗血管生成治疗下，情况变得复杂。需要注意的是，使用贝伐单抗后，常常会出现弥散受限病变，一些组织学研究指出这些病变是没有存活肿瘤的凝固性坏死（图 15.15，图 15.16）[29]。强调的是，坏死组织的 ADC 值明显低于肿瘤细胞增殖（$0.736 \times 10^{-3} mm^2/s$，Nguyen et al.）[25]。Nguyen 等最近报道指出，ADC 随时间逐渐减小的区域与被残存肿瘤包绕的坏死区是一致的，生存率降低，而弥散受限稳定的区域生存率增加。

DSC MRI 灌注成像显示先前强化的肿瘤的 CBV 和 CBF 下降。然而，其与总生存率和进展时间的关系还存在争议[30]。与抗血管生成治疗后强化减弱类似，灌注参数的改变不一定反映肿瘤的负荷，而是反映 BBB 的完整性。

MRS 能够解释抗血管生成治疗后 BBB 的正常化。研究表明，在开始治疗后的几周内，先前肿瘤强化区域的 NAA/Cho 水平升高，Cho/Cr 水平下降，则提示有抗肿瘤作用[31-32]。特别是，抗血管生成治疗后 16 周，瘤周较高 NAA/Cho 和较低的 Cho/Cr 水平与总生存率的提高有关。此外，在 T2 异常信号区域，MRS 有助于鉴别肿瘤浸润和治疗疗效[32]。

与抗血管生成疗法相关的其他变化

使用贝伐单抗治疗后，颅内出血和缺血性梗死的发生率都会增加，据报道，前者是多达 2/3 病例的死亡原因（图 15.17）[33-35]。而且，剂量越大，发病率越高。据推测，贝伐单抗抑制 VEGF 不仅会降低内皮细胞增殖，还会损害其再生能力。此外，促炎细胞因子的表达也可能增加，从而进一步损害血管。

使用贝伐单抗治疗的胶质母细胞瘤患者也可能出现颅内钙化，这可能是由局部缺氧和矿化微血管病变引起的[36]。在一组 22 例患者中，14 例出现了治疗相关的钙化，影像学表现为 T1 高信号，平均发生时间为治疗后 55d[37]。CT 成像可以帮助确认瘤内钙化。

免疫疗法、检查点抑制剂和其他治疗方案

与免疫疗法相关的改变

简　介

免疫疗法已在多种恶性肿瘤（如黑色素瘤）方面展现出了良好的治疗前景，并且有兴趣将其应用到高级别胶质瘤治疗上。考虑到免疫疗法是利用患者自身免疫系统对抗癌症，治疗后炎症反应会增加[25]。

假性进展和其他异常报道

当肿瘤强化灶和 FLAIR 异常信号明显减少时，提示有较好的治疗效果。然而，早期报道指出，多形胶质母细胞瘤（GBM）免疫治疗后展示出复杂的影像学变化，如原有强化病灶扩大或出现新的强化病灶，而强化扩大的确切机制目前仍在争论中。目前人们正在努力将免疫疗法介导的反应性改变纳入到现有的 RANO 指南（iRANO）中，这将允许患者在影像学进展的情况下，有更长的时间继续接受治疗试验。这样的目的是：①免疫反应转化为有效的抗肿瘤反应可能需要时间；②由于其作用模式，有肿瘤负荷区域的炎症反应可能会出现类似于肿瘤进展的强化和水肿[38]。

尽管根据现有的 RANO 指南，出现新的强化病灶被定义为真性进展，但在接受免疫治疗的患者中，在局部或远离肿瘤部位都可能发生短暂性强化。组织学研究证实，这些病灶包

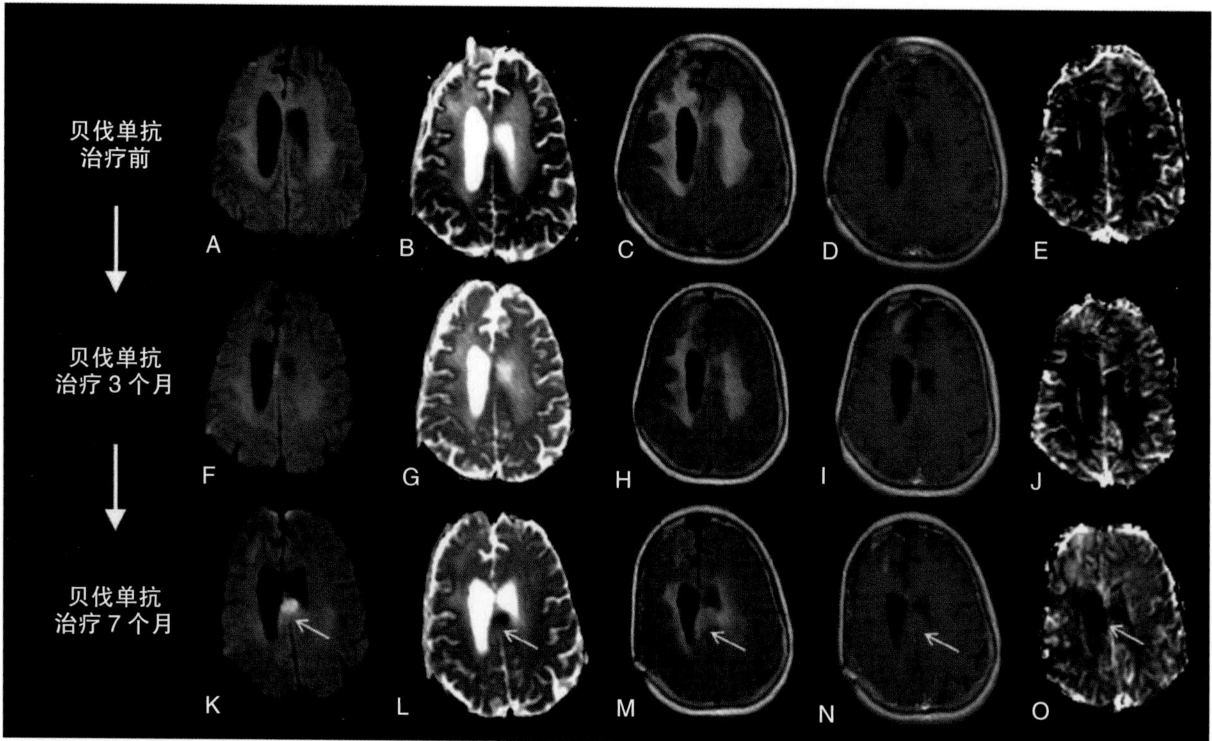

图 15.15 贝伐单抗相关的扩散受限。59 岁，女性，胶质母细胞瘤患者（IDH 野生型），接受贝伐单抗治疗。治疗前采集轴位 DWI、ADC、FLAIR、增强 T1W 和灌注 rCBV 图像（A~E）。贝伐单抗治疗 3 个月后，在胼胝体体部和透明隔内新发 DWI 高信号灶（F, G）。4 个月后（使用贝伐单抗 7 个月）随访影像（K~N）显示，与治疗前影像相比较，DWI 高信号灶体积增大（箭头），伴随 T2 异常高信号、轻度强化以及 rCBV 下降（O）。尸检病理证实为残留肿瘤和治疗相关的坏死组织的混合物

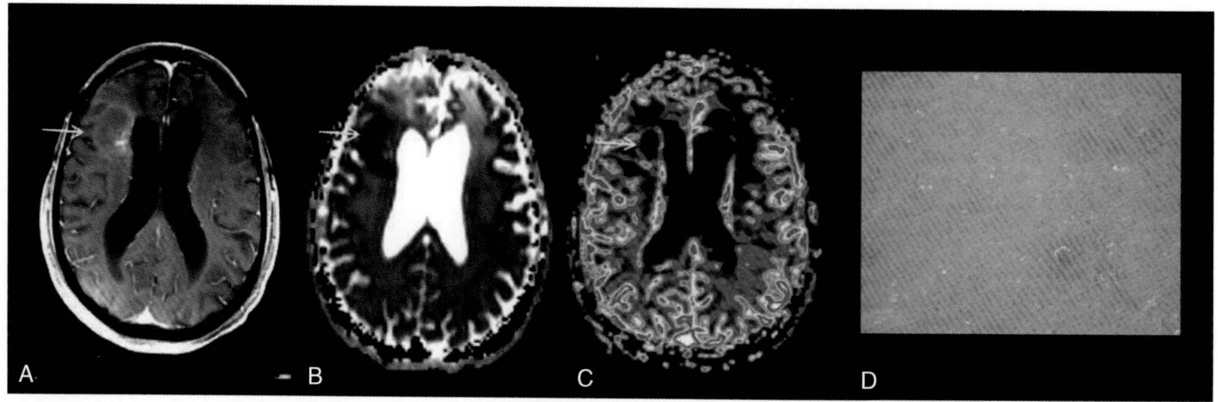

图 15.16 贝伐单抗相关的弥散受限（箭头）。少突胶质细胞瘤（IDH1 突变、MGMT 甲基化）患者，右额叶白质区出现异常 DWI 高信号（B），并伴灶周轻度强化（A）。患者接受贝伐单抗治疗 9 周，MR 灌注显示病灶内的相对脑血容量下降（C）。立体定向活检受限区域，提示大量无菌性坏死组织（D）

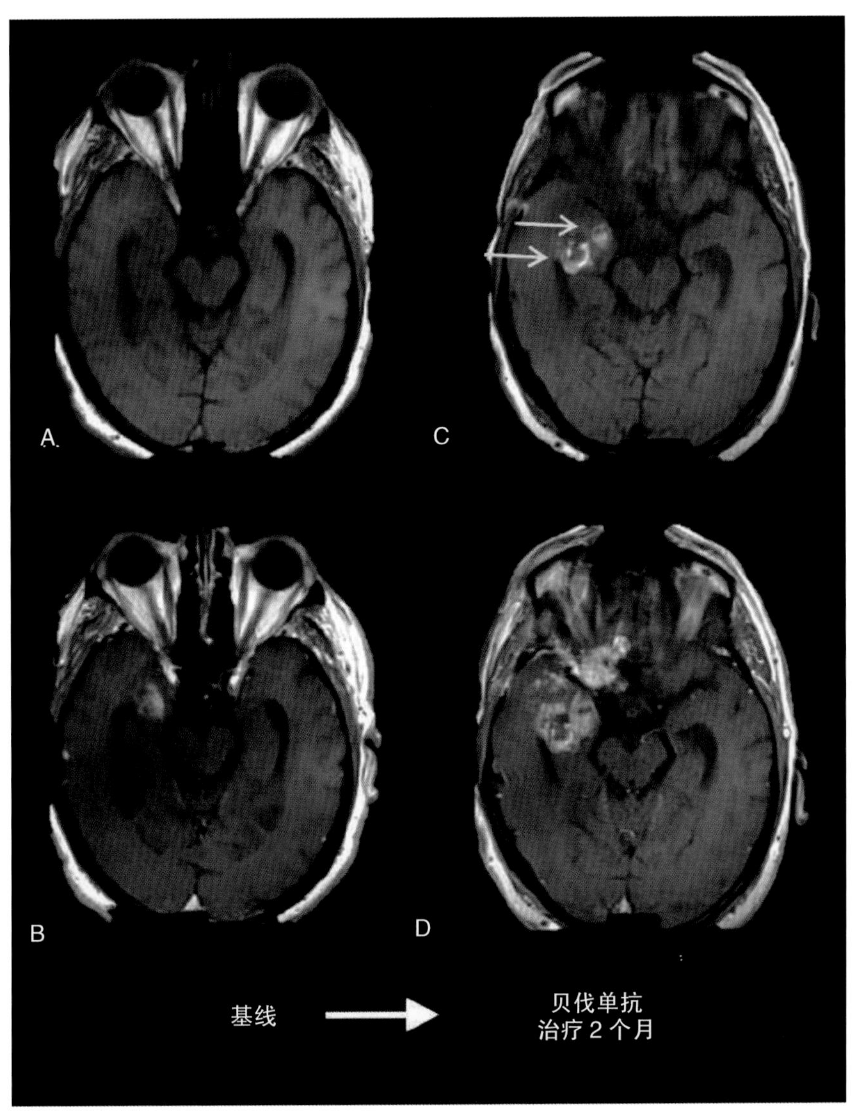

图 15.17　贝伐单抗治疗后的出血性并发症。58 岁的多形性胶质母细胞瘤（IDH 野生型，MGMT 无甲基化）患者，接受贝伐单抗治疗（A，B）。治疗 2 个月后（C，D），右颞叶内侧新发脑实质出血灶，在平扫 T1 上表现为高信号（C；箭头）

含免疫细胞浸润，可能反映了浸润性肿瘤区域的免疫应答 [39]。

一般认为，神经功能显著下降的患者，无论影像学表现如何，只要神经功能下降不是由共存的疾病（如癫痫发作、皮质类固醇剂量减少）引起，则认为是疾病进展。那么，在没有神经功能下降的情况下，如何确定疾病进展的影像学时间窗是需要进一步研究的。就目前而论，没有大量证据支持患者是否在开始治疗 6 个月后会出现影像学或临床反应，但是暂定免疫治疗开始后 6 个月为影像学时间窗已经被提出 [27]。这需要未来的前瞻性研究进一步验证。

另外，如果最初的影像进展表现发生在 6 个月的窗口期内（被认为是基线研究），可以在 3 个月后进行 MR 随访研究。如果随访研究与基线研究相比有影像学进展的证据，可以认为是疾病进展，此时可以停止免疫治疗。

检查点抑制剂

简 介

免疫检查点可被定义为T细胞的活性调节器，由共刺激分子和共抑制分子调节达到最佳的免疫应答[40]。恶性肿瘤如GBM，在激活局部免疫应答的同时增加共抑制检查点分子的表达，以避免免疫攻击。在外周淋巴组织内，GBM抗原与T细胞相互作用，并受共刺激分子（即CD80、CD28）和共抑制分子（CTLA-4）调节，后者可被检查点抑制剂如ipilimumab阻断。在中枢神经系统内，PD-L1由肿瘤细胞表达，并与免疫细胞上表达的PD-1结合，负向调节免疫反应。PD-1抑制剂包括纳武利尤单抗和lambrolizumab（译者注：中国未上市，无中文名）。

目前已认识到检查点抑制剂与放化疗结合能够增强治疗效果。此外，与单个检查点抑制剂（即伊匹木单抗与纳武利尤单抗）相比，不同检查点抑制剂的组合对黑色素瘤等恶性肿瘤的疗效似乎有所提高[41]。虽然这些疗法对高级别胶质瘤的益处尚未得到证实，但初步结果表明有类似的抗肿瘤作用[42]。

假性进展和自身免疫

与其他免疫疗法一样，在使用检查点抑制剂的情况下会出现假性进展。为了解决这个潜在的问题，在前6个月内有影像学进展的患者可以继续接受治疗，除非出现神经功能下降。如果没有临床症状，则在3个月后进行MRI随访，以确定是否有进一步的进展（图15.18，图15.19）[38]。

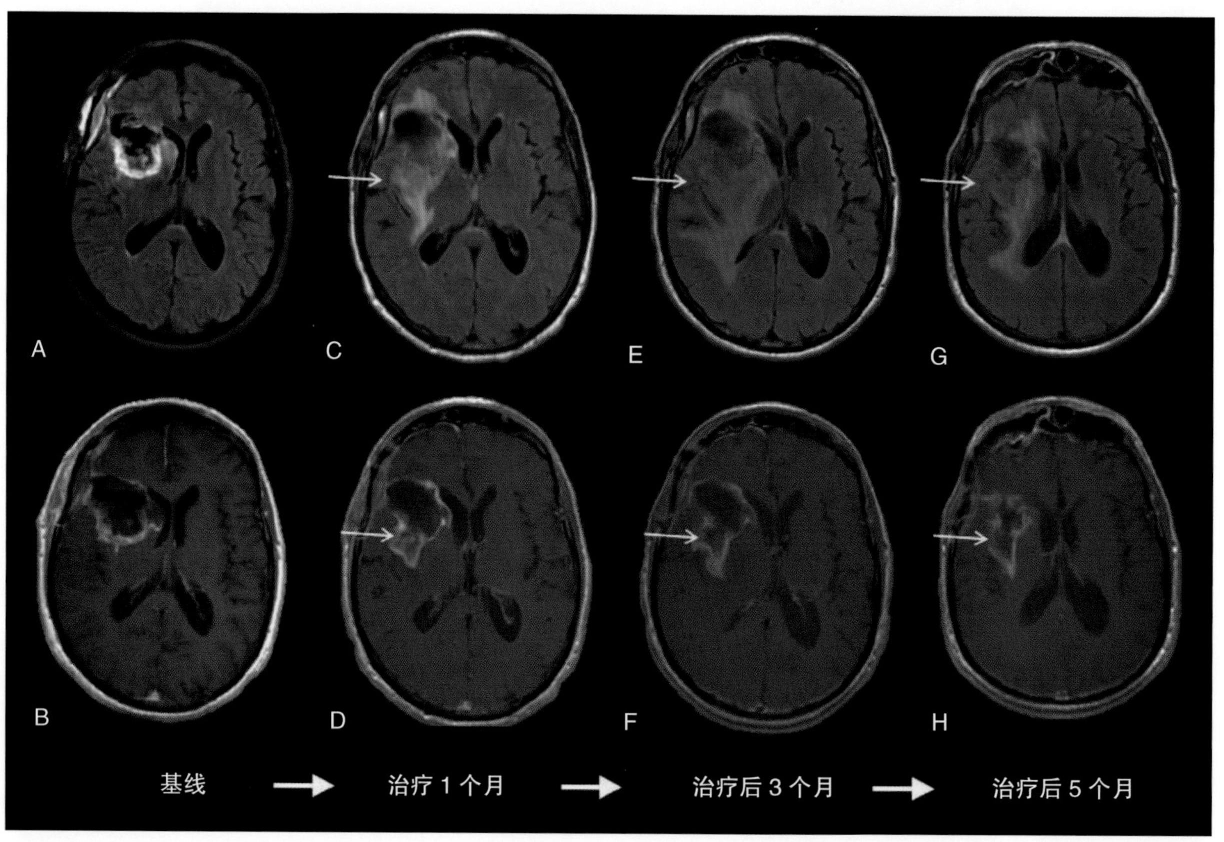

图15.18 检查点抑制剂治疗后的假性进展。59岁男性，多形性胶质母细胞瘤病史（IDH野生型，MGMT无甲基化）患者，接受Durvalumab（一种PD-1检查点抑制剂）临床试验。检查点抑制剂治疗前（A，B）和开始治疗后1个月（C，D）的FLAIR和增强T1图像，提示FLAIR高信号及异常强化范围增加，其中术腔后方病灶最明显（箭头）。2个月后病灶继续扩大，占位效应增加（E，F），但随后2个月复查病灶缩小。治疗期间，由于患者的临床症状稳定，一直按照iRANO标准治疗

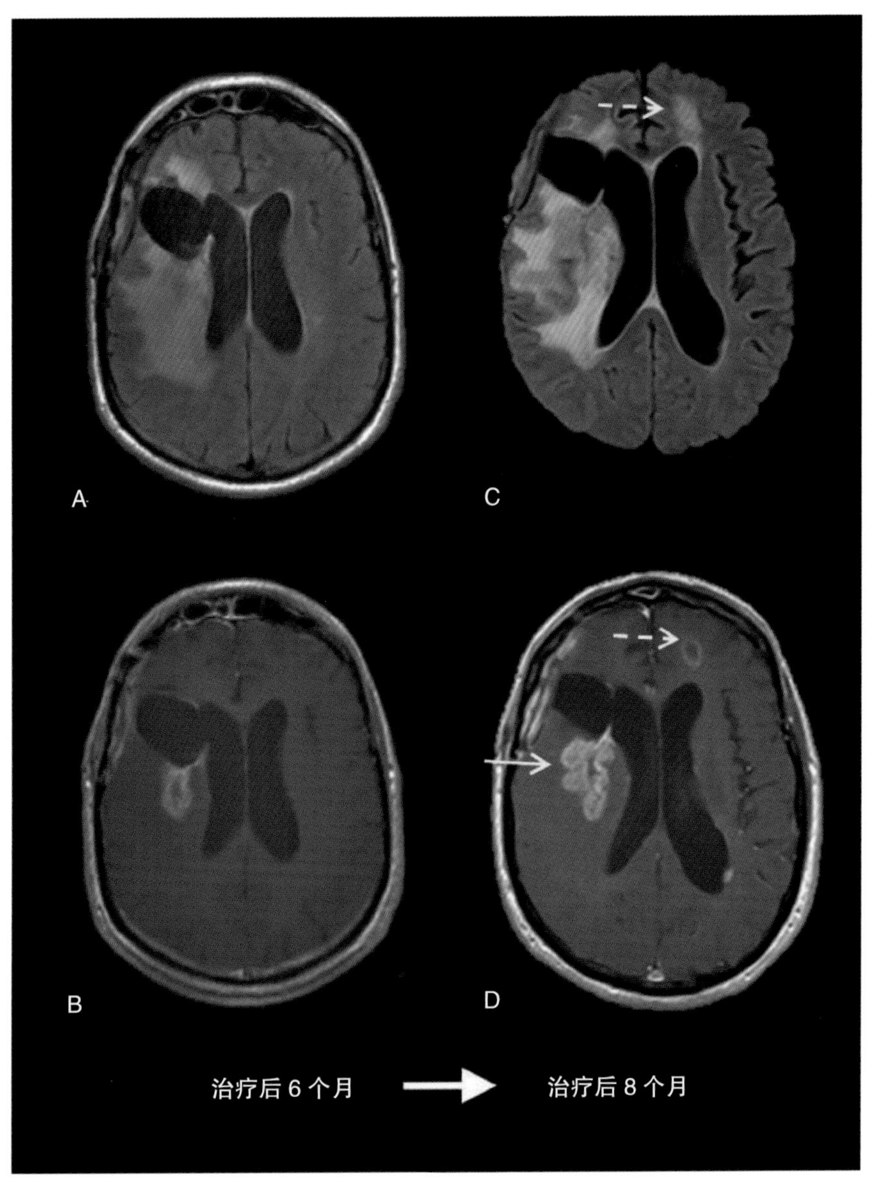

图 15.19　怀疑检查点抑制剂治疗的真性进展。对图 15.18 中的病例进行随访。检查点抑制剂治疗后约 6 个月（A, B）和 8 个月（C, D）的 T2-FLAIR 和增强 T1 加权图像。8 个月图像（C, D）显示术腔后方的异常强化灶增大（实心箭头）。左侧胼胝体辐射线额部新发异常强化灶（虚线箭头）（C, D），并伴有 T2-FLAIR 异常高信号

重要的是，由于检查点分子在维持免疫系统方面取得了微妙的平衡，与检查点抑制剂相关的不良反应之一是继发性自身免疫性疾病，被称为延迟免疫相关的不良反应（irAEs）[43]。这些自身免疫性不良反应能够影响任何器官系统，其中最著名的是伊匹木单抗治疗时出现的垂体炎。患者需要停止检查点抑制剂的治疗，同时还需要给予糖皮质激素或其他免疫抑制疗法。

总　结

熟悉与治疗相关的影像学表现，为临床提供适当的治疗建议是非常重要的。通过本章，我们总结了胶质瘤治疗后的影像学表现，熟悉这些内容可使放射科医生协助临床医生为患者提供更好的诊疗决策。

（卞益同　译；杜　滂　审）

参考文献

[1] Ginat DT, Swearingen B, Curry W, et al. 3 Tesla intraoperative MRI for brain tumor surgery. J Magn Reson Imaging JMRI, 2014, 39:1357–1365.

[2] Knauth M, Egelhof T, Roth SU, et al. Monocrystalline iron oxide nanoparticles: possible solution to the problem of surgically induced intracranial contrast enhancement in intraoperative MR imaging. AJNR Am J Neuroradiol, 2001, 22:99–102.

[3] Cruz LCH, da Rodriguez I, Domingues RC, et al. Pseudoprogression and pseudoresponse: imaging challenges in the assessment of posttreatment glioma. AJNR Am J Neuroradiol, 2011, 32:1978–1985.

[4] Schwabe B, Kahn T, Harth T, et al. Laser-induced thermal lesions in the human brain: short- and long-term appearance on MRI. J Comput Assist Tomogr,1997, 21:818–825.

[5] Tatter SB, Shaw EG, Rosenblum ML, et al. An inflatable balloon catheter and liquid 125I radiation source (GliaSite Radiation Therapy System) for treatment of recurrent malignant glioma: multicenter safety and feasibility trial. J Neurosurg, 2003, 99:297–303.

[6] Ohue S, Kohno S, Inoue A, et al. Evaluation of serial changes on computed tomography and magnetic resonance imaging after implantation of carmustine wafers in patients with malignant gliomas for differential diagnosis of tumor recurrence. J Neurooncol, 2016, 126:119–126.

[7] Kim AK, Lee EB, Bagley LJ, et al. Retained surgical sponges after craniotomies: imaging appearances and complications. AJNR Am J Neuroradiol, 2009, 30:1270–1272.

[8] Parvez K, Parvez A, Zadeh G. The diagnosis and treatment of pseudoprogression, radiation necrosis and brain tumor recurrence. Int J Mol Sci, 2014, 15:11832–11846.

[9] Brandes AA, Franceschi E, Tosoni A, et al. MGMT promoter methylation status can predict the incidence and outcome of pseudoprogression after concomitant radiochemotherapy in newly diagnosed glioblastoma patients. J Clin Oncol Off J Am Soc Clin Oncol, 2008, 26:2192–2197.

[10] Oberheim Bush NA, Cha S, Chang SM, et al. Pseudoprogression in Neuro-Oncology: Overview, Pathophysiology, and Interpretation. In: Newton HB, ed. Handbook of Neuro-Oncology Neuroimaging. 2nd ed. San Diego: Academic Press, 2016:681–695, [Chapter 55].

[11] Cao Y, Tsien CI, Shen Z, et al. Use of magnetic resonance imaging to assess blood-brain/blood-glioma barrier opening during conformal radiotherapy. J Clin Oncol Off J Am Soc Clin Oncol, 2005, 23: 4127–4136.

[12] Brandes AA, Tosoni A, Franceschi E, et al. Recurrence pattern after temozolomide concomitant with and adjuvant to radiotherapy in newly diagnosed patients with glioblastoma: correlation With MGMT promoter methylation status. J Clin Oncol Off J Am Soc Clin Oncol, 2009, 27:1275–1279.

[13] Young RJ, Gupta A, Shah AD, et al. Potential utility of conventional MRI signs in diagnosing pseudoprogression in glioblastoma. Neurology, 2011, 76:1918–1924.

[14] Wen PY, Macdonald DR, Reardon DA, et al. Updated response assessment criteria for high-grade gliomas: response assessment in neuro-oncology working group. J Clin Oncol Off J Am Soc Clin Oncol, 2010, 28:1963–1972.

[15] Mehta S, Shah A, Jung H. Diagnosis and treatment options for sequelae following radiation treatment of brain tumors. Clin Neurol Neurosurg, 2017, 163:1–8.

[16] Weybright P, Sundgren PC, Maly P, et al. Differentiation between brain tumor recurrence and radiation injury using MR spectroscopy. AJR Am J Roentgenol, 2005, 185:1471–1476.

[17] Yoshii Y. Pathological review of late cerebral radionecrosis. Brain Tumor Pathol, 2008, 25:51–58.

[18] Reinhold HS, Calvo W, Hopewell JW, et al. Development of blood vessel-related radiation damage in the fimbria of the central nervous system. Int J Radiat Oncol Biol Phys, 1990, 18:37–42.

[19] Wang Y-XJ, King AD, Zhou H, et al. Evolution of Radiation-induced Brain Injury: MR Imaging–based Study. Radiology, 2009, 254:210–218.

[20] Black DF, Morris JM, Lindell EP, et al. Stroke-like migraine attacks after radiation therapy (SMART) syndrome is not always completely reversible: a case series. AJNR Am J Neuroradiol, 2013, 34:2298–2303.

[21] Kerklaan JP, Lycklama á Nijeholt GJ, Wiggenraad RGJ, et al. SMART syndrome: a late reversible complication after radiation therapy for brain tumours. J Neurol, 2011, 258:1098–1104.

[22] Furtner J, Schöpf V, Schewzow K, et al. Arterial spin-labeling assessment of normalized vascular intratumoral signal intensity as a predictor of histologic grade of astrocytic neoplasms. AJNR Am J Neuroradiol, 2014, 35:482–489.

[23] Verma N, Cowperthwaite MC, Burnett MG, et al. Differentiating tumor recurrence from treatment necrosis: a review of neuro-oncologic imaging strategies. Neuro Oncol, 2013, 15:515–534.

[24] Xu J-L, Li Y-L, Lian J-M, et al. Distinction between postoperative recurrent glioma and radiation injury using MR diffusion tensor imaging. Neuroradiology, 2010, 52:1193–1199.

[25] Nguyen HS, Milbach N, Hurrell SL, et al. Progressing bevacizumabinduced diffusion restriction is associated with coagulative necrosis surrounded by viable tumor and decreased overall survival in patients with recurrent glioblastoma. AJNR Am J Neuroradiol https://doi.org/10.3174/ajnr.A4898.

[26] Batchelor TT, Sorensen AG, di Tomaso E, et al. AZD2171, a pan-VEGF receptor tyrosine kinase inhibitor, normalizes tumor vasculature and alleviates edema in glioblastoma patients. Cancer Cell, 2007, 11:83–95.

[27] Ellingson BM, Cloughesy TF, Lai A, et al. Quantification of edema reduction using differential quantitative T2 (DQT2) relaxometry mapping in recurrent glioblastoma treated with bevacizumab. J Neurooncol, 2012, 106:111–119.

[28] Hattingen E, Jurcoane A, Daneshvar K, et al. Quantitative T2 mapping of recurrent glioblastoma under bevacizumab improves monitoring for non-enhancing tumor progression and predicts overall survival. Neuro Oncol, 2013, 15:1395–1404.

[29] Farid N, Almeida-Freitas DB, White NS, et al. Restriction-spectrum imaging of bevacizumab-related necrosis in a patient with GBM. Front Oncol, 2013, 3.

[30] Singh R, Kesavabhotla K, Kishore SA, et al. Dynamic susceptibility contrast-enhanced MR perfusion imaging in assessing recurrent glioblastoma response to superselective intra-arterial bevacizumab therapy. AJNR Am J Neuroradiol, 2016, 37:1838–1843.

[31] Ratai E-M, Zhang Z, Snyder BS, et al. Magnetic resonance spectroscopy as an early indicator of response to anti-angiogenic therapy in patients with recurrent glioblastoma: RTOG 0625/ACRIN 6677. Neuro Oncol, 2013, 15:936–944.

[32] Nelson SJ, Li Y, Lupo JM, et al. Serial analysis of 3D H-1 MRSI for patients with newly diagnosed GBM treated with combination therapy that includes bevacizumab. J Neurooncol, 2016, 130:171–179.

[33] Letarte N, Bressler LR, Villano JL. Bevacizumab and central nervous system (CNS) hemorrhage. Cancer Chemother Pharmacol, 2013, 71:1561–1565.

[34] Zuo P-Y, Chen X-L, Liu Y-W, et al. Increased risk of cerebrovascular events in patients with cancer treated with bevacizumab: a meta-analysis. PLoS ONE, 2014, 9:e102484.

[35] Hapani S, Sher A, Chu D, et al. Increased risk of serious hemorrhage with bevacizumab in cancer patients: a meta-analysis. Oncology, 2010, 79:27–38.

[36] Suzuki S, Nishio S, Takata K, et al. Radiation-induced brain calcification: paradoxical high signal intensity in T1-weighted MR images. Acta Neurochir (Wien), 2000, 142:801–804.

[37] Bähr O, Hattingen E, Rieger J, et al. Bevacizumab-induced tumor calcifications as a surrogate marker of outcome in patients with glioblastoma. Neuro Oncol, 2011, 13:1020–1029.

[38] Okada H, Weller M, Huang R, et al. Immunotherapy response assessment in neuro-oncology (iRANO): A Report of the RANO Working Group. Lancet Oncol, 2015, 16:e534–e542.

[39] Okada H, Kalinski P, Ueda R, et al. Induction of CD8+ T-cell responses against novel glioma-associated antigen peptides and clinical activity by vaccinations with (-type 1 polarized dendritic cells and polyinosinicpolycytidylic acid stabilized by lysine and carboxymethylcellulose in patients with recurrent malignant glioma. J Clin Oncol Off J Am Soc Clin Oncol, 2011, 29:330–336.

[40] Chen L, Flies DB. Molecular mechanisms of T cell co-stimulation and co-inhibition. Nat Rev Immunol, 2013, 13:227–242.

[41] Larkin J, Chiarion-Sileni V, Gonzalez R, et al. Combined nivolumab and ipilimumab or monotherapy in untreated melanoma. N Engl J Med, 2015, 373:23–34.

[42] Sahebjam S, Stallworth DG, Mokhtari S, et al. Assessing response of high-grade gliomas to immune checkpoint inhibitors. Cancer Control J Moffitt Cancer Cent, 2017, 24:180–186.

[43] Hamid O, Robert C, Daud A, et al. Safety and tumor responses with lambrolizumab (anti-PD-1) in melanoma. N Engl J Med, 2013, 369:134–144.

16 血管母细胞瘤

Daniel L. Noujaim，Jaclyn A. Therrien

引 言

血管母细胞瘤是中枢神经系统血管性肿瘤，是成人后颅窝最常见的原发性肿瘤，最常发生于小脑内部或表面，也可发生在脊柱。散发病例肿瘤常单发，多发血管母细胞瘤多伴发希佩尔·林道病（von Hippel-Lindau disease，VHL）。散发病例常发生于五六十岁，而 VHL 相关血管母细胞瘤发病较早，常发生于三四十岁。1/3 的小脑血管母细胞瘤患者患有 VHL 疾病，2/3 的 VHL 患者可发展成血管母细胞瘤，因此，需要对这一人群进行筛查和监测。

已有文献报道血管母细胞瘤从实体肿瘤发展为伴壁结节囊性肿瘤的演变过程。患者的典型症状是占位效应，通常来自大的瘤周囊肿。了解这一进程有助于临床决定随访时间间隔和手术干预的时间。

血管母细胞瘤类型

血管母细胞瘤通常根据组织学或影像学表现分为四种类型（图 16.1）。1 型（5% 的后颅窝血管母细胞瘤）为单纯囊肿型，没有肉眼可见结节。2 型为伴壁结节的囊肿型（60%）。3 型为无囊的实性肿瘤（26%），4 型为实性肿瘤伴有内部小囊肿（9%）。3 型和 4 型肿瘤主要发生在脊髓。值得注意的是，许多研究者对 1 型（纯囊性肿瘤）的存在提出了质疑，质疑术前影像的质量（未给予对比剂或因图像层厚限制）或组织学切片的细节。

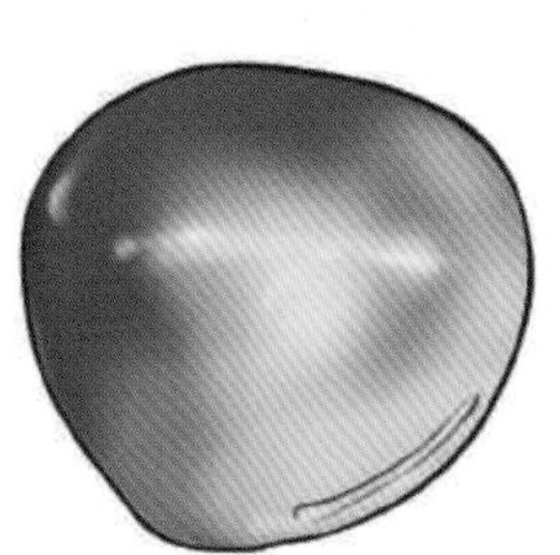

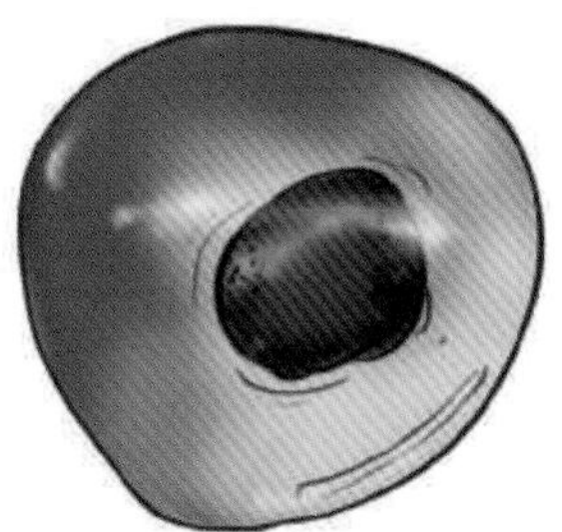

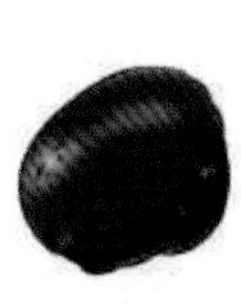

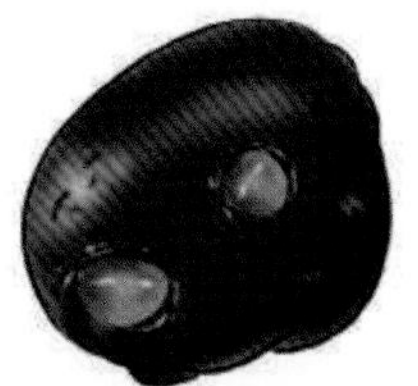

图 16.1 后颅窝血管母细胞瘤的类型占比。1 型肿瘤很可能代表实体成分未被影像学或组织学检测到的 2 型肿瘤

影像表现

血管母细胞瘤是血管性肿瘤，因此，肿瘤实性成分在注射对比剂后表现出显著的强化

（图 16.2）。需要注意的是，当囊肿与该肿瘤相关时，为真正的“瘤周囊肿”，囊壁没有强化，也不包含肿瘤（参见血管母细胞瘤的演变章节）。血管母细胞瘤的供血血管通常增大，可强化或在 T2 加权像上表现为匐行的低信号流空（图 16.3）。

多发血管母细胞瘤提示潜在的 VHL 病可能。中枢神经系统筛查中可能检测到一种较不常见的 VHL 相关肿瘤——内淋巴囊肿瘤，它通常导致颞骨后表面的弥漫性破坏。

血管母细胞瘤的演变

散发性血管母细胞瘤患者常在肿瘤长大到引起明显的占位效应时，出现与病变区域有关的临床症状。对于 2 型血管母细胞瘤（囊肿伴壁结节型），囊性成分是典型的主要特征，并且是影响占位效应程度的重要因素。

筛查 VHL 患者通常会发现小的实性血管母细胞瘤，这时患者通常无症状。在这个阶段手术切除肿瘤，会增加不必要的神经损伤风险。然而，在 VHL 人群中，已有从实性肿瘤发展为伴附壁结节囊肿的报道，此时与瘤周囊肿增大相关的占位效应需要手术减压。

Lonser 等人的一项研究发现血管母细胞瘤瘤周水肿的发展先于瘤周囊肿的发展。小脑肿瘤从瘤周水肿发展成囊肿的平均时间为 27±19 个月（范围 8~67 个月），脊髓肿瘤为 47±22 个月（范围 9~72 个月）。散发性（非 VHL 相关）血管母细胞瘤从实性肿瘤发展为囊性伴附壁结节肿瘤而需要手术的病例也有报道。

当从肿瘤渗入周围正常脑实质的超滤液超过脑实质重吸收率时，瘤周囊肿就会发生。由此引起的间质压力增高导致了边缘有胶质细胞增生的囊肿的形成。这一演变过程得到了一些报道的支持，即单纯囊肿引流术不足以达到使囊肿和相关占位效应迅速恢复的治疗效果。

血管母细胞瘤的演变示意图见图 16.4 和图 16.5 中病例。

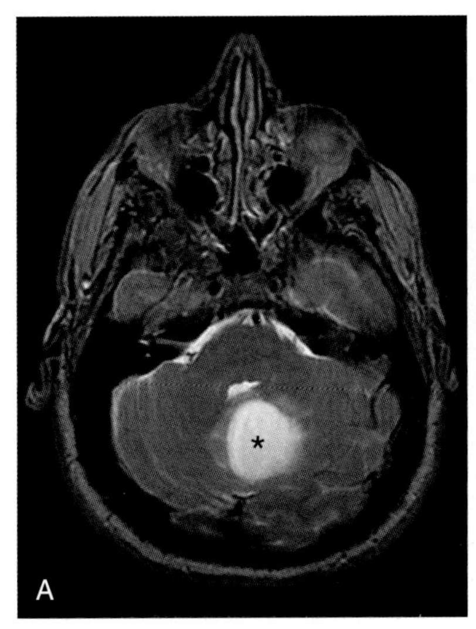

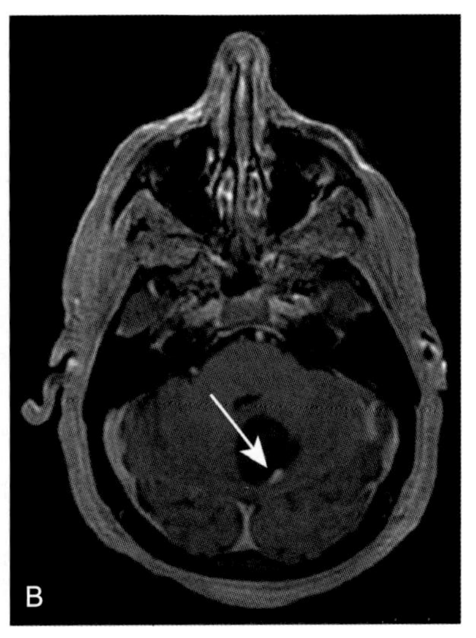

图 16.2　2 型血管母细胞瘤。大囊伴小的强化壁结节。（A）轴位 T2 加权像示囊性灶（星号）部分占据第四脑室。（B）轴位 T1 加权增强图像显示沿囊灶后外壁的一个小强化壁结节（箭头）。只有强化结节代表肿瘤。瘤周囊壁不强化，也不包含肿瘤（见“血管母细胞瘤的演变”一节）

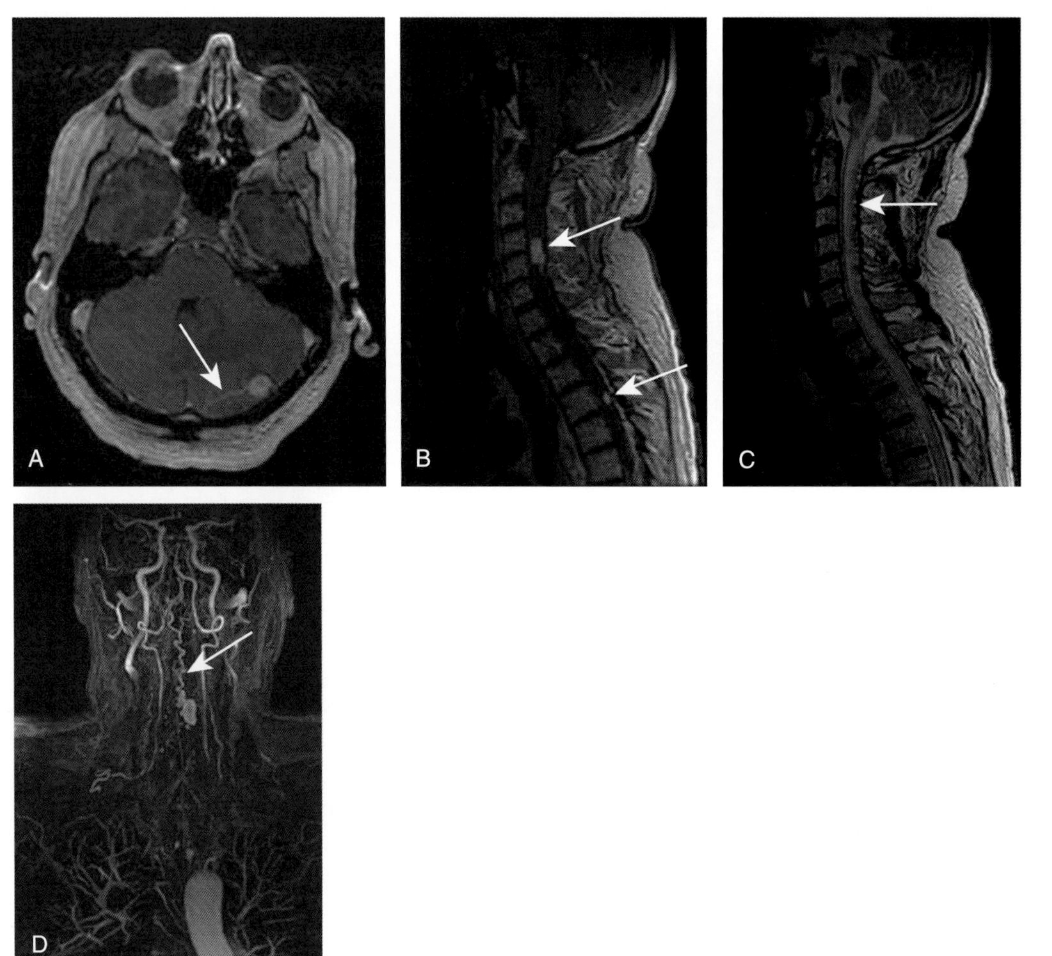

图 16.3 血管母细胞瘤毗邻血管和匐行血管流空。（A）轴位显示明显的血管（箭头）引向强化的 3 型血管母细胞瘤结节。（B）矢状位 T1 加权增强图像显示脊髓内两个强化的 3 型血管母细胞瘤结节（箭头）。（C）与（B）同一患者的矢状 T2 加权像显示颈髓后方多个匐行流空血管影（箭头）。脊髓内广泛的 T2 信号异常与肿瘤周围水肿相一致。（D）与（B）和（C）同一患者的冠状磁共振血管造影最大信号强度投影图显示扩张的脊髓动脉（箭头）引向强化的血管母细胞瘤结节

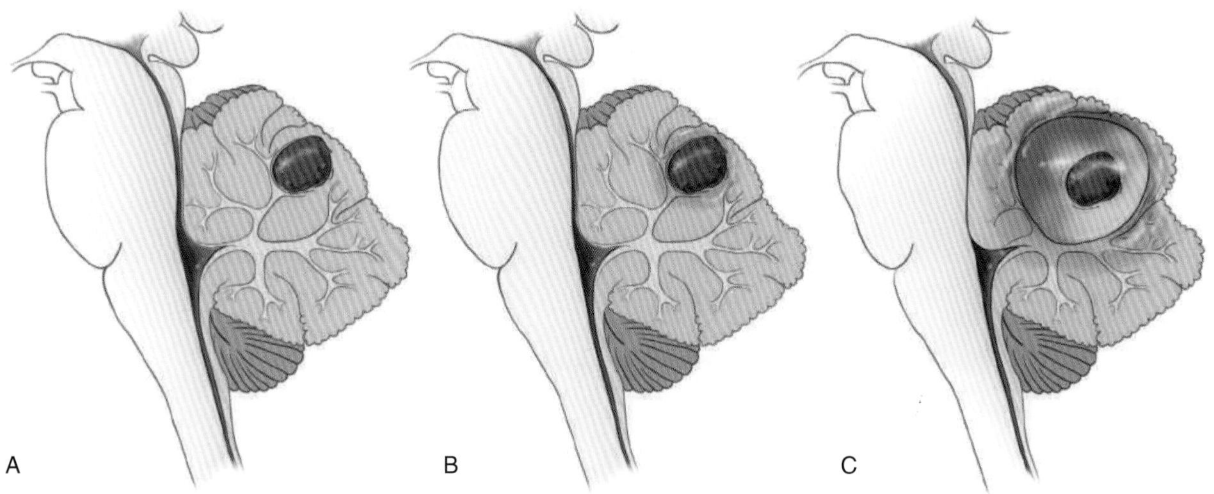

图 16.4 血管母细胞瘤的演变。1 期（A）：实性强化肿瘤，无瘤周水肿；2 期（B）：实性强化肿瘤伴瘤周水肿；3 期（C）：实性肿瘤伴瘤周囊肿

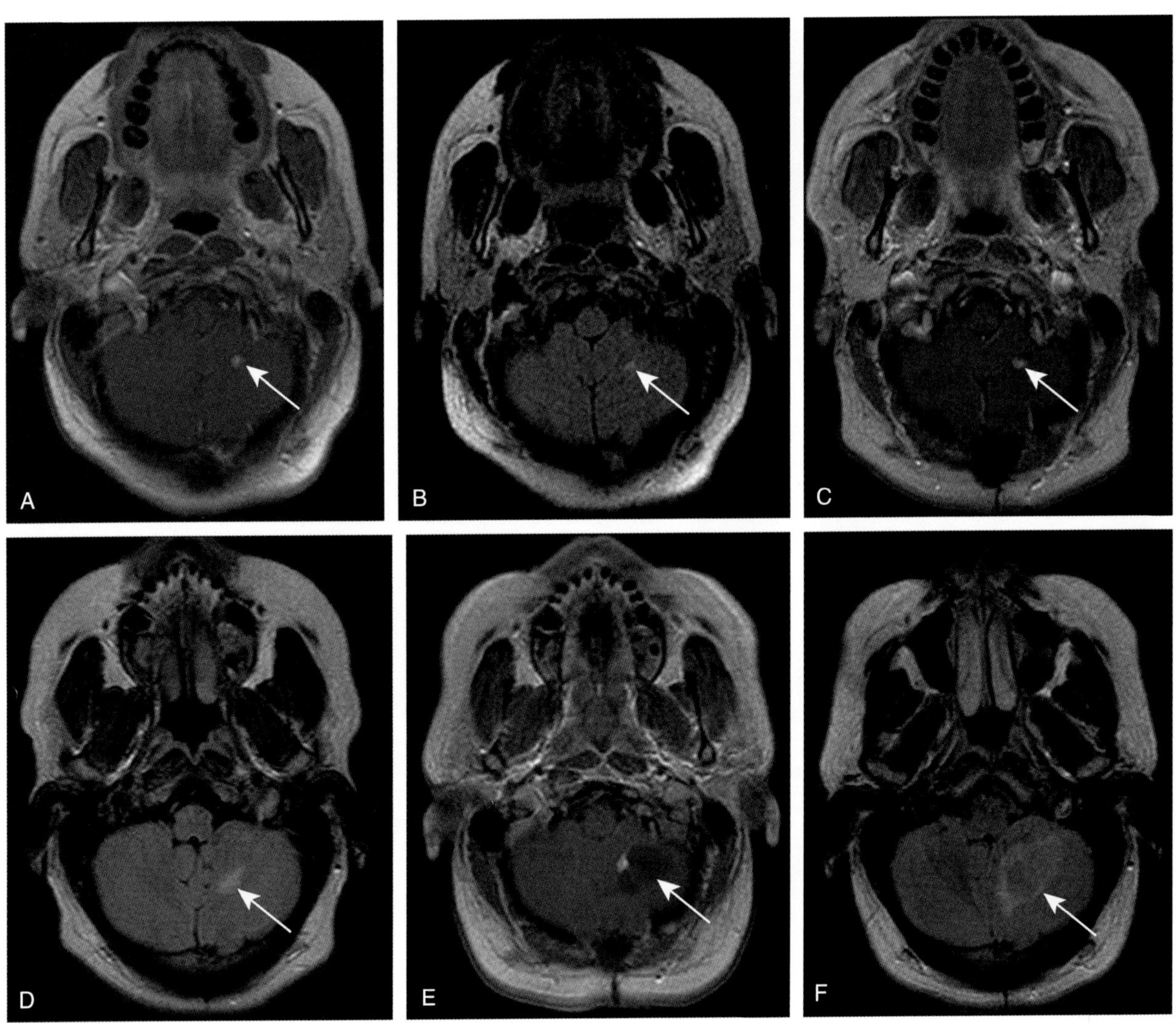

图 16.5　血管母细胞瘤的演变。轴位 T1 增强（A）和 FLAIR 加权（B）图像显示结节强化（A；箭头），无相关水肿（B；箭头）。随访 1 年的轴位 T1 增强（C）和 FLAIR 加权（D）图像显示结节稳定增强（C；箭头），周围水肿周期性进展（D；箭头）。随访 3 年的轴位 T1 增强（E）和 FLAIR 加权（F）图像显示结节大小轻度周期性增大。囊肿周期性进展（E；箭头），周围水肿增加（F；箭头）

鉴别诊断

原发性肿瘤，如毛细胞星形细胞瘤（图 16.6），在儿童和青年人群中更常见。在成人患者的鉴别诊断中，应考虑转移瘤（图 16.7，图 16.8）。当毛细胞星形细胞瘤或转移瘤中出现囊性成分时，囊壁通常由于肿瘤累及而出现强化。相反，血管母细胞瘤囊肿的胶质壁没有强化。

结　论

血管母细胞瘤遵循一种特定的进展模式，对这种进展的预测，对于后续成像或手术切除时机的选择很重要。

小脑这种演变的重要性一直是这次讨论的焦点。然而，由于脊柱空间较小，脊髓病变往往出现在早期（实体瘤 3 型和 4 型）；由于占位效应，脊髓病变通常需要早期干预。

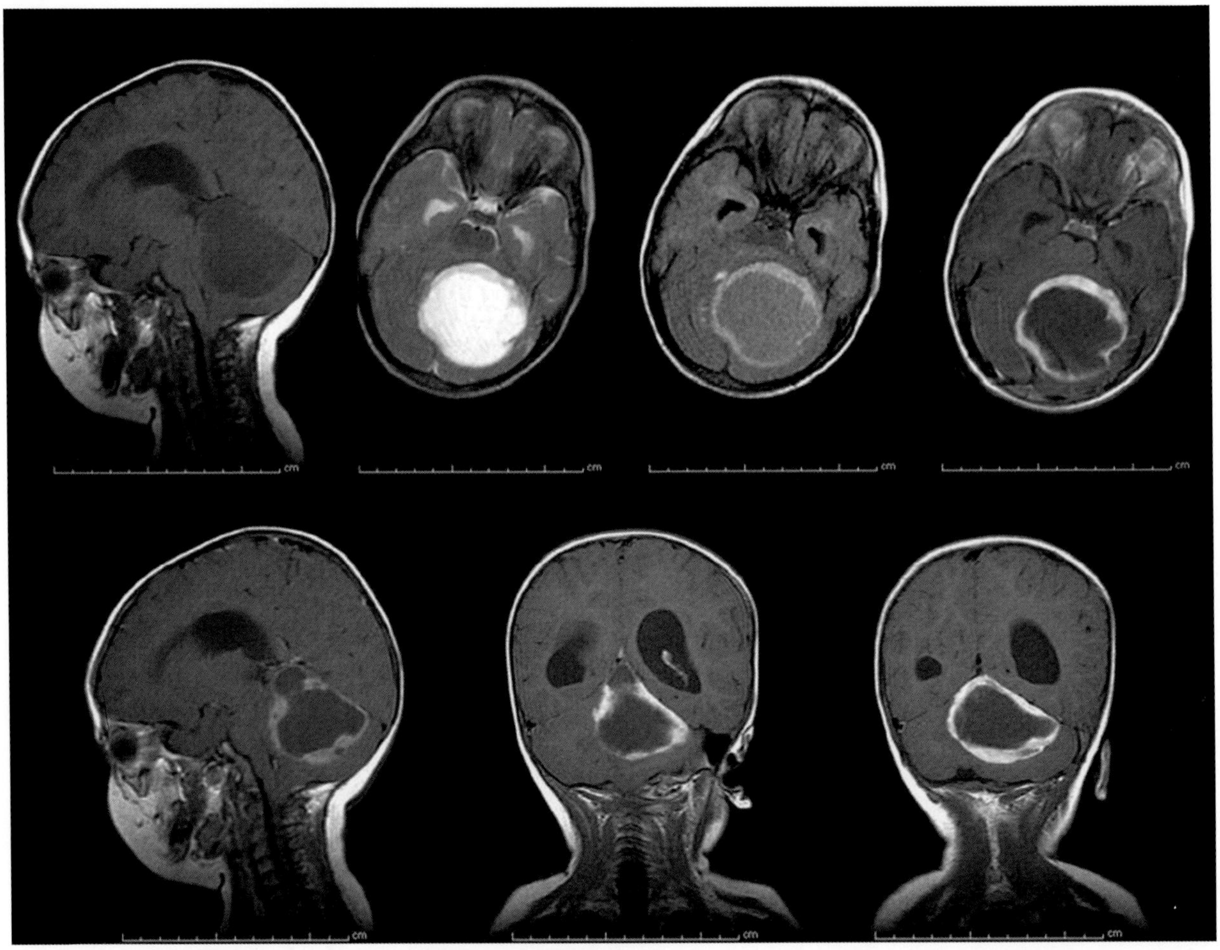

图 16.6 儿童毛细胞星形细胞瘤。上图（从左至右）：矢状位 T1，轴位 T2，轴位 FLAIR，轴位 T1 加权增强像。下图：矢状位和冠状位 T1 加权增强图。T1 低信号、T2 高信号、周围强化的囊性小脑后颅窝肿块，压迫第四脑室，导致脑积水

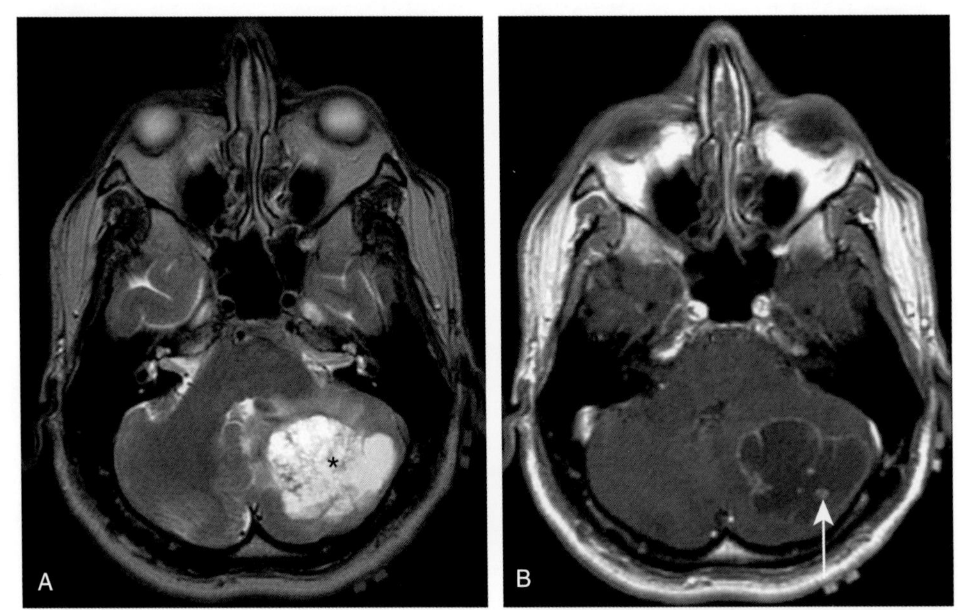

图 16.7 坏死性转移瘤，病史 1 年的 1 期非小细胞肺癌患者。（A）轴位 T2 加权像显示小脑囊性病变（星号），伴有内部分隔和周围水肿。（B）轴位 T1 加权增强像显示囊性小脑肿块，周边伴有平滑、明显的结节性强化，还有 3 个内部强化结节（箭头）

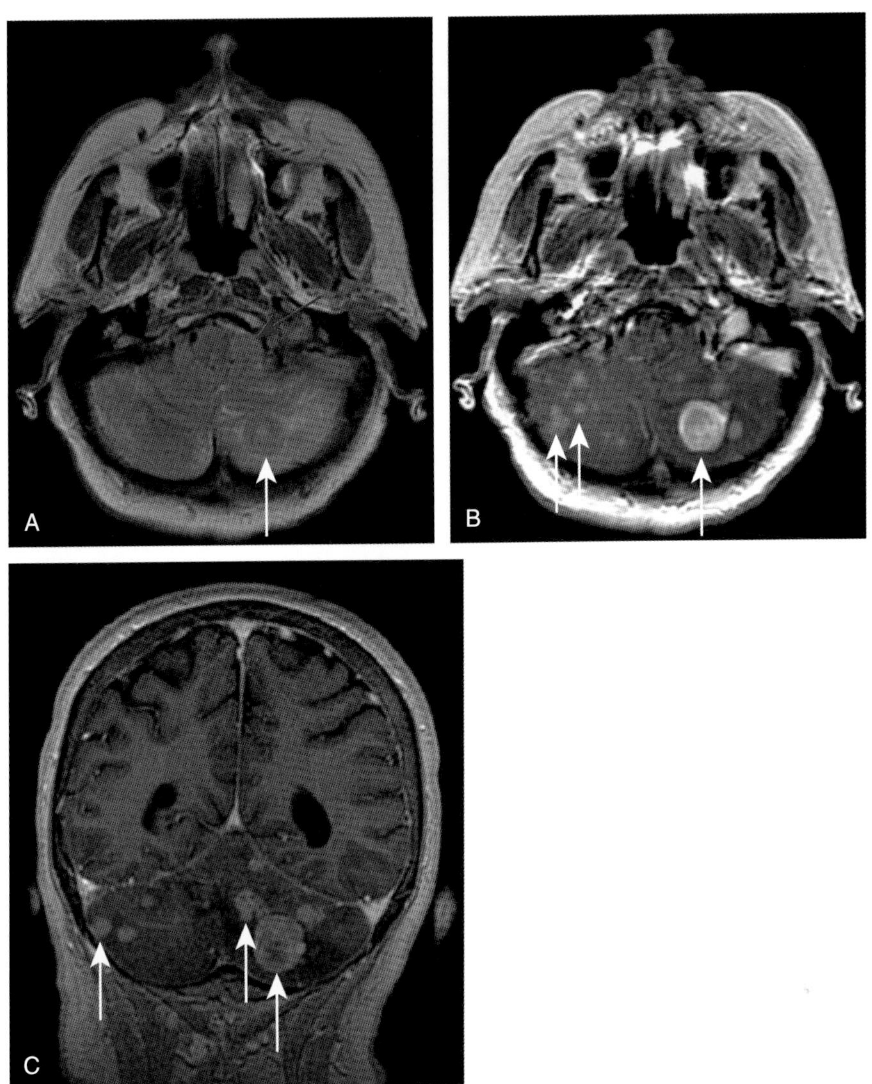

图 16.8　乳腺癌患者多发小脑转移，类似于 VHL 病多发 3 型血管母细胞瘤的表现。（A）轴位 T2 加权像显示左侧小脑明显等信号病变（白色箭头），伴有周围水肿。可见扁桃体疝（红色箭头）。（B）轴位 T1 加权增强像显示多发强化肿瘤（箭头）。（C）冠状位 T1 加权增强图像显示多发强化肿瘤（箭头），仅累及小脑

（王微微　译；杜　滂　审）

推荐阅读

Choyke, et al. von Hippel-Lindau disease: genetic, clinical and imaging features. Radiology, 1995, 194:629–642.

Ho VB, et al. Radiologic-Pathologic correlation: hemangioblastoma. AJNR Am J Neuroradiol, 1992, 13(5):1343–1352.

Lee SR, et al. Posterior fossa hemangioblastoma: MR imaging. Radiology. 1989, 171:463–468.

Lonser RR, et al. Edema is a precursor to central nervous system peritumoral cyst formation. Ann Neurol, 2005, 58:392–399.

Maiuri F, et al. Cysts with mural nodules in the cerebral hemispheres. Neurosurgery, 1988, 22:703.

Padhi, et al. A 10 year retrospective study of hemangioblastoma of the CNS with reference to von Hippel Lindau disease. J clinical neuroscience, 2011, 18:939–944.

Slater A, et al. The natural history of cerebellar hemangioblastoma in von Hippel-Lindau disease. AJNR Am J Neuroradiol, 2003, 24(8):1570–1574.

第 8 部分　脑室系统改变

17　颅内低压

DaeHee Kim，Juan E. Small

引　言

颅内低压是一种由脑脊液漏导致的脑脊液容量或压力过低的临床表现。它通常由医源性事件如腰椎穿刺、近期手术、过度分流或外伤造成的硬脑膜损伤引起。

自发性颅内低压（Spontaneous intracranial hypotension，SIH）最早由 Georg Schaltenbrand 于 1938 年提出 [1]，被认为是一种罕见且明显鉴别诊断不足的严重头痛。虽然其真实发病率尚不清楚，但一些观察性研究估计在原发性头痛患者中，其患病率为（2~5）/10 万 [2-3]。在这些研究中，女性病例是男性病例的 2 倍，中年为发病高峰 [2-3]。

颅内低压的典型临床表现是腰椎穿刺、颅脊髓手术或外伤后不久的立位性头痛。直立性头痛也是 SIH 最常见的症状 [2]。头痛通常是弥漫性的，严重程度和敏锐度不同。其他不太敏感和非特异性的症状包括颈部疼痛 / 僵硬、恶心、耳鸣、听觉亢进和畏光。在极少数情况下，由颅内低压引起的严重脑移位可导致昏迷或木僵 [4]。硬膜下血肿和静脉窦血栓形成是颅内低压的后遗症，但也可作为可疑 SIH 病例的症状 [5-6]。国际头痛学会（International Headache Society）制定的 SIH 诊断标准 [7-8] 见框表 17.1。

框表 17.1　自发性颅内低压的诊断标准
A. 直立性头痛
B. 至少存在以下一种情况：
• 低脑脊液开压（$< 6cmH_2O$）
• 硬膜外血液修补后症状持续改善
• 活动性脊髓脑脊液漏的表现
• 颅脑 MRI 显示颅内低压
C. 近期无硬脑膜穿刺史
D. 不是由其他疾病引起的

引自 Schievink WI, Dodick DW, Mokri B, et al. Diagnostic criteria for headache due to spontaneous intracranial hypotension: a perspective. Headache, 2011;51: 1442–1444.

演变：概述

颅内低压是脑脊液漏的直接后果。即使没有影像学检查，医源性或外伤性脑脊液漏的原因和位置也可能很明显（如脑脊液鼻漏或耳漏）。然而，导致 SIH 的硬脑膜缺损的具体位置通常是未知的。计算机断层扫描（CT）脊髓造影和鞘内钆对比增强磁共振（MR）脊髓造影是定位脑脊液漏最敏感的成像方式，由于放射性核素脑池造影的空间分辨率较低，使前者更受青睐。虽然在进行脊髓造影时理论上存在脑疝的问题，但目前还没有这类病例的报道，预期的低脑脊液压也令人放心 [2]。

从框表 17.1 的诊断标准可以推断，脑磁共振成像（MRI）在无创评估颅内低压中起着重要作用。脑 MRI 可以通过显示阳性的影像特征来确诊疑似医源性 / 创伤性病例，同时排除导致患者症状的其他病因。颅内低压（图 17.1）的特征性 MRI 表现列于框表 17.2，包括弥漫光滑的硬脑膜强化（敏感性 80%~100%）、硬膜下积液 / 血肿（敏感性 27%~69%）、静脉充血（敏感性 75%）、垂体充血（敏感性未知）、大脑下垂（敏感度为 10%~62%）[2,3,9-11]。脑下垂或向下移位是一种高度特异性的MRI特征，包括斜坡面脑桥变平，桥前池或交叉池消失，小脑扁桃体下移。

框表 17.2　颅内低压的 MRI 表现
• 弥漫光滑的硬脑膜强化
• 硬膜下积液 / 血肿
• 颅内静脉充血
• 垂体充血
• 大脑下垂或向下移位
• 斜坡面脑桥变平
• 桥前池或交叉池消失
• 小脑扁桃体下降

初始成像

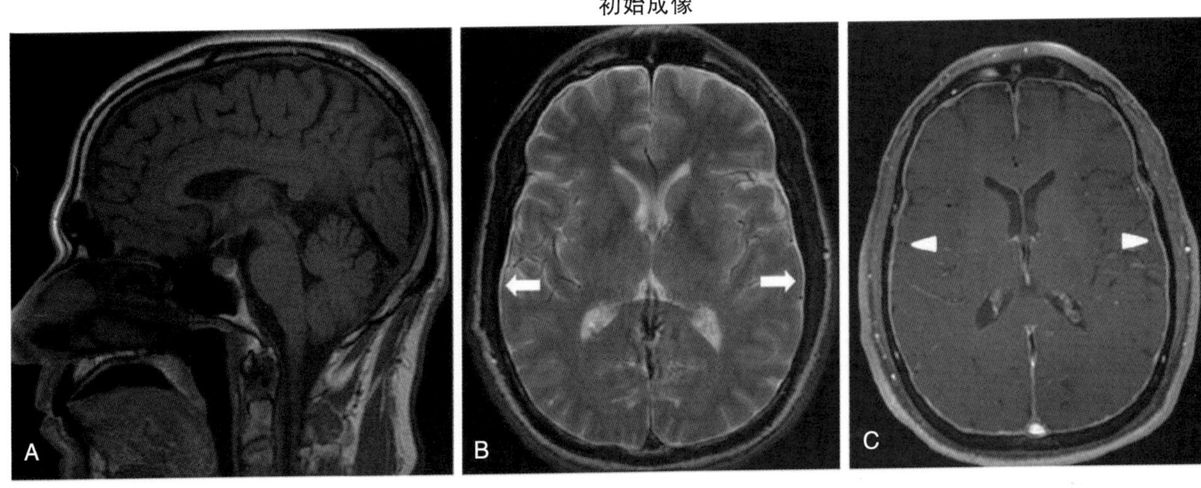

40d 后

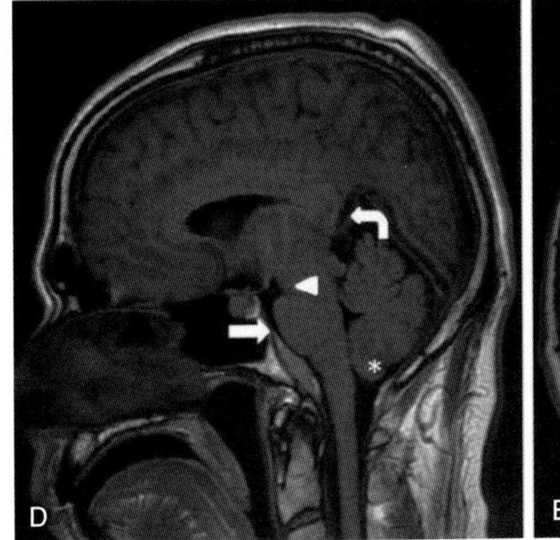

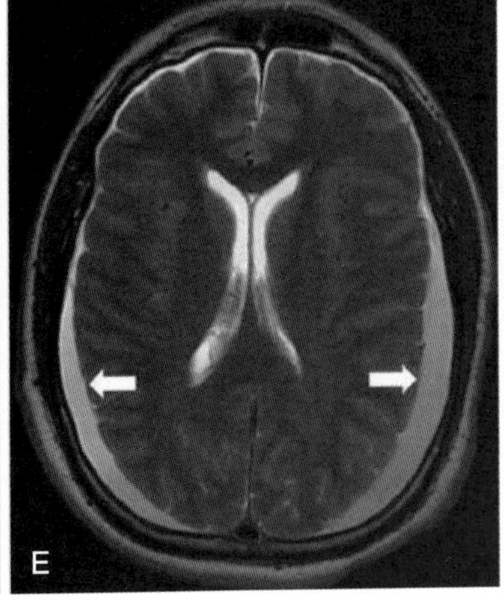

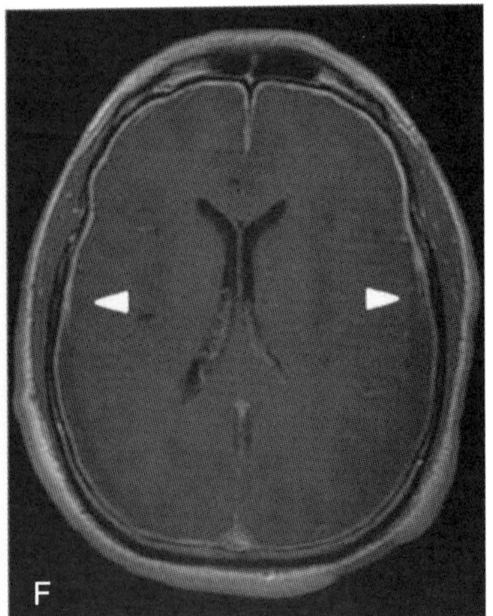

图 17.1　颅内低压和随后硬脑膜下血肿形成的自然演变。颈硬脊膜脑脊液漏（由骨赘引起）导致的颅内低压患者的 MRI 表现演变。上部 MRI 图像于首次发病时采集，由于临床症状恶化，在首次成像 40d 后获得下方图像。与初始图像（A）相比，大脑矢状位 T1 加权像（D）显示间歇性脑下垂，斜坡处桥脑扁平，桥前池消失（箭头），胼胝体向下凹陷（弯曲箭头），中脑桥角变窄（箭头），小脑蚓部轻微下降（星号）。T2 加权轴位图像（B，E）显示初始脑外间隙与硬脑膜增厚相称（B；箭头），伴有明显的双侧硬膜下积液形成（E；箭头）。轴位 T1 加权对比增强图像（C，F）显示弥漫性、光滑的硬脑膜强化，额叶区的厚度轻度增加（箭头）

在一些严重或慢性颅内低压的病例中，硬脑膜增厚/强化可明显，甚至可累及硬脊膜（图 17.2）。

许多作者认为，颅内低压并不是顾名思义的颅内压降低的问题，而是颅内脑脊液容量的丢失。这一观点最初是基于观察到部分具有典型临床症状和阳性影像学表现的患者脑脊液开放压正常。多项研究未能证明脑脊液开放压与影像学结果之间的相关性，进一步支持了这一观点 [2,11-12]。

根据门罗－凯莉（Monroe-Kellie）学说，MRI 表现的病理生理学机制（图 17.3A）可以用低脑脊液容量来解释。由于静脉室压力较动脉室压力低，且颅内静脉容量较大，脑脊液容量的丢失在很大程度上可通过增加颅内静脉血管容积来补偿 [2,13]。血容量扩大在增强 MRI 可表现为静脉充血、硬脑膜光滑强化和垂体充血（见图 17.3B）。值得注意的是，这种强化模式代表的是血脑屏障（BBB）外脑实质外血管容积的增加，而不是血脑屏障的病理破坏。静脉充血和脑脊液压力降低可能阻碍脑脊液的正常吸收，其典型表现为薄的、弥漫性硬膜下积液，没有明显的占位效应 [2,5]。随后，硬膜下空间压力增加，使充血的桥接硬膜下静脉伸展，最终导致这些静脉撕裂和硬膜下出血。最后，脑下垂可能是由于颅内脑脊液容积减小所导致的浮力直接降低。

众所周知，尽管影像学检查广泛应用，但在许多 SIH 病例中并没有发现硬膜外脑脊液漏。只有少数 SIH 患者会通过脊髓造影定位脑脊液漏部位，表现为小硬脑膜缺损甚至脑脊液－静脉瘘 [14]，而缓慢和间歇性的脑脊液漏可能不明显（见图 17.3C）[15]。此外，由于在成像前可能出现广泛的脊髓造影剂外渗，大的渗漏部位很难确定。

神经根袖状憩室与 SIH 的关系一直是有争议的话题。虽然憩室常出现在对比剂渗漏部位附近，但绝大多数是无症状患者的偶然发现，无临床意义。SIH 与广泛性结缔组织疾病［如马方综合征、埃勒斯－丹洛斯病（Ehlers-Danlos disease）和常染色体显性多囊肾综合征（autosomal dominant polycystic kidney syndrome，ADPKD）］存在相关性，尽管确切的病理生理学关系尚未得到证实。最后，有报道称 SIH 病例是由脊柱退行性改变（包括骨赘或椎间盘突出）引起的 [16-17]。

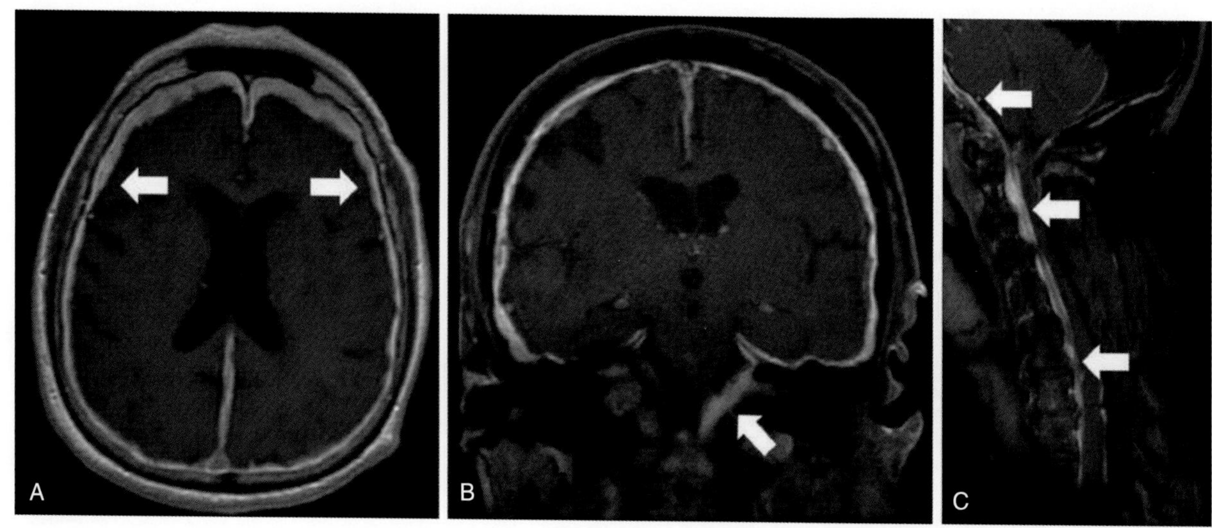

图 17.2　慢性过度分流导致明显的慢性硬脑膜增厚和强化。一例长期脑室－腹腔分流和慢性过度分流患者的 T1 增强后图像显示：整个神经轴明显光滑的硬脑膜增厚和强化，包括幕上（A；箭头）、幕下（B；箭头）和椎管（C；箭头）受累

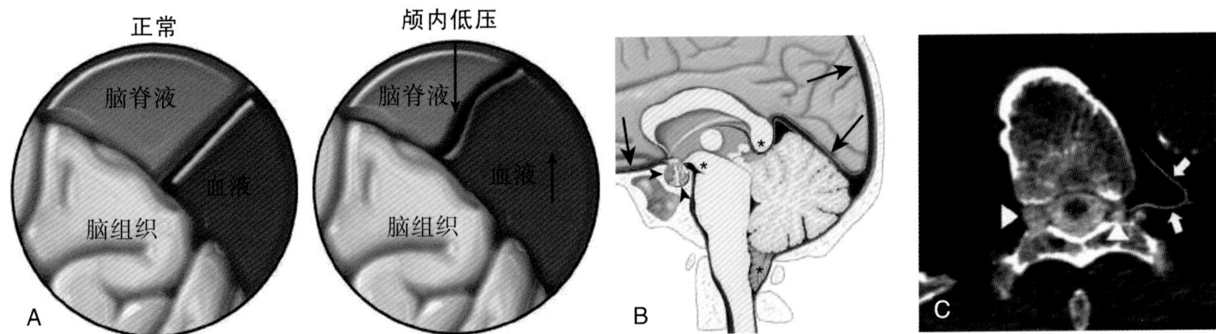

图 17.3　（A）根据门罗－凯莉学说，由于静脉室压力较动脉室压力低，且颅内静脉容量较大，脑脊液容量的丢失在很大程度上可通过增加颅内静脉血管容积来补偿。（B）血容量扩大在增强 MRI 可表现为静脉充血（长箭头）、硬脑膜光滑强化和垂体充血（箭头）。脑下垂（星号）是源于颅内脑脊液容量减少造成的浮力减低。（C）脑脊液静脉瘘图。在脑脊液静脉瘘中，脊髓蛛网膜下腔与邻近的椎旁静脉之间直接连接，使脑脊液进入静脉循环造成丢失。CT 脊髓造影图像可显示"高密度椎旁静脉"征[4]（长箭头），表明鞘内造影剂流入椎旁静脉。较高比例的脑脊液静脉瘘（＞80%）与神经根袖憩室（箭头）相关，暗示了其病理生理联系

演变：深入阐述

除脑下垂外，框表 17.2 中的 MRI 特征都不是高度特异性的孤立表现。此外，大约 20% 的颅内低压病例的 MRI 表现正常[3,8]。在处理慢性头痛病例、进行影像解读时应记住，多种细微成像特征的不同组合比单一显性发现更具特异性。一些作者将 SIH 诊断不足的主要原因归结为 MRI 表现的微妙性和易变性[2,11]。

脑脊液漏治疗成功后，脑 MRI 表现可逆（图 17.4）。影像学检查结果的改善通常落后于临床改善几天到几周不等[2,12,18]。

鉴别诊断

如前所述，框表 17.2 中列出的任何单独的 MRI 特征发现可能会产生误导，医生应仔细询问相关病史，并在确诊前寻找颅内低压的其他迹象。

颅内低压很容易被误诊为 Chiari 畸形 1 型（图 17.5），因为在类似临床表现的背景下，这两种疾病具有小脑扁桃体下降的共同影像学表现[19]。此外，垂体强化可近似于垂体肿瘤[9]，硬膜下出血可错误地归因于创伤或术后并发症。

最后，硬脑膜强化具有广泛的鉴别诊断谱，包括转移瘤、炎症和感染性脑膜炎以及自身免疫性疾病（图 17.6）。必须小心确认硬脑膜强化的光滑、弥漫模式，尤其是当这些影像表现没有伴随颅内压降低的其他 MRI 特征时。

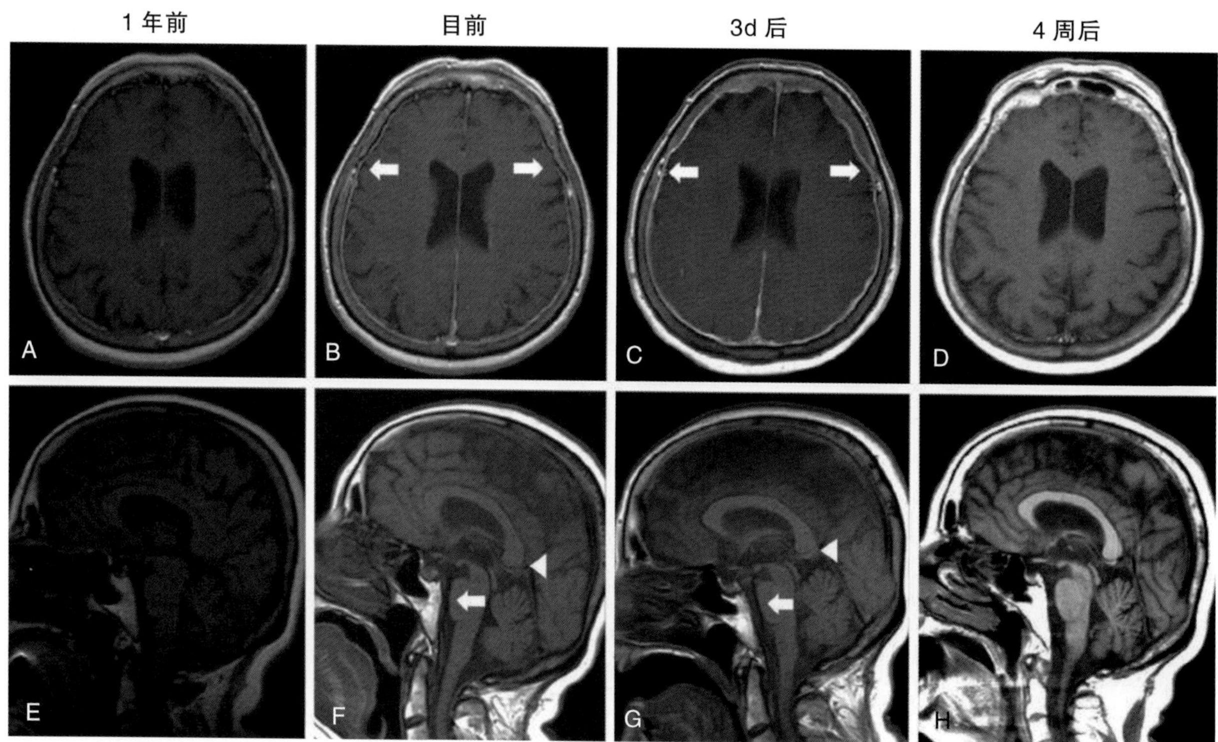

图 17.4 自发性颅内低压 MRI 表现的纵向演变。大约 1 年之前，患者大脑 MRI 表现正常（A，E）。目前，患者头痛急性恶化，同时，MRI（B，F）表现为薄且光滑的硬脑膜强化（B；箭头）以及中脑压扁（F；箭头）和胼胝体下垂（箭头）。3d 后（C，G），短间隔随访 MRI 显示硬脑膜强化增厚（C；箭头）和持续的脑下垂（G；箭头）。虽然经过广泛检查没有明确的病因，但患者的症状和 MRI 表现在 4 周后自发地完全消失（D，H）

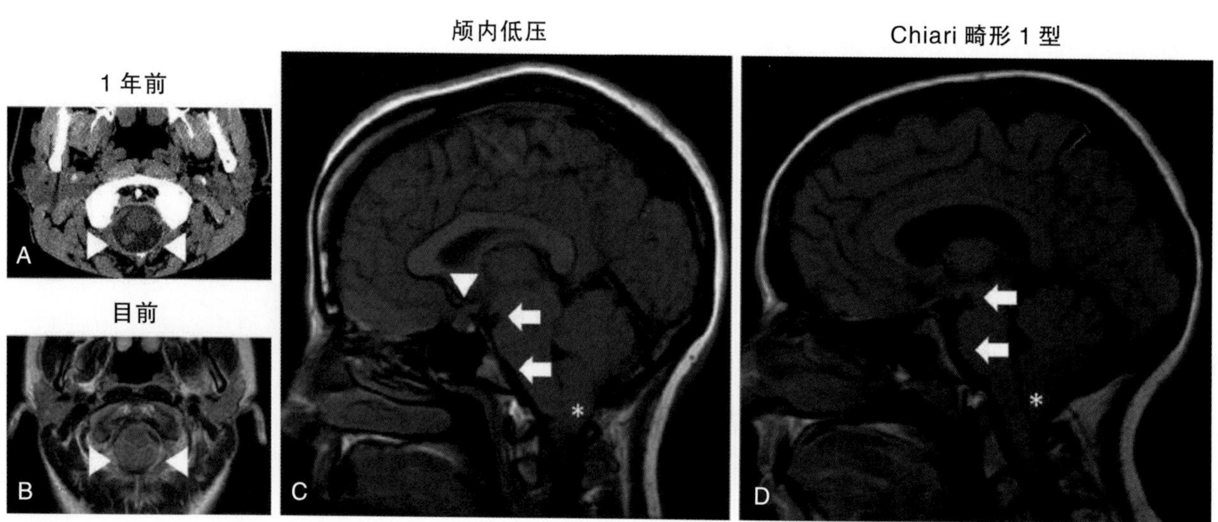

图 17.5 颅内低压（A~C）与 Chiari 畸形 1 型（D）。在枕骨大孔水平的轴位 CT（A）和 MRI T2 加权序列（B），间隔 1 年显示小脑扁桃体下降和枕骨大孔空隙缩小（箭头）。同一患者的 T1 加权矢状图（C）显示典型的颅内低压 MRI 表现：垂体充血（箭头），中脑 / 脑桥下垂（长箭头），小脑扁桃体下降（星号）。另一位 Chiari 畸形 1 型患者的 T1 加权矢状图（D）显示典型的小脑下扁桃体“钉状”外观（星号），但脑干外观正常（长箭头）

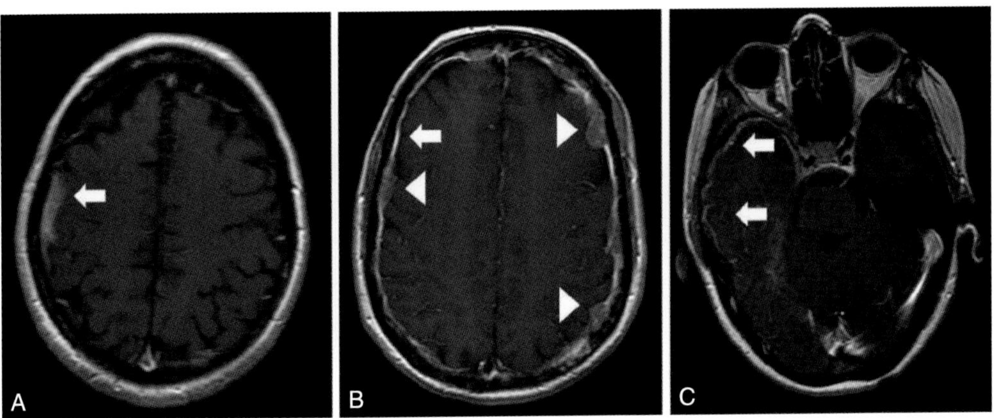

图 17.6　类似硬脑膜强化病例。（A）非霍奇金淋巴瘤患者的 T1 加权增强轴位图像显示局灶性硬脑膜强化（箭头）。（B）乳腺癌弥漫性转移患者的 T1 加权增强轴位图像显示硬脑膜强化（长箭头）伴局灶性结节样肿物（箭头）。（C）右耳乳突炎所致的局灶性细菌性脑膜炎患者的 T1 加权增强轴位图像显示右侧颞部硬脑膜和软脑膜局灶性不对称、平滑的强化（箭头）

（王微微　译；杜　滂　审）

参考文献

[1] Schaltenbrand G. Neuere Anschauungen zur Pathophysiologie der liquorzirkulation. Zentralbl Neurochir, 1938, 3:290–300.

[2] Schievink WI. Spontaneous spinal cerebrospinal fluid leaks and intracranial hypotension. JAMA, 2006, 295:2286–2296. doi:10.1001/jama.295.19.2286.

[3] Lin JP, Zhang SD, He FF, et al. The status of diagnosis and treatment to intracranial hypotension, including SIH. J Headache Pain, 2017, 18:4. doi:10.1186/s10194-016-0708-8.

[4] Whiteley W, Al-Shahi R, Myles L, et al. Spontaneous intracranial hypotension causing confusion and coma: a headache for the neurologist and the neurosurgeon. Br J Neurosurg, 2003, 17:456–458.

[5] de Noronha RJ, Sharrack B, Hadjivassiliou M, et al. Subdural haematoma: a potentially serious consequence of spontaneous intracranial hypotension. J Neurol Neurosurg Psychiatry, 2003, 74:752–755.

[6] Berroir S, Grabli D, Heran F, et al. Cerebral sinus venous thrombosis in two patients with spontaneous intracranial hypotension. Cerebrovasc Dis, 2004, 17:9–12. doi:10.1159/000073892.

[7] Headache Classification Committee of the International Headache, S. The international classification of headache disorders, 3rd edition (beta version). Cephalalgia, 2013, 33:629–808. doi:10.1177/0333102413485658.

[8] Schievink WI, et al. Diagnostic criteria for headache due to spontaneous intracranial hypotension: a perspective. Headache, 2011, 51:1442–1444. doi:10.1111/j.1526-4610.2011.01911.x.

[9] Mokri B, Atkinson JL. False pituitary tumor in CSF leaks. Neurology, 2000, 55:573–575.

[10] Pattichis AA, Slee M. CSF hypotension: a review of its manifestations, investigation and management. J Clin Neurosci, 2016, 34:39–43. doi:10.1016/j.jocn.2016.07.002.

[11] Kranz PG, Tanpitukpongse TP, Choudhury KR, et al. Imaging signs in spontaneous intracranial hypotension: prevalence and relationship to CSF pressure. AJNR Am J Neuroradiol, 2016, 37:1374–1378. doi:10.3174/ajnr.A4689.

[12] Mokri B, Hunter SF, Atkinson JL, et al. Orthostatic headaches caused by CSF leak but with normal CSF pressures. Neurology, 1998, 51: 786–790.

[13] Antony J, Hacking C, Jeffree RL. Pachymeningeal enhancement—a comprehensive review of literature. Neurosurg Rev, 2015, 38:649–659. doi:10.1007/s10143-015-0646-y.

[14] Kranz PG, Amrhein TJ, Schievink WI, et al. The “hyperdense paraspinal vein” sign: a marker of CSF-venous fistula. AJNR Am J Neuroradiol, 2016, 37:1379–1381. doi:10.3174/ajnr.A4682.

[15] Luetmer PH, et al. When should I do dynamic CT myelography? Predicting fast spinal CSF leaks in patients with spontaneous intracranial hypotension. AJNR Am J Neuroradiol, 2012, 33:690–694. doi:10.3174/ajnr.A2849.

[16] Vishteh AG, Schievink WI, Baskin JJ, et al. Cervical bone spur presenting with spontaneous intracranial hypotension. Case report. J Neurosurg, 1998, 89:483–484. doi:10.3171/jns.1998.89.3.0483.

[17] Winter SC, Maartens NF, Anslow P, et al. Spontaneous intracranial hypotension due to thoracic disc herniation. Case report. J Neurosurg, 2002, 96:343–345.

[18] Tseng YL, Chang YY, Lan MY, et al. Spontaneous intracranial hypotension in a patient with reversible pachymeningeal enhancement and brain descent. Chang Gung Med J, 2003, 26:293–298.

[19] Kingston W, Hoxworth J, Halker-Singh R. Spontaneous intracranial hypotension diagnosed as Chiari I malformation. Neurology, 2017, 88:1294. doi:10.1212/WNL.0000000000003775.

18 特发性颅内高压（大脑假瘤）

DaeHee Kim，Juan E. Small

引　言

特发性颅内高压（Idiopathic intracranial hypertension，IIH）是一种无明显诱因的颅内压（ICP）升高疾病。大脑假瘤（PTC）也是一个普遍接受的术语，用来描述相同的疾病。许多作者主张将IIH的定义局限于PTC的真正特发性子集，因为PTC包括一系列导致ICP升高的已知非肿瘤性疾病，包括以下情况：脑脊液（CSF）吸收不良、上腔静脉综合征、右心压升高、静脉窦或颈静脉血栓形成等[1-2]。此外，神经放射科医生通常更喜欢PTC一词而不是IIH，因为常规脑影像中不容易发现颅外或影像学上隐匿的次要病因[2]。良性颅内高压是另一个经常使用的术语，应该避免，因为这种疾病可能导致严重的临床后果，包括视力丧失。

1893年，海因里希·昆克（Heinrich Quincke）首次认识到IIH[3]，沃克·丹迪（Walker Dandy）于1937年首次提出诊断标准[4]。自那时起，人们提出并讨论了多项经修订的诊断标准[1,5-6]，以反映高级神经影像学，尤其是磁共振成像（MRI）的快速发展。在MRI之前，神经影像学在IIH患者诊断性腰椎穿刺前排除颅内肿块的作用有限。与其他原发性疾病一样，诊断标准和基本原理很大程度上仍然是基于临床的（框表18.1）。因此，阴性影像学表现与一系列阳性临床表现在诊断中比任何孤立的阳性影像学表现更为重要。

框表 18.1　特发性颅内高压的诊断标准

1. 如果患者符合A~E标准，IIH的诊断是明确的，否则为可能诊断。

A. 视神经盘水肿。

B. 神经系统检查正常，脑神经异常除外。

C. 神经影像学：脑实质正常，无脑积水、肿块或结构性病变，MRI/MRV或CT增强检查未见异常脑膜强化或静脉窦血栓形成。

D. 脑脊液成分正常。

E. 腰椎穿刺压力高于25 cmH_2O（小儿＞23cmH_2O）。

2. 在没有视神经盘水肿的情况下，如果B~E满足，且患者有单侧或双侧外展神经麻痹，可以诊断为IIH。

3. 如果没有视神经水肿或第6对脑神经麻痹，但满足B~E，且至少满足以下3种神经影像学标准，可以建议诊断为IIH而不直接诊断IIH：

- 空鞍
- 眼球后部变平
- 视周蛛网膜下腔扩张，伴或不伴视神经扭曲
- 横向静脉窦狭窄

CSF：脑脊液；CT：计算机断层；MRI/MRV：磁共振成像/静脉成像；IIH：特发性颅内高压。引自 Friedman DI, Liu GT, Digre KB. Revised diagnostic criteria for the pseudotumor cerebri syndrome in adults and children. Neurology, 2013, 81: 1159–1165.

IIH 最常见于育龄肥胖女性。对队列研究的回顾显示，57%~100% 的 IIH 患者患有肥胖[7]，与普通人群相比，育龄期超重女性的患病率至少增加了 2~3 倍（10 万人中有 1~3 人）[7-10]。相比之下，青春期前儿童人群中的 IIH 与肥胖或女性性别没有强相关性[11]。

IIH 最常见的症状是头痛，90%~94% 的病例可出现[7,10]。IIH 的其他常见症状包括眼后疼痛、短暂视力模糊、搏动性耳鸣、光幻视和复视。虽然不太常见，但约 30% 的患者出现视力丧失[7,10]。乳头水肿和视力改变是 IIH 最常见的临床检查结果（约 40%）。虽然麻痹的频率较低，但患者也可能出现外展神经麻痹（第 6 对脑神经）（约 10%）。

许多没有视觉变化的 IIH 病例是自限性的，或者只需要保守治疗。有轻微视觉症状或乳头水肿的病例需要进行治疗，如乙酰唑胺、治疗性腰椎穿刺或减肥手术。对于难治性病例或快速进展的视力丧失，需保留更多的侵入性治疗，包括视神经鞘开窗术（optic nerve sheath fenestration，ONSF）、静脉窦支架置入术和脑室腹腔分流术。由于 IIH 的确切病理生理学尚不清楚，这些治疗措施在不同患者群体中成功的程度不同。

演变：概述

正如 IIH 名字所表明的那样，尽管基于大量临床和科学研究，学者提出了许多不同的建议，但其病因仍然未知。这些建议的共同点集中在脑脊液流体动力学的改变上（图 18.1）。肥胖与 IIH 之间的关系很有趣，因为减肥手术后体重减轻被发现能有效治疗 IIH[12]。更有趣的是，最近对长期太空飞行宇航员的研究表明，IIH 的临床和 MRI 表现类似[13]。

从框表 18.1 中列出的诊断标准可以看出，一些 MRI 特征已被确定为 IIH 的征象[14]；它们也是病理生理学提法的基础（框表 18.2）。颅内 CSF 腔可以将增加的压力传递到其延伸的颅外腔，在眼眶、蝶鞍和梅克尔（Meckel）腔等处，可出现部分空蝶鞍、眼球后扁平化、视神经头突出、视神经鞘扩张（ONSD）、视神经扭曲/强化和梅克尔腔脊膜膨出等征象[15]。显微镜下，含有脑脊液的蛛网膜下腔被蛛网膜小梁的张力悬吊，蛛网膜小梁可因脑脊液压力增加而膨胀、重塑或受损[16]，如图 18.2 所示。丹迪（Dandy）[4] 介绍了一种狭缝状脑室改变，但由于其罕见出现，其临床应用受到了质疑[17]。远端横窦狭窄是常见表现，可能是由于颅内压

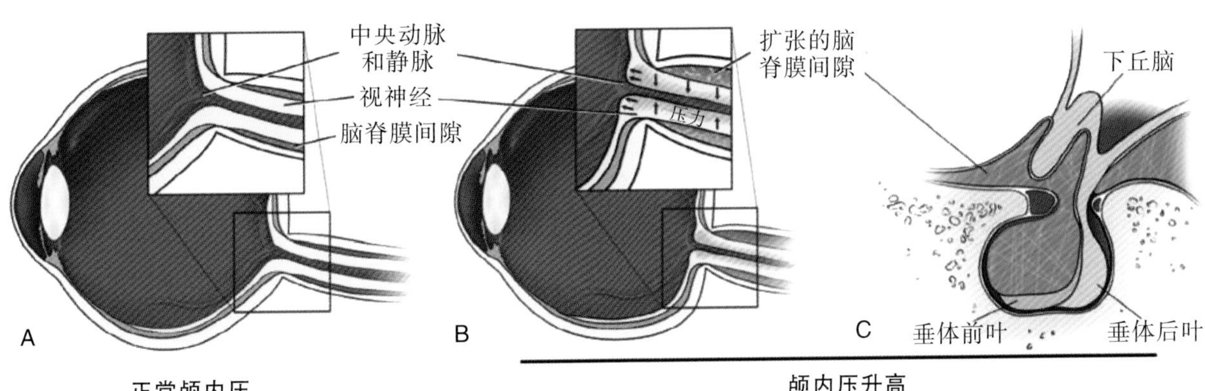

图 18.1　颅内压（ICP）增高直接传输到颅外脑脊液（CSF）室，如眼眶（B）和蝶鞍（C），在这些部位支撑蛛网膜小梁的微观结构可出现膨胀、重塑和损伤。与正常眼球（A）相比，当眼球前部暴露在大气压力下时，增加的脑脊液压力（B）会作用于视神经和视盘。同样，在鞍区（C）内，脑垂体位于两层硬脑膜之间，脑脊液压力的增加会降低鞍膈，导致脑脊液空间扩张和下疝

增高引起的外源性压迫所致。一些作者认为静脉窦狭窄实际上可能是 IIH 的诱因；这一观点为使用硬脑膜静脉窦支架治疗一些难治性 IIH 提供了依据[18]。

框表 18.2 特发性颅内高压的影像学表现
空蝶鞍 / 部分空蝶鞍
眼球后扁平化
视神经头突出
视神经鞘扩张
视神经扭曲 / 强化
梅克尔腔脊膜膨出
横窦狭窄
狭缝状脑室

演变：深入阐述

我们可以推测，严重或晚期 IIH 患者会出现多个阳性影像学表现。然而，在疾病的严重程度与特定的影像学表现或影像学表现数量的增加之间，没有已证实的定量或定性关系。与其他影像学发现相比，也没有一种影像学被发现有证实或建议的时间进展。不同类型或组合的影像学表现可能反映局部解剖结构、慢性和压力升高的程度。治疗后 MRI 表现的可逆性也有报道[19]。视神经头突出可能例外（图 18.3）；一些观察性研究表明，这一发现的缺失似乎与视觉症状的缺失相关[19-20]，报道的特异性高达 100%[2]。鉴于影像学发现的可变性

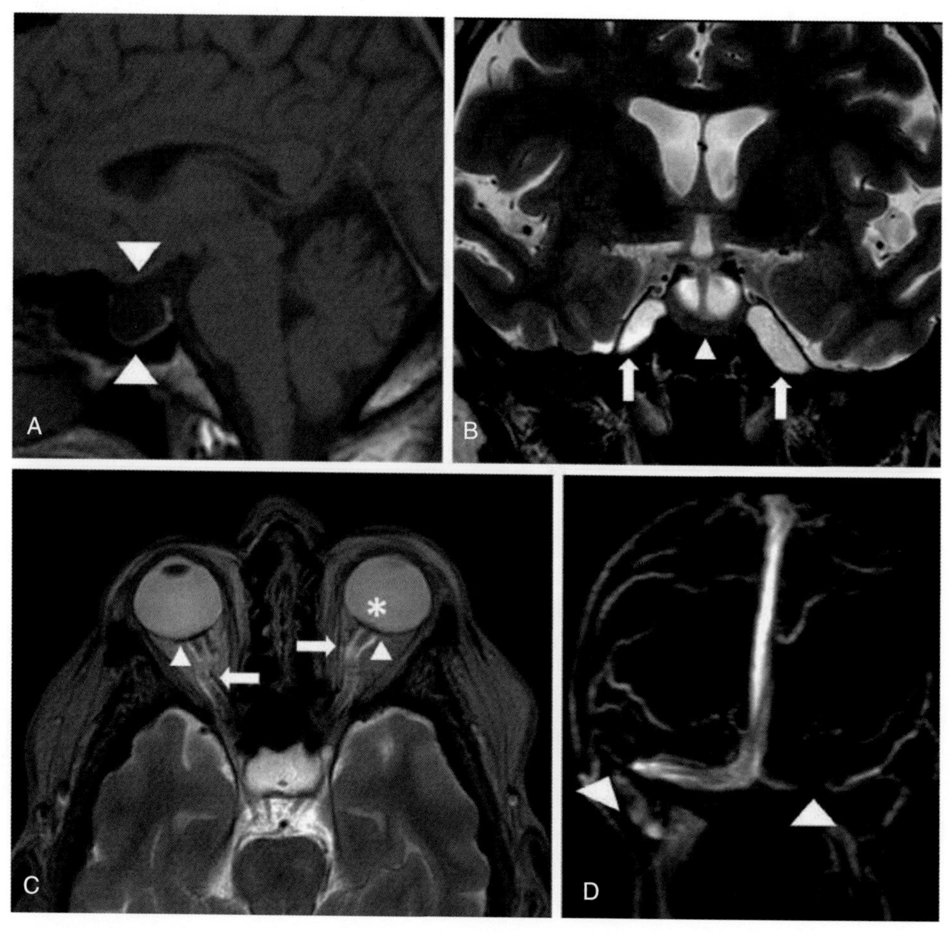

图 18.2 特发性颅内高压（IIH）的典型 MRI 表现。（A）T1 加权矢状图显示部分空蝶鞍和扁平垂体（箭头）。（B）T2 加权冠状位图像显示部分空蝶鞍（箭头）以及因充满脑脊液的脑膜膨出而增大的双侧梅克尔腔（长箭头）。（C）T2 加权轴位图像显示双侧后眼球扁平（箭头），视神经鞘扩张，视神经扭曲（长箭头），视神经头突出到眼球后部（星号）。（D）IIH 患者的时间飞跃 MR 静脉造影图显示右侧横窦远端 / 乙状窦近端变窄，左侧横窦中段严重变窄（箭头）

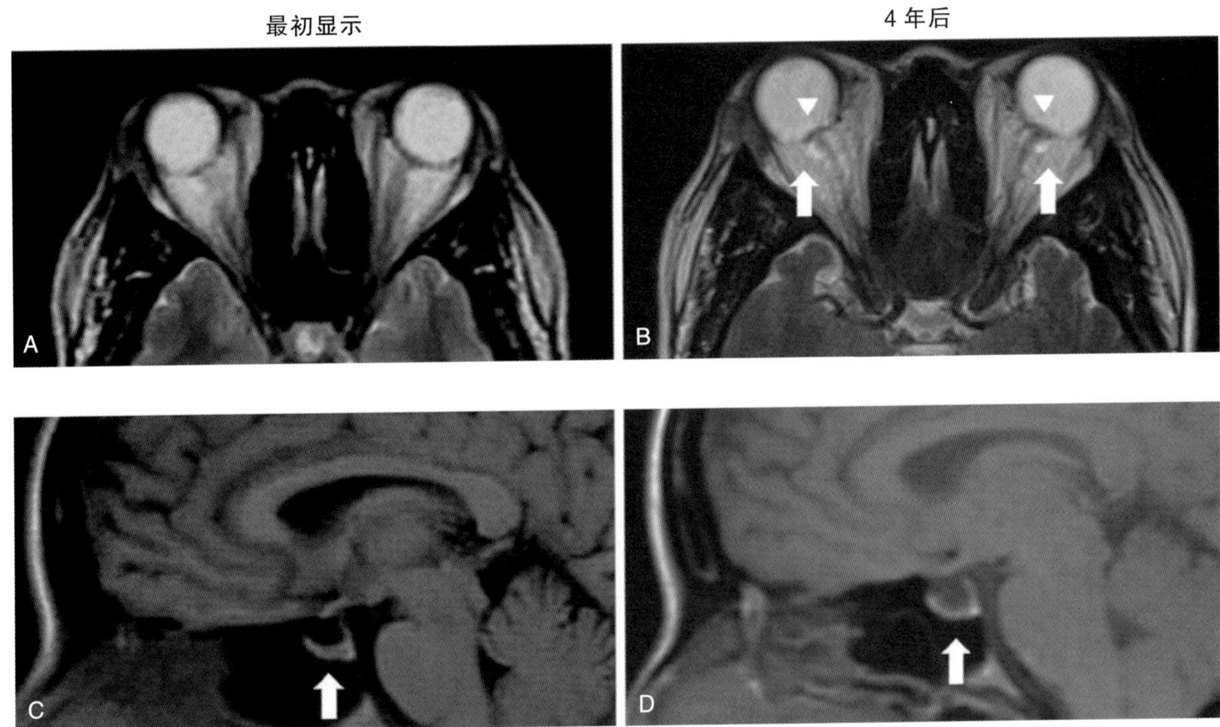

图 18.3　特发性颅内高压的 MRI 纵向演变。（A）一例中年女性患者的 T2 加权轴位图像显示外观正常的眼球和视神经。（B）4 年后患者症状加重，出现视神经鞘扩张（长箭头）和视神经头突出（箭头）。初始矢状位 T1 加权显像（C；箭头）上见轻度部分空蝶鞍，垂体轻度扁平。4 年后，垂体进一步变平（D；箭头）

以及它们与临床严重程度之间缺乏定量关系，所采用管理策略的区别通常几乎完全由临床症状决定。

鉴别诊断

框表 18.2 中列出的任何单独的影像学检查结果都可以在正常、无症状的患者中看到，但后视神经头突出除外。在罕见的低眼压情况下，可以看到眼球后部扁平化的孤立表现。静脉窦血栓形成可表现出 IIH 的所有影像学特征，如果静脉造影成像［如计算机断层静脉造影（CTV）或磁共振静脉造影（MRV）］未与常规脑磁共振成像一起进行，则会混淆诊断。

如果有临床相关病史，在确定 IIH 的神经影像学表现后，应考虑颅外静脉阻塞。上腔静脉阻塞综合征（图 18.4）、右心衰和腹腔室间隔综合征是继发性 ICP 升高导致 PTC 的已知原因。

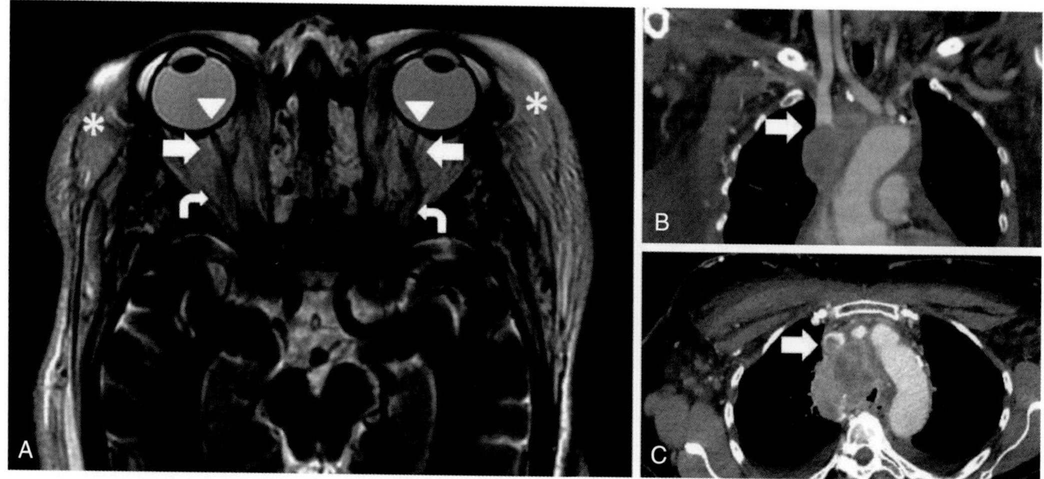

图 18.4 上腔静脉（SVC）阻塞综合征。颅外静脉阻塞 MRI 可出现脑假瘤的表现。（A） T2 加权轴位图像显示双侧视神经鞘轻度扩张（长箭头），双侧眼球后部轻度扁平（箭头）。其他表现包括：弥漫性面部软组织肿胀（星号），双侧眼上静脉扩张（弯曲箭头），双侧眼球突出。（B, C）同一患者的冠状位和轴位 CT 图像显示纵隔内大肿块侵犯并阻塞 SVC（箭头）

（王微微　译；杜　滂　审）

参考文献

[1] Friedman DI, Liu GT, Digre KB. Revised diagnostic criteria for the pseudotumor cerebri syndrome in adults and children. Neurology, 2013, 81:1159–1165. doi:10.1212/WNL.0b013e3182a55f17.

[2] Degnan AJ, Levy LM. Pseudotumor cerebri: brief review of clinical syndrome and imaging findings. AJNR Am J Neuroradiol, 2011, 32:1986–1993. doi:10.3174/ajnr.A2404.

[3] Quincke H. über meningitis serosa. Sammlung Klinische Vortrage (Innere Medezin 23), 1893, 655–694.

[4] Dandy WE. Intracranial pressure without brain tumor: diagnosis and treatment. Ann Surg, 1937, 106:492–513.

[5] Smith JL. Whence pseudotumor cerebri? J Clin Neuroophthalmol, 1985, 5:55–56.

[6] Friedman DI, Jacobson DM. Diagnostic criteria for idiopathic intracranial hypertension. Neurology, 2002, 59:1492–1495.

[7] Markey KA, Mollan SP, Jensen RH, et al. Understanding idiopathic intracranial hypertension: mechanisms, management, and future directions. Lancet Neurol, 2016, 15:78–91. doi:10.1016/S1474-4422(15)00298-7.

[8] Radhakrishnan K, Ahlskog JE, Cross SA, et al. Idiopathic intracranial hypertension (pseudotumor cerebri). Descriptive epidemiology in Rochester, Minn, 1976 to 1990. Arch Neurol, 1993, 50:78–80.

[9] Wollman B, D'Agostino HB, Walus-Wigle JR, et al. Radiologic, endoscopic, and surgical gastrostomy: an institutional evaluation and meta-analysis of the literature. Radiology, 1995, 197:699–704. doi:10.1148/radiology.197.3.7480742.

[10] Wall M. Idiopathic intracranial hypertension. Neurol Clin, 2010, 28: 593–617. doi:10.1016/j. ncl. 2010. 03. 003.

[11] Kesler A, Fattal-Valevski A. Idiopathic intracranial hypertension in the pediatric population. J Child Neurol, 2002, 17:745–748. doi:10.1177/08830738020170101401.

[12] Sugerman HJ, et al. Gastric surgery for pseudotumor cerebri associated with severe obesity. Ann Surg, 1999, 229:634–640, discussion 640–632.

[13] Kramer LA, Sargsyan AE, Hasan KM, et al. Orbital and intracranial effects of microgravity: findings at 3-T MR imaging. Radiology, 2012, 263:819–827. doi:10.1148/radiol.12111986.

[14] Bialer OY, et al. Meningoceles in idiopathic intracranial hypertension. AJR Am J Roentgenol, 2014, 202:608–613. doi:10.2214/AJR.13.10874.

[15] Kim DH, Parsa CF. Emissary veins and neuroanatomic changes in space. Radiology, 2013, 266:362–363. doi:10.1148/radiol.12121272.

[16] Killer HE, Laeng HR, Flammer J, et al. Architecture of arachnoid trabeculae, pillars, and septa in the subarachnoid space of the human optic nerve: anatomy and clinical considerations. Br J Ophthalmol, 2003, 87:777–781.

[17] Agid R, Farb RI, Willinsky RA, et al. Idiopathic intracranial hypertension: the validity of cross-sectional neuroimaging signs. Neuroradiology, 2006, 48:521–527. doi:10.1007/s00234-006-0095-y.

[18] Higgins JN, Cousins C, Owler BK, et al. Idiopathic intracranial hypertension: 12 cases treated by venous sinus stenting. J Neurol Neurosurg Psychiatry, 2003, 74:1662–1666.

[19] Gass A, et al. MRI of the optic nerve in benign intracranial hypertension. Neuroradiology, 1996, 38:769–773.

[20] Jinkins JR, et al. MR of optic papilla protrusion in patients with high intracranial pressure. AJNR Am J Neuroradiol, 1996, 17:665–668.

19

第 9 部分　垂体异常

19 空泡蝶鞍

Jeffrey A. Hashim，Juan E. Small

引　言

1949 年“空泡蝶鞍”首次被描述，为一种蝶鞍仅被垂体部分填充的情况，垂体在蝶鞍底呈扁平状（图 19.1）[1]。尸检研究证实，空泡蝶鞍在总人口中的患病率高达 5.5%~20% [2]。许多接受脑部成像的患者会有部分空泡蝶鞍也不足为奇。最近的研究显示，空泡蝶鞍影像学的总发生率为 12%[3]。影像学检查发现为空泡蝶鞍的患者大多数是无症状的。然而，有些患者可能会出现一系列症状，包括垂体功能减退、视束下移并伴视觉障碍、鼻漏和其他与颅内压（intracranial pressure，ICP）升高有关的症状，这被称为空泡蝶鞍综合征（图 19.2~ 图 19.4）。其他患者可能因垂体手术或腺瘤放疗（图 19.5，图 19.6）、大腺瘤药物治疗、自发性垂体卒中、创伤、感染、自身免疫性疾病和希恩（Sheehan）综合征而继发出现空泡蝶鞍 [4]。

演变：概述

原发性空泡蝶鞍的确切病因尚不清楚；据推测，它是由鞍膈先天性缺损或扩大发展而来 [4]。蛛网膜正是通过这个重要的鞍膈疝入蝶鞍的。脑脊液（cerebrospinal fluid，CSF）搏动缓慢地传导，使蛛网膜疝扩大，最终导致脑垂体变平，并伴蝶鞍扩大，引起骨质重塑。

演变：详细阐述

并非所有颅内压升高的患者都会出现空泡蝶鞍，也并非所有空泡蝶鞍的患者都会出现颅内压升高。有假设提出，在鞍膈缺损的情况下，正常的脑脊液搏动也可能形成空泡蝶鞍。尽管如此，特发性颅内高压与空泡蝶鞍综合征之间似乎存在着密切关系 [4]。原发性空泡蝶鞍综合征的其他风险因素还包括头痛、妊娠和高血压。目前尚不清楚空泡蝶鞍发展需要多长时间，这可能取决于它是原发性空泡蝶鞍还是继发性空泡蝶鞍。

除颅内压升高外，还有其他多种情况与空泡蝶鞍有关，包括视交叉后移、绝经后垂体体积缩小、多产、垂体梗死、糖尿病或溴隐亭治疗垂体腺瘤 [5]。

鉴别诊断

任何导致颅内压升高疾病过程都可能导致空泡蝶鞍，尤其是在存在鞍膈缺损的情况下。

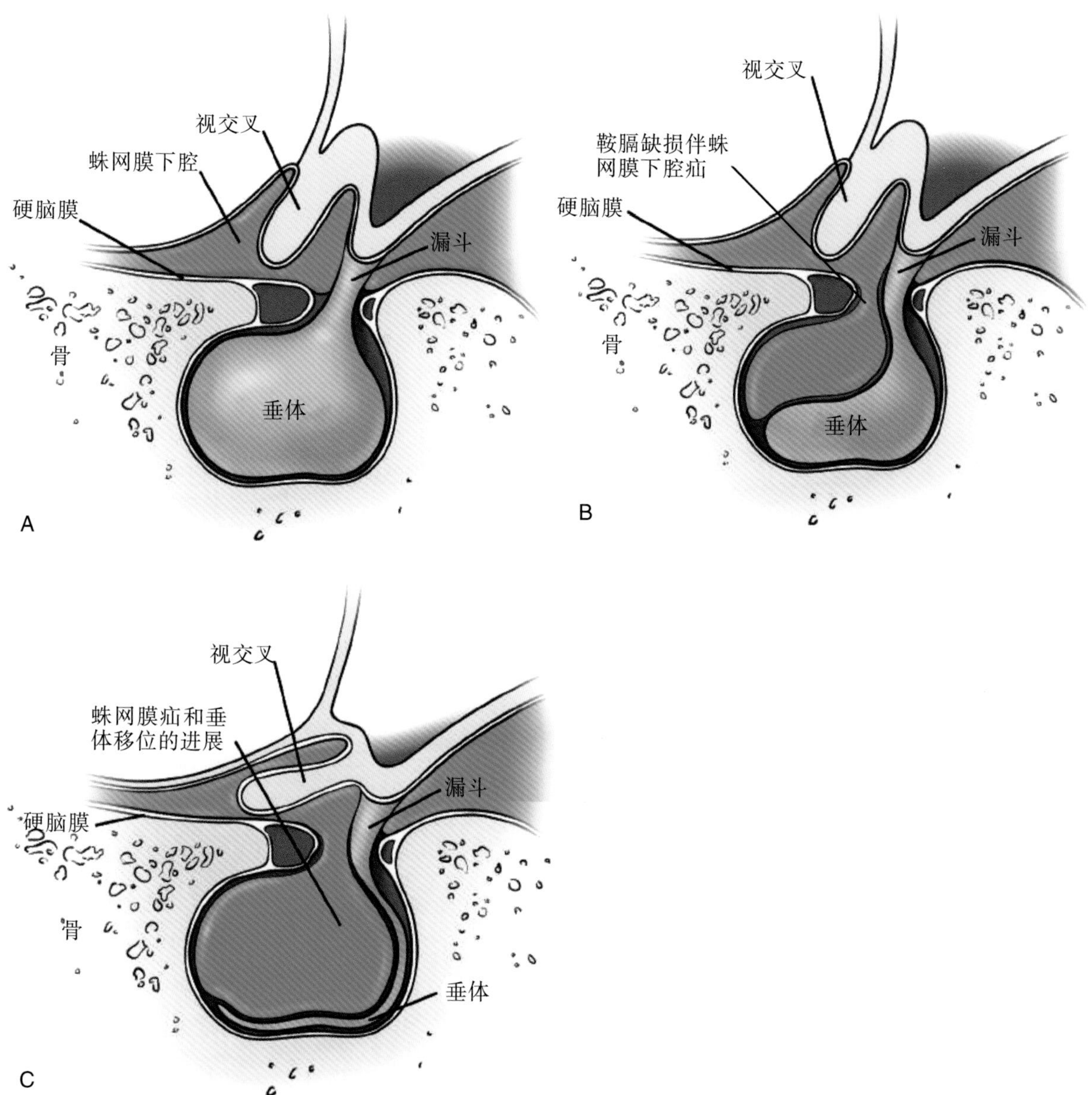

图 19.1 （A）蝶鞍的正常外观。（B）原发性空泡蝶鞍的早期改变，伴有蛛网膜和脑脊液（cerebrospinal fluid，CSF）通过鞍膈缺损疝出。（C）通过鞍膈缺损进行性的蛛网膜和脑脊液疝，伴有垂体缩小和视交叉上移

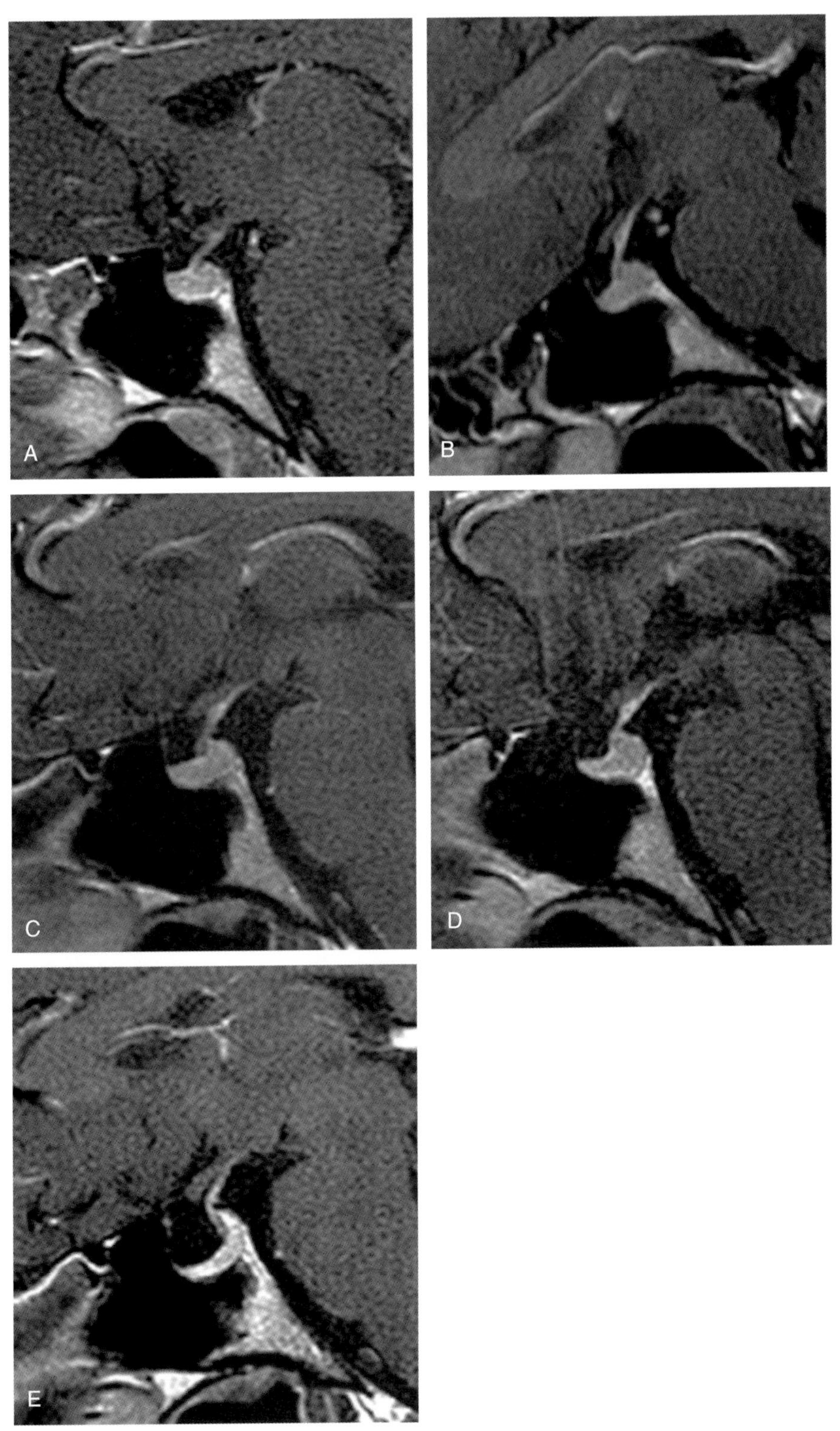

图 19.2　（A~E）原发性空泡蝶鞍综合征：多张矢状位 T1 增强图像显示，垂体缓慢、渐进性消失和向下移位，伴随蝶鞍轻度扩张。注意在最初成像的 2 年后（B）和 4 年后（C），鞍区前上部分开始轻微扩张，垂体前上部分逐渐缩小。垂体的缩小在 6 年后（D）更为明显，11 年后（E）蝶鞍扩大，垂体明显缩小

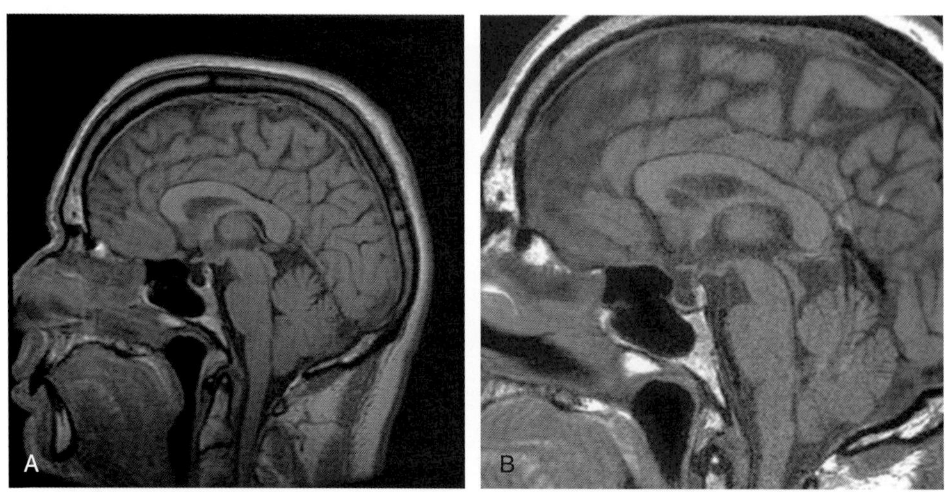

图 19.3 （A, B）稳定的原发性空泡蝶鞍。矢状位 T1 加权图像显示部分空泡蝶鞍。请注意，在 9 年的时间里，没有垂体进行性移位或蝶鞍骨质扩大（B）

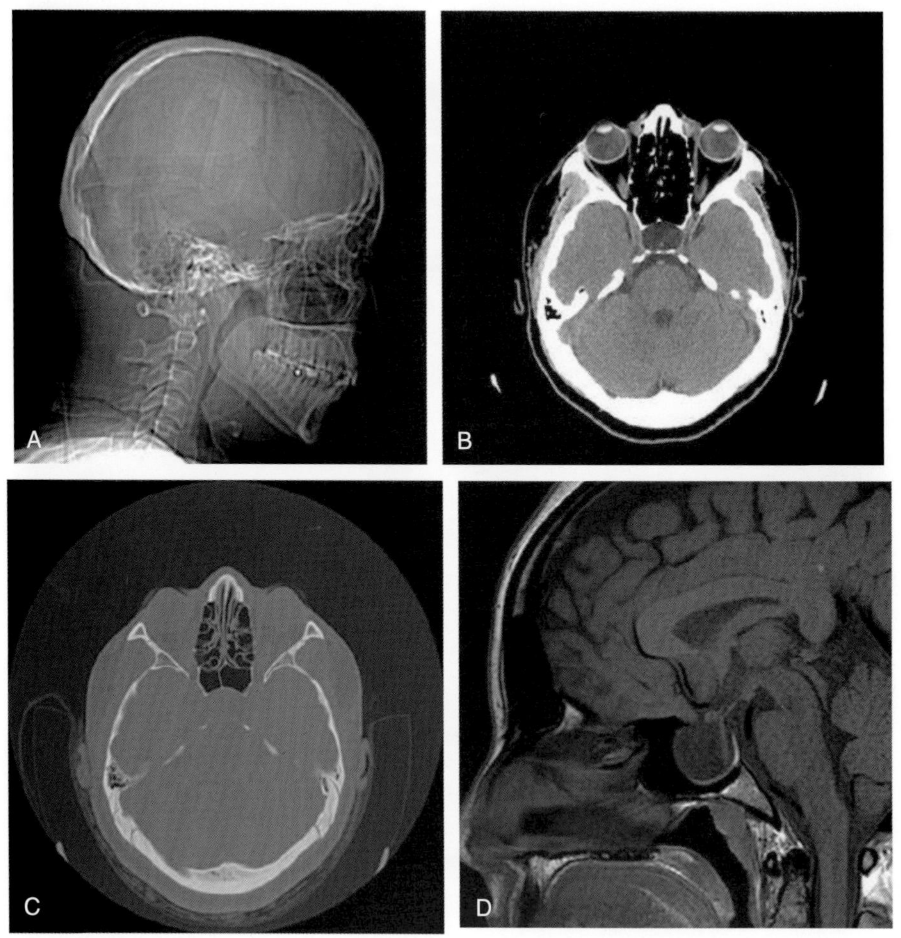

图 19.4 原发性空泡蝶鞍。侧位 X 线片（A）和轴位 CT 平扫的软组织窗和骨窗（B, C）显示扩大的蝶鞍内脑脊液密度。同一患者增强前后冠状位和矢状位磁共振成像（D~H）显示垂体向后下移位，蝶鞍明显扩张，符合原发性空泡蝶鞍表现

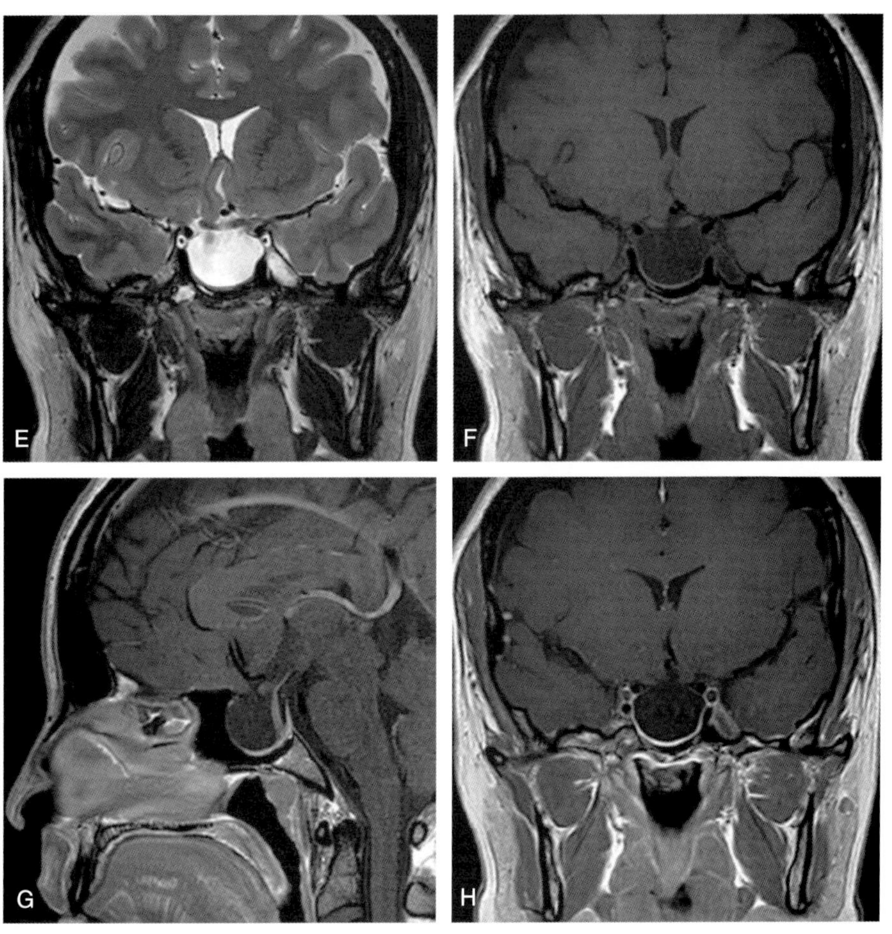

图 19.4（续）

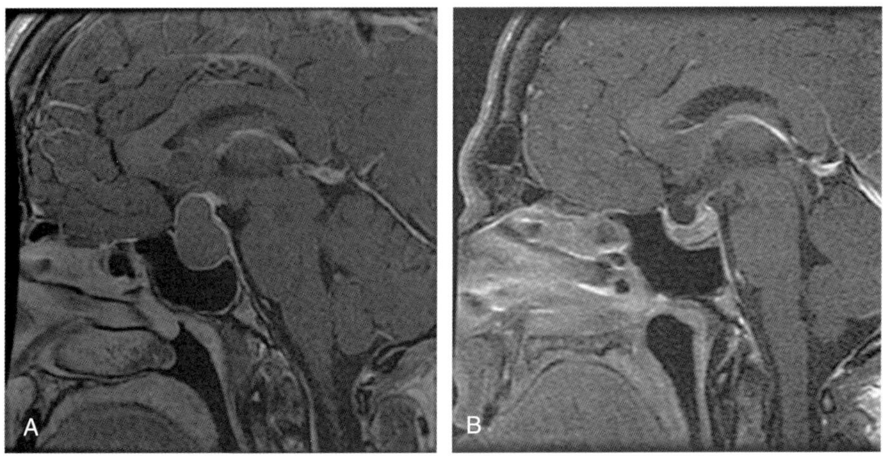

图 19.5　继发性空泡蝶鞍。垂体大腺瘤治疗后 0、3 个月、7 个月、1 年和 2 年的矢状位增强图像（A~E）显示垂体体积逐渐缩小，被脑脊液替代，表现为继发性空泡蝶鞍

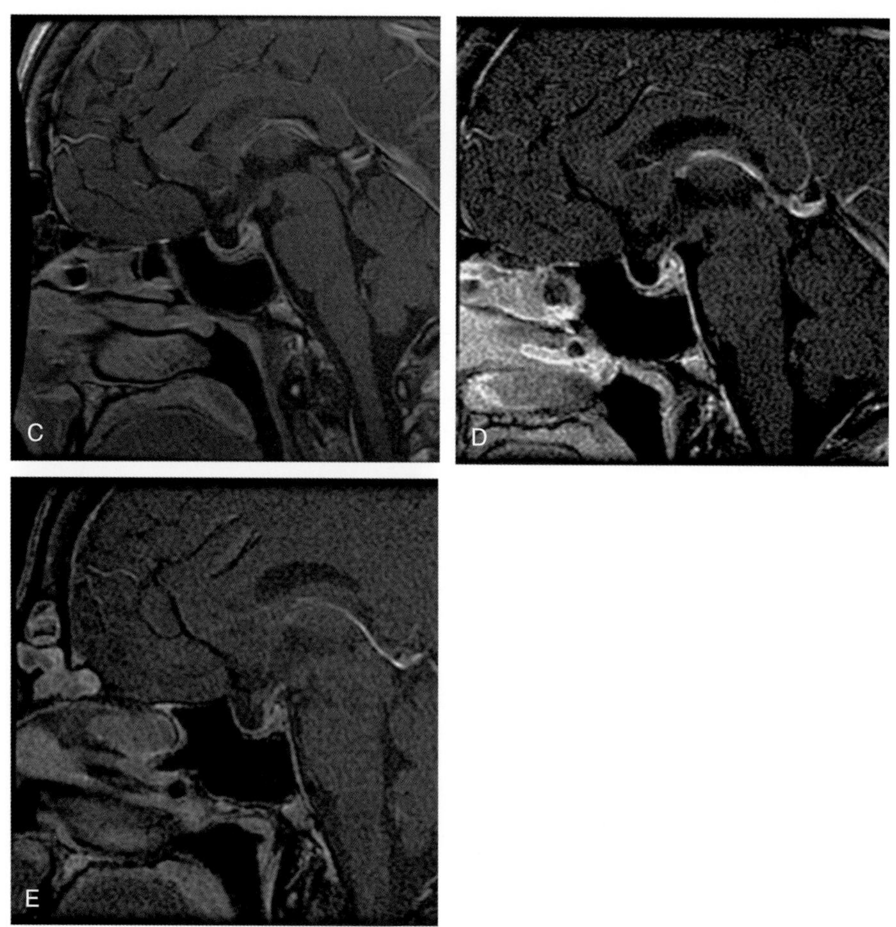

图 19.5（续）

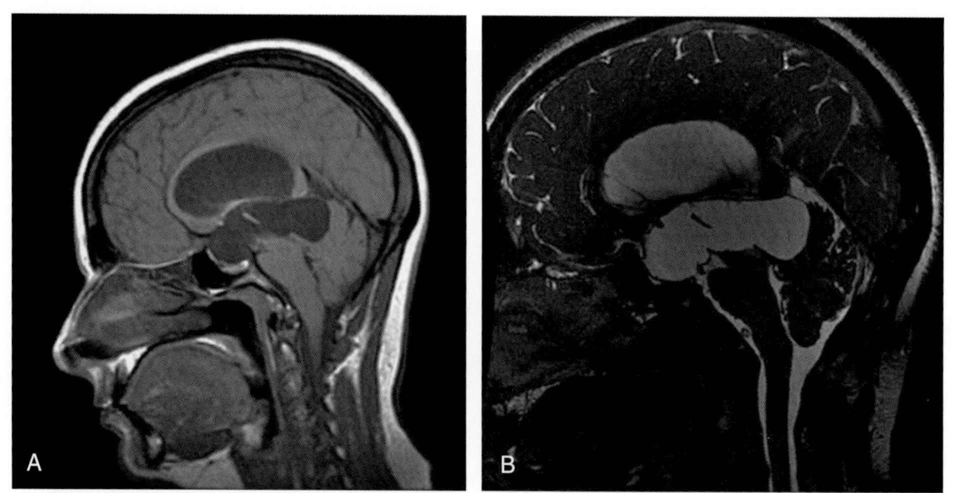

图 19.6 继发性空泡蝶鞍。矢状位 T1（A）和矢状位三维稳态干扰序列（B）显示导水管狭窄患者的第三脑室和侧脑室严重扩大，第四脑室外观正常。第三前脑室的显著扩张导致蝶鞍的继发性慢性严重扩张和垂体缩小

（张宇辰 译；麻少辉 审）

拓展阅读

Jordan RM, Kendall JW, Kerber CW. The primary empty sella syndrome: analysis of the clinical characteristics, radiologic features, pituitary function and cerebrospinal fluid adenohypophysial hormone concentrations. Am J Med, 1977, 62:569–580.

Kaye AH, et al. Intracranial pressure in patients with the empty sella syndrome without benign intracranial hypertension. J Neurol Neurosurg Psychiatry, 1982, 45:209–216.

Maira G, Anile C, Mangiola A. Primary empty sella syndrome in a series of 142 patients. J Neurosurg, 2005, 103:831–836.

Pompili A, Calvosa F, Appetecchia M. Evolution of primary empty sella syndrome. Lancet, 1990, 336:1249.

Saindane AM, et al. Factors determining the clinical significance of an empty sella turcia. AJR Am J Roentgenol, 2013, 200:1125–1131.

参考文献

[1] Sheehan HL, Summers VK. The syndrome of hypopituitarism. Q J Med,1949, 18:319–378.

[2] Bergland RM, Ray BS, Torack RM. Anatomical variations in the pituitary gland and adjacent structures in 225 human autopsy cases. J Neurosurg. 1968, 28:93–99.

[3] Sage MR, Blumbergs PC. Primary empty sella turcica: a radiologicalanatomical correlation. Australas Radiol, 2000, 44:341–348.

[4] Oh M, Laws ER, et al, eds. Empty sella syndrome. In: Pituitary Disorders: Diagnosis and Management. 1st ed. John Wiley and Sons, Ltd., 2013:77–86.

[5] Kaufman B. The "empty" sella turcica – a manifestation of the intrasellar subarachnoid space. Radiology,1968, 90:931–941.

20 Rathke 裂囊肿

Jeffrey A. Hashim，Seyed Rezapour

引　言

Rathke 裂囊肿是由胚胎时期 Rathke 囊的残余物引起的鞍区和鞍上囊性病变。Rathke 囊起源于外胚层，在妊娠第 4 周从咽部向上折叠 [1]。在蝶鞍中，Rathke 囊在前部形成腺垂体，在后部形成垂体中间叶。在鞍上池，Rathke 囊形成结节部。胚胎退化失败导致胚胎 Rathke 裂持续残留，随着时间的推移，其内充满液体，形成 Rathke 裂囊肿 [1]。Rathke 裂囊肿通常位于鞍内、鞍内和鞍上或者鞍上，具体取决于胚胎退化失败的确切位置（图 20.1）。

大多数 Rathke 裂囊肿为偶然发现，尸检病例发现率约 4%~33%，常规磁共振检查中被检出的越来越多 [2]。当该类囊肿出现症状时，患者通常表现为垂体功能障碍、视觉障碍或头痛。无症状的 Rathke 裂囊肿患者可以安全地进行影像学随访，而有症状的患者通常进行手术切除治疗 [3]。

演变：概述

Rathke 裂囊肿的影像学表现多种多样。T1 信号根据囊内容物的蛋白质浓度而变化。高蛋白和（或）出血性 Rathke 裂囊肿 T1 通常呈高信号。虽然 T2 通常是高信号，但 T2 信号也是可变的，病变内可能出现低信号结节，T2 加权成像可以清晰显示。通常，囊内结节的大小和外形多变，在随访过程中呈逐渐融合的 T2 低信号影，最终形成典型的病例报道中的囊内结节 [4]。在增强图像上，通常可见到正常垂体组织，呈薄壁、边缘强化并移位。然而，囊壁完全无强化或呈光滑薄壁的边缘不连续强化也可见到。

演变：深入阐述

随着颅脑 MRI 应用的增加，人们对未经治疗的 Rathke 裂孔囊肿自然史的了解越来越广泛。在一系列偶然发现的 Rathke 裂囊肿中，69% 的病例在 9 年的随访期内无任何生长 [3]。在另一些偶然发现的 Rathke 裂囊肿病例中，只有 5.3% 有生长记录 [1,3,5]。目前尚不清楚囊肿的生长原因。一种假设是，液体的分泌和再吸收之间可能存在不平衡。感染或出血有时也会导致其生长 [6]。间歇性症状可能与囊内容物渗漏引起的炎症反应有关 [7]。也有很少数人认为，Rathke 裂囊肿卒中是自发性退变的原因 [8]。

如前所述，手术治疗是症状性 Rathke 裂囊肿的主要治疗方法，通常采用经蝶窦入路方式。通常采用囊壁开窗术对囊壁取样来确诊 [9-10]。复发并不罕见，最大规模的系列病例研究显示术后 5 年复发率为 18%，术后 2 年复发率为 16%[3,11]。

垂体发育

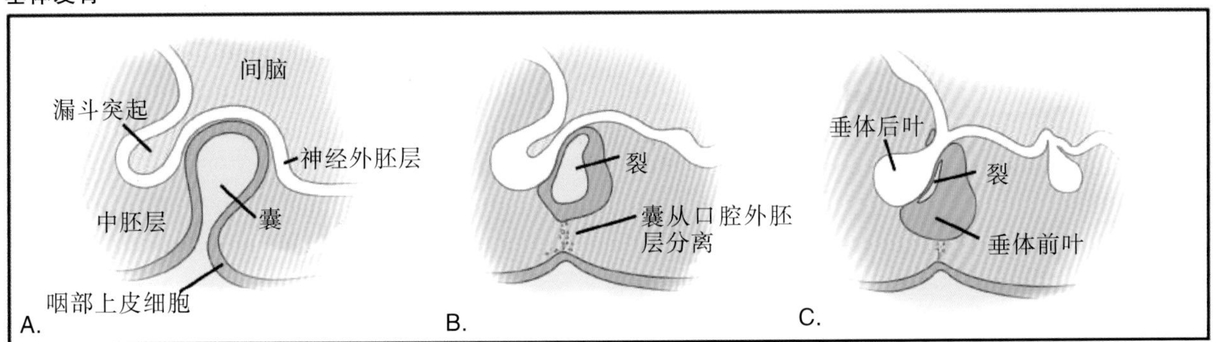

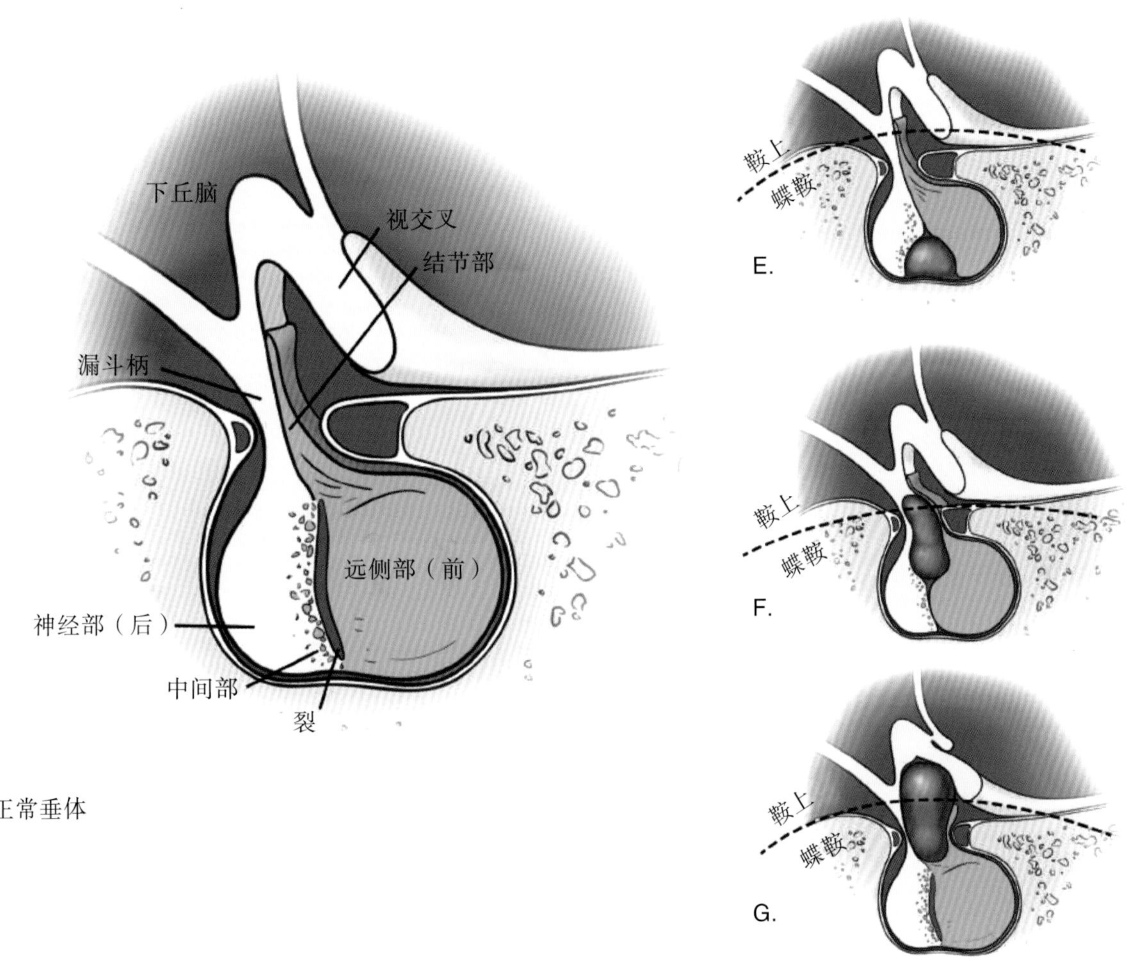

图 20.1 Rathke 囊肿的发展。正常的垂体前叶由外胚层向上发育而来，垂体后叶由神经外胚层向下发育而来。在发育过程中，一个被称为 Rathke 囊的憩室从咽部上皮分离出来，向发育中的大脑向上生长。最终，与下咽部上皮的连接被掐断。中间部区域的 Rathke 囊裂通常在胎儿发育早期就消失了。但是，Rathke 裂残余物可能存在于鞍上或鞍内。图片引自 Laws ER, Ezzat S, Asa SL, et al. Pituitary Disorders： Diagnosis and Management. 1st ed. Copyright 2013 John Wiley & Sons, Ltd. Published 2013 by John Wiley & Sons. Ltd.

复发性 Rathke 裂囊肿的影像学表现多种多样，T1 和 T2 信号的变化取决于术后出血 / 蛋白质变化的量（图 20.2~ 图 20.9）。复发性 Rathke 裂囊肿的生长速度也不一致，有的复发性囊肿保持稳定，有的囊肿在几年内生长缓慢。自发消退的病例也有报道[3,11]。

鉴别诊断

鞍区或鞍上囊性肿块的主要鉴别诊断包括囊性垂体腺瘤、颅咽管瘤、表皮样囊肿和蛛网膜囊肿，以及更罕见的鞍区 / 垂体神经囊虫病或转移（图 20.10~ 图 20.12）。颅咽管瘤常表现为周边钙化，而表皮样囊肿的内部扩散受限。垂体腺瘤卒中时会有出血，具有独特的临床表现和影像学演变，这将在本书的另一章中讨论。

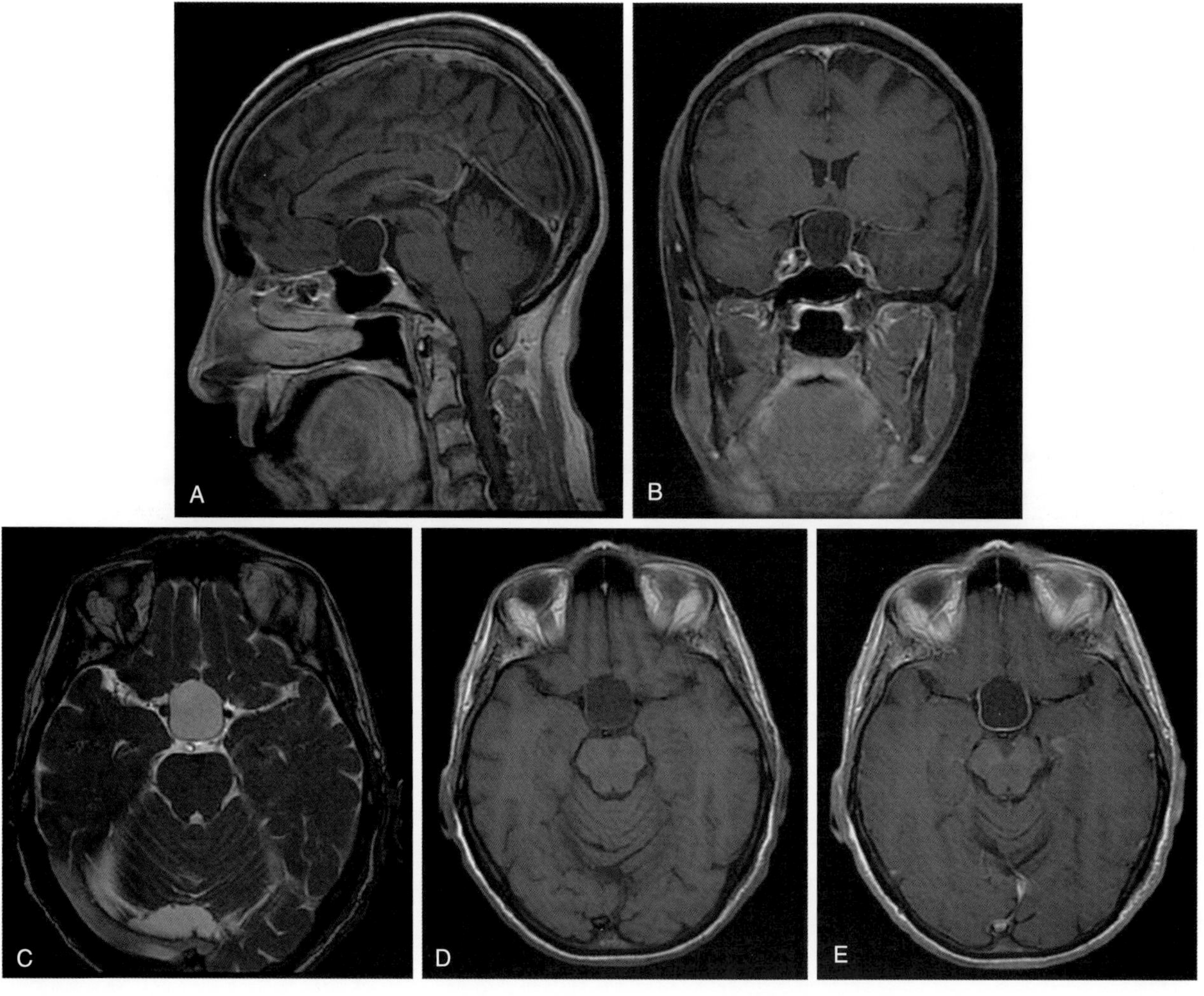

图 20.2 一个巨大的 Rathke 裂囊肿，呈薄壁光滑的边缘强化。矢状位和冠状位 T1 增强（A, B）、轴位 FIESTA（C）以及轴位平扫和增强（D, E）显示一个巨大的鞍区和鞍上囊性肿块，呈现薄而光滑的边缘强化，符合 Rathke 裂囊肿表现

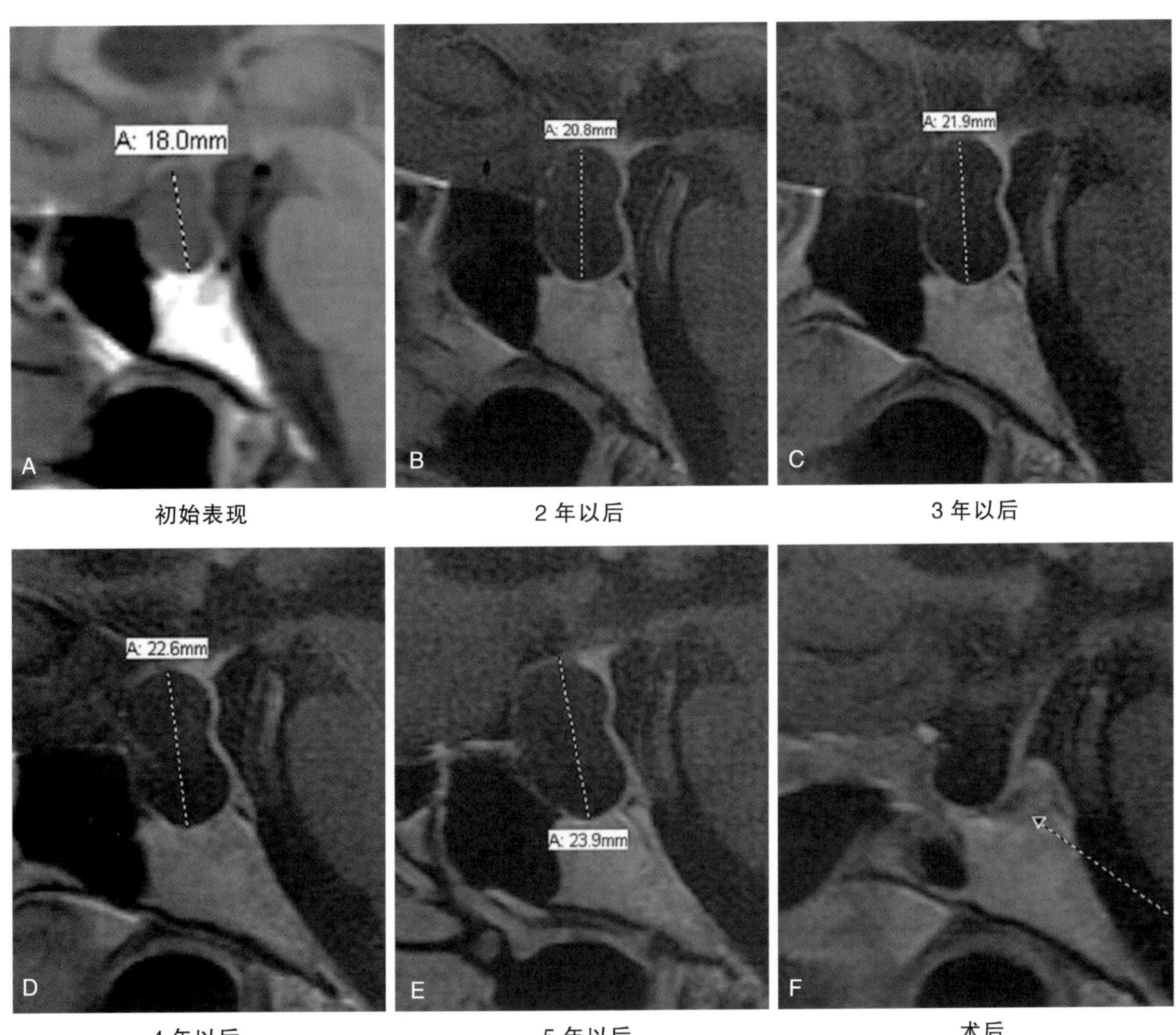

图 20.3　病理证实的 Rathke 裂囊肿缓慢、逐渐增大。首次发现时矢状位 T1 图像（A）显示一个 18mm 的 Rathke 裂囊肿。术后 2 年（B）、3 年（C）、4 年（D）和 5 年（E）图像进行对比显示病变缓慢增大（每年约 1mm）。患者随后接受了经蝶窦开窗手术。术后影像学（F）显示继发性部分空泡蝶鞍的下缘有一个塌陷的残腔（箭头）

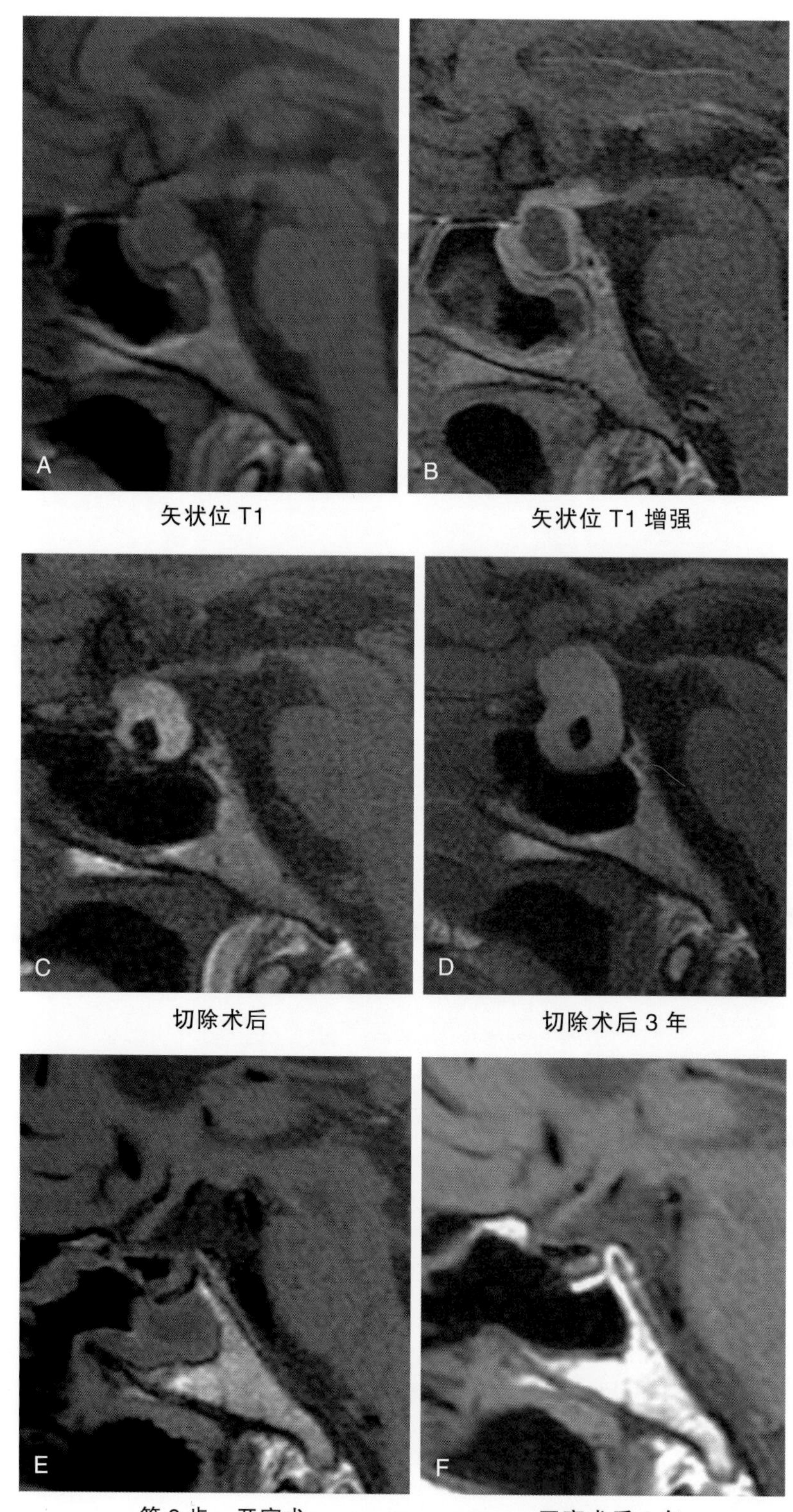

图 20.4 Rathke 裂囊肿。矢状位 T1（A）和增强图像（B）显示一个垂体囊性肿块，周围有光滑、相对较厚的强化边缘。（C~F）复发性 Rathke 裂囊肿。同一患者经蝶窦切除术后出现视觉症状，随后进行矢状位 T1 加权成像，切除术后的图像（C）显示 Rathke 裂囊肿复发。切除术后 3 年显示病变渐进性生长（D）。患者随后接受了囊肿开窗术，囊肿随时间延长而塌陷（E, F）

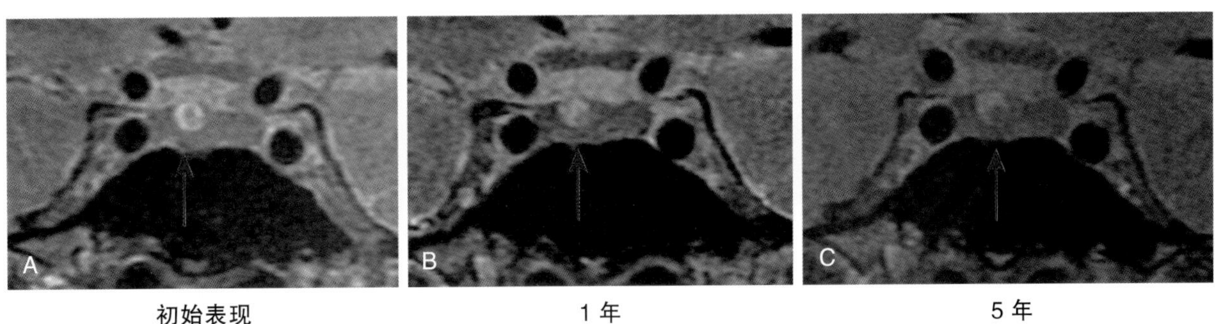

图 20.5　Rathke 裂囊肿内形成囊内结节。多个冠状位 T2 加权像在初始表现（A）、1 年（B）和 5 年（C）图像显示，类圆形的 T2 低信号结节在一个更大的 T2 高信号的 Rathke 裂囊肿内逐渐融合，符合囊内结节形成的表现（箭头）

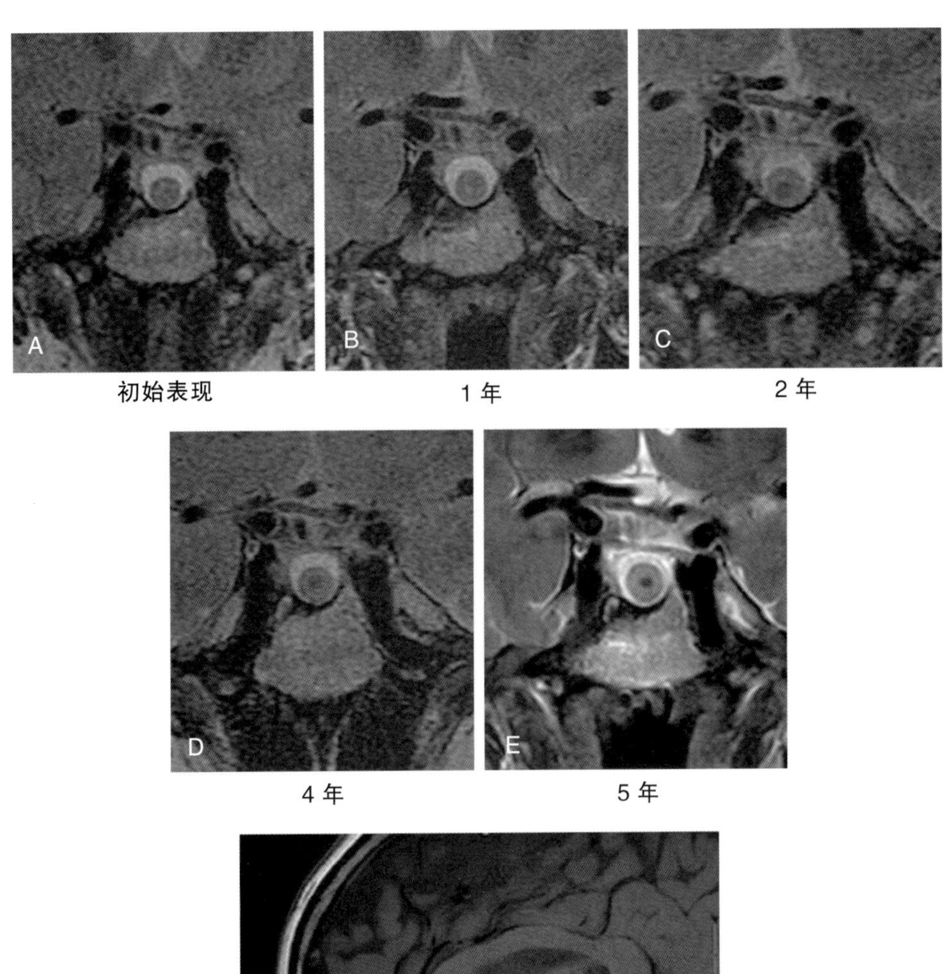

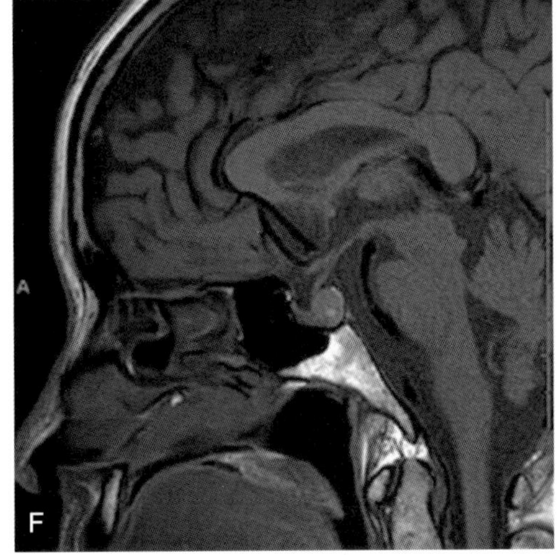

图 20.6　在囊内形成结中结。冠状位 T2 图像显示了 T2 高信号的 Rathke 裂囊肿在 5 年中（A~E）的变化，在一个较大的中等低信号的囊内结节内可见一个显著的 T2 低信号、逐渐融合的小结节。在 5 年后的矢状位 T1 图像中（F），中心显著的 T2 低信号结节呈高信号，可能是由蛋白含量较高所致

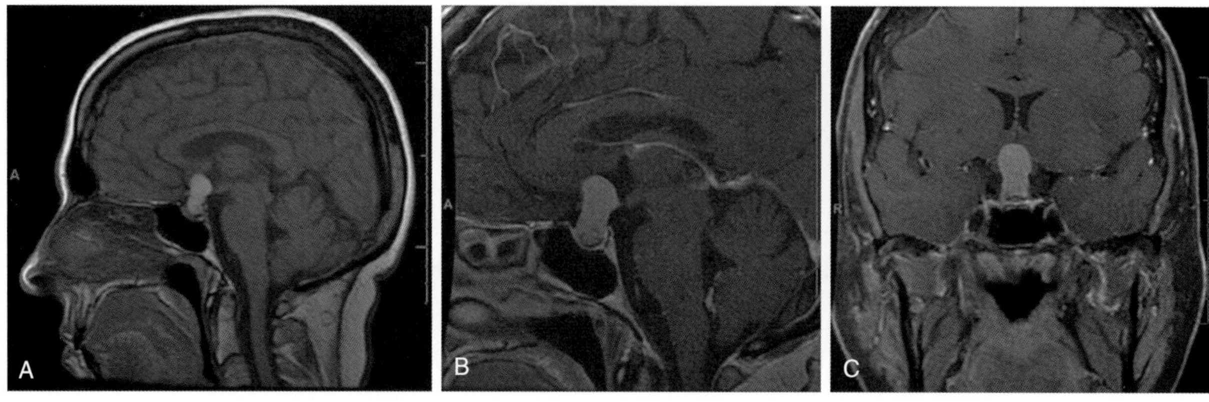

图 20.7 出血性 Rathke 裂囊肿。矢状位 T1 平扫（A）、矢状位 T1 增强（B）和冠状位 T1 增强伴脂肪饱和图像（C）显示，位于视交叉上方的大垂体肿块内的 T1 呈高信号。病理证实为出血性 Rathke 裂囊肿

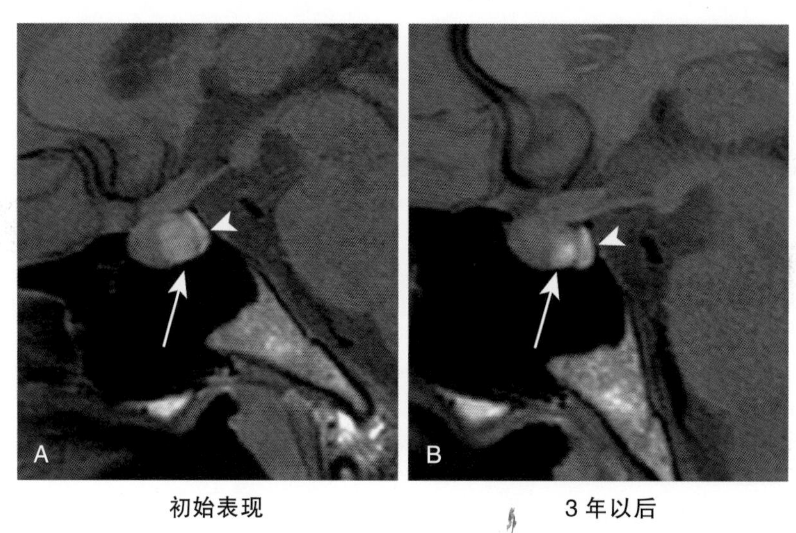

图 20.8 Rathke 裂囊肿自发消退。首次出现时的垂体矢状位 T1 加权图像（A）显示了一个固有的 T1 高信号中间部和垂体后叶病变（长箭头）。3 年后的矢状位 T1 加权图像（B）显示体积显著缩小（长箭头），符合出血性或蛋白性 Rathke 裂囊肿的自发消退表现。请注意正常的 T1 高信号的神经垂体位于囊肿背侧（箭头）。由于正常的黄骨髓信号，未经手术的鞍背可能是该区域第三个 T1 高信号的区域，如本例蝶窦下方斜坡所示，这一点很重要。因此，在解释磁共振成像时，与 CT 的仔细对应通常有助于确定鞍区的骨解剖结构

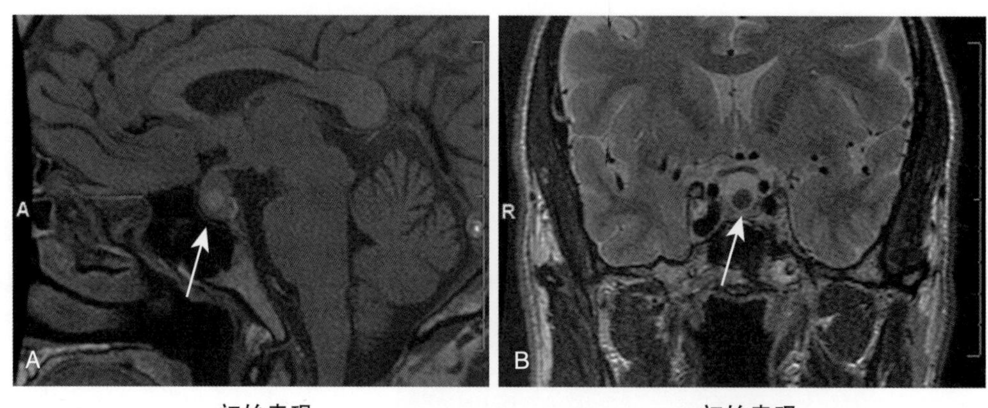

图 20.9 可能 Rathke 裂囊肿的自发消退。矢状位 T1 加权像和冠状位 T2 加权像（A, B）显示一个囊性垂体病变，伴有边界清晰、T1 高信号和 T2 低信号的囊内结节（箭头）。病变经过 2 年（C~E；箭头）缓慢消退，符合自发消退表现

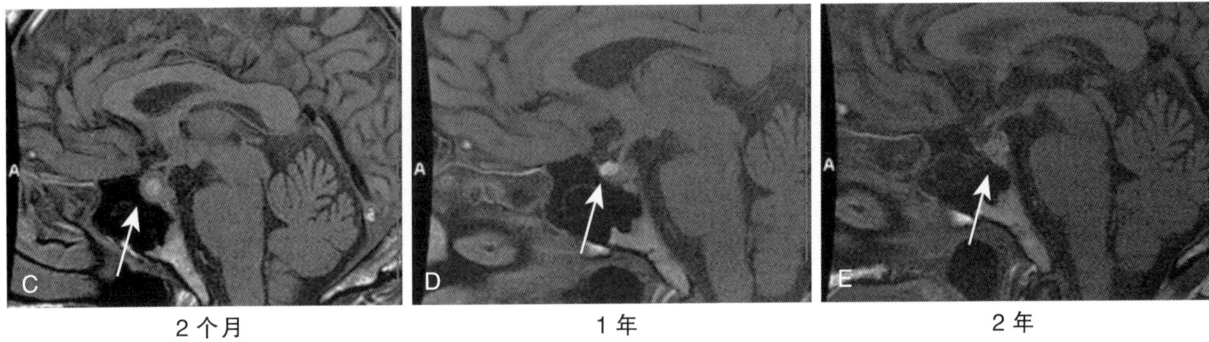

图 20.9（续）

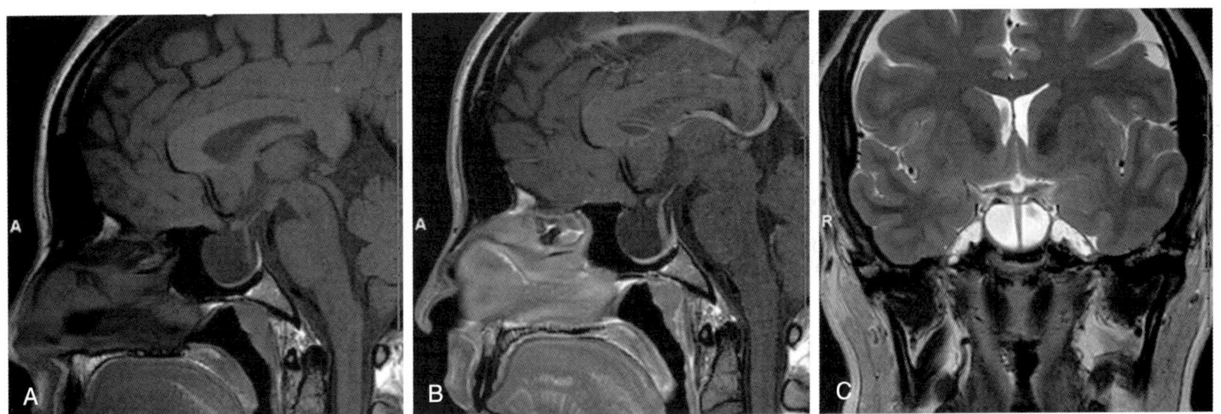

图 20.10　扩大的部分空泡蝶鞍。矢状位 T1 平扫（A）、矢状位 T1 增强（B）和冠状位 T2（C）图像显示，扩大的部分空泡蝶鞍，垂体受压变平紧贴鞍底，无明确的囊性病变边缘。在冠状位 T2 图像上，蝶鞍左上角可见细微的脑脊液脉流动伪影

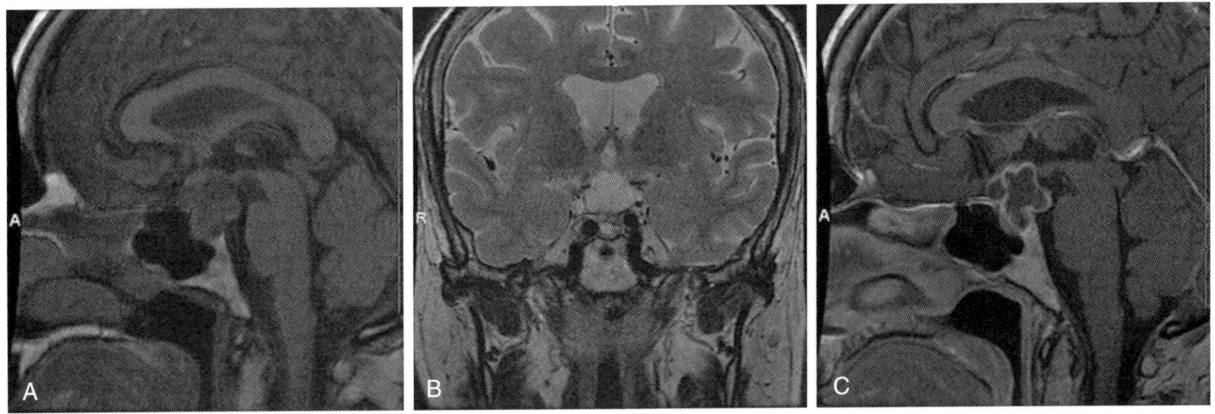

图 20.11　颅咽管瘤。矢状位 T1 平扫（A）、冠状位 T2 扫描（B）和矢状位 T1 增强（C）显示鞍上伴有分隔、分叶状的囊性病变，周边有薄壁强化，病理证实为囊性颅咽管瘤

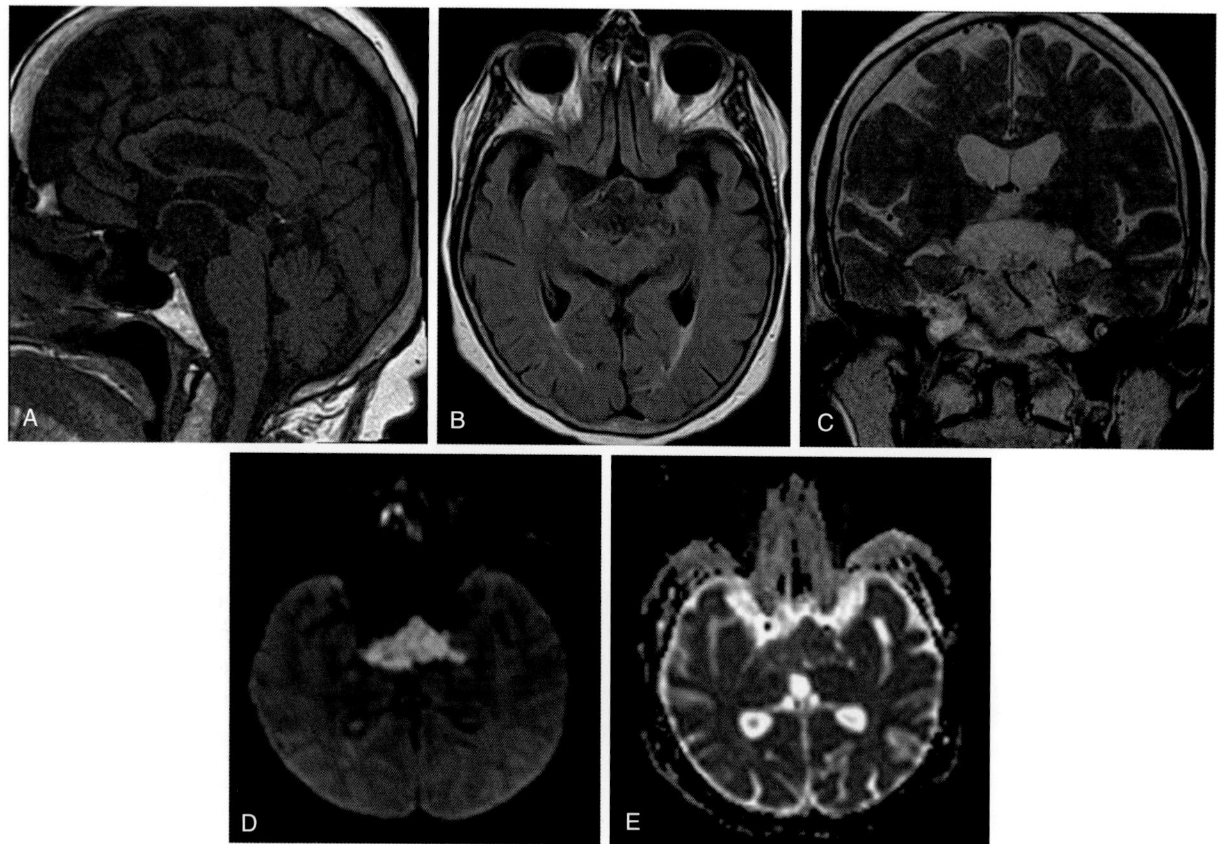

图 20.12 鞍上表皮样囊肿。矢状位 T1（A）、轴位液体衰减反转恢复序列（FLAIR）（B）、冠状位 T2（C）、轴位 DWI（D）和轴位 ADC（E）图像显示鞍上区分叶状肿块，呈 T1 低信号 T2 高信号，FLAIR 信号不均匀，扩散相对受限，符合鞍上表皮样囊肿表现

（杨 晶 译；张 明 审）

参考文献

[1] Eisenberg HM, Sarwar M, Schochet S Jr. Symptomatic Rathke's cleft cyst. Case report. J Neurosurg,1976, 45:585–588.

[2] Voelker JL, Campbell RL, Muller J. Clinical, radiographic, and pathological features of symptomatic Rathke's cleft cysts. J Neurosurg, 1991, 74:535–544.

[3] Han SJ, et al. Rathke's cleft cysts//Laws ER, et al, eds. Pituitary Disorders: Diagnosis and Management. 5th ed. John Wiley and Sons, Ltd, 2013.

[4] McGrath P. Cysts of sellar and pharyngeal hypophyses. Pathology, 1971, 3:123–131.

[5] Sanno N, Oyama K, Tahara S, et al. A survey of pituitary incidentaloma in Japan. Eur J Endocrinol, 2003, 149:123–127.

[6] Laws ER, Kanter AS. Rathke cleft cysts. J Neurosurg, 2004, 101:571–572.

[7] Byun WM, Kim OL, Kim DS. MR imaging findings of Rathke's cleft cysts: significance of intracystic nodules. AJNR Am J Neuroradiol, 2000, 21:485–488.

[8] Chaiban JT, Abdelmannan D, Cohen M, et al. Rathke cleft cyst apoplexy: a newly characterized distinct clinical entity. J Neurosurg, 2011, 114:318–324.

[9] Frank G, Sciarretta V, Mazzatenta D, et al. Transsphenoidal endoscopic approach in the treatment of Rathke's cleft cyst. Neurosurgery, 2005, 56:124–128.

[10] Aho CJ, Liu C, Zelman V, et al. Surgical outcomes in 118 patients with Rathke's cleft cysts. J Neurosurg, 2004, 101:577–584.

[11] Benveniste RJ, King WA, Walsh J, et al. Surgery for Rathke's cleft cysts: technical considerations and outcomes. J Neurosurg, 2004, 101: 577–584.

21 垂体卒中

Daniel L. Noujaim

引　言

垂体卒中（pituitary apoplexy，PA）是一种罕见的临床症状，最常见的表现为急性头痛、呕吐、视力障碍、眼肌麻痹、精神状态改变，以及可能的全垂体功能减退，有时 PA 可能是致命的。该综合征是由脑垂体出血和（或）梗死引起的。PA 最常见的病因是既存的大腺瘤出血。不伴有临床定义的卒中综合征的无症状性垂体出血也可能发生，但不应该被称为 PA。

考虑到 PA 可能需要紧急手术减压、重症监护病房监测和（或）激素替代治疗，在初始图像上对其进行准确和早期诊断是非常重要的。虽然计算机断层扫描（CT）表现可能与其他鞍区和鞍旁病变重叠，但某些疾病进展模式在适当的临床环境中具有高度特异性。重要的是，急诊磁共振成像（MRI）可以确认出血，排除相似诊断，并提供关于潜在视神经压迫的其他信息。

讨　论

PA 的发病机制尚不清楚。有人认为，腺瘤的过度生长可能超过其血液供应，从而导致缺血性坏死和出血（图 21.1）。另一种假设是逐渐增大的大腺瘤阻生在膈缺口处，压迫垂体柄及其血液供应。

但是，这些理论不能解释微腺瘤的出血。第三个假设是，一些垂体肿瘤的特征是内在的血管病变，可导致自发性梗死和出血。许多危险因素易使患者发生症状性垂体梗死，这些因素包括高血压、糖尿病、垂体功能动态检测以及抗凝剂、溴隐亭、雌激素或放疗的应用。

小部分大腺瘤患者可发生 PA。男性多见（男女比例 2 ：1），平均发病年龄为 57 岁。很多病例中，这种临床综合征是之前未被发现的腺瘤的首发症状。在没有潜在的垂体疾病的患者中，有相对少量的卒中病例报道。通常发生于希恩（Sheehan）综合征，一种以产后或围产期女性因失血过多而发生的垂体梗死为特征的疾病。

许多作者认为垂体功能紊乱是由于出血以及局部占位效应对周围结构的影响导致原有腺瘤突然增大。头痛症状可能与颅内压突然升高或脑膜刺激有关。眼肌麻痹是由于海绵窦受压，视力下降是由于视交叉受压。

影像学表现

CT

大多数有 PA 相关症状的患者首先在急诊情况下接受 CT 平扫检查。急性头痛的鉴别诊断包括更常见的疾病，如蛛网膜下腔出血、静

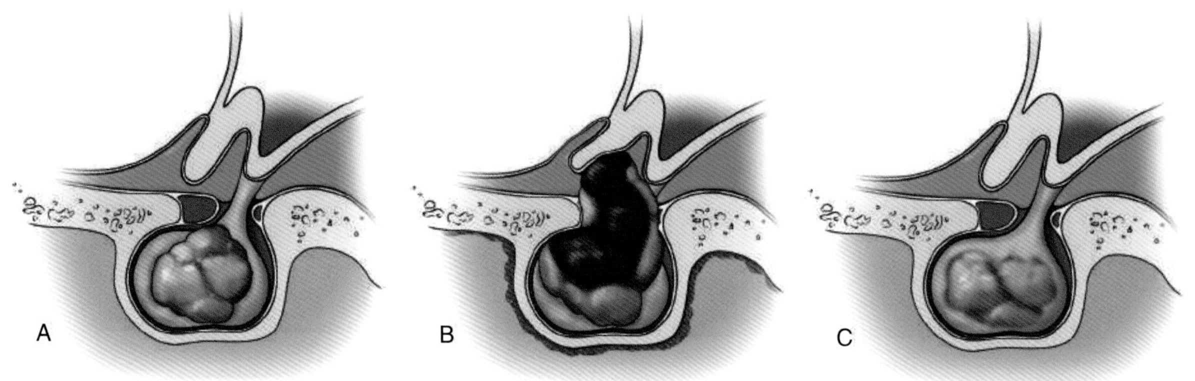

图 21.1 垂体卒中的演变。（A）先前存在的腺瘤。（B）出血进入腺瘤并伴有占位效应，包括视交叉升高。出血被认为与腺瘤的缺血性坏死有关。（C）出血逐渐吸收，占位效应消失。随访中可能存在或不存在残余肿瘤

脉窦血栓形成或颈动脉夹层。由于大多数卒中病例中都有出血成分，CT 上可能显示鞍区内的斑片状或融合性高密度区域（图 21.2A）。据报道，CT 评估 PA 的敏感性较低，可能是由于血液降解产物在 CT 上的演变，在出血后的几天内，其密度和显著性逐渐降低。

虽然蝶鞍内的高密度病变在适当的临床环境中往往代表 PA，但 PA 以外的疾病可能导致类似的影像学表现。垂体区域的其他高密度病变包括动脉瘤、脑膜瘤、Rathke 裂囊肿、颅咽管瘤、生殖细胞瘤、淋巴瘤。MRI 可以用来区分出血和其他病变（参见后面的“鉴别诊断”部分）。

非出血性 PA 在腺瘤患者中不太常见，由于骨质重塑和蝶鞍增大，CT 平扫可能对其有效显示。先前成像的垂体病灶的 CT 密度变化——高密度（出血）和低密度（缺血）——提示在适当的临床环境中应提高对卒中的关注（图 21.3）。

MRI

出血在 MR 上的信号变化已有很好的解释，急性出血期（1~7d）在 T1 上通常是等信号到高信号，T2 信号从高信号到低信号不等。亚急性出血期（7~21d）由于高铁血红蛋白的积累，导致 T1 缩短，信号升高。随着血液产物在亚急性期分解，T2 高信号占主导地位。在慢性期（＞21d），含铁血黄素和铁蛋白血液降解产物会导致 T1 和 T2 序列的低信号。需特别指出的是，由于神经垂体肽激素（加压素）的积累，神经垂体内的 T1 高信号（也称为“垂体后叶亮点”）是一种正常发现，不应被误认为是出血。

注射造影剂后，以出血为主的病变周围可能出现强化边缘。或者，在较大的大腺瘤中，残余存活肿瘤区域的不均匀强化可能要与更多 T1 高信号出血的周边区域相鉴别。在某些病变中可确定出血性液位，T1 高信号高液位代表细胞外游离高铁血红蛋白，T1 低信号低液位代表红细胞沉淀物。非出血性梗死性大腺瘤不常见，也很少被报道，影像表现为不强化的垂体肿块，在平扫和增强的研究中均为 T1 低信号。与急性期 PA 特异相关的 MRI 发现是蝶窦黏膜增厚，被认为是静脉充血的结果，并且通常在影像学随访中消退。这一发现可与血液产物的 MR 信号联合应用于测定卒中的敏锐度。

虽然在卒中可以进行临床诊断，并可通过 CT 确认，但视交叉受压可能是 PA 最重要的 MRI 指征。对于无法参与视野评估的患者，视交叉受压可能需要手术减压。如果采取保守治疗，持续的 MRI 随访可用于排除残留腺瘤的生长或再出血。

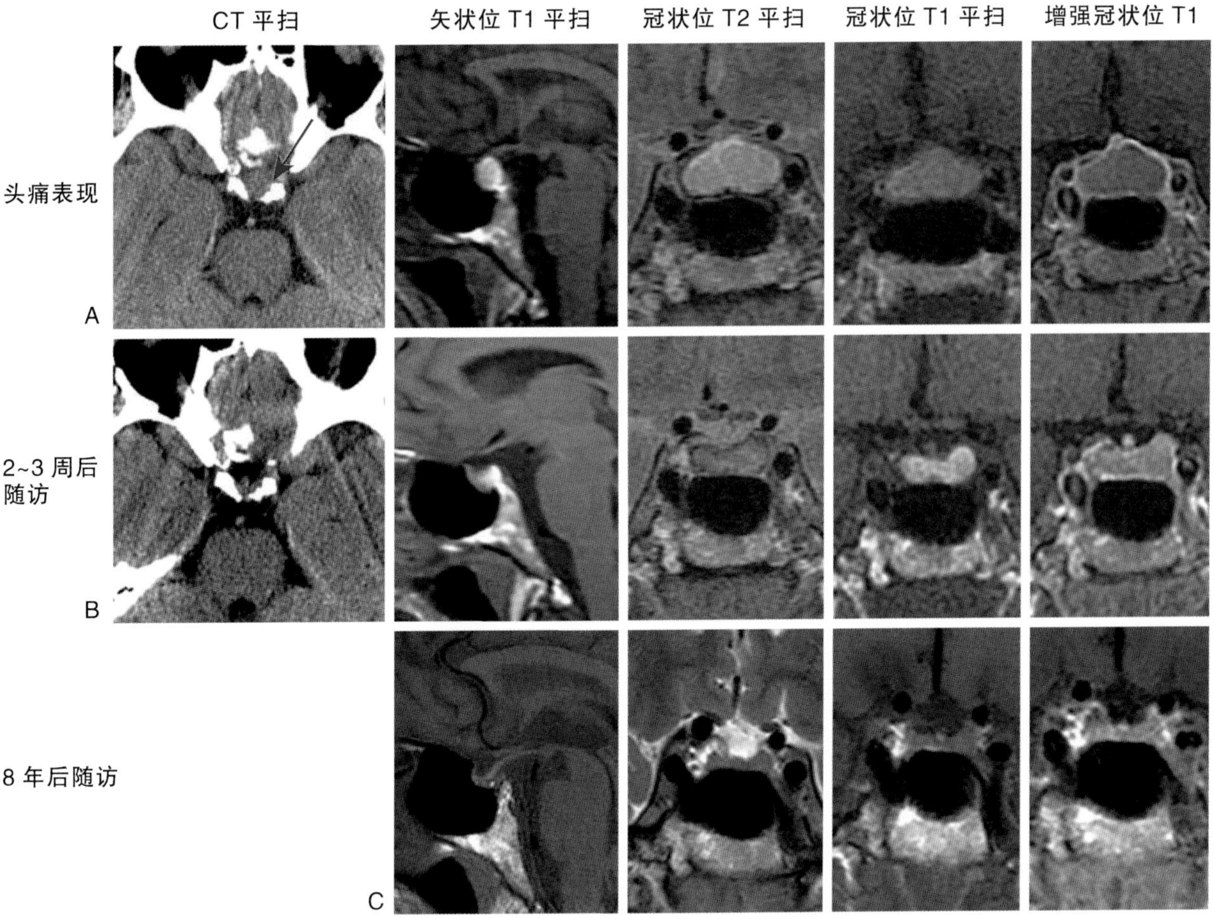

CT 平扫　矢状位 T1 平扫　冠状位 T2 平扫　冠状位 T1 平扫　增强冠状位 T1

头痛表现

A

2~3 周后随访

B

8 年后随访

C

图 21.2　出血性垂体卒中。一例 59 岁的 2 型糖尿病患者出现头痛。（A）CT 平扫显示鞍区高密度病变（红色箭头），对应于无强化的轻度 T1 和 T2 高信号病变，提示垂体出血。增强冠状位 T1 上，出血周围的垂体呈线形强化。（B）随访 2 周的 CT 和随访 3 周的磁共振成像（MRI）显示，CT 上的鞍区高密度病变和 MRI 上的非强化病变的体积缩小。注意蝶鞍的 T1 平扫高信号程度增加，符合不断演变的亚急性血液产物（高铁血红蛋白）表现。（C）8 年后，鞍区出血已完全消失，鞍底可见正常增强的垂体组织（以前被出血压迫）。未发现腺瘤。垂体功能测试正常

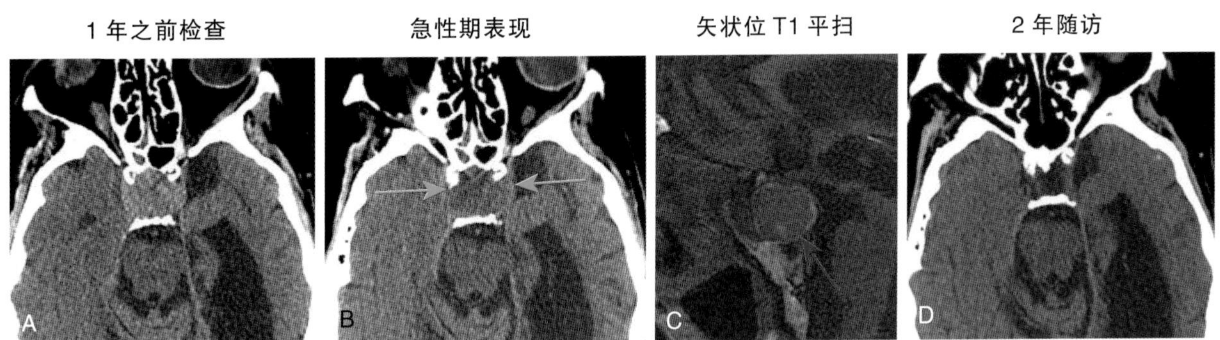

图 21.3　缺血性垂体卒中。一例 71 岁男性患者，患有 2 型糖尿病和大腺瘤，临床表现为急性嗜睡、视觉障碍和肾上腺功能不全。（A）1 年前 CT 扫描显示稍高密度的垂体大腺瘤，蝶鞍扩张。（B）急性期 CT 显示与非出血性梗死（蓝色箭头）相一致的大腺瘤密度间歇性降低。（C）矢状位 T1 平扫显示大腺瘤内有一小部分 T1 高信号，与少量内出血一致（红色箭头）（患者无法耐受造影后成像）。（D）由于急性发作期间进行性视力障碍行经蝶窦切除术，术后 2 年的随访显示扩张的蝶鞍内有脑脊液密度。病理结果符合坏死性腺瘤。患者继续接受激素替代疗法

随访时，出血腔将逐渐缩小，直至消失。可能有含铁血黄素残留，表现为明显的 T2 低信号，在梯度回波（T2*）或磁敏感加权成像上表现更为显著。有时由于再出血，病灶会增大，但出血最终会自行消退。需要注意的是，再出血可能伴或不伴任何症状恶化。

鉴别诊断

鞍区和鞍上区高密度病变的 CT 鉴别诊断包括动脉瘤、脑膜瘤、Rathke 裂囊肿、颅咽管瘤、生殖细胞瘤、淋巴瘤和转移瘤。根据前面讨论的典型的 MRI 出血信号变化模式，MRI 通常可以区分增强性肿块病变和出血性病变。

颈动脉虹吸段和前交通动脉起源的动脉瘤可以表现为圆形高密度病变，在 CT 上类似于出血。此外，部分血栓性动脉瘤可能具有可变的 MRI 信号，可类似出血性肿块（图 21.4）。识别病变的动脉起源至关重要，鉴别因素包括外周钙化、显著的 T2 低信号和血流搏动伪影。

鞍区脑膜瘤通常为 T1 等信号，注射对比剂后表现为轻度至中度强化（图 21.5）。脑膜瘤的 T2 信号可能因病变的纤维特性而变化。完全钙化的脑膜瘤较少或无强化，但 CT 平扫具有诊断性。其他显著特征包括硬脑膜尾征、鞍上脑膜瘤无蝶鞍扩张、颈内动脉狭窄（图 21.5）。

Rathke 裂囊肿是非肿瘤性鞍区或鞍上囊性病变，由 Rathke 囊的胚胎残余引起。绝大多数患者无症状；但如果病变较大，可能会出现头痛、垂体功能障碍或由于垂体柄或视交叉受压而导致的视觉障碍症状。囊肿内液体的蛋白质浓度可变，使 T1 信号的变化较大。Rathke 裂囊肿的特征是小的、无强化的囊内结节，通常在 T2 上呈低信号，代表蛋白质物质的凝固。有时 Rathke 裂囊肿内可能出现液平面，表明之前有出血。随着时间的推移，这些病变可能增大或大小波动，但不会像出血性 PA 那样自发消失（见图 21.6）。

颅咽管瘤是一种低度恶性肿瘤，通常发生在垂体柄，但也可能累及蝶鞍。有牙釉质型（在儿童年龄组更常见）和乳头状（在成人更常见）两种病理类型，组织学上可能有混合。颅咽管瘤通常有囊性和实性成分，并伴有钙化。由于蛋白质含量的变化，内部液性成分在 T1 和 T2 序列上的信号可能会发生变化，类似于出血。此外，也有罕见病变成分可使蝶鞍扩大，其表

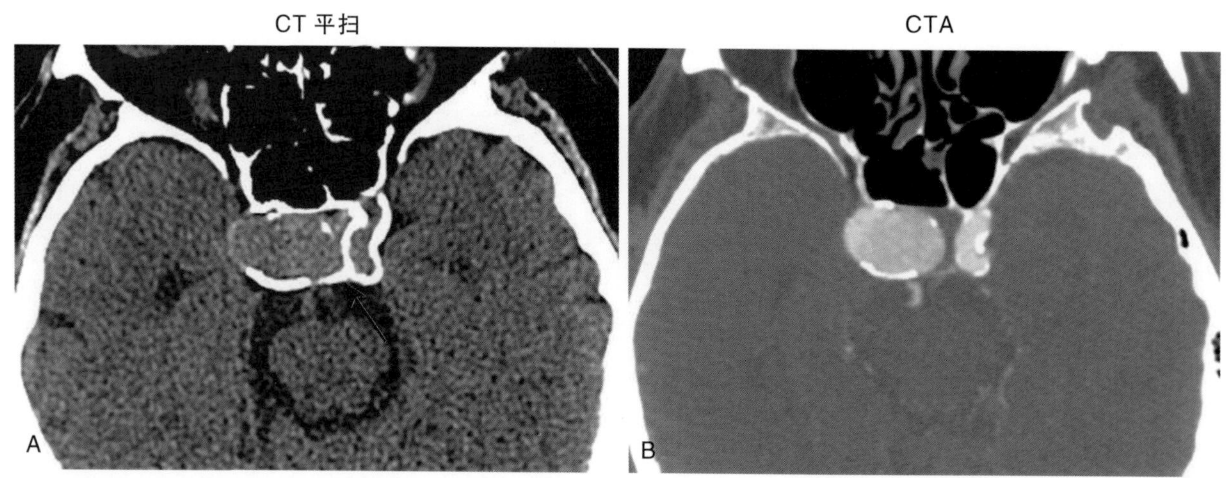

图 21.4 颈动脉瘤。一例 70 岁男性患者出现精神状态改变。（A）CT 平扫显示鞍区稍高密度病变，伴有周边钙化和鞍区扩张（红色箭头）。鉴别诊断考虑包括腺瘤和颈动脉瘤。（B）轴位 CT 血管造影（CTA）图像证实右侧海绵窦段颈内动脉瘤

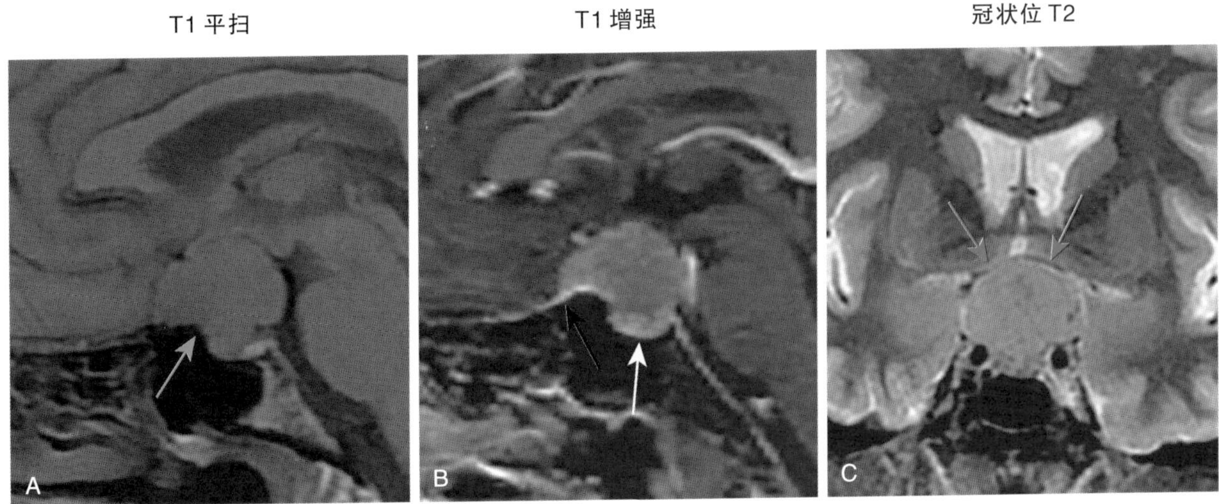

图 21.5　鞍上脑膜瘤。一例 50 岁女性患者，有头痛症状。（A）矢状位 T1 平扫显示 T1 等信号病变（蓝色箭头）使视交叉抬高。注：蝶鞍无扩张，垂体后叶位置正常。（B）矢状位 T1 增强显示蝶骨平面有中等病变和硬脑膜尾强化（红色箭头）。注意脑膜瘤下方垂体前叶正常强化（白色箭头）。（C）冠状位 T2 显示视交叉受压抬高（绿色箭头）

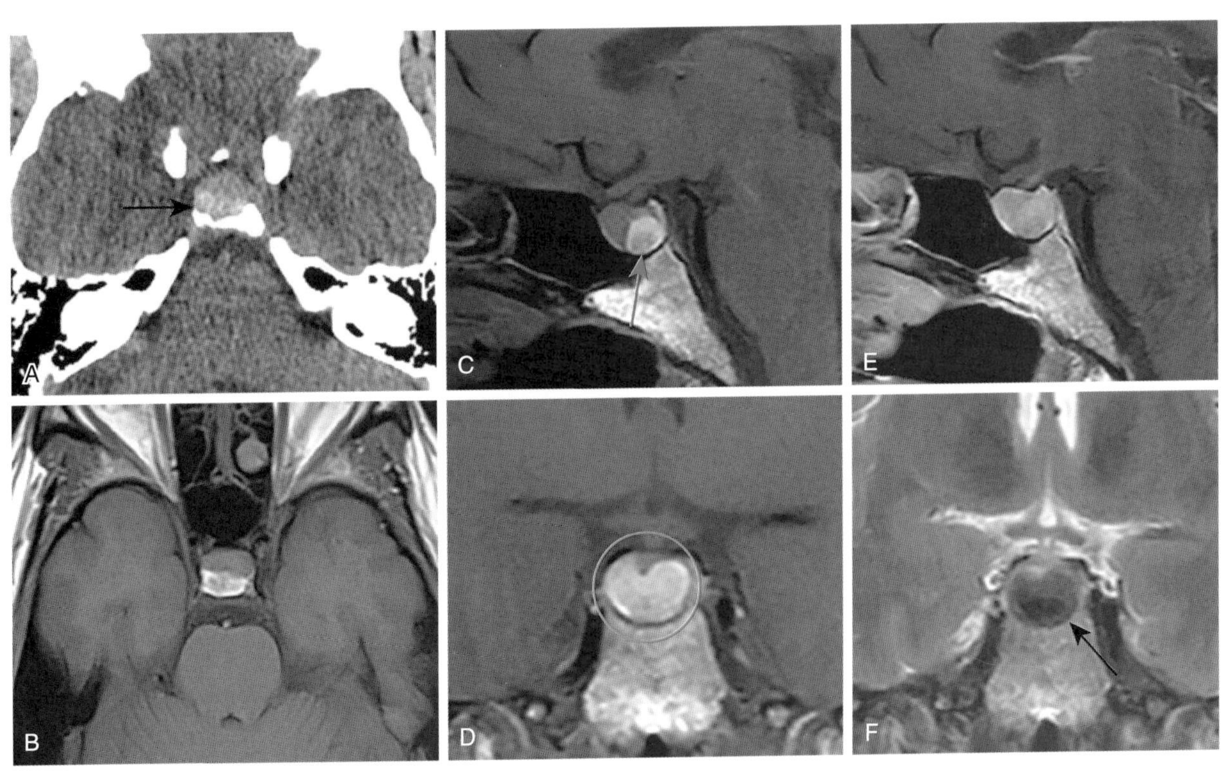

图 21.6　Rathke 裂囊肿。一例 48 岁女性患者，有头痛症状。（A）垂体中后部高密度病变（红色箭头）。（B~D）轴位、矢状位和冠状位 T1 平扫显示鞍区中后部有 T1 高信号病变（病变太大，不是正常的神经垂体——垂体后叶亮点。）（E）矢状位增强 T1 显示腺垂体（垂体前叶）正常强化。（F）冠状位 T2 显示低信号区，对应于 D 图 T1 高信号区（蓝色圆圈），符合高蛋白含量的囊肿表现。在多个序列（C；绿色箭头）（F；红色箭头）上也发现了典型的 Rathke 裂囊肿内低信号结节。囊内结节被认为是蛋白质囊肿内的蛋白质凝固（在 3 年的随访中，该病变没有变化）

现类似于大腺瘤（图 21.7）。

生殖细胞瘤、淋巴瘤和鞍旁区转移性病变通常累及垂体柄，通常不会像大腺瘤那样扩张蝶鞍。这些疾病也可能存在其他受累部位，包括生殖细胞瘤中异时性的松果体区病变，或淋巴瘤和转移性疾病中的脑实质或软脑膜病变（图 21.8）。

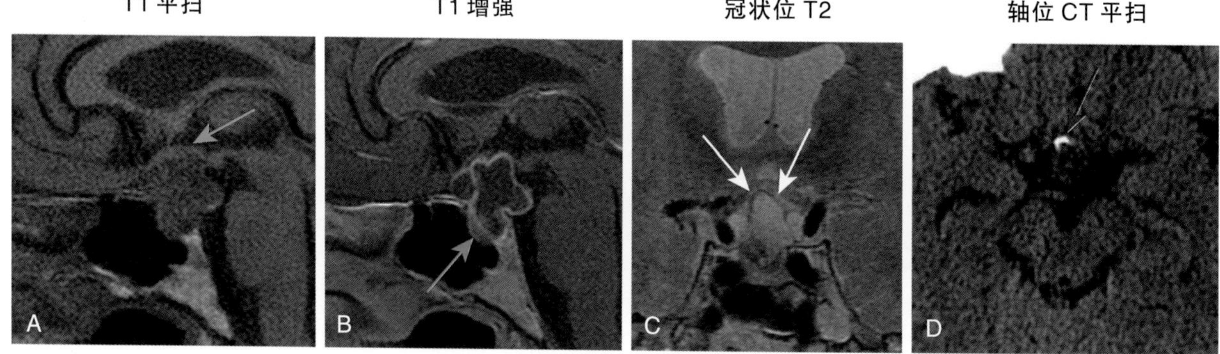

图 21.7 颅咽管瘤。（A）矢状位 T1 平扫显示鞍区和鞍上 T1 低信号、分叶状病变，视交叉抬高（蓝色箭头）。（B）矢状位 T1 增强显示以囊性成分为主病变光滑的边缘强化（注意鞍前底正常强化的垂体；绿色箭头）（C）冠状位 T2 显示鞍区和鞍上高信号为主的囊性病变（白色箭头）。（D）轴位 CT 平扫证实存在周边钙化（红色箭头），这是最典型的牙釉质型颅咽管瘤

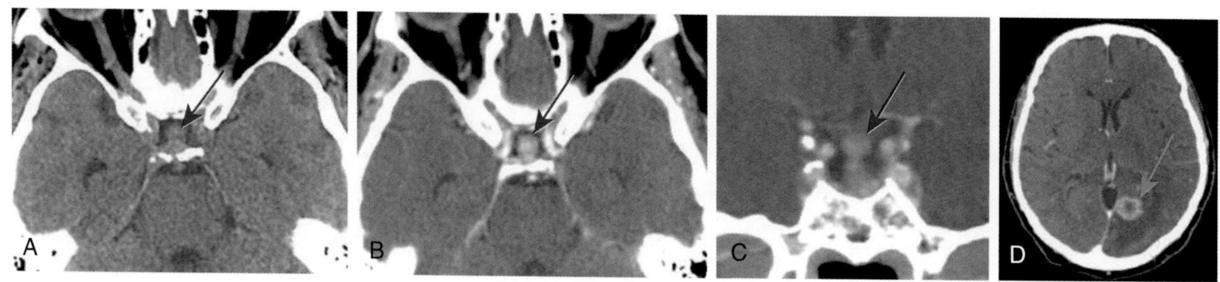

图 21.8 转移瘤。一例 74 岁女性患者，有乳腺癌病史，临床表现为眩晕。（A）轴位 CT 平扫显示高密度鞍上病变（红色箭头）和左侧枕叶水肿（不包括）。（B, C）轴位和冠状位 CT 增强显示鞍上病变均匀强化（红色箭头），该病变累及垂体柄。（D）轴位 CT 增强显示左枕叶边缘强化病变（绿色箭头），符合转移瘤表现

（杨 晶 译；张 明 审）

拓展阅读

Arita K, Kurisu K, Tominaga A, et al. Thickening of sphenoid sinus mucosa during the acute stage of pituitary apoplexy. J Neurosurg, 2001, 95:897–901.

Ayuk J, McGregor EJ, Mitchell RD, et al. Acute management of pituitary apoplexy—surgery or conservative management? Clin Endocrinol, 2004, 61:747–752.

Binning MJ, Liu JK, Gannon J, et al. Hemorrhagic and nonhemorrhagic Rethke cleft cysts mimicking pituitary apoplexy. J Neurosurg, 2008, 108:3–8.

Bonneville F, Cattin F, Marsot-Dupuch K, et al. T1 signal hyperintensity in the sellar region: spectrum of findings. Radiographics, 2006, 26:93–113.

Dubuisson AS, Beckers A, Stevenaert A. Classical pituitary tumour apoplexy: clinical features, management and outcomes in a series of 24 patients. Clin Neurol Neurosurg, 2007, 109:63–70.

Gruber A, Clayton J, Kumar S, et al. Pituitary apoplexy: retrospective review of 30 patients–is surgical intervention always necessary? Br J Neurosurg, 2006, 20:379–385.

Ostrov SG, Quencer RM, Hoffman JC, et al. Hemorrhage within pituitary adenomas: how often associated with pituitary apoplexy syndrome? Am J Roentgenol, 1989, 153:153–160.

Piotin M, Tampieri D, Rüfenacht DA, et al. The various MRI patterns of pituitary apoplexy. Eur Radiol, 1999, 9:918–923.

Semple PL, Jane JA, Lopes MBS, et al. Pituitary apoplexy: correlation between magnetic resonance imaging and histopathological results. J Neurosurg, 2008, 108:909–915.

22 肥大性下橄榄核变性

Juan E. Small

引　言

肥大性下橄榄核变性（Hypertrophic olivary degeneration，HOD）是小脑齿状核、中脑红核和延髓下橄榄核环路（图 22.1）受损后的变性，此环路也被称为 Guillain-Mollaret 三角区（Guillain-Mollaret triangle，GMT）。Guillain-Mollaret 三角区在损伤（梗死、出血、创伤、肿瘤、手术）后，受影响的下橄榄核（inferior olivary Nucleus，ION）发生肥大性变性。ION 反常的退行性肥大（而不是萎缩）会导致功能紊乱。值得注意的是，涉及此环路的病变可能会产生腭肌阵挛，这是少数在睡眠期间不会消失的不自主运动之一。与 HOD 相关的其他主要临床表现是齿状核－红核震颤和眼球震颤。

病变演变：概述

HOD 的特征是 T2 异常高信号和 ION 体积增大。HOD 影像学诊断的要点在于识别不强化的轻度肥大性 T2 高信号的下橄榄核，并伴有对侧齿状核、对侧小脑上脚、同侧红核或同侧脑桥被盖的病变或损伤。了解 HOD 的时间演变过程对于准确解释不断变化的影像特征也是必要的（图 22.2）。磁共振成像（MRI）表现为三个不同的阶段：① 6 个月内 ION 呈 T2 高信号，但无肥大。② ION 呈 T2 高信号并伴肥大，通常在 3 至 4 年内消退。③数年后 ION 萎缩，T2 高信号始终存在（图 22.3）。

HOD 通常表现为单侧受累。ION 肥大性变性的病理学过程包括空泡化、神经元增大、星形胶质细胞肥大及神经胶质增生。如果病变累及脑干，可导致同侧 HOD；如果病变位于小脑，则可导致对侧 HOD。双侧 HOD 相对罕见，当病变发生在小脑上脚水平，可导致双侧交叉齿状橄榄纤维受损，从而引起双侧 HOD（图 22.4）。

鉴别诊断

橄榄核信号异常和肥大的鉴别诊断包括梗死、肿瘤、脱髓鞘、感染和海绵状血管畸形（图 22.5）。如前所述，诊断 HOD 的关键是对侧小脑或同侧脑干存在与 T2 高信号相关的病变，伴或不伴橄榄核肥大。因此，超出橄榄核解剖结构、有强化或钙化存在的病变应考虑其他疾病（图 22.6）。

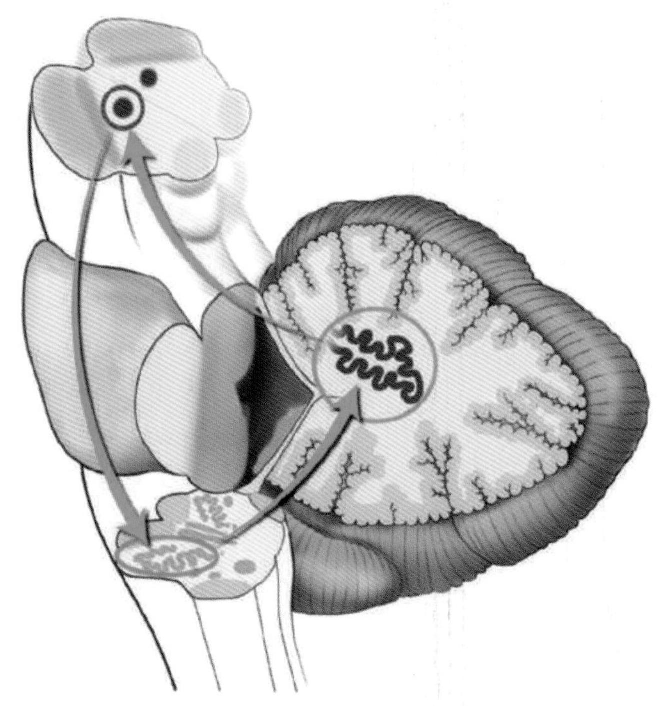

图 22.1 Guillain-Mollaret 三角区环路（齿状核 – 红核 – 下橄榄核环路）负责调节脊髓运动。它由中脑同侧红核（RN）（红圈）、延髓同侧下橄榄核（ION）（绿色椭圆形圈）和小脑对侧齿状核（DN）（橙色圈）组成。起源于齿状核的神经纤维在小脑上脚交叉，投射到对侧中脑红核，下行至脑桥中央被盖束（CTT），进入延髓下橄榄核，后经小脑下脚投射到对侧齿状核。因此影响下橄榄核传入通路的病变会导致肥大性下橄榄核变性（HOD），导致右侧下橄榄核 HOD 的病变涉及右侧 RN、右侧 CTT、左侧 DN 或左侧 SCP。影响下橄榄核传出通路的病变（小脑下脚病变）一般引起 HOD 的可能性较小

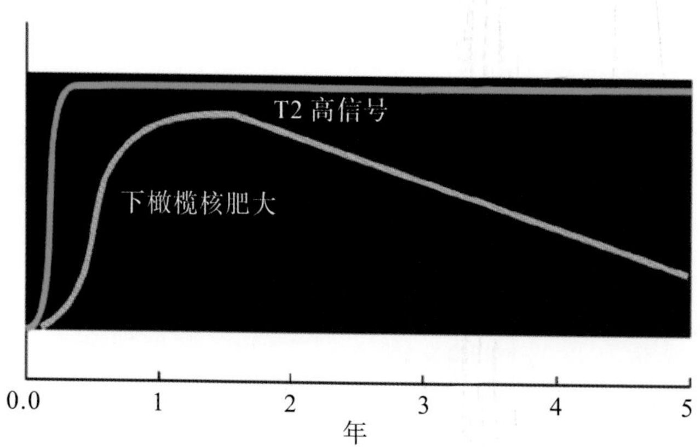

图 22.2 肥大性下橄榄核变性（HOD）的时间演变图。HOD 的演变过程决定了磁共振成像的三个不同的阶段，图示 T2 高信号（蓝线）和下橄榄核肥大（灰线）的变化趋势。大多数患者在初次损伤后约 3 周开始出现组织学和影像学变化（T2 高信号），但也可在初次损伤后 6 个月内首次出现影像学异常。大多数患者在初次损伤后约 6 个月出现 T2 高信号伴下橄榄核肥大，这种表现可以持续数年，通常为 3~4 年。最后，虽然 T2 高信号无限期持续，但几年后下橄榄核会出现萎缩（图未显示）

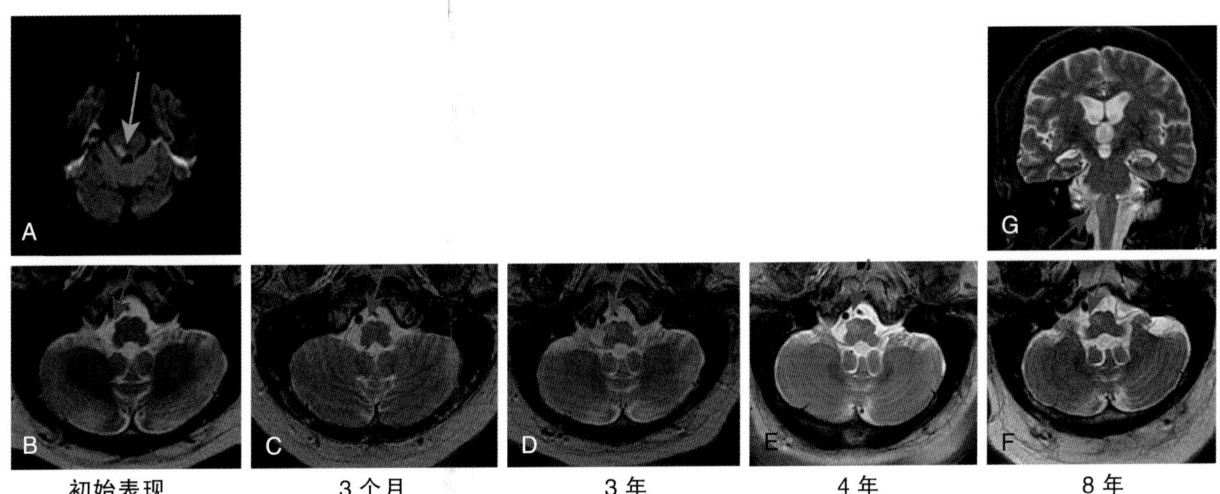

图 22.3　62 岁，脑干卒中并继发眼－腭肌阵挛的肥大性下橄榄核变性（HOD）。最初，轴位 DWI 图（A）示桥脑并右侧小脑上脚急性梗死（蓝色箭头）。病灶最初（B）和 3 个月后（C）的轴位 T2WI 图像示右侧下橄榄核的信号强度和大小正常（红色箭头）。3 年后（D）和 4 年后（E）的轴位 T2WI 图像显示右侧下橄榄核呈 T2 高信号并形态肥大（红色箭头），这与 HOD 的演变过程一致。8 年后，轴位（F）和冠状位 T2WI 图（G）示下橄榄核肥大消失，但仍伴有 T2 高信号（红色箭头）

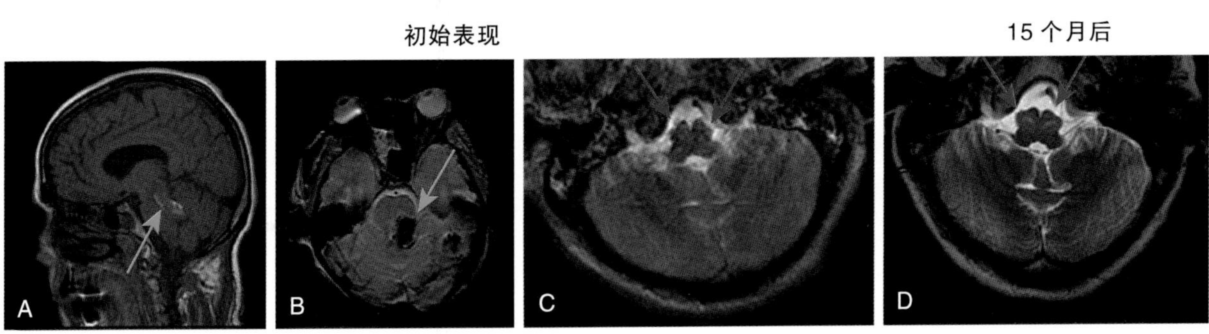

图 22.4　66 岁女性，外伤性脑出血并双侧肥大性下橄榄核变性（HOD）。就诊时的矢状位 T1WI（A）和轴位梯度回波序列图（B）示出血（蓝色箭头）累及脑桥和小脑上脚，破坏了交叉的齿状核－下橄榄核纤维。轴位 T2WI 图（C）示下橄榄核呈正常形态（红色箭头）。15 个月后的轴位 T2WI 图（D）示双侧 HOD

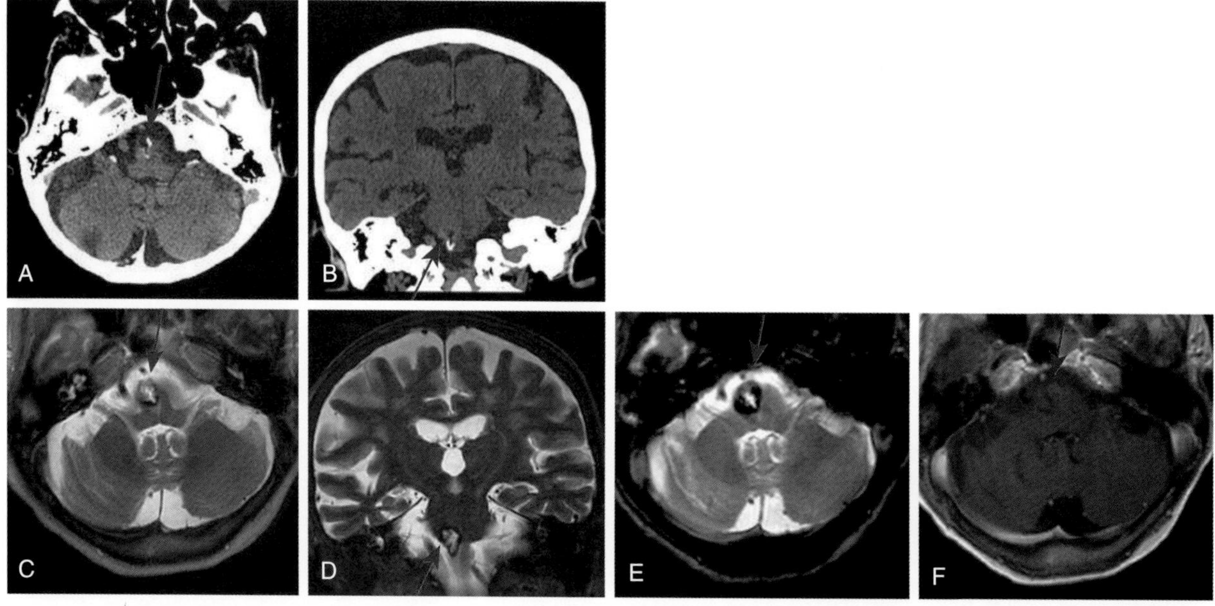

图 22.5 海绵状血管畸形。84 岁女性患者，精神失常。轴位（A）和冠状位（B）平扫 CT 图，示位于延髓右侧的橄榄核钙化（红色箭头）。轴位 T2WI（C）、冠状位 T2WI（D）、轴位梯度回波（E）和轴位 T1WI 增强（F）图像证实存在右侧脊髓外生型海绵状血管畸形，具有特征性的“爆米花”外观，病灶边缘 T2 低信号和轻度强化（箭头）

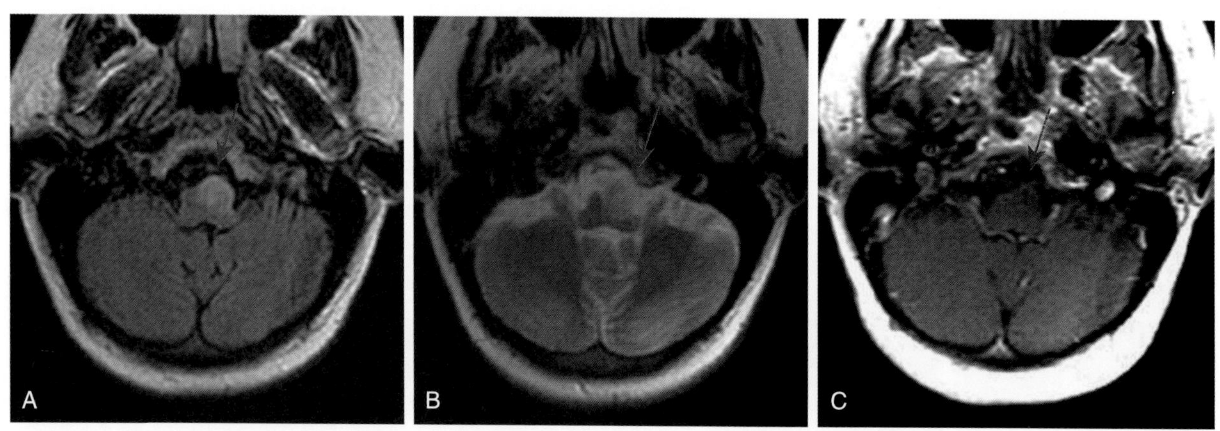

图 22.6 中年女性，脑干胶质瘤患者。FLAIR（A）、轴位 T2WI（B）和轴位 T1WI 增强图（C）示不强化的 T2/FLAIR 高信号肿块（箭头），该病灶延伸到延髓左侧橄榄核，范围大于肥大性下橄榄核变性的大小，超出了左侧延髓下橄榄核预期的解剖边界

（杨 勇 译；麻少辉 审）

拓展阅读

Ash L, Srinivasan A. Case of the season: hypertrophic olivary degeneration. Semin Roentgenol, 2008, 43(3):171–172.

Goyal M, Versnick E, Tuite P, et al. Hypertrophic olivary degeneration: metaanalysis of the temporal evolution of MR findings. AJNR Am J Neuroradiol, 2000, 21(6):1073–1077.

Sanverdi SE, Oguz KK, Haliloglu G. Hypertrophic olivary degeneration in children: four new cases and a review of the literature with an emphasis on the MRI findings. Br J Radiol, 2012, 85(1013):511–516.

Shah R, Markert J, Bag AK, et al. Diffusion tensor imaging in hypertrophic olivary degeneration. AJNR Am J Neuroradiol, 2010, 31(9):

SECTION 2

第 2 篇

脊　髓

Spine

第 1 部分　退行性疾病

23 后纵韧带骨化

Nathaniel Temin，Merav Galper，Juan E. Small

引　言

后纵韧带骨化（OPLL）是一种缓慢进展的疾病，可导致椎管狭窄和脊髓病。OPLL 患者的脊髓病与静态和动态因素均有关。颈椎最常见，胸椎和腰椎亦可受累。OPLL 的患病率随年龄增长而增加，在老年人群中最常见，男性略多于女性。亚洲人群的发病率也增加，其中日本发病率最高。

病理生理学和自然进程：概述

演　变

OPLL 的发展变化是以后纵韧带（PLL）的富血供纤维化开始，随后出现局灶性钙化，进而导致骨膜软骨细胞增生，最终骨化形成。因此，OPLL 的自然进程包括纤维化、随后钙化和最终骨化。重要的是，该病变通常延伸至相邻硬脊膜（关于这个特征稍后将进行更详细的讨论）。后纵韧带的肥大和骨化，可能直接压迫脊髓或导致脊髓缺血，从而引起脊髓病。

分　布

PLL 位于椎体后面，从斜坡延伸至骶骨。尽管 OPLL 可能累及 PLL 的任何部分，但到目前为止，最常见的解剖部位是颈椎——约占 75%；通常累及 2.5~4 个椎体节段，大约从 C3/C4 层面开始，向远端进展，直至 C4/C5 和 C5/C6 层面， C6/C7 层面通常不受累及。胸腰椎受累较少见，约占 25%，其中上胸椎较腰椎节段多见。

病理学分类和影像学特征

病变初期的神经影像学特征可能各不相同。应用最广泛的 OPLL 分类系统是根据 CT 矢状位图像区分的 4 种类型，分别为连续型、节段型、混合型和局限型（图 23.1）。

连续型 OPLL 位于几个相邻椎体和椎间盘的后方，椎间盘退行性疾病相对较少，无小关节突关节强直。节段型 OPLL 表现为一个或多个椎体后方不连续骨化。混合型为连续型和节段型的组合。第四类称为局限型，骨化发生于椎间盘后方，必须与椎间盘钙化鉴别。骨化区后缘邻近硬膜囊处可表现为相对规则 / 不规则和锯齿样改变。应该注意的是，OPLL 比其他椎间盘源性病变更容易累及邻近硬脊膜。伴随相邻硬脊膜骨化更常见于颈椎的非节段型，但也可见于胸椎的节段型和非节段型。

进展速度

OPLL 是一种缓慢进展的疾病，病程长达数年（图 23.2）。相对于骨化的初始区域，它可能以连续或不连续的方式进展，并可能累

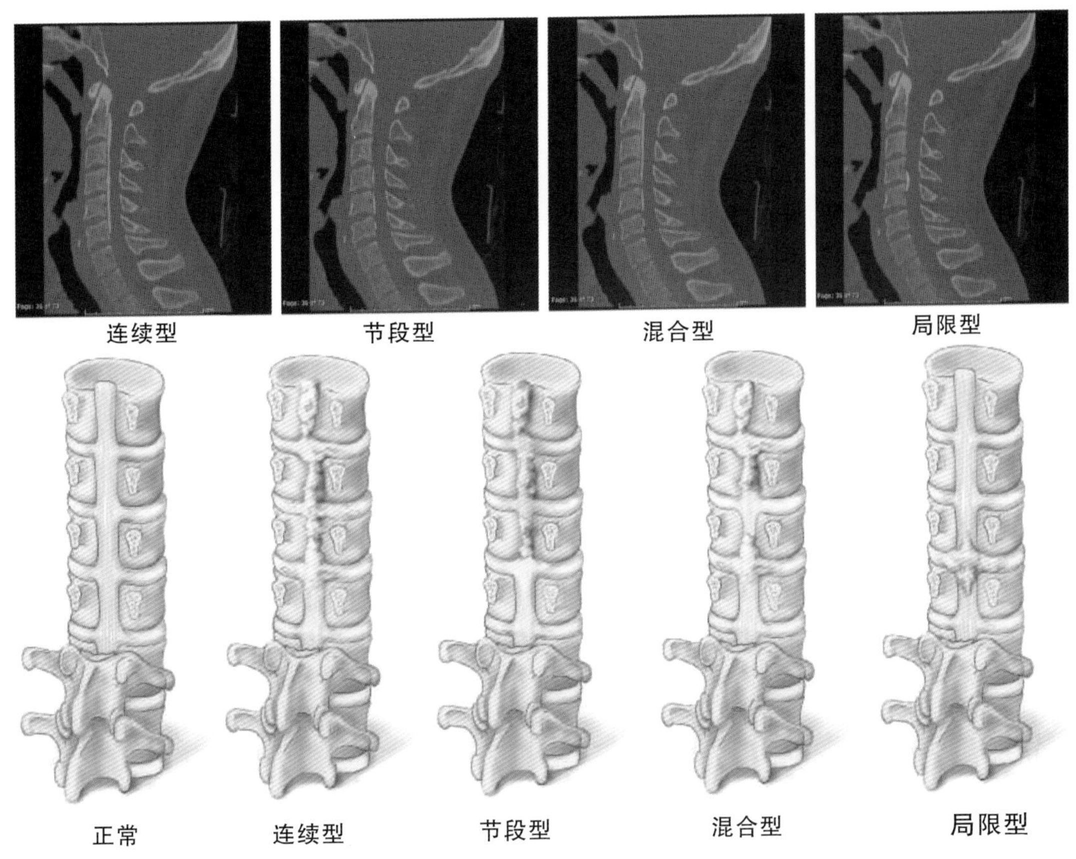

图 23.1　后纵韧带骨化（OPLL）4 种类型的图示。CT 矢状位图像和三维示意图显示 OPLL 病理分类形式，包括连续型（从椎体延伸至椎体，横跨椎间隙）、节段型（局限于椎体后缘，没有跨越椎间隙）、混合型（结合连续型和节段型）和局限型（罕见，与终板和椎间隙相邻）

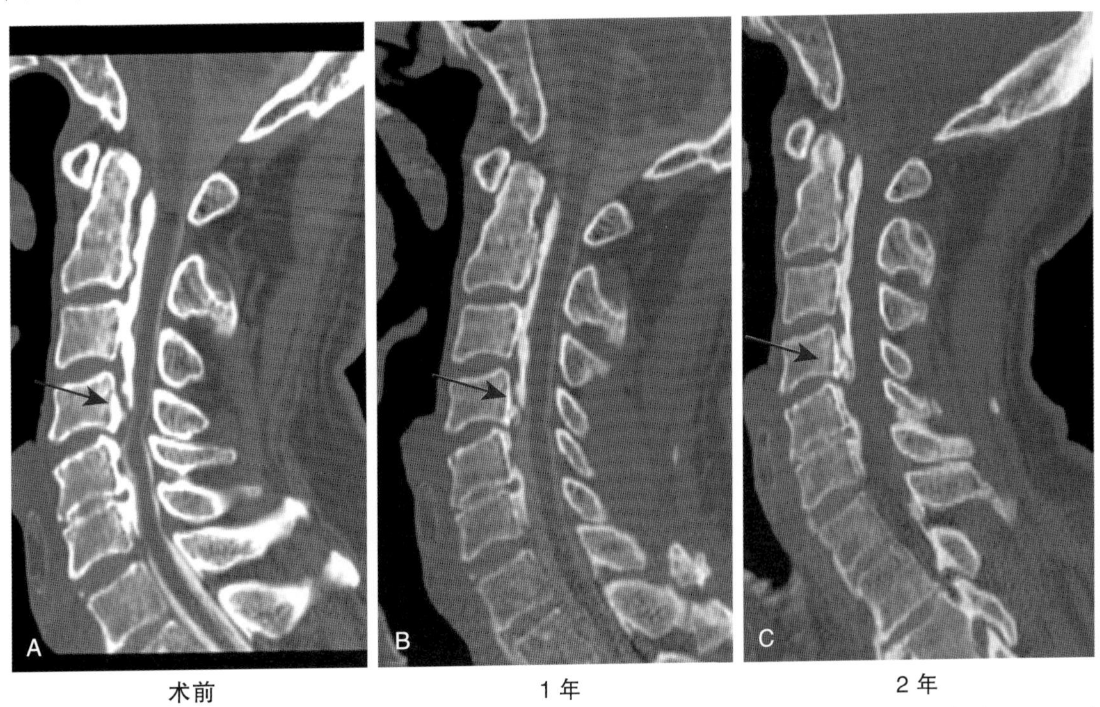

图 23.2　后纵韧带骨化（OPLL）缓慢逐渐进展过程。术前 CT 脊髓造影矢状位（A）显示混合型 OPLL，包括连续型（C2~C4）和节段型（C3~C5）。患者接受了后路减压和椎板切开术（未显示）。在术后 1 年 CT 脊髓造影矢状位（B）和 2 年随访非增强 CT 矢状位（C）图像上仔细比较 C4 的骨化（红色箭头），发现 C4 节段型骨化与连续型骨化的前缘骨桥形成，病变呈缓慢逐渐进展

及与先前受累区域广泛分离的脊柱节段。例如，最初发现颈椎韧带骨化的患者可能会出现胸椎局限型骨化。尽管患者的进展速度各不相同，但总体进展速度缓慢、呈逐渐进展趋势。骨化的前后方向平均年进展率为 0.67 mm，纵向为 4.1 mm。

病理生理学

OPLL 的发病机制尚不完全清楚。然而，OPLL 在日本人群中最普遍，表明在许多其他因素中存在部分遗传因素。OPLL 可能与弥漫性特发性骨肥厚（DISH）、强直性脊柱炎和其他脊柱关节病相关（图 23.3）。尽管 OPLL 可能是偶然发现的，但它也可以引起疼痛、神经功能缺损或急性神经损伤。

虽然 OPLL 在轴位成像上的形态变异较大，但已有“方形”“山丘”和“蘑菇”样的描述（图 23.4）。还有 “倒置 T”和“蝴蝶结”样的描述。轴位图像上的“蘑菇形”或“山丘形”

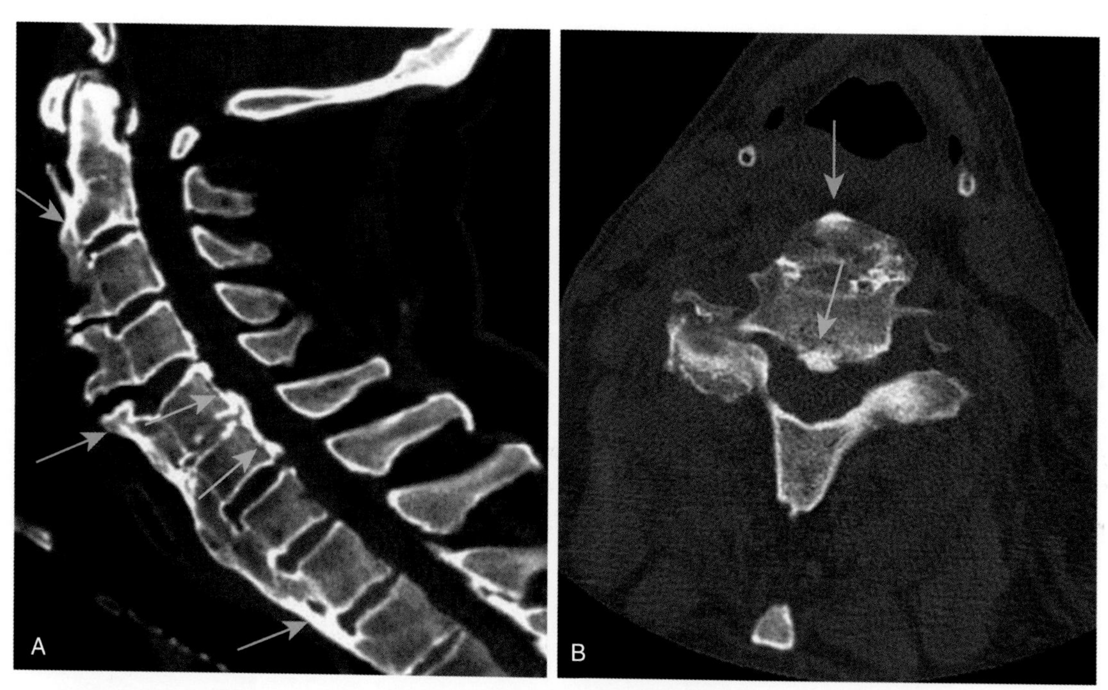

图 23.3 后纵韧带骨化（OPLL）与弥漫性特发性骨肥厚（DISH）的相关性。颈椎的矢状位（A）和轴位（B）骨窗 CT 图像显示 C5 和 C6 节段的 OPLL（蓝色箭头）以及整个颈椎前缘骨赘复合体（绿色箭头），与 DISH 一致

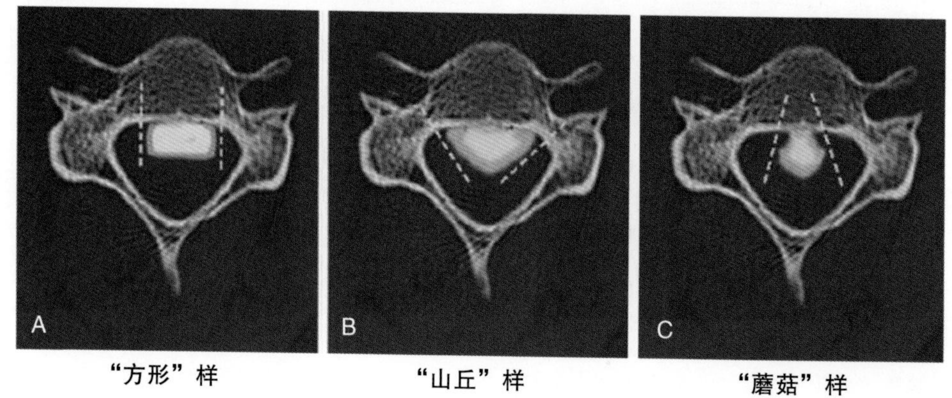

图 23.4 颈椎轴位 CT 骨窗图像上显示的后纵韧带骨化（OPLL）的分类，“方形”（A）、“山丘”（B）和“蘑菇”（C）样改变。使用与 OPLL 侧缘相切的平行线（上面的黄线）有助于对每个类型进行分类

是与椎体相邻的 PLL 骨化的典型特征。后纵韧带肥大但部分未骨化的 PLL 与椎体后缘贴合不紧密的部位形成了椎体后部与骨化韧带之间的一条清晰的低密度线，这是 OPLL 的特征表现（图 23.5）。

颈椎侧位 X 线片虽然是检测韧带骨化的最简单方法，但经常不能显示 OPLL。包括 CT 脊髓造影术在内的计算机断层扫描（CT）是

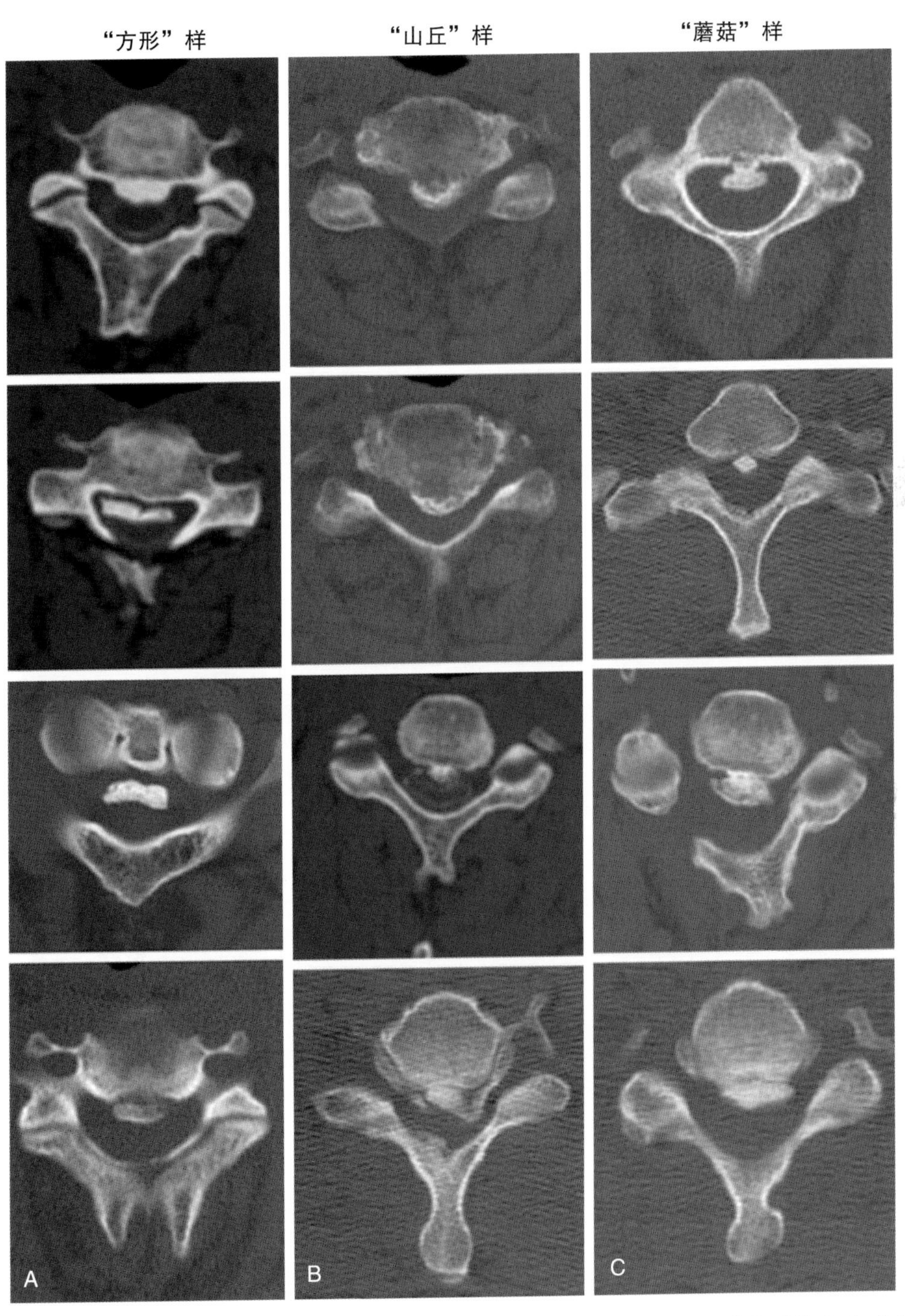

图 23.5　轴位图像上后纵韧带骨化（OPLL）的分类。不同患者多个层面的轴位 CT 骨窗图像显示"方形"样（A 列）、"山丘"样（B 列）和"蘑菇"样（C 列）的不同形态。另外需要注意椎体后缘和肥厚的后纵韧带（PLL）骨化部分之间有无骨化。不存在骨化时，在轴位图像上可见低密度和高密度交替带，在"方形"列的第二、三个图像中最为明显。椎体后缘和骨化韧带之间的低密度线是后纵韧带骨化的特征，代表了肥大（但未骨化）的 PLL 与椎体未紧密贴合的部位

准确诊断和显示 OPLL 的最佳手段，尤其在矢状位图像上显示最佳。增厚的骨化韧带可向后延伸并压迫硬膜囊。

在磁共振成像（MRI）上，OPLL 的表现多变，但增厚、骨化节段通常表现为 T1 和 T2 低信号，在矢状 T2 图像上最易识别。通常后纵韧带厚度达到 5 mm 时，才会诊断为后纵韧带增厚。最重要的是，MRI 能最准确地显示椎管狭窄程度、脊髓撞击和水肿情况。例如，一些研究报道椎管占位率大于 60% 不仅与脊髓病风险增加有关，与手术病例术中失血量增加也存在相关性。MRI 也更适合检测 OPLL 的早期阶段，称为 EOPLL 或 HPLL（早期或肥大性 OPLL），在 CT 或平片上没有致密骨板层形成的情况下，MRI 可检测出韧带的增厚和低信号（图 23.6~ 图 23.10）。

治疗和并发症

无症状患者和症状轻微的患者采用保守治疗。大多数患者无症状，但随着疾病进展并进一步侵犯脊髓，可导致脊髓病。OPLL 患者手术干预的主要适应证是进行性脊髓病。手术干预不能治愈，也不能阻止 PLL 骨化进程（图 23.11，图 23.12）。

手术可进行后路减压（椎板切除术、椎板切开术或椎板成形术）和前路减压（椎体次全切除术）。其中后路减压通常是首选方法，尤其是在连续和混合型 OPLL 中，会选择椎板切除术或扩张性椎板成形术。术后脊柱后凸和瘢痕组织形成是后路减压的并发症；前路减压的方法近年来获得了青睐，因其保留术后颈椎前凸，并降低了椎管再狭窄的可能性。根据一些研究报道，OPLL 术后症状性复发率低于 1%。文献中尚未充分报道 OPLL 术后的放射学复发

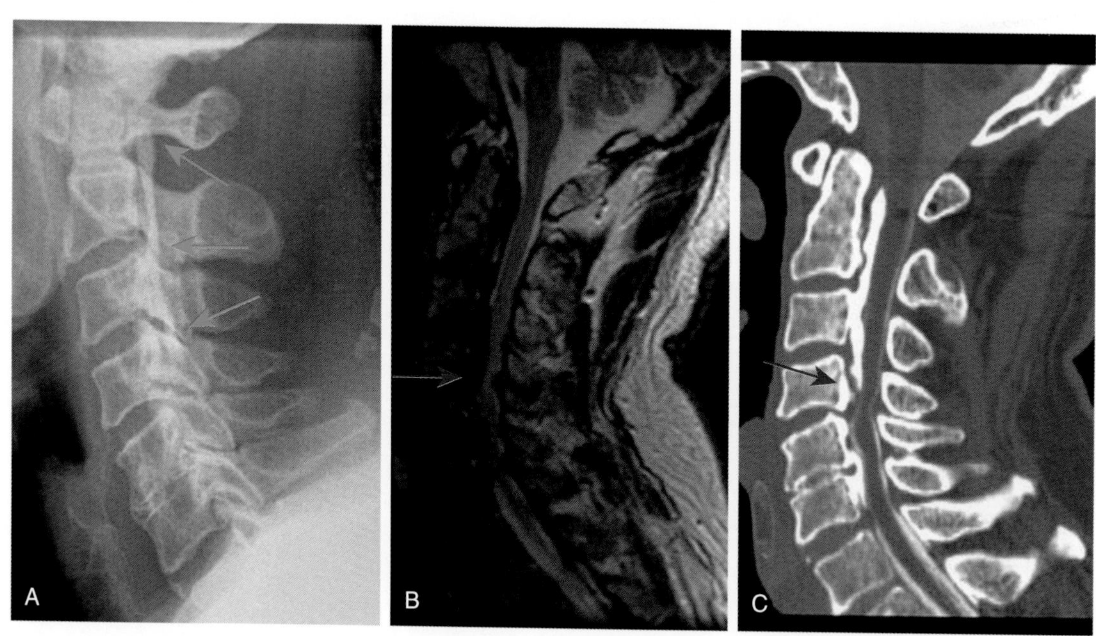

图 23.6 后纵韧带骨化（OPLL）的多模态成像表现。尽管 X 线侧位片通常不能显示 OPLL，但对于这个患有严重混合型 OPLL 的患者，X 线侧位片（A）清楚地显示了从齿状突水平延伸至 C4 水平的连续的后纵韧带增厚骨化（蓝色箭头）。同一患者的矢状位 T2 MRI 图像（B）显示整个颈椎后纵韧带明显增厚，中央椎管明显变窄，脊髓受压， C4 水平最明显（红色箭头）。矢状位 CT 脊髓造影图像（C）清楚地显示了 PLL 的 C2~C4 连续型骨化和 C4、C5 和 C6 的节段型骨化。鞘内脊髓造影也显示脊髓受压，同样 C4 水平最明显（红色箭头）

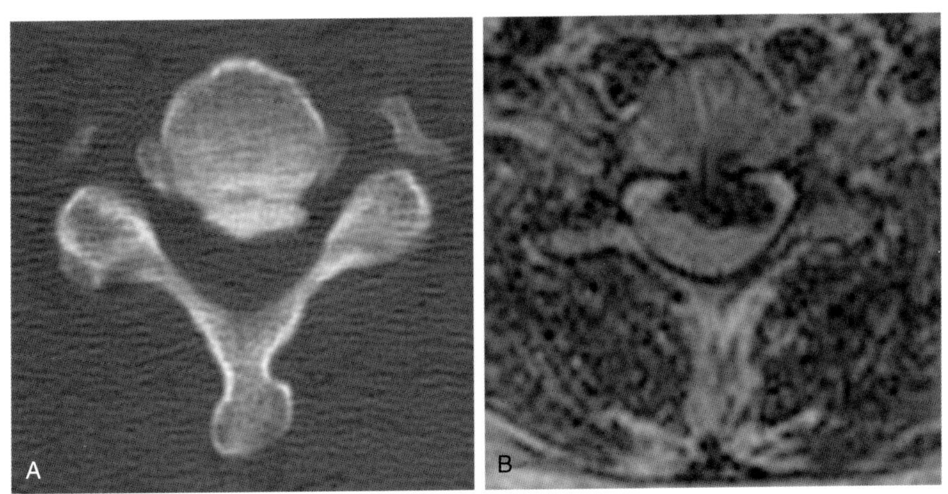

图 23.7　后纵韧带骨化（OPLL）轴位 CT 和 MRI 的表现。OPLL 患者的轴位 CT 骨窗图像（A）显示较大的“蘑菇”或“蝴蝶结”样骨化区域明显侵犯椎管。相应的轴位 T2 MR 图像（B）显示肥大的骨化呈明显低信号；受 OPLL 的影响，腹侧和背侧脑脊液（CSF）以及同水平的脊髓腹侧显示不清。影像学的评价应确定脊髓受压最明显的部位

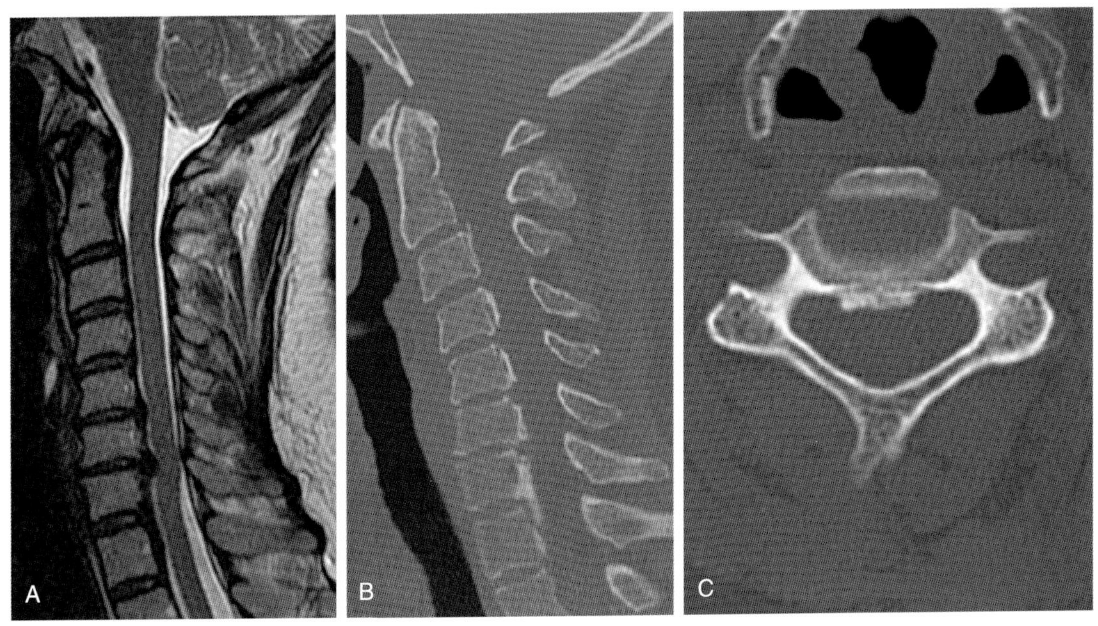

图 23.8　并非所有后纵韧带（PLL）增厚区域都有钙化。后纵韧带节段型骨化患者的矢状位 T2 MRI 图像（A）显示整个颈椎 PLL 增厚呈 T2 低信号，C7~T1 节段最厚。CT 骨窗矢状位（B）清楚地显示了 C3~C6 椎体后缘节段型骨化。C3~C6 之间的椎间隙层面不存在骨化，但在矢状位 T2 图像上不能区分增厚 PLL 的骨化和非骨化节段。节段性骨化的层面的 CT 骨窗轴位图像（C）显示骨化呈“方形”

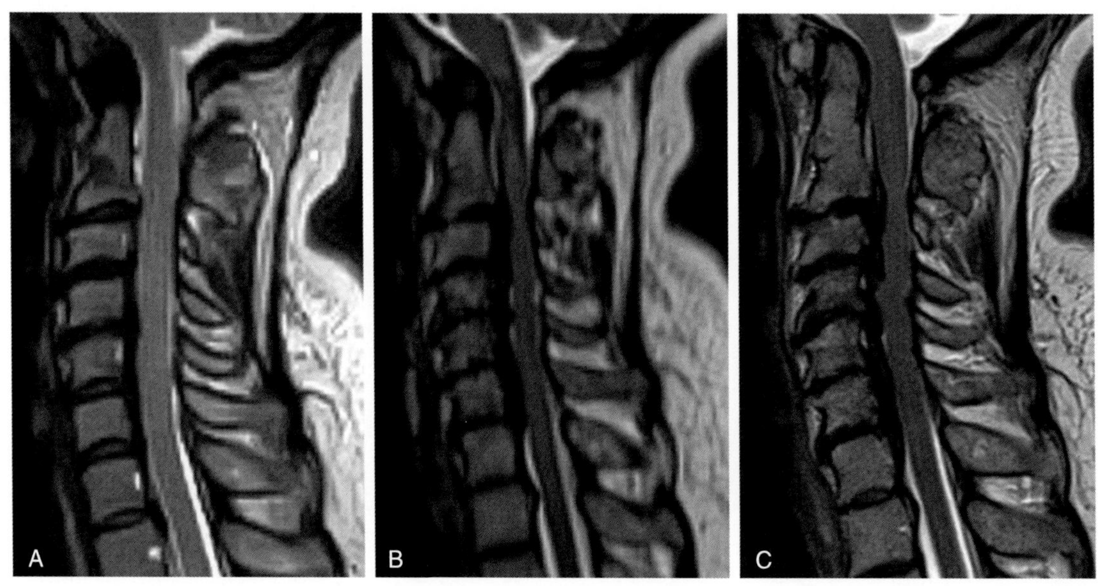

图23.9 MRI显示后纵韧带骨化(OPLL)进程。(A)MRI矢状位图像显示后纵韧带轻度增厚,符合OPLL表现。(B)8年后随访显示韧带增厚程度加重，导致椎管狭窄明显。（C）第9年的MRI显示韧带增厚程度相较第8年的变化很小，表明疾病进展缓慢

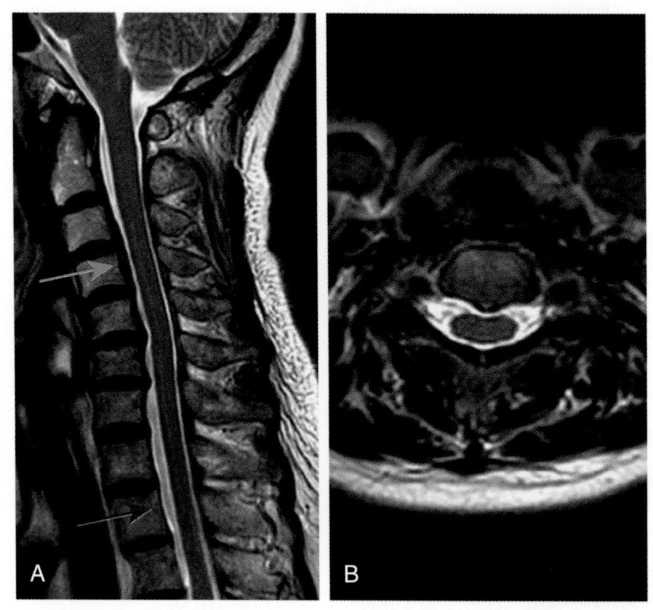

图23.10 MRI可能忽视后纵韧带轻度增厚。尽管粗略浏览矢状位T2加权像（A）图像可能会忽略OPLL，但将C4水平增厚的后纵韧带（PLL）（蓝色箭头）与T2水平正常的PLL（红色箭头）进行比较，突出了增厚的程度。蓝色箭头水平的T2轴位图像（B）显示了与椎体相连的“山丘”样的PLL骨化，信号与骨髓相同

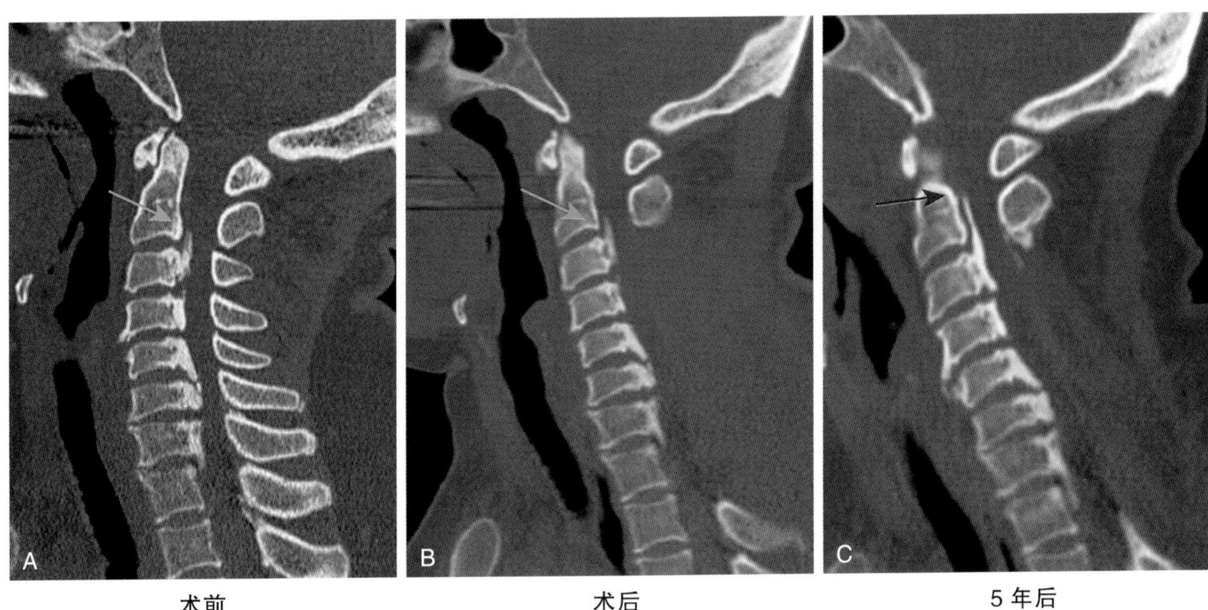

图 23.11 后路手术减压后的后纵韧带骨化持续进展。比较术前（A）、术后（B）和术后 5 年（C）的骨窗 CT 矢状位图像清晰地显示了后纵韧带骨化的缓慢进展。最初病变上部达到 C2/C3 水平（蓝色箭头）。术后 5 年，病变上部达 C1 后弓水平（红色箭头）。应注意到的是，术前属于节段型骨化，5 年后明显进展为混合型骨化

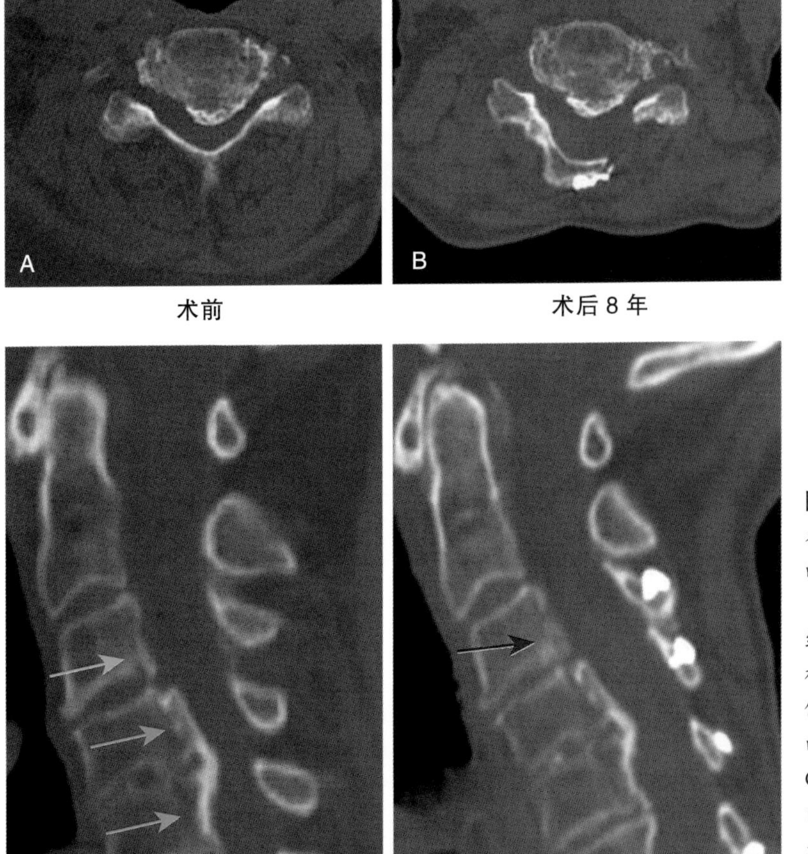

图 23.12 C3~C6 椎板成形术后路手术减压后，后纵韧带骨化（OPLL）的持续进展。术前轴位 CT 骨窗图像（A）显示偏左侧较大“山丘”样的后纵韧带骨化，导致中央椎管明显狭窄。椎板成形术后 8 年的轴位 CT 骨窗图像（B）显示椎管减压手术成功。相应的术前矢状位 CT 骨窗图像（C）显示 C4~C5 层面明显的局限型 OPLL（绿色箭头）。仔细对比术后 8 年相应的矢状位 CT 骨窗图像（D）发现 C3 节段出现与椎体后部相连的骨化（红色箭头；D），这个病变 8 年前并不存在（蓝色箭头；C）

率和（或）进展。前路减压和融合包括椎体次全切和直接切除骨化韧带，最适合仅涉及几个节段的节段型患者。然而，OPLL 的前路减压和切除与硬脊膜撕裂伴脑脊液（CSF）漏的风险相关。当选择前路减压时，有些人建议保留一薄层骨化区域，因为 PLL 骨化区域与硬脊膜延伸是密不可分的。因此过度的手术干预与较高的并发症发生率有关（图 23.13）。PLL 中央肥厚的部分将骨化的后纵韧带分隔为前、后两部分，从而表现为“双层”特征，这个“双层”征象已被认为是提示邻近硬脊膜骨化的术前影像学征象（图 23.14）。虽然也有学者提出“单层”征象，但该征象对识别硬脊膜受累的敏感性较低。

鉴别诊断

沿椎管前侧的钙化异常可能与 OPLL 相似（图 23.15，图 23.16）。椎间盘突出钙化、钙

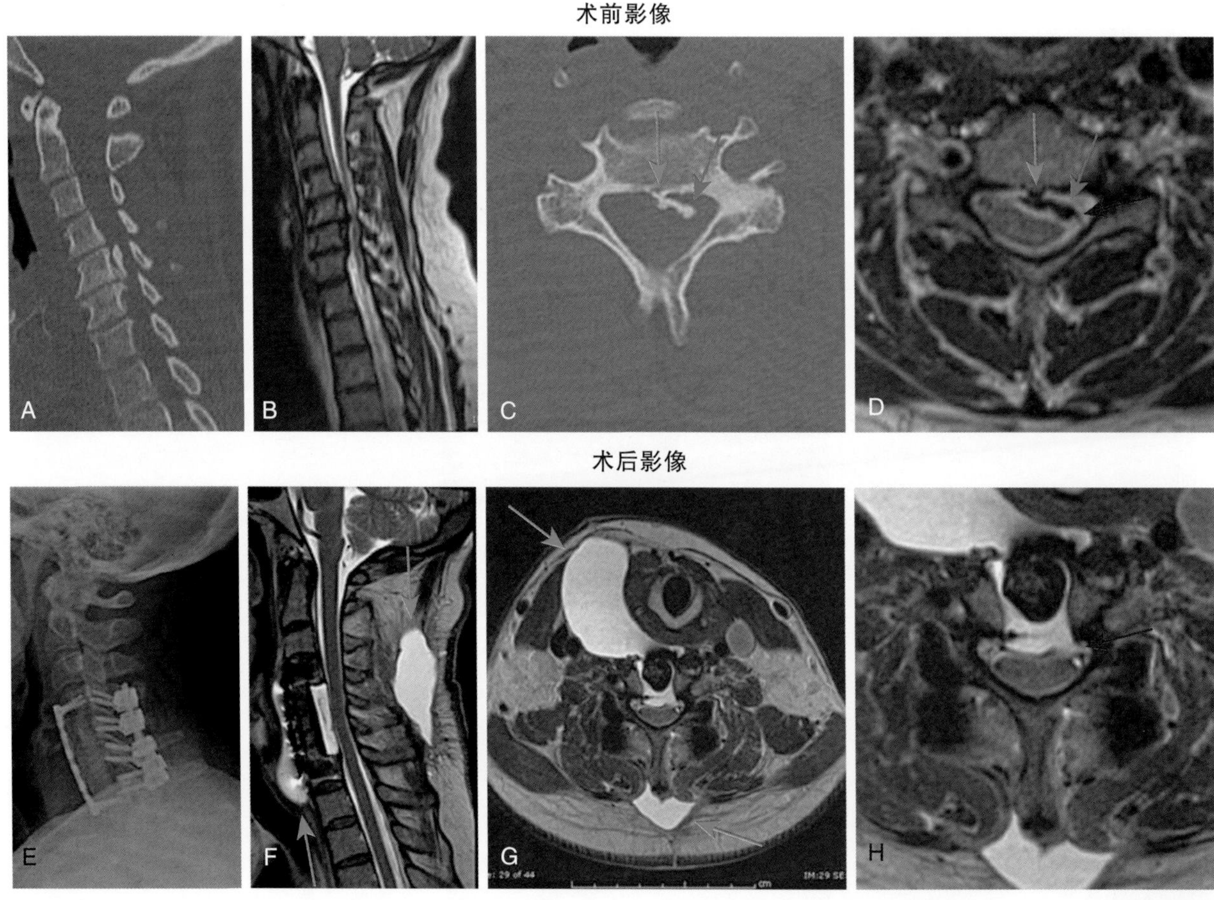

图 23.13 前路减压和后纵韧带骨化（OPLL）切除术与硬脊膜撕裂伴脑脊液漏的风险相关，尤其是在硬脊膜受累患者中。术前图像：术前矢状位骨窗 CT（A）和矢状位 T2 MR（B）图像显示 C5 和 C6 水平节段型 OPLL。术前轴位骨窗 CT 图像（C）显示骨化的后纵韧带（PLL）呈“蘑菇”或“T”样（蓝色箭头），伴左侧偏心型骨性突起（绿色箭头）。在相应的术前轴位 T2 MR（D）图像上，仔细观察硬脊膜（红色箭头），骨性突起（绿色箭头）实际上是硬脊膜骨化，表明骨化的 PLL 穿透了硬脊膜。术后影像：患者接受前路减压和 C5 及 C6 椎体次全切融合术，X 线侧位片（E）明确显示术后金属内固定器。除金属固定器及术后改变外，矢状位 T2 MR 图像（F）显示次全切的椎体前和棘突后分别可见与 CSF 信号相同的积液（蓝色箭头）。椎体次全切水平的轴向 T2 MR 图像（G）显示了积液的前后范围。椎体次全切部位（H）的放大图像显示上述术前图像中硬脊膜骨化部位的硬脊膜缺损（红色箭头）。脑脊液应该从该部位漏出，围绕着椎体切除后的骨移植物，并大量填充在气管右前方。由于 OPLL 和骨化受累的硬脊膜之间缺乏手术平面使前路减压和 OPLL 切除复杂化，能够识别邻近硬脊膜受累有助于制定手术计划

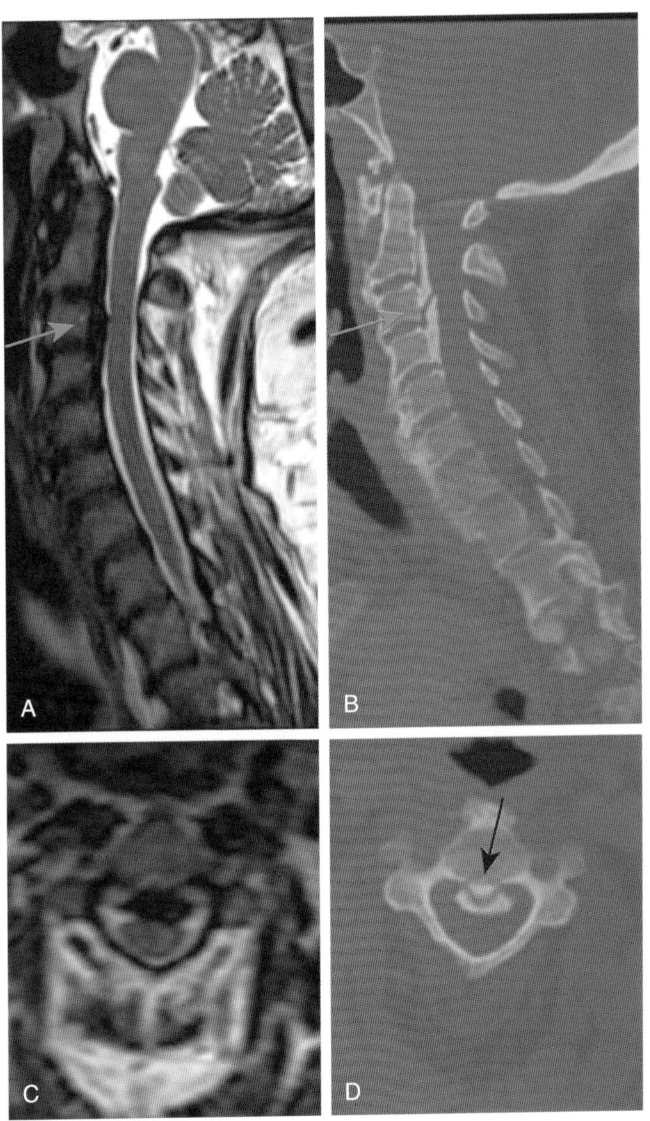

图 23.14　“双层”征象。52 岁女性患者颈前区疼痛，偶然发现后纵韧带骨化（OPLL）和弥漫性特发性骨质增生。矢状位 T2 MRI 图像（A）显示 C2~C5 后纵韧带增厚，T2 信号明显减低。矢状位 CT 骨窗图像（B）清楚地显示了 C2~C4 明显的混合型骨化，与 MRI 一致。注意 C3 水平的局灶的线性不连续（蓝色箭头）。轴位 T2 MRI（C）和轴位 CT 骨窗（D）图像显示 C3 水平不连续骨化的 OPLL 典型的“蘑菇”样改变。重要的是，像这种孤立的局灶的不连续征象在 OPLL 中并不少见，不应与骨折混淆。“双层”征像的存在（红色箭头），包括骨化的前缘和后缘，中间被低密度未骨化的肥厚韧带隔开。这个征象被认为是硬脊膜穿透 / 受累的征象

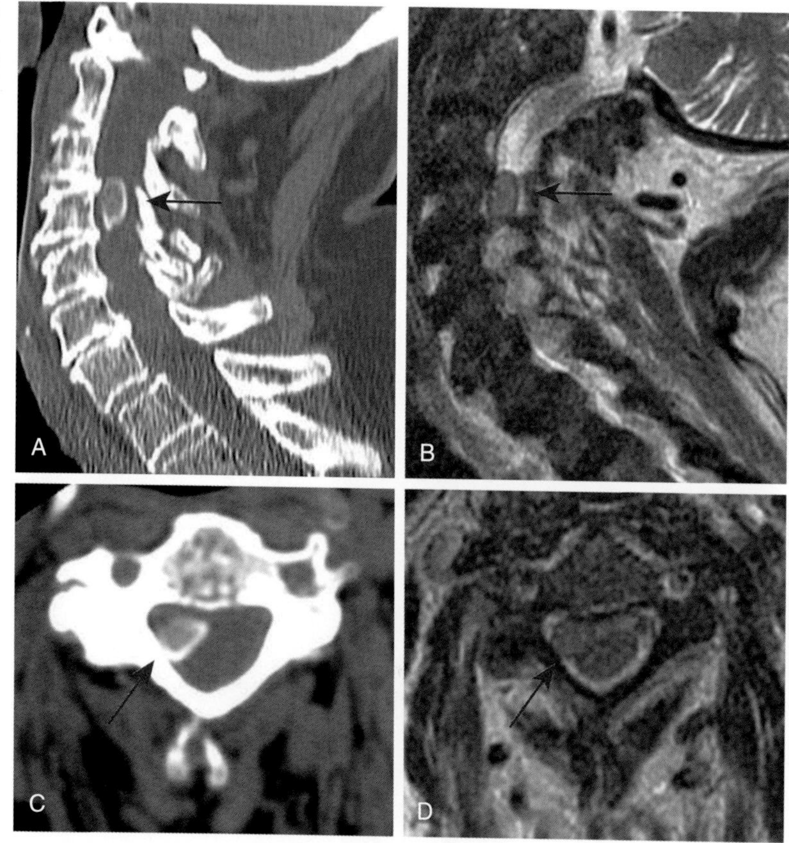

图 23.15　颈髓腹侧钙化的脊膜瘤。矢状位 CT（A）和矢状位 T2 MRI（B）图像显示椭圆形、髓外硬膜下完全钙化的宽基底的脊膜瘤（箭头）。轴位 CT（C）和轴位 T2（D）图像对钙化脊膜瘤在右腹外侧髓外硬膜下的位置显示得更清楚，与后纵韧带骨化的位置和形态有明显区别

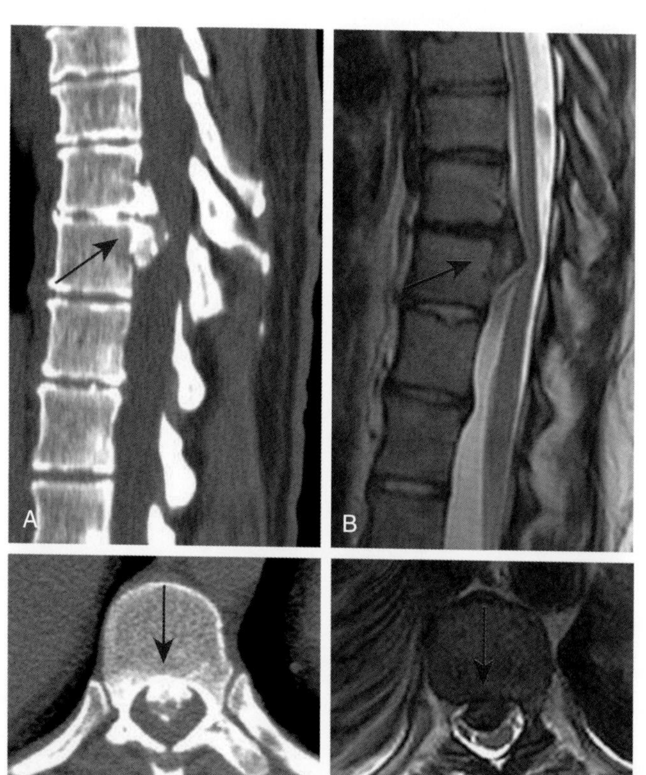

图 23.16　椎间盘突出钙化和巨大椎间盘后缘骨赘复合体。矢状位 CT（A）和矢状位 T2 MRI（B）图像显示胸椎椎间盘突出钙化，形成沿椎管前缘巨大的椎间盘骨赘复合体。值得注意的是，矢状位图像上可以明确区分椎间盘突出物的形态和 OPL。轴位 CT（C）和轴位 T2（D）图像对显示脊髓狭窄程度和占位效应更具优势。血液透析患者的颈段硬膜外钙化。长期血液透析的患者也可能出现弯曲的或环形的硬脊膜钙化

化性脊膜瘤和血液透析患者的硬膜外钙化也需要与 OPLL 鉴别。即使这些疾病容易与 OPLL 混淆，但仔细观察病变的位置和形态应该可以得出准确的诊断。

（丁宁宁　译；马晓文　审）

拓展阅读

Epstein NE. Identification of ossification of the posterior longitudinal ligament extending through the dura on preoperative computed tomographic examinations of the cervical spine. Spine, 2001, 26(2):182–186.

Kato S, et al. Radiographical risk factors for major intraoperative blood loss during laminoplasty in patients with ossification of the posterior longitudinal ligament. Spine, 2012, 37(25):E1588–E1593.

Lee S, et al. Long-term outcome of laminectomy for cervical ossification of the posterior longitudinal ligament. J Neurosurg Spine, 2013, 18(5):465–471.

Matsunaga S, et al. Ossification of the posterior longitudinal ligament of the cervical spine: etiology and natural history. Spine, 2012, 37(5):E309–E314.

Miyasaka K, et al. Ossification of spinal ligaments causing thoracic radiculomyelopathy. Radiology, 1982, 143:463–468. doi:10.1148/radiology. 143.2.7071348.

Mizuno J, et al. Ossified posterior longitudinal ligament: management strategies and outcomes. Spine, 2006, 6(suppl 6):282S–288S.

Ono M, et al. Ossification of the thoracic posterior longitudinal ligament in a fixed population. Radiological and neurological manifestations. Radiology, 1982, 143:469–474. doi:10.1148/radiology.143.2.7071349.

Otake S, Matsuo M, Nishizawa S, et al. Ossification of the posterior longitudinal ligament: MR evaluation. AJNR Am J Neuroradiol, 1992, 13(4):1059–1067.

Saetia K, et al. Ossification of the posterior longitudinal ligament: a review. Neurosurg Focus, 2011, 30(3):E1. doi:10.3171/2010.11.FOCUS10276.

Smith ZA, et al. Ossification of the posterior longitudinal ligament: pathogenesis, management, and current surgical approaches. A review. Neurosurg Focus, 2011, 30(3):E10. doi:10.3171/2011.1.FOCUS10256.

Yamashita Y, et al. Spinal cord compression due to ossification of ligaments: MR imaging. Radiology, 1990, 175:843–848. doi:10.1148/radiology.175.3.2111569.

Yoon ST, et al. Predictive factors affecting outcome after cervical laminoplasty. Spine, 2013, 38(22 suppl 1):S232–S252.

24 腰椎间融合术

Dann Martin, Juan E. Small

引　言

腰椎椎间融合术的最终目的是减轻疼痛或防止神经损伤。融合是通过促进腰椎间隙牢固的骨化来实现的，称为关节融合术（图 24.1）。椎间融合（换言之，跨椎间隙融合）可以通过各种手术入路进行。目的是恢复和维持椎间隙高度，保持正常的腰椎生理曲度，并增加相关节段的稳定性。在正常的屈曲和伸展状态下，椎间盘纤维环和脊柱的支撑韧带能够更好地提供一个生物力学上健全和牢固的结构，以限制异常运动，从而利于形成牢固的融合。这种修复和维护椎间隙的高度（或称为“纤维性连接”）对于稳定性的建立特别重要，对于融合形成亦至关重要。

尽管脊柱椎间融合技术、设备和材料不断发展，但一些基本概念仍然没变。融合的成功需要力学稳定性和有利的环境，包括足够的骨基质 / 移植物材料。

概　述

椎体间融合方法和技术

椎体间融合可通过多种手术入路进行，包括前路腰椎椎间融合（ALIF）、后路腰椎椎间融合（PLIF）和经椎间孔腰椎椎间融合（TLIF）（图 24.2）。椎间隙进行融合的理想环境是在邻近的终板上形成一个干净的骨表面。因此，无论采用何种手术入路，都应在相应水平通过纤维环内的手术窗口进行椎间盘全切除术。然后将骨基质植入椎间隙上下终板之间，上下终板已处理至出血，有利于骨形成和植骨融合。骨移植材料的植入可以使用或不使用椎间盘融合器（以实现纤维性连接）。植入椎间盘中的骨基质通常以椎间融合器的形式存在，这种融合器可以是实心结构，也可以是开放结构，通常填充骨移植材料。融合器的作用是保持力线对齐，提供脊柱支撑，促进融合。融合可以在单个或多个脊柱节段进行。

另外，椎间融合还补充了节段性内固定装置（后路棒和椎弓根螺钉、钢板和椎间植入物）（图 24.3）。装置本身不是为了融合，而是为了稳定，以便骨融合的进行。装置的目的是立即稳定脊柱，保持力线对齐，限制术后节段运动，并更换切除的解剖组件。通过刚性内固定装置来限制运动，提供有利于骨融合的稳定性。对这一点的理解至关重要，因为装置没有骨性融合不会成功。换言之，器械本身不足以进行融合。

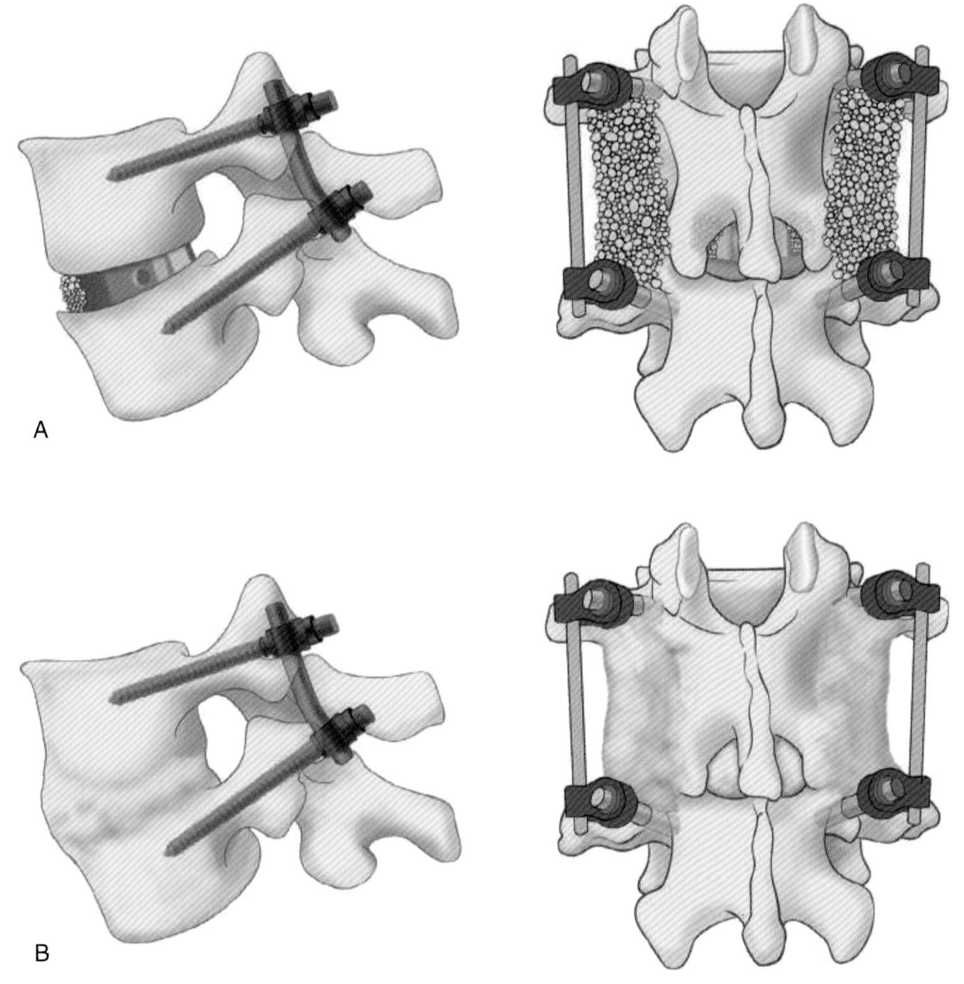

图 24.1　跨越椎间隙和小关节的骨融合过程。在术后早期（A），正位和侧位图显示后路内固定系统和椎间融合器位置正常。小关节面附近的侧沟中以及椎间融合器的前外侧可看到“碎石样”植骨材料。术后晚期正位和侧位图（B）显示在侧沟和椎间隙中植骨材料已经融合

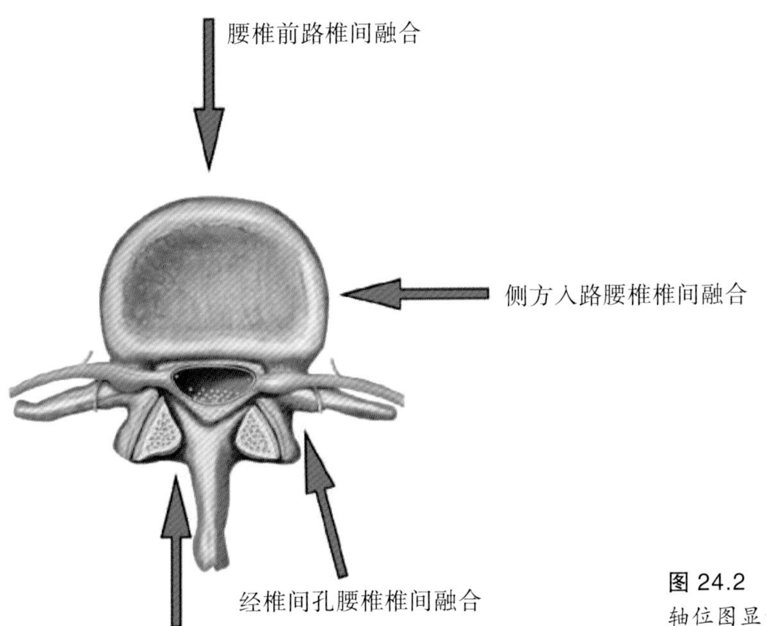

图 24.2　腰椎椎间融合（LIF）入路。腰椎水平的轴位图显示了各种腰椎融合的入路

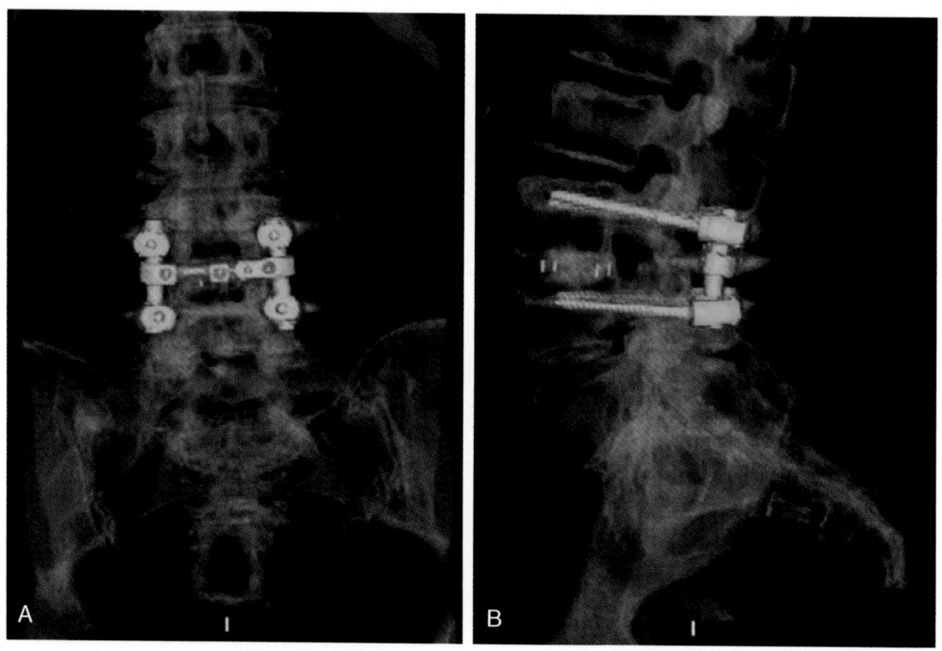

图 24.3 L3~L4 后路椎间融合术的腰椎冠状位（A）和矢状位（B）三维重建。椎间融合器的前、后部的小的金属标记（以蓝色显示），包括 L3 和 L4 处的双侧椎弓根螺钉在内的后路融合装置（以蓝色显示）

腰椎前路椎间融合

如果椎间融合足够强大，就可提供足够的运动限制和生物力学稳定性来促进融合。ALIF 提供了最佳的椎间隙入口，可去除前部和中央椎间盘，放置最佳尺寸的椎间融合器。因此，在整个融合过程中，ALIF 是唯一不需要补充后路内固定装置以确保稳定性和运动限制的方法。ALIF 使用单个大型椎间融合器，通常补充前钢板（图 24.4）。ALIF 入路可避免损伤后外侧椎体（限制运动）及后部肌肉组织，并降低硬膜外纤维化的风险。如果独立的 ALIF 术后明显延迟关节融合，可以进行第二次后路内固定手术，进一步促进关节融合。重要的是，这种方法需要熟练的外科专业知识，以避免腹部和血管并发症。

腰椎后路椎间融合

这种方法通常需要椎板切除术及小关节切除术。后入路可直接进入椎管对硬膜囊和神经根进行完全减压。但需要牵拉硬膜囊和神经根才能进入椎间盘。放置的椎间盘内移植物尺寸受到限制，反过来又降低了结构的稳定性（图 24.5A）。因此，经常需要补充后部内固定装置，并且后入路有助于最佳放置后部内固定装置。

经椎间孔腰椎椎间融合

与后入路相比，更外侧入路减少了椎间盘回缩，可以更安全地进入椎间盘进行椎间孔减压。与 PLIF 相比，可以更广泛地进入椎间盘的前半部分（图 24.5B）。虽然这种方法允许放置比 PLIF 更大的椎间融合器，但由于尺寸限制，在没有补充后部器械的情况下不允许进行独立融合。通常进行同侧关节峡部和小关节突关节的切除。

从上面的讨论可以看出，在椎间隙变窄是主要问题的前提下，改进的椎间隙入路（前路和侧向入路）可以更好地恢复高度。另一方面，后入路可用于局限性椎间盘后突或需要减压的严重椎管狭窄。

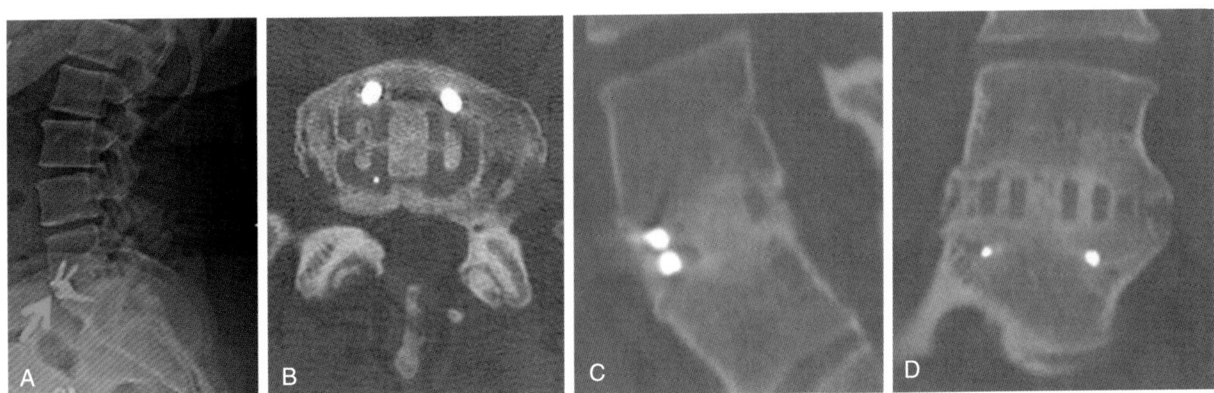

图 24.4　2 年前 L5~S1 腰椎前路椎间融合术后。侧位 X 线片（A）显示金属器件位于椎间隙的前部（蓝色箭头）。在 CT 轴位（B）、矢状位（C）和冠状位（D）图像上，在大小合适的大型椎间融合器植骨窗内和周围可见成熟牢固的融合

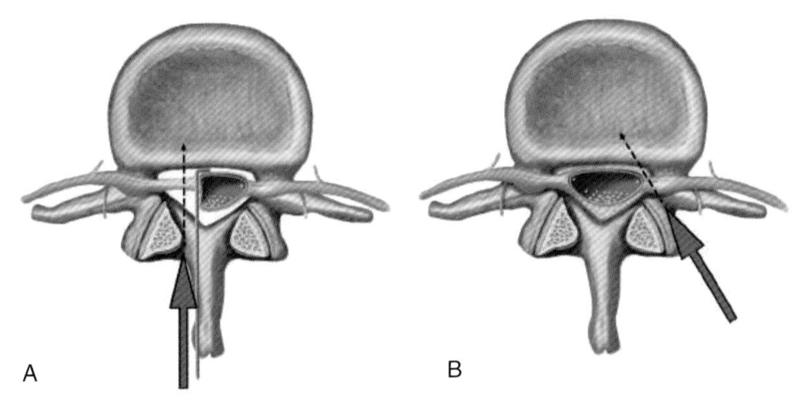

图 24.5　后路腰椎椎间融合（PLIF）与经椎间孔腰椎椎间融合（TLIF）的对比。PLIF 入路的轴位图（左）显示进入椎间盘所需的硬膜囊和神经根的牵拉。TLIF 方法的轴位图（右）显示了这种方法如何进行椎间孔减压并更大程度地进入椎间盘

腰椎椎间融合器

有许多大小和形态不同的椎间融合器，每种设备的细微差别不在本次讨论的范围内。椎间融合器分为三部分：金属器件、复合器件和生物器件。不仅设备的形态不同，而且在计算机断层扫描（CT）成像中的衰减和可见性也不同。这些包括骨移植替代物，例如重组人骨形态发生蛋白（rhBMP-2），作为启动骨形成的信号分子，在植入时是射线可穿透的。

全面的过程

关节融合术的影像学鉴定是腰椎融合术后患者管理的基本要素。对骨融合进展的评估最好使用 CT 而非动态 X 线摄影，因此 CT 是评估和监测的首选方法。

椎间融合的 CT 评估

跨越椎间隙的坚固骨桥的融合需要新骨形成。椎间融合进展的关键影像学发现是椎间隙出现骨小梁。具体来说骨小梁桥接的阶段性进展是融合进展的标志。在植入物附近 / 外部或内部可以看到桥接骨小梁，冠状和矢状位 CT 重建显示最佳。桥接骨小梁最初倾向于在融合装置和纤维环之间形成（即在椎体间植入物的外部）。通常在融合术后 3 个月新骨形成明显，一般持续 18~25 个月。在 3 个月内可能只有轻微的变化，通常需要较长的时间才能观察到逐

渐形成的新骨（图 24.6，图 24.7）。植入物附近不应出现透光区或囊性改变。新的骨小梁应该是不间断的、没有囊性变或线性缺损（表示延迟愈合）。24 个月时完全没有成熟的骨小梁穿过椎间隙代表融合失败。虽然一些骨小梁可能有线性透光区，但如果有线性透光的桥接小梁意味着融合失败。

监测腰椎椎间融合的典型 CT 成像方案包括每隔 3、6、12 个月扫描一次，如果 12 个月尚未出现融合，则需 24 个月后进行扫描。每个时间段的典型和预期结果如下：

3 个月：早期骨愈合可能很明显，但此时成像的基本目的是记录生物力学上牢固结构的维持，限制运动，促进最终的关节融合术。换言之，应该仔细观察这些图像以寻找任何运动的迹象。运动和结构稳定性的丧失均可以通过植入物周围透光区来表示，这反映了植入物在相邻椎体中下沉导致的固定失败，表明纤维性连接丧失，因此结构稳定性丧失。报道这些发现至关重要，因为它们具有重要的指导意义，例如允许患者增加活动量，包括重返工作岗位。

6 个月：关节融合接近完成，桥接骨小梁跨越椎间隙。此时应观察骨小梁缺失或延迟愈合的证据，如囊性改变或通过骨小梁的线性透光区。如前文所述这些发现具有重要指导意义。此外，此时延迟愈合对最终能否融合具有预后意义。

12 个月：在 6 个月时骨小梁成熟显而易见，有明显的骨小梁桥接相邻的椎体。

24 个月：如上所述，该扫描间隔通常用于 12 个月时关节融合术尚不明显的病例。在植入物周围和整个椎间隙桥接骨小梁应该很明

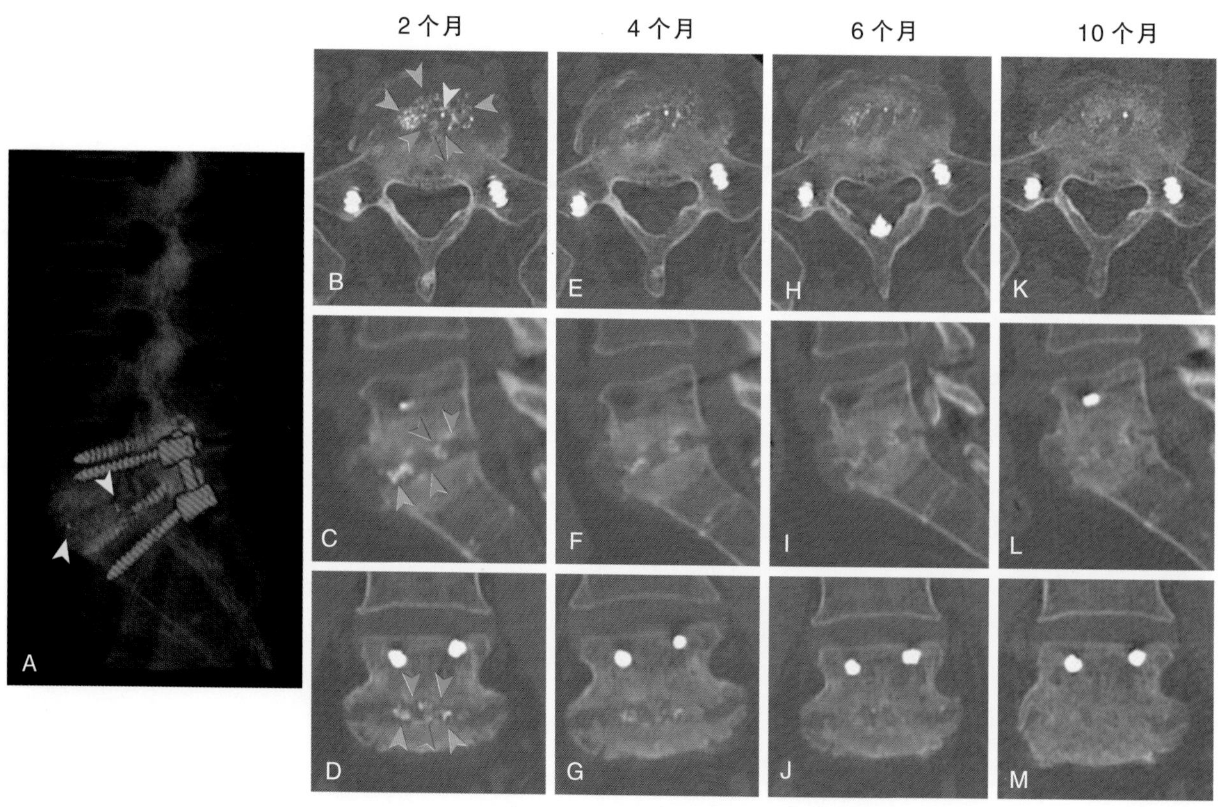

图 24.6 经椎间孔腰椎间融合术（TLIF）后稳定融合的过程。L5~S1 TLIF 后的矢状三维重建图（A）显示后路融合内固定（橙色）和带有金属标记物的椎间融合器（黄色箭头）位置正常。术后两个月的 CT 轴位（B）、矢状（C）和冠状位（D）图显示“碎石状”植骨材料周围（浅绿色箭头）和内部（深绿色箭头）、椎间盘融合器射线可穿透部分（蓝色箭头），金属标记（黄色箭头）。4 个月（E~G）和 6 个月（H~J）的随访图像显示骨移植材料融合。10 个月（K~M）椎间融合器内和周围可见穿过椎间隙的骨性融合

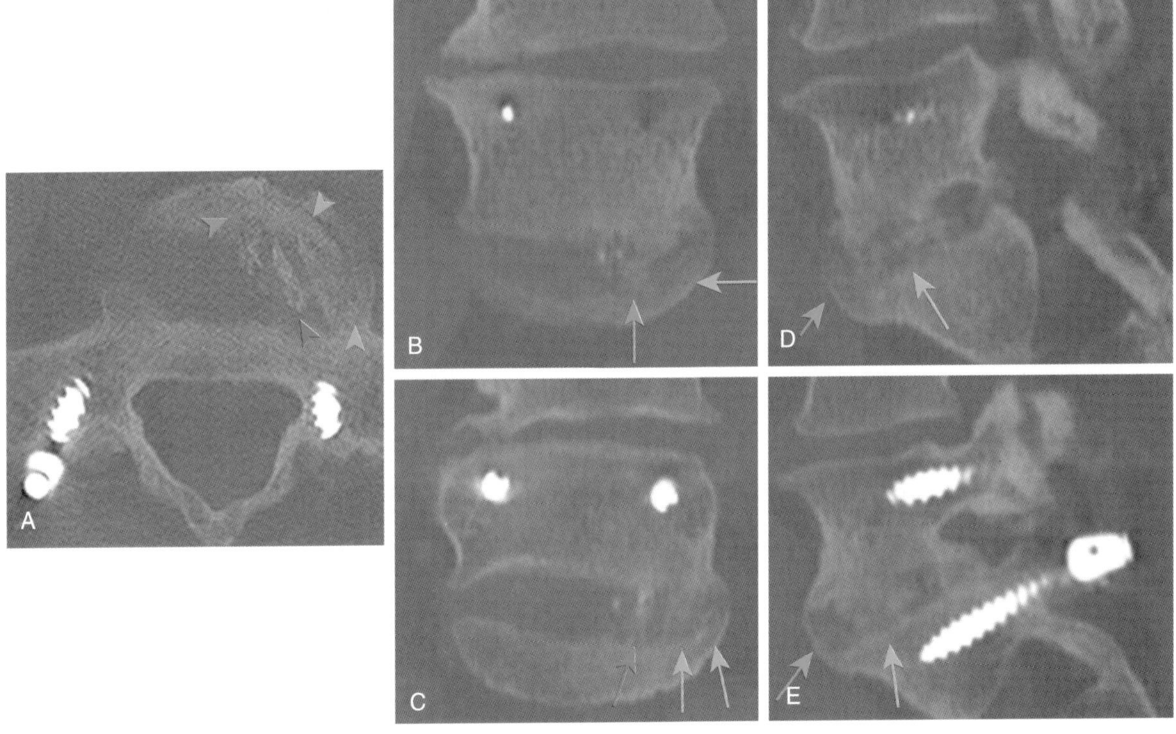

图 24.7　侧方骨融合。L5~S1 椎间融合术后 2 年，轴位（A）、冠状位（B 和 C）和矢状位（D 和 E）CT 图像显示在椎间隙左侧的椎间融合器内（深绿色箭头）、侧方（浅绿色箭头）和前方（蓝色箭头）有明显的骨性桥接的融合

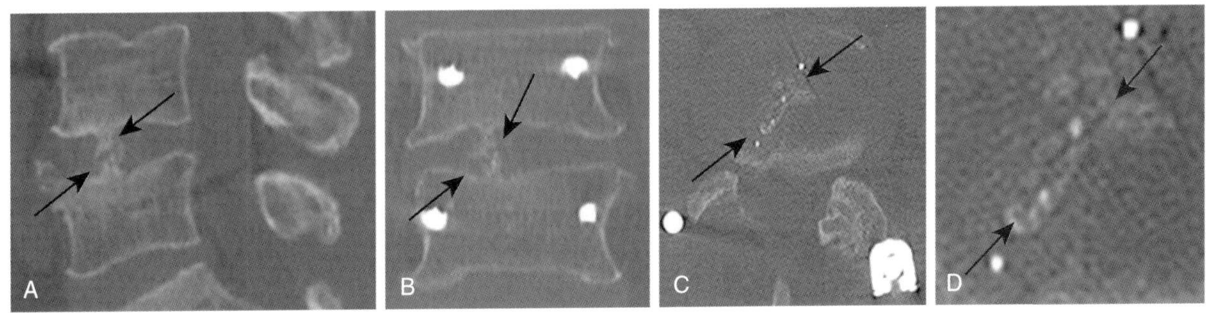

图 24.8　桥接骨小梁呈线性透光的不完全融合，手术 1 年后，包括矢状位（A）、冠状位（B）、轴位（C）和椎间融合器的轴位放大图像（D）在内 CT 图像显示一条不规则透亮线穿过椎间隙骨小梁（红色箭头）与椎间融合器内的射线可穿透部分隔开。值得注意的是虽然有时椎间隙骨小梁的线性透光区可能很明显，但有线性透光区的桥接小梁标志着椎间隙没有融合

显。融合骨块出现囊性变化或线性透亮区是不愈合或融合失败的指征（图 24.8）。

后外侧融合的计算机断层扫描评估

重要的是认识到椎间融合的影像学评估不同于后外侧融合。在后外侧融合中，颗粒化的骨碎片被填充在横突和相邻的小关节（即外侧沟）之间。侧沟中最初分散的颗粒化骨碎片开始融合，最终融合成实体骨，桥接小关节面和横突（图 24.9）。24 个月内没有骨融合或桥接骨出现不连续表明融合失败或不完全融合。

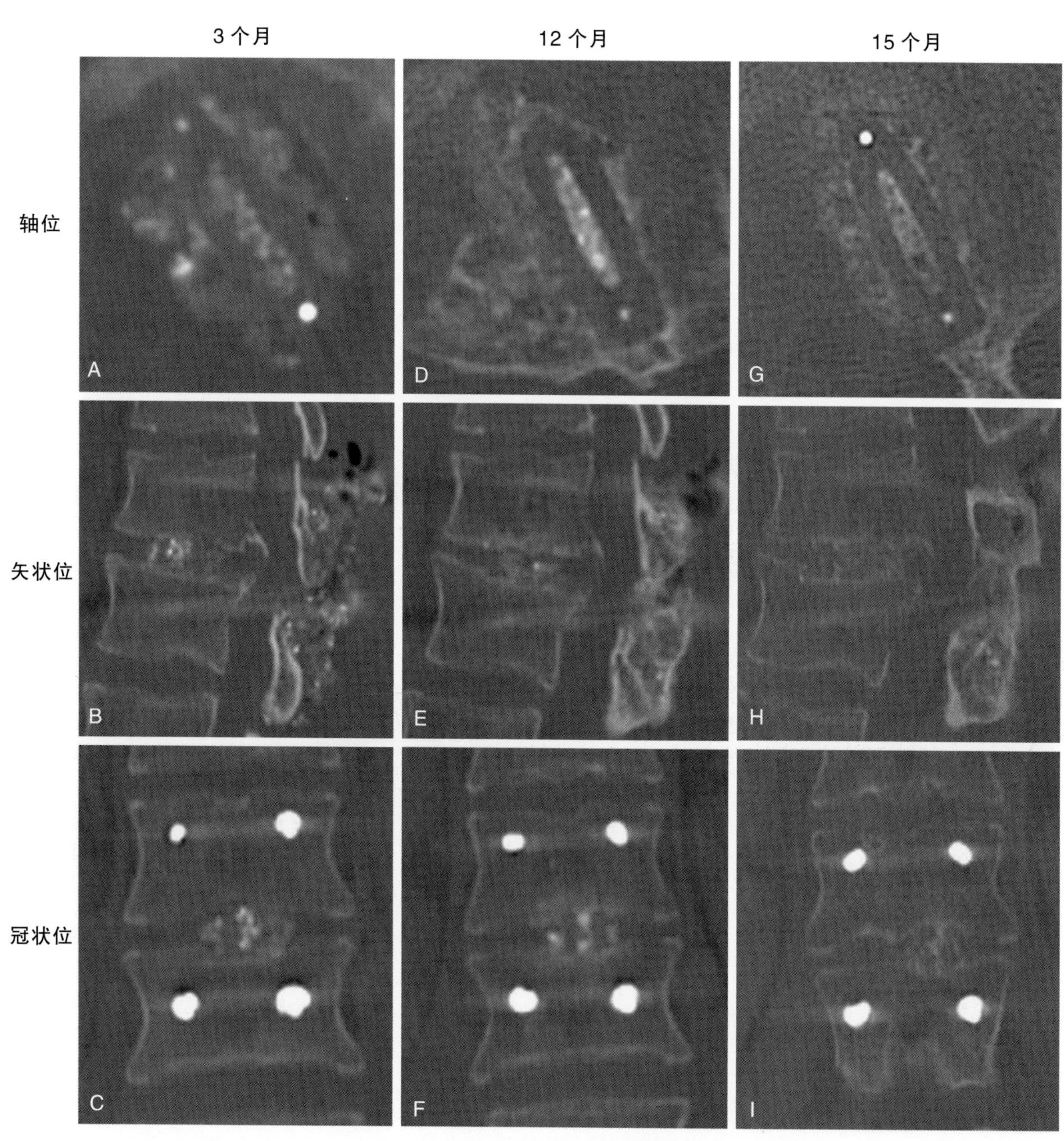

图24.9 术后3个月时的轴位（A）、矢状位（B）和冠状位（C）CT图像显示，在椎间融合器内和周围有“砾石状”骨移植材料。在矢状位图像（B）上，小关节周围的外侧沟中也看到颗粒化骨移植材料。12个月（D~F）和15个月（G~I）的随访图像显示椎间融合器内和周围以及小关节面上的骨移植材料牢固融合

总体评估和并发症

需要再次强调的是，所进行手术类型的认识以及与影像学评估相关的手术时机是腰椎椎间融合评估的绝对必要因素。此外，与其从概念上理解融合“节段”，不如了解桥接小梁骨形成的渐进过程。因此，评估必须结合术前和术后影像学表现，因为融合的发展（或缺乏融合）是一个完整的过程，而不是简单的一次性状态评估。

术后融合最初的影像学评估包括确定手术入路、融合水平、融合装置类型和脊椎力线对齐。一旦确定了这些因素，还应确定保留椎间隙和达到正常椎间隙高度的程度，以确定能否建立合适的纤维性连接。融合装置位置的变化或下沉是失去机械结构支撑的标志。下沉定义为 融合装置通过相邻骨终板的迁移大于 3mm。这表明失去了机械结构支撑和纤维性连接，增加了融合失败的发生率（图 24.10，图 24.11）。

通常避免术后早期成像，因为结果往往具有误导性，术后早期成像通常仅在出现新的相关症状时进行。术后积液、肉芽组织和 rhBMP 相关的破骨细胞骨吸收可能被误解为病理性。当使用骨移植替代物如 rhBMP 等时，骨溶解是重塑过程的正常部分，导致椎体短暂骨吸收或植入物附近的终板囊性改变。虽然短暂的骨溶解是可以接受的，但 rhBMP 可能与较高的再吸收率相关，这会导致移植物下沉、迁移、移位或挤出，随访成像是排除这些后续结果的关键。在正常的成像间隔内，应检查植入物附近的非预期透光区域或终板囊性改变。植入物附近的终板囊性改变是融合失败的标志（图 24.12）。如果关节融合术最终成功，这些改变可以消失。

植入物松动的迹象包括植入物断裂、螺钉周围出现透光区、螺钉方向改变和下沉（图 24.13）。

延迟融合的 CT 指征如下：

- 透光区表明由于融合装置或椎弓根螺钉边缘的运动导致的骨溶解。
- 植入物附近的终板囊性改变。
- 不规则的线状缺损表明骨折平行终板，且穿过新的椎间隙骨小梁或融合装置。

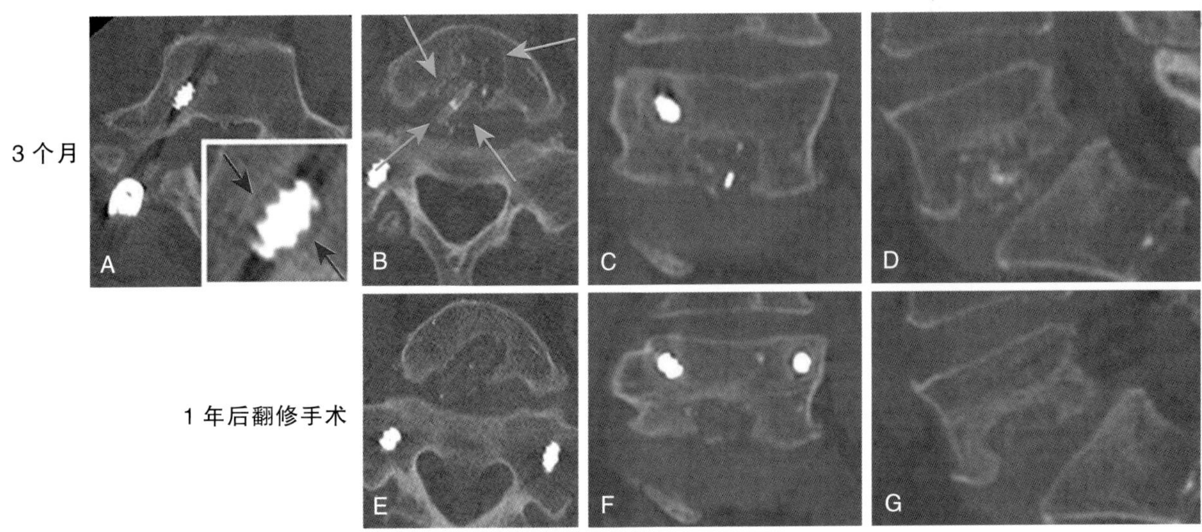

图 24.10　松动和下沉。L5~S1 后路椎间融合术后患者情况。术后 3 个月的影像学图像显示右侧椎弓根螺钉周围的透光区（A）在放大图像（红色箭头）上最明显。3 个月轴位 CT 图（B）显示椎间融合器内的骨移植材料（绿色箭头）。融合器周围明显的透光区（蓝色箭头）。冠状位（C）和矢状位（D）CT 图像显示融合器陷入 L5 的下终板。几个月后的随访图像显示融合失败。1 年后翻修手术后的 CT 轴位（E）、冠状位（F）和矢状位（G）图像再次显示融合器下沉和周围明显的透光区

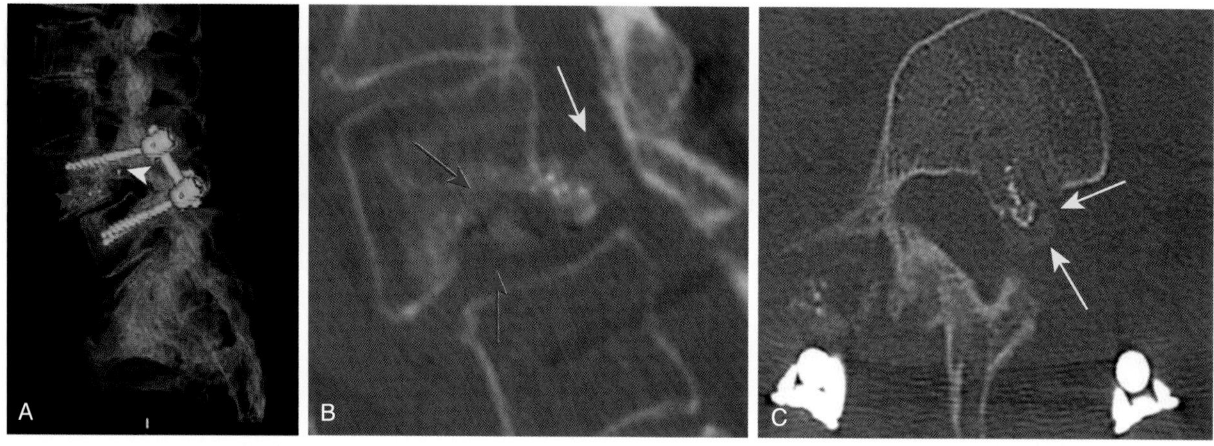

图 24.11 椎间融合器的下陷和后移。L4~L5 融合后的矢状位 3D 重建图（A）显示后方内固定装置位置正常。椎间融合器的金属标记物位置异常，延伸至 L4 下终板（红色箭头）和 L4 椎体后部皮质（黄色箭头）。矢状位（B）和轴位（C）CT 图显示突出的椎间融合器下沉（红色箭头）和椎管内后移（黄色箭头）

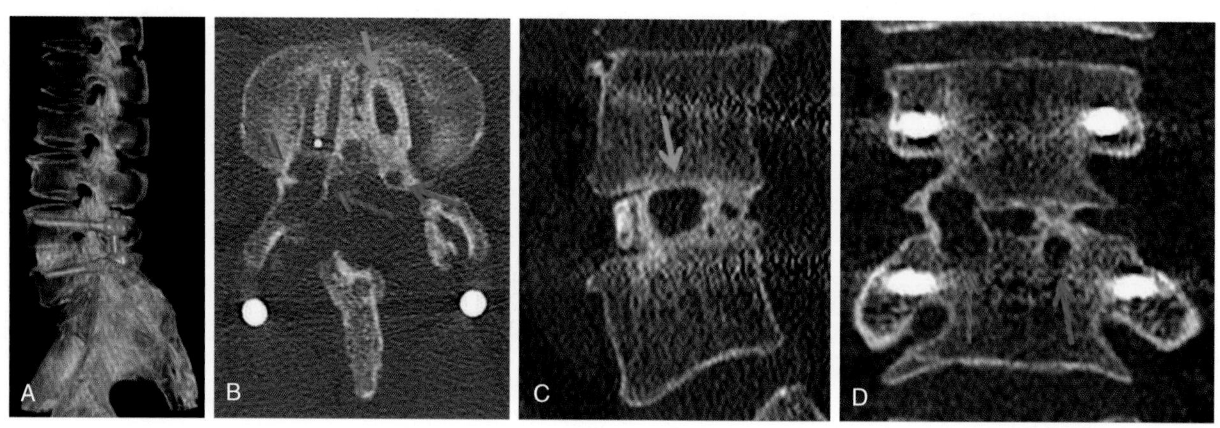

图 24.12 应用骨形态发生蛋白的 L4~L5 后路椎间融合术后 6 个月 CT 随访的囊性变化。L4~L5 后路融合术后的轴位 3D 重建图（A）显示后路内固定装置和椎间融合器位置正常。轴位（B）、矢状位（C）和冠状位（D）CT 图显示右侧椎间 peek 椎间融合器后部（红色箭头）以及左侧内部（浅蓝色箭头）和周围（深蓝色箭头）大面积的囊性变化（ 蓝色箭头）

- 融合装置位置的变化以及装置下沉。

伴随着融合过程腰椎的生物力学改变，运动的机械应力会传递到融合水平的上下方。因此，在脊柱融合术后很长时间内反复疼痛或出现神经根病可能意味着这些节段加速退变。应评估融合节段以外其他节段的异常或并发症，并特别注意融合水平的任何新的退变。

鉴别诊断

根据术后发现，区分术后椎间隙桥接骨小梁与其他原因导致的椎间隙钙化或骨化通常不难。尽管如此，了解导致椎间隙高密度的其他病因仍然很重要。最常见的病因包括退行性椎间盘钙化（图 24.14）和医源性实性材料，其中包括椎体成形术的骨水泥在椎间隙延伸至椎体边缘。此外，截瘫患者长期不动可能导致椎间盘矿化。较不常见的病因包括先天性、代谢性和炎性病因，如强直性脊柱炎、血色病和褐黄病 / 尿黑酸尿症。

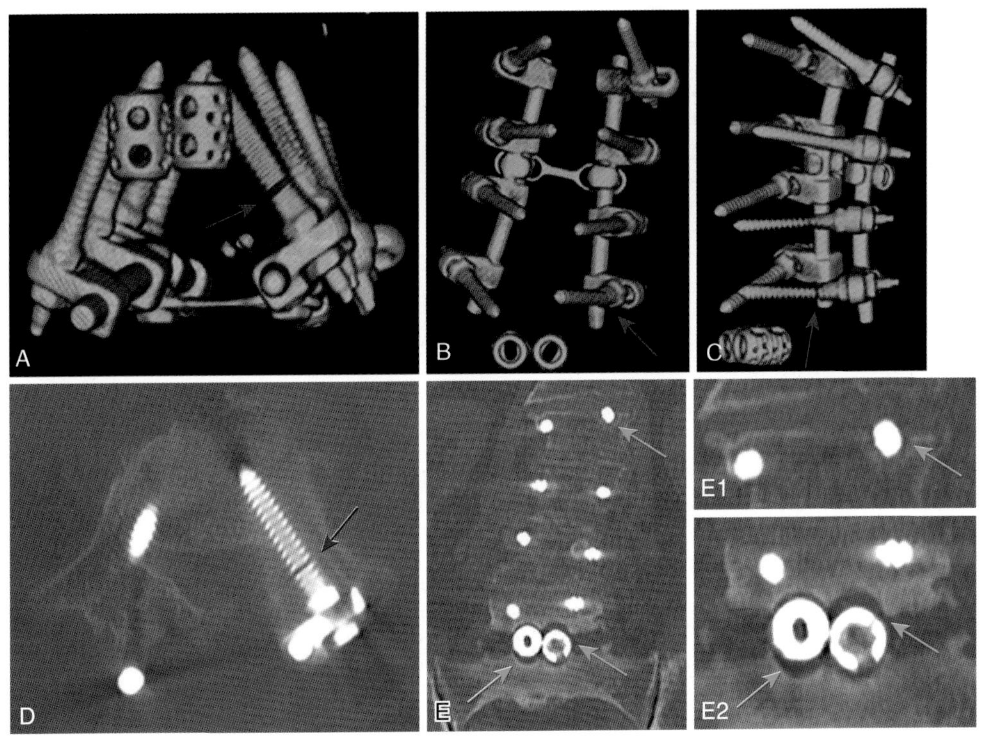

图 24.13 松动和内固定断裂。内固定 CT 三维重建包括轴位（A）、冠状位（B）和侧斜位（C），显示左侧 L5 螺钉断裂（红色箭头）。轴位 CT 图（D）显示左侧 L5 经椎弓根螺钉断裂（红色箭头）。冠状位 CT 图（E）在 L2（E1）和 L5/S1（E2）水平的放大图显示 L5~S1 椎间融合器周围的透光区（成对蓝色箭头），以及延伸至 L2 椎间隙左侧的螺钉（单个蓝色箭头）

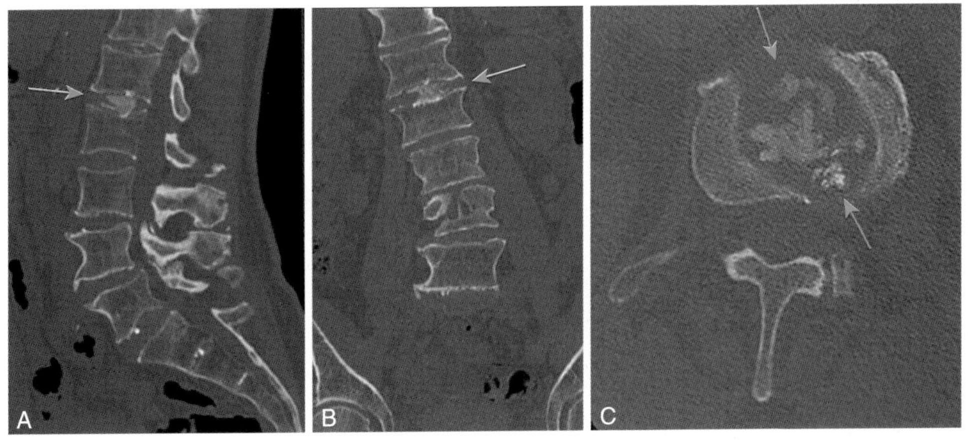

图 24.14 髓核退行性钙化。既往无手术史，老年男性矢状位（A）、冠状位（B）和轴位（C）CT 图显示 L1/L2 椎间隙有显著的钙化（箭头）。如上所述，这通常不难诊断

（马晓文 译；张 明 审）

拓展阅读

Choudhri TF, Mummaneni PV, Dhall SS, et al. Guideline update for the performance of fusion procedures for degenerative disease of the lumbar spine. Part 4: Radiographic assessment of fusion status. J Neurosurg Spine, 2014, 21:23–30.

Rutherford EE, Tarplett LJ, Davies EM, et al. Lumbar spine fusion and stabilization: hardware, techniques and imaging appearances. Radiographics, 2007, 27:1737–1749.

Williams AL, Gornet MF, Burkus JK. CT evaluation of lumbar interbody fusion: current concepts. AJNR Am J Neuroradiol, 2005, 26(8):2057–2066. PMID:16155160.

Zampolin R, Erdfarb A, Miller T. Imaging of lumbar spine fusion. Neuroimag Clin N Am, 2014, 24:269–286.

第 2 部分　创伤后反应

25 Kummel 病

Daniel L. Noujaim

引　言

Kummel 病也称为创伤后迟发性椎体塌陷，最早于 1891 年由 Hermann Kummel 医生报道，常发生在轻微外伤的数周或数个月后。目前其发病机制仍存在争议。大多数学者认为，Kummel 病是由椎体迟发性骨坏死所致，可能与创伤后椎体前分水岭区域的血管损伤有关。由于人们对该病的认识不足，导致该病鲜有报道。该病好发于中老年患者，通常仅累及下胸椎或上腰椎的一个椎体。与较常见的骨质疏松性压缩性骨折不同，迟发性椎体骨坏死（Kummel 病）具有典型的临床和影像进程。椎体内真空裂隙征是其典型的影像学征象，X 线平片、计算机断层扫描（CT）和磁共振（MR）图像上均可显示（图 25.1）。尽管椎体裂隙征通常与 Kummel 病有关，但并非仅见于此病。

演变阶段：概述

Kummel 病患者早期影像学的改变通常为阴性，这是典型的临床特征之一。另外，很多患者由于创伤程度轻微（例如跌倒），早期不进行影像学检查。

患者经历过无症状期或轻微持续疼痛后，疼痛程度加重，可伴有或不伴有神经系统症状，如神经根病或肠道 / 膀胱功能障碍。

此时，由于患者的检查体位不同（负重或仰卧位），影像学上表现为椎体压缩畸形或椎体内“裂隙征”，与椎骨内形成的潜在动态（不稳定）腔隙有关。屈曲位或负重位的 X 线片可显示椎体压缩畸形，伸展位或仰卧位 X 线片可显示椎体内“裂隙征”。气体（氮气为主）填充椎体裂隙的低压区导致了影像上显示的“椎体内真空裂隙征”（IVC）。尽管 IVC 征象最早见于 Kummel 病，但并非仅见于此病，还可见于椎间盘突出、侵犯椎体终板的亚急性骨折，甚至见于病理性压缩性骨折。

IVC 征象在 CT 上很容易识别；但是，在 MRI 上可能产生混淆或误解。在 MRI 上，气体表现为低信号。然而，液体填充裂隙导致的 T2 高信号更为常见，这是由于 MRI 检查需要的时间较长，长时间的仰卧位可导致液体积聚在椎体的裂隙内。T1 信号是可变的，取决于液体的蛋白质浓度。邻近椎体骨髓可见“双线征”，类似于其他部位（如股骨头）骨坏死的表现。这个征象可能代表了裂隙周围反应骨形成的硬化边。

5 个临床分期总结见框表 25.1，椎体形态学改变见图 25.2。

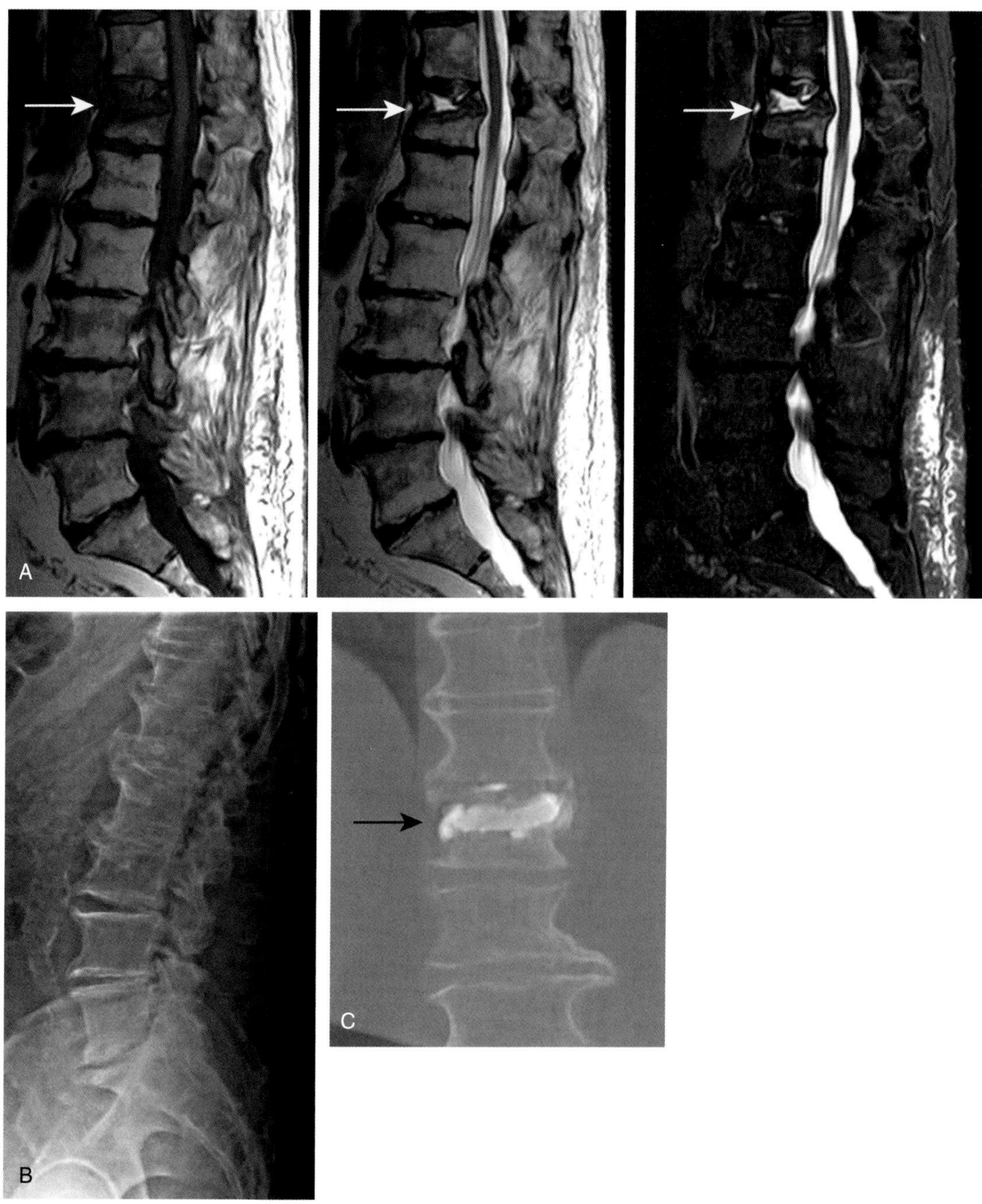

图 25.1　Kummel 病。86 岁男性，8 个月前有从站立位跌倒的外伤史，现坐位时疼痛加重，行走时弯腰。（A）矢状位 T1、T2 和 T2 脂肪饱和序列显示 T12 椎体上部内充满液体的裂隙伴轻度椎体塌陷和椎体后缘皮质褶皱（箭头）。裂隙边缘可见明显硬化改变，无骨髓水肿。（B）8 个月前损伤初始时腰椎侧位 X 线片上 T12 椎体正常。（C）冠状位动态 CT 重建图显示椎体成形术后骨坏死腔隙被骨水泥填充（箭头）

框表 25.1　Kummel 病的 5 个临床阶段

1. 损伤初期：常为轻微创伤或创伤程度从轻到重（此阶段通常不进行影像学检查，即使检查，结果也是正常）。
2. 外伤后阶段：轻微或轻度背痛为特征，无功能丧失（可继续日常生活活动）。
3. 潜伏期：患者通常感觉良好，尽管可能存在轻微症状。
4. 复发期：背痛加重为特征（该阶段影像上将显示椎体塌陷或椎体内空气 / 液体裂隙征，取决于患者体位，即屈曲或伸展 / 仰卧位，见图 25.2）。
5. 终末期：椎体塌陷和后凸，如果不进行治疗，椎体不稳定和椎管受压可能导致神经功能缺损。

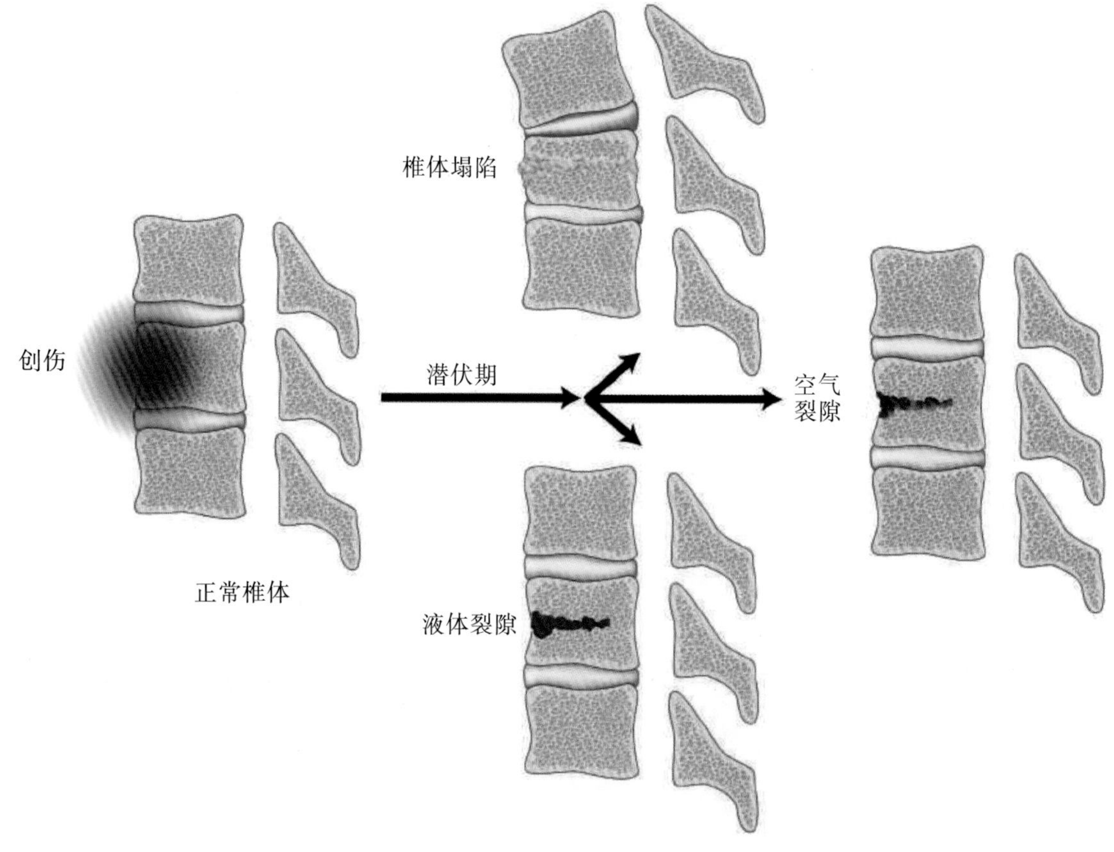

图 25.2 Kummel 病的形态学改变。在经历了典型的脊柱轻微创伤和不同时间的潜伏期后，由于患者的检查体位不同（即屈曲或伸展 / 仰卧位），椎体骨坏死将表现为椎体塌陷或空气 / 液体裂隙征象。空气裂隙征最常见于仰卧位或伸展位 X 线片和仰卧位 CT，而液体裂隙最常见于仰卧位 MR，这与 MR 成像所需的采集时间较长，导致液体进入裂隙有关。值得注意的是，在早期采集的 MR 序列上，小气泡可能仍存留在裂隙内，在后期的序列上可能消散

KUMMEL 疾病进展：深入阐述

Kummel 病与先前存在的血管风险因素有关，这使人们质疑其与缺血性坏死有关。例如，长期给予皮质类固醇可刺激胰岛素升高，从而增加髓内脂肪沉积，导致髓内血管受压、髓小动脉破坏。与骨质疏松相关的慢性微骨折是缺血性骨坏死和随后椎体塌陷的另一个潜在诱发机制（图 25.1）。然而，当缺血性骨坏死患者缺乏创伤病史时，不能称之为 Kummel 病，而是与其他基础疾病有关，例如下文提到的镰状细胞病相关椎体骨坏死和辐射诱导椎体骨坏死。一项研究表明，站立侧位 X 线摄影、仰卧位 X 线摄影和 MRI 识别椎体内裂隙征（IVC）的准确度分别为 14%、64% 和 96%。一些 IVC 直到在椎体成形术时被骨水泥填充才被发现。这表明了该病的动态变化特性，也是导致该病鲜有报道的原因。

鉴别诊断

病理性压缩性骨折（图 25.3）、镰状细胞病（图 25.4）和放射治疗（图 25.5）是椎体骨坏死的其他原因，与创伤后迟发性骨坏死（Kummel 病）不同。

总　结

Kummel 病患者临床特征具有迟发性，对于创伤后伴有持续或复发症状，甚至长时间无症状的患者应推荐再次进行影像学检查，尤其是那些具有风险因素（如高龄、骨质疏松症或使用类固醇）的患者。

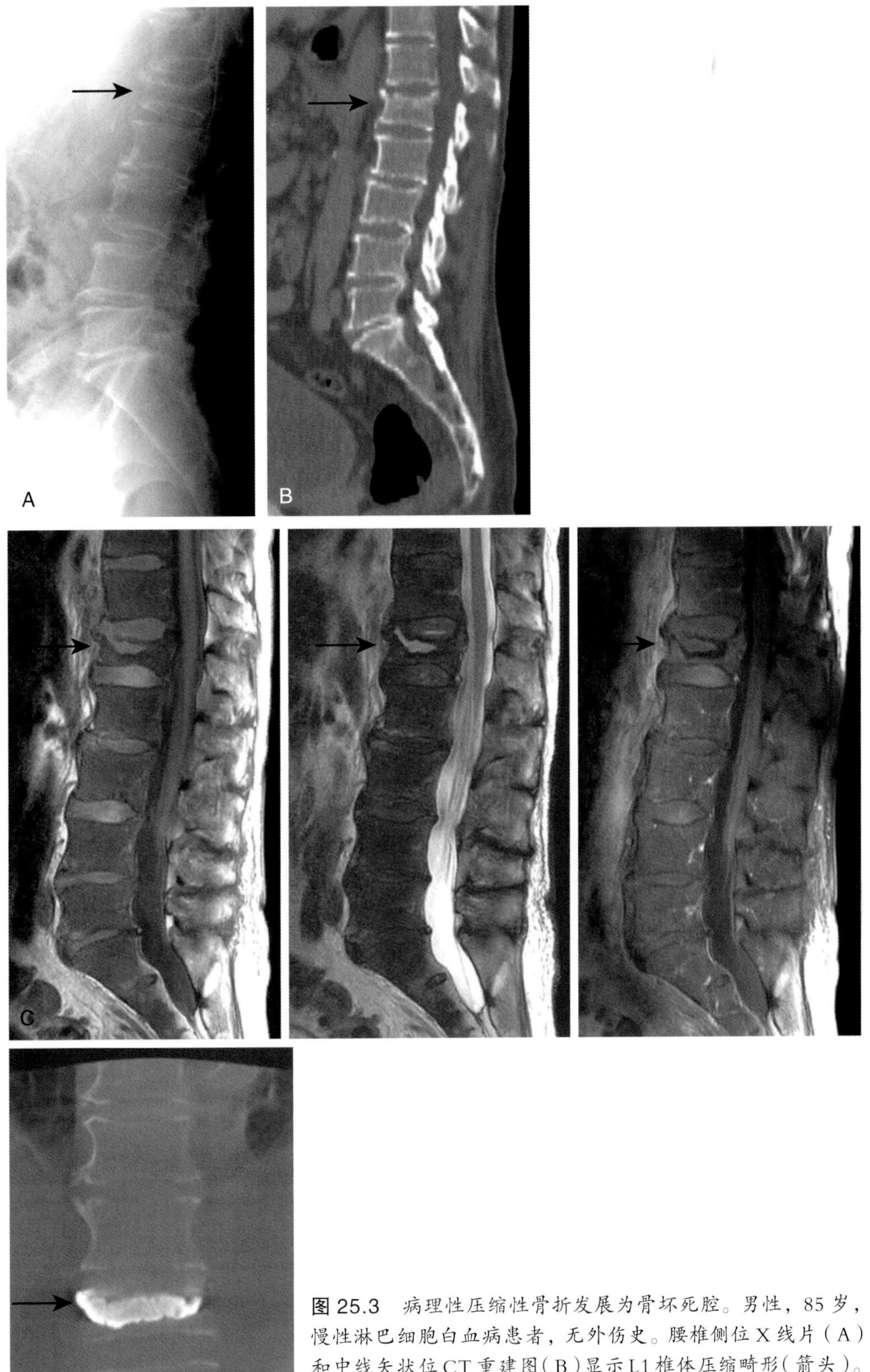

图 25.3　病理性压缩性骨折发展为骨坏死腔。男性，85 岁，慢性淋巴细胞白血病患者，无外伤史。腰椎侧位 X 线片（A）和中线矢状位 CT 重建图（B）显示 L1 椎体压缩畸形（箭头）。（C）腰椎矢状位 T1、T2 脂肪饱和序列和 T1 脂肪饱和序列增强后显示腰椎弥漫性 T1 骨髓信号减低，提示弥漫性骨髓浸润病变，T2 高信号液体填充 L1 椎体上部裂隙伴 T1 和 T2 低信号的硬化边（箭头）。周围无骨髓水肿排除了急性骨折。（D）冠状位动态 CT 重建图显示椎体成形术后骨坏死腔隙被骨水泥填充（箭头）

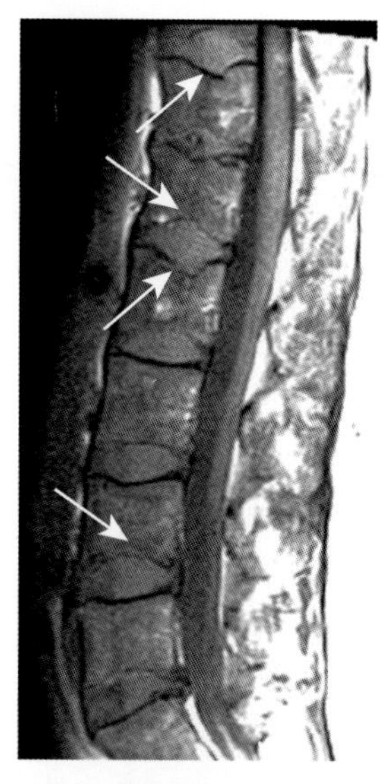

图 25.4 40 岁患者，后背疼痛。镰状细胞疾病患者终板中心缺损（箭头）

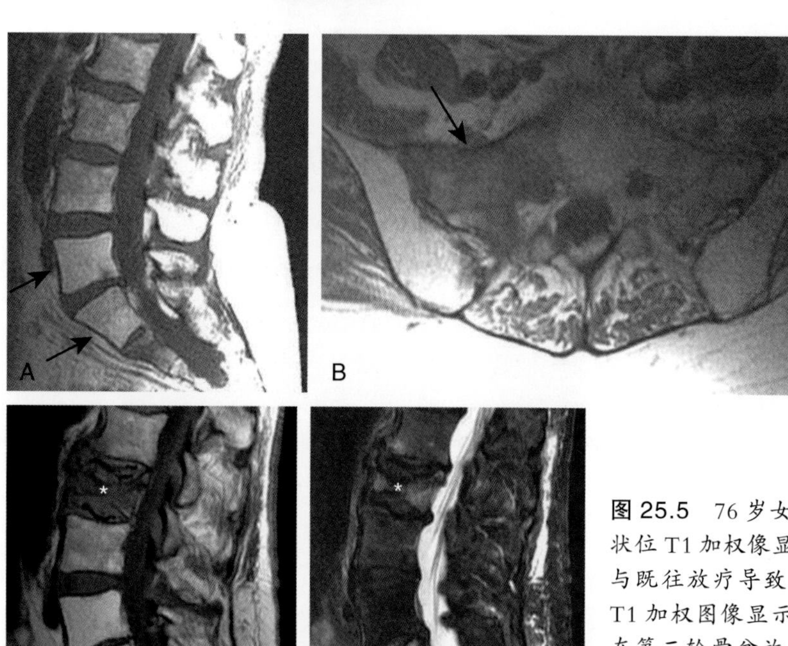

图 25.5 76 岁女性患者因宫颈癌接受盆腔放射治疗。矢状位 T1 加权像显示 L5 和 S1（箭头）T1 骨髓信号增高，与既往放疗导致的完全脂肪骨髓替代一致（A）。轴位 T1 加权图像显示骶骨右侧转移性病灶（箭头）（B）。在第二轮骨盆放射治疗骶骨转移后数年，患者发生急性 L3 压缩性骨折（星号）。矢状位 T1（C） 和 T2 加权脂肪饱和序列（D）图像也显示 S1 内 T1 低信号和 T2 高信号的波浪状区域（箭头），提示放射性骨坏死

（丁宁宁 译；马晓文 审）

拓展阅读

Baur A, Stäbler A, Arbogast S, et al. Acute osteoporotic and neoplastic vertebral compression fractures: fluid sign at MR imaging. Radiology, 2002, 225(3):730–735.

Brower AC, Downey EF. Kümmell disease: report of a case with serial radiographs. Radiology, 1981, 141(2):363–364.

Feng SW, Chang MC, Wu HT, et al. Are intravertebral vacuum phenomena benign lesions? Eur Spine J, 2011, 20(8):1341–1348.

Freedman BA, Heller JG. Kummel disease: a not-so-rare complication of osteoporotic vertebral compression fractures. J Am Board Fam Med, 2009, 22(1):75–78. doi:10.3122/jabfm.2009.01.080100.

Ma R, Chow R, Shen FH. Kummell's disease: delayed post-traumatic osteonecrosis of the vertebral body. Eur Spine J, 2010, 19(7):1065–1070. doi:10.1007/s00586-009-1205-4. [Epub 2009 Dec 1].

Matzaroglou C, Georgiou CS, Panagopoulos A, et al. Kümmell's disease: clarifying the mechanisms and patients' inclusion criteria. Open Orthop J, 2014, 8:288–297.

Mirovsky Y, Anekstein Y, Shalmon E, et al. Vacuum clefts of the vertebral bodies. AJNR Am J Neuroradiol, 2005, 26(7):1634–1640.

Yu CW, Hsu CY, Shih TT, et al. Vertebral osteonecrosis: MR imaging findings and related changes on adjacent levels. AJNR Am J Neuroradiol, 2007, 28(1):42–47.

26 椎间盘炎－骨髓炎

Adam P. Bryant，Daniel L. Noujaim，Toshio Moritani

引　言

脊柱感染在临床实践中并不少见。同一种感染不同阶段名称不同。在成人中，化脓性感染通常通过血液传播到椎体终板（椎骨骨髓炎），继续通过椎间盘累及邻近的椎体（椎间盘炎—骨髓炎），并可发展成椎旁和硬膜外脓肿（腰大肌或硬膜外脓肿）（图 26.1）。

不常见的传播途径包括：脊柱手术直接导致，附近感染直接蔓延以及血行扩散到小关节（小关节感染性关节炎）。在儿童中，由于其残留的血运，椎间盘可能是感染的初始部位。

应该区分化脓性和非化脓性感染。结核性脊柱炎是一种非化脓性感染，虽然与化脓性骨髓炎影像学演变和临床处理方式不同，但具有相似的结局，后续我们将单独讨论。

脊柱感染的临床诊断可能具有挑战性。典型表现为隐匿的和非特异性的局限性背痛，只有一半的患者出现发热。白细胞增多和红细胞沉降率（ESR）/C 反应蛋白（CRP）升高也不具有特异性，如果这两项实验室检查结果正常

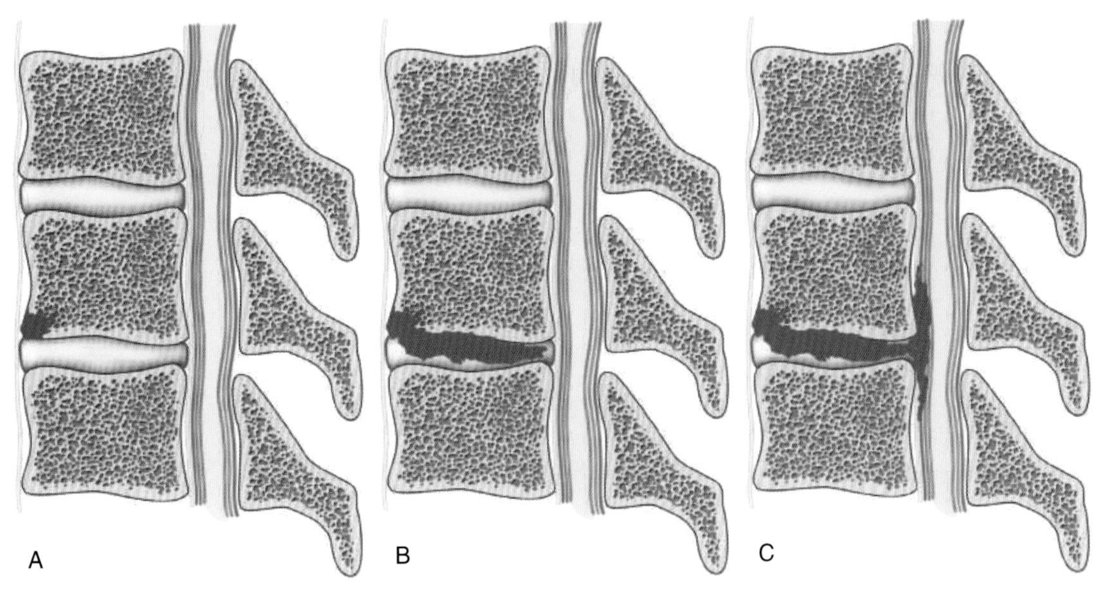

图 26.1　化脓性椎间盘炎－骨髓炎的发病过程。感染通常通过血行传播，首先传播到椎体终板（A），然后传播到椎间盘（B）和硬膜外 / 椎旁间隙（C）

有助于排除感染性病因。血培养阳性很有用，也可用于确定最有效的抗生素治疗。致病菌通常为金黄色葡萄球菌，然而，在免疫功能低下的患者或静脉注射（IV）吸毒者中，也可见到其他致病菌。

由于这些临床因素，脊柱感染的表现、诊断和确定的治疗通常会延迟。如果不及时治疗，脊柱感染可能会导致脊柱不稳定等后果，破坏椎管及其内容物的完整性。

影像演变：概述

磁共振（MR）检查已成为脊柱感染早期诊断的关键。早期病理改变仅表现为骨髓水肿、椎间盘 T2 高信号和椎间盘异常强化。因此，有或没有对比增强的 MRI 是早期诊断脊柱感染的首选影像学检查。CT 和 X 线片在感染性脊柱炎早期诊断中受到限制，检查正常并不能排除早期进展性脊柱感染的诊断。此外，MRI 对于鉴别感染与更常见的脊柱退变最有价值。

在 X 线片或 CT 上可观察终板侵蚀和椎间隙狭窄的晚期影像学表现，晚期的并发症如椎旁脓肿和椎管狭窄，最好通过 MRI 观察。因此，除非有 MR 检查的禁忌证，否则不应依赖 CT 来评估感染的整体情况。值得注意的是，在已知脊柱感染的情况下，CT 和 X 线片可用于脊柱不稳的术前评估。在诊断有疑问或 MRI 有禁忌时 ^{67}镓 SPECT 和 ^{18}F FDG PET 检查也可以提供有用的信息。

影像演变：深入阐述

疾病早期（1 至 3 周）

在脊柱感染的早期，平片和 CT 通常是正常的，或者表现出类似于退行性椎间盘疾病的改变。然而，MRI 可以显示异常 T2 高信号椎间盘两侧的骨髓水肿（T1 低信号、T2 高信号），这通常是最早的影像学异常表现（图 26.2）。应常规使用脂肪饱和 T2 或短时间反转恢复（STIR）图像来突显这种骨髓水肿。重要的是，伴有终板水肿的进行性椎间盘退变（Modic I

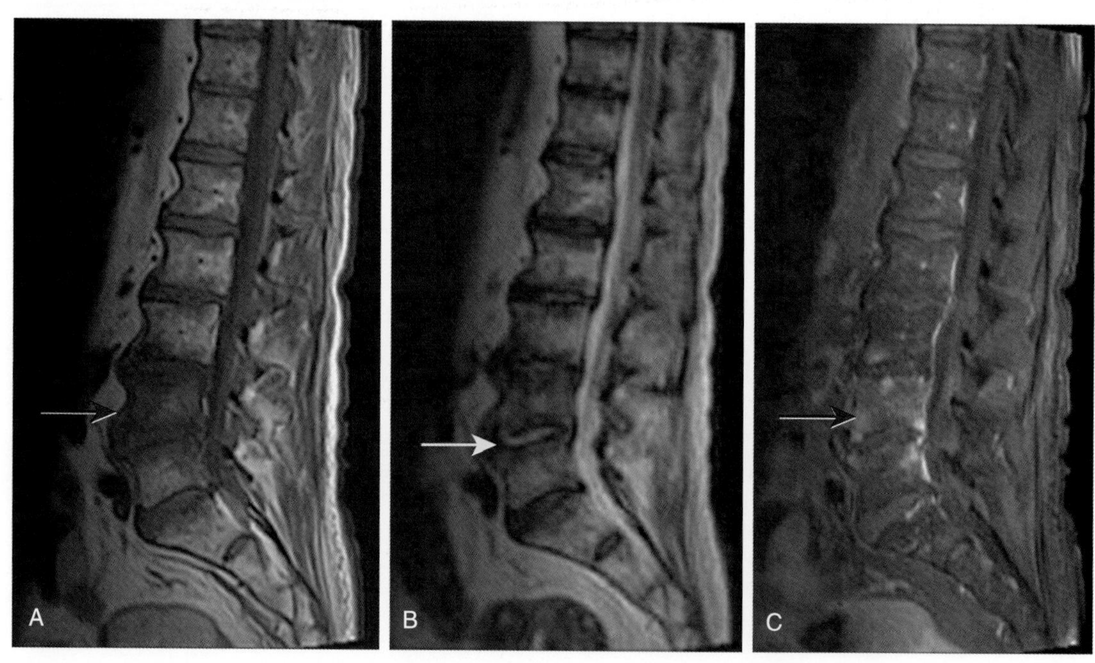

图 26.2 化脓性椎间盘炎的早期发现。腰椎的矢状 T1（A）、T2（B）和增强 T1 抑脂（C）图像。L4 椎体骨髓呈 T1 低信号和斑片状强化（红色箭头；A，C），早期累及 L5 上终板和 L3 前下终板。T2 图像显示 L4~L5 椎间盘水肿大于 L3~L4 椎间盘（黄色箭头），L4~L5 椎间盘边缘轻度强化（C）。此时周围软组织或硬膜外未见明显强化

型改变）具有相似的骨髓水肿模式，而椎间盘通常表现出 T2 低信号，更符合椎间盘脱水，而不是椎间盘炎。

最广为人知的骨髓水肿早期典型受累模式涉及两个相邻椎体和中间椎间盘，还有其他非典型的椎间盘 / 椎体受累模式，包括仅仅一个椎体、一个椎体和一个椎间盘或两个椎体和一个正常的椎间盘（图 26.3）。这些“变异”反映了从单个椎体节段开始的早期感染状态，尚未明确累及或穿过椎间隙，随着 MRI 的应用增加，可能会更频繁地见到这些受累模式。

钆剂增强有助于区分感染和其他疾病。椎间盘或邻近软组织的异常强化明显提示感染性病因而非退行性疾病。值得注意的是，在感染性和退变性椎间盘疾病中，都可在骨髓水肿区看到弥漫性骨髓强化或局灶性终板强化（见相似疾病和鉴别诊断讨论）。因此，增强扫描可以更好地评估周围的软组织和中间的椎间盘。

当诊断有疑问时，可进行影像学随访，在最短 8~22d 内可显示感染的更特异影像学征象（图 26.3）。通常需要多学科团队的方法来诊断急性期的椎体骨髓炎。

疾病晚期（数周至数月）

感染性椎间盘炎最典型和特异性的影像学表现通常出现在感染的晚期。随着感染的进展，沿椎体终板发生骨侵蚀，椎间隙进行性变窄，并伴有椎间盘持续或渐进性的 T2 高信号。邻

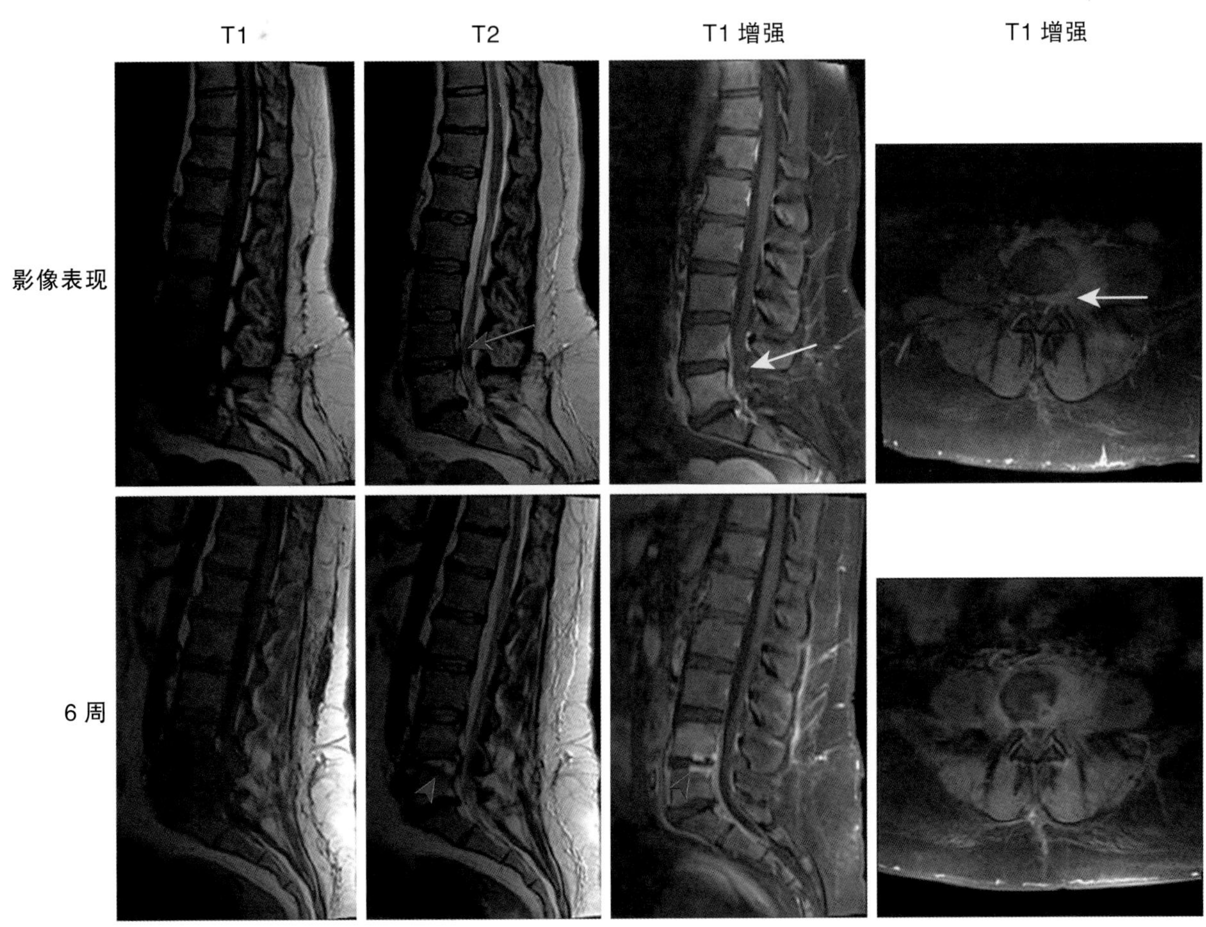

图 26.3　椎间盘炎 – 骨髓炎的演变。上排图像显示了 L4 和 L5 椎体骨髓炎的最初表现，椎间盘未受累（红色箭头）。感染脓液沿腹侧硬膜外纵向扩散，从 L4 延伸到 L5（黄色箭头）。下排图像是 6 周后复诊，当时患者主诉背痛加重。这些图像显示骨髓信号异常增高，L5 上终板后方有侵蚀。椎间盘显示 T2 高信号和外周强化（箭头）的感染迹象。硬膜外脓液和软组织强化相对没有变化，提示持续的、不断进展的感染

近的硬膜外和椎旁间隙，包括腰大肌，可出现炎性改变。这些炎性改变可以进一步发展为脓肿，典型地表现为中央液体样信号（T2高信号）和外周强化。弥散加权成像（DWI）有助于显示邻近软组织脓肿的形成，脓肿中央弥散受限。

扩散序列在确定或识别骨结构感染程度方面的作用有限。然而一项研究描述了脊柱矢状位扩散成像的MR表现，Modic I型椎体退变表现为同心骨反应，骨髓水肿区外缘扩散受限，而不是椎间盘炎骨髓炎出现的弥漫性扩散信号异常。这种提示活跃的骨退行性改变的外周扩散信号异常被称为“爪征”（图26.4）。

在病程后期可能出现椎体高度进行性降低和塌陷，通常需要外科会诊以确定是否需要减压或稳定。

治疗后和随访

一旦开始静脉注射抗生素治疗，邻近的硬膜外组织和软组织通常最先表现出好转的迹象，强化在数天至数周内减弱（图26.5）。然而，在使用抗生素数周后，骨髓和椎间盘的水肿和强化通常会持续存在，尽管症状有所改善，但可能会出现更严重的影像表现。这被认为是肉芽组织和愈合修复所致，不应被视为治疗失败。

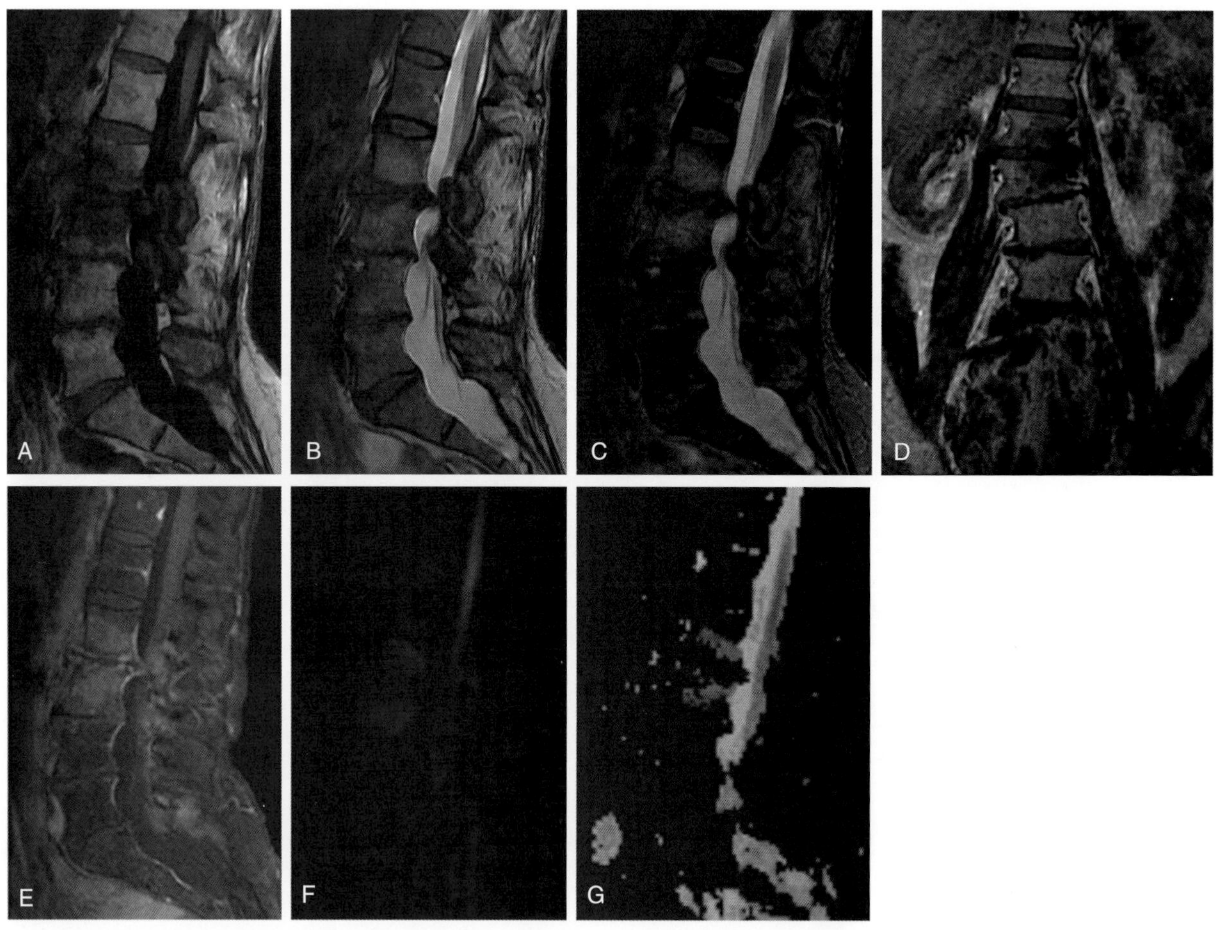

图26.4 矢状扩散序列上退行性终板变化的“爪征”。矢状T1（A）、矢状T2（B）、矢状T2抑脂（C）、冠状T2（D）、矢状T1抑脂（E）、矢状扩散（F）和矢状表观扩散系数图（G），低烧和急性下腰痛的成年患者。在L2~L3椎间盘周围的骨髓中可见T1低（A）和T2高信号骨髓水肿（B, C）。注意L2~L3椎间盘T2低信号（B）代表椎间盘脱水，而T2信号升高则在椎间盘炎中常见。此外骨髓水肿似乎不对称地累及S形脊柱侧弯的左侧部分（D）。患者再次复查增强（E）和弥散成像（F, G），显示骨髓水肿区域的骨髓强化，未见异常的椎旁或硬膜外强化。扩散序列显示骨髓水肿区外周边缘的扩散受限，符合“爪征”，这通常是退行性脊椎病Modic I型改变时扩散信号的形态

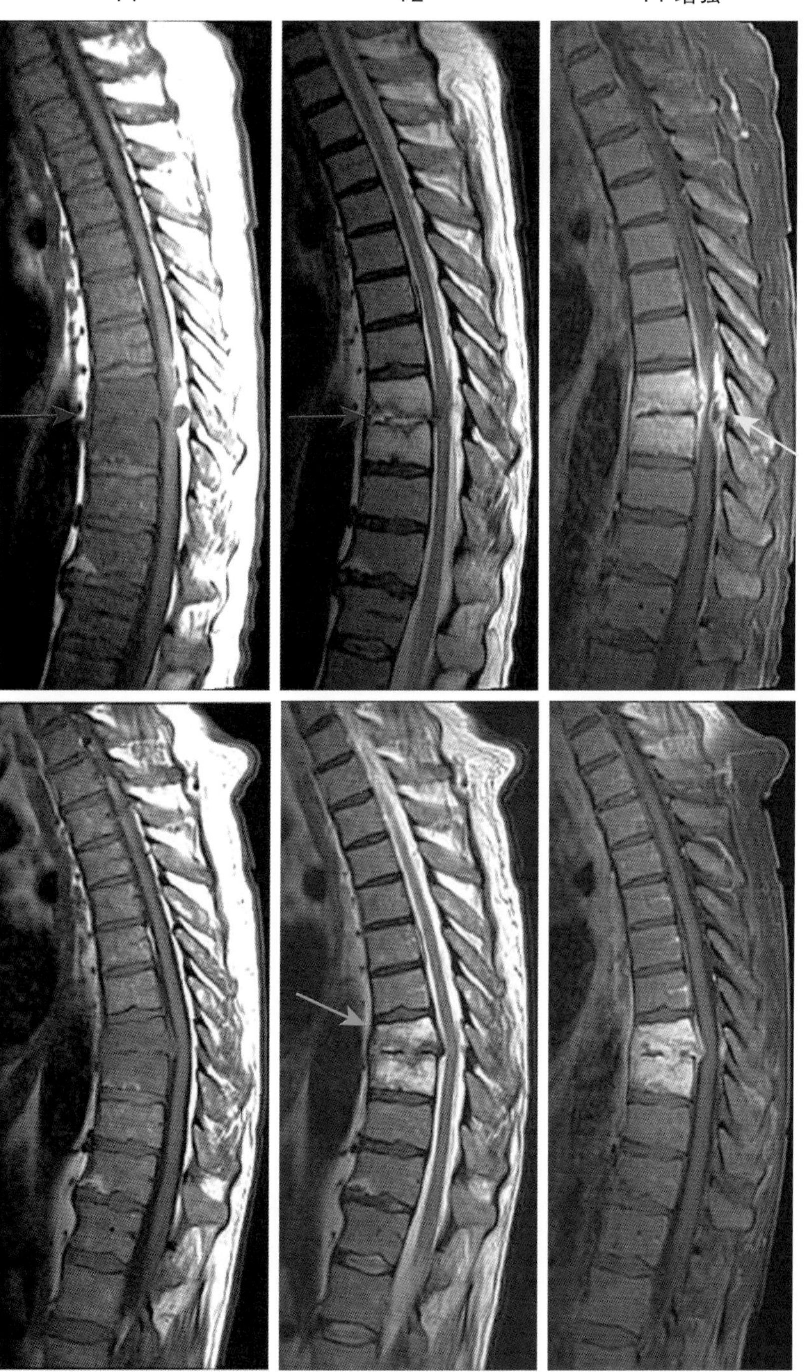

图 26.5　硬膜外脓肿和预期的治疗后演变。上排图像显示 T8~T9（红色箭头）异常的骨髓信号和强化，符合椎间盘炎骨髓炎。硬膜外强化伴小的背侧硬膜外脓肿（黄色箭头）。下排图像抗生素治疗 8 周后的随访 MRI 显示 T8~T9 终板破坏的进展，以及 T8 椎体高度降低（蓝色箭头）。重要的是，硬膜外脓肿已经消除，残留的硬膜外强化与治疗反应一致

如果患者临床症状没有改善，治疗 4 周后可进行 MRI 随访。在确定治疗失败之前，临床医生必须考虑多种因素，包括影像学表现、症状、微生物学和炎症标志物的变化趋势。

治疗开始 15 周后出现的晚期愈合迹象包括以前受累骨髓区域的周围 T1 高信号的边缘和骨髓强化减少。退行性椎间盘疾病可能在治疗结束后持续存在，并伴有持续性退行性骨髓水肿和强化。此外，随着终板愈合，纤维化和硬化可能取代先前增强的肉芽组织，并可能导致强直（图 26.6）。

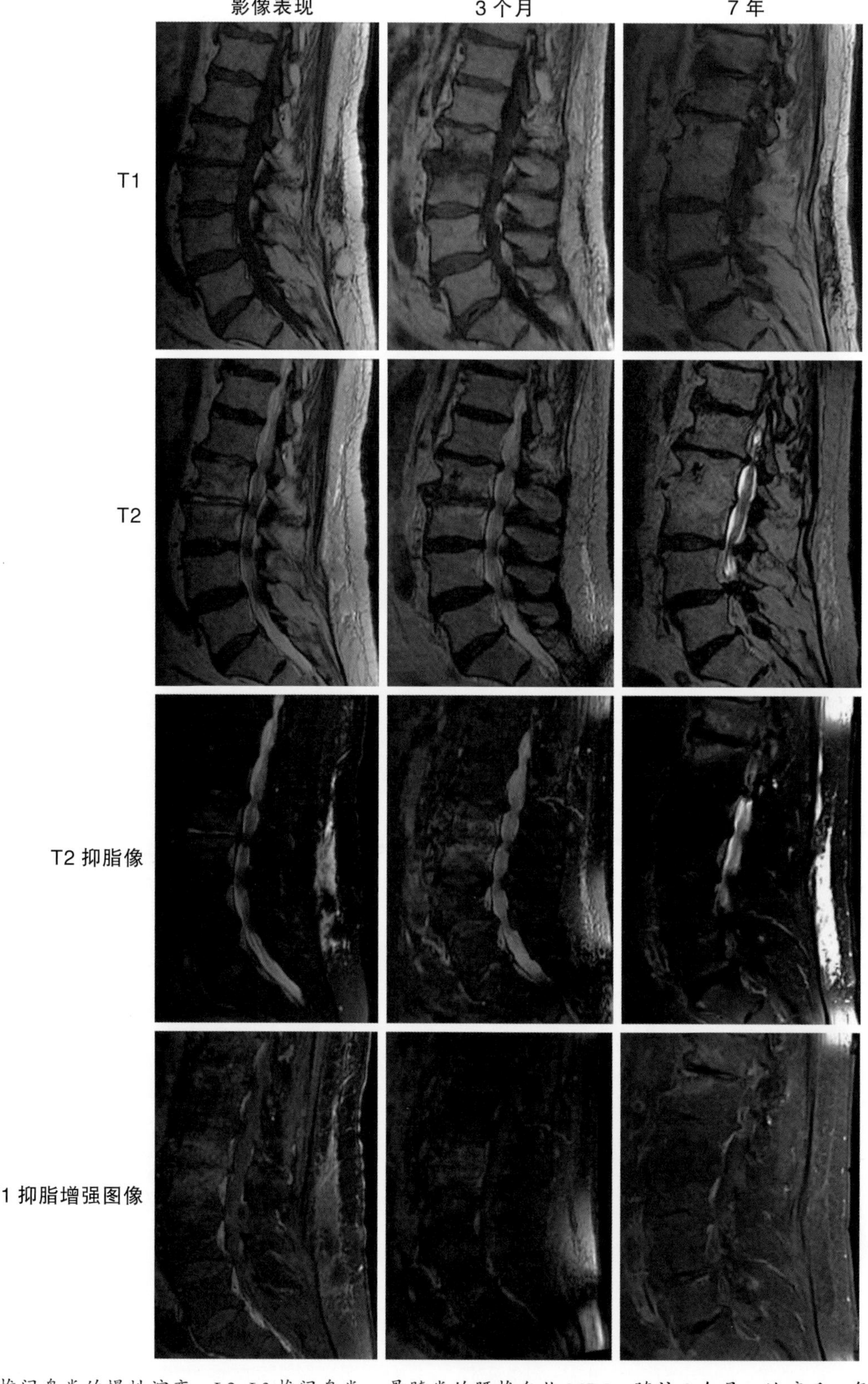

图 26.6 椎间盘炎的慢性演变。L2~L3 椎间盘炎 - 骨髓炎的腰椎矢状 MRI，随访 3 个月，治疗后 7 年的表现。患者急性背痛 3d。矢状 T2 加权像显示异常的 T2 高信号，累及 L2~L3 椎间盘，T2 抑脂像显示周围骨髓水肿，T1 抑脂增强图像显示骨髓强化。椎间盘活检证实为椎间盘炎。抗生素治疗后 3 个月的随访显示椎间盘 T2 高信号消退，伴有残留的骨髓水肿和强化。7 年后进行的一项关于背痛的研究表明，由于长期存在的退行性椎间盘疾病，T12~L1 水平出现了活动性退行性椎间盘疾病（Modic I 型改变），导致了以前椎间盘炎水平的脊柱椎间强直。值得注意的是，T12~L1 水平没有椎间盘异常 T2 高信号，提示无新水平的椎间盘炎

鉴别诊断

1. 椎间盘退行性疾病：通常与感染性脊柱炎相似，特别是在 Modic I 型退行性终板水肿的情况下。椎间盘脱水引起退变时，通常是正常的或 T2 低信号（图 26.7）。真空现象和没有相邻软组织水肿 / 脓肿有助于退行性改变的诊断而非感染。另外如果存在“爪征”，矢状位扩散序列支持退行性脊椎病的诊断（图 26.4）。

2. Schmorl 结节：通过椎体终板的急性椎间盘疝入也会导致骨髓水肿和强化。强化通常见于异常骨髓的周围，呈环状。不会累及整个终板或对侧椎体。此外，周围软组织正常（图 26.8）。

3. 夏科氏脊柱：脊柱夏科氏关节，也称为脊髓神经病或神经源性关节病，是一种破坏性疾病，由关节保护机制丧失引起，通常继发于脊髓病变或创伤。影像学表现为骨骼的紊乱和破坏（图 26.9）。

4. 透析相关脊柱关节病：侵蚀性和破坏性骨关节病与开始透析的时间和年龄有关。颈椎是脊柱最常见的受累部位，胸椎和腰椎也可受累。通常这是一个多种因素导致终板侵蚀和脊椎滑脱的过程，需要恢复稳定（图 26.10）。

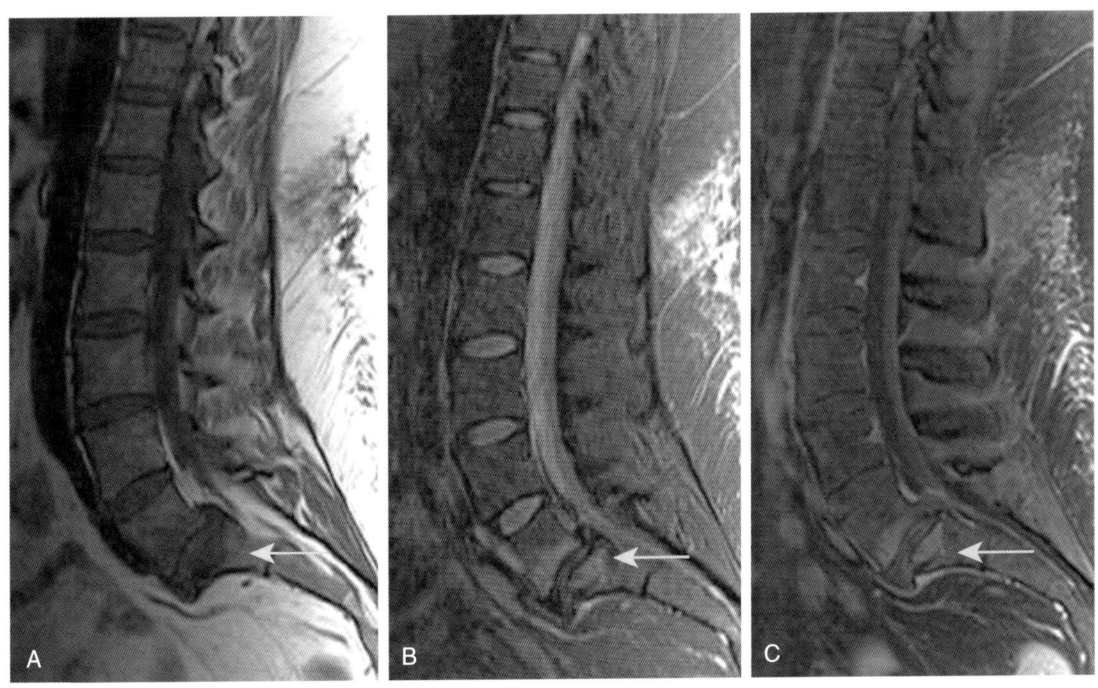

图 26.7　Modic I 型退行性变化。矢状 T1（A），STIR（B）和 T1 抑脂增强（C）图像显示 L5~S1 水平腰椎滑脱 I 度，伴有 Modic I 型终板变化（T1 低信号，STIR 高信号）和轻度强化（箭头）。STIR 上椎间盘变扁，T2 信号减低，提示椎间盘脱水，周围软组织没有异常强化

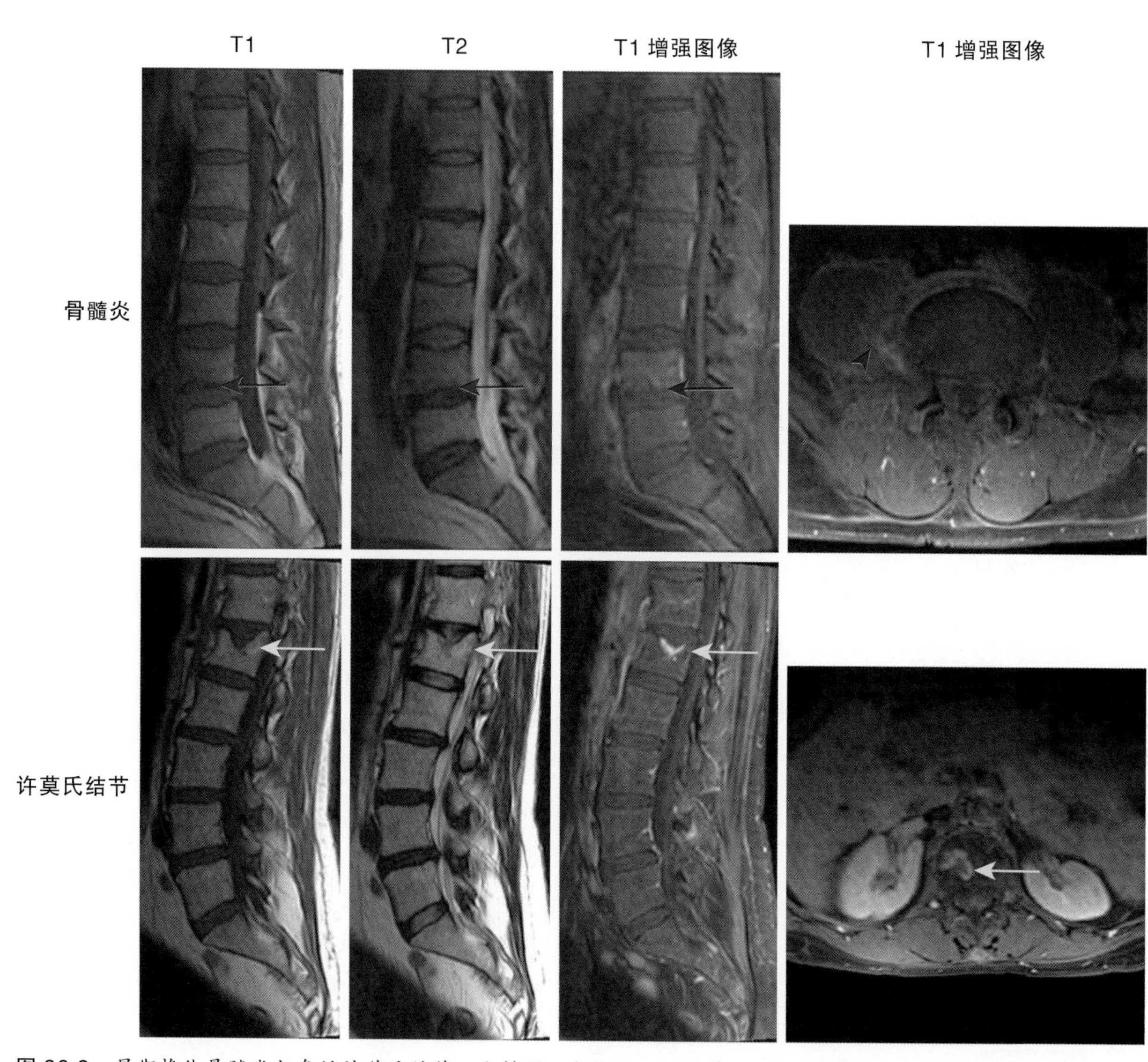

图 26.8 早期椎体骨髓炎与急性许莫氏结节。上排图：矢状 T1、T2 和 T1 增强图像显示 L4 的下终板不规则，周围有小的水肿和强化（红色箭头）。轴位增强 T1 加权像显示右侧腰大肌有一个小脓肿，证实了早期感染性脊柱炎（箭头）。下排图：矢状 T1、T2 和 T1 增强图像显示 L1 上终板不规则，也有骨髓水肿和强化（黄色箭头）。周围软组织无异常，患者的炎症标志物正常，诊断为急性许莫氏结节

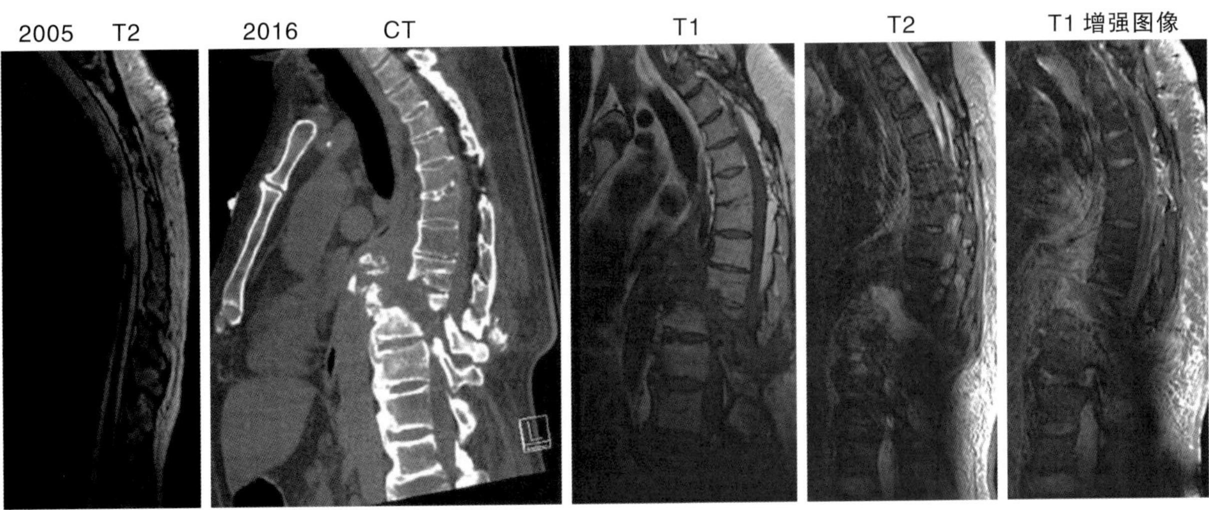

图 26.9 夏科氏脊柱：52 岁男性，30 年前因摩托车事故导致截瘫，现在出现发热加重和不适症状。2005 年的矢状位 T2 图像（最左侧）显示了既往减压椎板切除术和创伤后上胸段脊髓空洞的术后变化。2016 年的矢状 CT 图像显示严重的骨质破坏，伴有侵蚀和碎裂区域，导致脊柱上段后滑脱和移位。在同一天 MR 的 T1 加权像上，骨髓信号正常；然而，T2 和 T1 增强图像显示中央液体集聚并周边强化。液体采样显示感染呈阴性，诊断为夏科氏关节病

介绍：创伤后脊柱评估

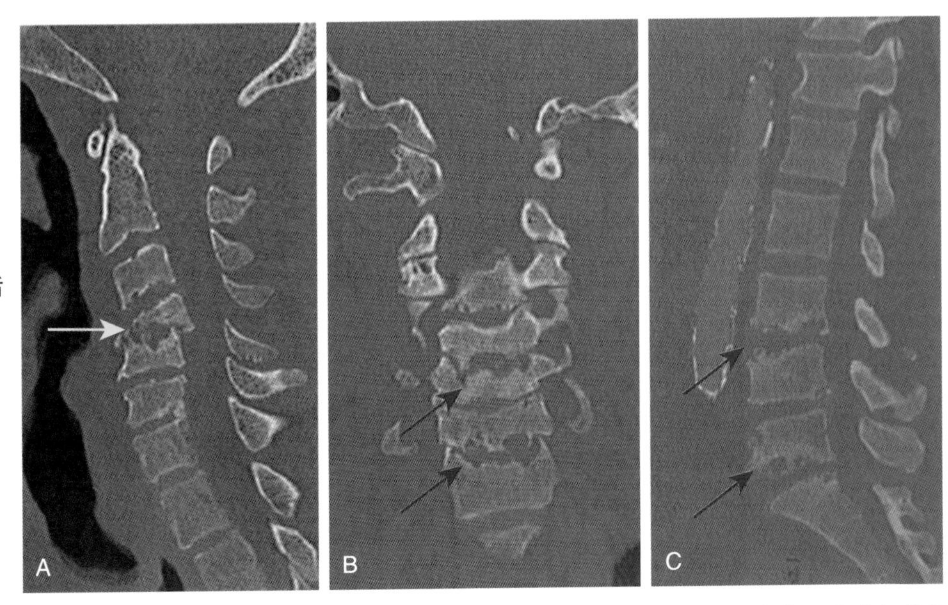

图 26.10 透析相关淀粉样脊柱关节病和夏科氏脊柱。患有终末期肾病和周围神经病变的患者需要进行创伤评估。矢状和冠状位重建的颈椎 CT 图像（A, B）显示多节段终板侵蚀（红色箭头），伴有 C4~C5 脊椎滑脱（黄色箭头），导致椎管狭窄。矢状位重建的腰椎 CT 图像（C）显示类似于颈椎的多节段终板侵蚀，提示潜在的系统性疾病。随访的矢状和冠状位颈椎 CT 图像（D, E）显示侵蚀和 C4~C5 脊椎滑脱没有变化，证实为慢性过程。值得注意的是，在随访期间没有使用抗生素

随访：1 个月后无变化（没有使用抗生素）

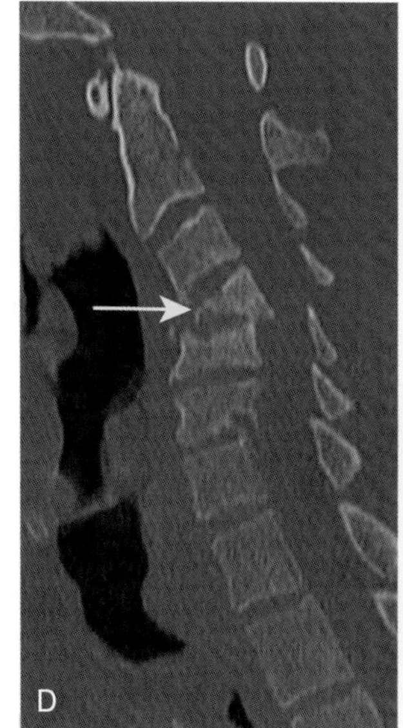

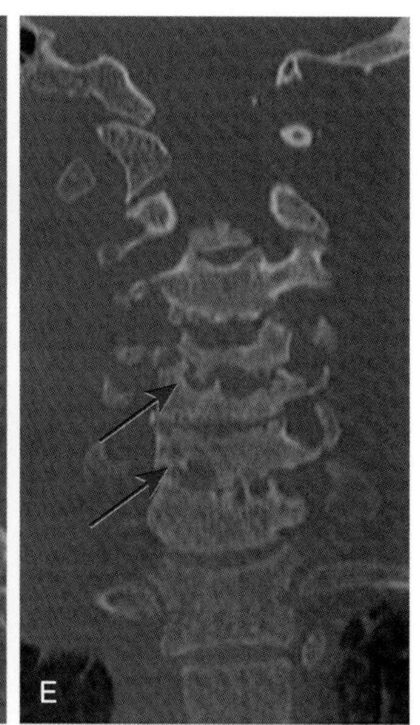

图 26.10（续）

（马晓文 译；张 明 审）

拓展阅读

Berbari EF, Kanj SS, Kowalski TJ, et al. 2015 Infectious Diseases Society of America (IDSA) clinical practice guidelines for the diagnosis and treatment of native vertebral osteomyelitis in adults. Clin Infect Dis, 2015, 61(6):e26–e46.

Duarte RM, Vaccaro AR. Spinal infection: state of the art and management algorithm. Eur Spine J, 2013, 22(12):2787–2799.

Dunbar JA, Sandoe JA, Rao AS, et al. The MRI appearances of early vertebral osteomyelitis and discitis. Clin Radiol, 2010, 65(12):974–981.

Gillams AR, Chaddha B, Carter AP. MR appearances of the temporal evolution and resolution of infectious spondylitis. AJR Am J Roentgenol, 1996, 166(4):903–907.

Gupta A, Kowalski TJ, Osmon DR, et al. Long-term outcome of pyogenic vertebral osteomyelitis: a cohort study of 260 patients. Open Forum Infect Dis, 2014, 1(3):ofu107.

Hong SH, Choi JY, Lee JW, et al. MR imaging assessment of the spine: infection or an imitation? Radiographics, 2009, 29(2):599–612.

Jevtic V. Vertebral infection. Eur Radiol, 2004, 14(suppl 3):E43–E52.

Kiss E, et al. Dialysis-related amyloidosis revisited. AJR Am J Roentgenol, 2005, 185:1460–1467.

Kowalski TJ, et al. Do follow-up imaging examinations provide useful prognostic information in patients with spine infection? Clin Infect Dis, 2006, 43(2):172–179.

Kowalski TJ, Layton KF, Berbari EF, et al. Follow-up MR imaging in patients with pyogenic spine infections: lack of correlation with clinical features. AJNR Am J Neuroradiol, 2007, 28(4):693–699.

Ledermann HP, et al. MR imaging findings in spinal infections: rules or myths? Radiology, 2003, 228(2):506–514.

Patel KB, Poplawski PS, Pawha TP, et al. Diffusion-weighted MRI "Claw Sign" improves differentiation of infectious from degenerative Modic type 1 signal changes of the spine. AJNR Am J Neuroradiol, 2014, 35 (8):1647–1652.

27 结核性脊柱炎

Adam P. Bryant，Toshio Moritani

引　言

通常认为结核病是发展中国家的一种常见传染病；然而，随着免疫抑制药物使用的增加、移民的增加和艾滋病的流行，世界其他地方结核病疫情回升。骨骼肌肉系统是结核病最常见的肺外感染部位，其中脊柱结核最常见，约占50%。与化脓性脊柱炎相比，结核性脊柱炎在影像学上有独特的椎体受累及进展模式，值得单独探讨。

在结核病流行国家，结核性脊柱炎通常在原发性肺部感染期间影响儿童和青壮年；然而，在西方国家，成年人通常在潜伏性结核重新激活后受到影响。因此，对于没有已知结核病史的患者，脊柱结核的早期诊断可能很困难。这些患者中只有不到一半的人会同时发生肺部感染。此外，不到40%的脊柱病例会出现典型的结核病全身症状（如低热、盗汗、体重减轻），部分可能在受累后数月不出现临床症状。脊柱结核病程通常为4~11个月，在某些情况下，诊断可能会延迟1年以上。

大多数患者只有在出现严重疼痛或神经系统并发症后才会就医。影像学检查是诊断结核性脊柱炎的第一步，也是最重要的步骤之一。早期诊断的目的是避免脊柱不稳相关的发病率，延迟治疗可能会发生这种情况。发现脊柱可疑的影像学异常后，可在影像引导下进行经皮骨或软组织穿刺活检。抗酸染色或聚合酶链反应可用于快速识别结核分枝杆菌。值得注意的是，结核分枝杆菌很难通过培养物分离出来，需要平均4~6周才能获得结果，灵敏度为80%。因此，微生物学数据通常是阴性的。骨活检的组织病理学可能显示非特异性肉芽肿性改变，提示结核病。骨关节结核隐秘的临床和微生物学特征强调了影像诊断的重要性及必要性。

最后，脊柱结核并非一种新疾病，最早从古埃及木乃伊的骨活检中发现了结核分枝杆菌，使其成为最古老的传染病之一。然而，目前已经发现了新的耐多药结核菌株，需要延长治疗时间和采用更积极的治疗方案。

影像演变：概述

结核性脊柱炎可累及任何脊柱节段，下胸椎或上腰椎最常见。结核感染通过动脉或Batson静脉丛血行播散，主要发生在肺部或泌尿生殖系统。与化脓性感染相似，椎体终板前部通常是脊柱第一个受累部位，其次是椎体中央，较少累及附件（图27.1）。

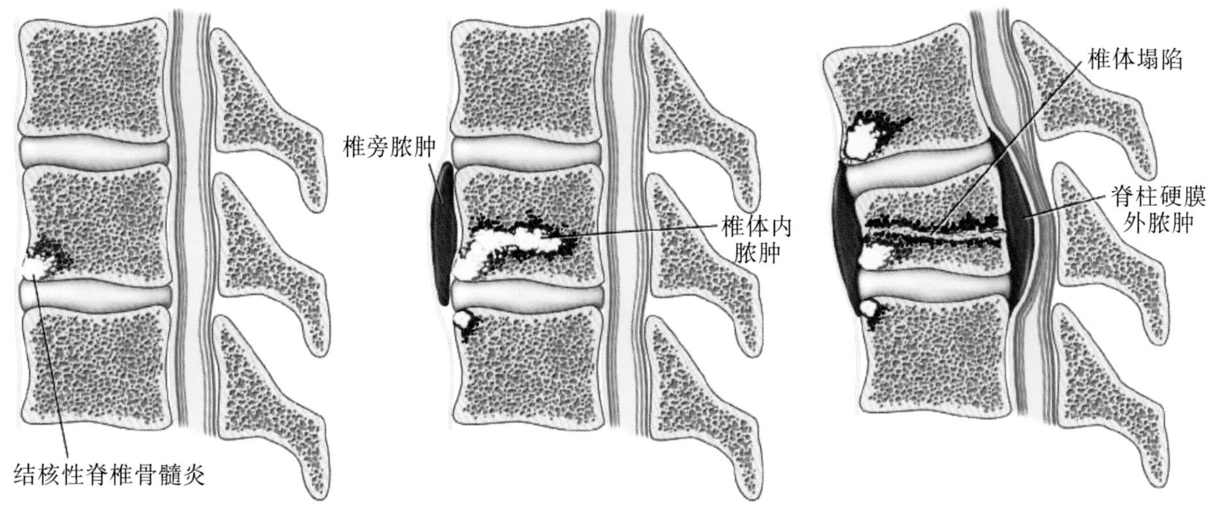

图27.1 结核性脊柱炎的演变。最初的椎体受累可能与早期化脓性脊柱炎难以区分；然而，与化脓性细菌感染相比，椎间隙在结核性脊柱炎的早期和中期不受累。椎间隙受累前，常出现骨破坏，伴周围强化的椎体内脓肿和薄壁的椎旁脓肿，表现为周围局限性炎性改变。椎体塌陷是常见的晚期并发症

结核性脊柱炎累及椎体后，感染沿前纵韧带下扩散，从而累及多个相邻椎体，并进入硬膜外或椎管旁软组织形成脓肿。结核性脊柱炎通常不出现椎间盘破坏，可能是由于结核分枝杆菌缺乏蛋白水解酶，该酶存在于大多数化脓性细菌感染中。

与化脓性脊柱炎相比，结核性脊柱炎患者更易出现椎体塌陷，形成典型的短节段后凸畸形（“gibbus deformity”）（图 27.2）。1779 年，英国外科医生 Percivall Pott 首次描述了疾病晚期典型的局灶性后凸畸形（因此使用了 Pott 病这一术语）。由于脊柱后凸可导致脊髓前部受压，因此神经系统症状在这一阶段更为常见。

影像演变：深入阐述

尽管 MRI 是诊断感染性脊柱炎影像检查中的“金标准”，但 X 线和 CT 可能是流行地区唯一可用的检查方式，因此早期可能无法诊断。X 线和 CT 许多表现是相似的，CT 的主要优势是更早地识别椎旁异常，更好地评价结核性脓肿内出现的钙化。在 X 线和 CT 上最早发现的是椎体终板稀疏和不规则。晚期表现包括椎体塌陷、骨碎裂和椎间隙变窄。

对于 MRI，早期发现的终板前部水肿通常与其他感染性和炎性脊柱关节病难以区分。然而，随着结核性椎体骨髓炎的进展，可出现局灶性骨髓水肿及周围强化的椎体内脓肿，但椎间盘不会受到影响。与之相比，化脓性骨髓炎弥漫均匀强化，早期累及相邻椎间盘。持续性骨质破坏是结核性脊柱炎的主要表现，最终导致椎体塌陷，通常累及多个椎体节段。

虽然椎间盘炎可能发生在结核性脊柱炎晚期（据报道高达 50%~70% 的病例），但一项研究发现，超过 50% 的病例保持正常椎间盘高度。感染可能通过椎间盘扩散至邻近椎体（通常见于化脓性感染），但结核性脊柱炎所特有的多节段椎体骨髓炎更可能是通过前纵韧带下扩散，在增强扫描中显示最好（图 27.3）。在这些病例中，应对整个脊柱进行 MRI 扫描，以排除远处跳跃性病变。

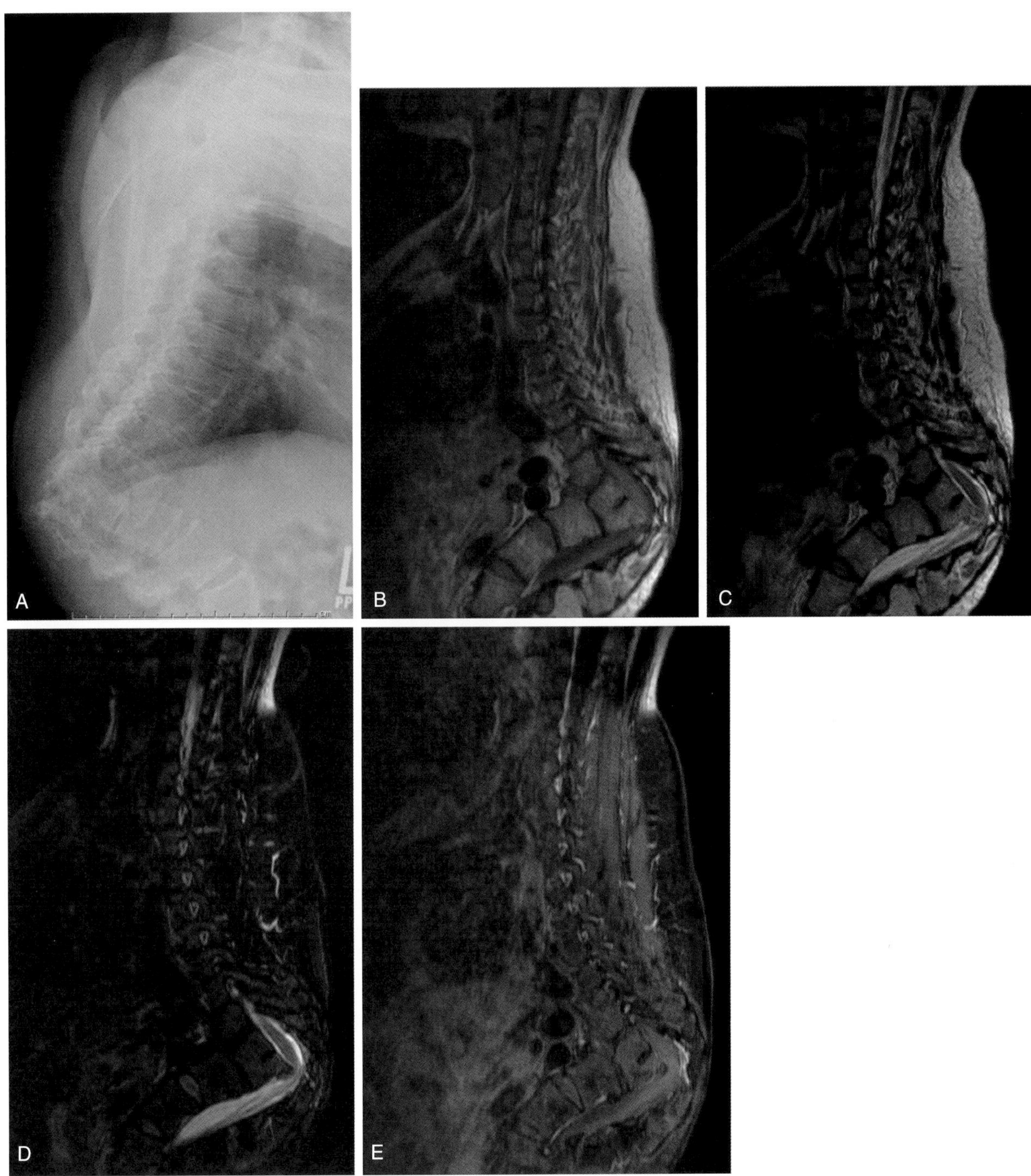

图 27.2　脊柱结核后凸畸形。脊柱侧位片（A）显示上腰椎严重局灶性后凸。胸腰椎矢状位 T1（B）、T2（C）、STIR（D）和增强扫描 T1（E）图像显示严重的局灶性后凸畸形伴椎体塌陷。该病例未发现骨髓水肿或椎旁脓肿，这与疾病慢性期变化一致

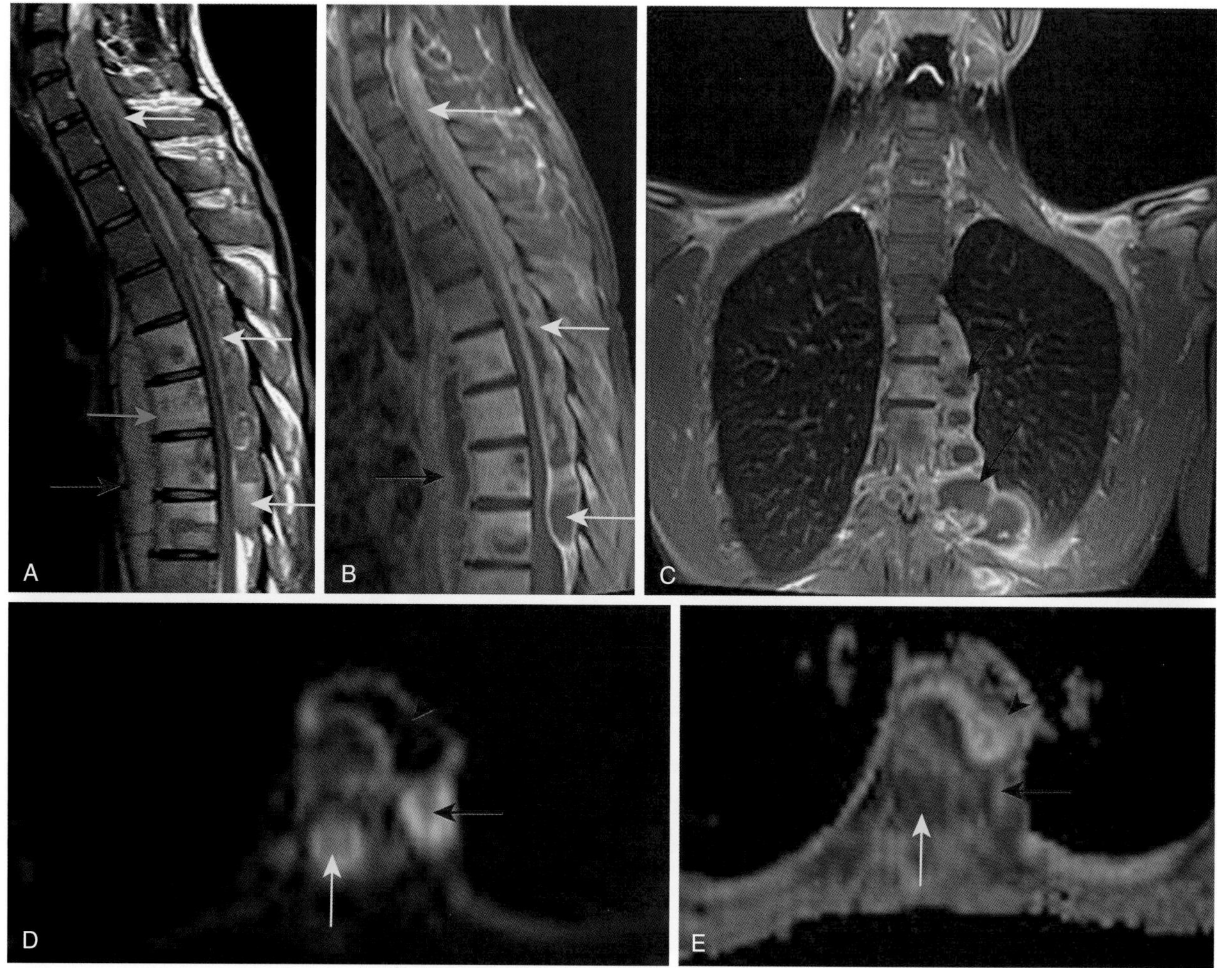

图 27.3 结核性脊柱炎伴硬膜外和椎旁脓肿。矢状 T2 图像（A）显示从 T4~T9 的异常骨髓信号（蓝色箭头），在硬膜外（黄色箭头）和椎前间隙（红色箭头）有异常积液。病灶在增强后的矢状位（B）和冠状位（C）图像上显示得更为清晰，椎间盘未受影响。DWI （D）显示低信号和高信号区域，以及对应的 ADC 值（E）。ADC 值高的病灶（D、E 中的红色箭头）为“冷脓肿”。引自 Moritani T, Kim J, Capizzano AA, et al. Pyogenic and non-pyogenic spinal infections: emphasis on diffusion-weighted imaging for the detection of abscesses and pus collections. Br J Radiol, 2014, 87（1041）: 20140011.

脓肿在结核性脊柱炎中很常见，当病变延伸到周围软组织后可发生。脓肿可以很大，但不会引起明显疼痛或周围炎症变化，通常称为“冷脓肿”。通过 DWI 扩散不受限，可将冷脓肿与化脓性脓肿区分开来（图 27.3）。脓肿内钙化是慢性期表现，被认为是结核病的特征性发现。

关于脊柱结核 MRI 早期表现的一项研究指出，最早的影像学发现是骨髓炎（出现症状后 3 个月），其次是脓肿形成（出现症状后 5 个月），最后是椎间盘炎（脓肿形成后 7 个月）。结核性脊柱炎的整体进展在一定程度上可能以不同速度发生，主要取决于患者的免疫反应能力。

值得注意的是，正常的肺部表现不应影响对脊柱结核的影像诊断，因为成人脊柱结核通常是潜伏疾病重新激活的结果。

鉴别诊断

1. 化脓性脊柱炎：血源性化脓性感染早期累及椎体终板前部，类似于结核病。但化脓性骨髓炎在 MRI 上更易表现出弥漫均匀强化，并出现椎间盘破坏。韧带下播散、跳跃性病变和椎体塌陷较少见（病例示例见椎间盘炎章节）。

2. 布氏杆菌脊柱炎：布氏杆菌是一种革兰氏阴性球菌，多见于发展中国家，通常由于摄入未经巴氏消毒的牛奶感染。布氏杆菌最易侵犯骨骼肌肉系统，特别是脊柱，病变可表现为局灶性或弥漫性。布氏杆菌脊柱炎很难与结核性脊柱炎区别开来。后凸畸形和椎旁钙化在布氏菌病中不常见，应进行血清学检查以确定诊断（图 27.4）。

3. 强直性脊柱炎：在病程早期，终板的活动性炎症和糜烂（Romanus 病变）与感染可能难以区分。强直性脊柱炎的晚期表现是假关节形成，常发生在脊柱创伤后，形成三柱应力性骨折并延伸到后部。骨折线为融合的脊柱提供了一个活动点，并导致周围炎症（Andersson 病变）。结合临床病史、无广泛水肿、无强化以及累及脊柱后柱，可与感染区分开来（图 27.5）。

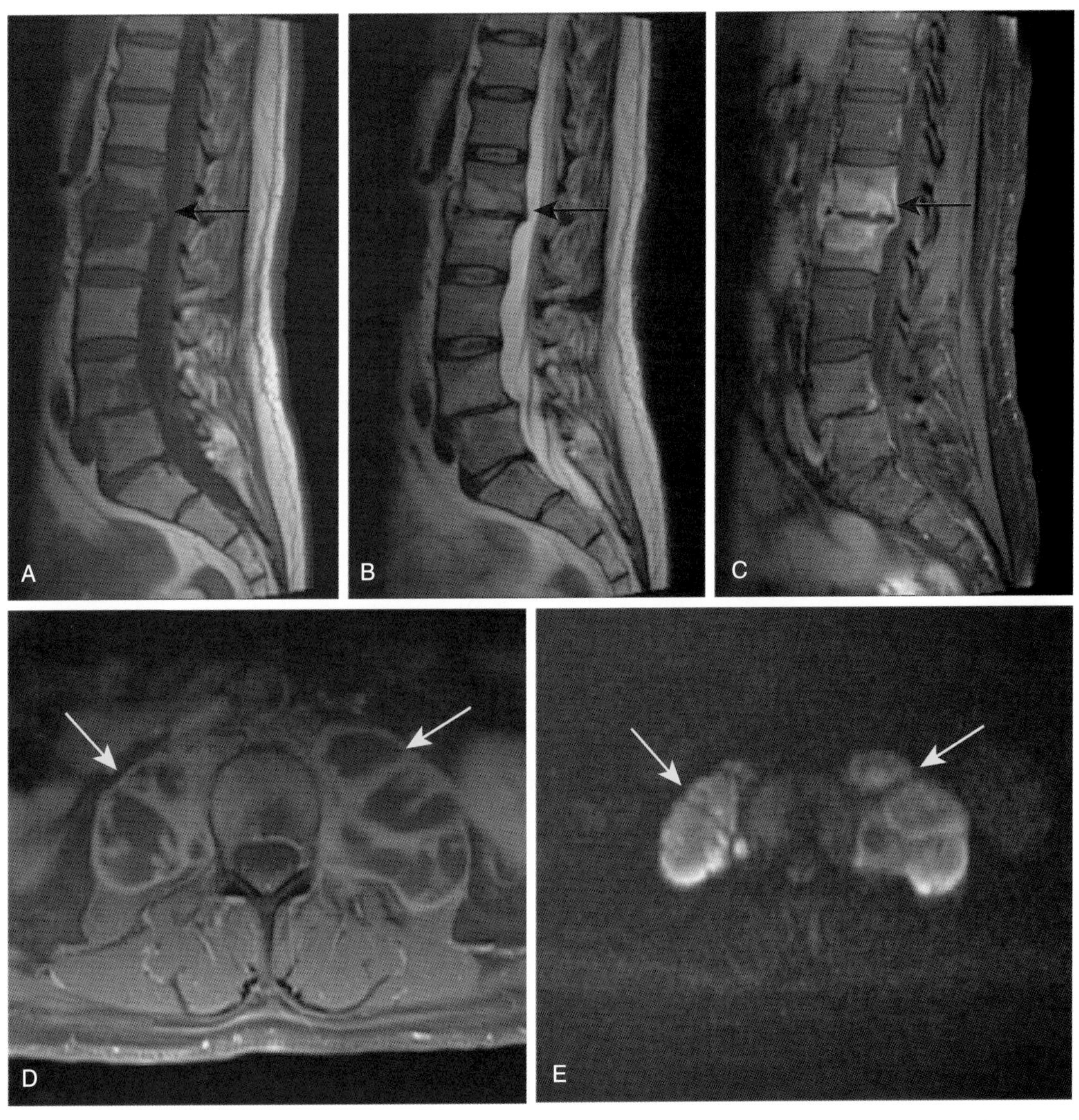

图 27.4 一例 62 岁的墨西哥移民。矢状位 T1（A）、T2（B）和压脂 T1 增强（C）显示 L1~L2 椎体骨髓信号异常（红色箭头）。L1~L2 处有少量硬膜外积液，椎前软组织强化。轴位增强（D）和 DWI（E）显示双侧腰大肌周围脓肿形成，且边缘强化、弥散受限（黄色箭头）。对该液体的取样显示布氏杆菌为致病微生物

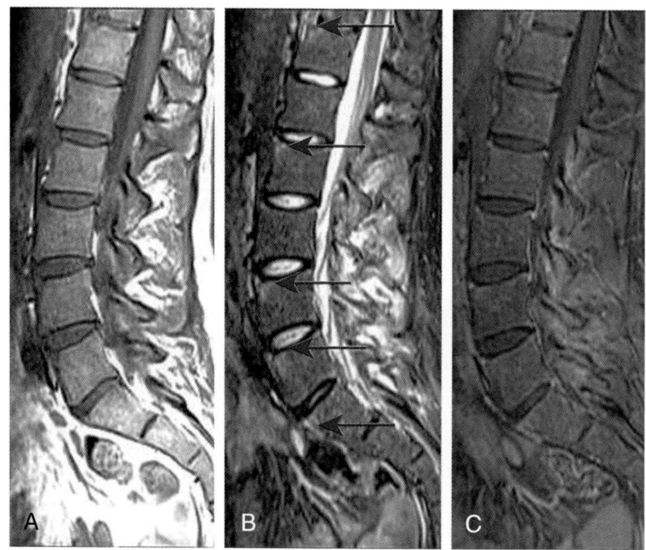

图 27.5 一例年轻背痛患者。矢状位 T1（A）、STIR（B）和 T1 压脂增强（C）显示 T12、L2、L4、L5 和 S1 终板前上部水肿（红色箭头；STIR 显示最佳），无明显强化。此外，发现患者有双侧骶髂关节炎（未显示）。上述提示强直性脊柱炎的早期表现

4. 转移性疾病：转移性疾病典型表现为多个椎体的 T1 低信号，有塌陷的可能，类似于结核病。转移性疾病常累及椎体后部和终板后部，不伴有硬膜外或椎旁脓肿 / 积液，但可表现出硬膜外或椎旁病灶明显强化。

（段倩倩　译；马晓文　审）

拓展阅读

Al-Nakshabandi NA. The spectrum of imaging findings of brucellosis: a pictorial essay. Can Assoc Radiol J, 2012, 63(1):5–11.

Burrill J, et al. Tuberculosis: a radiologic review 1. Radiographics, 2007, 27 (5):1255–1273.

Chang M-C, et al. Tuberculous spondylitis and pyogenic spondylitis: comparative magnetic resonance imaging features. Spine, 2006, 31(7): 782–788.

Chen C-H, et al. Early diagnosis of spinal tuberculosis. J Formos Med Assoc, 2016, 115(10):825–836.

Colmenero JD, et al. Establishing the diagnosis of tuberculous vertebral osteomyelitis. Eur Spine J, 2013, 22(4):579–586.

Currie S, et al. MRI characteristics of tuberculous spondylitis. Clin Radiol, 2011, 66(8):778–787.

Desai SS. Early diagnosis of spinal tuberculosis by MRI. Bone Joint J, 1994, 76(6):863–869.

Garg RK, Dilip Singh Somvanshi. Spinal tuberculosis: a review. J Spinal Cord Med, 2011, 34(5):440–454.

Gouliamos AD, et al. MR imaging of tuberculous vertebral osteomyelitis: pictorial review. Eur Radiol, 2001, 11(4):575–579.

Hong SH, Choi JY, Lee JW, et al. MR Imaging assessment of the spine: infection or an imitation? Radiographics, 2009, 29(2):599–612.

Lee KY. Comparison of pyogenic spondylitis and tuberculous spondylitis. Asian Spine J, 2014, 8(2):216–223.

Momjian R, Mina G. Atypical imaging features of tuberculous spondylitis: case report with literature review. J Radiol Case Rep, 2014, 8(11):1.

Moritani T, Kim J, Capizzano AA, et al. Pyogenic and non-pyogenic spinal infections: emphasis on diffusion-weighted imaging for the detection of abscesses and pus collections. Br J Radiol, 2014, 87(1041): 20140011.

Taylor GM, Murphy E, Hopkins R, et al. First report of Mycobacterium bovis DNA in human remains from the Iron Age. Microbiology, 2007, 153(4):1243–1249.

28 脊索瘤

Louis Golden，Juan E. Small

引　言

脊索瘤是一种具有非常规特征的罕见肿瘤，是恶性原发性骨肿瘤而非肉瘤。脊索瘤来源于残存的胚胎脊索组织，好发于中年人，通常具有局部侵袭性，但生长缓慢。因肿瘤部位不同、生长方向不同，患者存在与局部占位效应或侵袭相关的长期症状。颅底脊索瘤可引起头痛和脑神经症状，脊柱脊索瘤可引起轻度疼痛、虚弱、肢体麻木、便秘或失禁等症状。影像学检查在初步诊断、疗效评估及复发监测中发挥重要作用。

演变：概述

大多数恶性骨肿瘤来源于构成骨组织的细胞：基质（骨肉瘤）、软骨（软骨肉瘤）、纤维组织（纤维肉瘤）、神经嵴细胞（尤文氏肉瘤）和造血骨髓（淋巴瘤）。然而，脊索瘤起源于残存的胚胎脊索组织，脊索是一种进化上保守的结构，被认为是整个脊索动物门的决定性特征之一。虽然已经确定了几种细胞、遗传和表观遗传标记物，但对脊索瘤确切的分子发病机制仍然知之甚少[1]。目前尚不清楚与脊索瘤恶变相关的基因突变、环境因素、分子机制或其他触发因素。恶性细胞是否仅从这些方面产生，或存在其他恶变途径，目前还不清楚。无论如何，了解胚胎脊索有助于解释高分化脊索瘤的两个共同属性：T2 高信号和中线位置。

随着脊柱发育，脊索在退化前形成一个灵活的棒状结构，其两个内部细胞层的对立压力为胚胎提供了关键的机械支持。脊索细胞的外层通过分泌富含糖原和黏蛋白的细胞外基质维持基底膜[2]。脊索细胞的内层含有大的、充满液体的细胞质内空泡，使内层细胞膨胀，以对抗收缩的基底膜[2]。虽然这些溶酶体相关液泡的确切分子组成和功能尚不清楚，但它们与细胞外基质中的黏蛋白和糖原一起，使得分化良好的残存脊索表现出特征性的凝胶状 T2 高信号。

脊索还充当胚胎的主要纵向轴，指示相邻细胞的方向定位（例如，背 – 腹，左 – 右）和组织模式。在成人中，脊索沿椎管留下细胞残留物，穿过髓核和椎体[3]。这个中心位置解释了为什么所有脊索残余物都沿中线生长，以及为什么这些病变可以出现在 Rathke 囊袋到尾骨的任何地方，而在四肢或肋骨的神经轴外从未发现脊索残余物。

脊索在胚胎和以后生命中的作用和发育如图 28.1 所示。

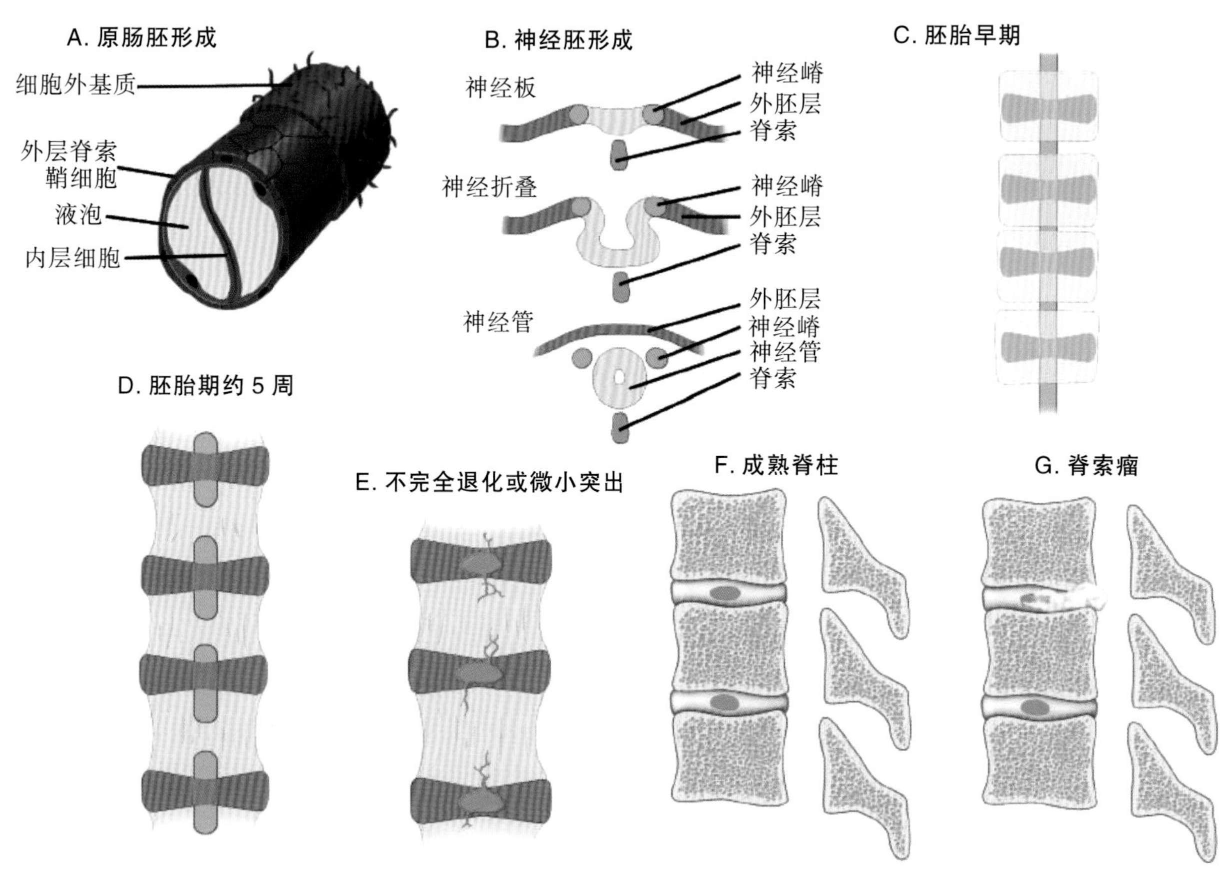

图 28.1 该图描述了脊索在胚胎和以后生命中的作用和发育。（A）原肠胚形成后不久，脊索两层细胞为早期胚胎提供结构支持。（B）脊索还释放信号以诱导神经形成和组织分化。（C）在早期胚胎中，脊索管从垂体前叶和蝶鞍延伸到尾骨。（D）大约 5 周，脊索逐渐退化到发育中的椎体前体之间节段水平。（E）如果脊索退化不完全或其衍生细胞从椎间水平突出，那么可能会在发育中的椎体或相邻结构中发现异位脊索残存。（F）胚胎后期，脊索衍生细胞形成髓核。（G）在大多数人中，这些脊索来源细胞在整个生命中保持良性，临床意义不显著。在美国，大约每百万人中就有一人，或每年有 300 人，未知因素将这些脊索细胞转化为脊索肿瘤

由于脊索瘤具有局部侵袭性，位于重要结构附近，且容易复发，因此在初始治疗后常通过影像学检查进行密切监测（图 28.2）。脊索瘤发病位置独特，往往难以完全切除或进行放射治疗，因此，很小的复发也可能对临床造成毁灭性影响。复发倾向于沿治疗底部边缘发展或沿手术通道直接播散转移。

光谱（SPECTRUM）：概述

大多数脊索瘤具有一些特征性的影像学表现：T2 高信号、中线位置、侵犯骨质结构、具有骨和软组织成分。如果影像学检查发现脊索瘤最常见的表现，识别这些基本征象将直接诊断该病。在临床实践中，脊索瘤并不总是表现出 T2 高信号，相反，许多表现出 T2 中等信号。以下几个因素可以解释这种信号的可变性。首先，与液泡和蛋白质细胞外基质相关的液体量因肿瘤而异。其次，肿瘤在被发现之前会慢慢生长到中等或较大，这使得肿瘤有时间演变、出血或内部退化。最后，肿瘤的病理亚型影响着影像学表现。

光谱（SPECTRUM）：深入阐述

在影像学上准确鉴别脊索瘤的病理类型十分困难，值得庆幸的是，这一步骤在初始临床管理中不是必需的。但是，了解脊索瘤的病理

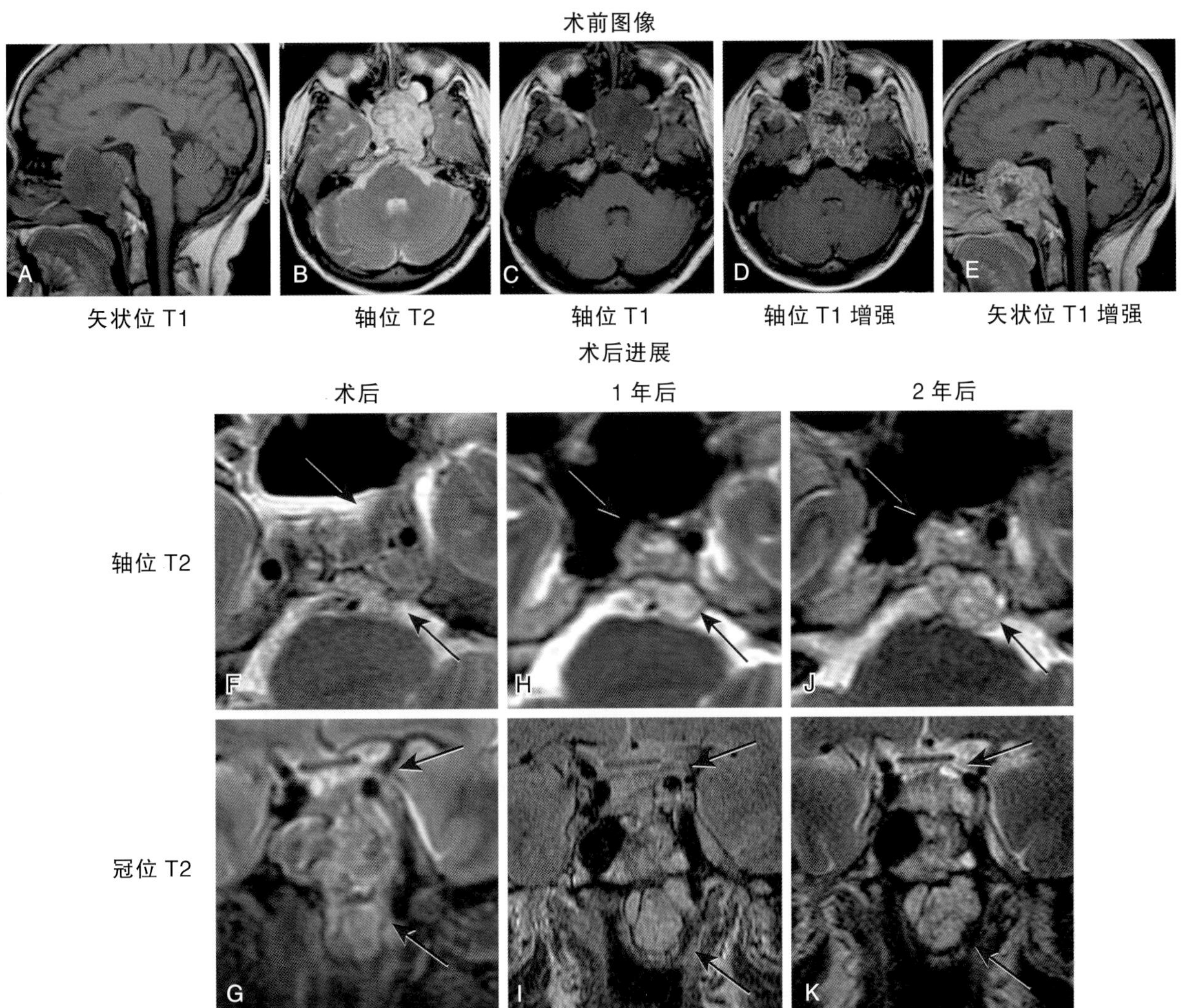

图 28.2 脊索瘤术前表现和术后肿瘤复发及进展。术前矢状位 T1（A）、轴位 T2（B）、轴位 T1（C）、轴位 T1 增强（D）和矢状位 T1 增强（E）显示斜坡内巨大的 T2 高信号、不均匀强化的脊索瘤。术后轴位和冠状位 T2 图像（F, G）显示残留的无法切除的 T2 高信号脊索瘤包绕海绵窦颈动脉，病变位于斜坡后方，并延伸至鼻咽部（箭头）。首次切除后 1 年（H, I）和 2 年（J, K）的轴向和冠状 T2 图像清楚显示病灶逐渐增大（箭头）

类型可以解释影像学表现的不一致性。目前，公认的病理类型有两种：经典型和去分化型。经典型脊索瘤（图 28.3~ 图 28.5）是最常见的病理类型，通常表现出特征性的影像征象。与其他亚型相比，去分化型或间变型（图 28.6）更直接，表现出较明显的弥散受限以及 T2 中等信号。正如所料，间变型比其他两种亚型表现得更具有侵袭性。

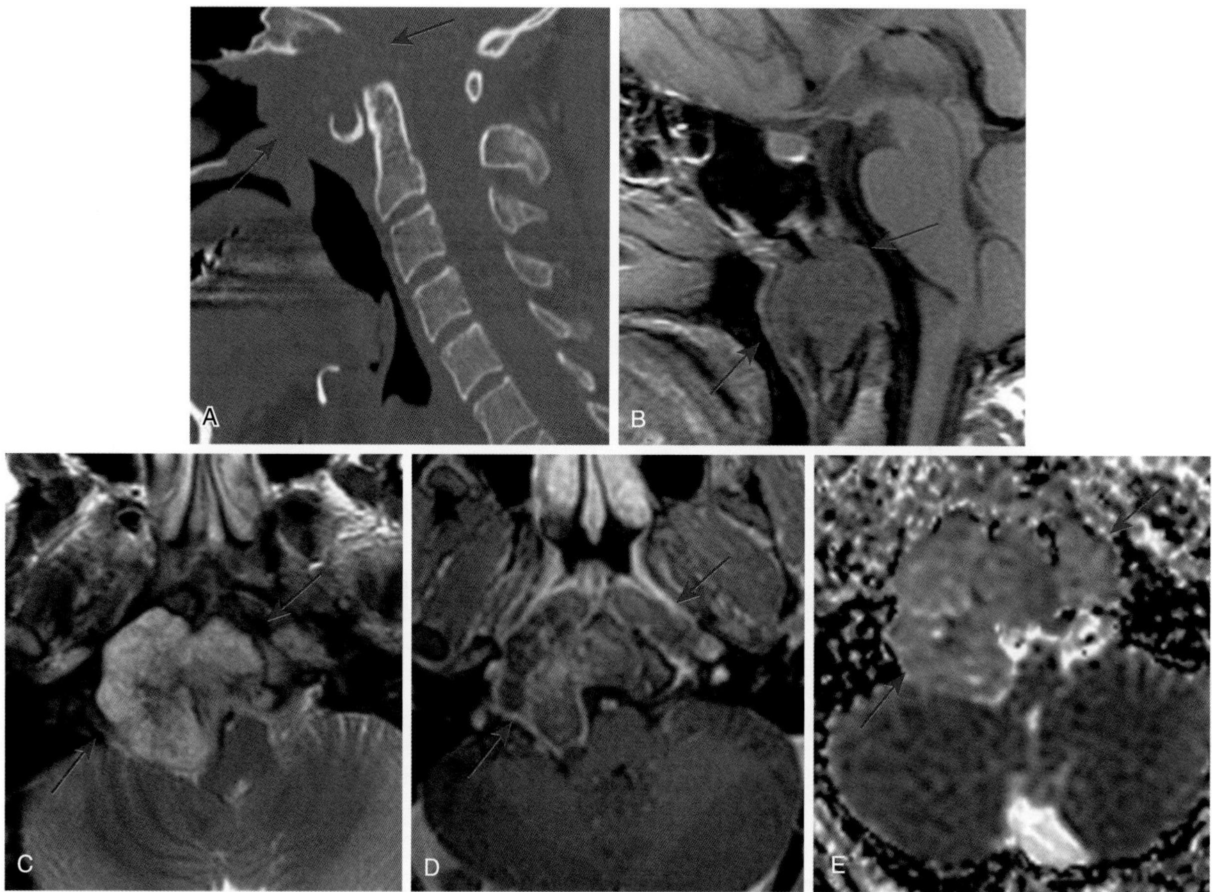

图 28.3 斜坡脊索瘤的典型表现。矢状位 CT（A）、矢状位 T1（B）、轴向 T2（C）、轴向 T1 增强（D）和 ADC 图（E）显示斜坡脊索瘤，典型表现包括 T2 高信号、轻度强化、轻度弥散受限和溶骨性骨质破坏（箭头），骨和软组织成分都很明显。注意脊索瘤推挤邻近基底动脉和延髓

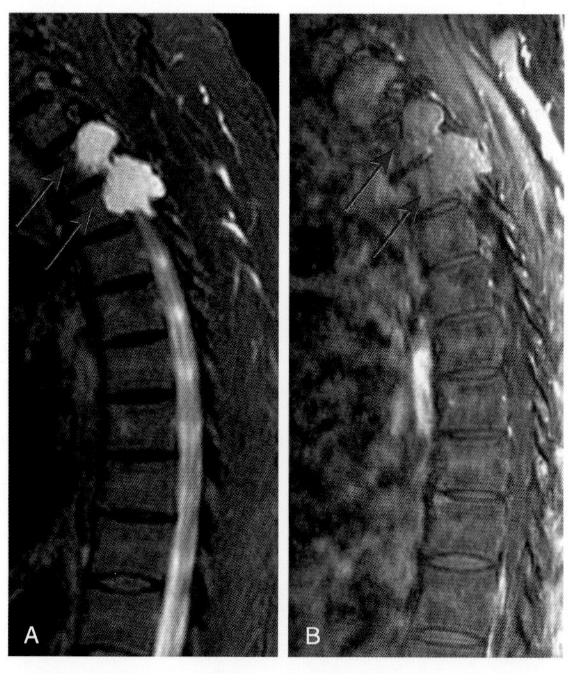

图 28.4 典型的胸椎脊索瘤。矢状位 STIR（A）和 T1 压脂增强（B）图像显示胸椎脊索瘤（箭头）伴有骨质破坏，狭窄过渡区，T2 高信号，病变强化，同时具有骨及软组织成分

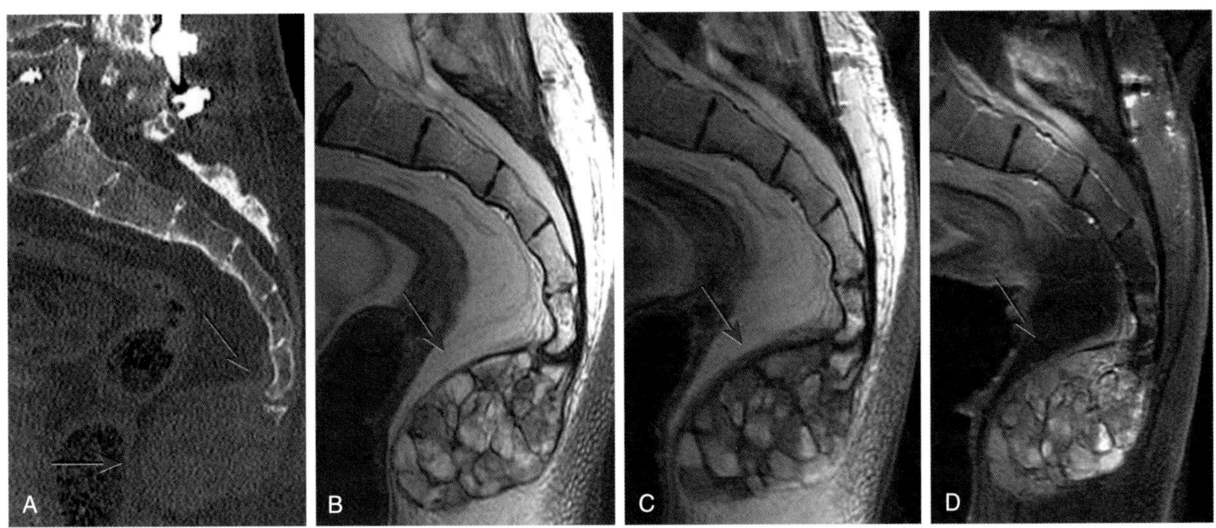

图 28.5　典型的骶骨脊索瘤。矢状位 CT（A）、T2（B）、T1（C）和 T1 压脂增强（D）图像显示骶尾骨脊索瘤（箭头）。脊索瘤以软组织成分为主，由多个纤维间隔分隔的小叶组成，每个小叶富含有黏液样物质和血液。肿瘤的骨成分表现为具有狭窄过渡区的骨质破坏

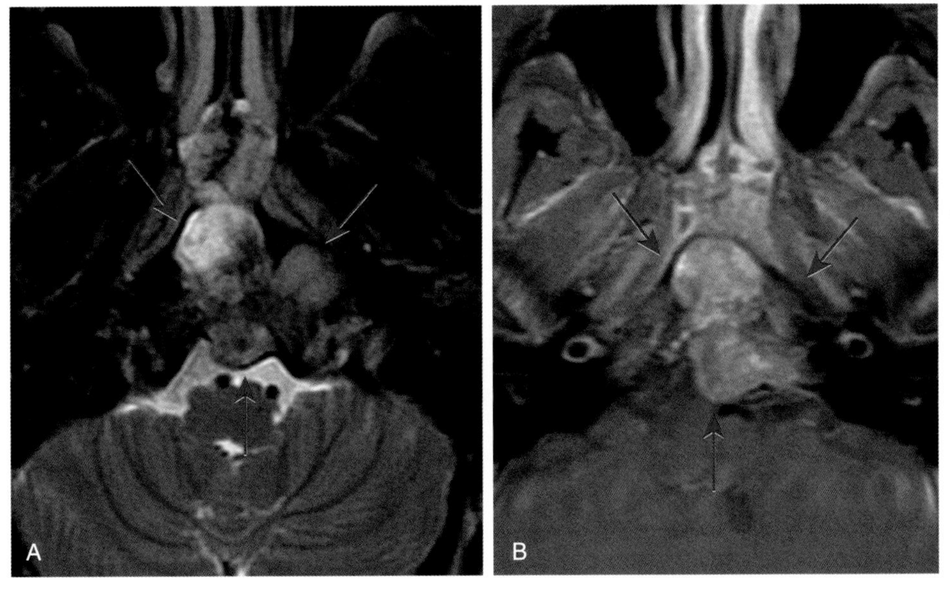

图 28.6　间变型脊索瘤。轴位 T2（A）和 T1 压脂增强（B）图像显示以斜坡为中心的不均质脊索瘤（箭头）。注意斜坡骨质破坏和软组织成分延伸至斜坡前后。脊索瘤在许多区域表现为 T2 中等信号，病变强化，轻度扩散受限（未显示）

鉴别诊断

当脊索瘤表现不典型时，会与其他肿瘤混淆。脊索瘤骨成分和软组织成分比例变化很大，当仅识别出其中一种成分时，影像医生可能会误诊。在部分病例中，病变的中线外部分大于中线部分。如果影像医生错误地定位肿瘤中心，可能会误诊。当遇到这些非典型表现时，其他细微差别将帮助我们做出正确诊断。然而，不可能总是通过影像学就完成正确的诊断，很多病例需要活检才能确诊。

虽然脊索瘤局限于神经轴，但从鼻咽到尾骨分布并不均匀。35% 的脊索瘤位于头颈部和颅底，15% 的脊索瘤起源于颈、胸、腰椎，50% 的脊索瘤发生在骶骨和尾骨。当脊索瘤出现在鼻咽部、筛窦气房和鼻腔时，通常会完全排除在鉴别诊断之外。脊索瘤可能类似于鼻咽癌和软骨肉瘤[4]。在这些病例中，评估淋巴结转移有助于鉴别诊断，因为 85% 的鼻咽癌存在颈部淋巴结转移[5]。虽然脊索瘤血行转移到淋巴结是可能的，并已在病例报道中发表，但却很少见，大多数发生在疾病晚期或复发时[6]。

在颅底，脊索瘤可能被误认为是皮样囊肿、表皮样囊肿、浆细胞瘤和软骨肉瘤。与脊索瘤类似，皮样囊肿和表皮样囊肿表现为 T2 高信号，但病变不强化，也不会引起骨质破坏。浆细胞瘤可位于中线，呈 T2 中等信号或低信号。T2 低信号的浆细胞瘤可能不会与脊索瘤混淆，但 T2 中等信号者可能难以区分。

软骨肉瘤与脊索瘤相似，具有 T2 高信号、纤维分隔和局部侵袭性等特点。软骨肉瘤起源于软骨细胞系，在 CT 上可能会产生“环状和弧形”软骨基质钙化。虽然钙化增加了颅底肿瘤是软骨肉瘤而不是脊索瘤的可能性，但由于多种原因，钙化不能可靠地区分这两种病变。约 50% 的软骨肉瘤不钙化，因此，没有钙化并不意味着是脊索瘤。此外，由于脊索瘤具有局部侵袭性，常可见溶骨性骨碎片，这些骨碎片可能类似软骨基质钙化。幸运的是，这两种肿瘤可以通过发病部位区分，软骨肉瘤好发于岩斜软骨结合处，且多偏于一侧，而脊索瘤好发于颅底蝶枕软骨结合处，多位于中线区。

在颈椎，如果脊索瘤的软组织成分延伸到椎骨前面，则可能会被误认为是咽部肿瘤。咽部肿瘤进展到足以穿过两个筋膜平面或侵入邻近椎体，将会扩散到颈部多个淋巴结。相反，脊索瘤很少出现淋巴结转移。如果脊索瘤的软组织成分向椎间孔外侧延伸，可能被误认为神经鞘瘤。为了区分脊索瘤和神经鞘瘤，需仔细观察邻近的椎动脉。脊索瘤会将椎动脉推离中线，而神经鞘瘤会将椎动脉推向中线。

在骶尾椎，脊索瘤中通常骨成分较少，软组织成分较多。它们通常表现为多个小叶结构，伴液 – 液平面，因此可能被误认为是良性肿瘤，如动脉瘤样骨囊肿、浆细胞瘤或骨巨细胞瘤。动脉瘤样骨囊肿像脊索瘤一样膨胀性生长，骨皮质可变薄，但骨质结构完整。相反，脊索瘤导致骨质破坏，并在骨外具有软组织成分。骨巨细胞瘤较难与脊索瘤鉴别，因为二者均具有骨和软组织成分。据统计，只有不到 3% 的骨巨细胞瘤发生在脊柱或骶骨，而脊索瘤常累及骶骨[7]。如果肿瘤偏心性生长，应优先考虑骨巨细胞瘤。如果发现游离的骨碎片，则应优先考虑脊索瘤。

在任何部位，良性脊索残余物（例如颅内良性脊索细胞瘤）很难与脊索瘤区分开来，因为二者细胞成分相似（图 28.7）。尽管良性脊索残余物与脊索瘤的影像学特征有相当多的重叠，但其临床行为不是恶性或侵袭性的（图 28.8）。不幸的是，没有单一的影像学特征可以可靠地区分良性脊索残余物与脊索瘤。关键是寻找多种提示良性或非侵袭性行为的线索，例如体积较小（＜ 2cm），无临床症状，轻度强化或不强化，骨针状突起和无侵蚀性 / 渗透性骨质破坏。最终，影像随访可能是确保脊索残余物不具侵袭性的唯一方法。即便是在这种情况下，仍然很难排除一小部分侵袭性较低的脊索瘤，它们随着时间推移生长很慢或者不生长[8]。

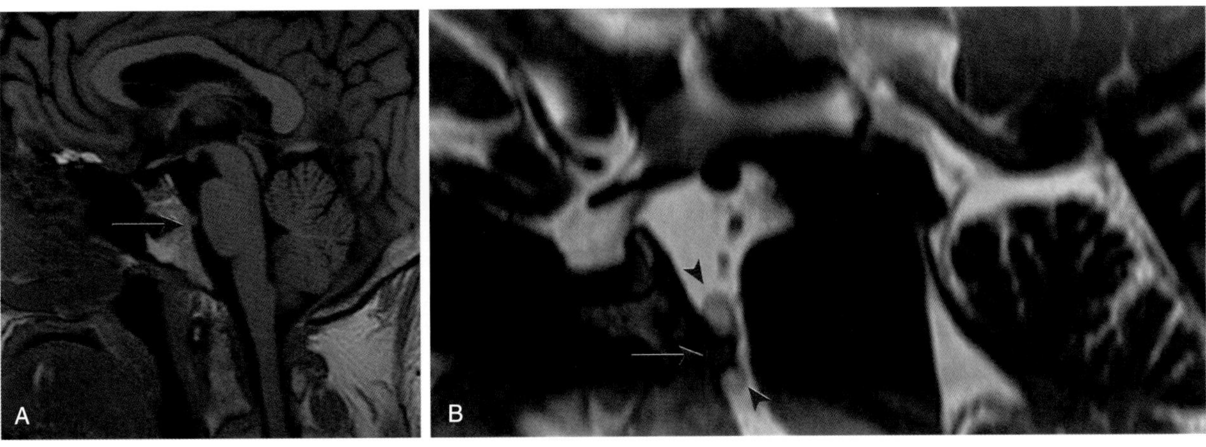

图 28.7　颅底和脊柱的脊索细胞瘤。矢状位 T1 自旋回波（A）图像显示斜坡后缘的骨针状突起（箭头），这是蝶枕软骨联合处良性脊索残余物的一个关键特征。该病灶仅在矢状位重 T2 加权 FIESTA 图像上表现明显（B），在 T2 加权自旋回波图像上与周围脑脊液难以区分。注意骨针（箭头）周围的特征性 T2 高信号、小的囊性分叶（箭头）。另一个关键的影像学特征是病灶无强化（未显示）。脊索瘤显示骨质破坏而非骨质增生

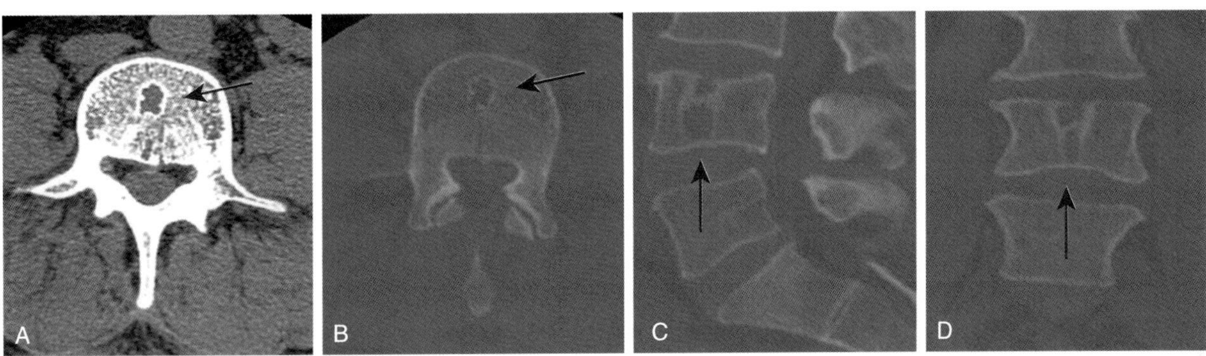

图 28.8　腰椎的良性脊索残余物。腰椎的轴位软组织窗（A）和轴位（B）、矢状位（C）、冠状位（D）骨窗 CT 显示 L4 椎体脊索残余物（箭头），表现为跨越整个椎体的细长低密度灶。还应注意病变的良性表现，具有明确的硬化边。病灶数年没有变化

（段倩倩　译；马晓文　审）

参考文献

[1] Sun X, Hornicek F, Schwab JH. Chordoma: an update on the pathophysiology and molecular mechanisms. Curr Rev Musculoskelet Med, 2015, 8(4):344–352.

[2] Ellis K, Hoffman BD, Bagnat M. The vacuole within: how cellular organization dictates notochord function. Bioarchitecture, 2013, 3(3): 64–68.

[3] Corallo D, Trapani V, Bonaldo P. The notochord: structure and functions. Cell Mol Life Sci, 2015, 72:2989–3008.

[4] Yan ZY, Yang BT, Wang ZC, et al. Primary chordoma in the nasal cavity and nasopharynx: CT and MR imaging findings. AJNR Am J Neuroradiol, 2010, 31:246–250.

[5] Ho FC, Tham IW, Earnest A, et al. Patterns of regional lymph node metastases of nasopharyngeal carcinoma: a meta-analysis of clinical evidence. BMC Cancer, 2012, 12:98.

[6] Chugh R, Tawbi H, Lucas DR, et al. Chordoma: the nonsarcoma primary bone tumor. Oncologist, 2007, 12:1344–1350.

[7] Chakarun CJ, Forrester DM, Gottsegen CJ, et al. Giant cell tumor of bone: review, mimics, and new developments in treatment. Radiographics, 2013, 33:197–211.

[8] Golden LD, Small JE. Benign notochordal lesions of the posterior clivus: retrospective review of prevalence and imaging characteristics. J Neuroimaging, 2014, 24(3):245–249.

29 椎体血管瘤

Mara Kunst

引　言

椎体血管瘤（VH）是一种常见的良性血管肿瘤，常为影像学检查时偶然发现。绝大多数病变都处于静止状态，并具有非常经典的影像学特征，故被称为“典型血管瘤”，对放射科医生来说易于诊断，患者也不用进行特殊治疗。临床上把处于静止状态但并未表现出典型影像学特征的血管瘤称为“非典型血管瘤”，这可能增加诊断难度，需要考虑更多诊断的可能性，甚至需要活检才能确诊，但对患者造成的风险很小。一小部分 VH 有很强的活性，表现出类似原发性恶性骨肿瘤或转移瘤的侵袭性影像特征。“侵袭性血管瘤”经常会出现疼痛、神经功能损害等临床症状，治疗方案也因患者自身和医院的不同而不尽相同，但最常见的是放射治疗和（或）手术。

演变：概述

根据一项大型尸检和放射学研究[1]，10%~12% 的成年人有 VH，但这可能被低估了，因为 MR 可以检测到大量的小型 VH。组织学上，VH 由毛细血管或海绵状血管组成，在疏松、水肿的基质中排列着单层扁平内皮细胞，这些血管渗入骨髓并包围原有的骨小梁，继而可能出现骨髓脂肪化或纤维化等反应（图 29.1）[1-2]。虽然血管瘤形成和生长的确切机制尚不确定，但已有研究认为局部组织缺血和雌激素是促进血管瘤发生的重要因素[3]。

典型血管瘤反映出其组织学特点，CT 显示垂直方向的骨小梁稀疏，因其含有脂肪，MR 检查 T1WI 和 T2WI 表现为高信号（图 29.2）。通常认为血管瘤没有明显的临床意义，不需要进一步的诊断检查或常规随访。非典型血管瘤脂肪含量少而血管含量多，因此出现 T1 信号的降低[1,2-4]。这可能会增加诊断难度，但 CT 显示垂直方向的骨小梁通常有助于确定病变为良性。如果偶然发现临床无症状的非典型 VH 也不需要进一步的检查。侵袭性 VH 约占所有 VH 的 1%，其中脂肪组织被血管基质所取代，在影像学上，表现为 CT 上的密度减低和 MR 上的 T1 低信号。同时，还可能出现其他侵袭性的影像特征，包括病变范围扩大至整个椎体及椎弓板、骨皮质，并出现相应的软组织肿块[1,2-4]。侵袭性 VH 患者的主要临床症状包括疼痛（55%）及神经功能受损（45%）[5]，在 CT 上识别残余骨小梁对做出正确的术前诊断提供了最佳依据（图 29.3）。

演变：深入阐述

必须强调的是，没有侵袭性影像学特征

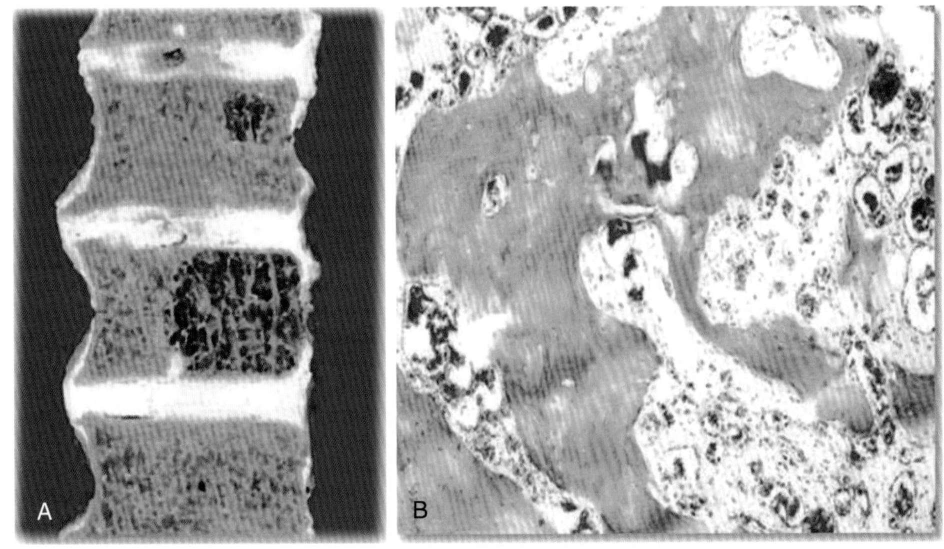

图 29.1　(A) 椎体血管瘤的大体照片显示两个界限清楚、骨小梁增粗的红色病变组织，与正常的松质骨分界清楚。(B) 镜下可见不同大小和形状的血管通道，不成熟骨组织增厚，细胞数量增多，结构不规则。引自 Bullough PG. Benign nonmatrix producing bone tumors//Orthopaedic Pathology. 5th ed. St.Louis: Mosby （Elsevier）, 2010, 549.

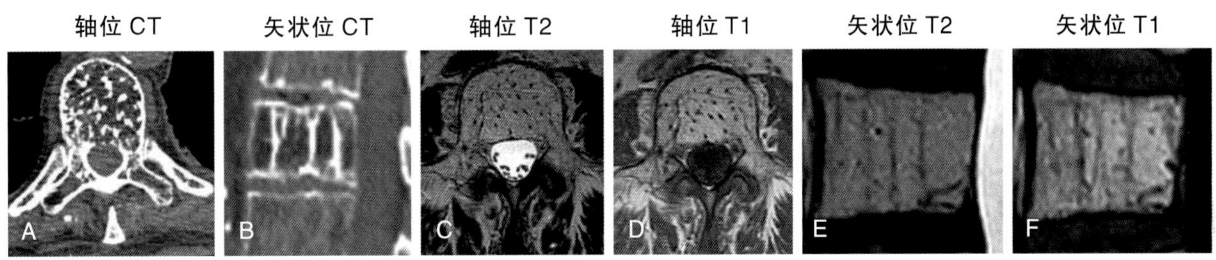

图 29.2　血管瘤的"典型"影像学表现，即未膨胀的椎体内显示垂直方向的骨小梁增粗增厚时，可以直接诊断。(A)椎体内增粗的骨小梁在CT轴位像上表现为"圆点"或"斑点"样高密度。(B)CT 矢状或冠状位图像表现为"灯芯绒"或"栅栏状"。（C~F）在 MRI 上，T1 及 T2 加权图像显示增粗的。骨小梁周围出现高信号的脂肪信号

的 VH 仍可能产生疼痛，并可以继续生长（图 29.4）。另一方面，具有侵袭性影像特征的 VH 可以表现出更快的侵袭生长速度（图 29.5）。所以，对出现症状的患者，需要准确报告单个病变的特征以及随时间而发生的变化。

肿瘤的生长、瘤内出血或病理性骨折都可导致症状不断加重，VH 还可产生局部血流再分配，导致脊髓相对缺血（图 29.6）[6-7]，这种缺血可能导致 VH 侵袭性较弱和（或）稳定的患者突然出现症状。

妊娠是静止性血管瘤发生神经系统症状的一个已知危险因素 [6-9]。妊娠晚期腹压的增加导致椎静脉系统的流量增加，而血流的再分配会限制胸椎脊髓脆弱的血液供应 [6-7]。最后，雌激素也会影响内皮细胞的生长和血管瘤的增大 [9-10]。

对于有症状 VH 的治疗方案，因患者和医疗机构而异，但最常见的选择包括放疗和（或）手术 [11]。放疗可用于临床表现为疼痛，但在影像学上并未显示神经受损或椎管侵犯的情况，有效剂量为 35~40Gy，为期 4 周，分 20 次完成，潜在的并发症如放射性坏死、放射性脊髓炎和继发性恶性肿瘤都是罕见的 [12-14]。手术只适用于临床有神经功能受损或疼痛症状并且有明确椎管侵犯需要快速减压的病例。其他的治疗方

案包括椎体后凸成形术、栓塞或经皮硬化治疗等，可能在特定病例有一定的治疗效果[11,14]。

鉴别诊断

侵袭性 VH 具有不同的影像学表现，这使其诊断更加复杂。特别是在 MR 上，它们的表现可能类似于溶骨性转移瘤、Paget 病、淋巴瘤和孤立性骨浆细胞瘤[15]。脊索瘤也可能出现类似的表现，但大多数发生在斜坡和骶骨，而侵袭性 VH 最常发生在胸椎中部[12]。孤立性浆

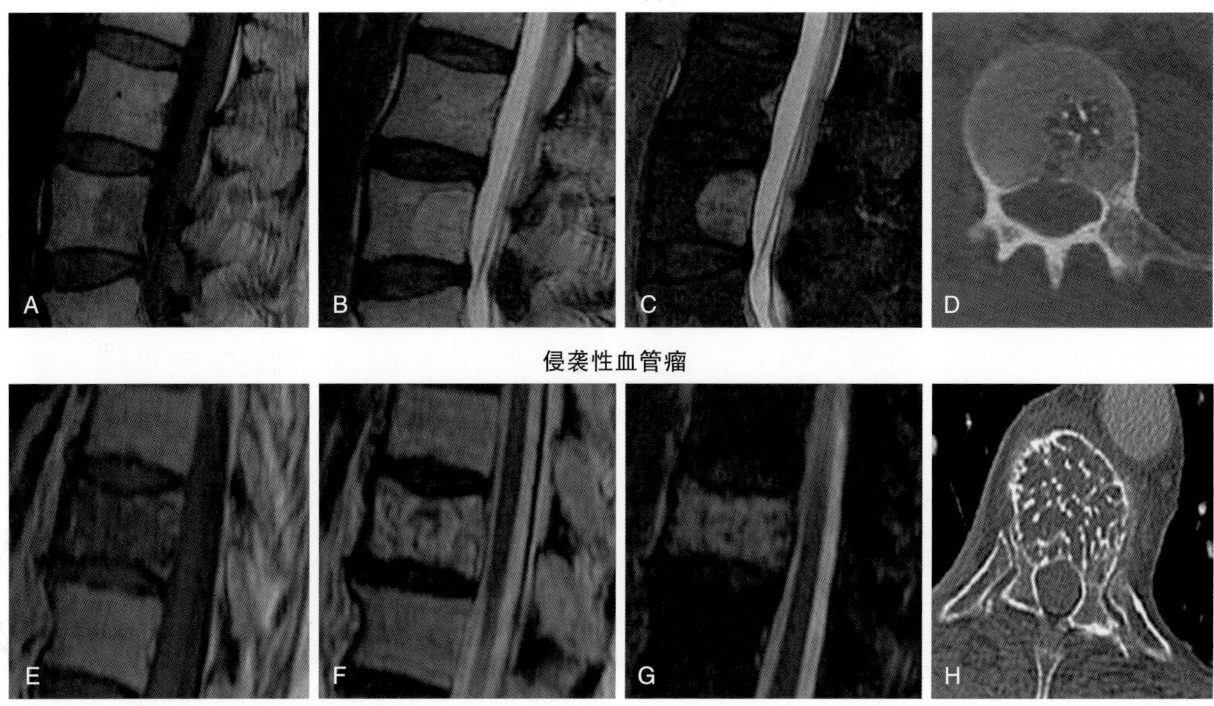

图 29.3 非典型性和侵袭性的椎体血管瘤。(A~D)非典型血管瘤由于病变内脂肪相对缺乏而导致 T1 信号降低(A)，并在 T2（B）和 T2 压脂（C）序列上保持高信号。（D）垂直骨小梁增粗被认为是诊断的一个关键特征。（E~H）侵袭性血管瘤表现为 T1 低信号（E），T2（F）和 T2 压脂序列（G）呈现高信号，进一步证明骨髓脂肪被血管间质替代。侵袭性椎体血管瘤在任何影像学表现上通常都不典型，应该去发现 MRI 和 CT 的典型表现（H），以缩小鉴别诊断范围，但最终可能仍需要活检才能明确诊断

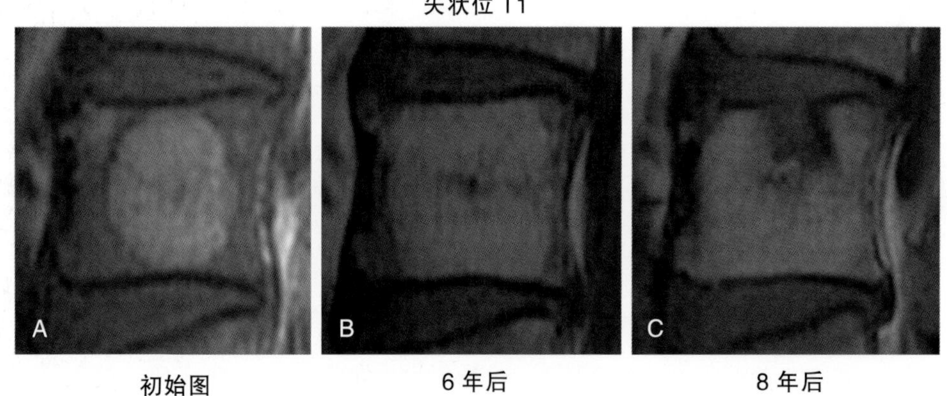

图 29.4 虽然“典型的”血管瘤绝大多数是无症状的静止的病变，但它们偶尔可以表现出缓慢的生长。矢状位 T1 在初始图（A）显示 L4 椎体可见含高信号脂肪组织的典型血管瘤，6 年后（B）和 8 年后（C）图像显示血管瘤逐渐缓慢增大。在首次检查 8 年后，椎体上缘出现一个明显的许莫氏结节影像，可能由于骨密度降低和骨质疏松所致

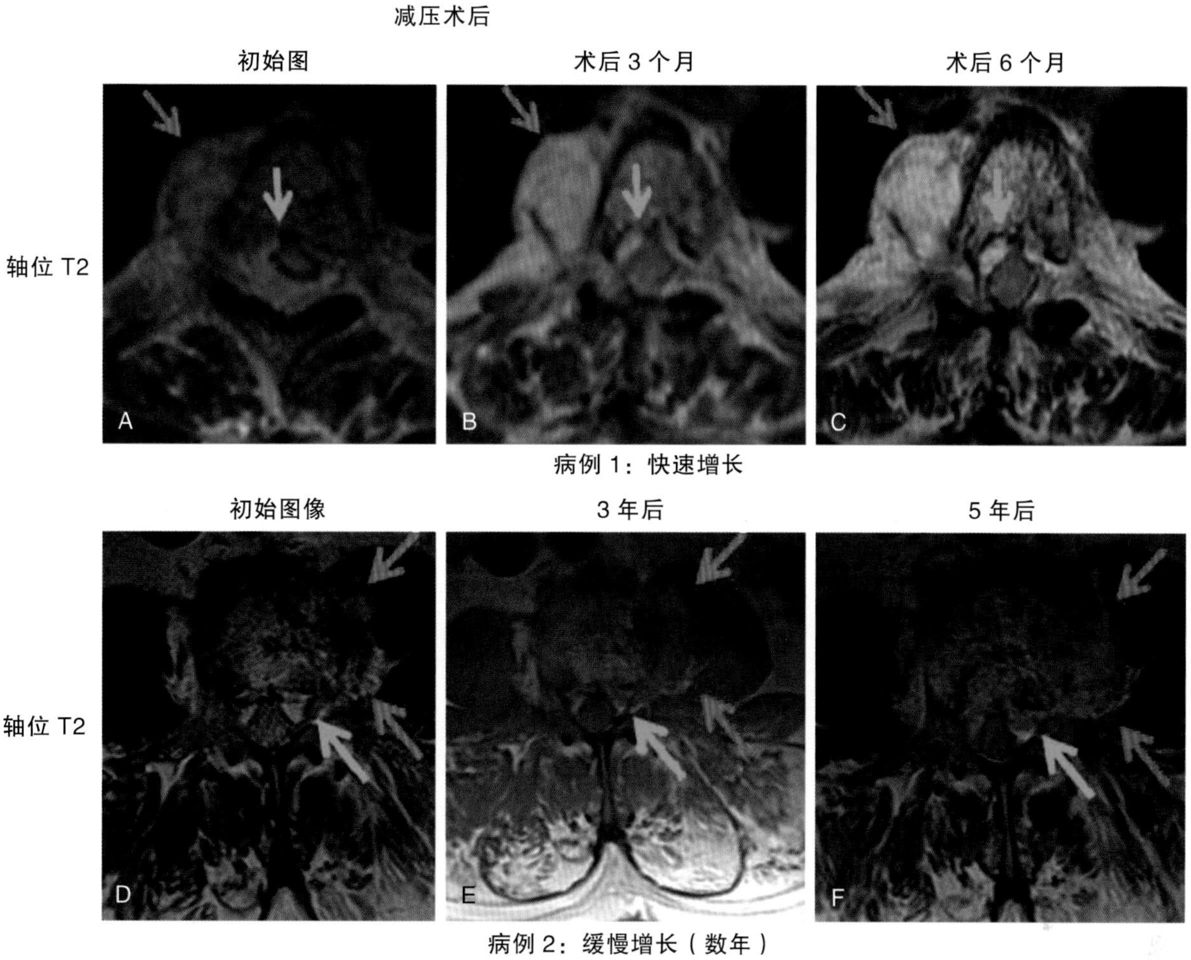

减压术后

初始图　术后 3 个月　术后 6 个月

轴位 T2

A　B　C

病例 1：快速增长

初始图像　3 年后　5 年后

轴位 T2

D　E　F

病例 2：缓慢增长（数年）

图 29.5　具有“侵袭性”特征的血管瘤可快速地生长，病例 1 的轴位 T2 图像（A~C）显示，在 3 个月的成像间隔内，右侧椎旁（红色箭头）和腹侧硬膜外血管瘤成分（蓝色箭头）呈现出快速明显的生长速度。病例 2 的轴位 T2 图像（D~F）显示，在跨越几年的成像间隔内，左侧椎旁（红色箭头）和腹侧硬膜外成分（蓝色箭头）的生长速度要慢得多

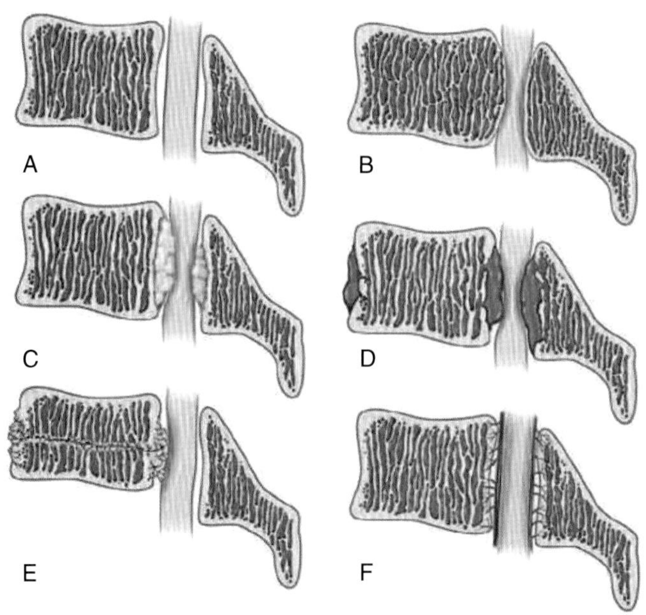

图 29.6　如图示不同个体因素可导致椎体血管瘤快速进展，从而产生疼痛或神经系统损害。（A）椎体血管瘤伴骨小梁垂直条纹；（B）椎体膨胀导致脊髓受压；（C）软组织肿块导致脊髓受压；（D）硬膜外出血；（E）压缩性骨折；（F）血流再分配导致脊髓相对缺血

细胞瘤是一种罕见疾病，可以根据明显的临床差异鉴别。因此，最常见的鉴别诊断需要考虑的是骨性转移、Paget 病和淋巴瘤。CT 是最简单有效的技术，可以进一步缩小鉴别诊断范围。

在 CT 上侵袭性 VH 仍可显示残余骨小梁结构，表现为典型的“白色圆点”或“灯芯绒”外观，而转移瘤和淋巴瘤倾向于完全取代或骨质破坏。Paget 病也可通过 CT 鉴别，表现为骨皮质粗厚、骨小梁粗大、骨干增粗（图 29.7）。如果 CT 仍不能鉴别，FDG-PET 可以帮助进一步诊断，主要是由于转移瘤和淋巴瘤对 FDG 的高摄取。Paget 病通常并不会对 FDG 高摄取，但在骨扫描中仍可显示放射性示踪剂摄取增加[16]。

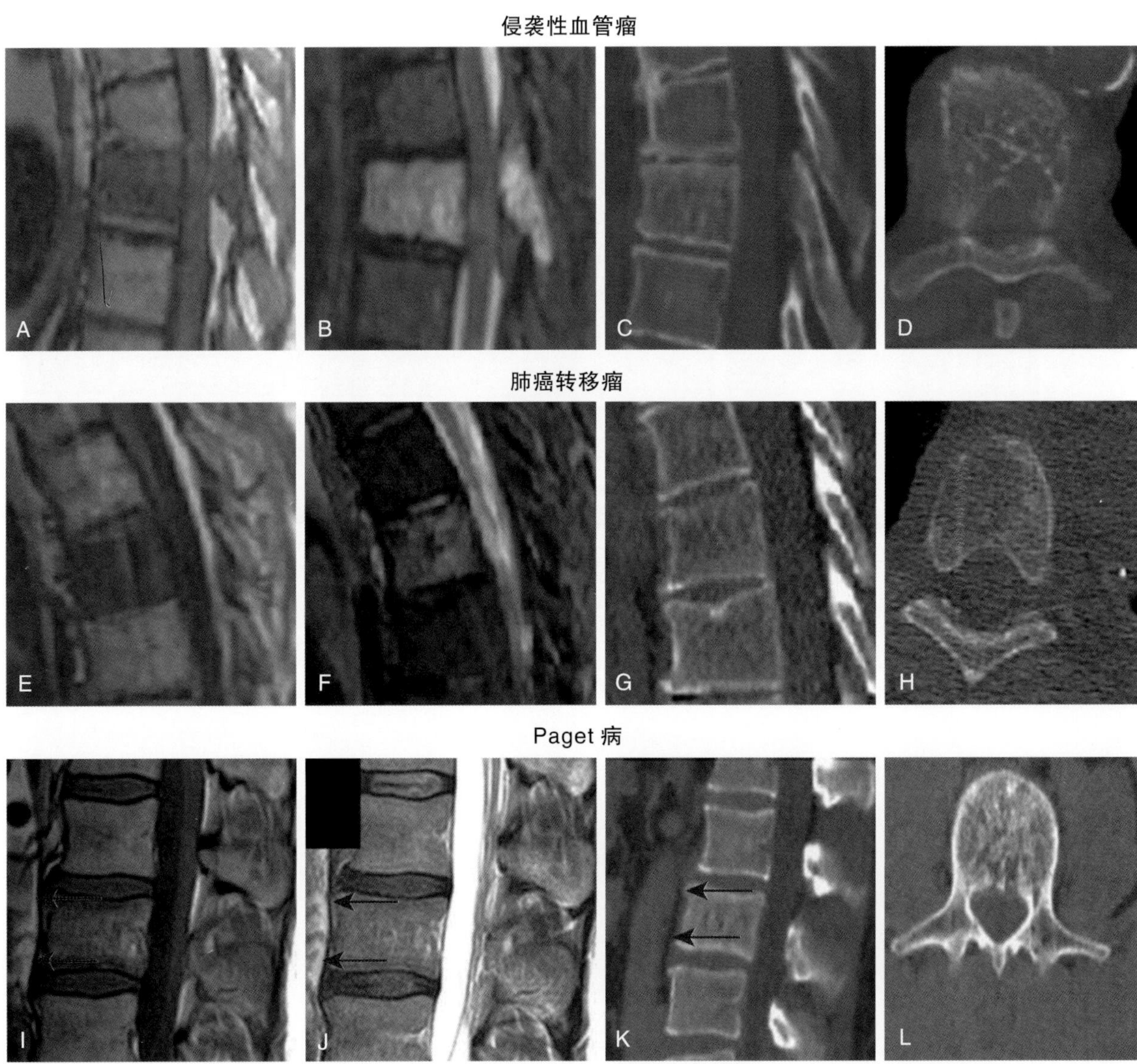

图 29.7 鉴别诊断：图像 A~D 为侵袭性椎体血管瘤。病灶 T1 呈低信号（A），T2 压脂呈高信号（B），矢状 CT 呈典型的垂直条纹（C），轴位 CT 呈点状高密度（D）。图 E~H 显示 76 岁男性，肺癌溶骨性转移瘤，病变 T1 呈低信号（E），压脂 T2 呈高信号（F），矢状面（G）和轴向 CT（H）显示溶骨性骨质破坏。图 I~L 为 67 岁男性患 Paget 病，病变椎体在 T1（I）上呈不均匀的低信号，在 T2（J）上呈高信号，矢状面 MRI（I, J）和矢状面和轴向 CT（K, L）图像显示 Paget 病的典型三联征：骨皮质增厚（箭头）、骨小梁增粗、椎体增大（注意椎体略大于相邻椎体）

（杨 毅 译；马晓文 审）

参考文献

[1] Lang EF Jr, Peserico L. Neurologic and surgical aspects of vertebral hemangiomas. Surg Clin North Am, 1960, 40:817–823.

[2] Hameed M, Wold LE. Haemangioma//Fletcher CDM, Bridge JA, Hogendoorn P, et al. WHO Classification of Tumours of Soft Tissue and Bone. 4th ed. Lyon IARC Press, 2013:332.

[3] Kleinman ME, Greives MR, Churgin SS, et al. Hypoxia-induced mediators of stem/progenitor cell trafficking are increased in children with hemangioma. Arterioscler Thromb Vasc Biol, 2007, 27(12):2664–2670. [Epub 2007 Sep 13].

[4] Hart JL, Edgar MA, Gardner JM. Vascular Tumors of bone. Semin Diagn Pathol, 2014, 31(1):30–38.

[5] Laredo JD, Assouline E, Gelbert F, et al. Vertebral hemangiomas: fat content as a sign of aggressiveness. Radiology, 1990, 177(2): 467–472.

[6] Lavi E, Jamieson DG, Granat M. Epidural haemangiomas during pregnancy. J Neurol Neurosurg Psychiatry, 1986, 49:709–712.

[7] Schwartz DA, Nair S, Hershey B, et al. Vertebral arch hemangioma producing spinal cord compression in pregnancy. Diagnosis by magnetic resonance imaging. Spine, 1989, 15:888–890.

[8] Nelson DA. Spinal Cord Compression due to vertebral angiomas during pregnancy. Arch Neurol, 1964, 11:408–413.

[9] Liu CL, Yang DJ. Paraplegia due to vertebral hemangioma during pregnancy. A case report. Spine, 1988, 13:107–108.

[10] Fox MW, Onofrio BM. The natural history and management of symptomatic and asymptomatic vertebral hemangiomas. J Neurosurg, 1993, 78(1):36–45.

[11] Dang L, Liu C, Yang SM, et al. Aggressive vertebral hemangioma of the thoracic spine without typical radiological appearance. Eur Spine J, 2012, 21(10):1994–1999.

[12] Pastushyn AI, Slin'ko EI, Mirzoyeva GM. Vertebral hemangiomas: diagnosis, management, natural history and clinicopathological correlates in 86 patients. Surg Neurol, 1998, 50:535–547.

[13] Miszczyk L, Tukiendorf A. Radiotherapy of painful vertebral hemangiomas: the single center retrospective analysis of 137 cases. Int J Radiat Oncol Biol Phys, 2012, 82(2):e173–e180.

[14] Tarantino R, Donnarumma P, Nigro L, et al. Surgery in extensive vertebral hemangioma: case report, literature review and a new algorithm proposal. Neurosurg Rev, 2015, 38(3):585–592, discussion 592.

[15] Gaudino S, Martucci M, Colantonio R, et al. A systematic approach to vertebral hemangioma. Skeletal Radiol, 2015, 44(1):25–36.

[16] Cook GJ, Maisey MN, Fogelman I. Fluorine-18-FDG PET in Paget's disease of bone. J Nucl Med, 1997, 38(9):1495–1497.

第 5 部分 脊髓疾病

30 脊髓空洞积水症

Aaron B. Paul

引 言

脊髓空洞积水症一词是由法国病理学家和临床医生 Charles-Prosper Ollivier d'Angers 在 1827 年提出，用来描述脊髓内的囊腔病灶 [1]。更具体地说，脊髓积水是指内衬室管膜细胞的中央管扩张，脊髓空洞是指与中央管无交通的囊性脊髓腔没有室管膜细胞构成。这种区别没有实际意义，因为二者影像学表现相似，而且随着积水的增加，室管膜内衬可能会破损 [2]。

中央管被认为是一个盲管，它与蛛网膜下腔交通的唯一位置在其顶部。中央管内衬有一层柱状室管膜细胞，在轴向平面上呈椭圆形（图 30.1）。它位于颈胸髓中央略偏腹侧，腰髓中央，脊髓圆锥略偏背侧 [3]。动物模型表明脑脊液（CSF）在中央管内向喙侧流动 [4]。然而，尾部扩张的梗阻部位经常不被发现，而在没有脊髓空洞积水症的尸检中却找到了梗阻部位 [5]。据此推测，沿脊髓全长中央管和蛛网膜下腔之间存在潜在微小通道，如果发生阻塞，可能促进脊髓空洞积水症的发生 [2]。

脊髓空洞积水症根据病因可分为以下四类：后脑相关、外伤性或炎症、肿瘤相关性和特发性。Chiari 畸形 Ⅰ 型和 Ⅱ 型中脊髓空洞积水症发生率分别为 65%~80%、35%[6]。创伤后脊髓空洞积水症的发生率为 22%，从损伤到诊断的间隔时间为 2 个月至 34 年不等 [7-8]。炎症后脊髓空洞积水症的发生率低于 1%，常继发于蛛网膜炎或脊髓炎 [9]。在多发性硬化症和视神经脊髓炎患者中，脊髓空洞症的发生率分别为 4.5% 和 16%[10-11]。肿瘤相关性脊髓空洞积水症的发生率为 45%，以血管母细胞瘤和室管膜瘤最高，积水部分常位于肿瘤上方 [12]。特发性脊髓空洞积水症的发病率为 12%~28%，影像及临床表现通常多年没有明显变化，可能说明是中央管的胚胎性发育残留 [1,13-14]。

脊髓空洞积水症临床以痛温觉减退或消失、深感觉保存的分离性感觉障碍为特点 [15]，可伴随肌肉萎缩、深部反射丧失和脊柱侧弯 [1]。治疗的目的是解除病因，最常见的方法是矫正骨性畸形或松解粘连，导管引流用于正常脑脊液流动动力无法恢复的情况。

影像表现：概述

脊髓空洞积水症的最佳治疗依赖于及时和准确的诊断，还需要掌握疾病的影像特点。

Chiari Ⅰ 型伴随的脊髓空洞积水症最常累及下颈髓和上胸髓，呈分隔状或纵行带状，上方常有一段正常脊髓（图 30.2）。脊髓空洞积水症与小脑扁桃体下移程度的相关性仍存在争议 [16]。Chiari Ⅱ 型伴随的脊髓空洞积水症大约

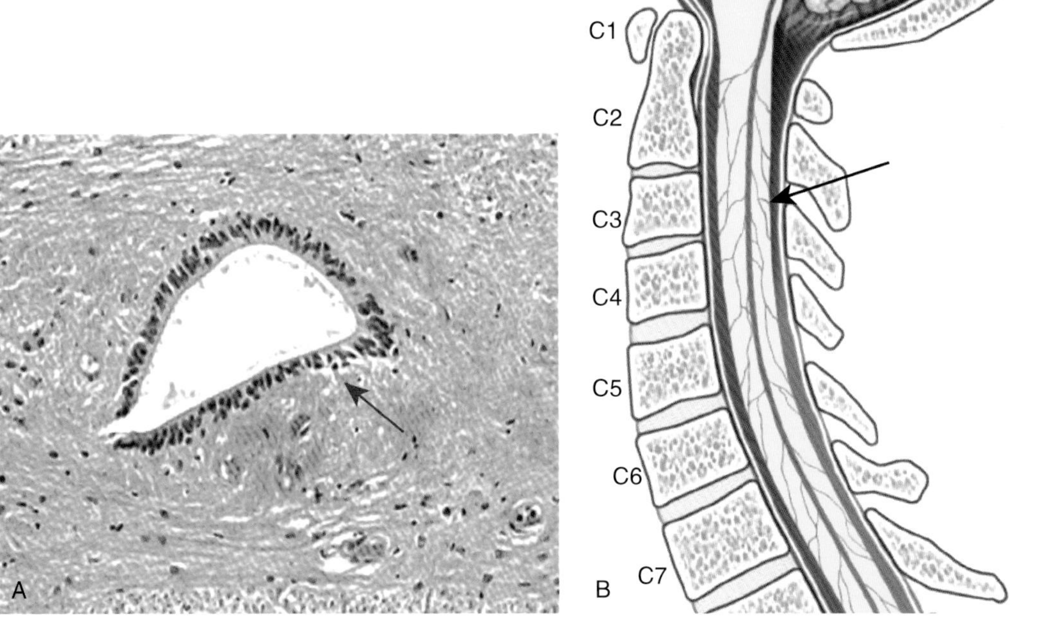

图30.1　（A）中央管解剖轴向平面，正常中央管苏木精和伊红染色显示管腔呈椭圆形，内衬单层柱状室管膜细胞（红色箭头）。（B）矢状图显示中央管与蛛网膜下腔的宏观连接通道在正中孔（黄色箭头），理论假想的微观通道沿脊髓全长与蛛网膜下腔相通（黑色箭头）

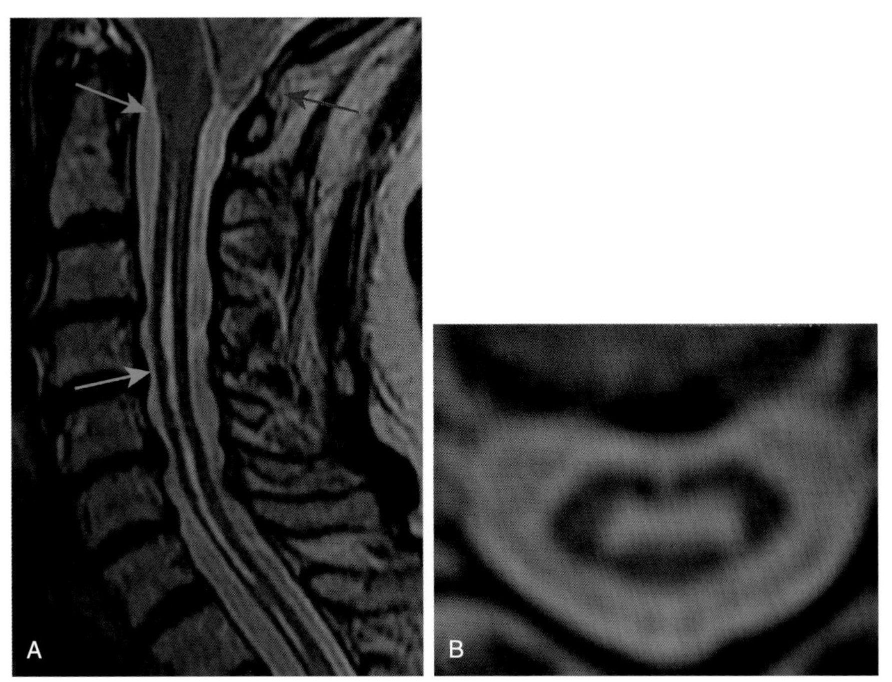

图30.2　Chiari Ⅰ型脊髓空洞积水症，67岁女性，表现为从颈部至右顶部的急性放射性疼痛和慢性轻度头痛。矢状面T2（A）和轴向T2（B）图像显示Chiari Ⅰ型（A；红色箭头）和脊髓空洞积水症，具有特征的分隔状或纵行带状（蓝色箭头）表现，上方有一段正常脊髓（A；绿色箭头）

在 4~7 岁左右发生，通常相对稳定，发生在脊髓脊膜膨出修复后[17-18]。

创伤性或炎性脊髓空洞积水症通常进展缓慢，沿病变部位向上或者向下扩展（图 30.3）。其区别于脊髓损伤引起的脊髓空洞积水症的一个重要特点是炎性积水范围局限于病变平面，呈圆形，不向脊髓上下方扩张[1]。一项关于肿瘤相关脊髓空洞积水症的研究显示，49% 位于肿瘤上方（图 30.4），40% 位于肿瘤上方和下方，11% 位于肿瘤下方[12]。

特发性脊髓空洞积水症在概念上可分为局限型和扩展型，局限型脊髓空洞积水症小于 3 个椎体高度，往往临床症状较轻，可能代表中央管的良性扩大。任何中央管直径大于 3mm 都应被认为是异常的，而在一个正常脊髓中，中央管直径达到 2mm 不应该被认为是异常的[2]。扩展型脊髓空洞积水症的病变范围超过 3 个或 3 个以上的椎体高度。有报道称特发性脊髓空洞积水症后颅窝较小，脑脊液峰值流速增加[19-20]。

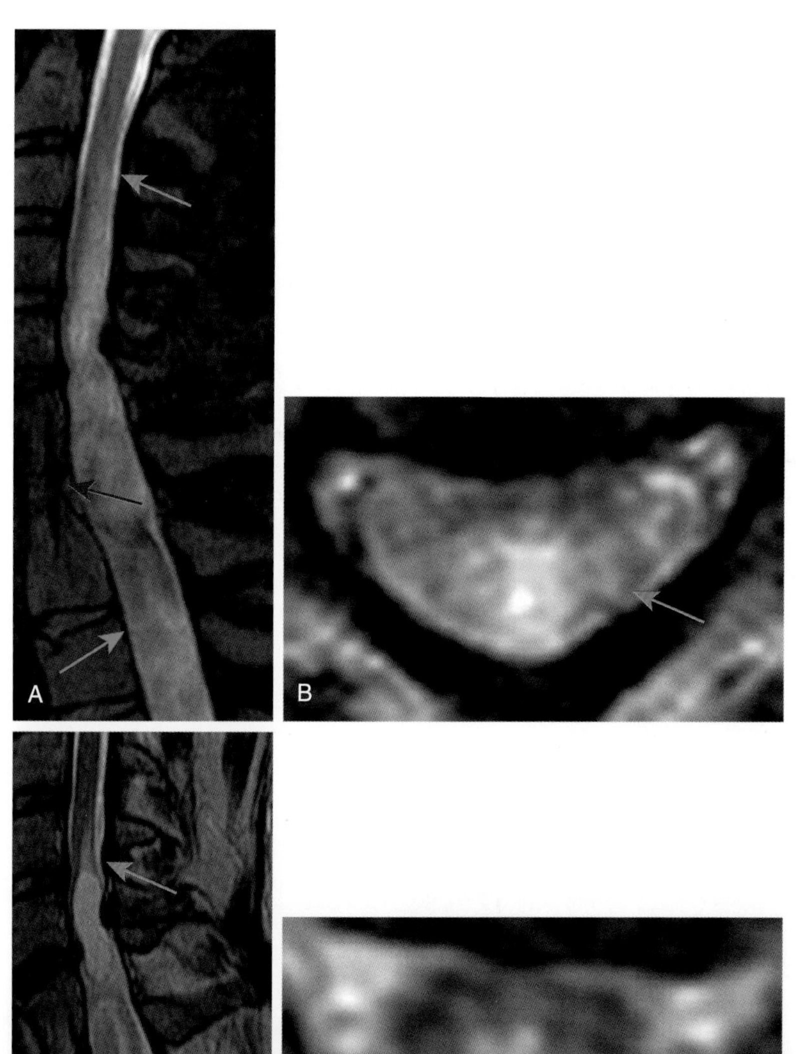

图 30.3 创伤后脊髓空洞积水症，44 岁男性，曾有脊髓损伤病史。矢状 T2（A）和轴位 T2（B）图像为受伤后影像，矢状位 T2（C）和轴位 T2（D）图像是 10 年前术前和术后的（红色箭头），颈髓大范围的脊髓空洞积水症，其特征是在受伤部位上下方延伸。值得注意的是显著的脑脊液流动伪影（绿色箭头），可能导致对两次研究的病变范围估计过大（橙色箭头）

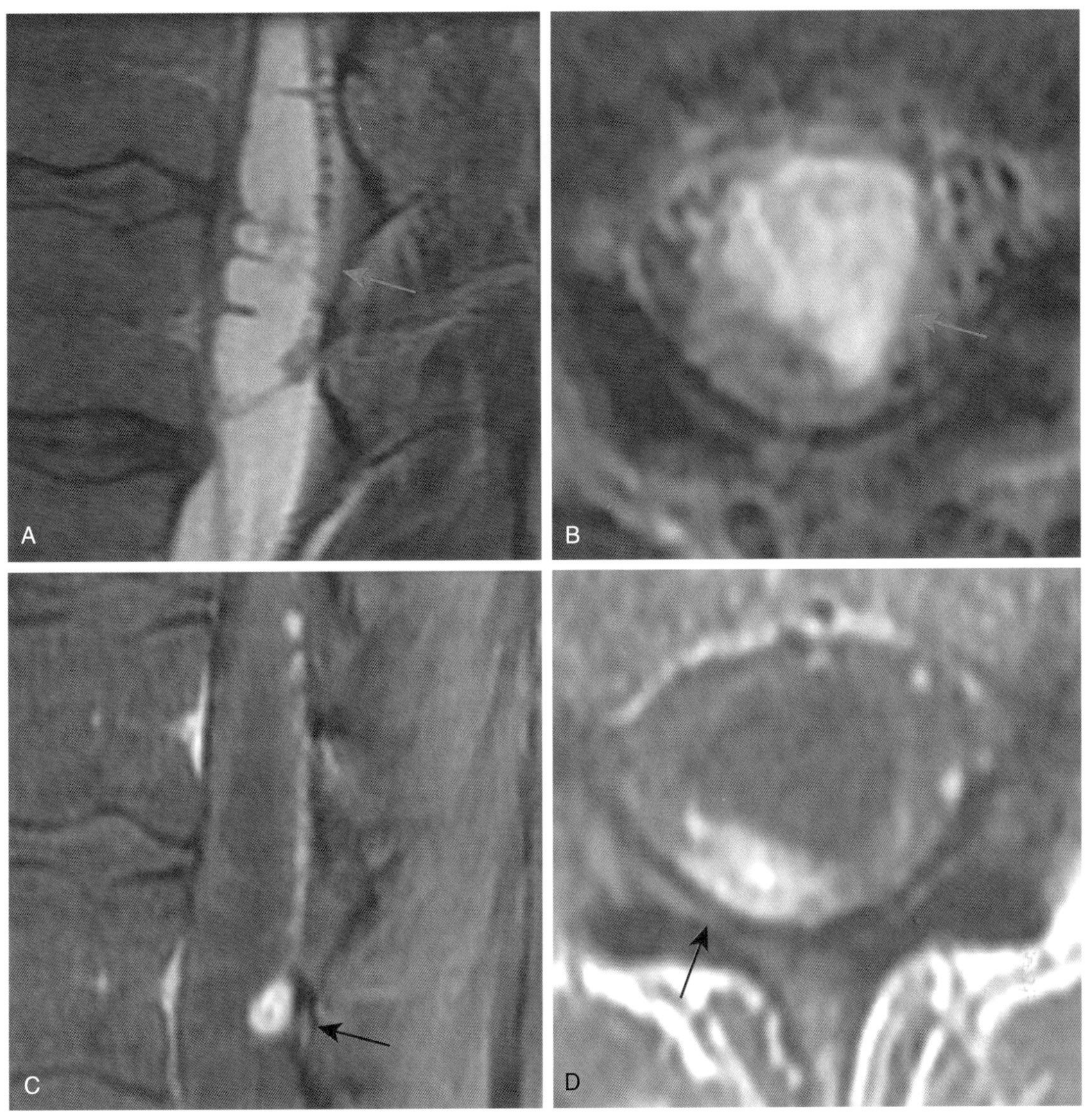

图 30.4　肿瘤相关性脊髓空洞积水症，44 岁男性，有 Von-Hippel Lindau 病史。矢状面 T2（A）、轴位 T2（B）、矢状面 T1 增强（C）和轴位 T1 增强（D）图像显示 L1 水平的血管母细胞瘤（C，D；红色箭头）和肿瘤上方的脊髓空洞（A，B；橙色箭头）

病理生理学

早期理论认为脊髓空洞积水症是先天性发育异常或继发于脊髓肿瘤[21]。现代理论是基于脑脊液动力学的。1958 年发表的一项关于后脑相关脊髓空洞积水症的流体动力学理论声称，第四脑室出口阻塞迫使脑脊液进入脊髓中央管，导致脊髓空洞形成[22]。怀疑论者认为，这将导致脑积水。1980 年发表的一项“吸力和晃动”理论声称，在 Valsalva 动作中，Chiari Ⅰ型患者枕骨大孔的压力梯度产生了一种“吸力”，推动脑脊液进入脊髓，导致脊髓空洞积水症的形成。脑脊液在脊髓空洞内的运动产生了一种“晃动”力，导致了脊髓空洞的增大[23]。怀疑论者指出，脊髓空洞和第四脑室之间缺乏可识别的通道。1994 年发表的一项理论声称，心脏收缩期小脑扁桃体的活塞式向下运动产生压迫力，迫使脑脊液进入脊髓，导致脊髓空洞的形成[24]。

脊髓空洞积水病理生理学最令人不解的是为什么有些会扩大，另一些却保持不变。根据我们的经验，创伤后脊髓空洞可能会扩大。最近一项评估创伤后脊髓空洞症患者脑脊液流量动力学的研究发现，在一个心动周期中脑脊液流量峰值要比对照组更早出现[25]。作者推测，这种时间上的差异可能导致脑脊液压峰值出现在动脉压峰值之前，从而增强了脑脊液通过显微通道，甚至通过脊髓软化部位的宏观通道进入脊髓，从而导致脊髓空洞的形成。脊髓空洞的扩大可能是由于其内脑脊液流动动力学的结果。最近的一项磁共振电影成像研究表明，在心脏收缩期，由于上部小脑扁桃体向下移位而产生向下压迫力，迫使脑脊液向下移动。在心脏舒张期压力反转，将下方的脑脊液推向上方，并使上部再次扩张[26]。

鉴别诊断

脊髓空洞积水症的主要鉴别诊断包括终末脑室（图 30.5）、囊性脊髓肿瘤和脊髓软化症。

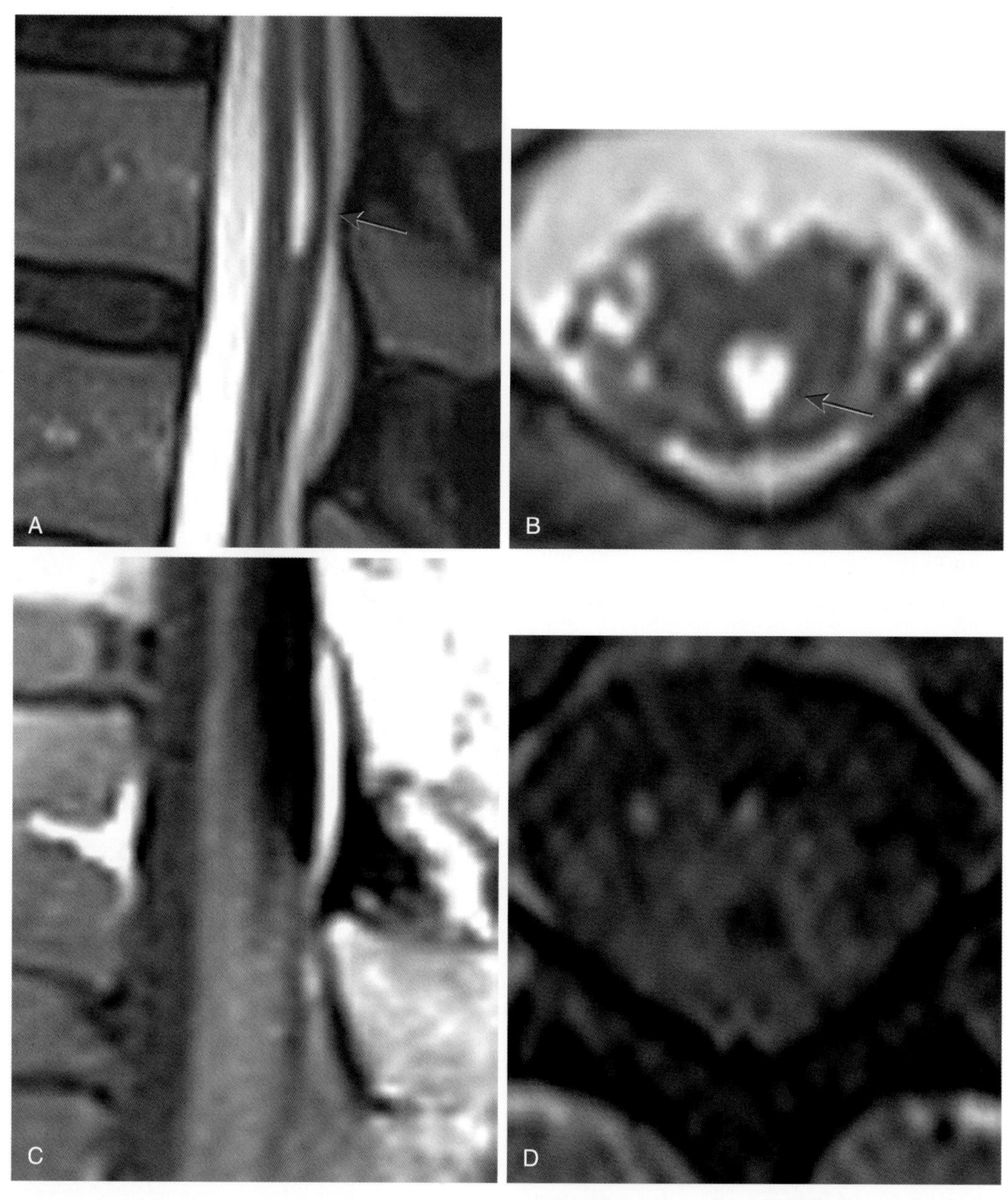

图 30.5 终末脑室，59 岁男性，左腿神经根病。矢状 T2（A）、轴位 T2（B）、矢状 T1 增强（C）和轴向 T1 增强（D）图像显示远端中央管囊性扩张（A，B；红色箭头），无增强，圆锥正常终止于 T12~L1 平面

终末脑室代表脊髓末端中央管的囊性扩张，囊内液体在所有脉冲序列上都与脑脊液信号强度一致。重要的是，囊壁是光滑的，没有分隔并且不会强化。此外，圆锥终止在正常水平，没有胶质细胞增生或脊髓软化。囊性脊髓肿瘤呈膨胀性生长，T2 序列周围组织可见高信号环绕并且囊壁可见强化。脊髓软化表现为体积减小，T2 高信号伴病灶周围胶质增生。

（杨 毅　译；马晓文　审）

参考文献

[1] Flint G, Rusbridge C. Syringomyelia: a disorder of CSF circulation, 2014. Springer-Verlag Berlin Heidelberg.

[2] ones BV. Cord cystic cavities: syringomyelia and prominent central canal. Semin Ultrasound CT MR, 2017, 38(2):98–104.

[3] Saker E, Henry BM, Tomaszewski KA, et al. The human central canal of the spinal cord: a comprehensive review of its anatomy, embryology, molecular development, variants, and pathology. Cureus, 2016, 8(12):e927.

[4] Milhorat T, Johnson R, Johnson W. Evidence of CSF flow in rostral direction through central canal of spinal cord in rats//Matsumoto S, Tamaki N. Hydrocephalus. Japan: Springer, 1991: 207–217.

[5] Milhorat TH, Kotzen RM, Anzil AP. Stenosis of central canal of spinal cord in man: incidence and pathological findings in 232 autopsy cases. J Neurosurg, 1994, 80(4):716–722.

[6] Speer M, Enterline D, Mehltretter L. Chiari type I malformation with or without syringomyelia: prevalence and genetics. J Genet Couns, 2003, 12(4):297–311.

[7] Burt A. The epidemiology, natural history and prognosis of spinal cord injury. Curr Orthop, 2004, 18:26–32.

[8] El Masry W, Biyani A. Incidence, management, and outcome of posttraumatic syringomyelia. In memory of Mr. Bernard Williams. J Neurol Neurosurg Psychiatry, 1996, 60:141–146.

[9] Williams B. The cystic spinal cord. J Neurol Neurosurg Psychiatry, 1995, 58:59–90.

[10] Weier K, Naegelin Y, Thoeni A, et al. Non-communicating syringomyelia: a feature of spinal cord involvement in multiple sclerosis. Brain, 2008, 131(Pt 7):1776–1782.

[11] Kira J, Kanai T, Nishimura Y, et al. Western versus Asian types of multiple sclerosis: immunogenetically and clinically distinct disorders. Ann Neurol, 1996, 40:569–574.

[12] Samii M, Klekamp J. Surgical results of 100 intramedullary tumors in relation to accompanying syringomyelia. Neurosurgery, 1994, 35(5):865–873.

[13] Brickell K, Anderson N, Charleston A, et al. Ethnic differences in syringomyelia in New Zealand. J Neurol Neurosurg Psychiatry, 2006, 77:989–991.

[14] Holly L, Batzdorf U. Slitlike syrinx cavities: a persistent central canal. J Neurosurg, 2002, 97(2 suppl):161–165.

[15] Batzdorf U. Syringomyelia: Current Concepts in Diagnosis and Treatment. Vol 4. Maryland: Williams and Wilkins, 1991. Current neurosurgical practice series.

[16] Tubbs RS. Definitions and anatomic considerations in chiari i malformation and associated syringomyelia. Neurosurg Clin N Am, 2015, 26(4):487–493.

[17] Caldarelli M, Di Rocco C, La Marca F. Treatment of hydromyelia in spina bifida. Surg Neurol, 1998, 50(5):411–420.

[18] Sgouros S. Chiari ii malformation and syringomyelia. In: Cinalli G, Waixner WJ, Özek MM, eds. Spina Bifida Management and Outcome. Milan: Springer, 2008:237–248.

[19] Bogdanov EI, Heiss JD, Mendelevich EG, et al. Clinical and neuroimaging features of "idiopathic" syringomyelia. Neurology, 2004, 62(5):791–794.

[20] Struck AF, Haughton VM. Idiopathic syringomyelia: phase-contrast MR of cerebrospinal fluid flow dynamics at level of foramen magnum. Radiology, 2009, 253(1):184–190.

[21] Lotbiniere AC. Historical considerations//Anson JA, Benzel EC, Awad IA, eds. AANS Publications Committee. Syringomyelia and the Chiari Malformations. Park Ridge: American Association of Neurological Surgeons, 1997:1–26.

[22] Gardner WJ, Angel J. The mechanism of syringomyelia and its surgical correction. Clin Neurosurg, 1958, 6:131–140.

[23] Williams B. On the pathogenesis of syringomyelia: a review. J R Soc Med, 1980, 73:798–806.

[24] Oldfield EH, Muraszko K, Shawker TH, et al. Pathophysiology of syringomyelia associated with Chiari I malformation of the cerebellar tonsils: implications for diagnosis and treatment. J Neurosurg, 1994, 80:3–15.

[25] Yeo J, Cheng S, Hemley S, et al. Characteristics of csf velocity-time profile in posttraumatic syringomyelia. AJNR Am J Neuroradiol, 2017, 38(9):1839–1844.

[26] Honey CM, Martin KW, Heran MKS. Syringomyelia fluid dynamics and cord motion revealed by serendipitous null point artifacts during cine MRI. AJNR Am J Neuroradiol, 2017, 38(9):1845–1847.

31 脊髓梗死

Mara Kunst，Dann Martin，Victor Hugo Perez Perez

引　言

脊髓梗死（SCI）的诊断在过去的十年中发生了显著变化，这主要是神经影像学的贡献。在过去，脊髓梗死被认为是罕见的，明确的诊断需要尸检，可能的诊断需要适当的临床背景（通常是主动脉夹层或手术）和排除其他疾病可能性[1]。然而，随着脊髓扩散加权成像（DWI）的出现和诊断的改进，使得对脊髓梗死潜在病因、自然病史和预后的研究更深入。脊髓梗死现在被美国心脏协会定义为“基于病理、影像学或其他有明确血管分布的脊髓局灶性缺血损伤的客观证据，由缺血导致的脊髓细胞死亡。”[2] 虽然主动脉手术和夹层仍被认为是重要的危险因素，现在已知脊髓损伤是由多种病因引起，包括动脉粥样硬化和栓塞、全身性低血压、血管畸形、凝血病、可卡因[3]、镰状细胞病[4]、潜水[5]和特发性原因。本章探讨了脊髓梗死的诊断进展，回顾了脊髓血管解剖学、临床表现、影像学、病史和诊断。

演变：概述

目前对脊髓梗死的理解是基于脊髓血管解剖学的知识，这直接影响到其临床表现。

血管解剖

脊髓主要由单支脊髓前动脉（ASA）和成对的脊髓后动脉（PSA）供血，这些动脉与相关分支一起形成一个广泛的血管网络，在脊髓圆锥水平吻合。ASA 起源于椎动脉的远端 V4 节段，位于脊髓的中央前区，作为中央沟动脉进入前正中裂，供应脊髓的前三分之二。成对的 PSA 可以来自远端椎动脉或小脑后下动脉，它们位于脊髓的后外侧，发出小的穿透性分支来供应脊髓的后三分之一。ASA 和 PSA 之间的吻合支，称为冠状动脉环，供应脊髓的外周侧。

小口径 ASA 和 PSA 与神经根动脉的侧支吻合，根动脉随神经根进入椎管，分为前支和后支，形成一个广泛的血管网。每根根髓（RM）动脉供应脊髓动脉的单独功能区域，特别是 ASA（图 31.1）。第一个区域从 C1 一直延伸到 T3；在 C3 水平由椎动脉供应，在 C6~C7 水平由颈升动脉供应。第二个区域是从 T3 直到 T7，有时在 T7 水平与肋间动脉分支吻合。第三个区域从 T8 延伸到圆锥，由最大的 RM 动脉，即 Adamkiewicz（亚当凯维奇，AKA）动脉供应，它起源于肋间动脉，最常出现在 T9 和 T12 之间，在 75% 的人群中出现在 T8 和 L2 之间（图 31.1）。不同的是，在 L2 或 L5 水平，可能有来自髂内动脉（腹动脉）

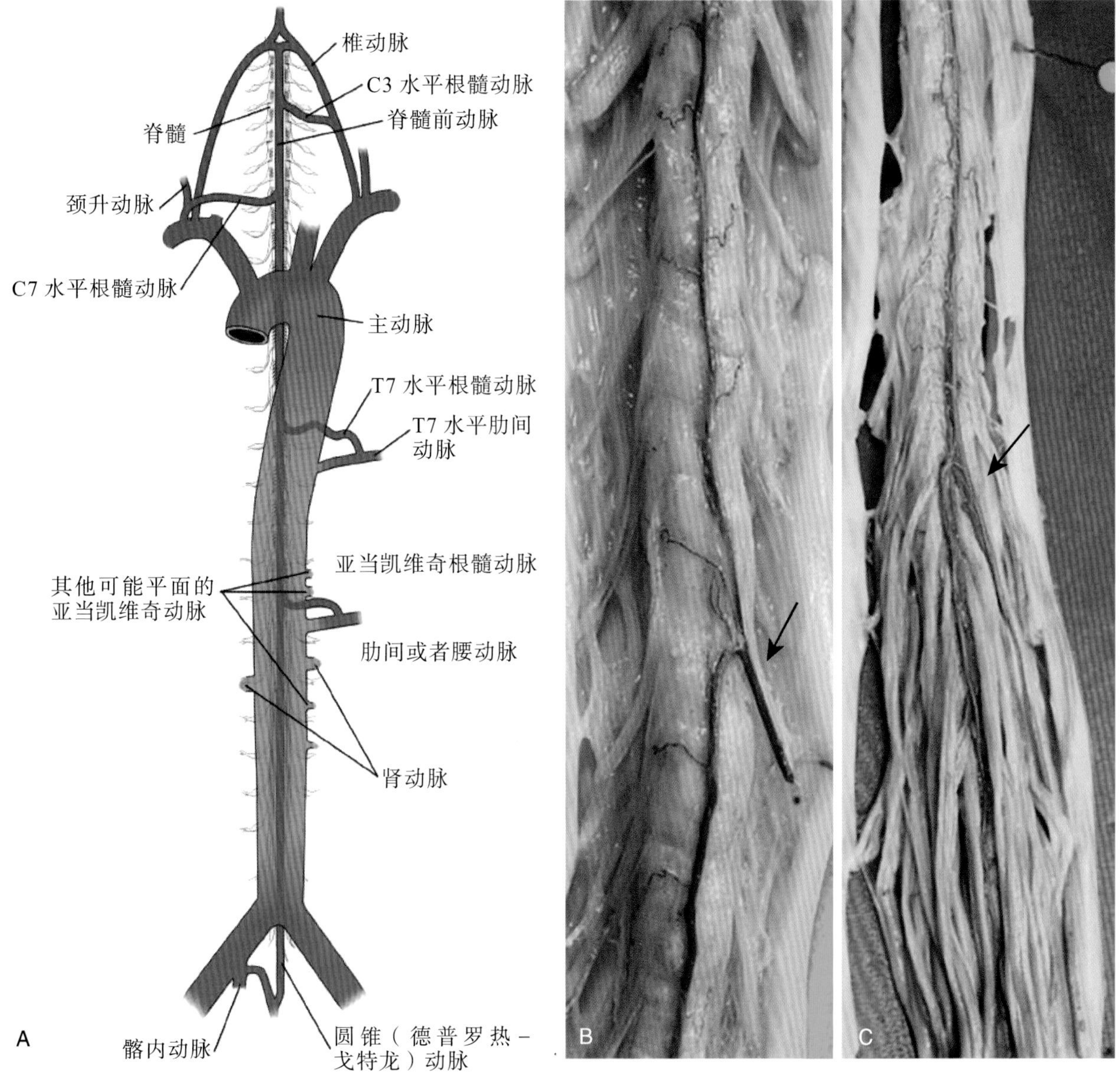

图 31.1　根髓动脉。（A）根髓动脉主要起源于椎动脉、颈升动脉、肋间动脉和亚当凯维奇动脉（AKA）动脉。（B, C）最主要的和重要的胸腰段的根髓动脉是根髓大前动脉 / 大前根动脉，又称 AKA 动脉。AKA 的起源是可变的，最常出现在胸腰椎区 T9 和 T12 之间，尽管在 75% 的人群中其出现在 T8 和 L2 之间。两种不同的彩色乳胶血管注射剂显示 AKA 胸部起点（B；箭头）和马尾神经水平的腰部起点（C；箭头）。注意与脊髓前动脉（ASA） 的 AKA 吻合处的特征性“发夹弯”。还要注意在 AKA 上面和下面的 ASA 的不同直径。80% 的人 AKA 的起源在左侧

的额外血管供应脊髓圆锥 [6-7]。当主动脉供血中断时，侧支动脉血流可来自与后肋间动脉吻合的胸内、胸外侧动脉。

静脉系统一般与动脉伴行（图 31.2），脊髓前中静脉与 ASA 并行。一条后正中静脉，即最大的脊髓静脉，伴有两条脊髓后外侧静脉。脊髓静脉流入前、后 RM 静脉，后依次流入椎旁丛和椎间丛，最终流入腰升静脉、奇静脉系统和盆腔静脉丛。

临床综合征

脊髓梗死通常发病突然并伴随疼痛，可能是因为神经根动脉也供应同侧半椎体、脊膜和椎旁肌肉组织 [8]。除了疼痛外，脊髓梗死的神经系统表现也是特定于所涉及的血管区域。

在脊髓血管区域中，与 ASA（脊髓前索综合征）相关的脊髓梗死是最常见的。脊髓的前三分之二由 ASA 供血，它包含灰质前角、

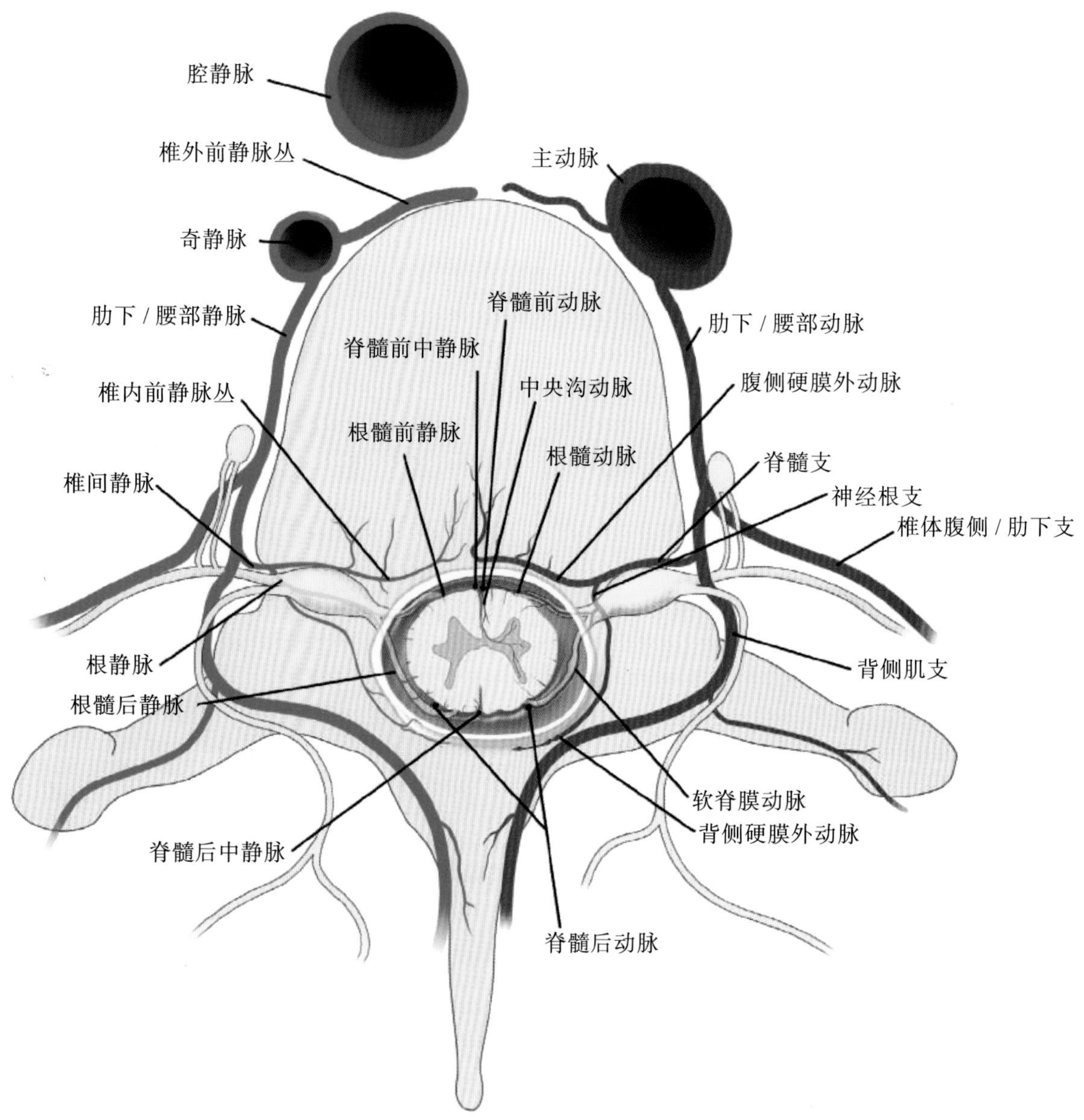

图 31.2 引流静脉伴随供血动脉，脊髓前动脉后面有一条脊髓前静脉。后侧静脉引流系统较为复杂，只有一条后正中静脉和成对的脊髓后外侧静脉。随前、后神经根走行的前、后根髓静脉流入这些表浅静脉。在那里汇入根静脉，与前后硬膜外椎静脉丛吻合形成椎间静脉，随后引流到肋下静脉和奇静脉

皮质脊髓束腹外侧以及脊髓丘脑白质束。因此，ASA 综合征在临床上表现为双侧运动功能的丧失，以及在受影响水平及以下的疼痛和温度感觉的丧失。急性期的特征是深部肌腱反射减弱和丧失；在随后的几天或几周出现痉挛和反射亢进。可伴有自主神经功能障碍，表现为低血压、性功能障碍和(或)肠道和膀胱功能障碍[9]。

与脊髓后动脉相关的脊髓梗死累及脊髓的后三分之一，呈单侧或双侧。PSA 脊髓后索综合征是由后角灰质、后柱和外侧皮质脊髓束 / 脊髓丘脑白质束梗死引起的。临床上可导致同侧的精细触摸和震动感觉的丧失，也可出现感觉减弱和节段性反射的丧失[9]。

分水岭血管区域的缺血通常是长期低血压的后遗症，导致脊髓中央综合征，双侧脊髓丘脑功能障碍，但运动功能相对保留[8]。

单侧ASA梗死可继发于中央沟动脉损伤(图31.3)，临床表现为脊髓半切综合征，伴有偏瘫和对侧脊髓丘脑感觉缺陷[8-9]。表 31.1 总结了脊髓梗死综合征的临床特征和解剖学分布。

脊髓静脉梗死的临床表现通常没有动脉梗死急，一般持续数小时至数天，临床表现为自主神经功能障碍和出血风险增加，与动脉梗死综合征相似[8-9]。

表 31.1　脊髓梗死的模式：供血动脉和临床综合征

动　脉	临床综合征
脊髓前动脉	双侧运动障碍伴脊髓丘脑感觉障碍
单侧脊髓前动脉	偏瘫伴对侧脊髓丘脑感觉障碍
横向梗死	双侧运动障碍伴完全性感觉障碍
中央梗死	双侧脊髓丘脑感觉障碍，无运动障碍
脊髓后动脉	单侧或双侧运动障碍伴丘系感觉障碍

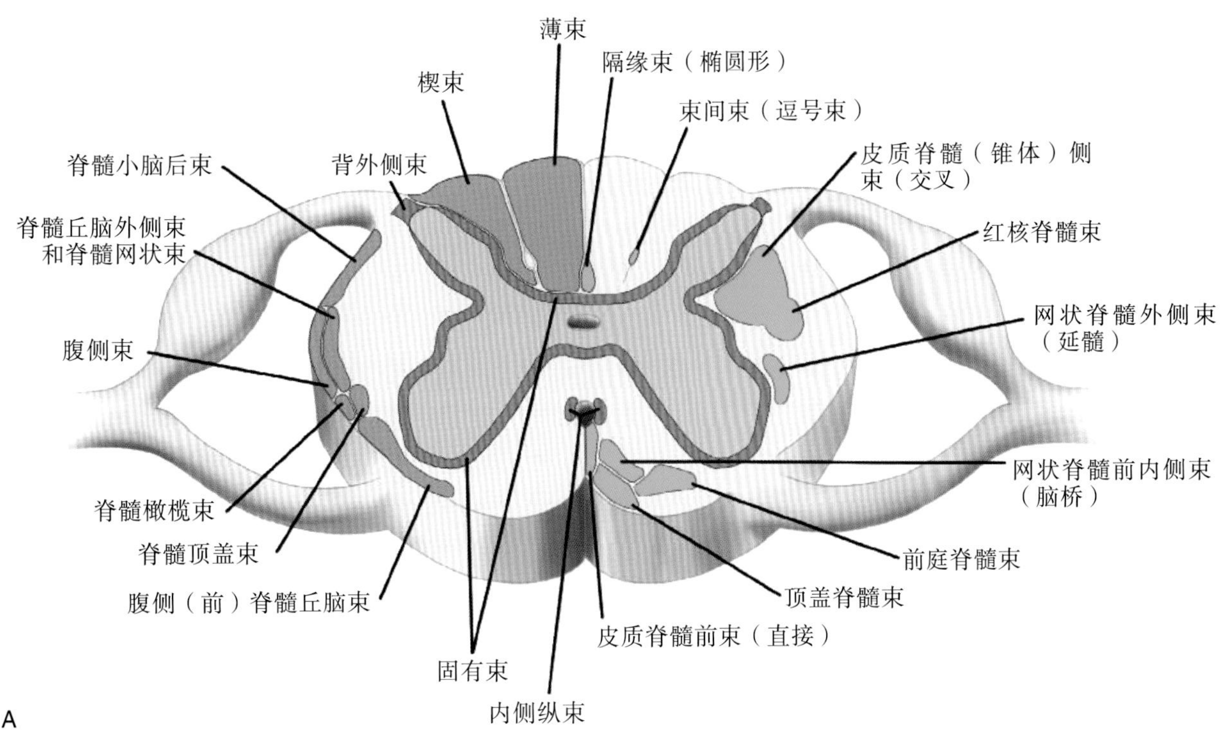

图 31.3　脊髓梗死的模式。(A) 脊髓上行和下行纤维束的横断面解剖，与基于血管分布区域的临床综合征相关。(B) 影像特点与血管区域分布一致

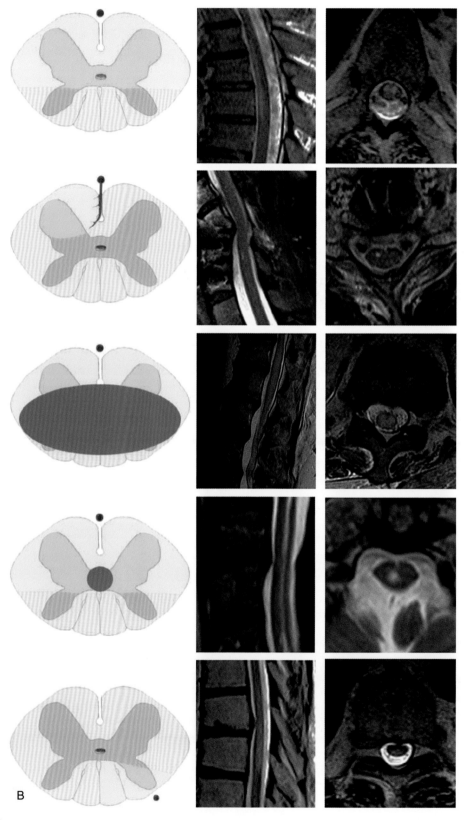

图 31.3（续）

演变：深入阐述

动脉梗死分为两种：由 RM 动脉疾病引起和脊髓整体灌注不足引起[8,10]。

RM 动脉疾病引起的动脉梗死可导致双侧 ASA、双侧 PSA 和单侧脊髓综合征，经常由运动和机械应力引起[8-10]，并可能有相应的椎体梗死[11-12]。非 RM 动脉供应的 T1~T4 区域往往会表现正常[8,13]。虽然这些梗死是由动脉粥样硬化或栓塞引起，但邻近椎间盘或慢性脊柱疾病的压迫症状似乎是主要的病因[14-16]。脊髓梗死的病理改变具有多样性，因此脊柱疾病与 RM 动脉脊髓梗死的相关性难以评估。功能恢复通常良好，大多数病例会有部分功能恢复，单侧脊髓梗死的预后特别好[8,10]。

由整体低灌注引起的脊髓梗死通常导致横贯或中央病变[8,10]，累及多个血管或分水岭区域。胸腰段是一个特别脆弱的区域，可能是由于该区域运动神经元非常丰富[17]，同时主动脉和髂动脉容易出现粥样硬化。在一系列尸检中，主动脉粥样硬化与中央区腔隙性梗死相关[18]。与低灌注相关的脊髓梗死的功能改变往往更糟，并伴有一些长期的步态异常[8]，特别是累及到圆锥时[8,19]。

与脑梗死一样，脊髓梗死的影像学评估最具特异性的是急性期 DWI 序列的应用。当其他常规 MRI 序列（T1、T2、质子密度）显示没有或轻微的信号异常时，即可表现出明显的弥散受限[20]。然而，由于脊髓体积小、邻近骨和血流伪影的存在以及生理运动的影响给 DWI 技术提出了挑战，也阻碍了常规 DWI 的应用。虽然单次激发平面回波扩散成像减少了运动伪影，但在脊柱中会产生严重的失真伪影，采用一种相对较慢的扩散成像技术，如导航脉冲梯度多次激发自旋回波成像、导航分段平面回波扩散成像或线性扫描扩散成像，可以获得满足诊断的脊髓 DWI[21-23]。

通常情况下，急性期脊髓梗死在 DWI 表现为扩散受限，T2 也可显示高信号，但增强扫描不会出现强化（图 31.4）。在亚急性期，扩散受限将消失，局灶性脊髓水肿将掩盖潜在的血管区域。此外，脊髓的肿胀和强化可以类似于其他髓内病变包括肿瘤，邻近椎体和椎间盘边缘信号的明显增高可以提示相应椎体的梗死[24]，可能对诊断有一定的特异性（图 31.5）。慢性脊髓梗死也表现出非特异性的影像学特征，包括脊髓软化和沃勒氏变性（图 31.6）。由梗死引起的运动感觉的逐渐丧失会导致所支配区域的肌肉出现萎缩。

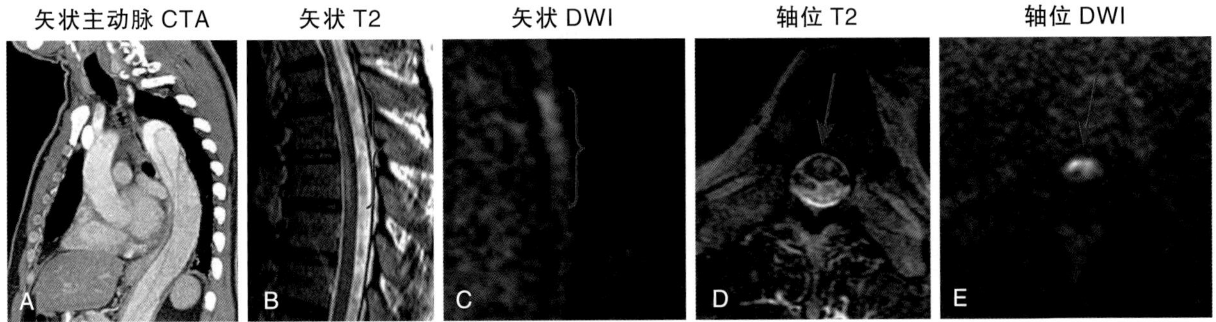

图 31.4 急性脊髓前动脉（ASA）梗死。中年 B 型主动脉夹层患者（A），突然出现腿部无力和大便失禁。胸段脊髓磁共振成像矢状 T2（B）、矢状弥散加权成像（DWI）（C）、轴位 T2（D）和轴位 DWI（E），显示典型的急性 ASA 分布区域梗死，包括 T2 异常高信号和弥散受限（红色括号和红色箭头）

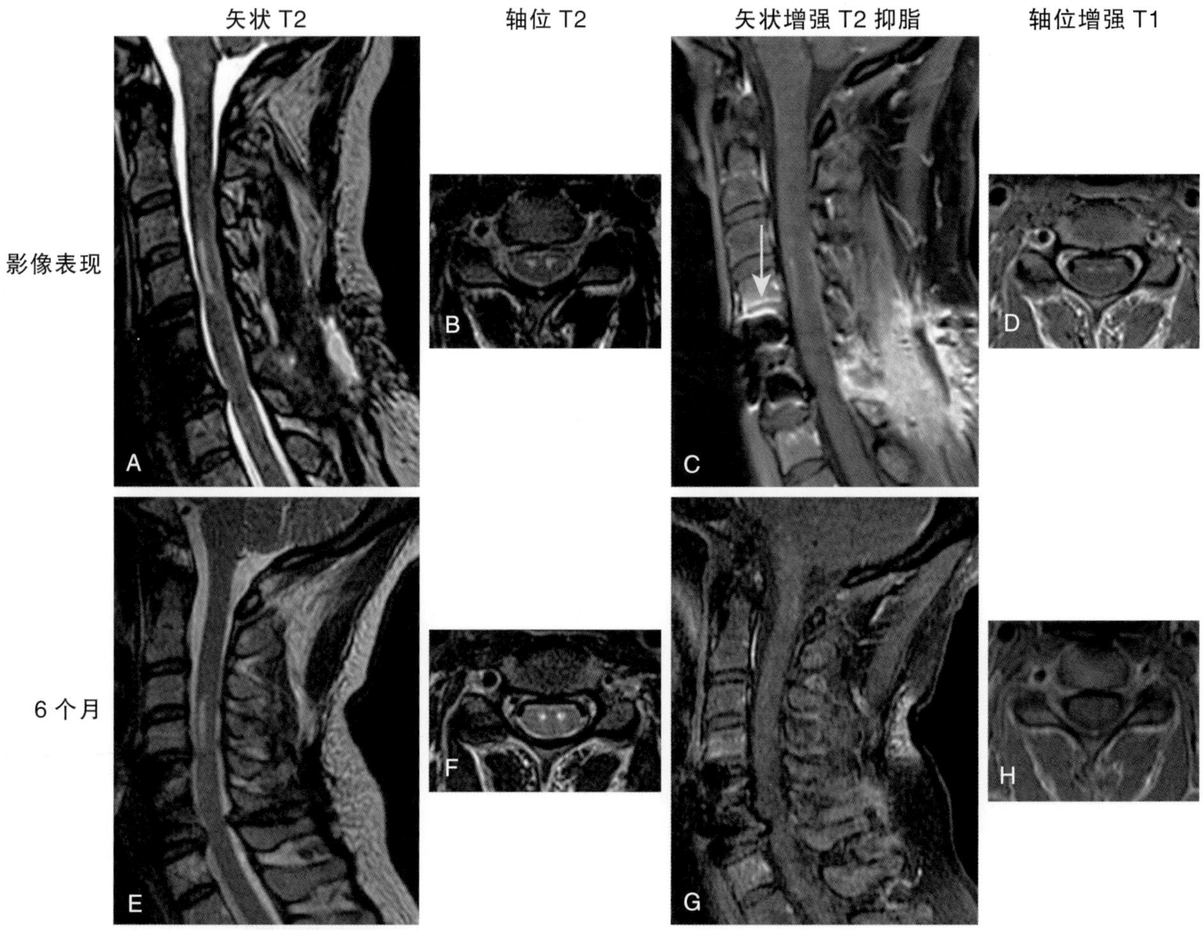

矢状 T2　轴位 T2　矢状增强 T2 抑脂　轴位增强 T1

影像表现

6 个月

图 31.5　亚急性脊髓前动脉（ASA）梗死增强扫描。磁共振成像（A, B）显示亚急性 ASA 梗死的分布区域（A, B），并伴有轻微的强化（C, D），相邻椎体边缘也存在明显的梗死（C；黄色箭头）。6 个月后随访影像显示脊髓软化（E, F），未见强化（G, H）

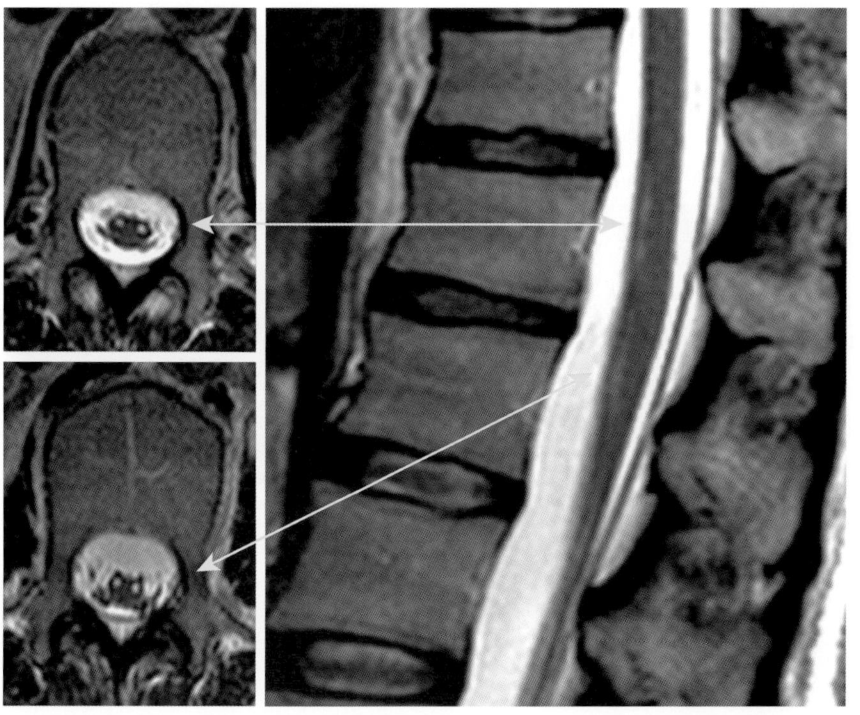

图 31.6　脊髓圆锥水平的慢性脊髓前动脉（ASA）梗死。该患者曾经放置了一个复杂的硬膜外导管引流装置，有急性发作的严重的双下肢无力和麻木。12 年后进行了磁共振成像，包括矢状面 T2（右）和轴位 T2（左上和左下）图像显示沿着下胸椎和圆锥腹侧走行的双侧中央旁脊髓软化，符合慢性 ASA 梗死

鉴别诊断

要确定脊髓梗死的正确诊断，需要考虑临床症状、影像学表现和实验室检查。

如果急性症状发作，影像学表现显示节段性脊髓水肿和增粗而无潜在的血管病变，鉴别诊断包括由缺血、感染或炎症引起的脊髓病变。没有明确的血管分布区域、弥散受限或相关的椎体梗死可能有助于排除脊髓梗死，但确诊仍需要实验室检查。如果节段性脊髓水肿和增粗并伴有急性症状以及相关的压迫性病变，没有扩散受限可能有助于排除伴随的缺血。而压迫性病变可能导致静脉缺血，可能没有或仅有轻微的扩散受限。

亚急性症状发作，脊髓信号异常可能是由感染、脊髓炎或肿瘤所致。没有局灶性病变或强化病灶将有助于排除大多数髓内肿瘤。多发性硬化症是最常见的中枢神经系统炎性疾病，很可能会显示出符合时间和空间的分布特点（图 31.7）。视神经脊髓炎可能会有相应的视神经炎（图 31.8）。自身免疫性疾病，如结节病和感染后脊髓炎（如吉兰 - 巴雷综合征），表现为不同程度的脊髓水肿；这通常是结节性的，伴有一定程度的软脑膜强化（图 31.9）。感染性脊髓炎的诊断依赖于患者的接触史和实验室检查。

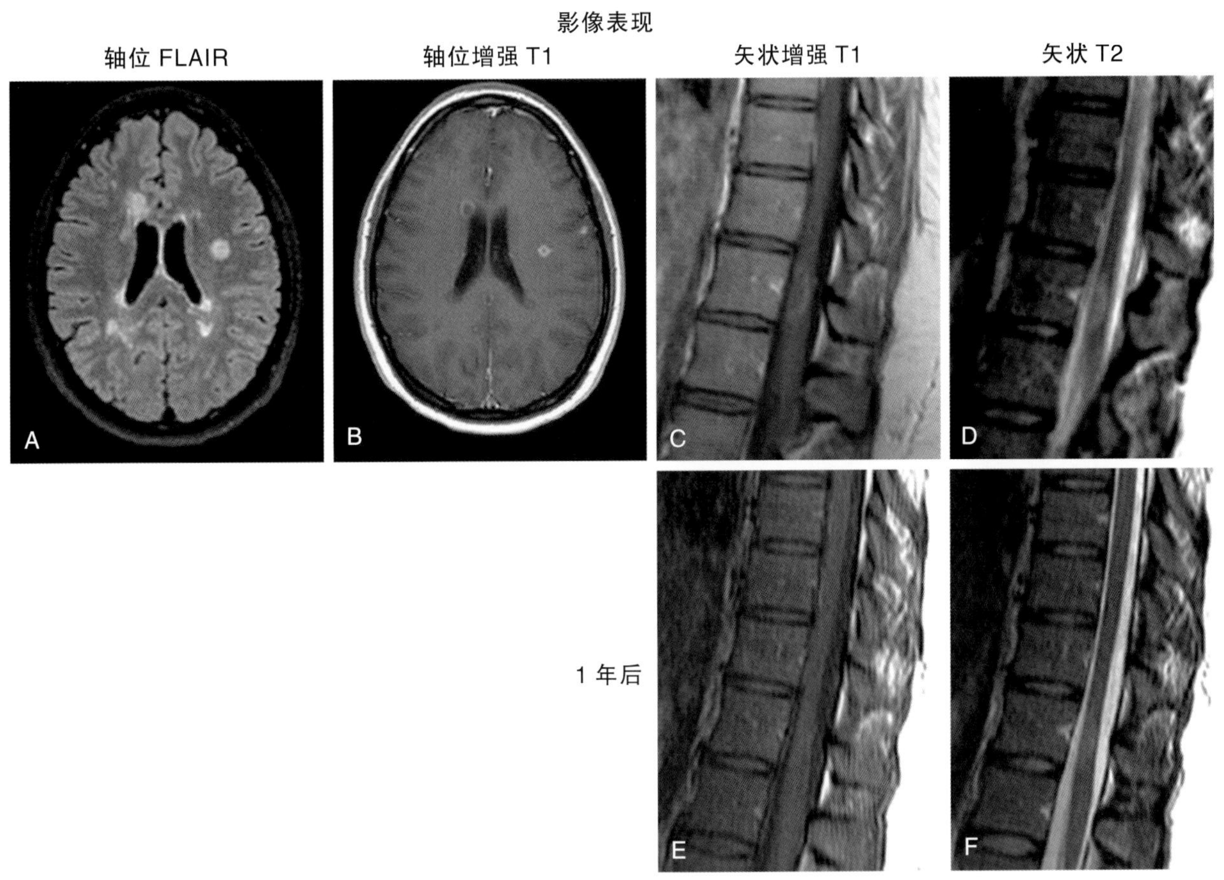

图 31.7　多发性硬化症伴急性脱髓鞘。多发性硬化症急性加重患者的脑轴位 FLAIR（A）和轴位 T1 增强（B）图像显示脱髓鞘急性病灶增强和非增强的慢性病灶。下段胸髓矢状 T1 增强（C）和矢状 T2（D）图像显示脊髓腹侧有一个周围强化的急性脱髓鞘病灶（红色箭头）。1 年后，矢状 T1 增强图像（E）显示增强消退，矢状 T2（F）图像显示残余高信号的慢性脱髓鞘区域（F；红色箭头）

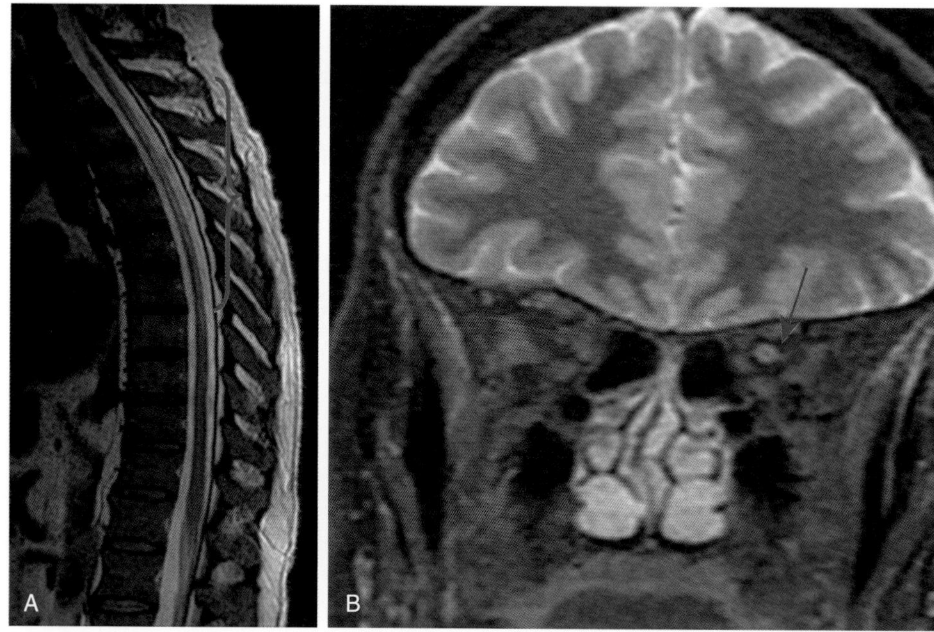

图 31.8 视神经脊髓炎（NMO）。患者胸髓矢状 T2 图像（A；红色括号）上有跨越多个椎体长度的长节段性病变，眼眶矢状压脂 T2 图像上显示左侧视神经炎（B；红色箭头）。临床病史和实验室检查的脑脊液中 NMO 免疫球蛋白阳性也将有助于明确 NMO 的诊断

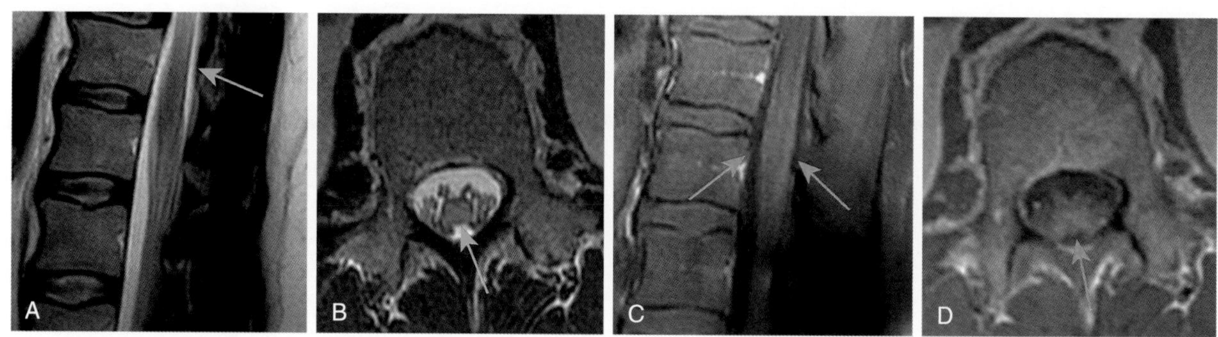

图 31.9 脊髓圆锥横贯性脊髓炎。患者表现为鞍区感觉丧失、尿潴留、便秘、行走困难。矢状面 T2（A）、轴位 T2（B）、矢状面 T1 压脂增强（C）和轴向 T1 增强（D）图像显示脊髓圆锥髓内水肿（蓝色箭头）伴有轻微的、边界不清的软脑膜以及髓内强化（橙色箭头）。特别是，强化的模式与脊髓梗死不一致。其他检查包括大脑和脊髓的磁共振成像、脊髓穿刺和脊髓血管造影，结果诊断为累及脊髓圆锥的横贯性脊髓炎。患者接受静脉注射甲基泼尼松龙（Solu-Medrol）后病情好转

（杨 毅 译；张 明 审）

参考文献

[1] Sandson TA, Friedman JH. Spinal cord infarction. Report of 8 cases and review of the literature. Medicine (Baltimore), 1989, 68:282–292.

[2] Sacco RL, et al. An updated definition of stroke for the 21st century: a statement for healthcare professionals from the American Heart Association/American Stroke Association. Stroke, 2013, 44: 2064–2089.

[3] Gorelik N, Tampieri D. Cocaine-induced vasospasm causing spinal cord transient ischemia. Neuroradiol J, 2012, 25:364–367.

[4] Márquez JC, Granados AM, Castillo M. MRI of cervical spinal cord infarction in a patient with sickle cell disease. Clin Imaging, 2012, 36:595–598.

[5] Kamtchum Tatuene J, Pignel R, Pollak P, et al. Neuroimaging of diving-related decompression illness: current knowledge and perspectives. AJNR Am J Neuroradiol, 2014, 35:2039–2044.

[6] Turnbull IM, Brieg A, Hassler O. Blood supply of cervical spinal cord in man: a microangiographic cadaver study. J Neurosurg, 1966, 24: 951–965.

[7] Romanes GJ. The arterial blood supply of the human spinal cord. Paraplegia, 1965, 59:199–207.

[8] Novy J, Carruzzo A, Maeder P, et al. Spinal cord ischemia: clinical and imaging patterns, pathogenesis, and outcomes in 27 patients. Arch Neurol, 2006, 63:1113–1120.

[9] Vargas MI, Gariani J, Sztajzel R, et al. Spinal cord ischemia: practical imaging tips, pearls, and pitfalls. AJNR Am J Neuroradiol, 2015, 36(5):825–830.

[10] Kumral E, Polat F, Gulluoglu H, et al. Spinal ischaemic stroke: clinical and radiological findings and short-term outcome. Eur J Neurol, 2011, 18:232–239.

[11] Yuh WT, Marsh EE III, Wang AK, et al. MR imaging of spinal cord and vertebral body infarction. AJNR Am J Neuroradiol, 1992, 13: 145–154.

[12] Faig J, Busse O, Salbeck R. Vertebral body infarction as a confirmatory sign of spinal cord ischemic stroke: report of three cases and review of the literature. Stroke, 1998, 29:239–243.

[13] Weidauer S, Nichtweiss M, Lanfermann H, et al. Spinal cord infarction: MRI imaging and clinical features in 16 cases. Neuroradiology, 2002, 44:851–857.

[14] Hirsch E, Vautravers P, Dietemann JL, et al. Acute lumbar spinal cord disease caused by lumbar disk hernia [in French]. Presse Med, 1986, 15:843–844.

[15] Pau A, Cossu M, Turtas S, et al. Spinal cord dysfunction from lumbar disk herniation. Acta Neurol (Napoli), 1989, 11:439–443.

[16] Gailloud P, Ponti A, Gregg L, et al. Focal compression of the upper left thoracic intersegmental arteries as a potential cause of spinal cord ischemia. AJNR Am J Neuroradiol, 2014, 35:1226–1231.

[17] Duggal N, Lach B. Selective vulnerability of the lumbosacral spinal cord after cardiac arrest and hypotension. Stroke, 2002, 33: 116–121.

[18] Fieschi C, Gottlieb A, De Carolis V. Ischaemic lacunae in the spinal cord of arteriosclerotic subjects. J Neurol Neurosurg Psychiatry, 1970, 33:138–146.

[19] de Sèze M, de Sèze M, Joseph PA, et al. Prognostic fonctionnel des paraplégies par ischémie médullaire: étude rétrospective de 27 cas. Rev Neurol (Paris), 2003, 159:1038–1045.

[20] Weidauer S, Nichtweiss M, Lanfermann H, et al. Spinal cord infarction: MR imaging and clinical features in 16 cases.

[21] Bammer R, Fazekas F, Augustin M, et al. Diffusion-weighted MR imaging of the spinal cord. AJNR Am J Neuroradiol, 2000, 21: 587–591, 9.

[22] Shinoyama M, Takahashi T, Shimizu H, et al. Spinal cord infarction demonstrated by diffusion-weighted magnetic resonance imaging. J Clin Neurosci, 2005, 12:466–468.

[23] Nogueira RG, Ferreira R, Grant PE, et al. Restricted diffusion in spinal cord infarction demonstrated by magnetic resonance line scan diffusion imaging. Stroke, 2012, 43:532–535.

[24] Amoiridis G, Ameridou I, Mavridis M. Intervertebral disk and vertebral body infarction as a confirmatory sign of spinal cord ischemia. Neurology, 2004, 63:1755.

32 亚急性进行性上行性脊髓损伤

Sama Alshora，Juan E. Small

引　言

亚急性进行性上行性脊髓损伤（SPAM）是一种极为罕见且鲜为人知的脊髓损伤并发症。该病发展过程特殊，对影像科医生来说，了解其过程尤为重要。脊髓损伤数周后，患者通常表现出突然上行的神经功能损害。突然出现的症状与脊髓水肿的严重程度和范围相关，水肿范围从初始受伤部位向上发展超过 4 个椎体节段高度。值得注意的是，几个月后，上行神经功能损害和与最初损伤部位相关的头侧水肿几乎完全消退，只有靠近初始损伤部位的小软化灶残留。在 SPAM 到达脑干的情况下，重要功能的丧失在消退之前可能是致命的。目前还没有有效的治疗方法。

随时间演变：概述

如图 32.1 所示，SPAM 的典型自然病程包括潜伏期、数周内神经功能恶化、数月内接近完全消退。有些患者会出现低热，但不是所有患者。值得注意的是，文献中已经报道了受累的时间范围和程度。神经功能恶化最常见于损伤后 3~4 周，很少超过 3 个月（图 32.2）。所有患者均表现出无强化的异常 T2 高信号影，可能代表脊髓水肿，延伸至初始损伤水平以上至少 4 个椎体节段（甚至多达 17 个节段），但不低于初始损伤水平。典型的 MRI 特征是脊髓轻度扩张，脊髓中央 T2 高信号和周围薄的残留边缘。神经功能恶化和 MRI 改变可在 2~12d 内进展。在少数仅有轻微神经功能恶化的亚临床病例中，广泛的 MRI 改变已被报道。基本恢复到初始损伤水平通常需要 3~14 个月，影像学可以清楚显示水肿消退和脊髓头侧损伤的恢复，通常只能看到一个小的局灶性软化灶，包括初始损伤部位和头侧的一小段。虽然没有完全恢复，但神经功能损害明显减轻，接近 SPAM 前水平。

SPAM 是脊髓损伤的迟发性并发症，其病因尚不明确。有以下假设，包括继发性损伤、静脉血栓形成、充血性缺血、感染、细胞凋亡、炎症或自身免疫反应、纤维软骨栓塞、脑脊液通路阻塞和脊髓静脉引流受阻等。然而，目前还没有确凿的证据。SPAM 不同于由无保护的脊髓操作引起的急性继发性脊髓损伤，也不同于与脊髓空洞形成或脊髓软化症相关的慢性继发性脊髓损伤。

根据最初脊髓损伤的部位或上部受累的程度，脑干可能受累。脑干受累可能是致命的，据报道其死亡率约为 10%。如前所述，目前还没有有效的治疗方法。已经尝试的治疗方法包括减压、抗凝、类固醇和渗透压治疗，但没

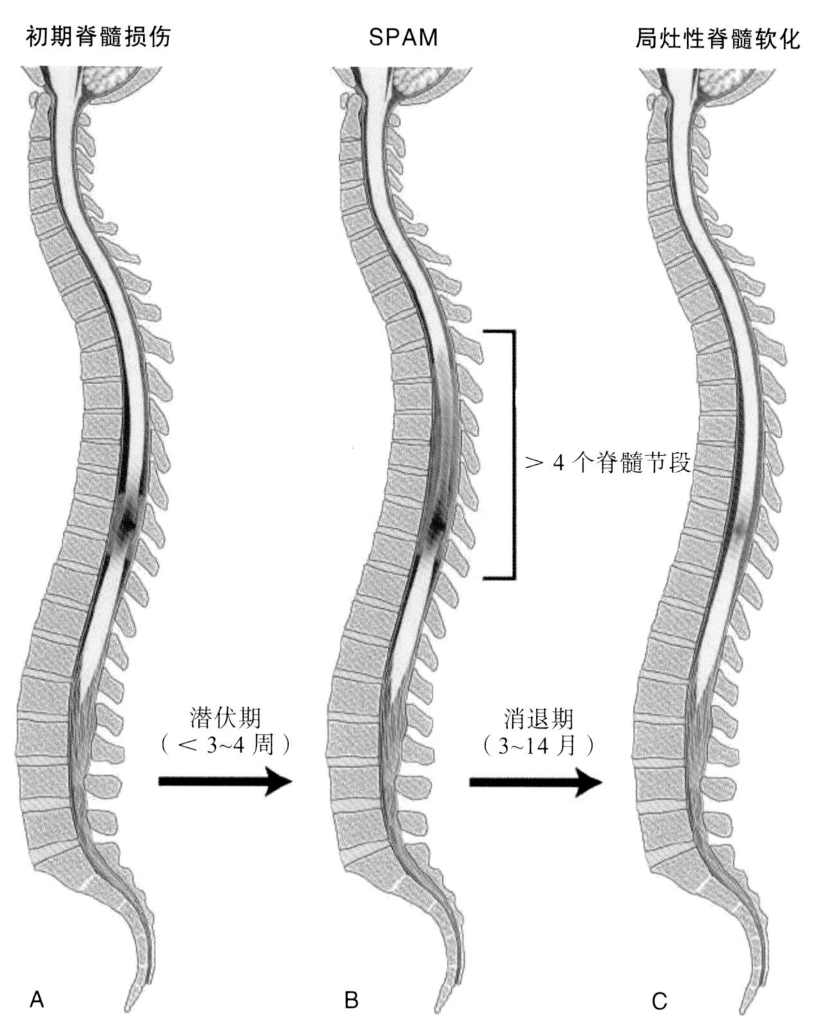

图 32.1　亚急性进行性上行性脊髓损伤（SPAM）。在 SPAM 发生前存在已知的局灶性脊髓损伤（A；红色椭圆形）。潜伏期之后，神经功能的恶化通常在最初损伤后的 3–4 周内出现。恶化时的影像学表现为明显的脊髓水肿，延伸至初始损伤水平以上至少 4 个椎体节段（B）。这些改变可能在几天内进展。几乎完全恢复到初始损伤水平通常需要几个月的时间，表现为水肿消退和脊髓头侧残留小范围的软化灶（C）

有证据表明有效。笔者在一些病例中尝试了硬膜成形术、皮质切除术和脊髓松解术，部分患者取得了效果。

鉴别诊断

非肿瘤性原因引起的脊髓广泛信号异常可能与 SPAM 脊髓损伤的程度相似（图 32.3~图 32.6），临床病史、近期无局灶性创伤性脊髓损伤、病变强化是其他非肿瘤性病例的典型特征。

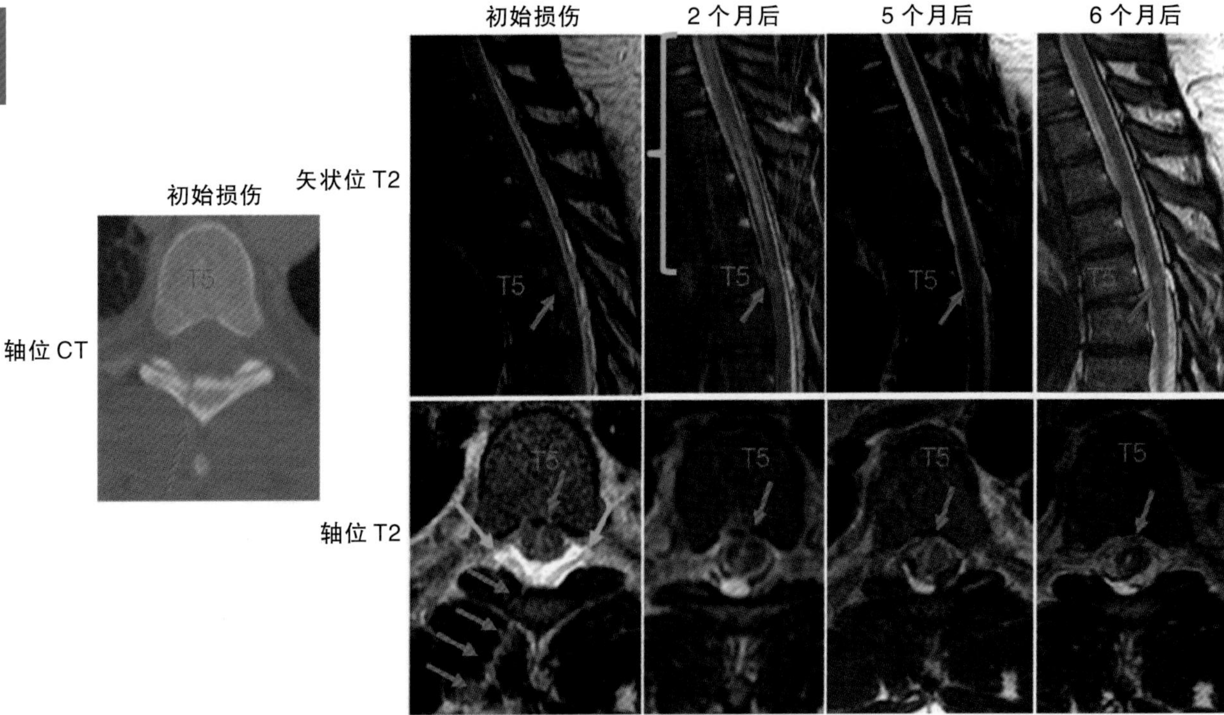

图 32.2 年轻男性 T5 椎体附件刺伤后，亚临床亚急性进行性上行性脊髓损伤。初始脊髓损伤时，轴向 CT 图像显示 T5 水平沿右侧椎板的线性刺伤缺损（红色箭头），矢状位和轴位 T2 图像显示刺伤的轨迹（红色箭头队列）、硬膜外血肿（绿色箭头）以及穿过脊髓中央的局灶性线性缺损（轴位图像红色箭头）。受伤 2 个月后，患者因头痛和腿麻持续数周而被送往急诊。随诊 MRI 显示新的脊髓 T2 高信号病灶延伸至初始损伤部位以上 4 个椎体节段以上（蓝色括号）。受伤后 5 个月，损伤水平以上的 T2 高信号几乎完全消退。受伤后 6 个月，仅残留少许软化灶，位于初始损伤区域的头侧（红色箭头）

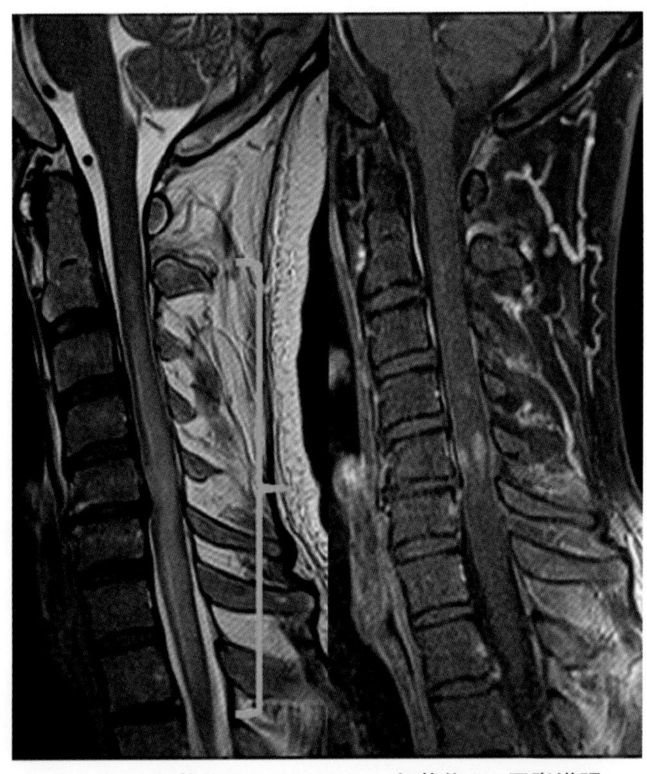

图 32.3 横贯性脊髓炎。一例患有横贯性脊髓炎的成年男性，矢状位 T2 和 T1 压脂增强显示颈髓水肿，呈广泛 T2 高信号（蓝色括号）伴斑片状强化（红色箭头）

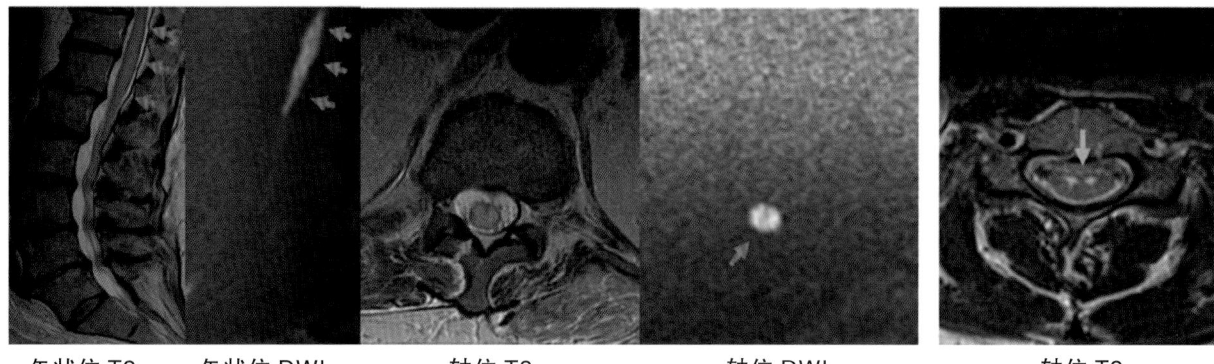

图 32.4 脊髓梗死。急性脊髓梗死患者（病例 1）矢状位、轴位 T2 和弥散加权成像显示脊髓圆锥轻度水肿，呈 T2 稍高信号，弥散受限（红色箭头）。在另一个慢性脊髓梗死患者（病例 2）中，颈椎轴位 T2 图像显示典型的“蛇眼”征（蓝色箭头）

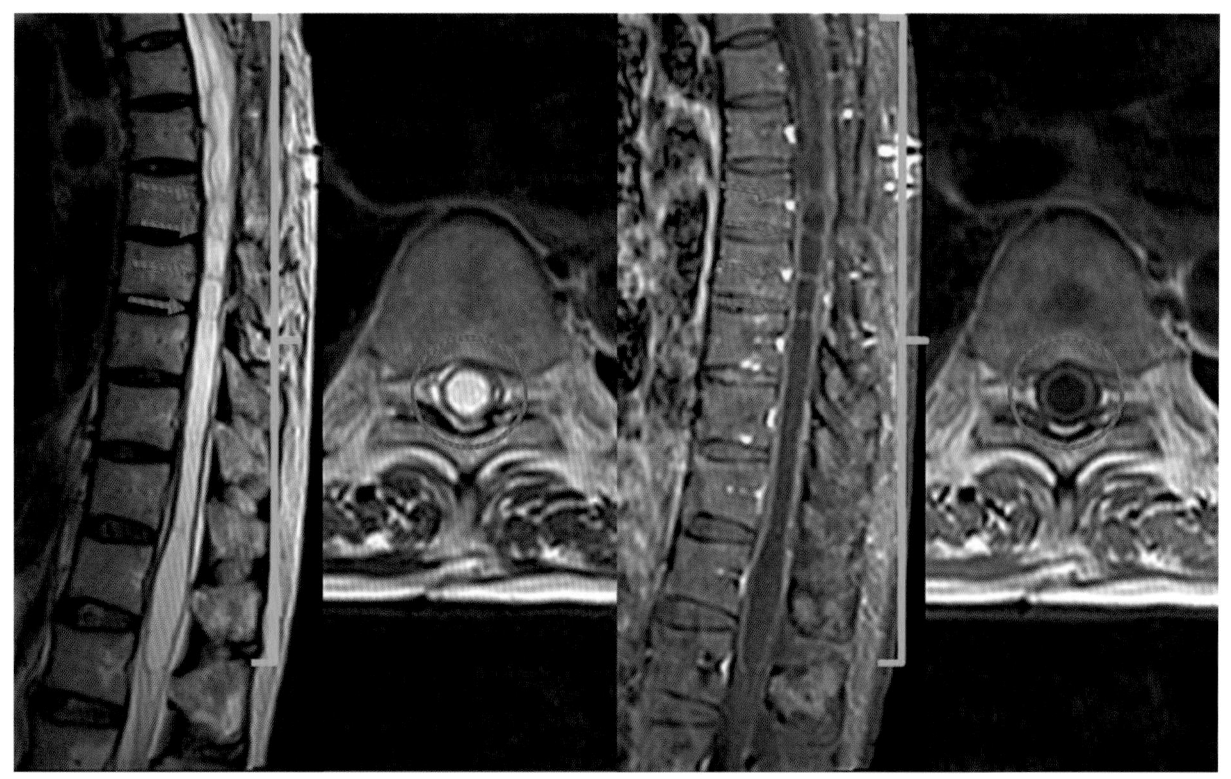

图 32.5 脊髓空洞症。矢状位 T2 和矢状位 T1 压脂增强图像显示胸段脊髓内广泛无强化（蓝色括号）的条状、串珠状或囊状异常信号，伴狭窄区域（红色箭头）。轴位图像上，脊髓扩张明显，扩张髓腔周围仅残留一薄层脊髓组织（红色圆圈）

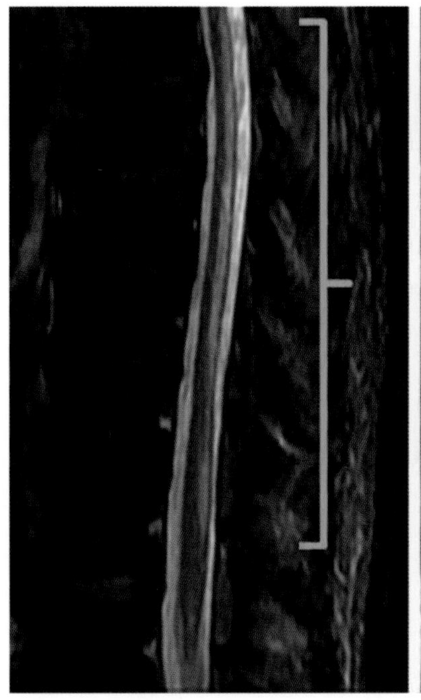

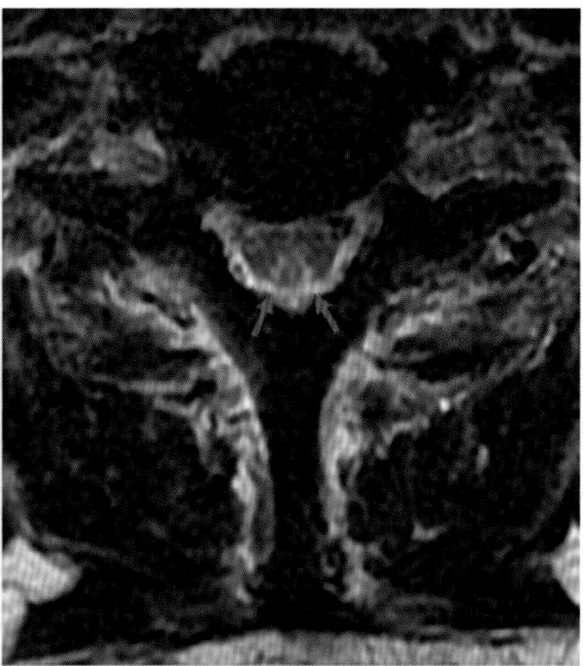

矢状位 T2 压脂　　　　　轴位 T2

图 32.6 脊髓亚急性联合变性。一例维生素 B_{12} 缺乏症患者，矢状位 T2 压脂图像显示胸段脊髓广泛的 T2 高信号（蓝色大括号），局限于背侧。轴位 T2 图像亦证实（箭头）

（段倩倩　译；马晓文　审）

拓展阅读

Al-Ghatany M, et al. Pathological features including apoptosis in subacute posttraumatic ascending myelopathy. J Neurosurg Spine, 2005, 2:619–623.

Belanger E, et al. Subacute posttraumatic ascending myelopathy after spinal cord injury, report of three cases. J Neurosurg, 2000, 93(2):294–299.

Bhide RP, et al. A Rare presentation of subacute progressive ascending myelopathy secondary to cement leakage in percutaneous vertebroplasty. Am J Phys Med Rehabil, 2014, 93(5).

Farooque K, Kandwal P, Gupta A. Subacute post-traumatic ascending myelopathy (SPAM): two cases of SPAM following surgical treatment of thoracolumbar fractures. Neurol India, 2014, 62:192–194.

Kovanda TJ, et al. Subacute posttraumatic ascending myelopathy in a 15-year-old boy, case report. J Neurosurg Spine, 2014, 21:454–457.

Kumar A, et al. Posttraumatic subacute ascending myelopathy in a 24-year-old male patient. Emerg Radiol, 2010, 17:249–252.

Meagher TN, et al. Resolution of SPAM following cordectomy: implications for understanding pathophysiology. Spinal Cord, 2012, 50:638–640.

Mohindra M, et al. Subacute posttraumatic ascending myelopathy: a case report and review of literature. Chin J Traumatol, 2015, 18:48–50.

Okada S, et al. Sequential changes of ascending myelopathy after spinal cord injury on magnetic resonance imaging: a case report of neurologic deterioration from paraplegia to tetraplegia. Spine J, 2014, 14:e9–e14.

Planner AC, et al. Subacute progressive ascending myelopathy following spinal cord injury: MRI appearances and clinical presentation. Spinal Cord, 2008, 46:140–144.

Schmidt BJ. Subacute delayed ascending myelopathy after low spine injury: case report and evidence of a vascular mechanism. Spinal Cord, 2006, 44(322):325.

Tan AC, et al. Subacute delayed ascending myelopathy: not just a posttraumatic disorder. Spinal Cord, 2014, 52:S11–S13.

33 脊髓室管膜瘤

Omar Parvez，William A. Mehan Jr.

引　言

脊髓室管膜瘤是成人最常见的髓内肿瘤，也是儿童继星形细胞瘤之后第二常见的肿瘤。

室管膜瘤通常发生在 40 多岁，并且男性多于女性。这些肿瘤多发生在Ⅱ型神经纤维瘤病患者中。

室管膜瘤患者出现的症状通常是隐匿的和非特异性的，大多数患者在确诊前平均出现症状 3 年。最常见的症状是背部或颈部疼痛（67%）、感觉障碍（52%）、运动无力（46%）和膀胱或肠道功能障碍（15%）。

室管膜瘤往往起源于脊髓中央，并随着它们的生长取代周围的神经组织，导致相对对称的脊髓膨大。人们认为脊髓丘脑束的占位效应是较高比例的患者最初主要表现为感觉症状的原因。一般来说，较明显的病变表现为运动症状。

脊髓室管膜瘤主要发生在颈髓（32%）、脊髓圆锥和马尾（26.8%），其次是颈胸髓（16.3%）、胸髓（16.3%）和胸腰髓（5.1%）（图 33.1）。组织学上，肿瘤可分为几种亚型：乳头状型、透明细胞型、伸长细胞型、黑素细胞型和黏液乳头状型。细胞学分型已从 WHO 2016 分类中删除。黏液乳头状亚型占脊髓室管膜瘤的 13%~35%，通常累及终丝或脊髓圆锥。黏液乳头状室管膜瘤的独特之处在于可位于硬膜内和髓外，也可完全位于硬膜外，这被认为是继发于异位室管膜细胞或远端神经管的残留物。

根据世界卫生组织（WHO）分类系统，黏液乳头状肿瘤被归类为Ⅰ级病变，而大多数其他亚型为Ⅱ级病变。间变性是一种罕见的、更具侵袭性的肿瘤，被归类为Ⅲ级病变。

在大体病理学上，脊髓室管膜瘤是柔软的棕褐色或灰色肿块，通常界限清楚，肿瘤和正常脊髓之间有一个清楚的界面。组织学上，肿瘤由小的单核细胞组成，细胞内有圆形或椭圆形细胞核，有丝分裂少见。真正的玫瑰花结可诊断室管膜瘤，但比假玫瑰花结少见，假玫瑰花结可见于室管膜瘤和星形细胞瘤中。围绕中央室管膜管腔的肿瘤细胞是玫瑰花结的典型特征，而在假玫瑰花结中，细胞及其纤维突起围绕血管结构（图 33.2）。

疾病谱

髓内室管膜瘤是位于中心的膨胀性病变，高达 89% 的病例病变边界清楚。黏液乳头状型病变小时被包裹，边界清楚。较大的病变具有侵袭性，可延伸穿过硬脊膜，并可导致骨侵蚀。他们也可以位于硬膜外甚至神经外，有病例报道发生在肺部、骶尾部、卵巢和卵巢旁的位置。

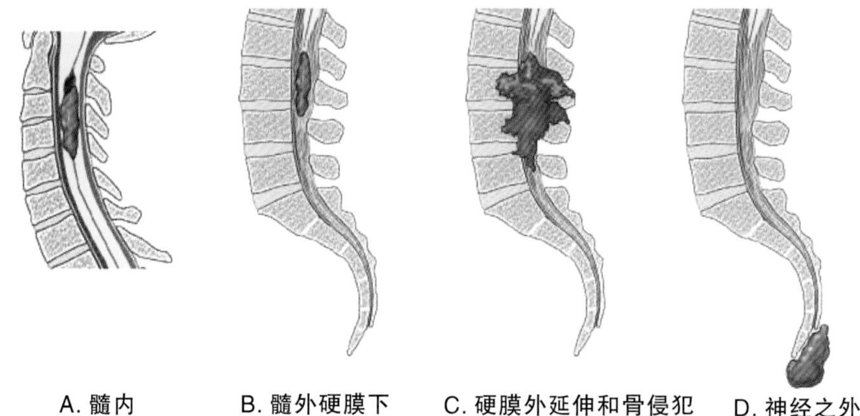

图 33.1 脊髓室管膜瘤的位置。(A, B)位于硬脊膜下的病变可以是(A)髓内的(如大多数细胞型室管膜瘤),或(B)髓外的沿马尾神经根,如大多数黏液乳头状室管膜瘤。(C)更具侵袭性的病变可以延伸穿过硬脊膜并侵犯邻近的骨骼。(D)极少数情况下,病灶会出现在神经轴之外,如皮下软组织

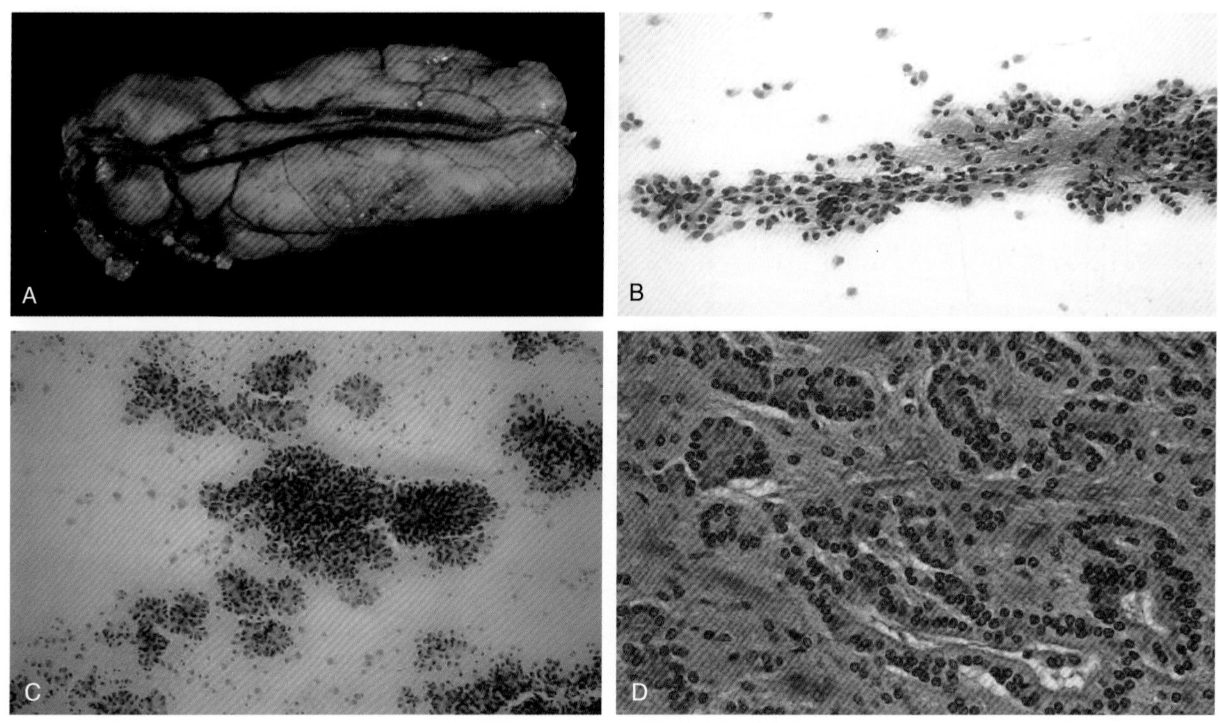

图 33.2 病理。(A)与脊髓圆锥相邻的黏液乳头状室管膜瘤的大体标本。(B)涂片显示具有椭圆形细胞核和小的细胞质突起的小而均匀的细胞。(C, D)细胞围绕中央非血管性管腔形成真正的玫瑰花结构。引自 Ellison D, Love S, Chimelli L, et al. Non-astrocytic gliomas//Neuropathology: A Reference Text of CNS Pathology. 3rd ed. Edinburgh: Mosby Ltd, 2013, 729741.

肿瘤通常表现出 T1 等信号或低信号,T2 高信号或等信号。偶尔可见 T1 高信号,反映蛋白质含量高或含有血液。大多数病灶表现为弥漫性强化(84%)。

与其他髓内肿瘤相比,脊髓空洞症更常见于室管膜瘤,可见于 65% 的病例。典型的特征是病变周围的脊髓水肿。78%~84% 的病变中存在囊肿,其中肿瘤上下端囊肿(62%)占大部分。肿瘤内囊肿仅发生在 22% 的室管膜瘤中,更可能与星形细胞瘤有关。

沿着肿瘤的上、下缘可见出血，在 T2 加权和梯度回波（GRE）像上呈低信号（帽征）。虽然这一发现最常见于室管膜瘤，但它是非特异性的，也可见于血管母细胞瘤和副神经节瘤。星形细胞瘤不存在帽征。

类似病变和鉴别诊断

脊髓室管膜瘤的主要鉴别诊断包括星形细胞瘤和血管母细胞瘤。与之相反，星形细胞瘤往往位于脊髓偏心部位，血管母细胞瘤通常位于软脊膜下的浅表处。星形细胞瘤通常表现为斑片状、边界不清的强化，而室管膜瘤则呈明显、不均匀的强化。血管母细胞瘤呈结节状强化，可能伴有小的血管流空。

治疗和演变

手术切除是治疗的主要手段。因为大多数脊髓室管膜瘤有包膜且轮廓清晰，94% 的病例可实现完全切除。全切除术后 10 年无瘤生存率为 80%~93%。

手术通常采用后正中入路和病变上下一个椎体的椎板切除（图 33.3），对于跨越多个节

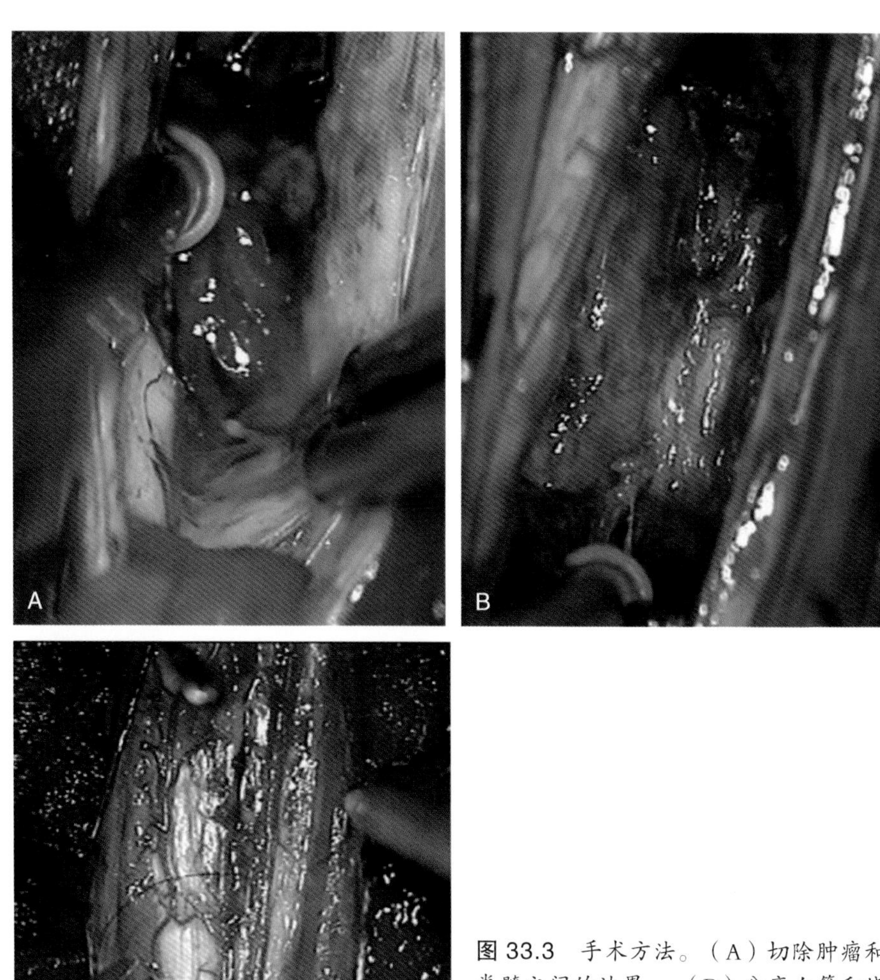

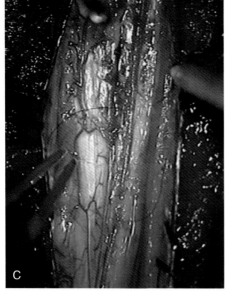

图 33.3　手术方法。（A）切除肿瘤和正常脊髓之间的边界。（B）分离血管和烧灼供血动脉后切除肿瘤。（C）重建脊髓结构。引自 Bruneau M，Lefranc F，Balériaux D, et al. Intradural extramedullary and intramedullary spinal cord tumors// Ellenbogen RG, Abdulrauf SI, Sekhar LN. Principles of Neurological Surgery. 3rd ed. Philadelphia, PA: Saunders, 2012, 421–436.

段的较大病变，每隔五或六个节段保持后弓完整，以提高脊柱稳定性。保留小关节以降低术后后凸畸形的风险。在显微镜下打开硬脊膜和蛛网膜。暴露的肿瘤通常表现为软膜下变色。术中超声可用于鉴别较小的肿瘤或区分实性和囊性成分。在中线或沿背根入口区切开软脊膜，然后牵开并缝合到硬脊膜上。一旦通过冰冻切片确认病理，使用超声波设备从内向外切除肿瘤，尽量减少对正常脊髓的损伤。大部分的肿瘤和正常脊髓之间有明确的边界，确定边界可完全切除肿瘤的边缘。如果无法确定边界，则使用较不激进的手术方法来降低神经损伤的风险。肿瘤的血管源自脊髓前动脉，仔细分离以尽量减少血管损伤，并烧灼供血动脉。

辅助放射治疗用于次全切除的肿瘤、黏液乳头状或间变性室管膜瘤，与单独手术相比，无进展生存期总体改善。肿瘤复发可选择再次手术、放疗和化疗。

较短的发病时间与总体良好预后相关。脊髓上节段病变的复发率和死亡率较低，这似乎与该区域的全切除率较高有关。有趣的是，有证据表明，即使考虑到切除范围，与 WHO Ⅰ级病变相比，WHO Ⅱ级病变的无进展生存期也更高。

另见病例 1 至病例 6（图 33.4~ 图 33.9）。

鉴别诊断

见病例 7 和病例 8（图 33.10，图 33.11）。

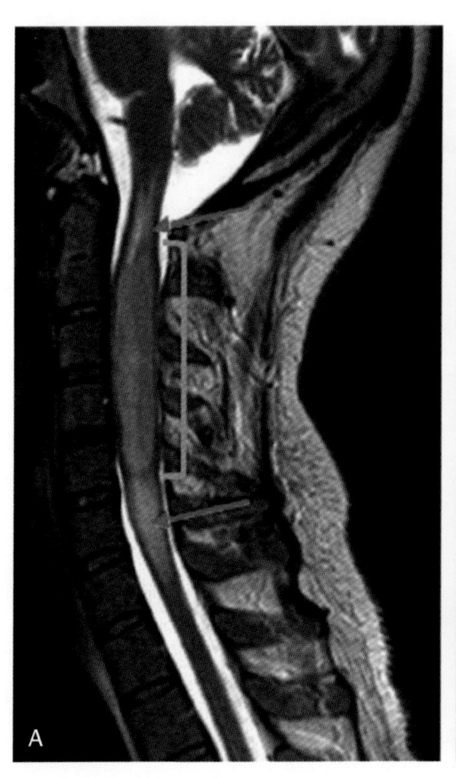

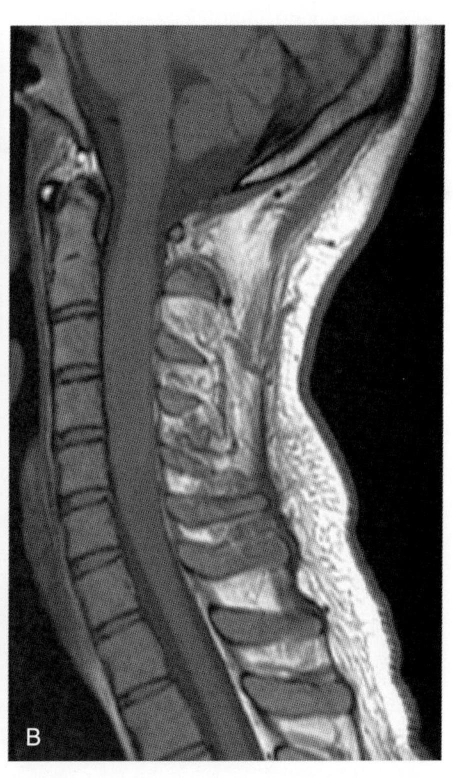

图 33.4 病例 1，32 岁男性，颈部疼痛和双上肢无力。颈椎磁共振成像（MRI）显示上颈髓内可见一个界限清楚的膨胀性、T1 等信号和 T2 高信号并且强化的病灶（蓝色括号），病灶上、下方脊髓水肿（红色箭头）。术后 8 个月 MRI 随访显示，颈脊髓从 C2~C4 水平有一个小的切除腔，但没有强化提示肿瘤残留或复发。脊髓水肿也已经消失。（A）矢状位 T2、（B）矢状位 T1、（C）矢状位 T1 增强、（D）轴位 T2、（E）轴位 T1 增强、（F）矢状位 T2、（G）矢状位 T1 抑脂增强

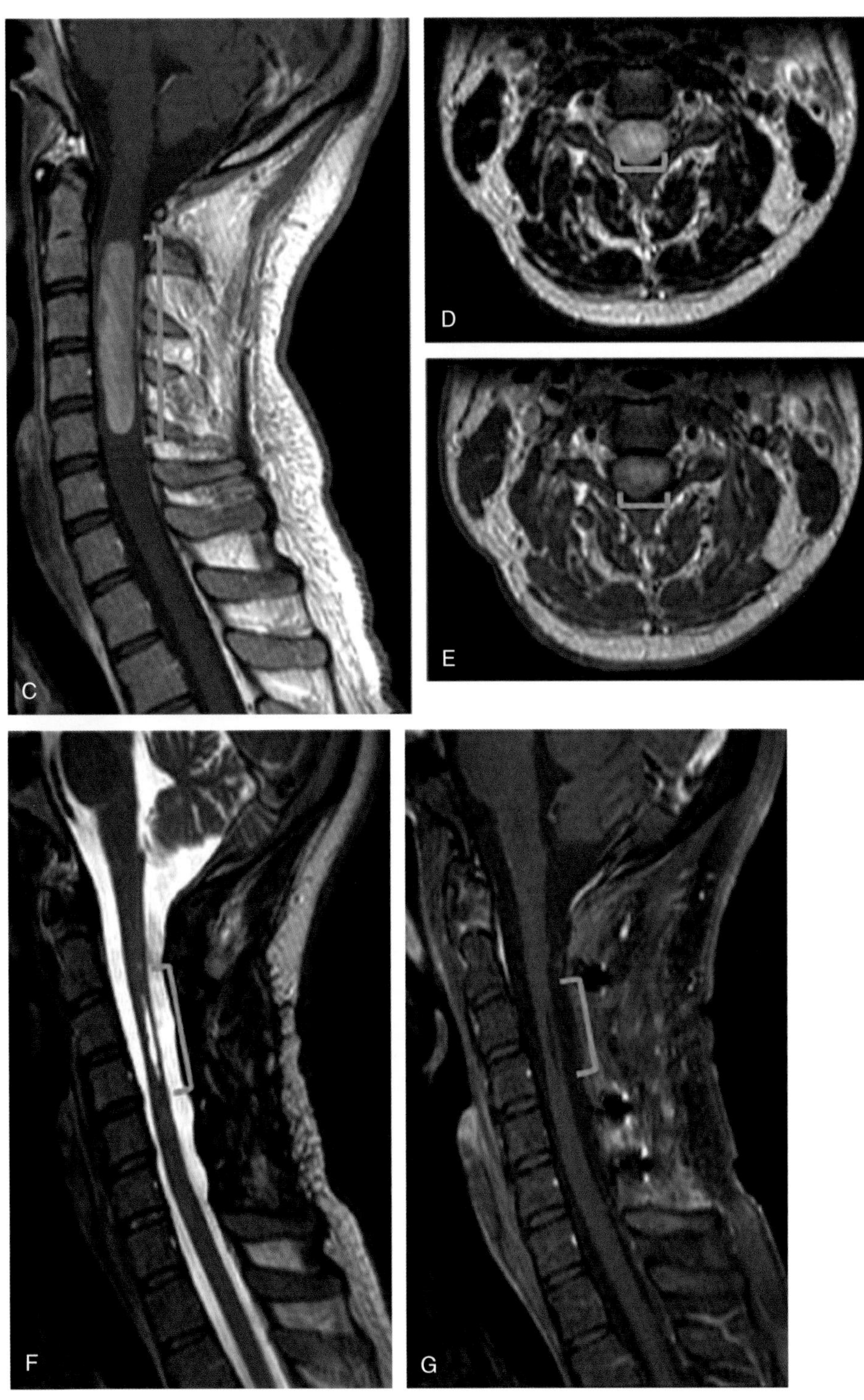

图 33.4（续）

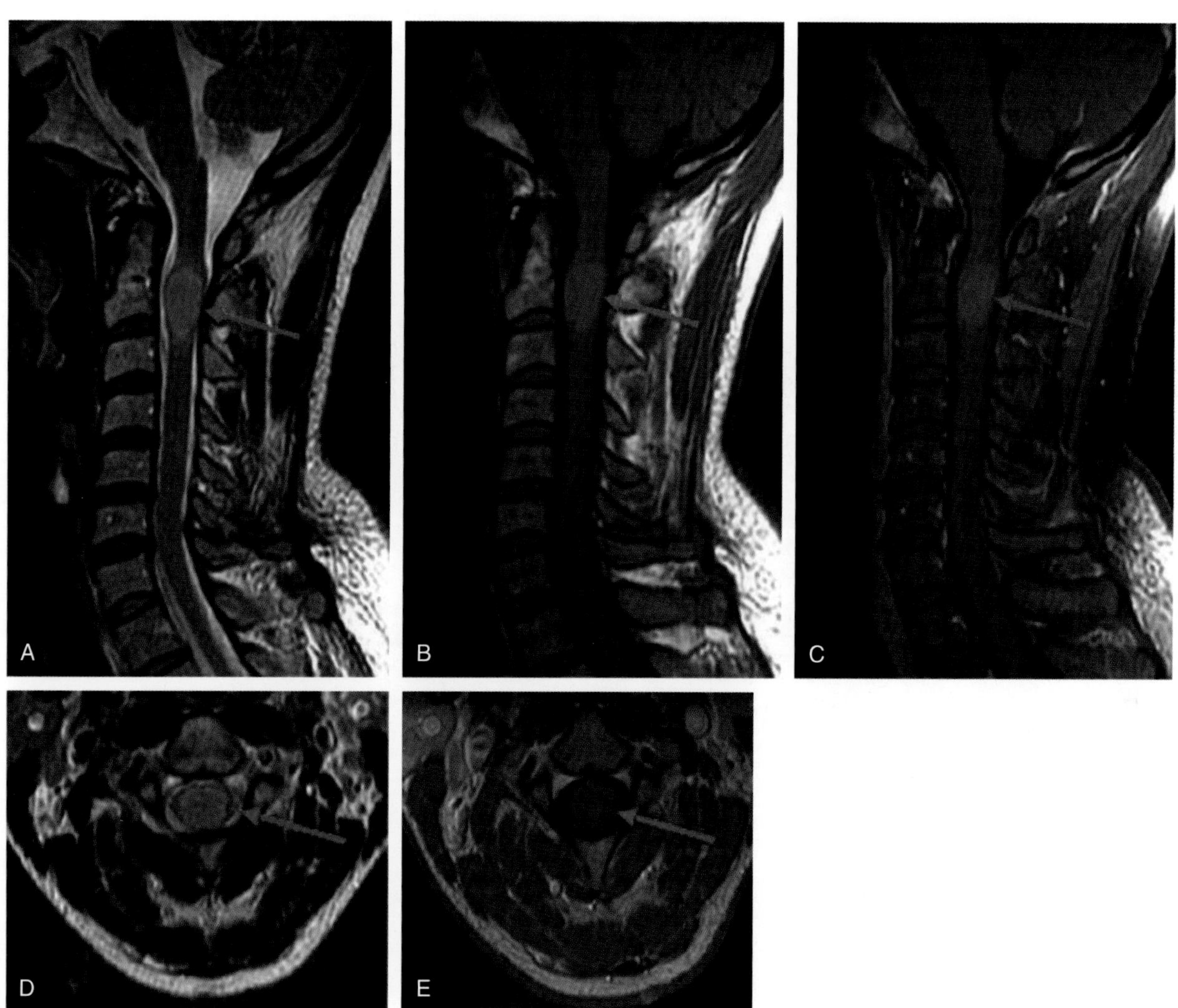

图 33.5 病例 2，42 岁女性，出现数周加重的灼痛、紧绷和酸痛，累及肩部、前胸壁、颈基底部、下背部和腿部，右手麻木。颈椎 MRI 图像显示颈脊髓内膨胀性病变（红色箭头），具有内在的 T1 和 T2 高信号，但没有明显强化。手术切除后证实为细胞型室管膜瘤。（A）矢状位 T2WI、（B）矢状位 T1WI、（C）矢状位 T1WI 增强、（D）轴位 T2WI、（E）轴位 T1WI 增强

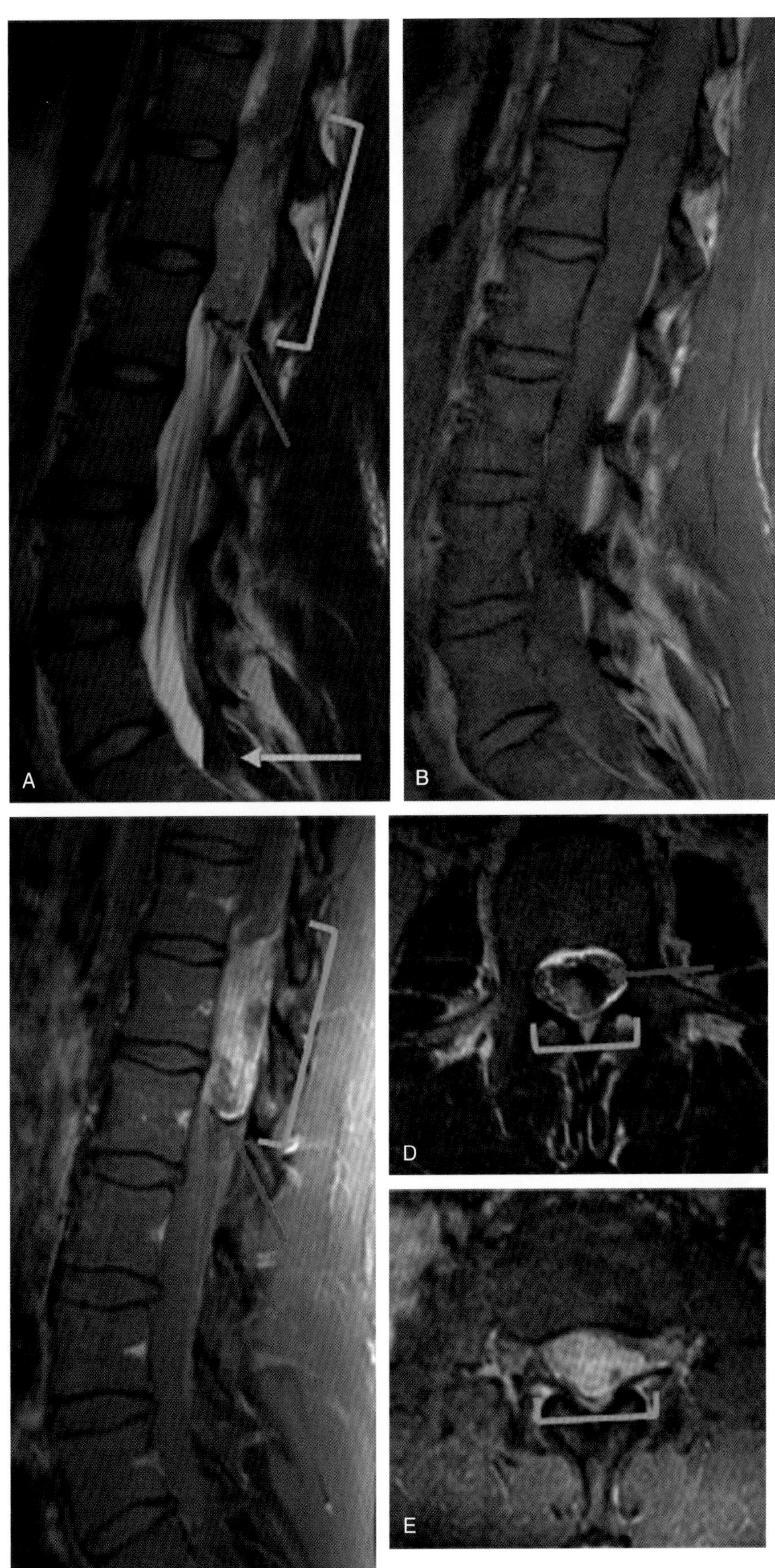

图 33.6　病例 3，27 岁女性，出现严重的双侧坐骨神经痛，产后数日无法行走。腰椎 MRI 显示以脊髓圆锥为中心的膨胀性、强化的髓内病变（蓝色括号），部分延伸到马尾神经。病灶下缘的低信号是含铁血黄素帽（红色箭头），远端硬膜下腔也有少量血液可见分层（黄色箭头）。（A）矢状位 T2、（B）矢状位 T1、（C）矢状位 T1 抑脂增强、（D）轴位 T2、（E）轴位 T1 抑脂增强

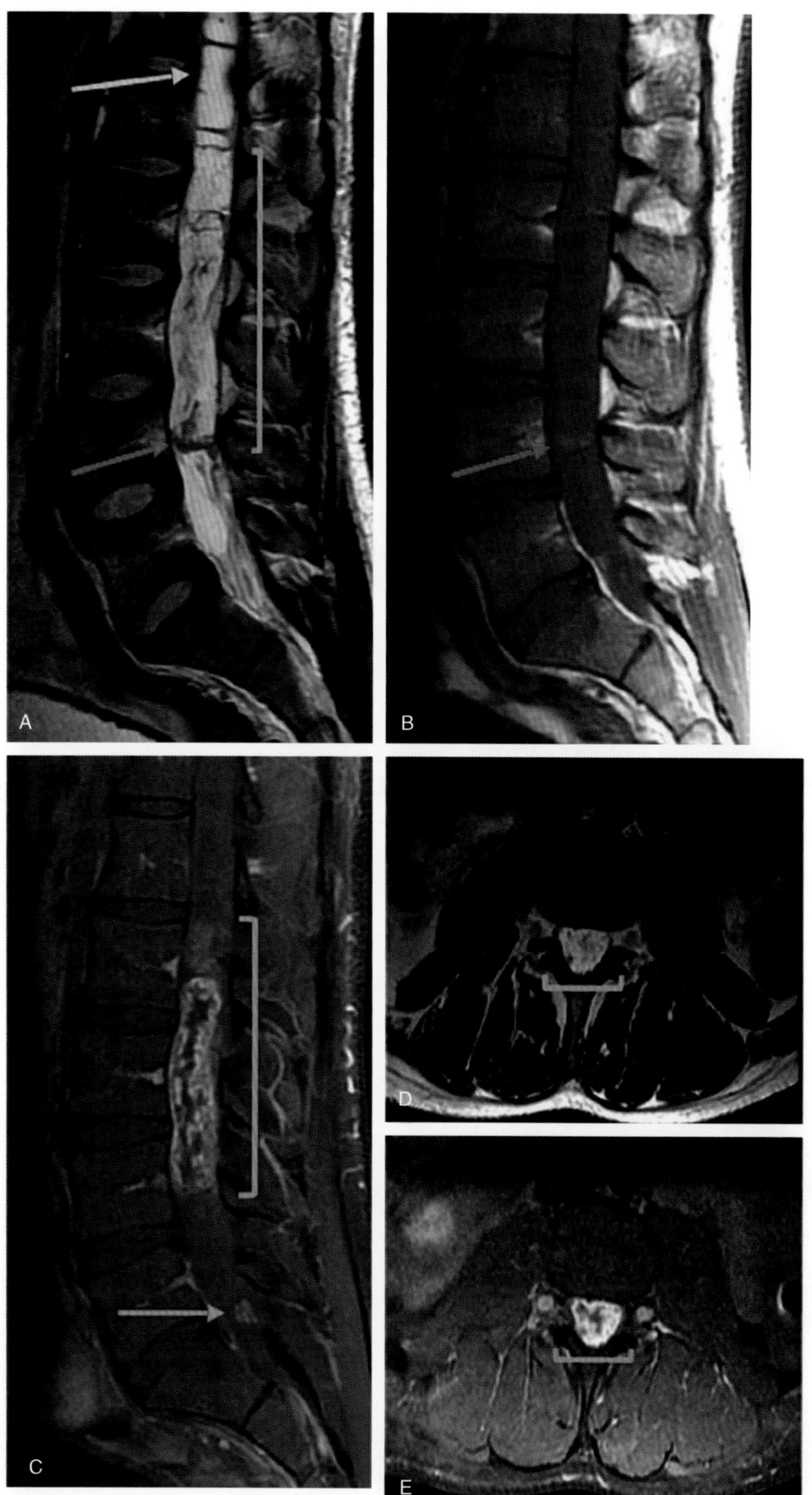

图 33.7 病例 4，31 岁男性，出现数周进行性麻木和刺痛，从下背部到左脚，行走困难。全脊柱的 MRI 显示以脊髓圆锥和马尾神经为中心的 T1 低信号和 T2 高信号，并且强化伴坏死的肿块（蓝色括号），符合伴坏死的黏液乳头状室管膜瘤。病灶下缘可见分层出血（红色箭头）。（A）矢状位 T2、（B）矢状位 T1、（C）矢状位 T1 抑脂增强、（D）轴位 T2、（E）轴位 T1 抑脂增强

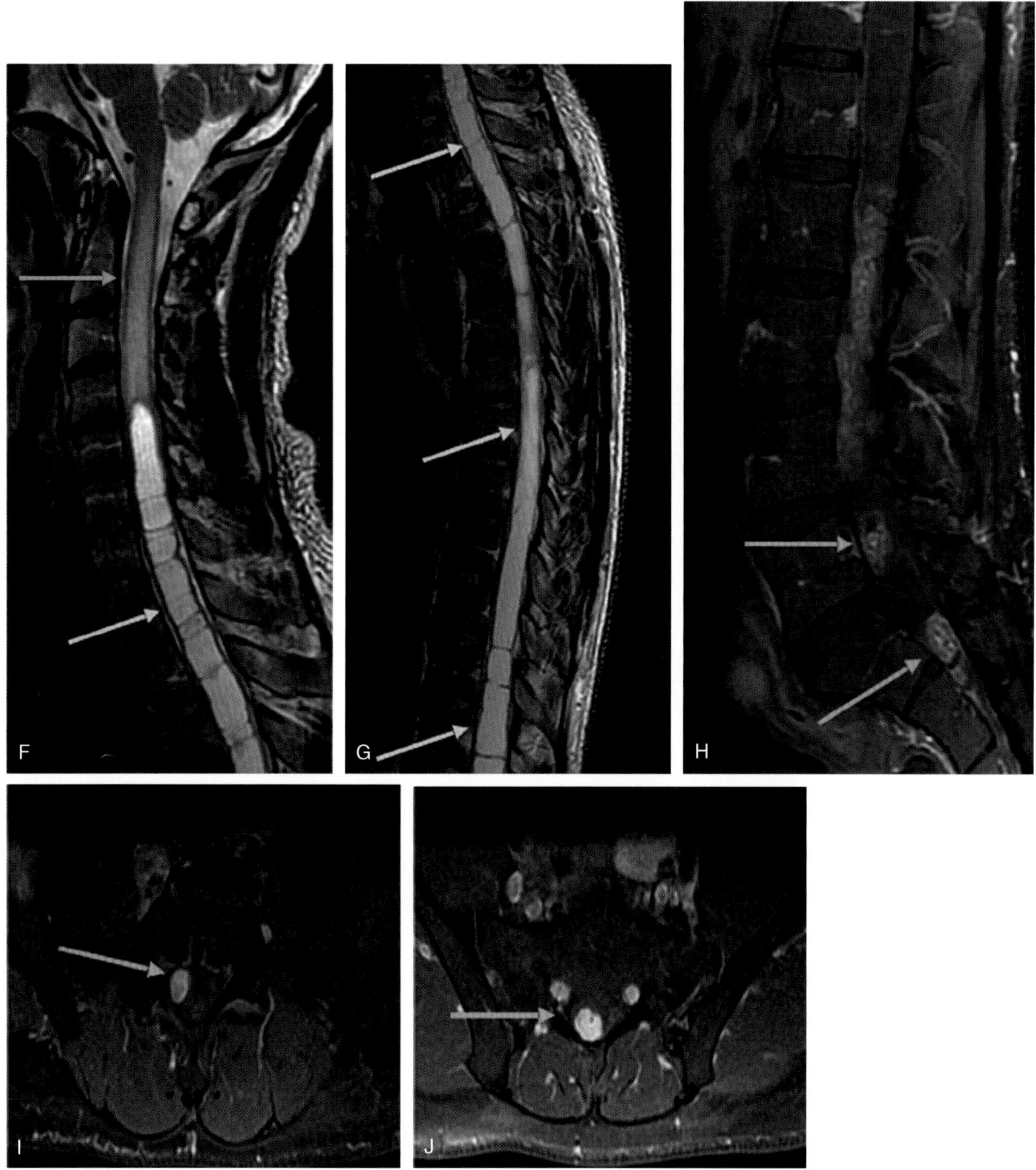

图 33.7（续）　可见大而多间隔的脊髓空洞（黄色箭头），几乎累及整个脊髓，伴有颈髓水肿（蓝色箭头）。其他强化结节病变（橙色箭头）与转移性疾病一致。（F）颈椎矢状位 T2、（G）胸椎矢状位 T2、（H）矢状位 T1 抑脂增强、（I）轴位 T1 抑脂增强、（J）轴位 T1 抑脂增强

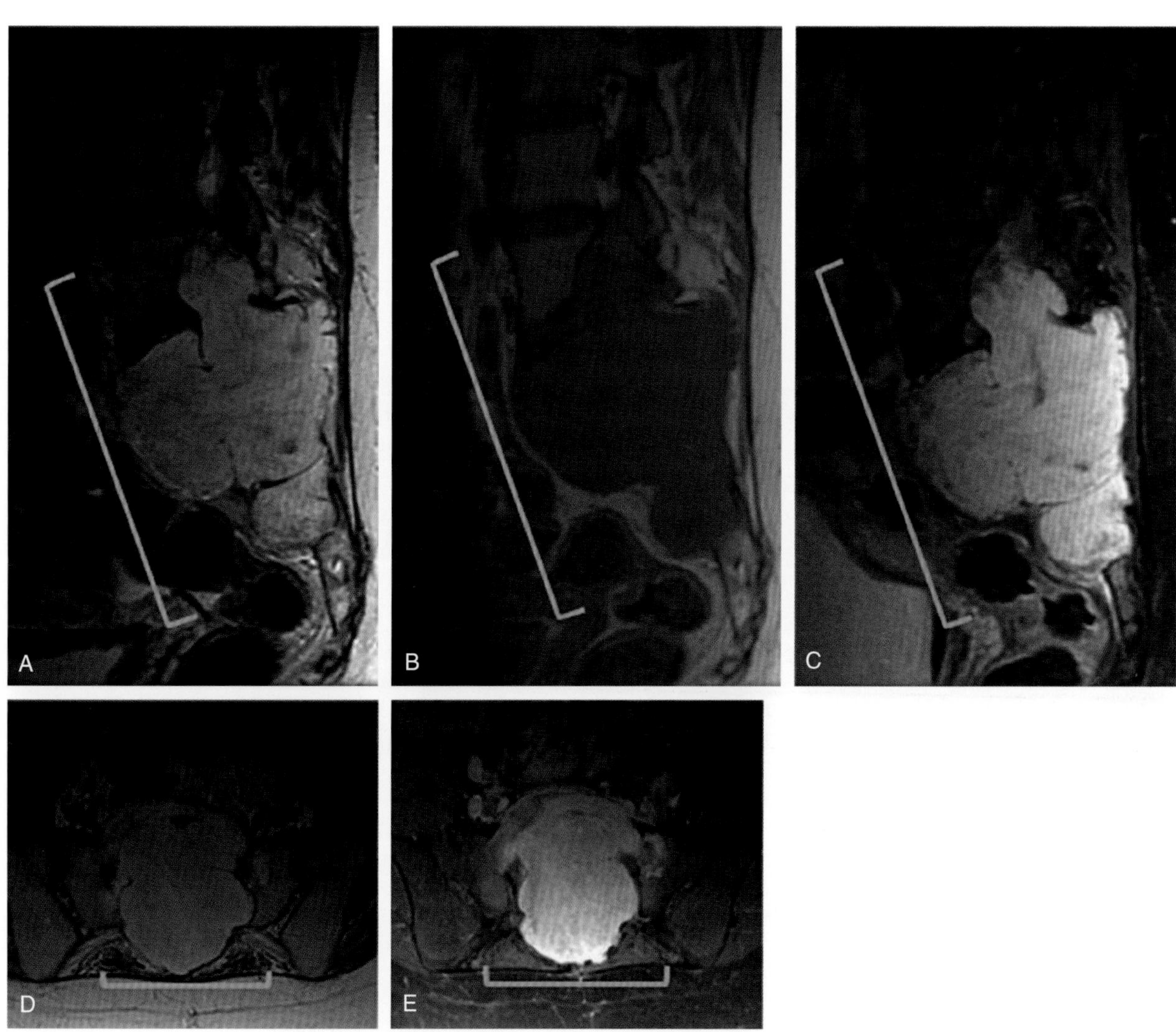

图 33.8 病例 5，22 岁女性，患有腰骶部侵袭性黏液乳头状室管膜瘤。腰椎 MRI 显示一个大的 T1 低信号、T2 高信号且强化肿块，充满下椎管并侵蚀 L4、L5 椎体和大部分骶骨。（A）矢状位 T2、（B）矢状位 T1、（C）矢状位 T1 抑脂增强、（D）轴位 T2、（E）轴位 T1 抑脂增强

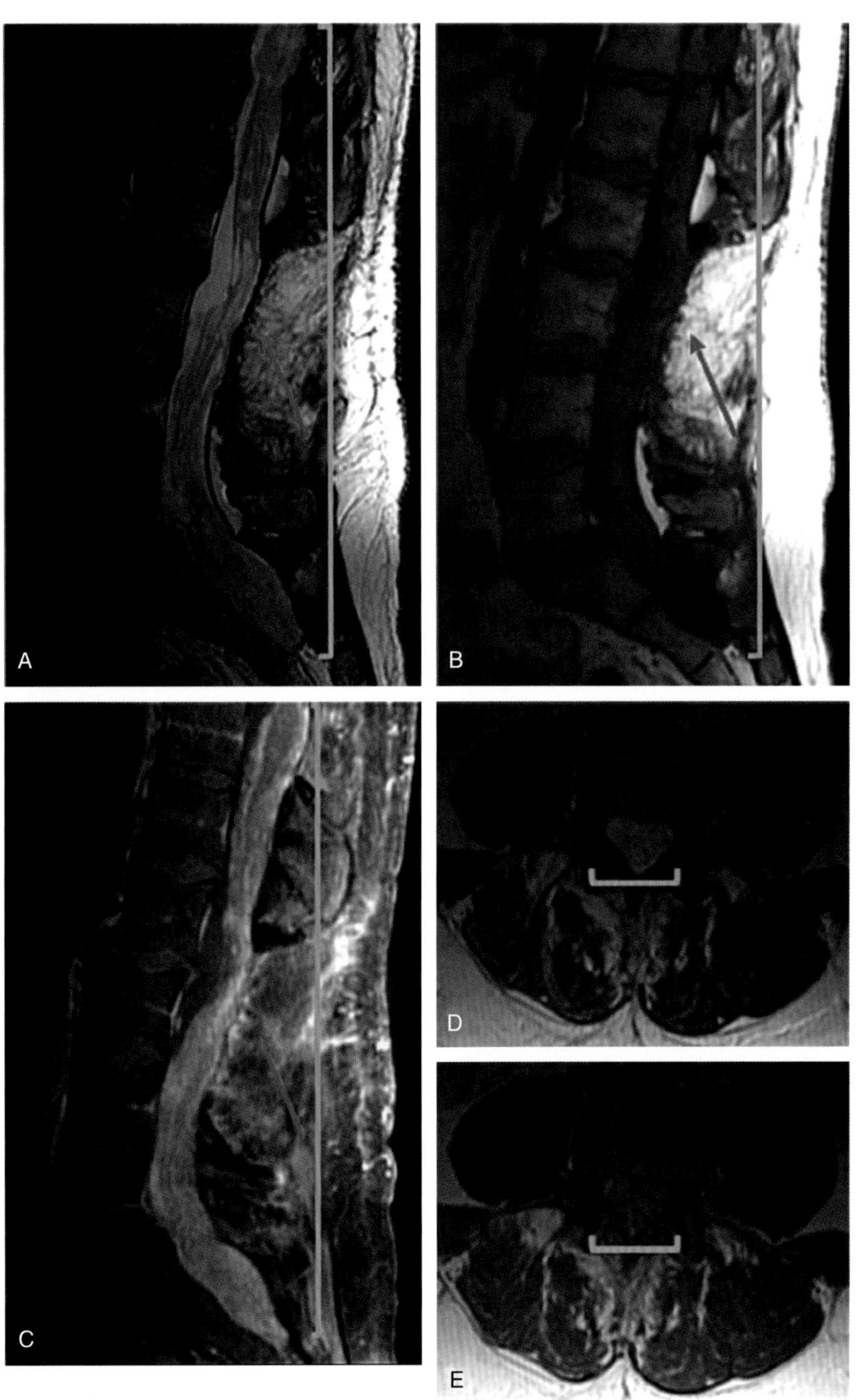

图 33.9　病例 6，32 岁男性，有Ⅱ型神经纤维瘤病史，脊髓室管膜瘤弥漫性软脑膜转移。腰椎 MRI 显示多发结节性病变，T1 信号不均匀，T2 高信号，沿脊髓圆锥和马尾神经弥漫性强化，几乎充满整个硬膜下腔。因先前的肿瘤切除术 L2 和 L3 呈术后改变（红色箭头）。（A）矢状位 T2、（B）矢状位 T1、（C）矢状位 T1 抑脂增强、（D）轴位 T2、（E）轴位 T1 抑脂增强

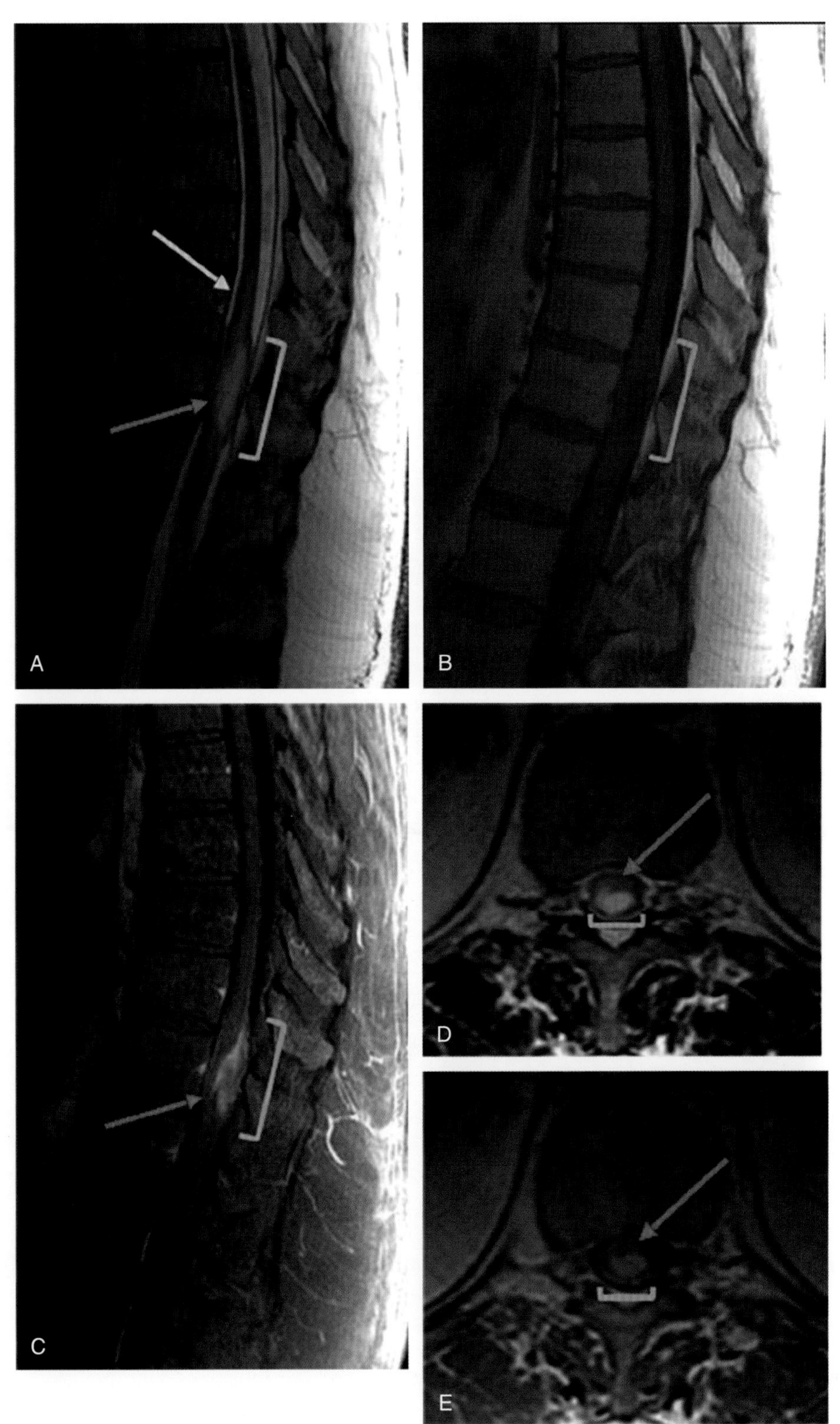

图 33.10 病例 7，星形细胞瘤。59 岁男性，因腰痛、双下肢无力、尿失禁和便秘就诊。胸椎 MRI 显示下胸髓（蓝色括号）可见强化的 T1 低信号和 T2 高信号膨胀性病变。与典型的脊髓室管膜瘤（红色箭头）相比，病变的前缘边界不清晰且不规则。病灶上方有少许脊髓水肿（黄色箭头）。手术切除后证实为低级别星形细胞瘤。（A）矢状位 T2、（B）矢状位 T1、（C）矢状位 T1 抑脂增强、（D）轴位 T2、（E）轴位 T1 增强

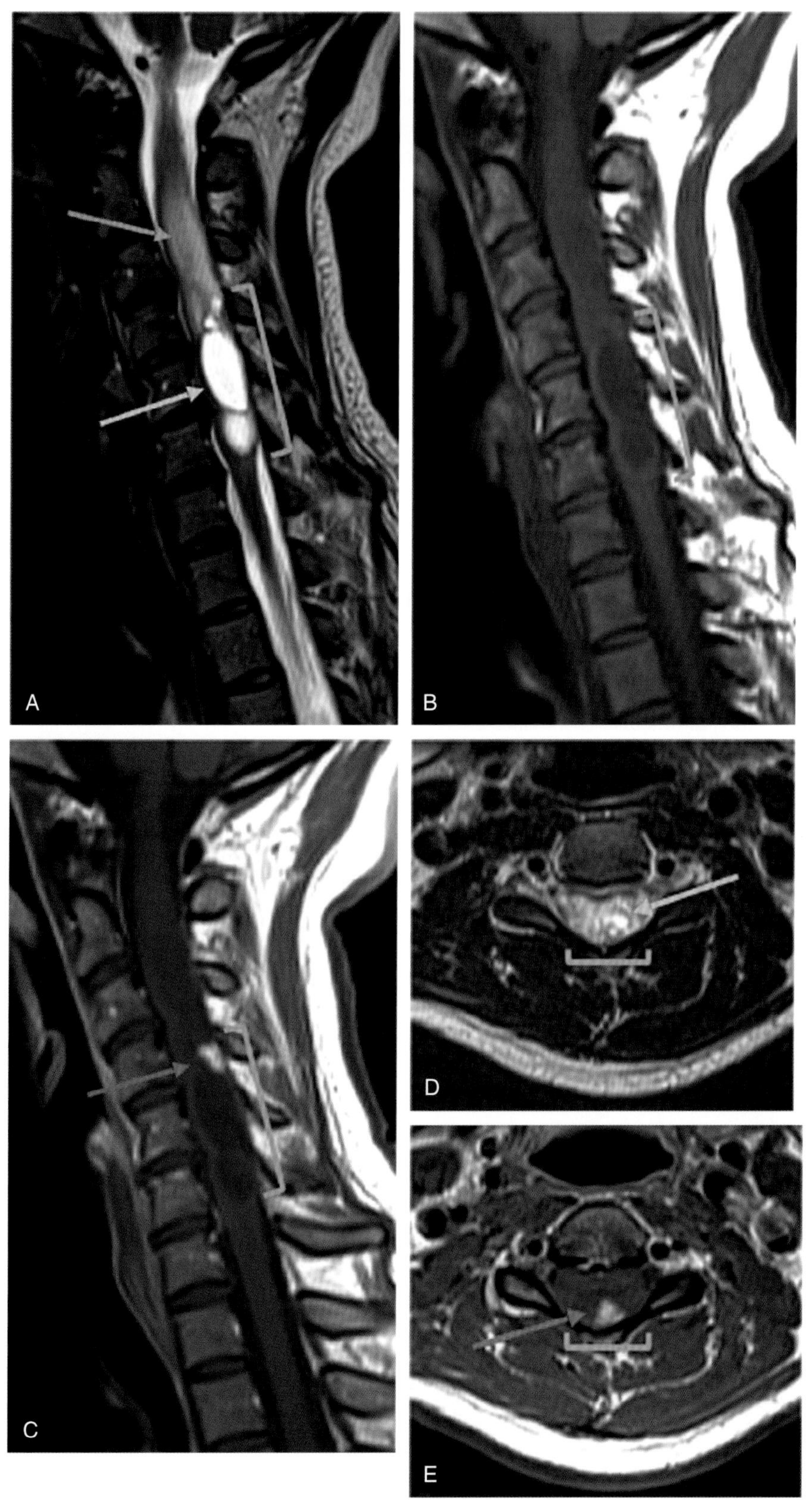

图 33.11 病例 8：血管母细胞瘤。42 岁女性，颈部和中背部疼痛、左上臂外侧麻木、颈部屈伸困难。颈椎 MRI 显示一个囊实性肿块（蓝色括号），在 C4 水平有一个偏心强化结节（红色箭头）和一个多间隔肿瘤性囊肿（黄色箭头）（图 33.11）。病灶上方脊髓水肿（橙色箭头）。（A）矢状位 T2、（B）矢状位 T1、（C）矢状位 T1 抑脂增强、（D）轴位 T2、（E）轴位 T1 抑脂增强

（李 华 译；张 明 审）

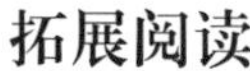

拓展阅读

Boström A, von Lehe M, Hartmann W, et al. Surgery for spinal cord ependymomas: outcome and prognostic factors. Neurosurgery, 2011, 68 (2):302–309.

Bruneau M, Lefranc F, Balériaux D, et al. Intradural Extramedullary and Intramedullary Spinal Cord Tumors// Ellenbogen RG, Abdulrauf SI, Sekhar LN. Principles of Neurological Surgery. 3rd ed. Philadelphia, PA: Saunders, 2012:421–436.

Chen P, Sui M, Ye J, et al. An integrative analysis of treatment, outcomes and prognostic factors for primary spinal anaplastic ependymomas. J Clin Neurosci, 2015, 22(6):976–980.

Ellison D, Love S, Chimelli L, et al. Non-astrocytic gliomas// Neuropathology: A Reference Text of CNS Pathology. 3rd ed. Edinburgh: Mosby Ltd, 2013:729–741.

Fine MJ, Kricheff II, Freed D, et al. Spinal cord ependymomas: MR imaging features. Radiology, 1995, 197(3):655–658.

Hanbali F, Fourney DR, Marmor E, et al. Spinal cord ependymoma: radical surgical resection and outcome. Neurosurgery, 2002, 51(5):1162–1174.

Kahan H, Sklar EML, Post MJ, et al. MR characteristics of histopathologic subtypes of spinal ependymoma. AJNR Am J Neuroradiology, 1996, 17(1):143–150.

Koeller KK, Rosenblum RS, Morrison AL. Neoplasms of the spinal cord and filum terminale: radiologic-pathologic correlation. Radiographics, 2000, 20(6):1721–1749.

Lee SH, Chung CK, Kim CH, et al. Long-term outcomes of surgical resection with or without adjuvant radiation therapy for treatment of spinal ependymoma: a retrospective multicenter study by the Korea Spinal Oncology Research Group. Neuro Oncol, 2013, 15(7):921–929.

McCormick PC, Torres R, Post KD, et al. Intramedullary ependymoma of the spinal cord. J Neurosurgery, 1990, 72(4):523–532.

Oh MC, Ivan ME, Sun MZ, et al. Adjuvant radiotherapy delays recurrence following subtotal resection of spinal cord ependymomas. Neuro Oncol, 2013, 15(2):208–215.

Oh MC, Kim JM, Kaur G, et al. Prognosis by tumor location in adults with spinal ependymomas. J Neurosurg Spine, 2013, 18(3):226–235.

Samii M, Klekamp J. Surgical results of 100 intramedullary tumors in relation to accompanying syringomyelia. Neurosurgery, 1994, 35(5): 865–873.

Smith AB, Soderlund KA, Rushing EJ, et al. Radiologic-pathologic correlation of pediatric and adolescent spinal neoplasms: Part 1, Intramedullary spinal neoplasms. AJR Am J Roentgenology, 2012, 198(1):34–43.

Soderlund KA, Smith AB, Rushing EJ, et al. Radiologic-pathologic correlation of pediatric and adolescent spinal neoplasms: Part 2, Intradural extramedullary spinal neoplasms. AJR Am J Roentgenology, 2012, 198(1):44–51.

Sweeney KJ, Reynolds M, Farrell M, et al. Gross total resection rates of grade II/III intramedullary ependymomas using the surgical strategy of en-bloc resection without intra-operative neurophysiological monitoring. Br J Neurosurgery, 2016, 25:1–5.

Tarapore PE, Modera P, Naujokas A, et al. Pathology of spinal ependymomas: an institutional experience over 25 years in 134 patients. Neurosurgery, 2013, 73(2):247–255.

Tsai CJ, Wang Y, Allen PK, et al. Outcomes after surgery and radiotherapy for spinal myxopapillary ependymoma: update of the MD Anderson Cancer Center experience. Neurosurgery, 2014, 75(3):205–214.

34 脊髓星形细胞瘤

Juan E. Small

引　言

脊髓星形细胞瘤非常少见，仅占所有中枢神经系统（central nervous system，CNS）星形细胞瘤的 3%~4%。此外，尽管颅内胶质母细胞瘤是最常见的原发性脑实质肿瘤，但是脊髓胶质母细胞瘤极其罕见。

小脊髓星形细胞瘤呈特征性不对称分布是由于其起源于外周的星形细胞，以及沿着脊髓白质束走行生长。无论是在大体检查还是影像学评估中，星形细胞瘤往往边界模糊，可见边缘以外的区域也有浸润（图 34.1，图 34.2）。

在诊断时，许多此类病变范围通常十分广泛，平均覆盖五个椎体节段。因此，这些浸润性星形细胞瘤表现为膨胀性生长、T1 等信号 / 低信号和 T2 高信号，通常跨越多个平面（图 34.3），与核因子 -1（NF-1）的存在有关联。

演变：概述

脊髓内星形细胞瘤起源于脊髓星形细胞，是组成中枢神经系统支持结构的一部分。星形细胞瘤分为四级，包括毛细胞型星形细胞瘤[世界卫生组织（WHO）Ⅰ级]，弥漫性、低级别或纤维性星形细胞瘤（WHO Ⅱ级），间变性星形细胞瘤（WHO Ⅲ级）和胶质母细胞瘤（WHO Ⅳ级）。脊髓毛细胞型星形细胞瘤一般使邻近的脊髓组织受压移位，而不侵犯脊髓（图 34.4）。与脊髓毛细胞型星形细胞瘤的局限性不同，Ⅱ ~ Ⅳ级星形细胞瘤是横跨多个脊柱节段的膨胀性、红灰色、有光泽的肿瘤，其特点是浸润性和边界模糊。因此，Ⅱ ~ Ⅳ级星形细胞瘤被称为浸润性星形细胞瘤（图 34.5）。几乎累及整个脊髓的罕见星形细胞瘤被称为全息肿瘤（图 34.6）。

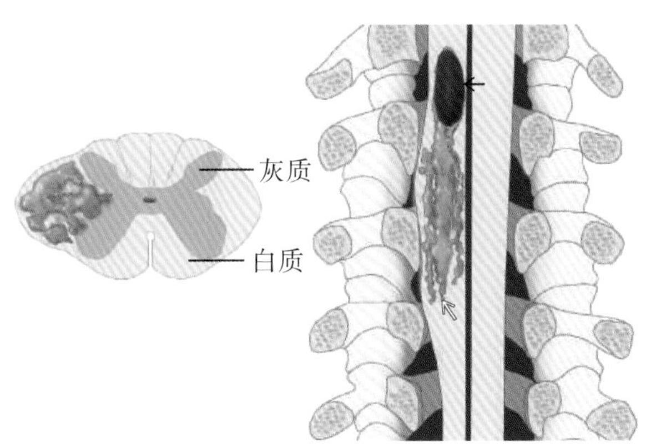

图 34.1 颈髓星形细胞瘤的轴位和冠状位示意图。颈髓内肿块实质明显不均匀。冠状面可见上端囊性成分。注意病变特征性的外周位置和边界模糊，提示其浸润性生长方式

不同的星形细胞瘤亚型有不同的人口学特征；脊髓毛细胞型星形细胞瘤多见于儿童，而纤维性脊髓星形细胞瘤多见于成人。成人往往表现出更高级别的病变，大约 25% 的成人

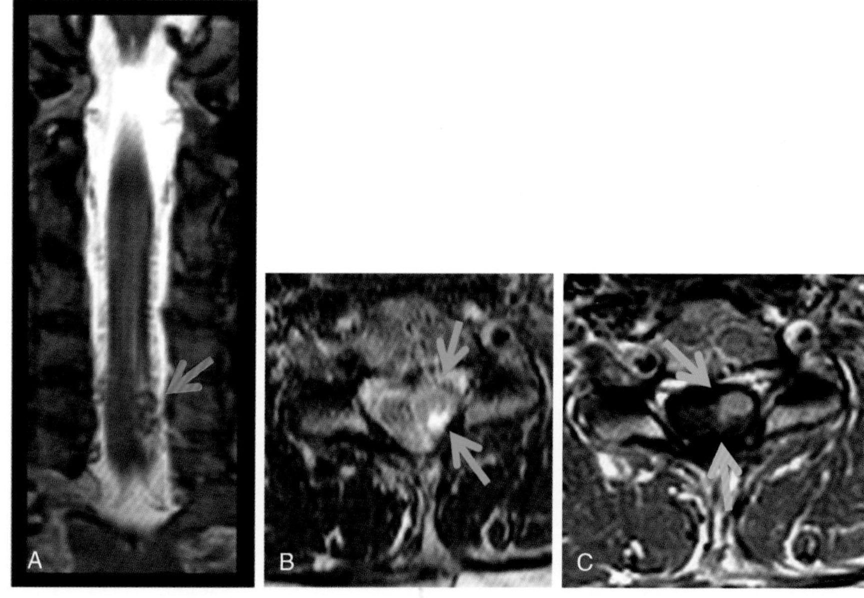

图 34.2 偏心性外生型浸润性星形细胞瘤。颈髓 MRI 冠状位 T2WI（A）显示髓内星形细胞瘤的典型表现，沿脊髓左侧见不均质偏心性生长的病变（红色箭头）。轴位 T2WI（B）和轴位 T1 增强图像（C）显示病变 T2 高信号，边界不清（蓝色箭头），向外生长的部分强化并超出脊髓的正常边缘（绿色箭头），并且注意到病变后方有更多区域受侵犯并出现强化（橙色箭头）

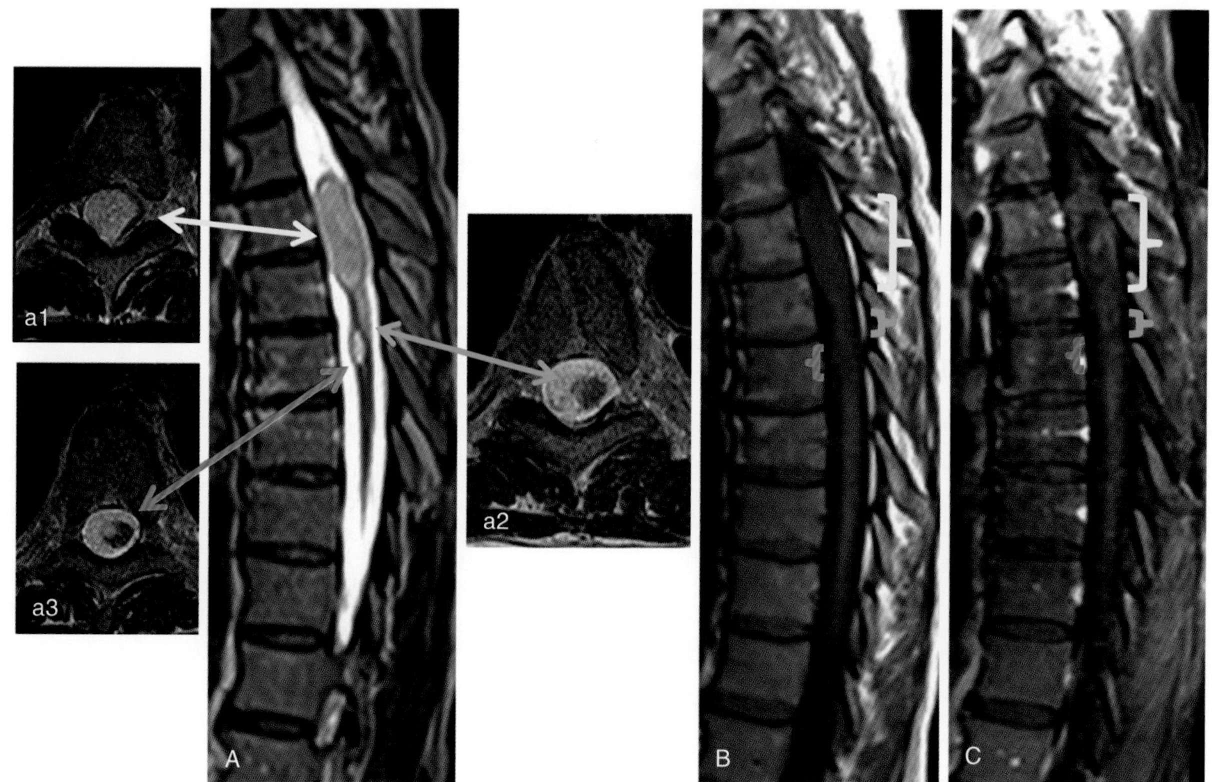

图 34.3 浸润性星形细胞瘤。中年女性，临床表现为缓慢进展的脊髓半切综合征（Brown-Sequard 综合征），伴有T8感觉丧失。胸髓MRI矢状位T2WI（A）显示髓内多灶性病变。病变上方可见体积较大的膨胀性生长的肿块[黄色箭头和轴位 T2WI （a1）]。病变向下延伸为边界模糊的 T2 高信号区 [蓝色箭头和轴位 T2WI （a2）]。第二个外周轻微外生的部分明显低于这个水平 [红色箭头和轴位 T2WI （a3）]。矢状位 T1WI（B）和矢状位 T1 脂肪抑制增强（C）图像显示 a1（黄括号）处病变轻度斑片状强化，a2（蓝括号）和 a3（红括号）处的病变无明显强化。病变呈浸润性生长、边界模糊、轻度斑片状强化和无强化的部分等特点均提示浸润性星形细胞瘤的诊断

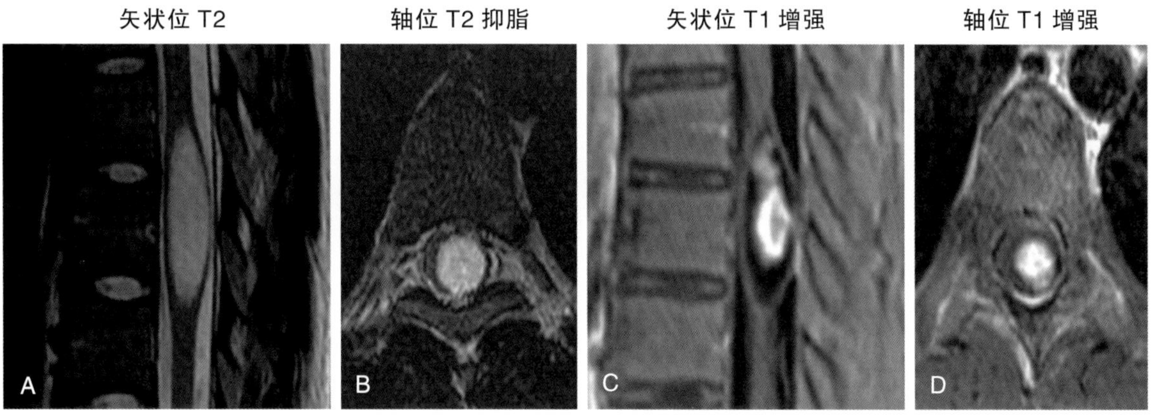

图 34.4 伴 NF-1 的儿童脊髓毛细胞型星形细胞瘤。胸髓 MRI 矢状位 T2（A）、轴位 T2 脂肪抑制（B）、矢状位 T1 增强（C）和轴位 T1 增强（D）图像显示局限性、边界清楚的髓内肿块，囊内见强化的结节。人口学特征、临床背景和影像特征与毛细胞型星形细胞瘤的病理诊断一致。与浸润性星形细胞瘤不同，毛细胞型星形细胞瘤通常会使邻近的正常脊髓组织受压移位，而不浸润脊髓，因此，他们更容易被手术切除

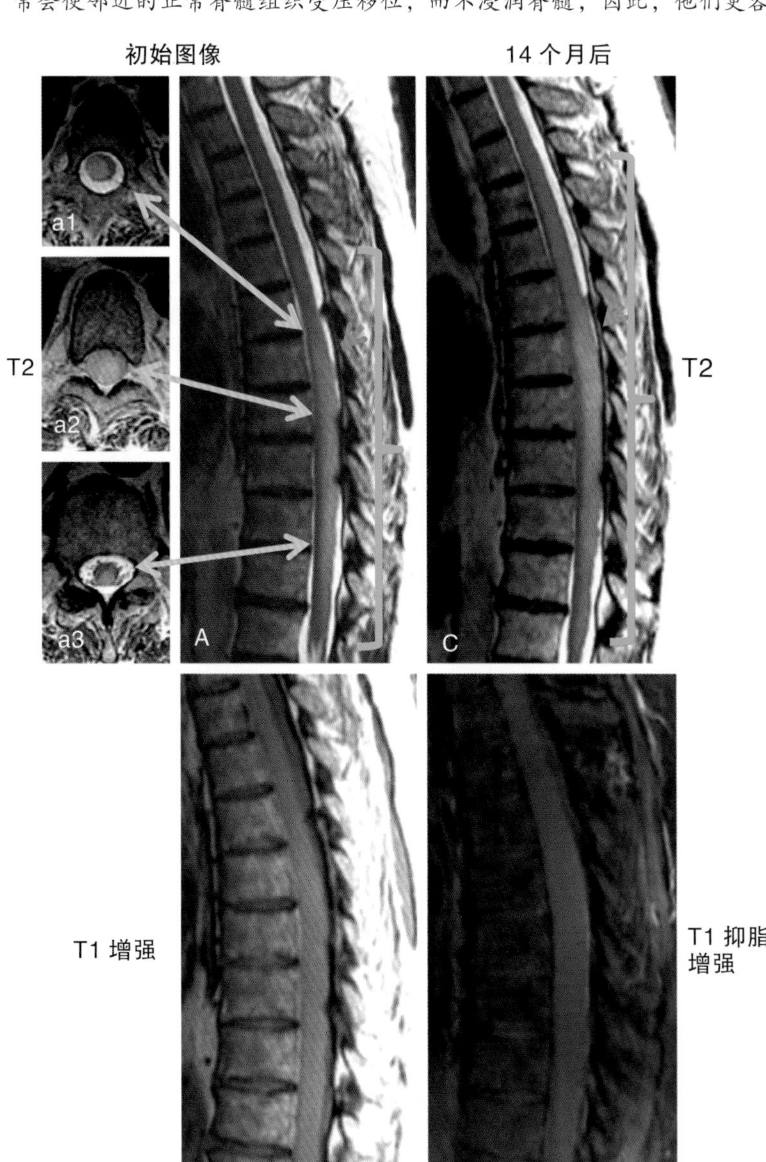

图 34.5 低级别无强化浸润性星形细胞瘤的逐渐生长。患者于 7 个月前逐渐出现双足麻木，直至大腿水平。现胸椎 MRI 矢状位 T2WI（A）和矢状位 T1 增强（B）图像显示胸髓内见无强化的膨胀性肿块，从圆锥水平延伸至胸椎中段水平（A；蓝色括号）。轴位 T2（a1、a2、a3；橙色箭头）图像显示病灶（a1、a3）呈偏心性浸润性生长，病灶的中部（a2）明显膨胀。14 个月后，MR 矢状位 T1 脂肪抑制增强图像（D）显示病灶仍然没有强化，矢状位 T2 图像（C）上，病灶的上方范围现在比之前高出两个椎体水平（C；蓝色括号），病灶中点的直径较前略有增加（对比 A 和 C 中的红色箭头）

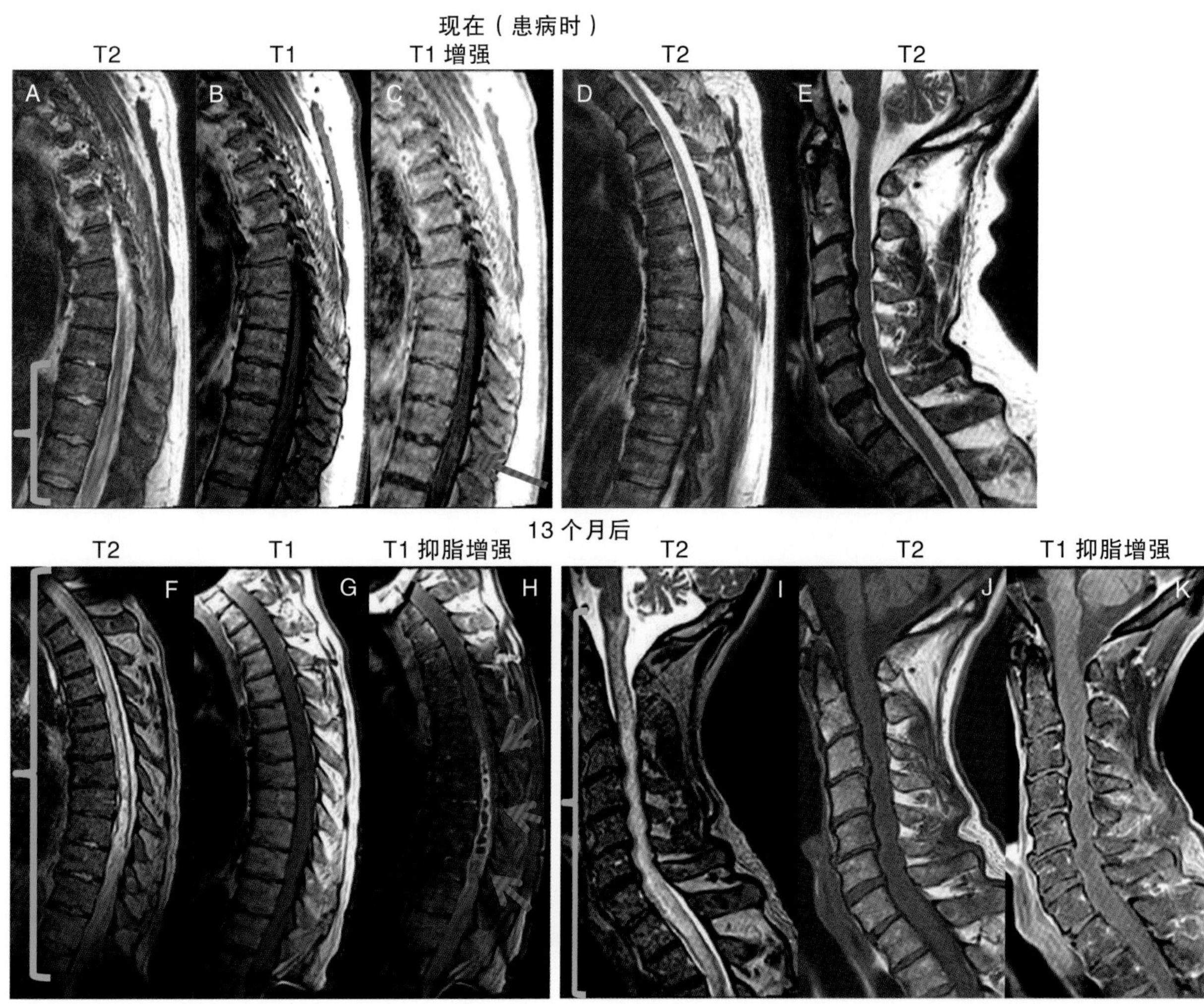

图 34.6 未经治疗的浸润性星形细胞瘤生长速度快、易恶变。中年男性，最初表现为下肢无力和麻木，后来逐渐加重。全脊柱 MRI 图像（A~E）显示下胸髓内信号异常，见轻度膨胀性、T2 高信号（A；蓝色括号），并伴有轻度斑片状强化（C；红色箭头）。其余的胸髓和颈髓（D 和 E）内未见明显异常。患者没有得到明确的诊断，病情在接下来的 1 年里逐渐恶化。13 个月后行 MRI 检查图像（F~K）显示病变范围明显扩大。原来未经治疗的病变现在是全脊髓性病变，膨胀性 T2 高信号达到延髓水平（F 和 I；蓝色括号），并且病变强化范围更广泛，新出现的中央坏死延伸到了胸椎中段（H；红色箭头）。病理活检证实为浸润性Ⅲ / Ⅳ级星形细胞瘤

星形细胞瘤会发生恶变。大约 85%~90% 的星形细胞瘤为低级别（纤维性或毛细胞型），10%~15% 为高级别（主要为间变性），0.2%~1.5% 为多形性胶质母细胞瘤。

脊髓髓内肿瘤治疗的第一步是组织诊断和切除病变最安全的最大部分。脊髓星形细胞瘤确诊后，最重要的预测因素是组织学分级（图 34.5，图 34.6）。虽然毛细胞型星形细胞瘤可以完全或接近完全切除，但浸润性星形细胞瘤由于缺乏清晰的肿瘤 - 正常组织平面，很难且通常不可能完全切除。因为肿瘤细胞浸润正常的脊髓组织，通常不可能研制出一种安全的全切除手术的剥离平面。因此，手术一般仅限于切除明显的肿瘤，同时尽量减少术后神经功能损害（图 34.7）。此外，尽管肿瘤切除的程度不同，高级别星形细胞瘤的预后较差，手术治疗往往仅限于活检。

在诊断为Ⅱ ~ Ⅳ级星形细胞瘤后，治疗通

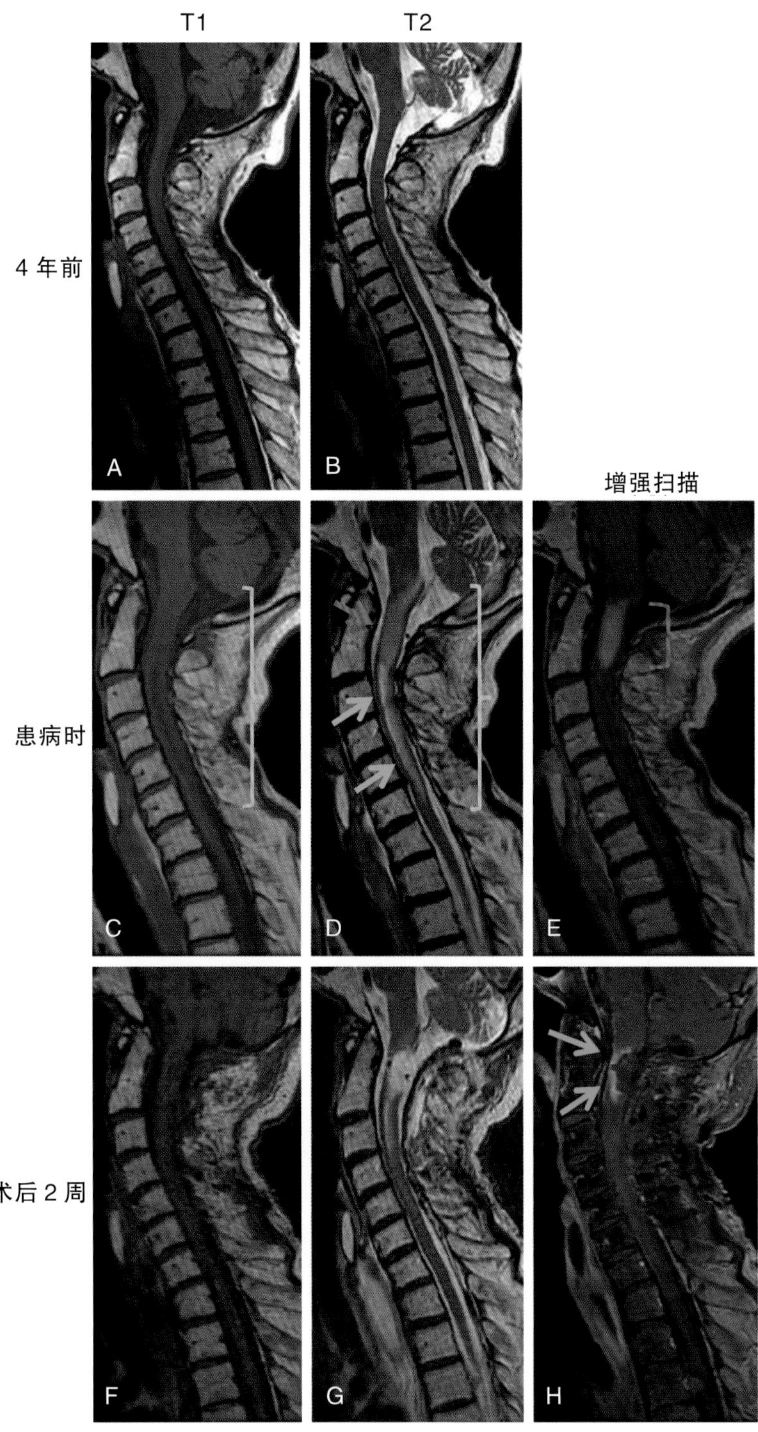

图 34.7　高级别星形细胞瘤次全切除术。一例老年男性患者 4 年前因颈部疼痛行 MRI 检查（A 和 B）显示颈髓正常。患者在 4 年后出现四肢瘫痪，MRI 检查（C~E）显示在 C1~C2 水平髓内可见体积较大的、相对均匀强化的肿块（E；红色括号），伴广泛的 T1 低信号和 T2 高信号（C，D；橙色括号），代表肿瘤（D；红色箭头）伴空洞（D；蓝色箭头）。肿瘤大部切除后病理显示为恶性星形细胞瘤。术后 2 周行 MRI 检查（F~H），显示术后髓腔腹侧有残留病灶强化（绿色箭头），与已知的肿瘤残留强化一致。与病变相关的脊髓空洞的范围也有所减小

常包括放射治疗和可能的化疗。不同级别脊髓星形细胞瘤的特点及治疗见表 34.1。

大约 70%~80% 的脊髓星形细胞瘤会强化，与颅内星形细胞瘤相比，强化不能预测肿瘤分级。因为无论何种级别，浸润性脊髓星形细胞瘤都可表现为不同的强化方式，包括无强化、不均匀强化或均匀强化（图 34.8）。毛细胞型星形细胞瘤可表现为囊肿伴强化的壁结节。

尽管一些有用的影像学征象提示星形细胞瘤优于其他脊髓肿瘤，但是仅凭影像学进行鉴别诊断通常是不可能的。然而，考虑到选择不同的治疗方案，尝试进行鉴别诊断是重要的（本章的鉴别诊断部分将更详细地讨论这一主题）。边界清楚的脊髓肿瘤，如室管膜瘤和血管母细胞瘤，适合根治性切除。另一方面，浸润性脊髓星形细胞瘤通常不能完全切除，并且有复发的倾向。由于脊髓星形细胞瘤通常累及多个脊柱节段，并可能伴有相关的转移，因此建议对整个脊髓（神经轴）进行影像学检查。对未完全切除的脊髓星形细胞瘤进行连续 MRI 监测，以评估肿瘤的进展情况。

演变：深入阐述

如前文所述，组织学分级是与脊髓星形细胞瘤生物学行为、临床病程和预后相关的最重要的预后因素。但由于其发病率低，目前我们对脊髓星形细胞瘤的自然病史、预后和治疗的了解有限。从表 34.1 可以看出，脊髓星形细胞瘤 Ⅰ 级和 Ⅱ 级的 5 年生存率明显高于 Ⅲ 级和 Ⅳ 级的。高级别脊髓星形细胞瘤的中位生存期约为 1 年。如前面介绍的病例所示，在连续的影像学图像上可能会看到肿瘤发展的不同速度，这与病变的组织学分级和恶化为更高级别的病变有关。

部分原因是脊髓星形细胞瘤的罕见性，到目前为止还没有针对最佳治疗的随机试验。由于积极的手术切除与较短的生存期相关，手术治疗的作用和范围仍然存在争议。术后放射治疗可提高浸润性星形细胞瘤患者的存活率，但不能提高毛细胞性星形细胞瘤患者的存活率。化疗的作用还有待确定。

表 34.1 脊髓星形细胞瘤 (SCA) 组织学分级特点及治疗差异

WHO 分级	Ⅰ	Ⅱ	Ⅲ	Ⅳ
占所有 SCA 的百分比	27%~51%	23%~29%	14%~18%	6%~12%
影像学特征	强化的壁结节、病变边缘强化	膨胀性生长、T2 高信号	膨胀性生长、T2 高信号、增强强化	膨胀性生长、T2 高信号、增强强化
治疗注意事项	符合条件的患者行手术切除	如果发现清晰的脊髓 – 肿瘤分界切面，可考虑行硬脑膜扩张术、X 线放射治疗、切除组织的活检	活检用于组织诊断、X 线放射治疗，大体全部切除往往困难，伴有高危神经功能障碍的可考虑手术切除	活检用于组织诊断、X 线放射治疗，大体全部切除往往困难，伴有高危神经功能障碍的可考虑手术切除
术中良好切除平面的发生率	29%~38%	< 57%	< 25%	< 25%
围手术期神经系统发病率和死亡率	13%~33%	40%~73%	> 67%	> 67%
5 年存活率	67%~91%	50%~63%	< 23%	< 11%

RT：放射治疗（radiotherapy）；SCA：脊髓星形细胞瘤（spinal cord astrocytoma）；WHO：世界卫生组织（World Health Organization）。引自 Abd-El-Barr MM, Huang KT, Chi JH. Infiltrating spinal cord astrocytomas: epidemiology, diagnosis, treatments and future directions. J Clin Neurosci, 2016, 29: 15–20.

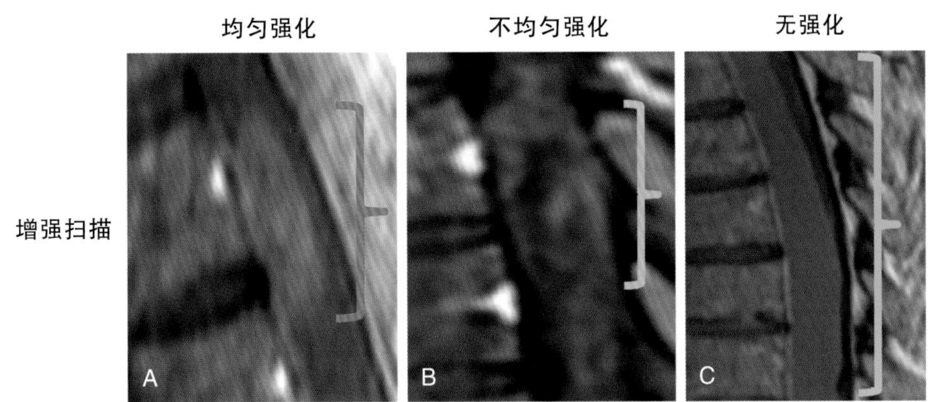

图 34.8　脊髓星形细胞瘤的强化方式。对新发病变的影像学表现进行解释可能具有挑战性，因为无论病变级别如何，都会出现各式各样的强化方式，包括均匀强化（A；红色括号）、不均匀强化（B；橙色括号）和无强化（C；绿色括号）

回顾研究表明，与浸润性星形细胞瘤相比，脊髓毛细胞型星形细胞瘤患者的生存期明显更长（10 年生存率分别为 78% 和 17%）。与改善预后相关的一些其他因素包括肿瘤的位置（胸腰椎而不是颈椎）、诊断时的病变范围以及较长的症状持续时间（可能会提示病变较低的侵袭性、缓慢的生长模式和速度）。

尽管脊髓内星形细胞瘤在组织学上与颅内星形细胞瘤相似，但它们在基因上通常是不相同的。遗传差异提示有不同的发病机制，应考虑个体化治疗。2016 年更新的 WHO 中枢神经系统肿瘤分类首次直接纳入了遗传信息。特别是星形细胞瘤在分类系统中根据异柠檬酸脱氢酶（IDH）突变的存在与否进行了细分（图 34.9）。此外，该分类系统整合了我们最新的认识，即浸润性星形细胞瘤与少突胶质细胞瘤的关系比之前认为的与边界清楚的毛细胞型星形细胞瘤的关系更密切。

鉴别诊断

脊髓肿瘤中胶质细胞系占绝大多数，室管膜瘤和星形细胞瘤占所有髓内肿瘤的 80%~90%。相比之下，最常见的非神经性脊髓肿瘤是血管母细胞瘤，占髓内肿瘤的不到 8%。尽管某些影像特征更倾向于一种诊断，但在影像特征上存在相当大的重叠。其他不太常见的有强化的髓内病变，包括转移瘤、淋巴瘤和神经肉瘤病，结合临床情况也应该考虑这几种疾病。

星形细胞瘤是儿童最常见的脊髓髓内肿瘤。具体地说，脊髓星形细胞瘤占 10 岁以下儿童脊髓原发肿瘤的 90%，约占青少年脊髓原发肿瘤的 60%。因此，从统计学上看，儿童孤立的脊髓髓内肿瘤很可能是星形细胞瘤。另一方面，在成人中，脊髓星形细胞瘤占脊髓髓内肿瘤的 30%~45%，室管膜瘤更为常见。

尽管脊髓星形细胞瘤与其他髓内肿瘤如室管膜瘤和血管母细胞瘤在影像学上鉴别是困难的，但一些特征有时是有帮助的（图 34.10）。与室管膜瘤的中心或近中心的位置相比较，小的星形细胞瘤往往偏心定位。此外，星形细胞瘤可能有外生性生长的成分。由于星形细胞瘤的浸润性，与室管膜瘤和血管母细胞瘤相比，星形细胞瘤通常边界不清楚。

约 20% 的脊髓星形细胞瘤不强化，无强化的方式有助于与血管母细胞瘤和室管膜瘤的鉴别，后者大多数都有强化。室管膜瘤往往明显和局限强化，而星形细胞瘤的强化表现为不均匀、斑片状、边界不清和轻度至中度强化。此外，与星形细胞瘤相比，室管膜瘤中出血和

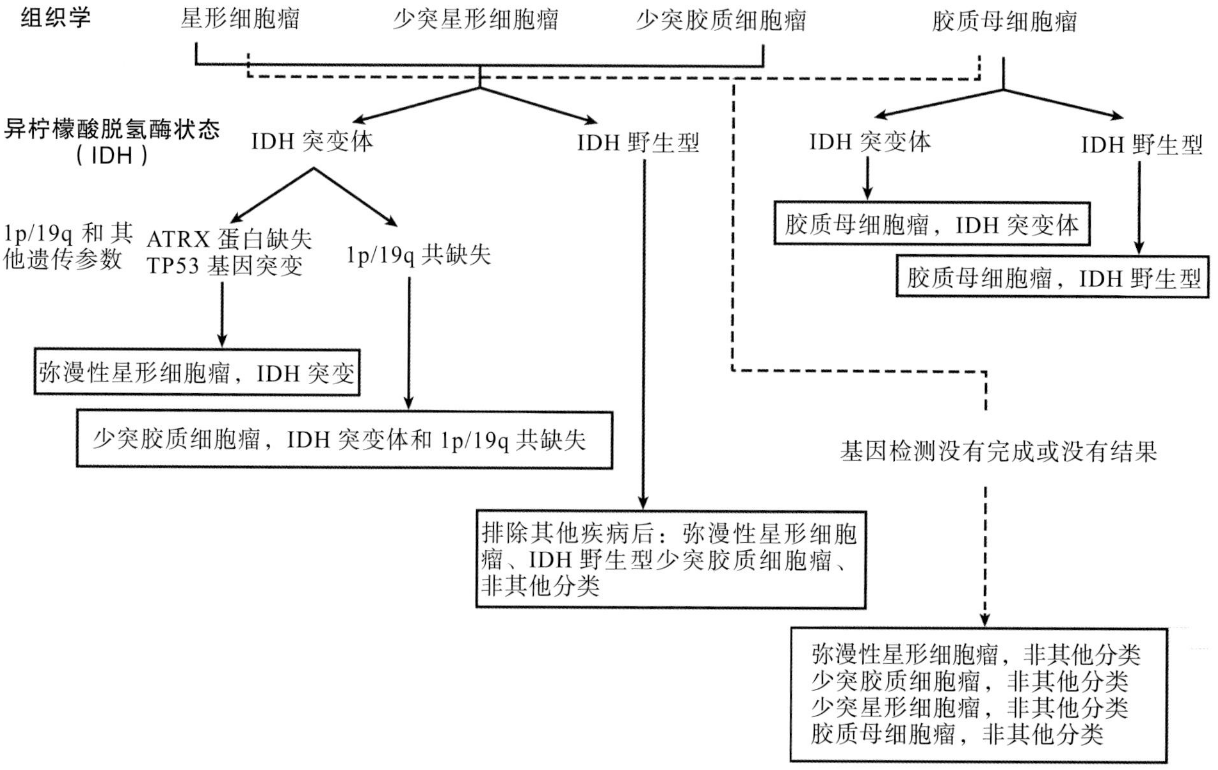

图 34.9 基于 2016 年世界卫生组织中枢神经系统肿瘤分类的弥漫性胶质瘤分类简化算法，结合了组织学和遗传学特征。值得注意的是，分子遗传学特征可能会超过组织学特征，因此，在所有病例中，综合诊断不一定按照这个图表进行。典型但不是诊断所必需的。引自 Louis DN, Perry A, Reifenberger G, et al. The 2016 World Health Organization Classification of Tumors of the Central Nervous System: a summary. Acta Neuropathol, 2016, 131（6）: 803–820.

囊变更为常见。

脊髓星形细胞瘤和室管膜瘤都可能囊变。这些囊变包括：

1. 肿瘤内囊肿（囊肿在肿瘤中）。这通常是具有异常胶质细胞内衬和黄色的肿瘤性囊肿内容物。

2. 瘤周囊肿（沿着肿瘤的上缘或下缘）。这些囊肿往往是非肿瘤性的，有胶质内衬和脑脊液样内容物。

脊髓空洞症合并脊髓中央管扩张可见于任何髓内肿瘤。脊髓空洞症可以继发于梗阻，也可以发展为反应性改变。室管膜瘤和血管母细胞瘤经常伴有脊髓空洞，而星形细胞瘤中只有大约 20% 有脊髓空洞症。值得注意的是，血管母细胞瘤有时会伴随广泛的脊髓空洞，但与强化病变的大小无关。图 34.11 列出了一个实用的 MRI 影像鉴别诊断模式。

除了脊髓室管膜瘤（请参阅室管膜瘤章节）和血管母细胞瘤（图 34.12），在结合临床的前提下，许多其他在统计学上可能性小得多的疾病应该偶尔被考虑。其中一些罕见有强化的病变包括脊髓转移瘤、神经肉瘤病和淋巴瘤（图 34.13~ 图 34.15）。此外，其他一些具有特征性影像表现的病变，如脊髓海绵状血管瘤，有时可能会与脊髓肿瘤相似（图 34.16）。最后，影像科医生应将无强化的脊髓星形细胞瘤与其他脊髓异常敏锐地鉴别区分开来，包括脊髓硬脊膜动静脉瘘（图 34.17）。

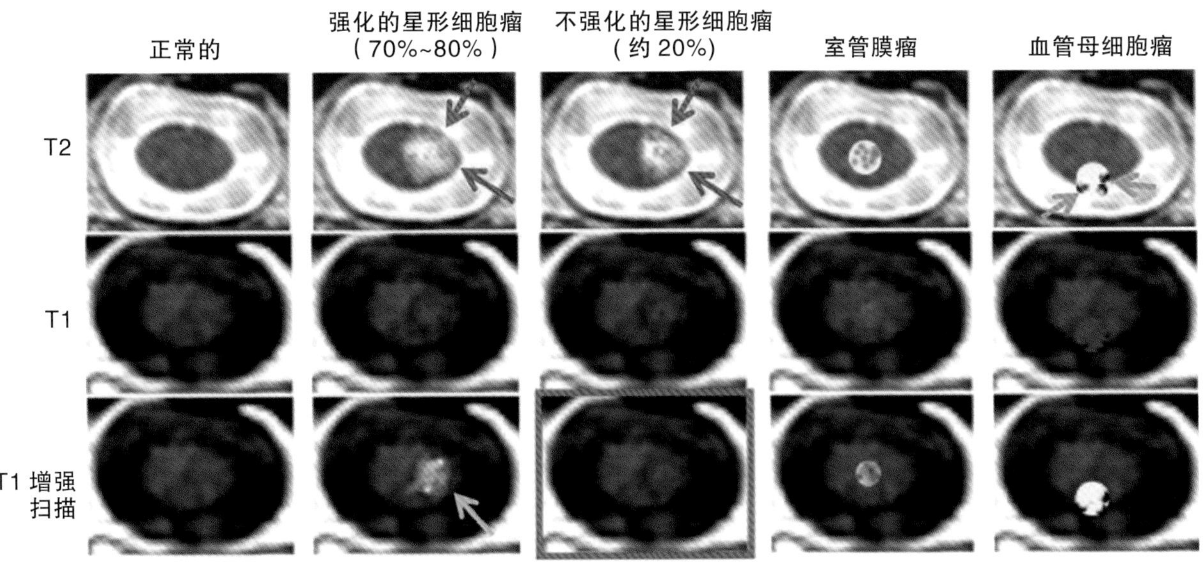

图 34.10　小脊髓星形细胞瘤、室管膜瘤和血管母细胞瘤的鉴别诊断 MRI 图像。这三种病变一般表现为 T2 高信号和 T1 低信号。星形细胞瘤位于脊髓周边位置，室管膜瘤位于脊髓的中央位置，血管母细胞瘤位于脊膜的表面位置。此外，星形细胞瘤边界不清（红色箭头），室管膜瘤和血管母细胞瘤边界清楚。血管母细胞瘤流空信号（蓝色箭头）是一个有帮助的影像征象。与大多数都强化的室管膜瘤和血管母细胞瘤相比，大约 20% 的脊髓星形细胞瘤没有强化，这是一个有用的鉴别特征（红框）。与血管母细胞瘤的明显强化相比，70%~80% 的脊髓星形细胞瘤强化方式往往不显著，轻度至中度强化（橙色箭头）

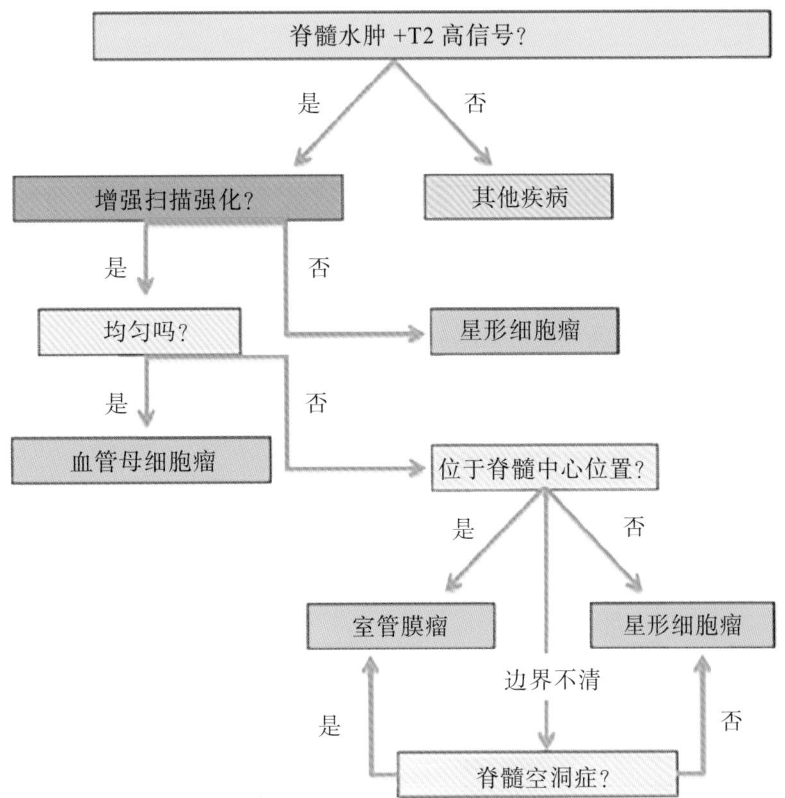

图 34.11　脊髓星形细胞瘤、室管膜瘤和血管母细胞瘤的影像鉴别诊断模式。虽然这些影像学表现不是特征性的，但它们可能有助于对诊断考虑疾病进行排序。然而，脊髓星形细胞瘤和室管膜瘤的鉴别需要组织学证据。引自 Juthani RG, Bilsky MH, Vogelbaum MA. Current management and treatment modalities for intramedullary spinal cord tumors. Curr Treat Options Oncol, 2015, 16（8）: 39.

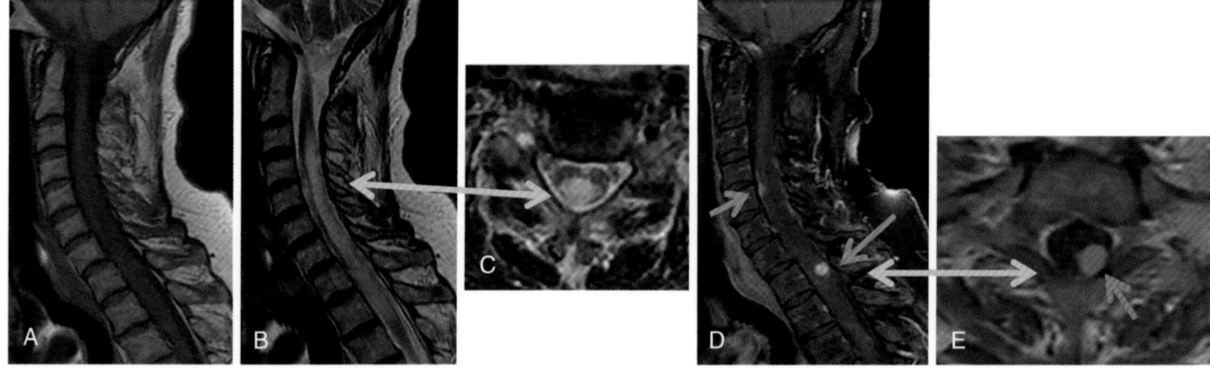

图 34.12 脊髓血管母细胞瘤。确诊的希佩尔 – 林道病（Von Hippel-Lindau，VHL）患者的 MRI 图像。颈椎矢状位 T1 （A）和 T2 （B）图像上可见广泛的脊髓信号异常。轴位 T2 图像（C）双头橙色箭头所示脊髓空洞症。矢状位 T1 脂肪抑制增强图像（D）显示沿脊髓边缘的血管母细胞瘤边界清楚，明显强化（红色箭头）。双头橙色箭头所示水平的轴位 T1 增强图像（E）更详细地显示了边界清楚、明显强化、位于脊髓边缘的最大血管母细胞瘤。临床背景和影像特征有助于与星形细胞瘤鉴别

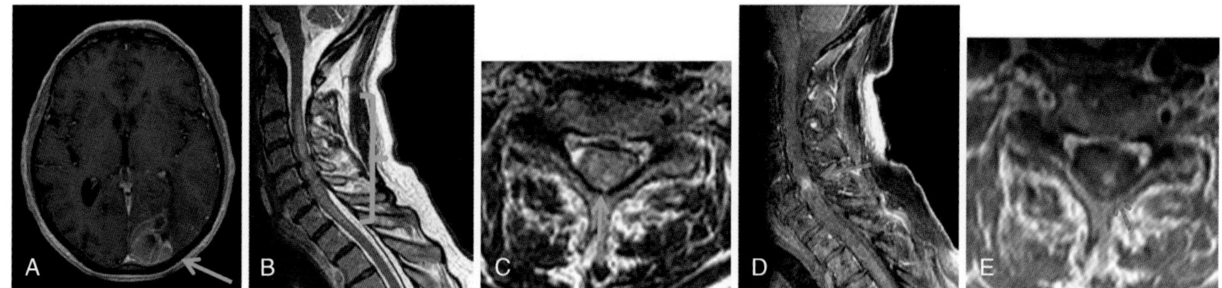

图 34.13 脊髓转移。有转移性黑色素瘤病史的老年男性。颅脑 MRI 轴位 T1 增强扫描（A）显示左侧枕部大黑色素瘤转移（绿色箭头）。颈椎矢状位 T2 （B）和轴位 T2（C）图像显示脊髓扩张（C；蓝色箭头）和脊髓弥漫性水肿（B；蓝色括号）。矢状位 T1 脂肪抑制增强扫描（D）和轴位 T1 增强扫描（E）显示脊髓转移瘤强化（红色箭头）。由于脊髓转移非常罕见，临床背景和其他部位远处转移瘤的存在有助于与星形细胞瘤鉴别。最常见转移到脊髓的肿瘤包括肺癌、乳腺癌和黑色素瘤

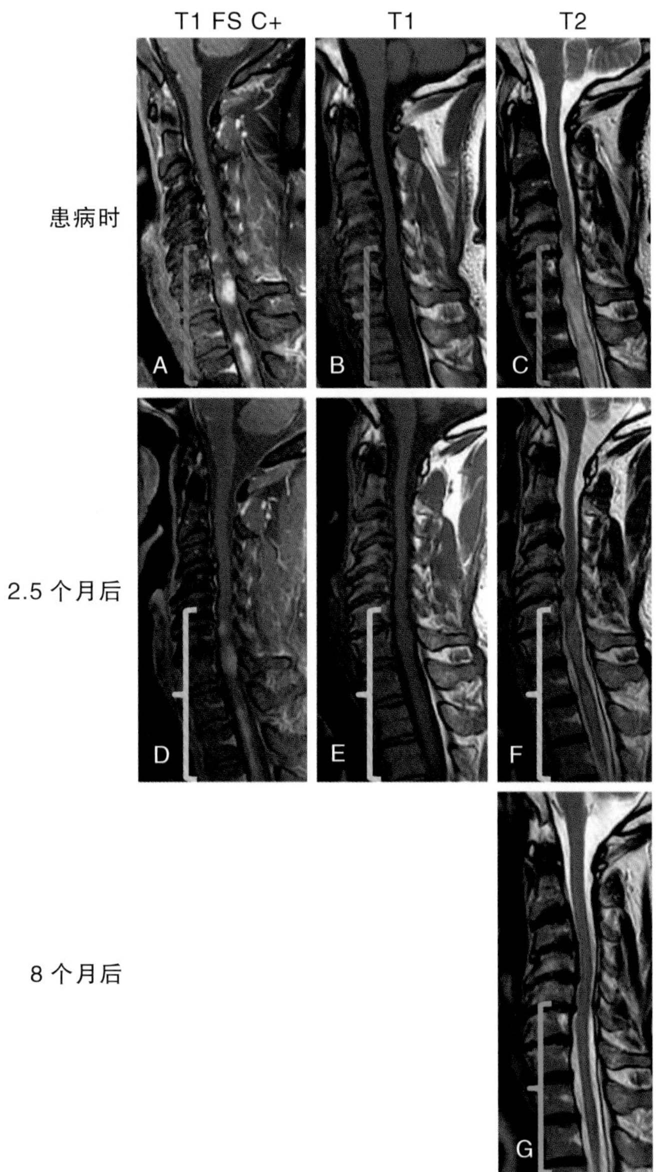

图 34.14 神经肉瘤病。中年男性，有肺门和纵隔淋巴结肿大的病史。患者表现为头痛、四肢麻木和足下垂。MRI 矢状位 T1 脂肪抑制增强扫描（A）、T1（B）和 T2（C）图像显示脊髓内多发强化病变（A）伴轻度膨胀的 T1 低信号、T2 高信号（红色括号）。淋巴结活检显示为神经肉瘤病。患者接受了类固醇治疗，2 个半月后观察到强化和水肿减少（D~F；橙色括号）。8 个月时矢状位 T2 图像（G；绿色括号）可见脊髓内异常信号完全消失

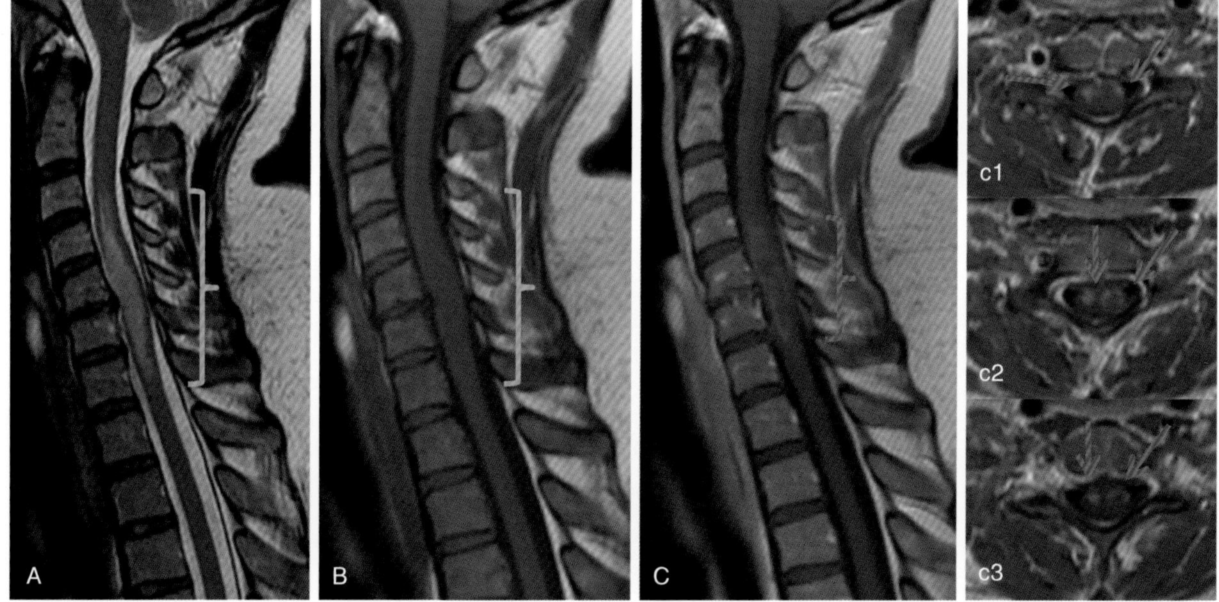

图 34.15　脊髓淋巴瘤。已确诊的系统性淋巴瘤患者的 MRI 图像。颈椎矢状位 T2（A）、T1（B）和 T1 增强（C）图像显示颈髓膨胀、信号异常（A，B；蓝色括号），并伴有不均匀强化的病灶（C；红色括号）。轴位 T1 增强扫描（c1、c2、c3）能更好地显示病变特征性斑片状强化（红色箭头）。髓内淋巴瘤非常罕见，系统性淋巴瘤病史是一条有用的线索。髓内淋巴瘤通常界限不清，未见出血。伴随的肿瘤囊变和脊髓空洞症也很少见

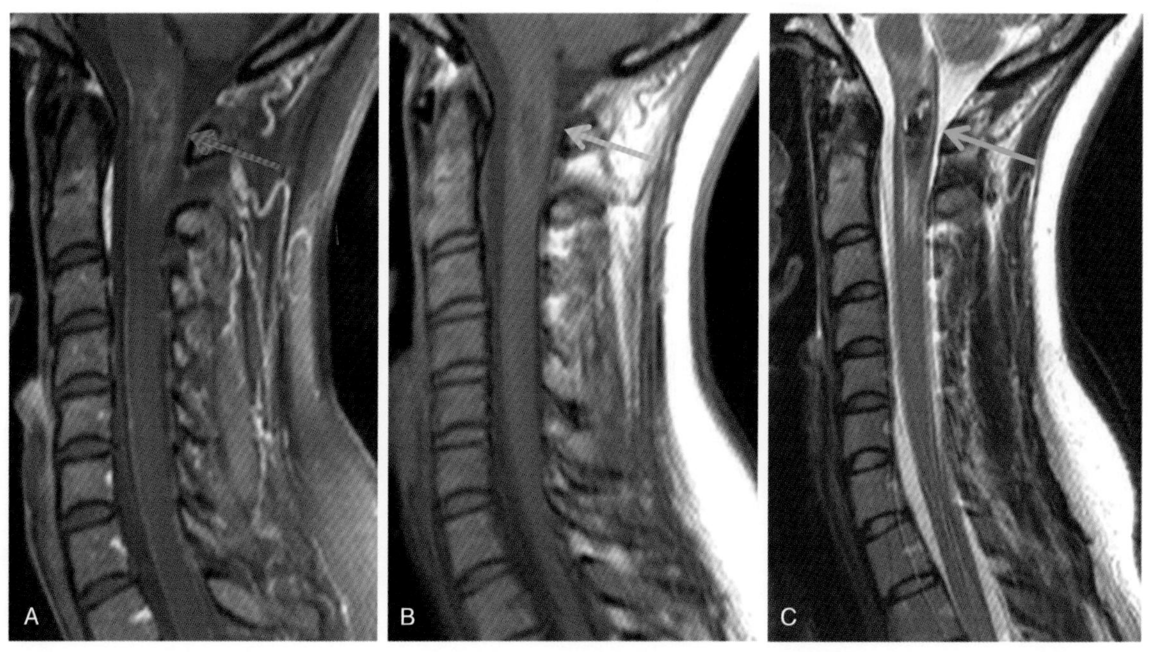

图 34.16　脊髓海绵状血管瘤。颈椎 MRI 矢状位 T1 脂肪抑制增强扫描（A）、T1（B）和 T2（C）图像显示颈髓内边界清楚的、椭圆形、不均匀强化的病变（A；红色箭头），伴有 T1 高信号和 T2 低信号，信号特点与出血的信号（B；橙色箭头。C；绿色箭头）一致。周围也有水肿。海绵状血管瘤通常是边界清楚的病变。此病可能是无症状的，或因少量出血而逐步出现神经功能恶化，或因大量出血而出现急性神经功能衰退。病变周围的 T2 低信号含铁血黄素环是一个有价值的影像特征，有助于鉴别诊断

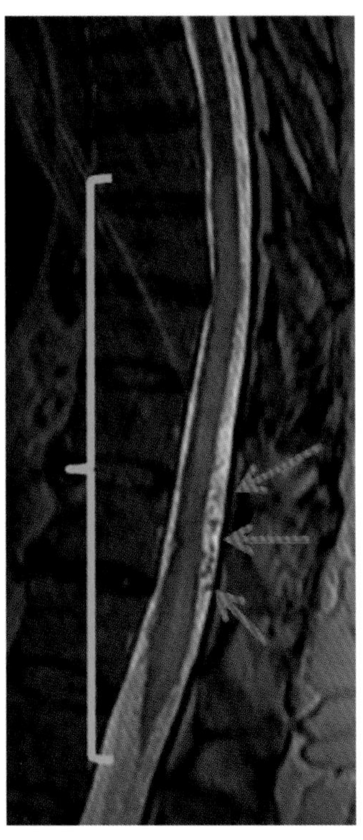

图34.17　硬脊膜动静脉瘘(DAVF)。胸椎 MRI 矢状位 T2 图像（A）显示 DAVF 的特征性影像表现，下胸段脊髓和脊髓圆锥（蓝色括号）信号增高和脊髓膨大。脊髓背侧见到与静脉显影相一致的异常血管流空信号（红色箭头）有助于鉴别诊断

（田宏哲　译；张　明　审）

拓展阅读

Abd-El-Barr MM, Huang KT, Chi JH. Infiltrating spinal cord astrocytomas: epidemiology, diagnosis, treatments and future directions. J Clin Neurosci, 2016, 29:15–20. doi:10.1016/j.jocn.2015.10.048.

Hazenfield JM, Gaskill-Shipley MF. Neoplastic and Paraneoplastic Involvement of the Spinal Cord. Semin Ultrasound CT MR, 2016, 37(5):482–497. doi:10.1053/j.sult.2016.05.009.

Juthani RG, Bilsky MH, Vogelbaum MA. Current management and treatment modalities for intramedullary spinal cord tumors. Curr Treat Options Oncol, 2015, 16(8):39. doi:10.1007/s11864-015-0358-0. Review.

Louis DN, Perry A, Reifenberger G, et al. The 2016 World Health Organization Classification of Tumors of the Central Nervous System: a summary. Acta Neuropathol, 2016, 131(6):803–820. doi:10.1007/s00401-016-1545-1.

Mechtler LL, Nandigam K. Spinal cord tumors: new views and future directions. Neurol Clin, 2013, 31(1):241–268. doi:10.1016/j.ncl.2012.09.011.

Minehan KJ, Brown PD, Scheithauer BW, et al. Prognosis and treatment of spinal cord astrocytoma. Int J Radiat Oncol Biol Phys, 2009, 73(3):727–733. doi:10.1016/j.ijrobp.2008.04.060.

Pinter NK, Pfiffner TJ, Mechtler LL. Neuroimaging of spine tumors. Handb Clin Neurol, 2016, 136:689–706. doi:10.1016/B978-0-444-53486-6.00033-8.

Samartzis D, Gillis CC, Shih P, et al. Intramedullary spinal cord tumors: part I-epidemiology, pathophysiology, and diagnosis. Global Spine J, 2015, 5(5):425–435. doi:10.1055/s-0035-1549029.

Yanamadala V, Koffie RM, Shankar GM, et al. Spinal cord glioblastoma: 25 years of experience from a single institution. J Clin Neurosci, 2016, 27:138–141. doi:10.1016/j.jocn.2015.11.011. [Epub 2016 Jan 2].

Zou Y, Sun J, Zhou Y, et al. Prognostic factors and treatment of spinal astrocytomas: a multi-institutional cohort analysis. Spine, 2017, doi:10.1097/BRS.0000000000002485. [Epub ahead of print].

第 7 部分　脊髓畸形

35 平山病

Juan E. Small，Doreen T. Ho，Dann Martin

引　言

平山病是一种罕见的、进展缓慢的、自限性的颈部脊髓病，与年轻人的颈部屈曲相关。其特点是 C7~T1 神经支配的肌肉组织中出现单纯的局灶性肌萎缩。典型表现为青春期男性，进行性不对称上肢肌肉无力和萎缩。在颈部屈曲时，硬膜囊后缘向前移位会导致脊髓受压和（或）静脉充血，对下颈段脊髓造成的轻微额外的重复性损伤（图 35.1）。唯一报道的尸检病例显示不对称的脊髓腹侧变平和以下颈髓为中心的前角细胞坏死。重要的是，平山病与其他运动神经元疾病的显著不同在于其为自限性病程，90% 的患者在 5 年后自愈。

概　述

历史上，由颈部屈曲引起的平山病样的脊髓病主要在亚洲国家被发现和报道，也许是由于人们的意识提高，这种罕见疾病最近在更广泛的种族队列中被报道。

平山病相当罕见，典型特征是青春期男性伴有不对称上肢无力和萎缩。男性居多（7：1），症状一般发生在青春期和成年早期（30 多岁）。症状通常包括不对称的肌肉无力和 C7~T1 神经支配区的肌肉萎缩，肱桡肌常不受累。一般无感觉丧失，下肢不受累。虽然大约 90% 的平山病例有单侧发病史，但少数病例表现为对称性上肢受累。

平山病的病程令人好奇，不同于隐匿性运动神经元病。起初表现为不对称性的上肢肌肉无力和萎缩，并逐渐进展，但是 90% 的患者在 5 年左右停止发展。治疗主要依赖早期识别和佩戴颈托减少颈部屈曲。减压手术是有争议的，仅仅适合于保守治疗无效并持续进展恶化的患者。

颈部屈曲诱发的脊髓病与下颈髓的动态改变有关，最终导致前角细胞缺血、梗死和神经胶质增生。平山病的特征性动态磁共振成像表现令人印象深刻。在颈部屈曲 30°~40°时，可以看到后颈胸椎硬脊膜后缘前移，有时在扩张的硬膜外腔内出现明显的静脉充血。硬脊膜的前移和静脉充血使蛛网膜下腔消失，并将下颈髓压向椎体（图 35.2）。

平山病患者的 X 线片显示颈椎活动范围增加，过度活动可能是病因或致病因素。虽然平山病的确切发病机制尚不清楚，但其主要的理论是成长中的青少年或年轻成人患者可能在颈椎硬脊膜和颈椎其余部分之间出现不平衡生长。因此，与其他因素相比，颈椎硬脊膜生长滞后无法完全补偿屈曲时后侧长度的动态增加。在屈曲过程中，相对较短的硬脊膜被拉伸

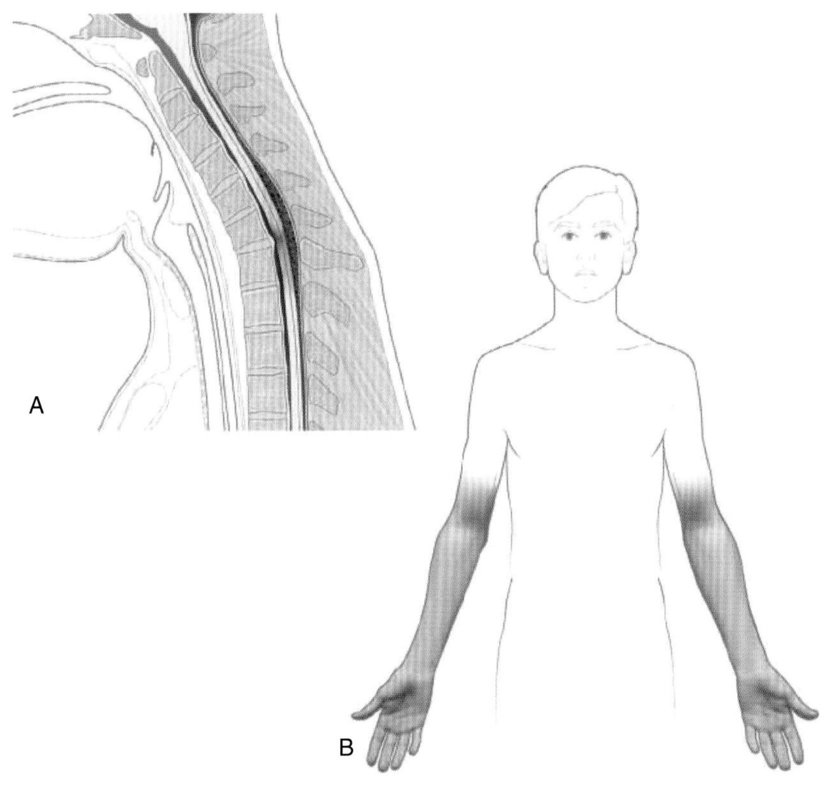

图 35.1　（A）平山病颈部屈曲时静脉充血对脊髓的压迫会导致反复的下颈髓损伤。（B）在体格检查中，前臂肌肉的特征性不对称性萎缩（肱桡肌常不受累）和手部固有肌肉的不对称性萎缩是该病的特征

并向前移位。后侧硬脊膜的短暂前移使蛛网膜下腔消失，并形成一个由充血的硬膜外静脉丛填充的大的硬膜外后间隙。硬膜外静脉造影的病例报道证实，后部强化代表硬膜外静脉丛充血。同时，前移的硬脊膜和充血的静脉丛会暂时将脊髓压迫到下颈椎椎体上。血管造影病例报道显示脊髓前动脉血流未受阻，因此脊髓前角损伤的机制被认为是由短暂但重复的机械压迫和（或）静脉充血所致。此外，硬膜外后韧带的重要性已经得到认可。在背侧硬膜外间隙通常存在着细小的弹性韧带和较大的韧带。由于这些韧带可能会抵抗后硬脊膜与黄韧带的分离，所以它们的缺乏可能是该病的病因因素。

深入阐述

中立位影像表现

平山病标志性的动态屈曲 MRI 具有特征性。然而，动态 MRI 并不是常规临床检查的一部分。当然，临床医生和影像科医生怀疑患者可能患有平山病时，以便推荐和进行动态 MRI。因此，当尚未明确怀疑平山病时，敏锐的影像科医生必须注意颈椎 MRI 常规影像的细微差别，以推荐动态成像。这些影像表现虽然并不总是存在，但包括：

a. 颈椎生理曲度变直或反曲（图 35.3）。

b. 局部脊髓萎缩和不对称的脊髓扁平（图 35.4）。

c. 前角细胞 T2 高信号提示缺血或胶质增生。

d. 背侧硬脊膜附着丧失（图 35.5）。

在 MRI 的中立位，硬膜囊后部与相应椎板的分离被称作黏附缺失征（LOA）。如图 35.5 所示，在轴位 T2* 图像上，通过检查椎弓根水平的椎板两侧来评估是否存在这种征象。因为分离程度很重要，所以在确定之前必须明确几个点。内侧的点为椎板在中线的交界点，外侧的点是与椎弓根内侧切线相交的点。

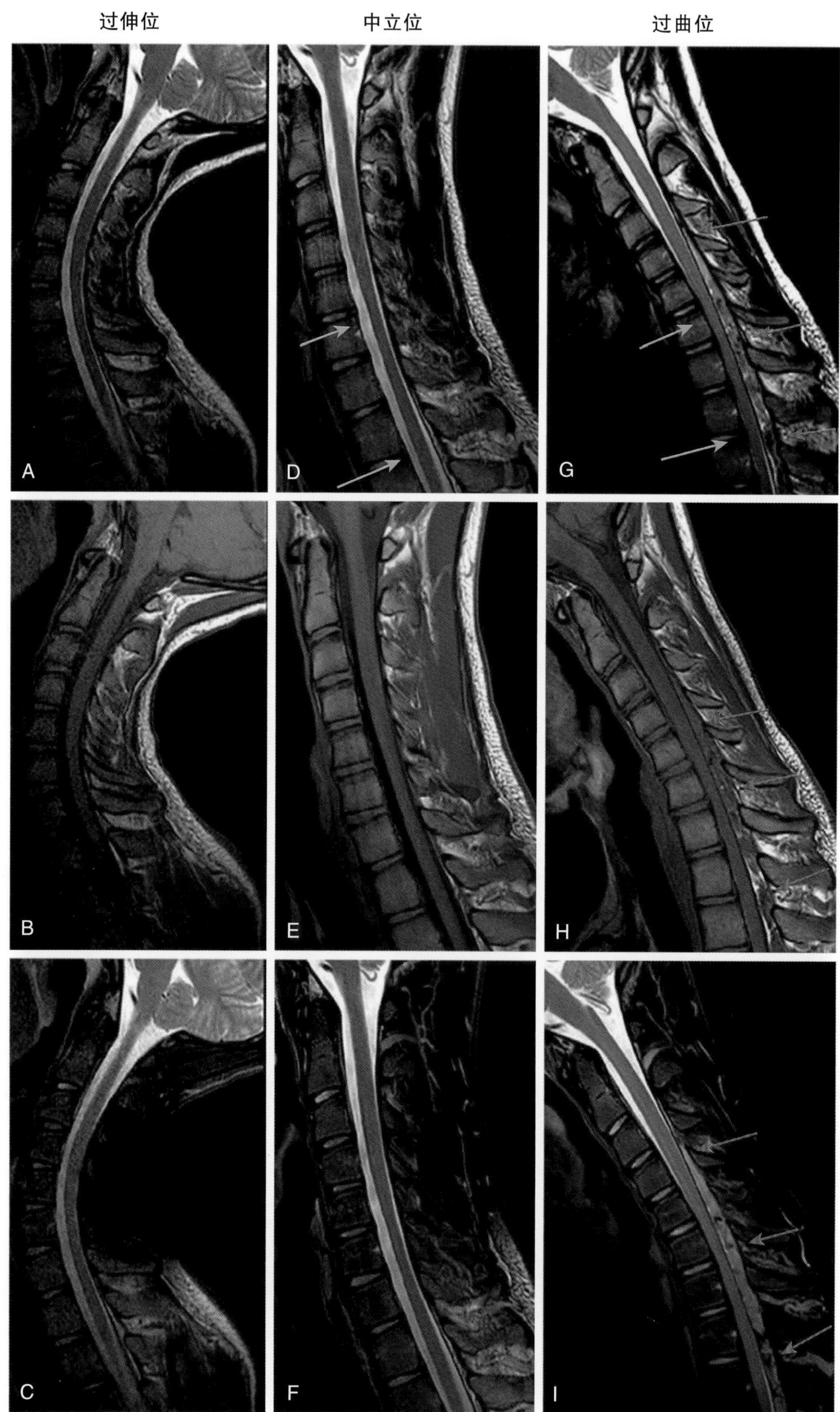

图 35.2 平山病的动态磁共振成像。颈椎过伸位（A~C）、中立位（D~F）和过曲位（G~I）图像显示了平山病的诊断结果。在过曲位图像（红色箭头）上，后部硬脊膜明显向前移位。与之相关的硬膜外后方静脉充血和淤血明显表现为扩大的后硬膜外间隙内信号明显不均匀。在中立位 T2 图像上显示脊髓腹侧正常脑脊液间隙在过曲位图像（蓝色箭头）上完全消失，伴有颈髓受压、紧贴椎体前后缘变扁平

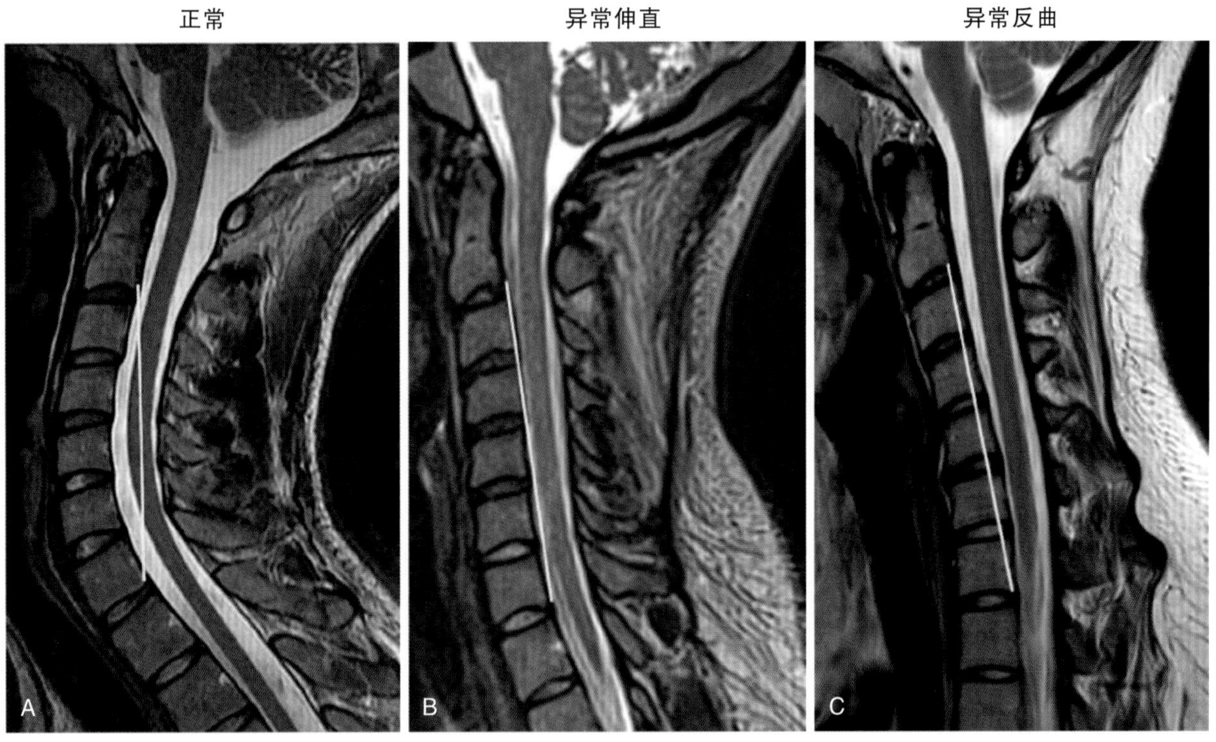

图 35.3　颈椎曲度测量。从 C2 的背侧到 C7 的背侧可以画一条线（黄线）。颈椎曲度可以通过 C3 到 C6 的背侧与这条线的关系来确定。（A）在正常的前凸曲度中，C3~C6 的背侧没有任何部分越过这条线。（B）异常伸直是当 C3~C6 的背侧与这条线相交时。（C）异常反曲是当 C3~C6 的背侧越过这条线时。脊柱前凸的丧失在平山患者中很常见，但不是特异性的

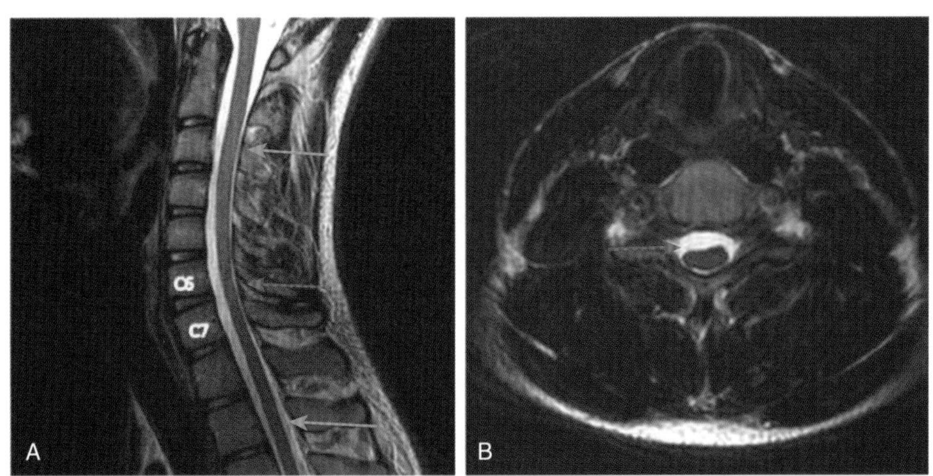

图 35.4　平山病在中立位上颈髓表现为局部脊髓萎缩和不对称的脊髓扁平化。颈椎矢状位 T2（A）和轴位 T2（B）磁共振成像显示，与其余正常脊髓的部分相比（蓝色箭头），C6 和 C7 水平出现单侧右腹侧不对称脊髓萎缩（红色箭头）。值得注意的是脊髓萎缩和扁平化出现在没有外在压迫性病变的情况下

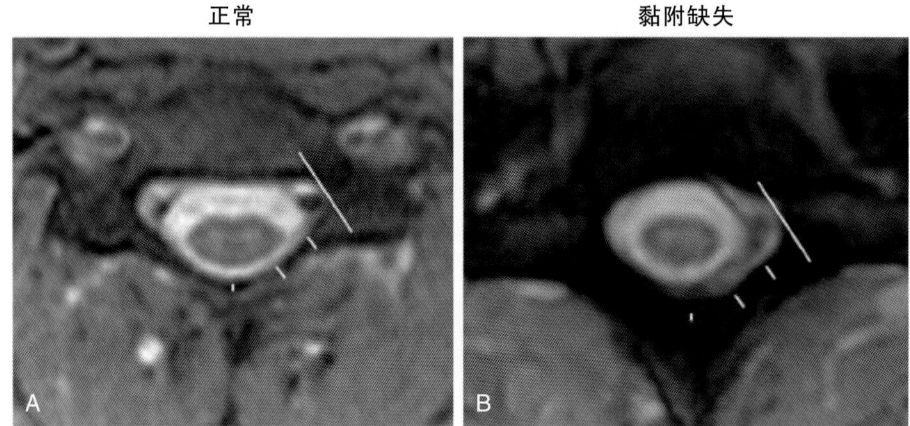

图 35.5 黏附缺失（LOA）。正常患者（A）和平山病患者（B）的轴位 T2* 图像。椎板的内侧与对侧椎板的交界处（最短的白线），向外与椎根弓内侧的切线（最长的白线）。将椎板分成三部分（中等长度的白线）。超过 33.3% 的硬膜囊脱离椎板被认为是异常的。（B）在平山病患者中，左侧可见完全的（100%）LOA

表 35.1 平山病诊断的中立位 MRI 影像学表现的灵敏度、特异性、准确度、阳性预测值和阴性预测值

磁共振成像特征	灵敏度	特异性	准确度	阳性预测值	阴性预测值
局部脊髓萎缩	58.7%（43.2，73.0）	100%	80.4%（71.1，87.8）	100%	72.9%（60.9，82.8）
不对称扁平	69.6%（54.2，82.3）	100%	85.6%（77.0，91.9）	100%	78.5%（66.5，87.7）
黏附缺失征	93.5%（82.1，98.6）	98.0%（89.6，99.9）	95.9%（89.8，98.9）	97.7%（88.0，99.9）	94.3%（84.3，98.8）
颈椎曲度异常	82.6%（68.6，92.2）	47.1%（32.9，61.5）	63.9%（53.5，73.4）	58.5%（45.6，70.6）	75.0%（56.6，88.5）
T2WI 髓内异常高信号	28.3%（16.0，43.5）	96.1%（86.5，99.5）	63.9%（53.5，73.4）	86.7%（59.5，98.3）	59.8%（48.3，70.4）

括号中的数字是 95% 的置信区间。LOA：黏附缺失征。引自 Huang YL, Chen CJ. Hirayama disease. Neuroimag Clin N Am, 2011, 21: 939–950.

现在将椎板分为三个相等的部分，各占椎板的 33.3%。后部硬脊膜与椎板的分离小于 33.3% 被认为在正常范围内，而超过三分之一的分离被认为是显著的并定义为 LOA。LOA 在所有研究人群中的高度特异性使其成为诊断平山病的最佳指标。据报道，这一发现的敏感性从亚洲人群的 93% 到北美人群 70% 不等。因此，它的缺失不应被误解为假阴性。这些体征的敏感性和特异性均已在文献中有记录，并列于表 35.1 中。

平山病的自然史

了解平山病的自然病程对于影像科医生来说很重要，因为根据疾病的不同阶段，影像学表现会有显著差异。青春期、成年早期，硬脊膜移位导致动态受压，会随着年龄的增长而减少和消失。

平山病可分为两个阶段：

1. 自限性进展阶段，隐匿性上肢远端无力和萎缩，逐渐进展，一般为发病后 2 至 4 年（17 至 73 个月不等）。

2. 90% 患者 5 年内自发停止进展。

因为没有扭转肢体无力的治疗方法，所以预防和避免颈部屈曲等治疗方法是为了阻止病情进展。早期识别从而早期干预已被证明可以阻止疾病进展。如果患者处于进展期、目前正在接受治疗、正在恢复或数年仍未恢复，则影像学表现将有所不同。了解患者当前处于病情哪个阶段将有助于影像解读。

进展期的影像学表现通常显示颈部屈曲的动态变化，包括下颈髓的拉伸，以及后硬膜囊向前移位，伴有不对称的脊髓扁平和背侧静脉充血。重要的是，前背侧硬脊膜位移会随着病程的进展而减少。因此，平山病显著的动态特征变化仅限于疾病的进展阶段。此外，它们与发病后的时间长短和进展阶段的显著性减少呈负相关。对于病程超过 10 年的患者，硬脊膜移位可能非常细微或完全消失（图 35.6）。自发停止进展后硬膜囊背侧轻微或无向前移位，在这个阶段首次考虑诊断时，不应被误解为假阴性。

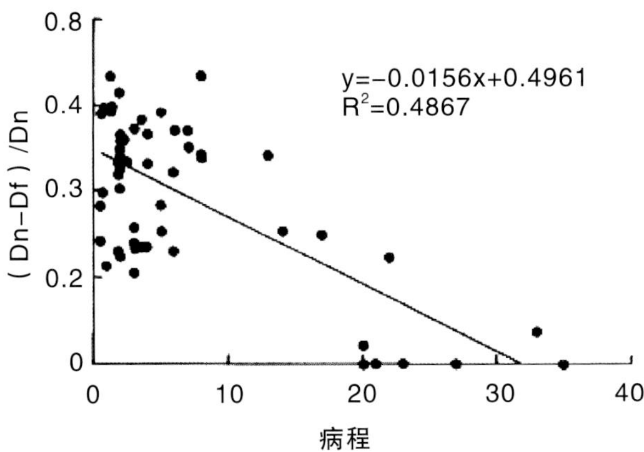

图 35.6　随着进展期的缓解，平山病患者的硬脊膜背侧前移减少。屈曲成像中发病时间与硬脊膜前移的程度成反比。在病程超过 10 年的患者中，硬脊膜移位可能非常轻微或完全消失。引自 Hirayama K. Juvenile muscular atrophy of distal upper extremity（Hirayama disease）. Intern Med, 2000, 39: 283–290.

鉴别诊断

平山病的自限性病程与运动神经元疾病不同。平山病在临床上与进行性退行性运动神经元疾病如肌萎缩性侧索硬化症（ALS）和脊髓性进行性肌肉萎缩症不同，它们不能缓解或停止。ALS 患者的中位生存期为症状出现后 2~4 年。由于 ALS 的最初表现可能与平山病的表现相似，因此平山病的颈髓屈曲 MRI 表现对于区分罕见的年轻 ALS 患者是至关重要。虽然与多灶性运动神经病变相似，但该疾病的发病范围更广，可至 60 岁，且常累及下肢。虽然平山病的表现可能类似于颈椎病的肌萎缩，但在老年人群中，由于椎管狭窄，后者的血液供应不足并导致最终前角细胞死亡。

（李 华　译；张 明　审）

拓展阅读

Chen CJ, Hsu HL, Tseng YC, et al. Hirayama flexion myopathy: neutralposition MR imaging findings – importance of loss of attachment. Radiology, 2004, 231:39–44.

Elsheikh B, Kissel JT, Christoforidis G, et al. Spinal angiography and epidural venography in juvenile muscular atrophy of the distal arm "Hirayama disease." Muscle Nerve, 2009, 40:206–212.

Foster E, Benjamin K, Tsang T, et al. Hirayama disease. J Clin Neurosci, 2015, 22:951–954.

Hirayama K, Toyokura Y, Tsubaki T. Juvenile muscular atrophy of unilateral upper extremity: a new clinical entity. Folia Psychiatr Neurol Jpn, 1959, 61:2190–2198.

Hirayama K. Juvenile muscular atrophy of distal upper extremity (Hirayama disease). Intern Med, 2000, 39:283–290.

Huang YL, Chen CJ. Hirayama disease. Neuroimaging Clin N Am, 2011, 21:939–950.

Lehman VT, Luetmer PH, Sorenson EJ, et al. Cervical spine MRI imaging findings of patients with Hirayama disease in North America: a multisite study. AJNR Am J Neuroradiol, 2013, 34:451–456.

Xu X, Han H, Gao H, et al. The increased range of cervical flexed motion detected by radiographs in Hirayama disease. Eur J Radiol, 2011, 78:82–86.

36 胸髓背侧蛛网膜畸形

Daniel L. Noujaim，Dann Martin，Walter L. Champion，Juan E. Small

引　言

沿着胸髓背侧生长的蛛网膜畸形偶尔会在核磁共振成像上被发现，通常出现在脊髓病的患者中（图 36.1）。有多种非肿瘤性病因可导致胸背侧脊髓畸形，其中许多与背侧蛛网膜畸形有关。这些畸形包括硬膜内蛛网膜囊肿以及胸背侧蛛网膜网、带或囊袋。临床症状包括上肢或下肢感觉异常或乏力，步态紊乱，颈部或上背部疼痛，或某些症状同时出现。临床病程通常是慢性和渐进性的。虽然这些病变在临床表现和 MRI 表现有明显的重叠，但它们有不同的解剖来源，可以在手术前识别。

脊膜的解剖学

脊髓与周围的脑膜结缔组织紧密相连（图 36.2）。一般来说，最外层是硬脑膜，它是一种厚厚的囊状结构，维持着脑脊液（CSF）空间的外缘。最里面的一层是软脑膜，紧贴脊髓、马尾神经和神经根。软脑膜和硬脑膜之间的空间是蛛网膜下腔，由浸泡在脑脊液中的细丝状、透明的蛛网膜小梁所占据。蛛网膜的外层通过纤细的胶原蛋白附着在硬脑膜上。在中央，蛛网膜和软脑膜合并。穿过蛛网膜下腔的神经根和血管被蛛网膜包裹。更强大的支撑结构——例如脊髓两侧的齿状韧带和背中隔——也存在，有时在图像上很明显，尤其是在颈椎。脊柱蛛网膜下腔可分为腹侧室和背侧室，由侧向突出的齿状韧带划定。重要的是，蛛网膜小梁在背侧室中更丰富。

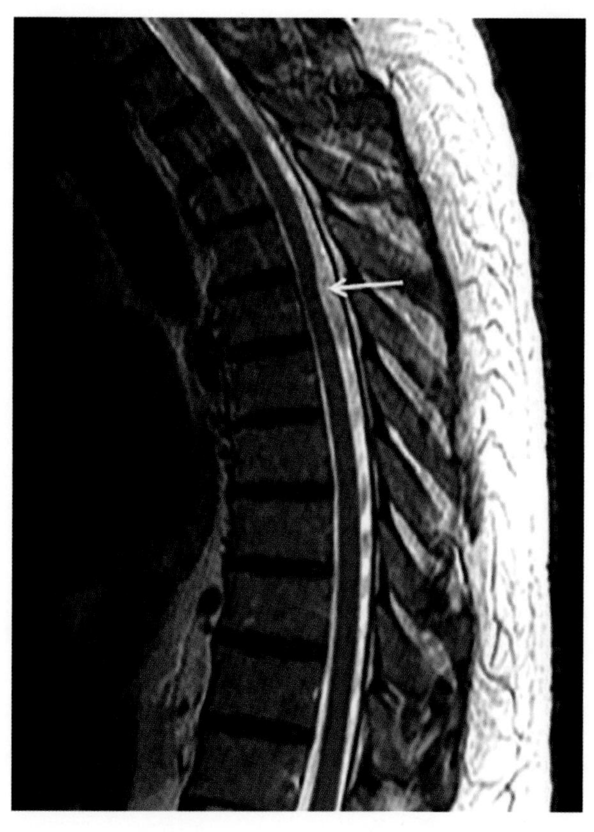

图 36.1　胸髓背侧畸形。长期脊髓病患者的 MRI 矢状位 T2 图像显示胸髓后表面有细微的局灶状轮廓畸形（箭头）

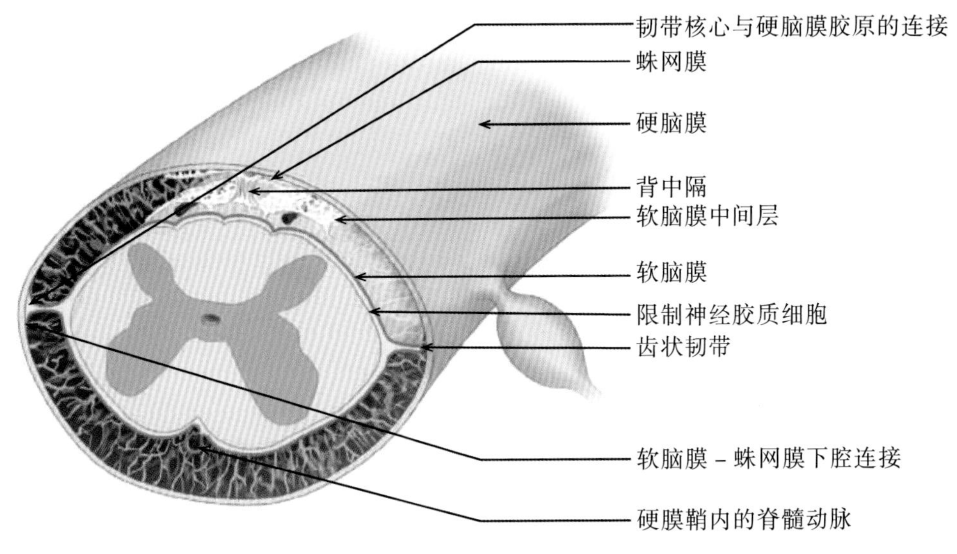

图 36.2　脊髓与周围的脑膜结缔组织示意图

更深层次的蛛网膜相关畸形

蛛网膜结构排列紊乱可能有各种形式，仅举几例，包括囊样畸形，表现为具有完整囊壁的完整囊肿，与蛛网膜下腔其余部分相通的多孔性囊肿，或末端开放的“风向袋”囊性结构。此外，还可能遇到蛛网膜增厚、条带状或网格状蛛网膜。正是在脑脊液持续流动的背景下，这种不同的潜在形态解释了这些病变在自然病程中的一些差异。

蛛网膜囊肿和囊袋

根据内伯斯（Nabors）分类，蛛网膜囊肿可以是硬膜内或硬膜外的，硬膜外蛛网膜囊肿是指由于蛛网膜疝出穿过硬膜而形成充满脑脊液的囊样结构（图 36.3）。目前讨论的是硬膜内蛛网膜囊肿，它是发生在蛛网膜下腔内的充满脑脊液的囊样结构。其形成机制有多种假说，包括蛛网膜的分裂或复制，尽管确切的原因尚不清楚。它们（蛛网膜囊肿）可以是先天性的，也可以是后天性的，最常发生在胸椎（80% 的病例）。通常，导致脊髓畸形的硬膜内蛛网膜囊肿发生在脊髓后方，并导致脊髓腹侧移位和变平（图 36.4）。在肿块占位效应不明显的情况下，这种囊性病变的存在只能通过间接的影像表现来推断。具体来说，蛛网膜囊肿与蛛网膜下腔的其余部分的连通性可能会减弱，导致囊肿内的脑脊液中没有脑脊液搏动伪影。这种间接发现可作为矢状位影像诊断的最佳征象之一。在轴位图像上，脊髓背侧表面变平是另一个有助于诊断的征象。

如果成像的分辨率足够高或囊壁足够厚，则可以明显看到椭圆形、薄而光滑的囊壁。不幸的是，常规成像技术的分辨率往往看不到囊壁。薄层重 T2 加权 MRI 序列以及最近采用的稳态成像技术［如稳态进动结构相干序列（constructive interference insteady state，CISS）、稳态采集快速成像序列（fast imaging employing steady-state acquisition，FIESTA）和驱动平衡序列（DRIVE）］可以更准确地确定囊壁。如果存在完整或几乎完整的蛛网膜囊肿，计算机断层扫描（CT）脊髓造影可能会有所帮助，因为脊髓造影剂将被排除在囊肿之外或以延迟的方式填充。

一些复杂的问题是可能遇到有孔囊肿或

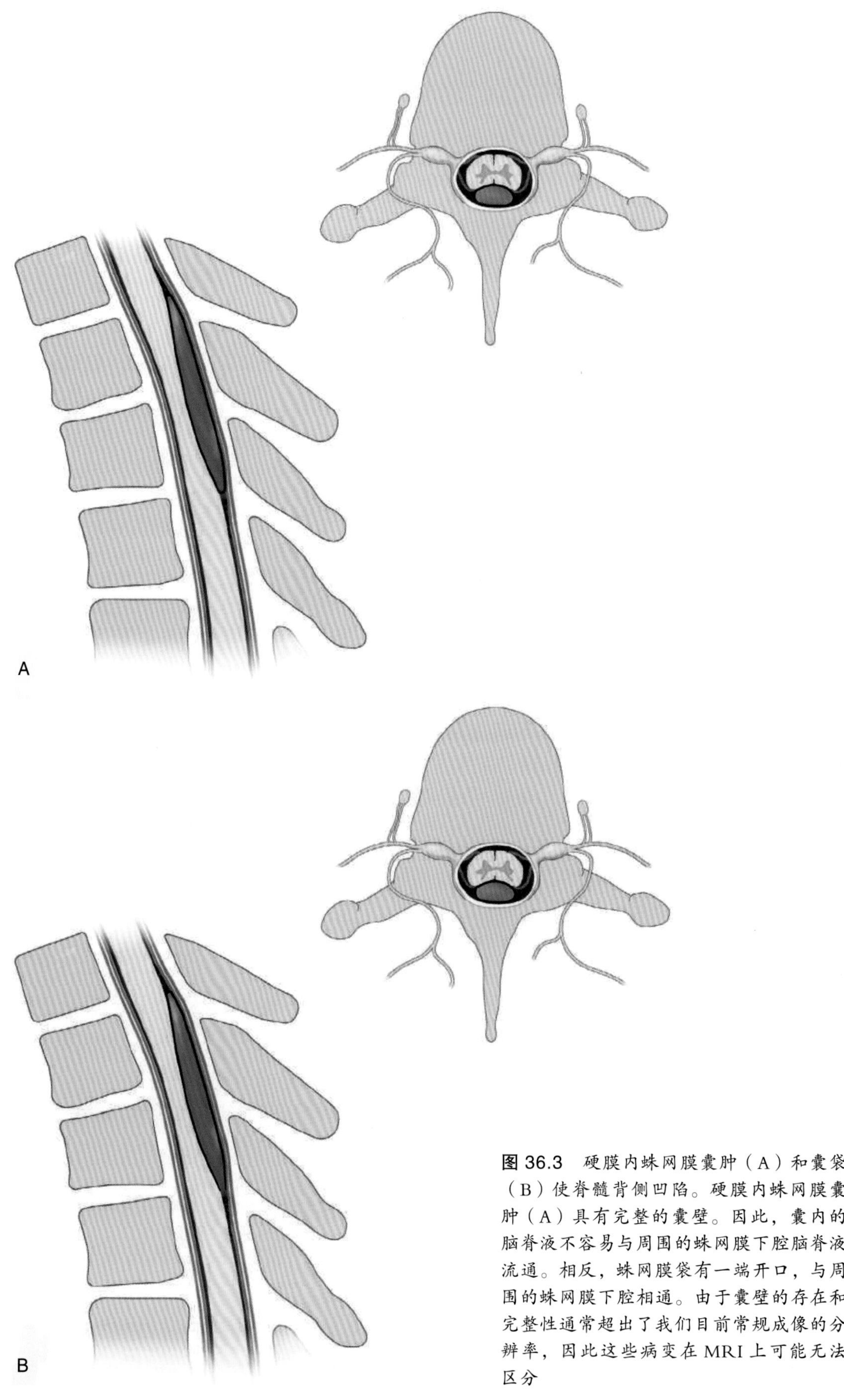

图 36.3 硬膜内蛛网膜囊肿（A）和囊袋（B）使脊髓背侧凹陷。硬膜内蛛网膜囊肿（A）具有完整的囊壁。因此，囊内的脑脊液不容易与周围的蛛网膜下腔脑脊液流通。相反，蛛网膜袋有一端开口，与周围的蛛网膜下腔相通。由于囊壁的存在和完整性通常超出了我们目前常规成像的分辨率，因此这些病变在MRI上可能无法区分

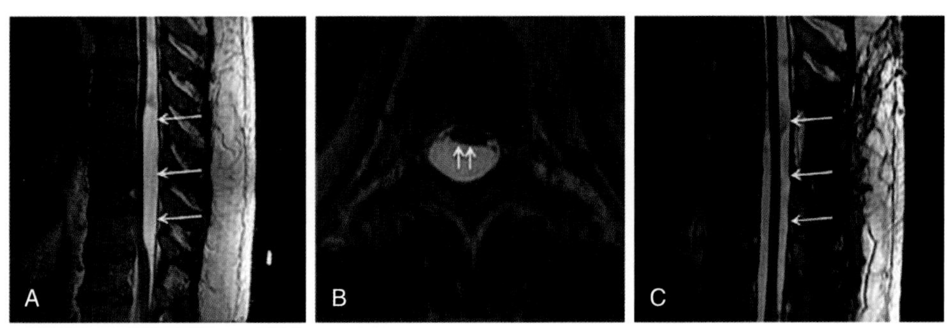

图 36.4　蛛网膜囊肿。46 岁男性进行性双下肢感觉异常数年。（A）MRI 矢状位 T2 图像显示长节段胸髓前移，在突出的背侧蛛网膜下腔内明显缺乏脑脊液（CSF）搏动伪影（箭头）。（B）轴位 T2 图像显示胸髓前移，胸髓背侧表面变平（箭头）。影像学表现与硬膜内蛛网膜囊肿一致。（C）术后矢状位 T2 图像显示脊髓畸形消失，蛛网膜下腔背侧的脑脊液搏动伪影（箭头）恢复。术后症状有所改善，但未能完全缓解

囊袋样蛛网膜病变。在评估疑似蛛网膜囊肿的 CT 脊髓造影结果时，有孔囊肿或囊袋样蛛网膜病变可能会使诊断医生困惑。这是因为人们认为“蛛网膜囊肿”不会与蛛网膜下腔相互交通。然而，由于囊袋样蛛网膜病变和有孔囊肿与蛛网膜下腔相通，在脊髓造影上，其内容物脑脊液将与蛛网膜下腔等密度。因此，在脊髓造影上不明确的、可疑的囊性蛛网膜病变的快速填充，可能被误认为蛛网膜囊肿不存在。

蛛网膜囊肿和蛛网膜囊袋可以保守治疗或手术治疗，通常预后良好。大多数手术治疗病例的症状改善取决于手术干预前病变的慢性程度。在影像学上，脊髓畸形通常会消退（见图 36.4C），但在严重慢性压迫的情况下，长期压迫性脊髓软化可能导致脊髓的轻微萎缩。

蛛网膜带和网

胸髓背侧的蛛网膜带或网是硬膜内蛛网膜组织的髓外带，它压入胸髓的背侧表面，导致慢性脊髓压迫和畸形。蛛网膜条带和网在形态上是不同的。带状结构是一个简单的增厚的带状结构，而网状结构是一个更复杂的网状带状网络（图 36.5）。脊髓上的占位效应可以通过脊髓背侧绷紧增厚的结构来解释，该结构压迫脊髓背侧甚至“勒死”脊髓。

蛛网膜带或蛛网膜网最常发生在胸椎，与矢状位 MRI 上特征性的脊髓畸形有关，由于脊髓的轮廓与手术刀刀片的形状相似，最近被称为“手术刀征”。脑脊液搏动伪影相对保留在脊髓畸形的背侧。尽管脑脊液流量明显保持，但在异常的水平上可能存在脑脊液搏动压力梯度，这可能导致立即在脊髓的尾部或头部形成脊髓空洞，使脊髓受压（图 36.6）。这些病变的脊髓造影偶尔会显示病变水平强化的延迟，意味着存在部分屏障阻碍脑脊液自由流动（图 36.7）。

蛛网膜带和蛛网膜网可以手术治疗（图 36.8，图 36.9），通常减少脊髓畸形，至少改善部分临床症状。如前所述，慢性脊髓压迫（是这些病变的典型表现，由于慢性表现或延迟诊断所致）可能会由于长期的压迫性脊髓软化而导致脊髓持续萎缩。

自然病程与演变

应该指出的是，正常的透明（或半透明）网状蛛网膜网不会对硬膜内结构造成占位效应，也不会阻碍脑脊液流动或搏动。事实上，蛛网膜网状结构甚至可以用来维持整个脊柱轴的正常脑脊液动力学。相反，蛛网膜形态的紊乱可能会阻碍脑脊液的流动或改变脑脊液动力学造成流动障碍。此外，随着时间的推移，脑脊液搏动动力学的改变可能会引起或扩大蛛网

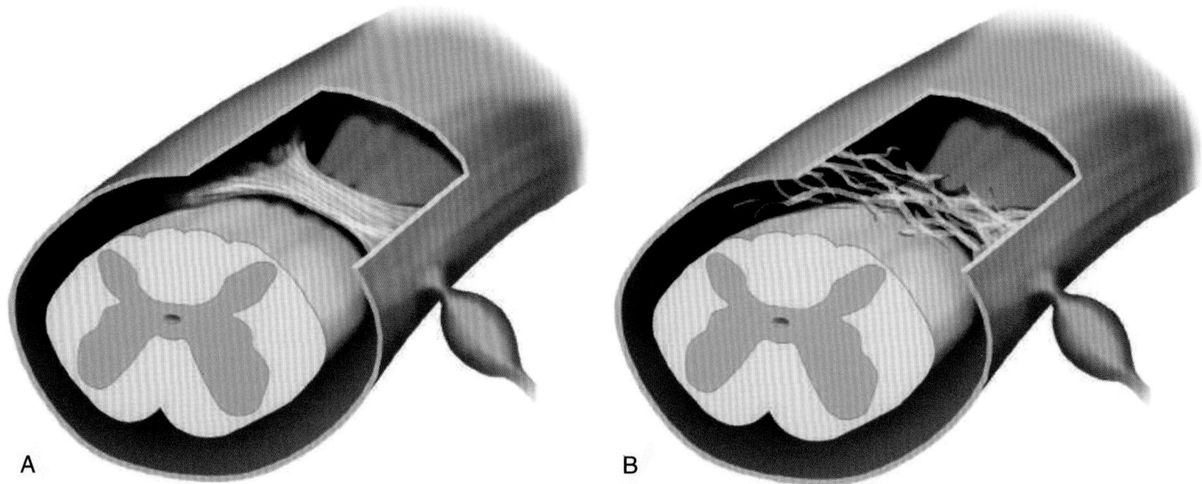

图 36.5 背侧蛛网膜带（A）和蛛网膜网（B）使背侧脊髓凹陷。（A）背侧蛛网膜带代表一条增厚的带状蛛网膜结构，可压迫脊髓。（B）相比之下，蛛网膜网是一个更复杂的增厚蛛网膜网，也可能对脊髓背侧产生占位效应。由于这两个病变都超出了我们目前成像的分辨率，所以在图像上无法区分。由于 CSF 动力学的紊乱，脊髓空洞偶尔会出现在脊髓受压水平的上方或下方

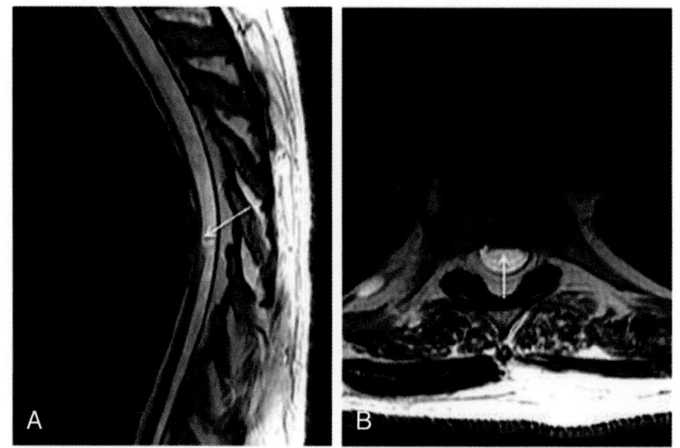

图 36.6 蛛网膜带。52 岁男性，进行性双侧肢体无力和下肢麻木 12 年余。（A）MRI 矢状位 T2 图像显示胸髓局限性前移和扁平，邻近的下段脊髓 T2 高信号，并有细线状分隔穿过背侧蛛网膜下腔（箭头）。影像表现符合“手术刀征”，用于蛛网膜网和蛛网膜带的描述。脑脊液搏动伪影在分隔水平以上明显减少。（B）轴位 T2 图像显示胸髓局限性变平（箭头）

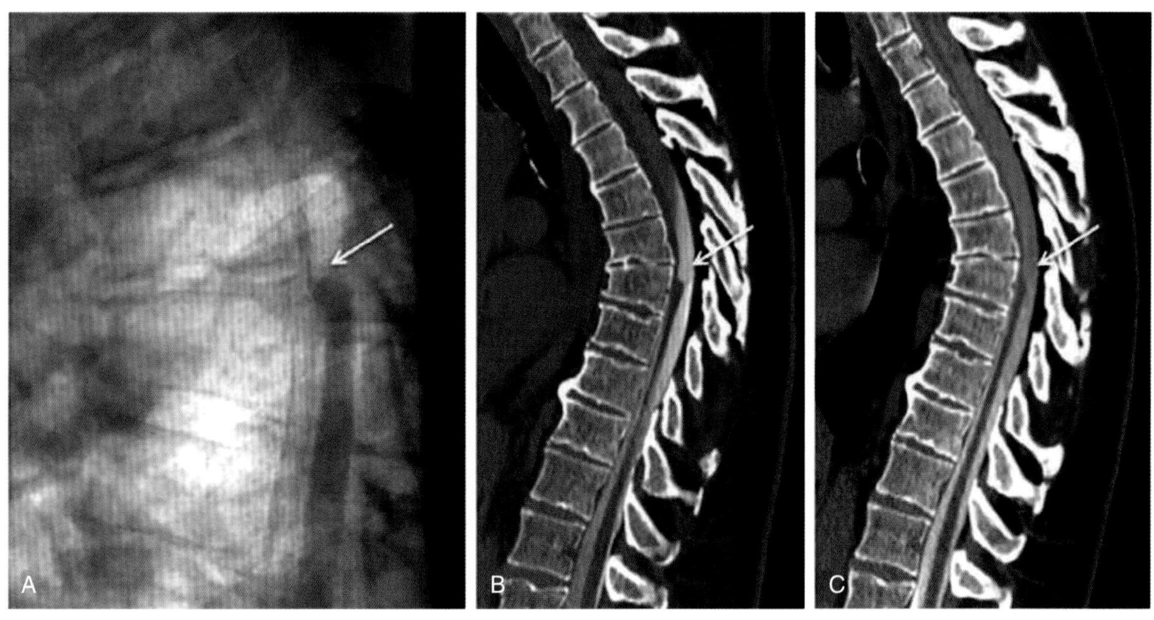

图 36.7　蛛网膜带的 CT 脊髓造影，与图 36.3 是同一患者。（A）鞘内注射造影剂的透视图像显示，在假定的蛛网膜带（箭头）下方，有一细柱状造影剂沿着胸髓的后表面向头侧延伸。（B）矢状位 CT 重建图像显示在注入对比剂后可疑蛛网膜带水平的对比剂密度突然改变（箭头）。（C）增强扫描 2h 后的延迟矢状位 CT 重建图像显示对比剂在蛛网膜带各部位均匀，且头侧对比剂堆积更多（箭头）

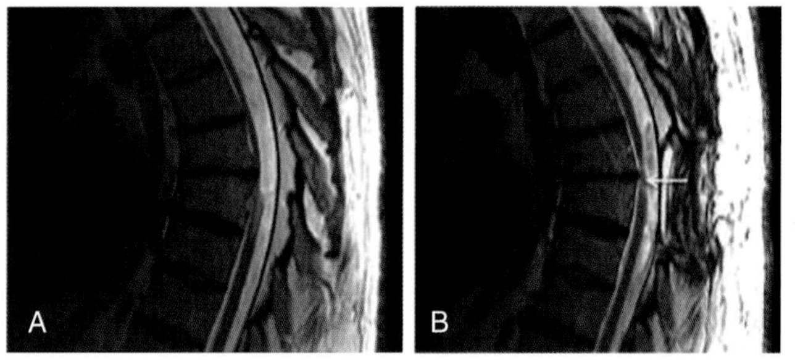

图 36.8　蛛网膜带患者手术前后的 MRI 图像，与图 36.6 和图 36.7 是同一患者。胸髓背侧蛛网膜带减压术矢状位 T2 图像。（A）术前、（B）术后。由于长期的脊髓压迫（箭头）导致手术后残留的脊髓软化，并在背侧蛛网膜下腔内恢复脑脊液搏动伪影。术后症状轻微改善

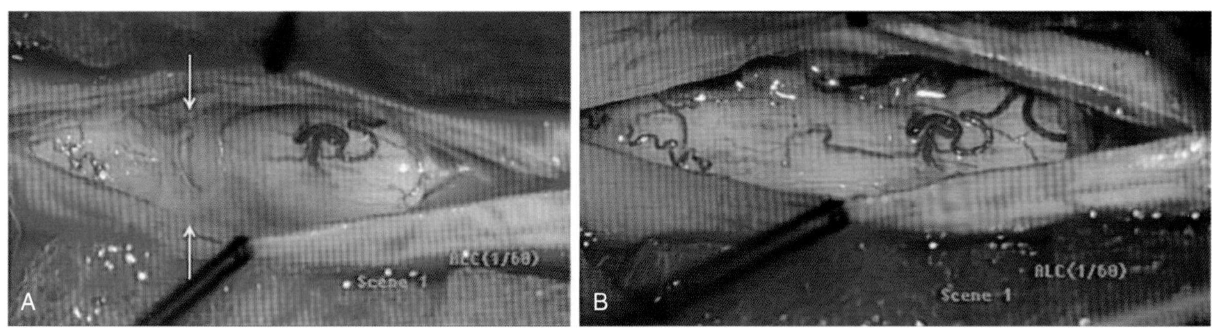

图 36.9　胸髓背侧蛛网膜带减压术前（A）和（B）蛛网膜带的术中照片（箭头）

膜异常的轮廓。例如，由于脑脊液的搏动，多孔性或开放式的囊肿会进一步积液和扩张。另外，随着时间的推移，具有流动阻力的蛛网膜带可能会转变为囊状结构。最后，随着时间的推移，脑脊液流量的改变可能在脊髓上产生压力梯度，从而导致在蛛网膜异常水平以上或以下脊髓空洞的形成。

鉴别诊断

发生在蛛网膜下腔内的许多其他疾病也可以出现相似的脊髓蛛网膜异常的 MRI 表现，包括肠源性囊肿（神经管原肠囊肿）、表皮样囊肿、脑囊虫病。此外，继发于各种原因的蛛网膜炎——如既往感染、手术、鞘内意外注射类固醇或既往蛛网膜下腔出血——可能与这些疾病相似。

肠源性囊肿（神经管原肠囊肿）

肠源性囊肿是一种颅内和椎管内均可见的前肠重复囊肿。这些病变是由于神经肠管不完全退化所致。最常见于胸椎，可与椎体融合异常一起出现，伴有或不伴有相关的脊髓异常。肠源性囊肿有多种亚型，但都与周围的硬膜下 / 蛛网膜下腔明显分开。由于囊内内容物不同，与周围脑脊液相比，他们往往表现为较高的 T1 信号，这有助于与蛛网膜囊肿的鉴别。同样，伴发椎体融合异常是该疾病的一个强有力的指征（图 36.10）。

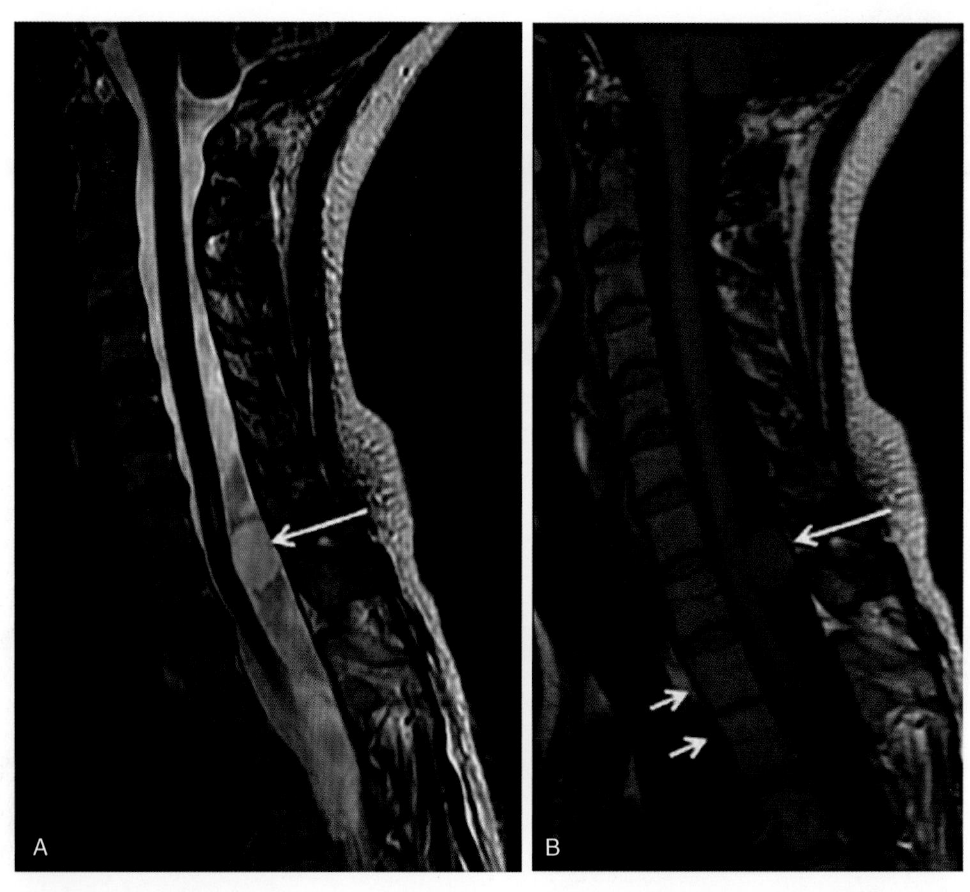

图 36.10 肠源性囊肿（神经管原肠囊肿）。（A）MRI 矢状位 T2 图像显示囊性病变，内部脑脊液搏动伪影减少（箭头），类似蛛网膜囊肿。（B）矢状位 T1 图像显示病变内部信号均匀（箭头）以及略低水平的椎体融合畸形（短箭头）

表皮样囊肿

表皮样囊肿由复层鳞状上皮发育而来。他们是罕见的脊柱病变，可能是先天性的，或者理论上可能产生于表皮组织医源性植入蛛网膜下腔，如腰椎穿刺。因此，表皮样囊肿更常见于腰椎，表现为“脏脑脊液”的 MRI 影像特征，与蛛网膜囊肿的脑脊液等信号略有不同。此外，表皮样囊肿的不规则或分叶状边缘往往不同于蛛网膜囊肿光滑的轮廓。最后，弥散加权成像（DWI）的弥散受限提示表皮样囊肿的诊断，只要考虑到这种诊断，就应该进行 DWI 检查（图 36.11）。

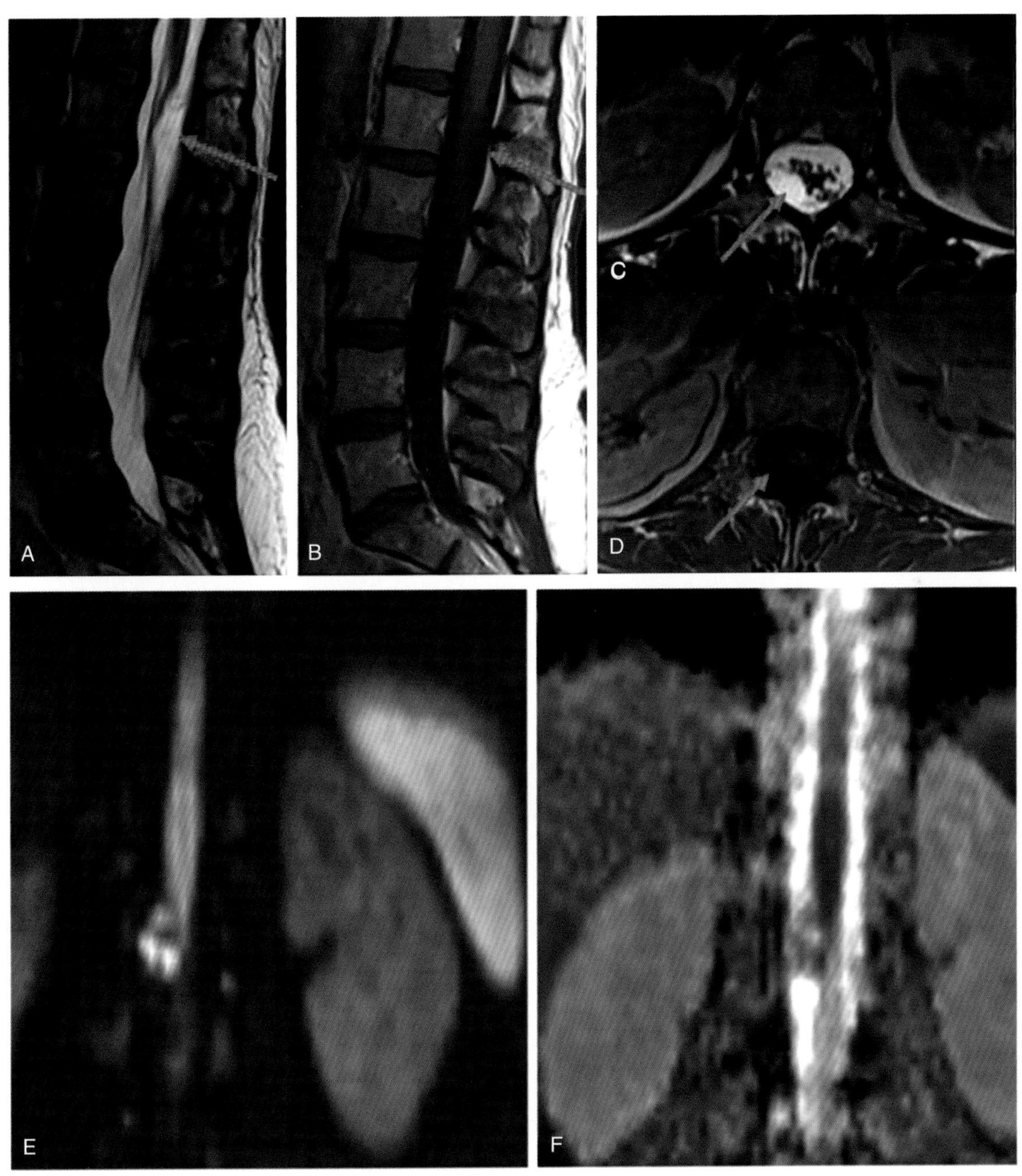

图 36.11　硬膜内表皮样囊肿。（A）矢状位 T2、（B）矢状位 T1、（C）轴位 T2 和（D）轴位 T1 MR 图像显示圆锥右侧见脑脊液等信号的囊性病变（红色箭头），使马尾神经移位。（E）冠状位 DWI 和（F）冠状位 ADC 图像显示 DWI 高信号和 ADC 低信号提示弥散受限，这是表皮样囊肿的显著特征。经许可，引自 Noujaim, SE, Moreng KL, Noujaim DL. Cystic lesions in spinal imaging: a pictorial review and classification. Neurographics, 2013, 3（1）: 14–27.

神经囊虫病

由猪带绦虫引起的神经囊虫病或中枢神经系统（CNS）感染，是世界范围内主要的神经系统寄生虫感染；该病占全球人口的4%，其中1%~3%的病例出现椎管内感染。该病可以通过脑室内种植传播到椎管内，也可以是血行或幼虫直接迁徙发生播散。临床症状因幼虫位置不同而不同，但典型的脑囊虫病会导致脊髓受压，并可能导致截瘫、四肢瘫痪、感觉障碍或出现类似于大脑假瘤的症状。脊髓神经囊虫病的X线表现可能与其他单纯性囊肿具有相似的信号特征，注射造影剂后，因疾病的不同阶段病变显示出不同的边缘强化。然而，通常在高分辨率图像上可以识别中央头节，这代表了囊内的绦虫幼虫（见第9章神经囊虫病）。

蛛网膜炎

蛛网膜炎是蛛网膜的一种广泛的炎症状态，病因多种多样。虽然蛛网膜炎最常继发于感染，但也可发生在手术后、鞘内意外注射类固醇、恶性肿瘤或在脊柱蛛网膜下腔出血的情况下（图36.12）。蛛网膜炎的表现类似于胸髓蛛网膜囊肿或蛛网膜带，是由于发炎的蛛网膜形成了脊髓粘连。粘连和增厚的蛛网膜可能导致明显的脊髓畸形（见图36.12）。

腹侧脊髓疝

腹侧脊髓疝的表现与蛛网膜囊肿的表现非常相似，包括长期的脊髓病、肠/膀胱失禁和脊髓半切综合征（Brown-Sequard综合征）（即同侧痉挛瘫痪，对侧丧失疼痛/温度感觉）。腹侧脊髓疝通常继发于脊髓前方的腹侧硬膜缺损。最初硬膜缺损的病因通常是特发性的，尽管之前的创伤/手术、过度屈曲损伤和椎间盘突出都被认为是诱因。腹侧脊髓疝最常见的位置是在胸椎曲度的顶端（通常在T2和T6之间），此处脊髓最紧贴腹侧膜。

腹侧脊髓疝的影像表现与其他病因不同（图36.13）。与蛛网膜囊肿不同的是，腹侧脊髓疝的脊髓畸形是由栓系的前脊髓脱出引起的。前脊髓的拴系与蛛网膜背侧异常的后脊髓消失形成对比。相对于背侧脊髓受压形成的平滑后弓，腹侧脊髓从腹侧硬膜缺损处突出被挤压或扭曲可能是明显的。通过缺损的硬膜出现脑脊液漏进而引起的任何相关的硬膜外积液都强烈提示这种疾病。最后，脊髓背侧的脑脊液

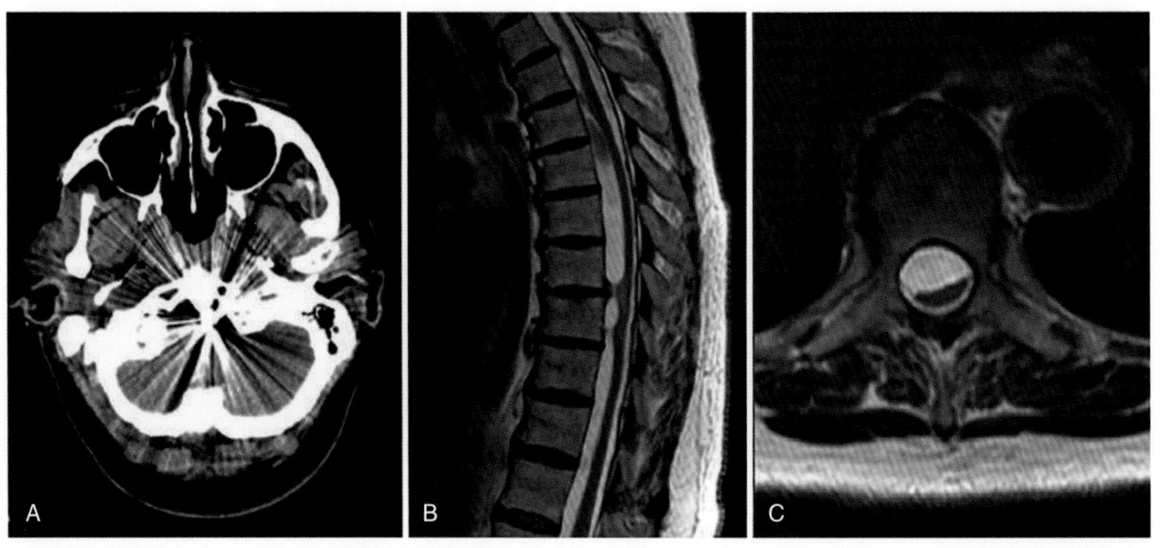

图 36.12 蛛网膜炎。（A）头部的轴位CT图像显示，自发性蛛网膜下腔出血后接受治疗的左侧小脑后下动脉远端动脉瘤弹簧圈的金属条纹伪影。（B）胸椎MRI矢状位和（C）轴位T2图像显示，由于蛛网膜下腔出血引起的蛛网膜粘连导致胸髓多发性畸形

搏动伪影的保留也可作为间接鉴别诊断的影像特征。

总　结

对于有脊髓病临床表现的患者，仔细检查脊髓背侧轮廓是必要的。如果发现畸形，可能需要高分辨率序列和（或）CT 脊髓造影术来确定病因。要发现和正确识别以背侧脊髓微小异常为表现的脊髓背侧蛛网膜畸形，需要了解蛛网膜的解剖学和病理生理学。尽管鉴别这些疾病可能具有挑战性，但影像设备中有几种工具可能有助于术前诊断，如表 36.1 所述。

胸髓背侧可能出现的畸形主要包括蛛网膜畸形，如蛛网膜囊肿、囊袋、网状或带状。

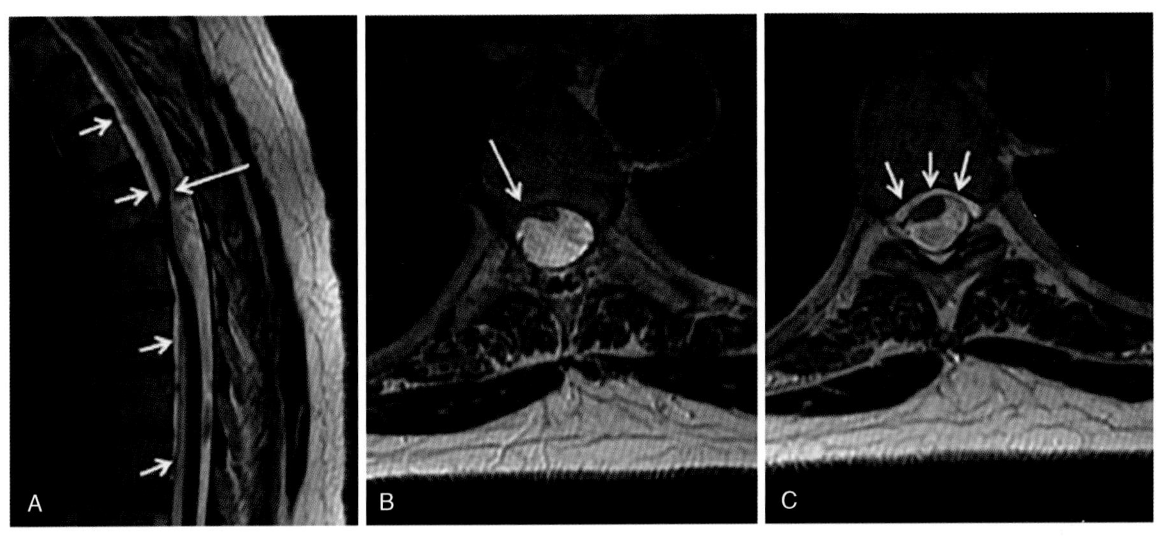

图 36.13　腹侧脊髓疝。59 岁女性，右下肢无力 8 个月，尿失禁 6 周。（A）MRI 矢状位 T2 图像显示胸髓前移，移位上缘有灶性扭曲（箭头）。注意蛛网膜下腔后方保留的脑脊液搏动伪影，囊性病变除外。（B）和（C）轴位 T2 图像位于或略低于脊髓扭曲的水平，可见局灶性脊髓疝穿过腹侧硬膜缺损处（B；箭头）。（A）和（C）可见腹侧硬膜外积液，符合脑脊液漏（短箭头）

表 36.1　引起胸髓背侧畸形的脊膜异常的总结及其特殊的影像表现和选择性鉴别诊断

	位置	MRI 表现	CSF 搏动伪影	脊髓造影	鉴别诊断
蛛网膜囊肿 / 囊袋	任何位置，通常位于胸髓背侧	脊髓节段性腹侧移位	囊肿 – 囊肿内没有 囊袋 – 囊袋内偶尔出现	囊肿无充盈或部分充盈，囊袋自由充盈	肠源性囊肿、表皮样囊肿、蛛网膜炎
胸髓蛛网膜网 / 带	上胸椎，胸髓背侧	伴或不伴脊髓空洞的脊髓局灶性腹侧移位	保留在脊髓的背侧（在畸形处寻找薄膜）	无充盈缺损（在蛛网膜网上寻找延迟的对比度迁移）	无活动性脑脊液漏的隐匿性脊髓疝
腹侧脊髓疝	通常在胸椎后凸的顶端	脊髓的局灶性腹侧“扭曲”	保留脊髓的背侧（寻找硬膜外脑脊液漏）	无充盈缺陷（寻找潜在的硬膜脑脊液漏）	胸髓蛛网膜网，如果没有明显的脊髓疝或脑脊液漏

CSF：脑脊液

此外，还需要考虑其他可能类似于脊髓蛛网膜病变的髓外硬膜内病变，例如罕见的囊性病变——包括肠源性囊肿、表皮样囊肿和脊髓神经囊虫病——以及可能由各种原因引起的蛛网膜粘连。不太常见的腹侧脊髓疝可导致类似的脊髓畸形，与脊髓腹侧栓系有关。

（田宏哲　译；麻少辉　审）

拓展阅读

Alsina GA, Johnson JP, McBride DQ, et al. Spinal neurocysticercosis. Neurosurg Focus, 2002, 12(6):e8.

Chang HS, Nagai A, Oya S, et al. Dorsal spinal arachnoid web diagnosed with the quantitative measurement of cerebrospinal fluid flow on magnetic resonance imaging: Report of 2 cases. J Neurosurg Spine, 2014, 20:227–233.

Ghostine S, Baron EM, Perri B, et al. Thoracic cord herniation through a dural defect: description of a case and review of the literature. Surg Neurol, 2009, 71:362–367.

Grewal SS, Pirris SM, Vibhute PG, et al. Identification of arachnoid web with a relatively novel magnetic resonance imaging technique. Spine J, 2015, 15:554–555.

Jang JW, Lee JK, Lee JH, et al. Recurrent primary spinal subarachnoid neurocysticercosis. Spine, 2010, 35(5):e172–e175.

Leite CC, Jinkins JR, Escobar BE, et al. MR imaging of intramedullary intradural-extramedullary cysticercosis. AJR Am J Roentgenol, 1997, 169:1713–1717.

Mattei TA. Imaging is not everything: thoracic intradural arachnoid cyst with severe spinal cord compression in an asymptomatic patient. Spine J, 2012, 12:1077.

Mohapatra RM, Pattanaik JK, Satpathy SK, et al. Isolated and silent spinal neurocysticercosis associated with pseudotumor cerebri. Indian J Ophthalmol, 2008, 56(3):249–251.

Noujaim SE, Moreng KL, Noujaim DL. Cystic lesions in spinal imaging: a pictorial review and classification. Neurographics, 2013, 3:14–27.

Reardon MA, Raghavan P, Carpenter-Bailey K, et al. Dorsal thoracic arachnoid web and the "scalpel sign": a distinct clinical-radiologic entity. AJNR Am J Neuroradiol, 2013, 34(5):1104–1110.

SECTION 3

第 3 篇

头颈部

Head and Neck

37 眼眶感染

Daniel T. Ginat

引　言

眼眶感染有多种形式，包括 Jain-Rubin 分类中列出的感染：

1. 眶周蜂窝织炎；

2. 眼眶蜂窝织炎伴或不伴颅内并发症；

3. 眼眶脓肿伴或不伴颅内并发症。

a. 眼眶内脓肿，可能由眼眶蜂窝织炎中的化脓性物质聚集引起。

b. 骨膜下脓肿，可能导致眼眶软组织的感染。

此外还包括在眼眶感染中未明确提及的泪囊炎、泪腺炎以及感染性眼内炎。一些类型的眼眶感染可以演变为其他类型，并且不同类型感染可以共存。

作为影像科医生，我们除了在影像学上描述感染的范围和发现潜在的并发症外，还应尽可能明确感染来源，这可能会影响临床医生治疗方案的制订。除了患者的病史外，一系列影像学表现可以让我们更加深入了解感染的发生过程。眼眶感染可由鼻窦、皮肤、牙齿的原发性感染或败血症以及穿透性损伤引起。

一些解剖结构可限制感染的扩散。如眶隔在防止眶周感染扩散到眶内能起到屏障的作用，它是起源于眶骨膜的一层薄纤维组织，沿睑板延续到眼睑。影像检查有时可显示眶隔的一部分（图 37.1，图 37.2）。眼眶和眶周组织结构明确的界限在临床上非常重要，与眶周(眶隔前）感染相比，眼眶（眶隔后）感染因其可引起潜在的严重并发症，包括视神经损害、视力丧失、海绵窦血栓和脑膜炎，需要临床积极干预。

分　类

眶周蜂窝织炎

眶周或眶隔前蜂窝织炎定义为局限于眶隔的软组织炎症；它常继发于邻近结构的感染，如面部、牙齿和眼附件的皮肤组织，或直接来源于穿透性损伤。症状包括眼睑肿胀充血、球结膜水肿，病情严重者眼球活动减少，但无眼球突出。横断面成像可显示眶隔前弥漫性软组织增厚和脂肪组织的受累，有时可以明确感染源（图 37.3）。眶周蜂窝织炎通常以口服抗生素治疗为主。眶周蜂窝织炎致脓肿形成非常罕见，但在此种情况下，眶周边缘出现液体聚集时需要切开、引流（图 37.4）。

眼眶蜂窝织炎

眼眶或眶隔后蜂窝组织炎是一种感染性疾病，影像学表现为眼眶脂肪受累和强化，偶尔也会出现眼外肌炎（图 37.5）。因此，与

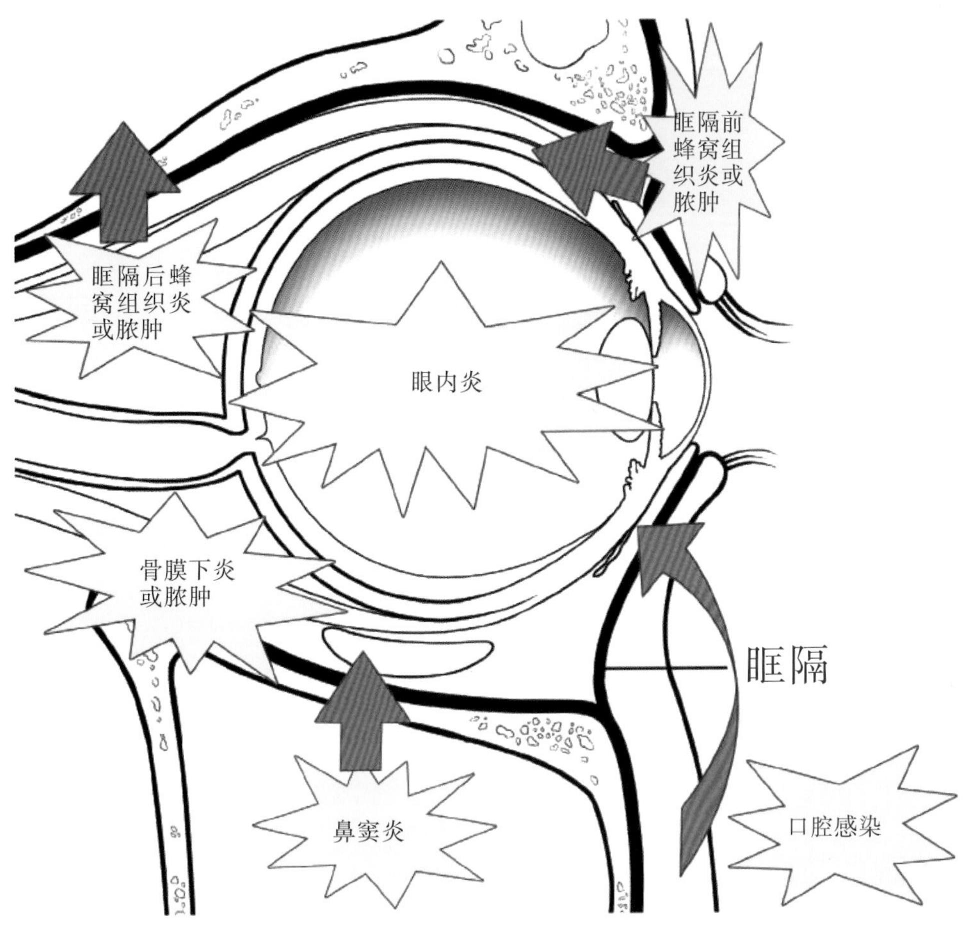

图 37.1　眼眶解剖

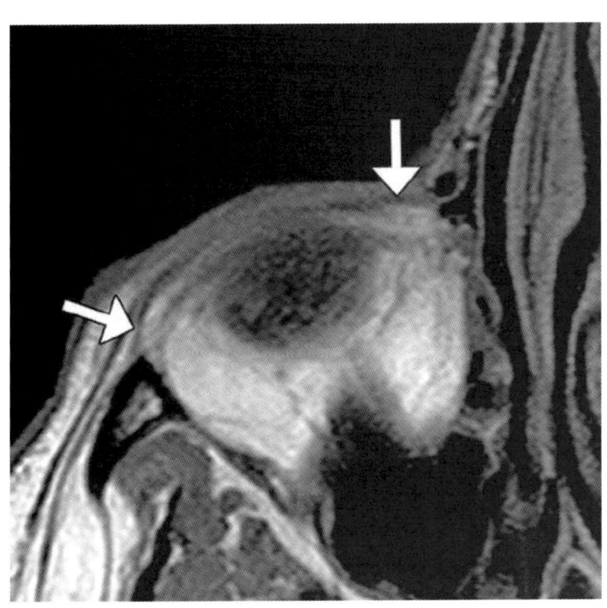

图 37.2　眶隔。T1 加权磁共振成像轴位：低信号线性带从眼眶边缘（箭头）延伸到眼睑，代表眶隔

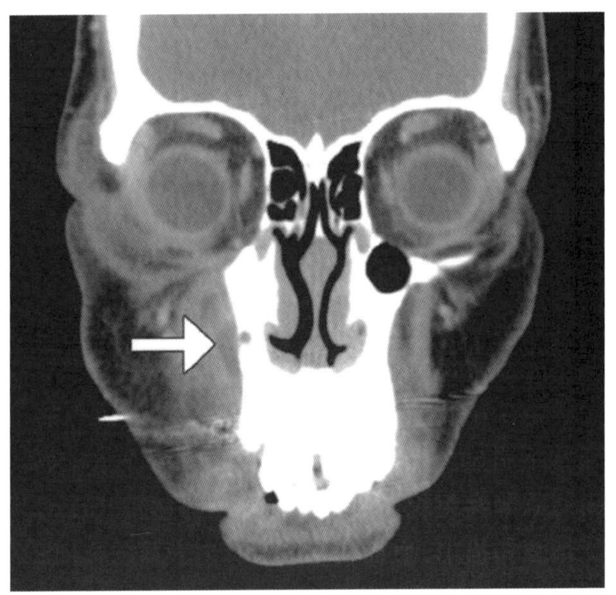

图 37.3　继发于牙齿感染的眶周蜂窝织炎。CT 冠状位图像显示，右上颌齿龈脓肿（箭头）与右上牙龈感染相关，表现为根尖牙周透亮影（未显示）

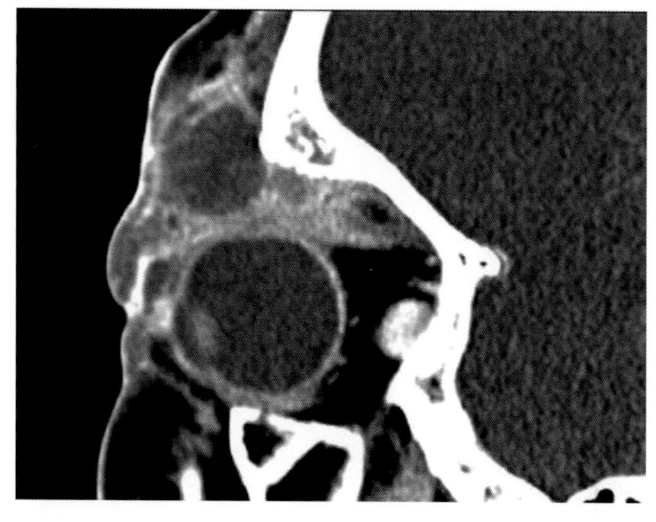

图 37.4 眼眶周围蜂窝织炎合并脓肿。矢状位 CT 增强图像：眶周上部组织中有边缘强化的液体聚集，周围蜂窝织炎延伸至眶内

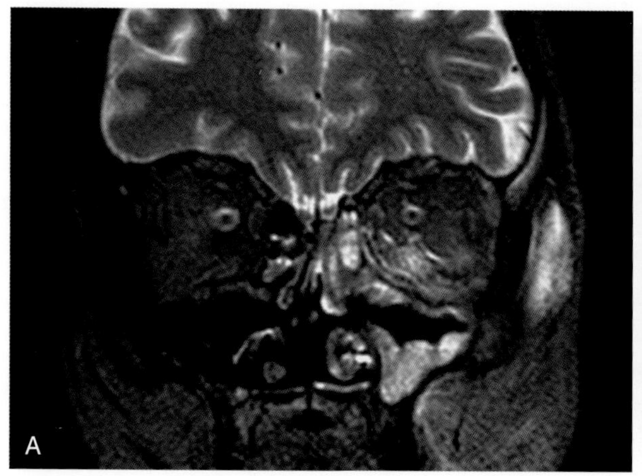

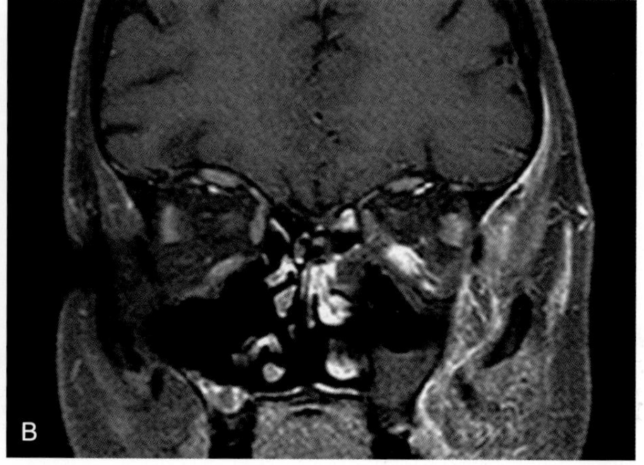

图 37.5 侵袭性真菌性鼻窦炎引起的眼眶蜂窝织炎。脂肪抑制 T2 加权磁共振成像（MRI）冠状位（A）和脂肪抑制增强 T1 加权磁共振成像冠状位（B）显示左侧上颌窦炎、左眼下直肌炎和眼眶脂肪炎症，感染延伸至左侧面部软组织

眶周蜂窝织炎相反，眼眶蜂窝织炎会导致眼球突出。虽然眶隔后蜂窝织炎可由眶隔前感染引起，但最常见的还是由鼻窦炎通过周围血管途径扩散至眼眶所致。因此，在影像上骨质破坏通常不明显。然而，眼上静脉血栓性静脉炎可由眼眶蜂窝组织炎引起并延伸至海绵窦。在对比增强扫描中，血栓表现为血管内充盈缺损（图 37.6）。治疗眼眶蜂窝织炎通常需要静脉注射抗生素，因此临床上认识并描述出这些变化十分重要。如果在 24~48 小时内症状没有改善，患者通常需要进行鼻窦内镜手术和引流。已有眶内脓肿的患者通常需立即进行手术引流。

骨膜下脓肿

眼眶骨膜下脓肿的发生通常与鼻窦炎相关，可由骨膜下蜂窝织炎发展而来，在影像学上表现为邻近骨骼的眼眶脂肪内的异常软组织密度（图 37.7）。另一方面，骨膜下脓肿也可表现为沿眼眶壁的弧形液体聚集，常伴有邻近眼眶脂肪受累（图 37.8）。

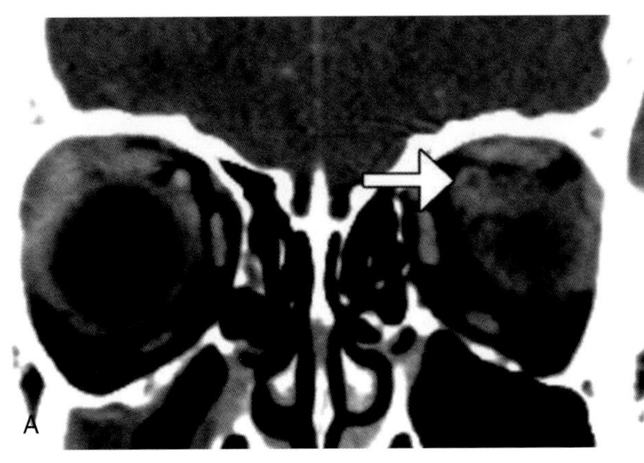

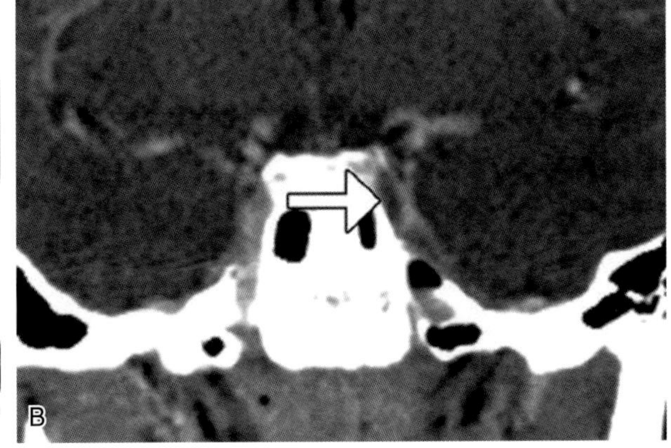

图 37.6　眼眶蜂窝织炎引起的血栓性静脉炎。冠状位 CT 扫描图像（A, B）显示左眼上静脉和左侧海绵窦的充盈缺损（箭头）

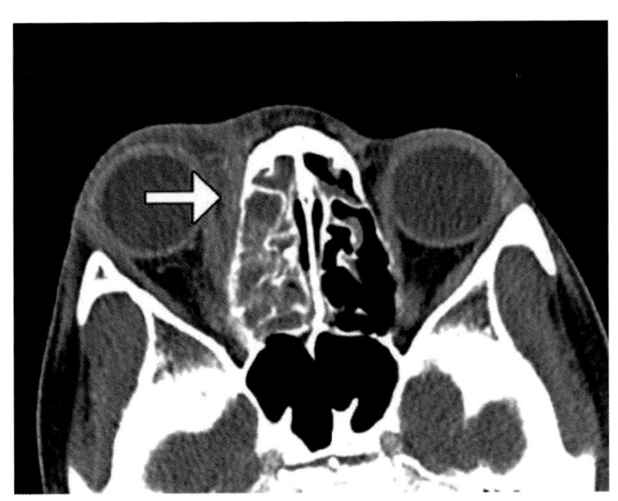

图 37.7　鼻窦炎引起的骨膜下蜂窝织炎。轴位增强 CT 图像：右侧筛窦混杂密度，右侧眶内、外侧异常软组织密度（箭头）

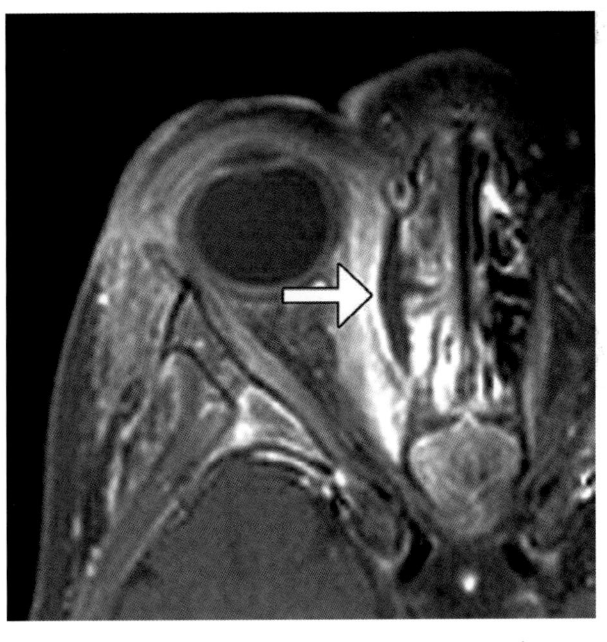

图 37.8　鼻窦炎引起的骨膜下脓肿。CT 轴位图像显示，筛窦炎与右眼眶外中部（箭头）的凸透镜状积液相关，并伴有广泛的眼眶和眶周蜂窝织炎

眶内脓肿

眶内脓肿常并发于眼眶穿透伤、眼眶手术以及血源性感染之后。症状包括眼球突出、球结膜水肿、眼肌麻痹和视力受损。横断面成像通常可显示周围炎症，并有助于观察全身播散的其他病变（图 37.9）。

泪囊炎

泪囊炎是泪囊囊肿的常见并发症，多由鼻泪管阻塞引起。阻塞的原因包括鼻泪管远端先天性再通不完全、结石、肿瘤、放疗、化疗和黏液囊肿。通常临床表现为黏液脓性的分泌物从泪点排出，并伴有结膜炎和蜂窝组织炎。因

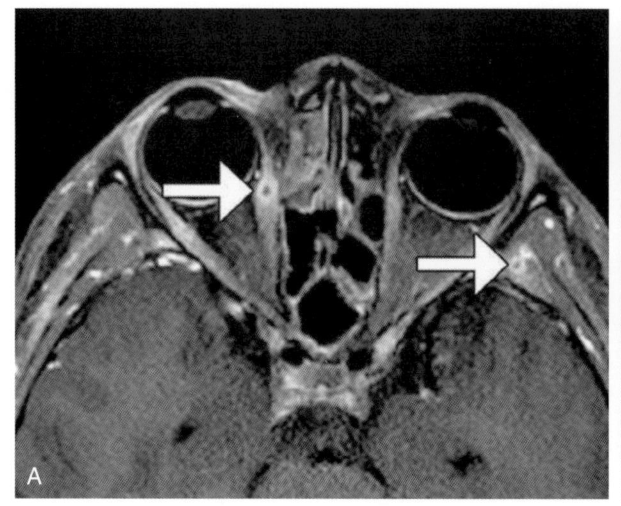

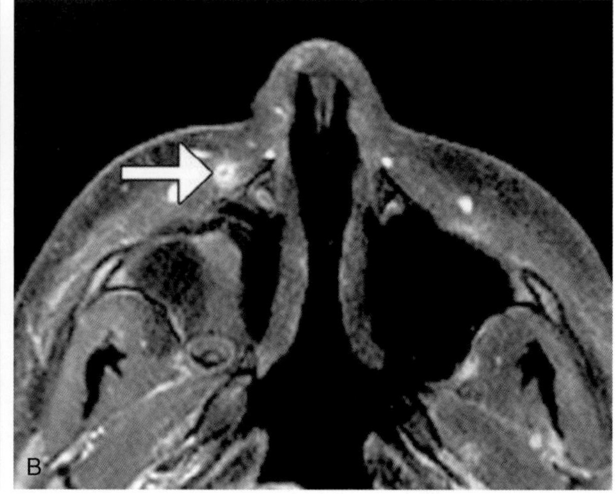

图 37.9 白血病复发患者念珠菌的系统性传播。轴位脂肪抑制增强 T1 加权磁共振图像（A, B）显示右眼内直肌、右侧上唇提肌和左侧颞肌的病变边缘强化（箭头）

此，泪囊炎可以表现为泪囊扩张、其内充满液体，并伴有眼睑内翻（图 37.10）。急性泪囊炎通常使用抗生素治疗，随后根据病情选择是否进行泪囊鼻腔吻合术。

泪腺炎

泪腺炎是一种由细菌感染引起的泪腺炎症，双侧泪腺受累提示可能为病毒感染。影像学上，感染性泪腺炎表现为泪腺肿胀和显著强化（图 37.11）。也可能伴有眶隔前或眶隔后蜂窝织炎。泪腺炎表现为泪腺内液体聚集，当难以治疗时，应考虑到泪腺脓肿形成（图 37.12）。

眼内炎

眼内炎是房水或玻璃体的眼内化脓性炎症，是威胁视力的眼科急症。临床诊断往往具有挑战性，诊断不及时可能会加重视力下降，导致预后不良。CT，尤其 MRI 横断面成像，有助于评估疾病严重程度或提示有无并发症。

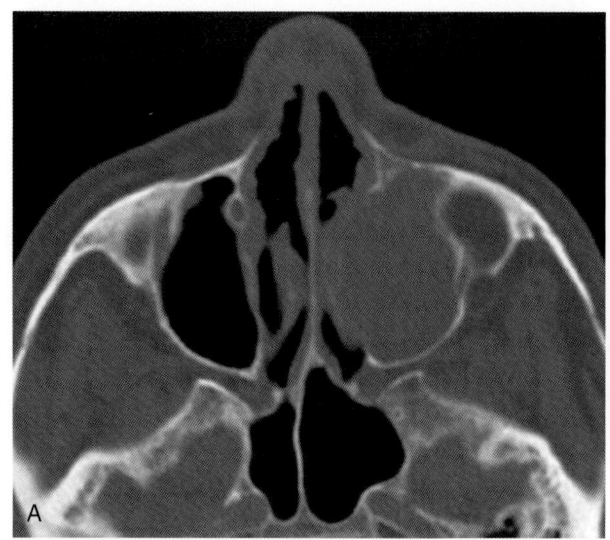

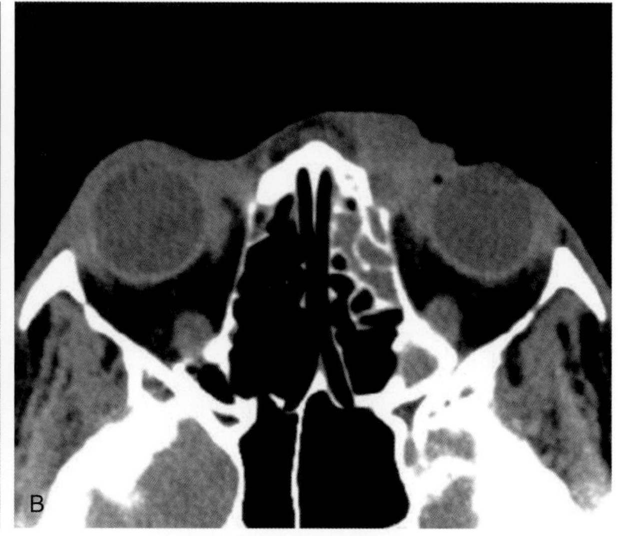

图 37.10 继发于黏液囊肿的泪囊炎。CT 轴位图像（A）显示左侧上颌窦扩大并伴有混杂密度影，压迫鼻泪管。增强轴位 CT（B）显示左侧泪囊扩大和周围炎症

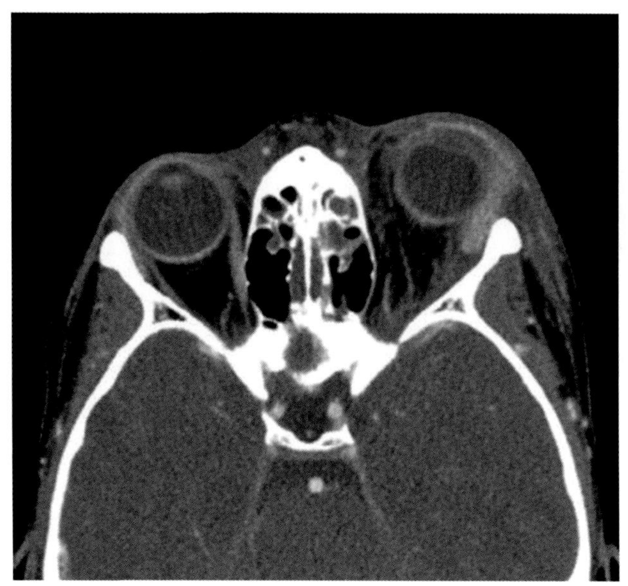

图 37.11　泪腺炎。增强 CT 轴位图像显示左侧泪腺弥漫性肿胀及明显强化，伴有邻近眶隔前蜂窝织炎和结膜炎

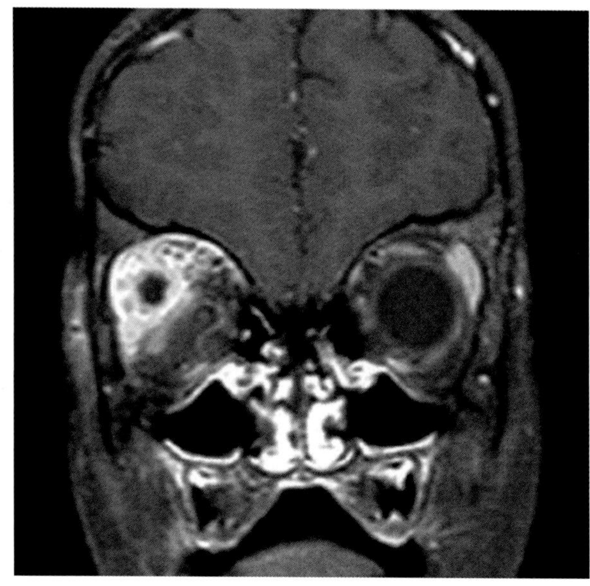

图 37.12　泪腺脓肿。脂肪抑制增强 T1 加权磁共振冠状位成像显示右侧泪腺肿胀、明显强化以及液体聚集，并右侧眶隔后和眶隔前蜂窝织炎以及邻近眶周炎症

影像学上病程早期表现为轻微的角膜增厚，晚期则表现为视网膜 / 脉络膜脱离、玻璃体渗出和球周炎症（图 37.13）。

鉴别诊断

眼眶感染的临床病史和发病病程在影像学诊断中非常重要。然而，并不是所有的临床诊断都很明确，某些疾病可能会被误诊为眼眶感染。下文会通过病例展示几种鉴别诊断。

眶周蜂窝织炎

- 挫伤（图 37.14）
- 过敏性皮炎
- 淋巴组织增生性病变
- 血管畸形
- 丛状或浅表性神经纤维瘤

眼眶蜂窝织炎

- 眼眶炎症综合征（图 37.15）
- 球后出血
- 颈动脉海绵窦瘘
- 淋巴组织增生性病变
- 血管畸形
- 转移性疾病

眶内脓肿

- 眼球囊肿（图 37.16）
- 皮样 / 表皮样囊肿
- 转移性疾病
- 血管畸形

骨膜下脓肿

- 积血（图 37.17）
- 黏液囊肿
- 肉瘤

泪囊炎

- 皮样 / 表皮样囊肿（图 37.18）
- 结膜囊肿
- 血管畸形
- 新生物

泪腺炎

- 结节病（图 37.19）
- 干燥性疾病
- 淋巴增殖性疾病
- 腺样囊性癌

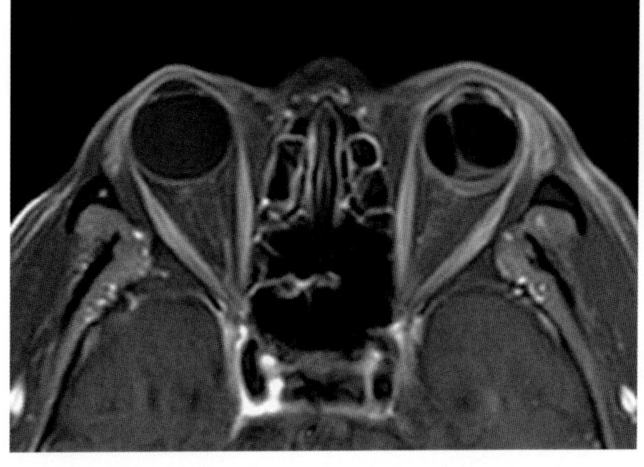

图 37.13 眼内手术后真菌性眼内炎。脂肪抑制增强 T1 加权磁共振轴位成像显示左侧视网膜脱离和弥漫性葡萄膜、巩膜强化，伴有球后巩膜强化

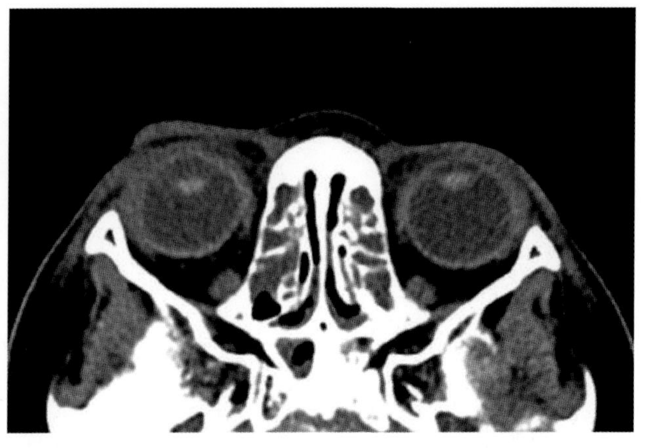

图 37.14 眶隔前挫伤伴眼球破裂。轴位 CT 显示右眼睑肿胀和周围脂肪受累，伴右眼球畸形及前房增宽

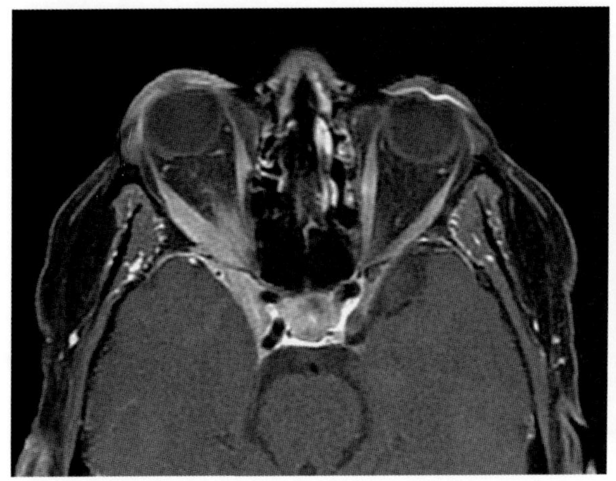

图 37.15 眼眶炎症综合征。脂肪抑制增强 T1 加权磁共振成像轴位显示右侧眶尖肿胀、明显强化，并延伸至海绵窦（Tolosa-Hunt 综合征）。类固醇治疗后症状消失

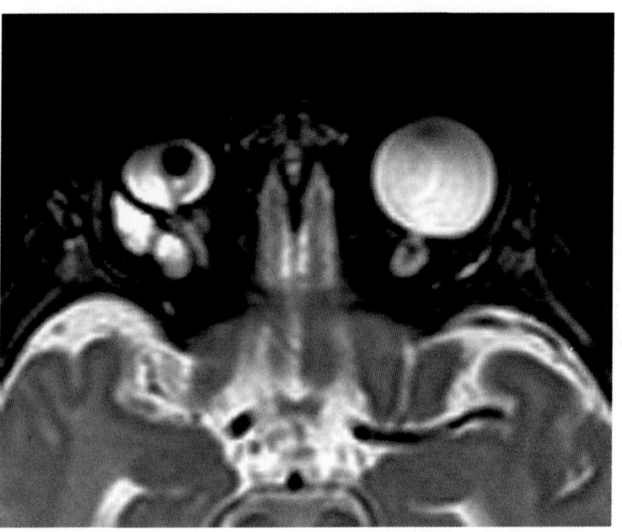

图 37.16 眼球囊肿。轴位 T2 加权像显示右眼球畸形伴球后积液

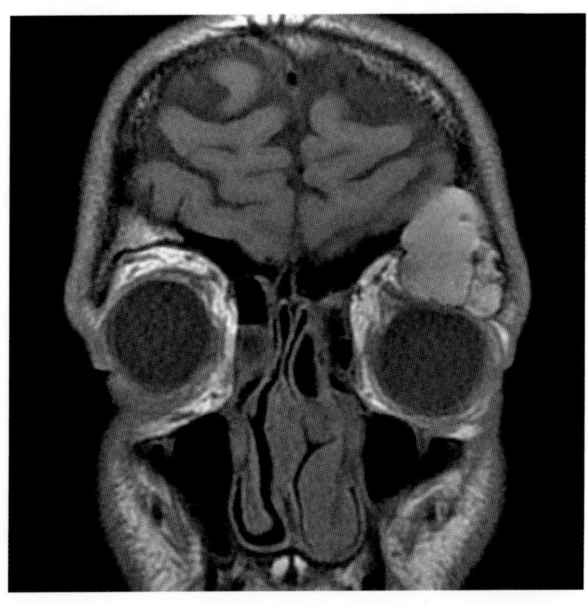

图 37.17 积血。冠状位 T1 加权磁共振成像显示左侧颞上区肌锥外膨胀性肿块。其内 T1 高信号为出血

眼内炎

- 转移性疾病（图 37.20）
- 糖尿病视网膜病变与积液
- 创伤
- 结节病
- 原始玻璃体增生综合征（PHPV）

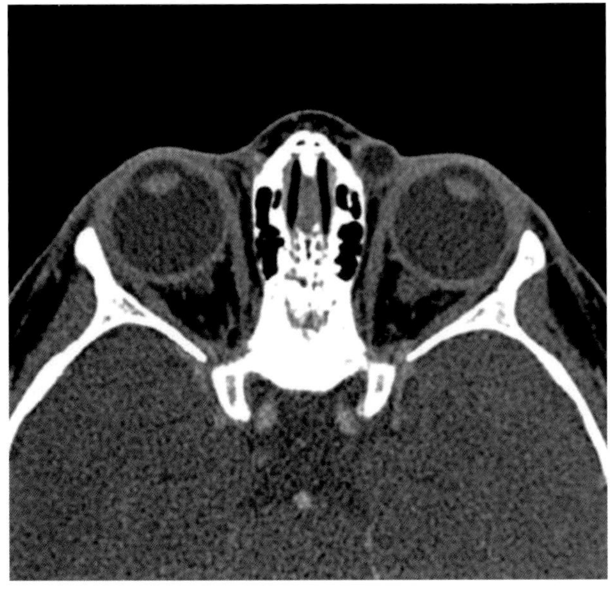

图 37.18 皮样囊肿。轴位 CT：左侧内眦区圆形液体密度影，不伴有周围软组织炎性改变

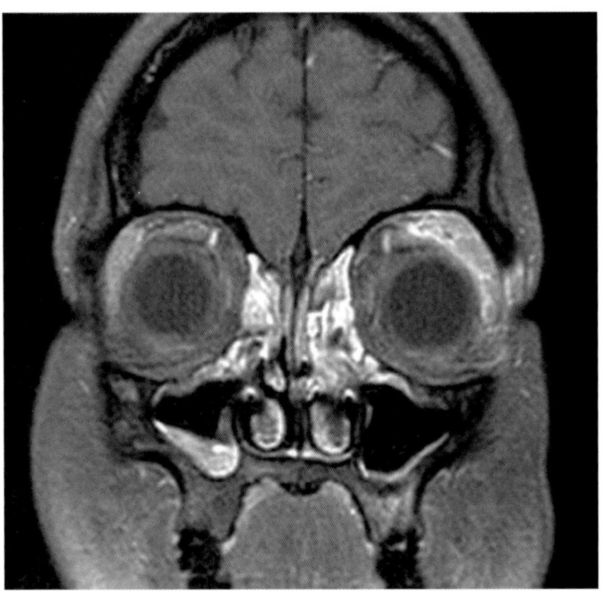

图 37.19 结节病。脂肪抑制增强 T1 加权磁共振成像冠状：左侧泪腺增大，明显强化，弥漫性鼻窦炎

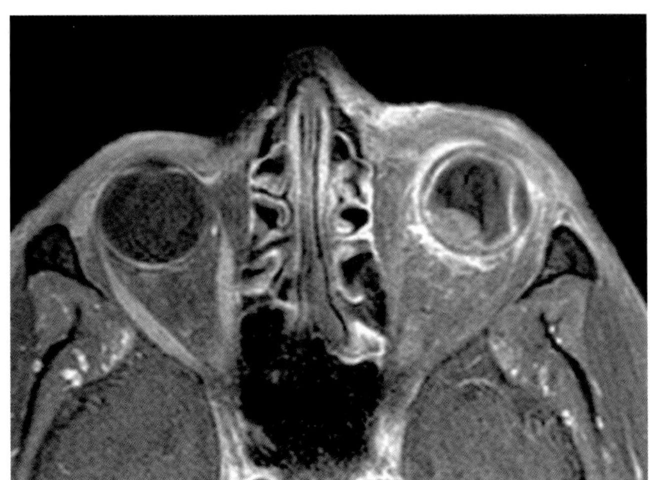

图 37.20 眼内转移。脂肪抑制增强 T1 加权磁共振成像轴位：左眼后部肿块伴脉络膜剥脱。弥漫性眶隔前和眶内强化与近期放疗相关

（陈 文 译；秦 越 审）

拓展阅读

Caruso PA, Watkins LM, Suwansaard P, et al. Odontogenic orbital inflammation: clinical and CT findings–initial observations. Radiology, 2006, 239(1):187–194.

Ginat DT, Glass LR, Yanoga F, et al. Lacrimal gland abscess presenting with preseptal cellulitis depicted on CT. J Ophthalmic Inflamm Infect, 2016, 6(1):1.

Jain A, Rubin PA. Orbital cellulitis in children. Int Ophthalmol Clin, 2001, 41:71–86.

Pereira FJ, Velasco e Cruz AA, Anselmo-Lima WT, et al. Computed tomographic patterns of orbital cellulitis due to sinusitis. Arq Bras Oftalmol, 2006, 69(4):513–518.

38 梨状窝瘘致复发性化脓性甲状腺炎

Daniel T. Ginat，Juan E. Small

引 言

梨状窝瘘致复发性化脓性甲状腺炎非常罕见，是由第三和第四鳃裂异常残余引起。特别是鳃裂畸形伴与咽部相连的窦道，在本身罕见的鳃裂病变中仅占一小部分。与咽部相连的窦道是下咽部菌群传播的管道，通常表现为急性化脓性甲状腺炎和甲状腺脓肿。大多数梨状窝瘘的病例似乎有一个向下延伸的鳃窦，在梨状窝顶端有一个孔。这类患者反复出现颈部感染，常累及左侧甲状腺。因此，有学者认为由第三和第四鳃裂残余引起的异常不符合第三或第四弓瘘的理论途径。第三或第四鳃裂异常的典型病程与梨状窝顶部感染存在差异，导致了与胸腺咽管相关疾病的其他学说。胎儿发育过程中胸腺沿呼吸道下降形成胸腺咽管，它可更准确地解释甲状腺受累感染。因此，梨状窝导管异常很可能是继发于胸腺咽管（第三鳃囊）未完全消失的胚胎残留物。因此，术语“第三鳃窦”可能最适合解释梨状窝顶部有开口的鳃部病变和累及甲状腺的感染（图 38.1，图 38.2）。

时间演变：概述

典型的鳃裂畸形最常见于儿童，很少发生在成人，因此梨状窝瘘致复发性化脓性甲状腺炎典型的临床表现是儿童期反复感染和脓肿形成。需要注意的是，感染通常累及的区域是左侧甲状腺或邻近部位，左侧易受累可能是由于鳃弓血管的发育不对称所致。由于术中未能完全识别潜在的残余瘘管，导致手术清理不彻底，引起反复感染。在术前未发现潜在异常瘘管的

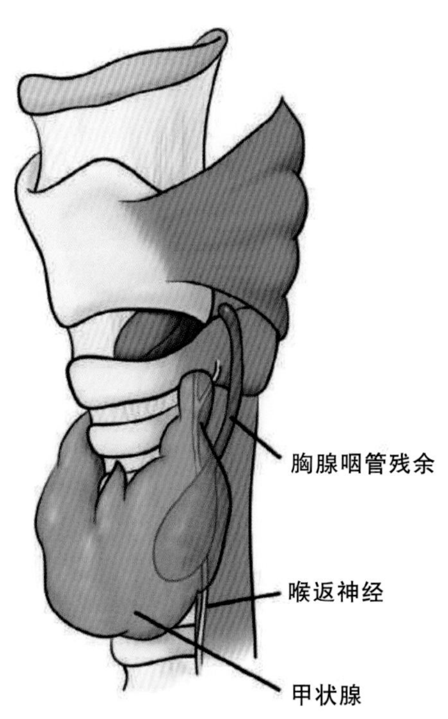

图 38.1 左侧第三鳃窦（胸腺咽管残余）示意图。注意窦道（橙色）与甲状腺以及喉返神经（黄色）的关系。引自 James A, Stewart C, Warrick P, et al. Branchial sinus of the piriform fossa: reappraisal of third and fourth branchial anomalies. Laryngoscope. 2007, 117(11): 1920–1924.

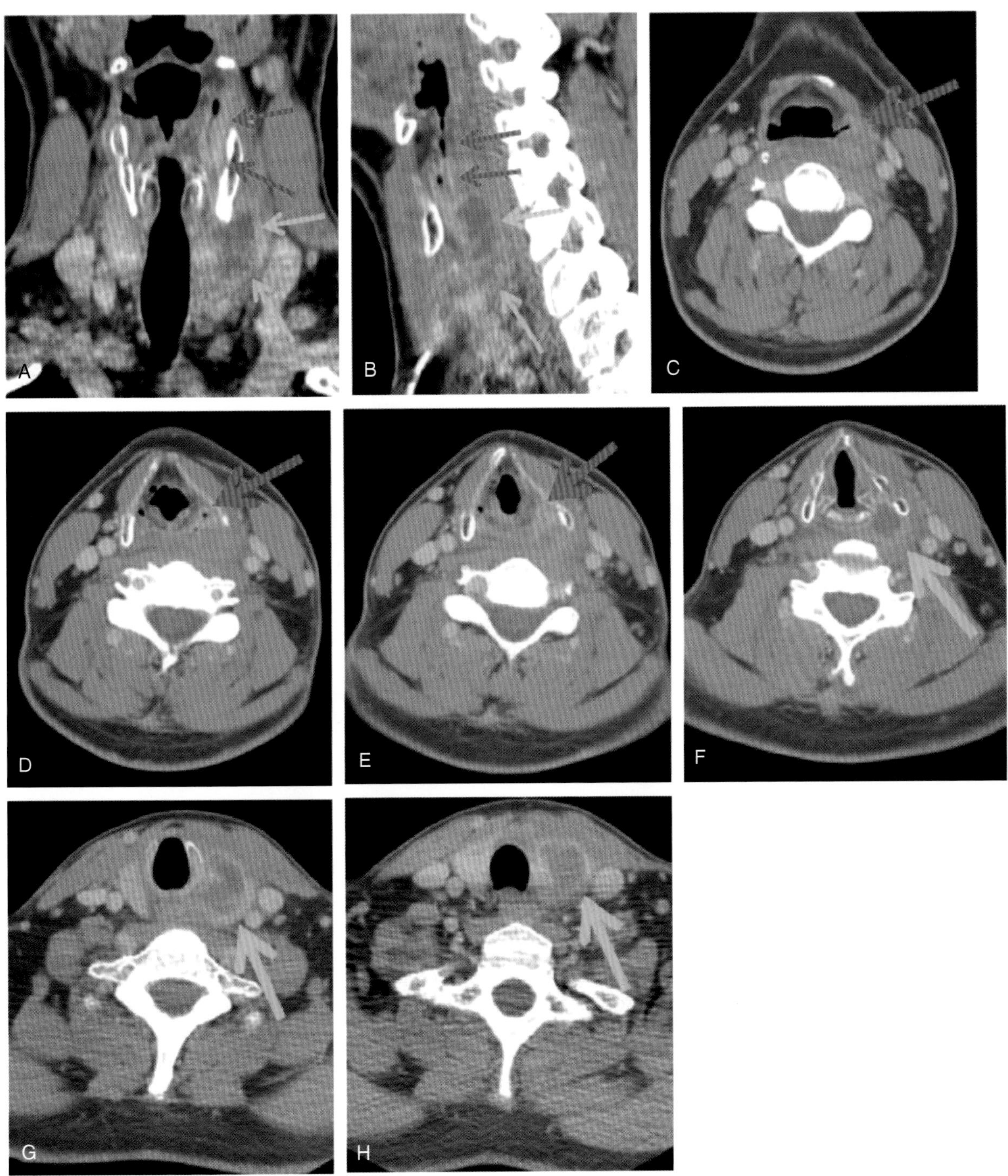

图 38.2　年轻男性，第三鳃窦和化脓性甲状腺炎，左侧颈部疼痛和吞咽困难。颈部冠状位（A）、矢状位（B）和轴位（C~H）增强 CT 图像显示左侧甲状腺脓肿（橙色箭头）。感染性炎症从左侧梨状窝（红色箭头）向下延伸至甲状腺脓肿水平

情况下，原始窦道可能会由于不明切口和引流过程而转化为医源性瘘。

鳃裂畸形合并感染后可表现为囊肿、窦道或瘘管。当梨状窝和左下颈部甲状腺之间发现炎症或脓肿时，应怀疑梨状窝瘘引起的感染（尤其是年轻患者）（图 38.3）。一旦炎症消退，影像学检查可能会发现窦道。儿童患者反复感染的左侧甲状腺内出现气体，高度提示这种疾病。胸腺咽管窦道内积气也应考虑本病。急性炎症消退后，经口腔的瘘管造影有助于显示潜在窦道，提示存在隐形鳃裂畸形。完全切除是降低本病复发的关键因素，因此外科治疗前进行适当的影像学检查确定畸形范围非常重要。如咽镜检查发现梨状窝顶部有窦道开口，外科治疗包括窦道切开和半甲状腺切除术。由于喉返神经通常与窦道紧密相连，因此术中必须注意保护该结构。

鉴别诊断

与梨状窝瘘相关的化脓性甲状腺炎的潜在特征是甲状舌管囊肿感染或炎症。甲状舌管囊肿通常位于带状肌中线的左侧，沿中线延伸至舌骨上方并进入舌根区可能有助于本病诊断（图 38.4）。除此之外，与梨状窝瘘相关的急性化脓性甲状腺炎的主要鉴别诊断是与潜在窦道无关的感染。

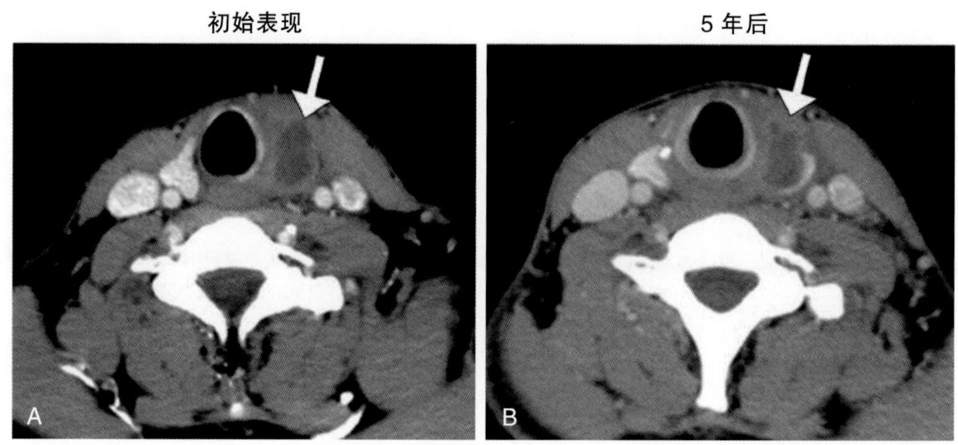

图 38.3 复发性化脓性甲状腺炎的时间演变。初始表现（A）的 CT 增强轴位显示甲状腺左叶的低密度脓肿，并伴有邻近脂肪间隙受累。5 年后复发（B），增强 CT 轴位显示甲状腺左叶脓肿复发，表现与首次 CT 几乎相同

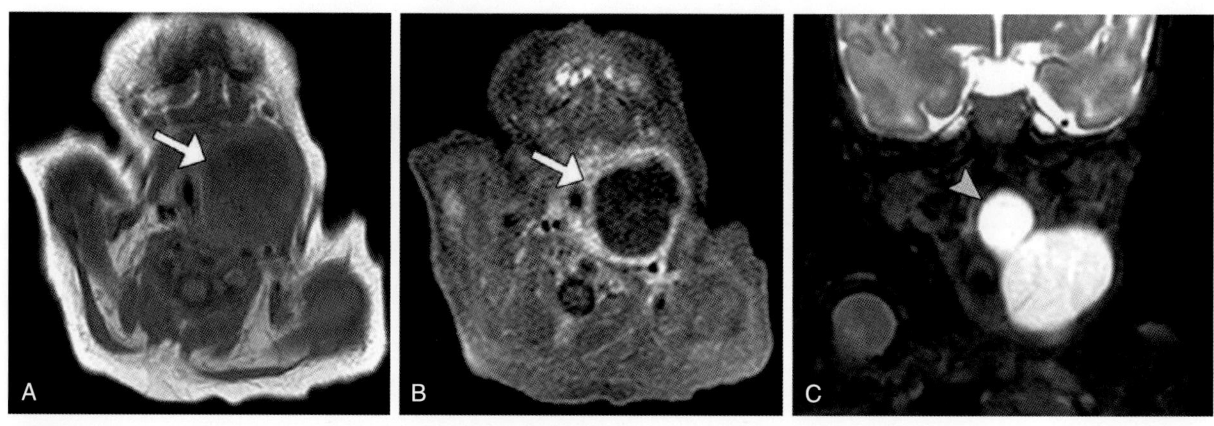

图 38.4 甲状舌管囊肿感染。轴位 T1（A）、脂肪抑制增强 T1（B）和冠状位脂肪抑制 T2（C）磁共振图像显示甲状腺水平左侧颈部间隙边缘强化的囊性病灶（箭头），延伸至舌根（箭头；C）

急性化脓性甲状腺炎在临床上并不常见，主要是由于甲状腺抵抗细菌感染的能力较弱。在下颈部，由于穿透性异物损伤，感染更易发生于颈部间隙（图 38.5）和颈后三角，并且继发化脓性淋巴结炎（图 38.6）。对于持续性颈前病变的患者，如排除本病需考虑肿瘤性病变，如发现相关钙化则提示甲状腺乳头状癌的诊断（图 38.7）。

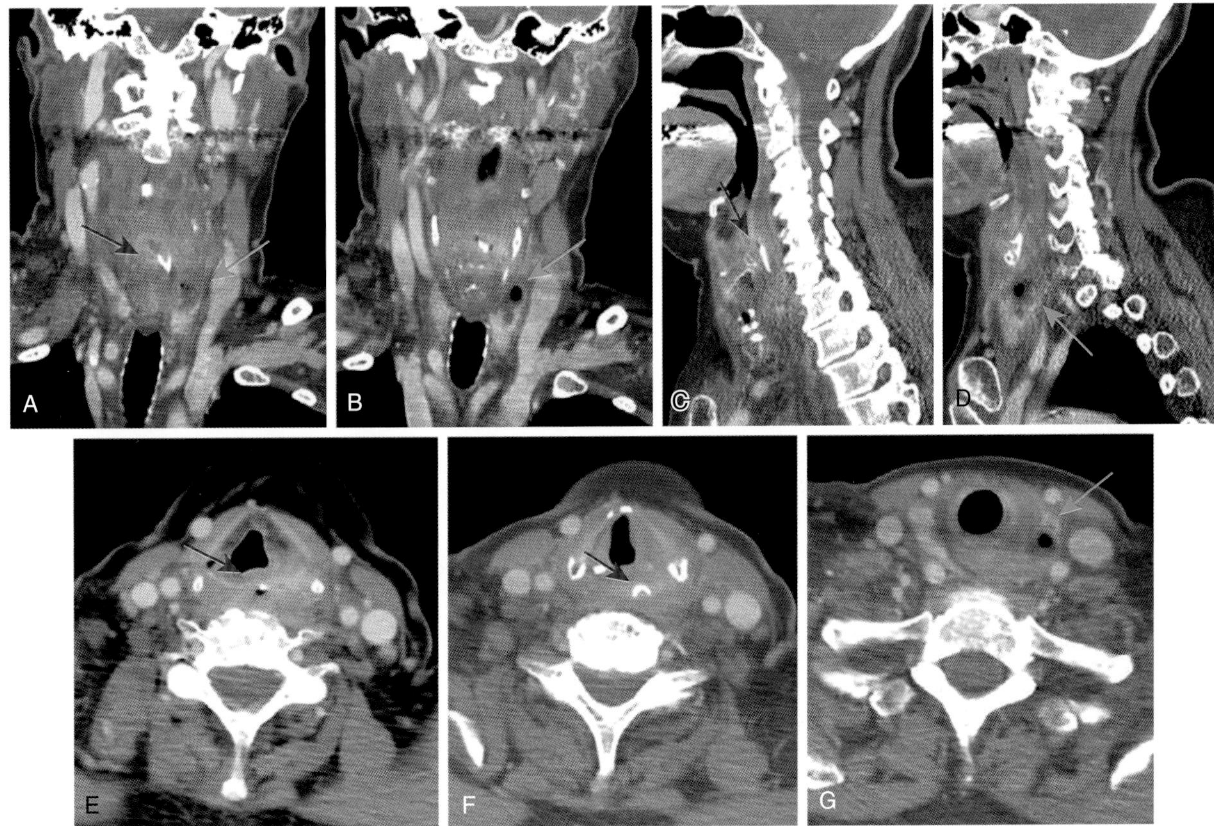

图 38.5　梨状窝异物。80 岁女性患者，误吞鸡骨 5d 后出现咽喉部疼痛不适，逐渐加重，近日发热，实验室检查示白细胞增多。（A~G）冠状位、轴位和矢状位 CT 显示左侧梨状窝下方残留的鸡骨碎片，致颈部含气脓肿，累及甲状腺左叶

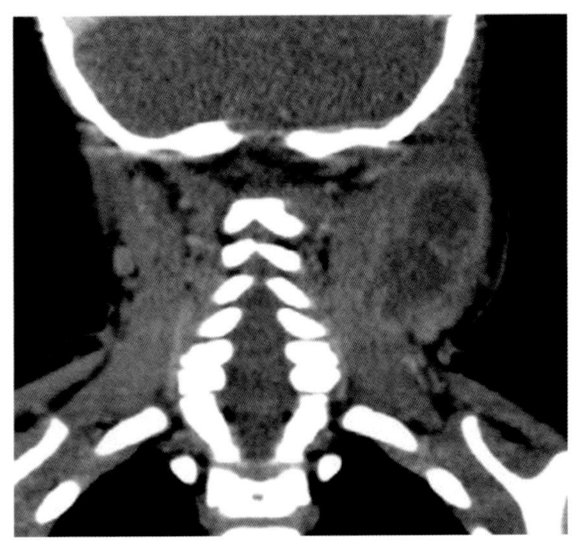

图 38.6　化脓性颈部淋巴结炎。儿童，发热和左颈部肿大，增强 CT 扫描冠状位显示左侧颈后三角区环形强化的肿大淋巴结

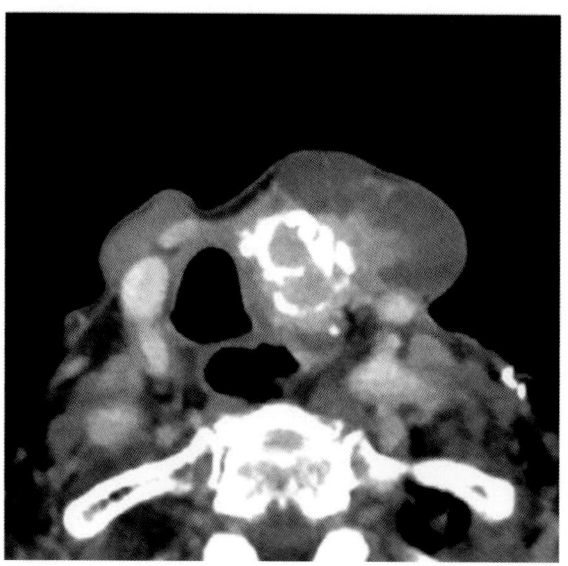

图 38.7 甲状腺乳头状癌。增强 CT 扫描轴位显示甲状腺左侧叶浸润性混合囊实性肿块，伴有左侧叶钙化

（陈 文 译；秦 越 审）

拓展阅读

Bar-Ziv J, Slasky BS, Sichel JY, et al. Branchial pouch sinus tract from the piriform fossa causing acute suppurative thyroiditis, neck abscess, or both: CT appearance and the use of air as a contrast agent. AJR Am J Roentgenol, 1996, 167(6):1569–1572.

James A, Stewart C, Warrick P, et al. Branchial sinus of the piriform fossa: reappraisal of third and fourth branchial anomalies. Laryngoscope, 2007, 117(11):1920–1924.

Kruijff S, Sywak MS, Sidhu SB, et al. Thyroidal abscesses in third and fourth branchial anomalies: not only a paediatric diagnosis. ANZ J Surg, 2015, 85(7–8):578–581. doi:10.1111/ans.12576. [Epub 2014 Mar 27].

Park SW, Han MH, Sung MH, et al. Neck infection associated with pyriform sinus fistula: imaging findings. AJNR Am J Neuroradiol, 2000, 21(5):817–822.

Thomas B, Shroff M, Forte V, et al. Revisiting imaging features and the embryologic basis of third and fourth branchial anomalies. AJNR Am J Neuroradiol, 2010, 31(4):755–760. doi:10.3174/ajnr.A1902. [Epub 2009 Dec 10].

Tovi F, Gatot A, Bar-Ziv J, et al. Recurrent suppurative thyroiditis due to fourth branchial pouch sinus. Int J Pediatr Otorhinolaryngol, 1985, 9(1):89–96.

39 甲状腺相关眼病

Pauley Chea，Emily Rutan，Philip D. Kousoubris，Suzanne K. Freitag

引　言

甲状腺相关眼病（TAO）、甲状腺眼病（TED）、甲状腺功能障碍和 Graves 眼病都是指导致眼眶脂肪增多的自身免疫性疾病，但机制不明。据统计，40% 的 Graves 病患者会发展为甲状腺相关眼病 [1]。高达 20% 的甲状腺眼病患者同时被诊断为 Graves 病 [2]。甲状腺相关眼病最常见于中年女性，与 Graves 病相似。该病严重程度各不相同，从轻微干眼症到严重威胁视力的视神经病变。发病年龄较晚、Graves 甲亢病程时间较长、吸烟与甲状腺眼病风险增加相关 [3-4]。患者可出现外观变化，如眼球突出和眼睑退缩。临床上明显的甲状腺眼病（眼球突出和眼睑退缩）发病可能早于临床甲状腺功能亢进 [5]。一小部分被诊断为甲状腺相关眼病并甲状腺功能正常的患者，在几个月或几年后可发展为 Graves 病。虽然甲状腺相关眼病在体格检查中较明显，但影像学检查可提示 Graves 眼病的初步诊断，并有助于计划手术减压。典型的影像学表现包括继发于眼外肌（EOM）增粗和眼眶大量脂肪增多的眼球突出 [6]。据报道，70% 的患者在没有明显临床眼部受累的情况下出现眼外肌增粗 [7-8]。因此，影像学可检测到的疾病预示着潜在的 Graves 病。

演变：概述

图 39.1 和图 39.2 显示了甲状腺相关眼眶切开术的解剖和演变。表 39.1 概述了其特征。

时间演变

Rundle 首先绘制了甲状腺相关眼病的发展过程，量化为以毫米为单位测量的“眼球突出”与时间的关系，该图称为 Rundle 曲线 [9]。临床常用该曲线图作为粗略预测疾病进程的工具。Rundle 对两例患者进行为期 30 个月的眼球突出度测量后，使用曲线图描述疾病对应的严重程度。在 10 到 15 个月时，Rundle 发现患者双侧眼球突出达到峰值，标志着疾病从活动期向非活动期开始转变，至 30 个月时减退到接近病前状态，此时为非活动期（图 39.3）。

Graves 眼病的特征性表现是眼外肌受累，可单侧或双侧，通常为不对称的肌腹增粗，而肌腱正常。最常受累的眼外肌包括下直肌、内直肌、上直肌和外直肌，下斜肌和上斜肌也可受累。最常受累的眶肌是上睑提肌，其增粗的特征与上眼睑退缩有关 [10]。疾病早期，眼外肌表现为梭形外观、边界清晰的纺锤状增粗。眼外肌的增粗及其弹性减弱可导致限制性斜视。随着时间的推移，眼外肌增粗速度减慢（图 39.2，图 39.4）。早期的组织学检查提示，正

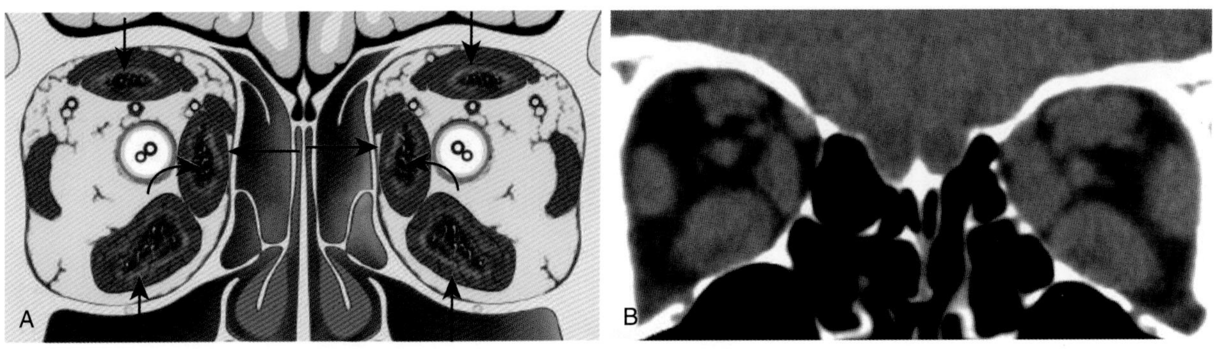

图 39.1 冠状位解剖图（A）和同一水平 CT 平扫（B）可见增粗的眼外肌。眼外肌受累频率由高到低如下：下直肌、内直肌、上直肌以及最少见的外直肌，最常受累的眶肌是上睑提肌

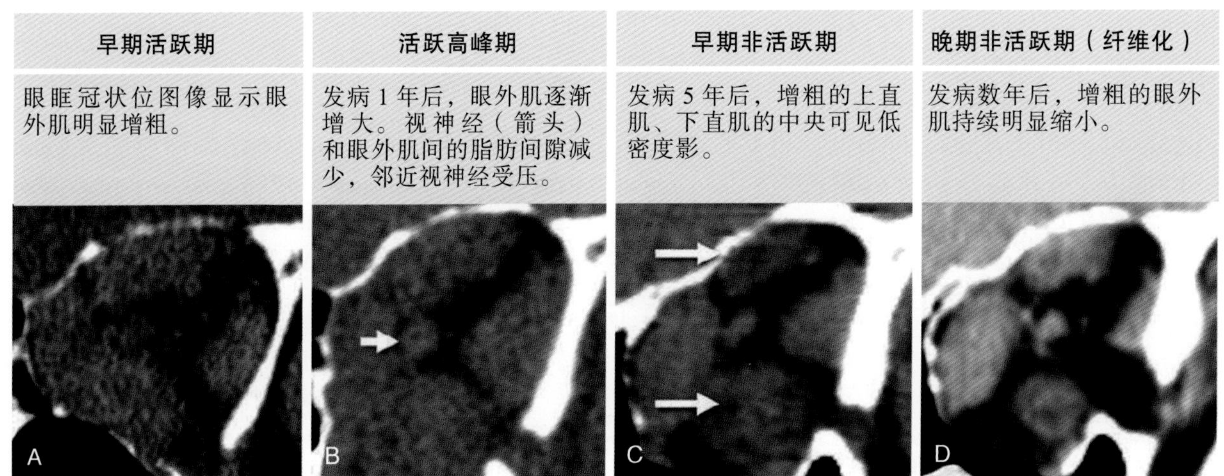

早期活跃期
眼眶冠状位图像显示眼外肌明显增粗。
活跃高峰期
发病 1 年后，眼外肌逐渐增大。视神经（箭头）和眼外肌间的脂肪间隙减少，邻近视神经受压。
早期非活跃期
发病 5 年后，增粗的上直肌、下直肌的中央可见低密度影。
晚期非活跃期（纤维化）
发病数年后，增粗的眼外肌持续明显缩小。
A
B
C
D

图 39.2 甲状腺眼病的演变。眼外肌增粗从早期活跃期（A）开始，在 10~15 个月的活跃高峰期（B）达到最大值，随即进入非活动阶段（C），此期眼外肌体积缩小、密度减低，最终达到晚期纤维化，眼外肌体积进一步缩小（D）

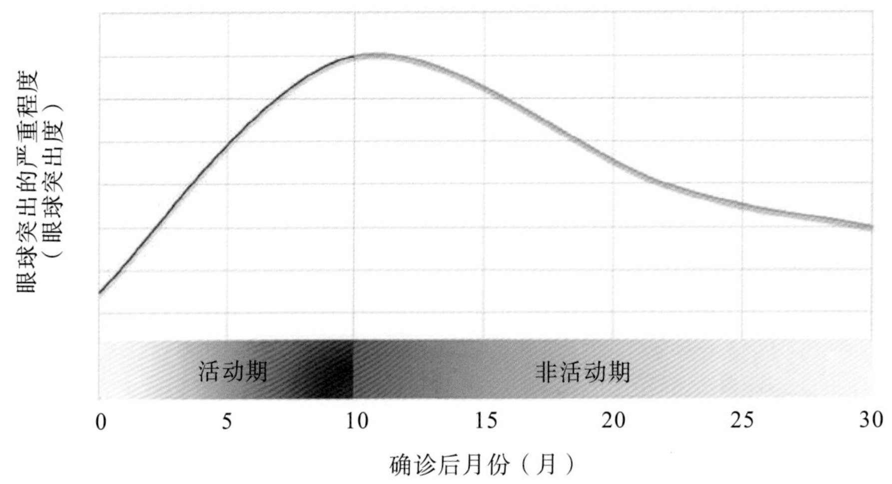

图 39.3 绘制 Rundle 曲线。Rundle 对两例眼球突出患者进行随访并于 1945 年发表结果。Rundle 测量每位患者单侧眼球的眼球突出度，发现在 10 到 15 个月时患者双侧眼球突出达到峰值，至非活动期减退到接近病前状态

常肌纤维被炎性白细胞、眼眶成纤维细胞和亲水性黏多糖浸润导致眼肌密度减低[11-13]。透明质酸是眼外肌密度减低的主要原因。透明质酸是一种非脂肪性低密度物质，晚期可发展至纤维化[14]。影像学上表现为肌肉总量减少（图 39.2，图 39.4）。

表 39.1　甲状腺相关眼病概述

人口学资料	女性：40~50 岁
	危险因素：吸烟
基础疾病过程	自身免疫性甲状腺疾病
关键影像特征	眼外肌肌腹增粗，肌腱正常
	后期眼外肌密度减低
	纤维化晚期肌肉体积正常
变化	无眼外肌增粗的眼眶脂肪增多
并发症	限制性肌病
	占位效应 / 眼球突出
	角膜溃疡
	视神经受压 / 失明
治疗	皮质类固醇，外光束辐射
	威胁视力的疾病：外科减压术
鉴别诊断	眼眶炎性假瘤
	感染（最常见的眼眶疾病过程）
	淋巴瘤
	转移瘤
	结节病

磁共振成像（MRI）、超声、彩色多普勒超声和核素扫描是评估疾病分期的临床补充方法。水肿的眼外肌在 MRI T2 加权序列上呈高信号，提示疾病处于活动期。

在甲状腺眼病晚期，随着眼外肌纤维化，MRI T2 序列信号减低。在疾病的活动期，超声检查时水肿显示低回声，而纤维化的眼外肌呈不规则的高回声[15]。彩色多普勒超声应用虽少，但可显示活动期眼动脉血流增加。奥曲肽扫描由于缺乏特异性而不常用，可以显示在疾病早期阶段眼眶淋巴细胞增加导致的生长抑素表达增加和活动性 / 炎症肌肉摄取增加[16]。总之，在指导治疗时，影像学分期次于临床评估。目前有几种分类系统，其中使用最广泛的两种是 VISA（视力、炎症、斜视和外观）和 EUGOGO（欧洲 Graves 眼病组）[17-18]。

发病机制：深入阐述

目前认为，眼眶成纤维细胞是导致甲状腺眼病独特的眼眶软组织转化的主要细胞类型[13, 19-20]。根据现有证据，细胞表面自身抗原的可变表达和炎症细胞因子暴露的差异等因素是甲状腺眼病不同表型的原因。研究表明，眼眶成纤维细胞表达的促甲状腺激素受体（TSHR）是一种表达在功能正常的甲状腺细胞上的生理抗原。TSH 受体自身抗体（TRAb）

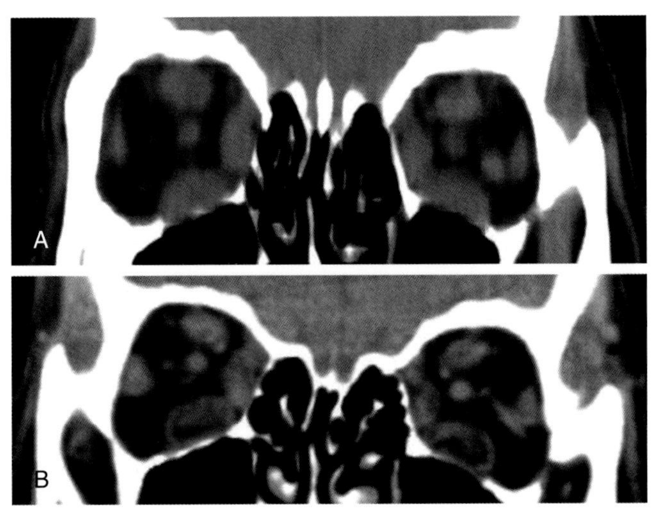

图 39.4　78 岁男性患者，甲状腺相关眼病（TAO）。（A）冠状位 CT 图像示下直肌和内直肌增粗，与早期甲状腺相关眼病一致。此阶段，双侧下直肌（箭头）密度正常。（B）11 年后复查，下直肌肌腹密度减低

可以激活甲状腺细胞（Graves）和眼眶成纤维细胞（TAO）。在目前已知途径的最后一步，B 细胞产生 TSH 受体自身抗体，与眼眶成纤维细胞上表达的甲状腺激素受体相互作用，最终导致眼眶软组织肿胀（图 39.5）[13]。

目前的文献阐述了在甲状腺相关眼病中表型变化的可能机制：即眼外肌增粗或脂肪增多占主导地位[6, 20]。老年患者（> 40 岁）以眼外肌增粗为主，而年轻患者（< 40 岁）以脂肪增多为主。有研究认为，该表型可能与观察病程的时间点有关。眼外肌增粗往往发生在病程早期，发病超过 1 年则与眼眶脂肪增多有关[6, 22]。单纯脂肪增多仍然很难用于解释本病。目前，结缔组织细胞表面抗原 Thy1 的存在与眼眶成纤维细胞透明质酸的产生有关，导致特征性的眼外肌增粗[6]。Thy1 的缺失与脂肪的形成有关（图 39.6，图 39.7）。眼眶过氧化物酶体增殖物激活物受体 -γ（PPARγ）的表达增加和接触抗糖尿病药物噻唑烷二酮类的 PPARγ 激动剂与促进脂肪生成有关[23-24]。曾行减压术患者的眼眶脂肪样本显示血管内皮生长因子表达增加、新生血管增加和淋巴管生成[25]。体外模型证实吸烟与脂肪增殖高度相关[4]，Cawood 等人在 10 例行手术减压的甲状腺相关眼病患者的成脂培养基中培养眼眶成纤维细胞，发现体外暴露于香烟烟雾提取物以剂量依赖的方式增加了脂肪的形成，表明吸烟与甲状腺相关眼病的严重程度也具有相关性[26]。

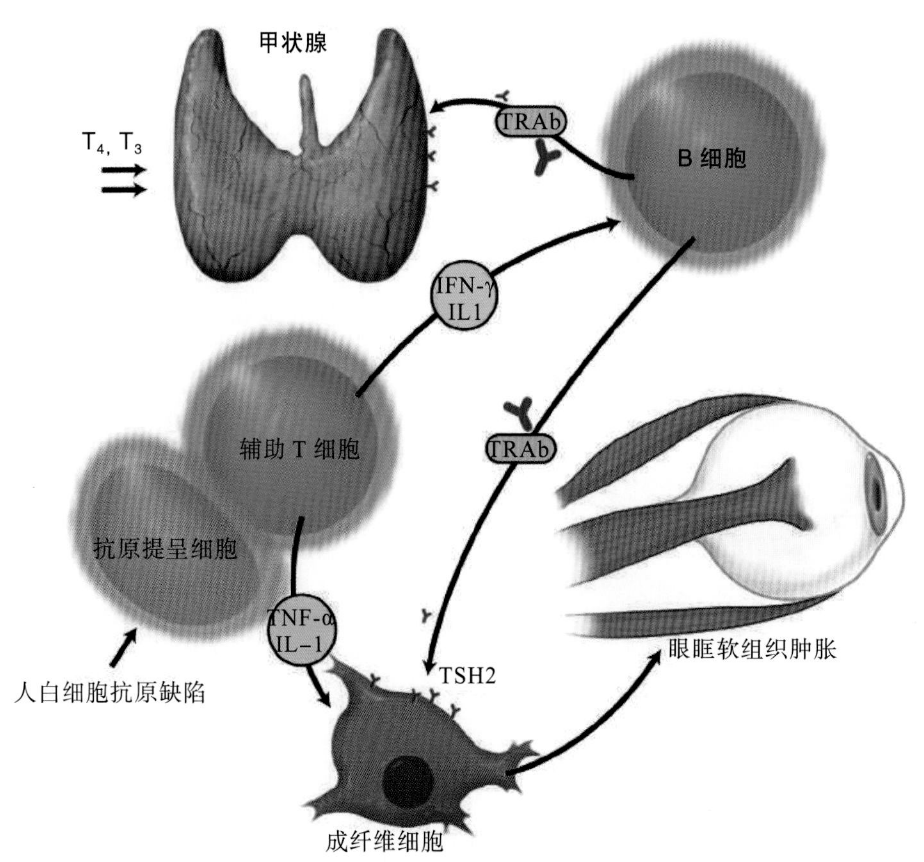

图 39.5 发病机制。目前研究表明，人类白细胞抗原缺陷可能导致免疫调节辅助性 T 淋巴细胞的抑制减少。辅助 T 细胞分泌的细胞因子为 B 细胞释放促甲状腺激素受体抗体（TRAb）提供初始激活。由 B 细胞分泌的 TSH 受体自身抗体与眼眶成纤维细胞表面受体结合，启动炎症反应，导致眼眶软组织肿胀。IFN-γ：γ 干扰素；IL-1：白细胞介素 -1；TNF-α：肿瘤坏死因子 -α

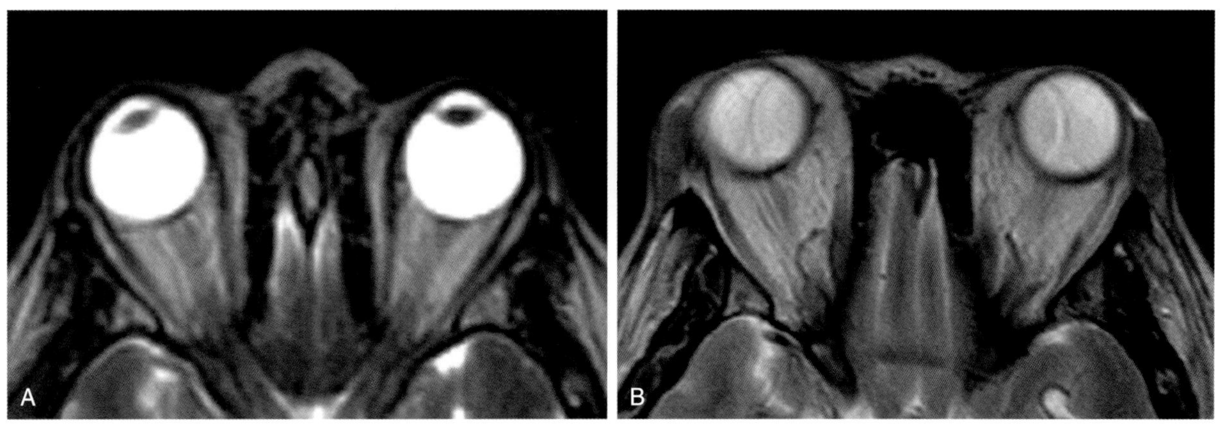

图 39.6　女性患者，Graves 病患者眼眶轴位 T2 磁共振（MRI）。（A）33 岁时眼眶影像学未见异常，无眼外肌增粗或眼眶脂肪增多。（B）41 岁时，MRI 显示新发的眶后脂肪增多导致眼球突出

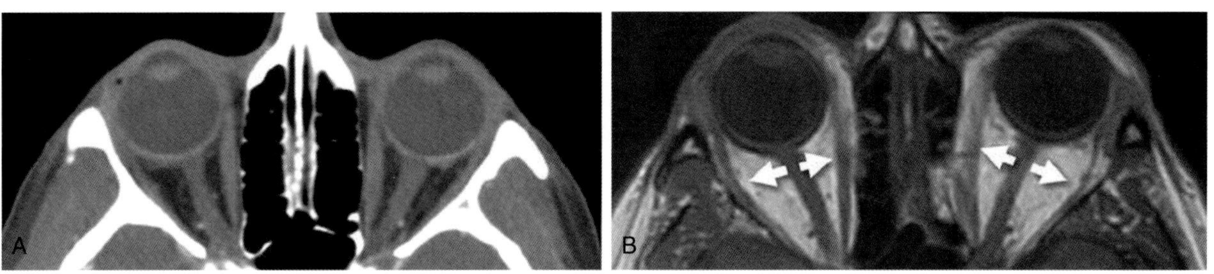

图 39.7　女性患者，眼眶水平轴位 CT（A）和轴位 T2 磁共振图像（MRI）（B）。（A）43 岁时，眼眶 CT 扫描未见异常。（B）55 岁时，诊断为 Graves 病，MRI 显示新发眶后脂肪增多引起眼球突出，内直肌和外直肌因内侧脂肪增多的占位效应而向外移位（箭头）

这两种形式的甲状腺相关眼病都会影响到视力。理论上，在一部分患者中，引流静脉受损会增加炎症细胞和细胞因子的聚积，导致成纤维细胞的快速激活、糖胺聚糖的产生和（或）快速的脂肪生成[20]。这可能是眼外肌增粗或脂肪增多导致视力变化的一种机制。由于对相关机制的了解不深，很难预测疾病进程是潜伏期还是加速期。

如果病情严重且未经治疗，眶尖水平的视神经受压会导致高达 5% 的患者失明。目前认为定量的影像学研究可预测视神经病变风险，有助于手术干预时机的选择。例如，眼外肌直径指数（MDI）、眶尖视神经受压程度以及神经周围脂肪减少的程度。眼外肌直径指数是指计算肌肉宽度的总和[27]，当其为 32~42mm 则强烈提示 Graves 眼病患者的视神经病变，而 21~32mm 是临界值。视神经眶尖受压程度也有助于预测视神经病变[18]。分级是由神经周围脂肪减少的量决定，从 0 级（无消退）到 3 级（> 50% 消退）[18,27]。

如 Rundle 曲线所示，甲状腺相关眼病的进展是有时间限制的，大多数患者在 1~2 年后病情稳定[9]。许多眼眶和眶周的变化并不能恢复到发病前的状态。目前还没有针对 Graves 眼病的靶向治疗方法。因此，通常进行保守和支持治疗。口服或静脉注射皮质类固醇的非特异性免疫抑制是一种主要的治疗方法，以及低剂量的外照射。然而，这些治疗方法尚有一定的风险和副作用。因此，如何选择治疗方法取决于患者的获益大于损伤。尽管经过了近 200 年的医学观察和研究，人们对甲状腺相关眼病仍然知之甚少。

变化：单纯眼眶脂肪增多

虽然眼外肌增粗是 Graves 眼病的特征性表现[6]，但眼外肌正常时，也会出现眶内和眶外脂肪增多，常伴有眶缘前方的脂肪脱垂。部分患者可同时出现眼外肌增粗和眼眶脂肪增多。一项对 39 例未经治疗的甲状腺相关眼病患者 CT 成像的纵向研究显示，随着疾病持续时间的延长（＞1 年），眼眶脂肪与眼眶体积的比率增加[22]。

变化：泪腺

研究表明，泪腺细胞表面甲状腺受体（自身抗体靶点）的存在在一定程度上解释了这种现象。甲状腺相关眼病的泪腺受累会导致泪液产生和分泌受损，最终导致眼表损伤（图 39.8）[28]。

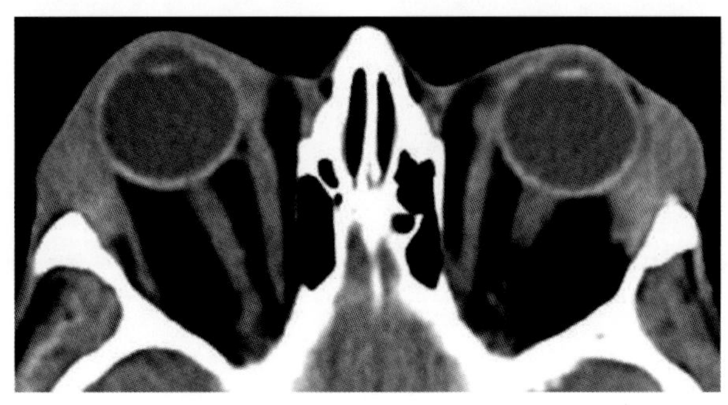

图 39.8 泪腺水平轴位 CT。泪腺呈双侧弥漫性、对称性增大，无眼外肌增粗或眼眶脂肪增多

治疗：减压

损伤视力的并发症，如角膜暴露时间延长和压迫性视神经病变，可通过手术减压治疗，其中可能包括切除内壁、外壁或下壁，在某些情况下可采用三壁联合入路的方法（图 39.9）[29-30]。手术干预的其他指征包括复视和美容[31]。

鉴别诊断

Graves 眼病的鉴别诊断包括特发性眼眶炎性假瘤、淋巴瘤、结节病、眼眶蜂窝织炎和转移性疾病。最常见的疾病发生与感染相关[8]。

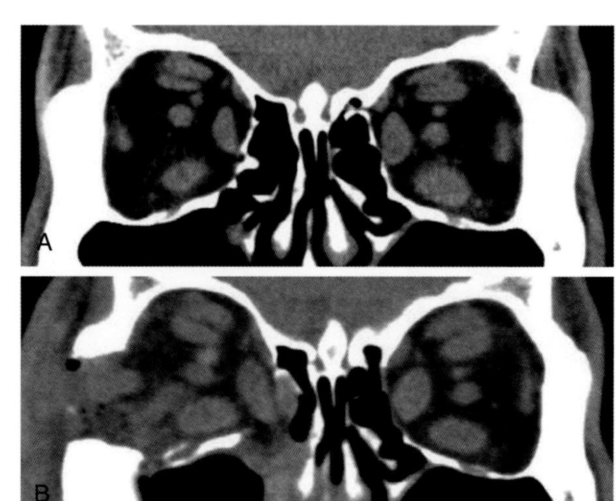

图 39.9 Graves 眼病患者，右眶内侧壁、下壁、外侧壁减压术后，眼眶水平冠状 CT 扫描。减压前（A）和减压后（B，初次扫描后 7 个月），眼外肌持续增粗，提示眼眶减压术是在疾病活动期进行

眼眶炎性假瘤

眼眶炎性假瘤是一种良性特发性炎性疾病，与 IgG4 相关疾病家族相关，占眼眶病变的 6%[32]。与 Graves 眼病不同，成年人典型的表现为突然发作的眼眶疼痛和眼球突出，而 Graves 眼病是典型的无痛性眼病。炎性假瘤最常见的是单侧发病，累及外直肌（图 39.10）。此外，与 Graves 眼病不同的是，炎性假瘤常出现肌腱受累。CT 增强可呈中度强化。由于纤维化，MRI T2 加权序列上表现为低信号，而不是急性甲状腺相关眼病的高信号（水肿）。Graves 眼病的主要鉴别点见表 39.2。

表 39.2 甲状腺眼病与眼眶炎性假瘤的主要临床和影像学差异

甲状腺（Graves）眼病	眼眶炎性假瘤
双侧	单侧（成人）
无痛的	有痛的
不累及肌腱	累及肌腱附着处
T2 高信号（急性期）	低信号

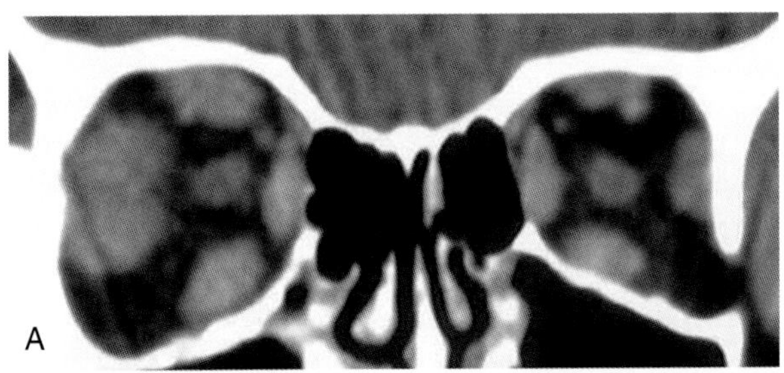

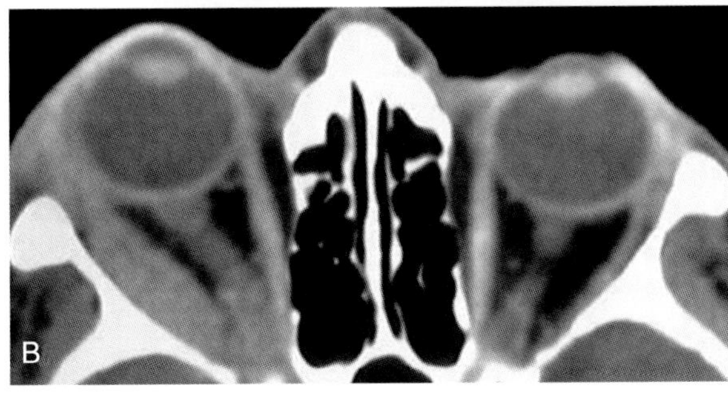

图 39.10　59 岁女性患者，眼眶炎性假瘤，右眼疼痛。冠状位（A）和轴位（B）CT 图像显示右眼外直肌增粗和眼眶脂肪密度增高（A）

（陈　文　译；秦　越　审）

参考文献

[1] Burch HB, Wartofsky L. Graves' ophthalmopathy: current concepts regarding pathogenesis and management. Endocr Rev, 1993, 14(6): 747–793.

[2] Bartley GB, et al. Chronology of Graves' ophthalmopathy in an incidence cohort. Am J Ophthalmol, 1996, 121(4):426–434.

[3] Khong JJ, et al. Risk factors for Graves' orbitopathy, the Australian thyroid-associated orbitopathy research (ATOR) study. J Clin Endocrinol Metab, 2016, 101(7):2711–2720.

[4] Prummel MF, Wiersinga WM. Smoking and risk of Graves' disease. JAMA, 1993, 269(4):479–482.

[5] Wiersinga WM, et al. Temporal relationship between onset of Graves' ophthalmopathy and onset of thyroidal Graves' disease. J Endocrinol Invest, 1988, 11(8):615–619.

[6] Wiersinga WM, Regensburg NI, Mourits MP. Differential involvement of orbital fat and extraocular muscles in Graves' ophthalmopathy. Eur Thyroid J, 2013, 2(1):14–21.

[7] Enzmann DR, Donaldson SS, Kriss JP. Appearance of Graves' disease on orbital computed tomography. J Comput Assist Tomogr, 1979, 3(6):815–819.

[8] Kousoubris P. Orbital inflammation and trauma. In: Latchaw R, ed. Imaging of the Nervous System: Diagnostic and Therapeutic Applications. Mosby, 2005:986–990.

[9] Rundle FF, Wilson CW. Development and course of exophthalmos and ophthalmoplegia in Graves' disease with special reference to the effect of thyroidectomy. Clin Sci, 1945, 5(3–4):177–194.

[10] Davies MJ, Dolman PJ. Levator muscle enlargement in thyroid eye disease-related upper eyelid retraction. Ophthal Plast Reconstr Surg, 2017, 33(1):35–39.

[11] Smith TJ, Bahn RS, Gorman CA. Connective tissue, glycosaminoglycans, and diseases of the thyroid. Endocr Rev, 1989, 10(3):366–391.

[12] Kroll AJ, Kuwabara T. Dysthyroid ocular myopathy. Anatomy, histology, and electron microscopy. Arch Ophthalmol, 1966, 76(2):244–247.

[13] Bahn RS. Graves' ophthalmopathy. N Engl J Med, 2010, 362(8):726–738.

[14] Gusdorff JM, Kousoubris PD, Curtin HD. CT and MR Appearance of Fatty Infiltration of Extraocular Muscles in Graves' Orbitopathy: A New Perspective in American Society of Neuroradiology Annual Meeting, 2002, ASNR: Vancouver.

[15] Kirsch E, von Arx G, Hammer B. Imaging in Graves' orbitopathy. Orbit, 2009, 28(4):219–225.

[16] Goncalves AC, Gebrim EM, Monteiro ML. Imaging studies for diagnosing Graves' orbitopathy and dysthyroid optic neuropathy. Clinics (Sao Paulo), 2012, 67(11):1327–1334.

[17] Mourits MP, et al. Clinical criteria for the assessment of disease activity in Graves' ophthalmopathy: a novel approach. Br J Ophthalmol, 1989, 73(8):639–644.

[18] Chan LL, et al. Graves ophthalmopathy: the bony orbit in optic neuropathy, its apical angular capacity, and impact on prediction of risk. AJNR Am J Neuroradiol, 2009, 30(3):597–602.

[19] Wang Y, Smith TJ. Current concepts in the molecular pathogenesis of thyroid-associated ophthalmopathy. Invest Ophthalmol Vis Sci, 2014, 55(3):1735–1748.

[20] Bahn R, ed. Graves' Disease A Comprehensive Guide for Clinicians, 1st ed. New York: Springer-Verlag, 2015.

[21] Anderson RL, et al. Dysthyroid optic neuropathy without extraocular muscle involvement. Ophthalmic Surg, 1989, 20(8):568–574.

[22] Potgieser PW, et al. Some studies on the natural history of Graves' orbitopathy: increase in orbital fat is a rather late phenomenon. Eur J Endocrinol, 2015, 173(2):149–153.

[23] Kumar S, et al. Evidence for enhanced adipogenesis in the orbits of patients with Graves' ophthalmopathy. J Clin

Endocrinol Metab, 2004, 89(2):930–935.

[24] Valyasevi RW, et al. Stimulation of adipogenesis, peroxisome proliferatoractivated receptor-gamma (PPARgamma), and thyrotropin receptor by PPARgamma agonist in human orbital preadipocyte fibroblasts. J Clin Endocrinol Metab, 2002, 87(5):2352–2358.

[25] Wong LL, et al. Orbital angiogenesis and lymphangiogenesis in thyroid eye disease: an analysis of vascular growth factors with clinical correlation. Ophthalmology, 2016, 123(9):2028–2036.

[26] Cawood TJ, et al. Smoking and thyroid-associated ophthalmopathy: a novel explanation of the biological link. J Clin Endocrinol Metab, 2007, 92(1):59–64.

[27] Nugent RA, et al. Graves orbitopathy: correlation of CT and clinical findings. Radiology, 1990, 177(3):675–682.

[28] Eckstein AK, et al. Dry eye syndrome in thyroid-associated ophthalmopathy: lacrimal expression of TSH receptor suggests involvement of TSHR-specific autoantibodies. Acta Ophthalmol Scand, 2004, 82(3 Pt 1):291–297.

[29] Ginat D. Imaging of the postoperative orbit. In: Westesson P, ed. Atlas of Postsurgical Neuroradiology. New York: Springer, 2012:41–42.

[30] Naik MN, et al. Minimally invasive surgery for thyroid eye disease. Indian J Ophthalmol, 2015, 63(11):847–853.

[31] Maheshwari R, Weis E. Thyroid associated orbitopathy. Indian J Ophthalmol, 2012, 60(2):87–93.

[32] Narla LD, et al. Inflammatory pseudotumor. Radiographics, 2003, 23 (3):719–729.

40 头颈部 IgG4 相关疾病

Dean T. Jeffery, Hillary R. Kelly

引　言

背　景

IgG4 相关疾病（IgG4-RD）是近年新发现的一种病因不明的炎症纤维化疾病，其特征是血清 IgG4 升高、浆细胞浸润和多灶性肿瘤性纤维化，类固醇治疗可改善临床症状 [1]。

Hamano 等人在 2001 年首次描述自身免疫性（硬化性）胰腺炎与血清 IgG4 升高之间的关系 [2]，但直到 2003 年才发现 IgG4-RD 的系统性 [1]。继胰腺之后，头颈部被认为是 IgG4-RD 的第二大常见受累部位。近年来，一系列的研究表明 IgG4-RD 存在于多种已确诊的基础疾病条件下。在头颈部包括颅底肥厚性硬脑膜炎、库特纳瘤 [3]、米库利兹病 [4]、桥本甲状腺炎纤维性亚型 [5]、里德尔甲状腺炎 [6]、特发性眼眶炎症疾病 [7]。

流行病学

日本最初报道 IgG4-RD，当时所有报道的病例中有 74%~86.6% 为日本报道病例 [8-9]。然而，IgG4-RD 在西方国家的发病率可能被低估，现在全世界各大洲所有群体中都报道过 IgG4-RD。最近对北美机构的病例回顾显示 80% 的病例为白种人 [10]。

包括所有器官在内，头颈部 IgG4-RD 的性别比例几乎为 1∶1[8]，这与 IgG4-RD 系统性表现偏向男性的报道比例（1.3~3.2∶1）形成了鲜明对比 [11-12]。尽管有儿童 IgG4-RD 病例报道，但出现症状的平均年龄为 60.4 岁 [13-14]。

头颈部最常见的器官是唾液腺和眼眶。对于哪一种更常见，目前研究存在分歧。一项研究回顾了 799 例全身 IgG4-RD 患者，发现唾液腺受累更为常见，唾液腺与眼眶发病比例为 40%∶29%[9]。另一项研究回顾了 730 例仅有头颈部表现的 IgG4-RD 患者，发现眼眶受累更为常见，二者比例为 22%∶53%[8]。头颈部较少见的器官或部位包括甲状腺、硬脑膜、垂体、颞骨、鼻窦、颈部淋巴结和喉部（图 40.1）。

组织病理学

组织学上，IgG4-RD 的特征是淋巴浆细胞浸润、席纹状纤维化和闭塞性静脉炎。目前尚不清楚 IgG4-RD 是否为自身免疫、过敏或其他病因，组织中的 IgG4 阳性浆细胞是该病的标志，可能是致病原因或仅仅是对未知炎症过程的反应 [15]。常检测到血清 IgG4 升高，但具有临床活性的 IgG4-RD 患者，近 50% 经活检证实血清 IgG4 浓度正常 [16]。因此，关于该病有两种不同的诊断标准。

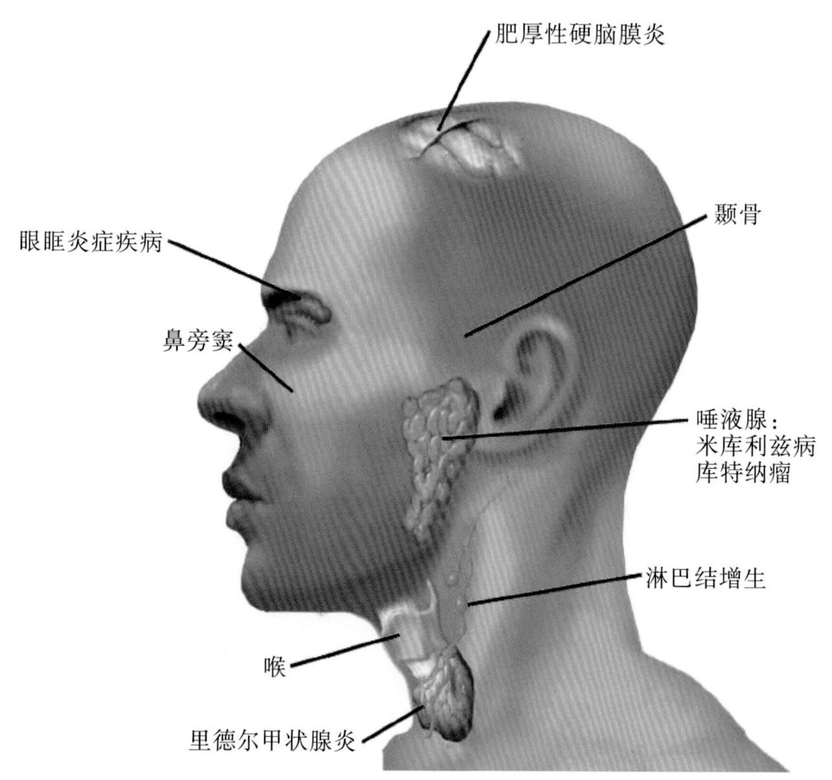

图 40.1 头颈部 IgG4 相关疾病的发病部位

波士顿标准

根据在波士顿举行的 IgG4-RD 国际研讨会[17]，具有以下组织学特征中的任意两项时，诊断为"确诊 IgG4-RD"。当符合特征较少时，如果存在其他 IgG4-RD 的血清学或放射学证据，仍然可以诊断"可能 IgG4-RD"。有两种情况依旧可以诊断"确诊 IgG4-RD"：一是泪腺炎（具有一项组织学特征），二是口腔黏膜和淋巴结，此时取决于 IgG4 细胞数量和比例。

1. 淋巴细胞浸润
2. 席纹状纤维化
3. 闭塞性静脉炎

日本标准

根据日本标准[18]，除以下两项特征外，具有单个或多个器官特征性的弥漫性或局限性肿胀或肿块（表 40.1），诊断为"确诊 IgG4-RD"，仅有一项特征则诊断为"可能 IgG4-RD"。

1. 血清 IgG4 升高
2. 组织学上有明显的淋巴细胞和浆细胞浸润，伴纤维化，IgG4/IgG 阳性浆细胞比例升高

时间演变：概述

一般而言，IgG4-RD 的特点是复发 - 缓解交替，但进展缓慢，肿块样和纤维化软组织病变可局灶性或弥漫性，如果可触及则质地较硬。由于病变无痛性且腺体功能相对较好，直到疾病晚期才出现全身症状，因此，诊断通常会延误数月到数年。然而，少数患者开始即表现为暴发性疾病。由于影像学和临床检查中病变呈

肿块样外观，容易与肿瘤混淆。因此，一旦发现异常，很容易误诊为肿瘤而延误病情。

表 40.1　IgG4 相关疾病的全身表现

颅内	肥厚性硬脑膜炎
	下垂体炎
	器质性疾病
头颈部	米库利兹病
	库特纳瘤
	眼眶炎性假瘤
	慢性纤维性甲状腺炎
	纤维化亚型桥本甲状腺炎
胸部	肺假瘤
	间质性肺炎
	心包炎
	纤维性纵隔炎
	炎症性主动脉炎 / 主动脉夹层
腹部 / 盆腔	自身免疫性胰腺炎
	硬化性胆管炎
	胆囊炎
	腹膜后纤维化
	肝脏假瘤
	肾小管间质性肾炎
	炎症性主动脉炎 / 主动脉夹层
	前列腺炎
	睾丸受累
其他	皮肤假性淋巴瘤
	淋巴结病

IgG4-RD 的特点是对类固醇和其他免疫抑制方案反应迅速，但这不具有特异性，不应用于区分 IgG4-RD 与其他疾病。尽管多达 32%~40% 的病例在初始治疗后出现复发或治疗失败，但高达 90% 的病例通过药物治疗可完全缓解 [8,10,19]。尽管如此，为了治疗局部肿块的占位效应，或者是排除肿瘤，手术治疗仍很普遍。

时间演变：深入阐述

库特纳瘤（局部唾液腺）

库特纳瘤通常症状隐匿且生长缓慢，超过 70% 的患者在最初注意到它后往往数月至数年出现无痛性唾液腺肿块（中位症状持续时间约为 20 个月）[20]。超声比 MRI 更具特异性 [15]，肝脏典型表现为“类似肝硬化”的低回声病变。然而，即使具有特征性的影像学表现和细针穿刺（fine needle aspiration，FNA）的良性或不确定的病理结果，由于患者担心是肿瘤，几乎都行手术治疗 [20]。切除后复发极为罕见。由于最近与 IgG4-RD 的相关性，类固醇开始被用于治疗一些病例，并显示出良好的反应 [21]。

米库利兹病（弥漫 / 多唾液腺）

米库利兹病的特点是腮腺、下颌下腺、泪腺和舌下腺（高达 50% 的病例）无痛性肿胀。腺体的受累不一定是同步或相继发生的，病情通常持续超过 3 个月，并且可能会持续数年 [4,22]。CT 和 MRI 显示受累腺体弥漫性或节段性增大，通常具有均质性表现。唾液腺功能正常或仅轻度下降，对类固醇和利妥昔单抗反应良好。这与干燥综合征（Sjögren syndrome，SS）形成鲜明对比，SS 表现为未经治疗的复发性和短暂的腺体肿胀、严重的干燥症状、对糖皮质激素的不良反应以及末期进展为不可逆的腺体损伤 [23-24]。

眼　眶

IgG4 相关眼眶疾病（IgG4-ROD）倾向于隐匿性起病，如无痛性眼球突出和复视 [15]。它通常遵循一个复发缓解过程，影像学上最常见的是双侧泪腺肿大，也常累及眼眶其他附件结构。IgG4-ROD 和非 IgG4 相关的特发性眼眶炎症通常对糖皮质激素有反应。然而，停止使用糖皮质激素后，IgG4-ROD 的复发率更高（67%：30%），复发更早（平均复发时间为 1 个月：5 个月）[25]。出于这个原因，一些研究者建议 IgG4-ROD 进行持续的维持治疗。

甲状腺（里德尔甲状腺炎）

里德尔甲状腺炎是一种缓慢进展的疾病，表现为坚硬（“岩石般坚硬”）、固定的甲状腺肿大，通常无痛，并伴有局部组织浸润和肿块效应[26]。它可引起甲状旁腺功能减退、气管受压和喉返神经受累。延迟诊断比较常见，通常在甲状腺肿大后 10 个月至 2 年才确诊[27]。虽然有报道其在出现症状后偶有稳定甚至消退[26]，但患者通常会接受手术以减轻压迫症状并排除肿瘤。然而，即使由专家手术，也很难完全切除，声带麻痹等术后并发症高达 39%，因此部分学者认为手术治疗可能不是最好的选择[27]。由于这种病很罕见，因此医疗规范化管理尚不完善。然而，在一些病例中，比如累及喉返神经时，应用糖皮质激素治疗可使肿块显著缩小，并缓解症状[28]。

肥厚性硬脑膜炎

肥厚性硬脑膜炎可表现为局灶性神经功能障碍（与神经或血管结构的机械压迫有关）或弥漫性症状，如头痛、癫痫发作和认知功能下降。最常见的临床病史是慢性头痛和多发性脑神经病变[29]，但在某些情况下可能会出现症状的快速进展[30]。CT 和 MRI 上显示线状或局灶性肿块样硬脑膜增厚和强化，可能累及脑神经，有时会侵蚀骨骼。这种纤维炎症性硬脑膜增厚在 T2WI 上趋于低信号，在静脉注射钆后显著增强，并且可以在 ^{18}F 和 ^{11}C-PET 上显示放射性示踪剂聚积[31-32]。由于证据有限，治疗主要是经验性的，但糖皮质激素和类固醇保留药物(利妥昔单抗已显示出临床和放射学反应[31]。与体内其他部位的 IgG-RD 一样，其对糖皮质激素的早期反应是敏感的（通常在 2 周内），但不是特异性的，不应用于区分 IgG-RD 与其他病因[29]。此外，类固醇停药后的复发率相对常见。在至少一个病例中，一项鞘内注射利妥昔单抗试验克服了对传统免疫抑制超过 1 年的耐药性，该试验显示 1 个月后临床和放射学改善[30]。

鉴别诊断

库特纳瘤（局部唾液腺）

库特纳瘤（慢性硬化性唾液腺炎）是一种唾液腺局灶性纤维炎症性疾病，由 Küttner 于 1896 年首次描述[33]，2005 年被公认是 IgG4-RD 的一种表现[3]。大部分文献均基于病例报道，一项研究报道 Küttner 肿瘤仅占 152 种手术治疗唾液腺疾病的 4.6%[20]。然而，它可能被低估了。另一个研究显示手术治疗的下颌下腺肿瘤中，该病多达 43%[34]。下颌下腺最常见（85.7%），其次是腮腺（14.3%）[20]。尽管病变可以是双侧的，但术语“库特纳瘤”仅用于累及单个唾液腺解剖部位（即下颌下腺或腮腺），而米库利兹病指累及多个大小不一腺体，包括泪腺 （见下文）。

超过 70% 的患者通常在症状初发后数月至数年出现无痛性肿块（症状持续中位时间约为 20 个月）[20]。超声显示为地图样低回声病变，有时类似于肝硬化。由于可能包含扩张的导管，在多普勒超声上通常显示富血管。CT 和 MRI 特异性较低，表现为轻度强化的病灶，在 T2WI 可能呈低信号（图 40.2），类似于淋巴瘤[15]。

主要鉴别诊断是良性或恶性原发性唾液腺肿瘤、MALT 淋巴瘤和慢性炎性唾液腺炎。超声引导下经皮穿刺活检是诊断这种疾病的关键，因为 FNA 通常为阴性。

米库利兹病（多个唾液腺和泪腺）

1892 年，一位波兰外科医生报道了一例双侧泪腺、下颌下腺和腮腺无痛性肿大的病例[35]。此后，研究者对继发于一系列系统性疾病（如结节病、淋巴瘤和结核病）的“米库利兹综合征”与特发性米库利兹病进行了区分[36]。由于组织学相似性，米库利兹病曾被认为是干燥综合征的一个亚型。然而，在 2006 年，将其归类于 IgG4-RD，区别于干燥综合征[4]。

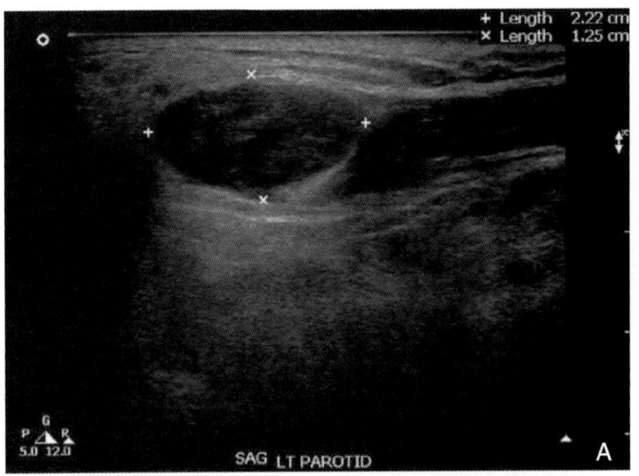

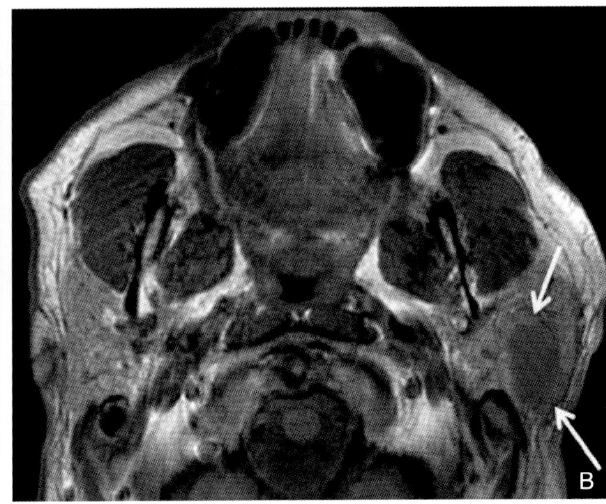

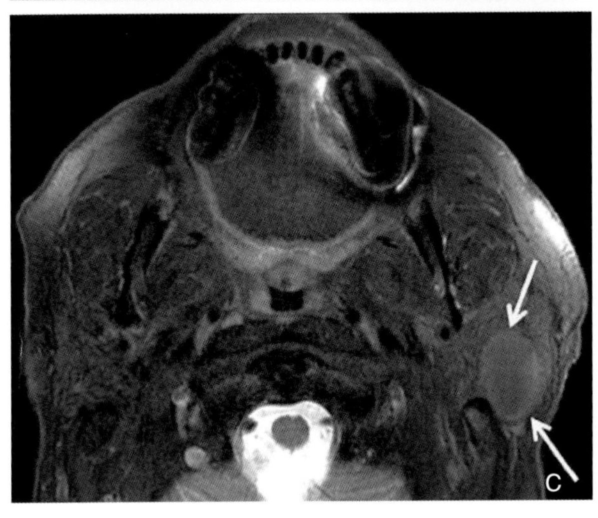

图 40.2　左侧腮腺库特纳瘤。灰度超声矢状位图像显示左侧腮腺的低回声病变（A）。在磁共振成像中，病灶（白色箭头）在 T1WI 平扫（B）和 T2WI（C）上均为低信号。该患者经病理证实为 IgG4-RD，数年后眼眶和颈部淋巴结出现 IgG4-RD

米库利兹病的临床特征是腮腺、下颌下腺、泪腺和舌下腺（高达 50%）的无痛性肿胀，通常持续数月至数年[4,22]。CT 和 MRI 表现为受累腺体弥漫（图 40.3）或部分增大。超声显示腺体内大小均匀、均质的低回声结节，尤其是在下颌下腺。

米库利兹病与干燥综合征的鉴别诊断包括以下几点：米库利兹病唾液腺均匀增大；而干燥综合征病程较长时唾液腺呈不均匀增大。在米库利兹病中，唾液腺功能正常或仅轻度下降，并对类固醇和利妥昔单抗有反应；干燥综合征未经治疗时，表现出复发性和短暂的腺体肿胀，严重的干燥症状在其终末期进展为不可逆的腺体损伤[23]。干燥综合征的性别比例为 10∶1（女∶男），但米库利兹病性别比例稍低，为 3∶1。区域性淋巴结肿大在米库利兹病中更为常见。此外，多达 9.5% 的米库利兹病与自身免疫性胰腺炎相关[22]。

另一个主要的鉴别诊断是淋巴瘤，在影像学上可能与米库利兹病难以区分。唾液腺和泪腺的多灶性淋巴瘤曾经属于 IgG4 相关唾液腺疾病，因此进一步增加了诊断难度[37]。

眼　眶

良性眼眶淋巴增生性疾病包括一组以眼眶炎症浸润为特征的特发性病变，通常是全身性炎症疾病的一部分，即结节病、甲状腺眼眶病、组织细胞增多症和肉芽肿性多血管炎的后遗症。一部分特发性病例与 IgG4 相关，称为 IgG4 相关性眼病（IgG4-related orbital disease，IgG4-ROD），是仅次于 MALT 淋巴瘤（39.8%）的第二大常见眼眶淋巴组织增

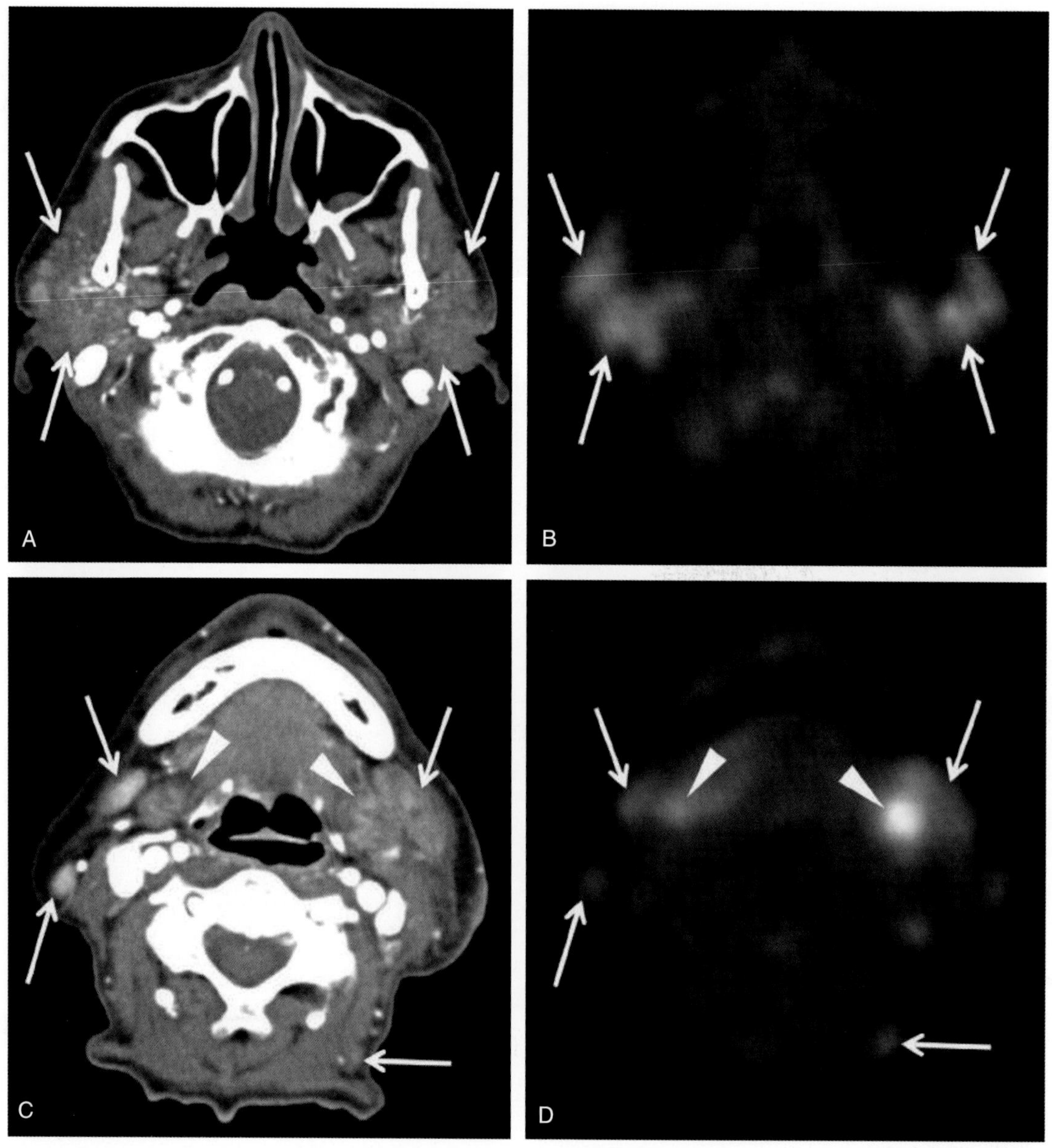

图 40.3 多发唾液腺和颈部淋巴结中的 IgG4 相关疾病。该患者表现为复发性腮腺和下颌下腺肿胀，以及弥漫性颈部淋巴结肿大。^{18}F-FDG-PET/CT 成像显示腮腺增大并伴有显著的 FDG 摄取（白色箭头；A，B）。增强 CT（C）和 FDG-PET（D）图像在稍低的水平显示双侧下颌下腺（箭头；C）异常低衰减，左侧腺体周围有明显的炎性改变，相应区域有中度的 FDG 摄取（箭头；D）。该患者同时显示多发增强和/或增大的颈部淋巴结（白色箭头；C），相应区域中度 FDG 摄取（白色箭头；D）

生性疾病（21.6%）[38]。IgG4-ROD 与约 50% 的良性眼眶淋巴组织增生性疾病有关（排除眼眶恶性淋巴组织增生性疾病或眼眶淋巴瘤）[15]。75%~100% 的 IgG4-ROD 患者发生眼外表现 [39]，最常见于胰腺、唾液腺和淋巴结。此外，高达 23% 的全身性 IgG4-RD 病例涉及眼眶 [16]。

IgG4-ROD 多表现为隐匿的无痛性眼球突出，而 IgG4 阴性的特发性眼眶炎症常表现为疼痛 [15]。根据所涉及的亚部位，可以出现眼睑肿胀和视力丧失。CT 有助于显示受累程度。泪腺受累时，MRI 可见泪腺均匀增大和强化，由于纤维化和细胞结构密集 [15]，在 T2WI 上通常呈低信号。几乎所有的眼眶组织都可能参与 IgG4-ROD，包括眼外肌、眼眶脂肪、视神经鞘、三叉神经分支、眼睑、泪囊和鼻泪管，葡萄膜炎、巩膜炎和结膜炎也有报道。在颅内，IgG4-RD 硬脑膜炎或垂体炎可由于海绵窦、鞍上区或视神经管受累而出现视觉症状，从而导致脑神经 Ⅱ、Ⅲ、Ⅳ和（或）Ⅵ受压。

使用常规 MRI 序列可能无法区分 IgG4-ROD 与眼眶其他良性淋巴增生性病变，但二者仍有不同之处。IgG4 相关和非 IgG4 相关的“特发性”眼眶炎症通常对糖皮质激素有反应（图 40.4），但 IgG4-ROD 治疗停止后的复发率往往更高（67%：30%），并且复发出现得更早(1 个月：5 个月)[25]。泪腺（68%~100%）和眼眶附件结构，例如眼外肌（36.8%~90%）、视神经（10.5%）、三叉神经的 V1 或 V2 分支

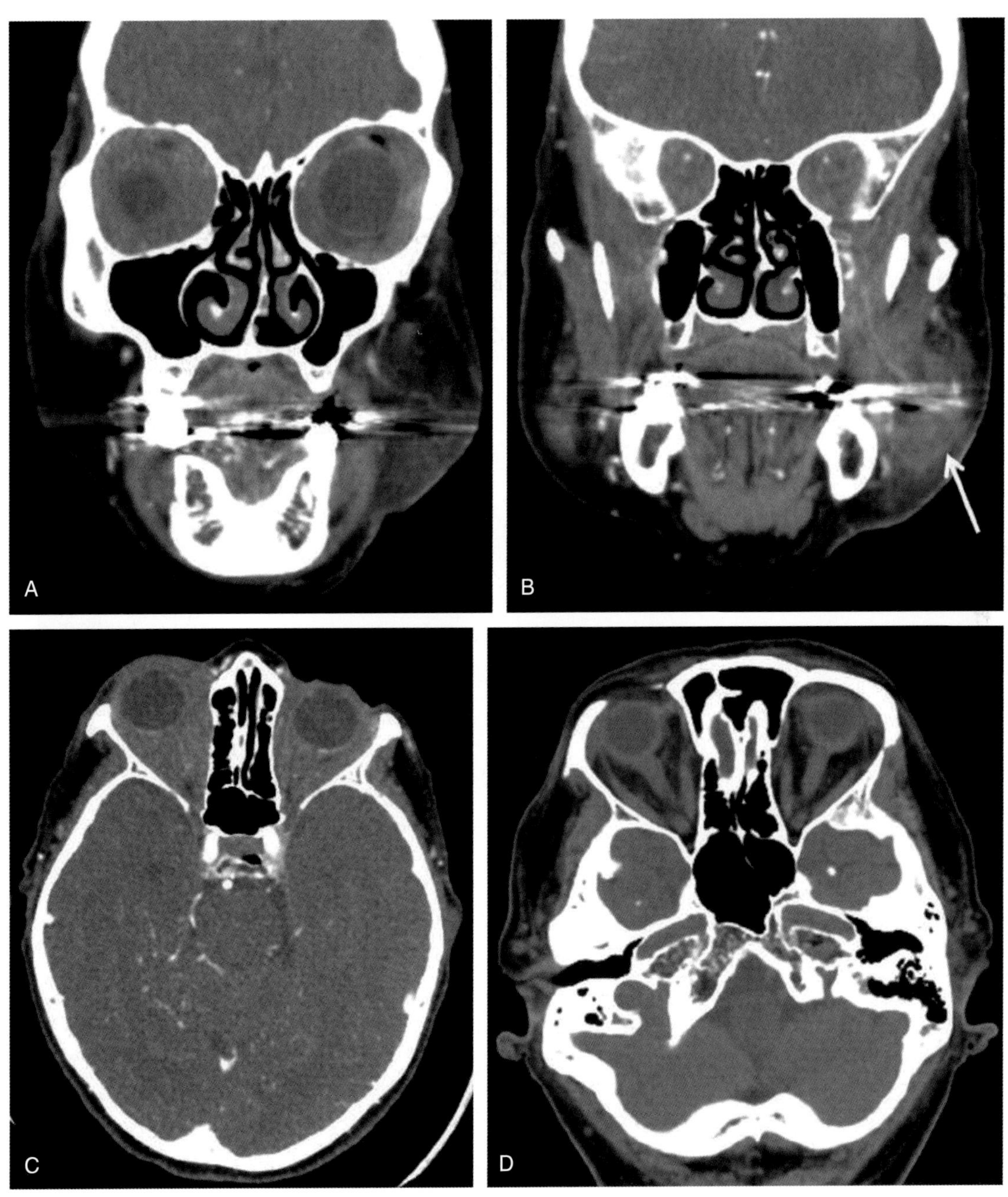

图 40.4　IgG4 相关的眼眶疾病。静脉注射对比剂后冠状位（A, B）和轴位（C）CT 显示双侧眼眶的弥漫性脂肪浸润。该患者左侧颊部软组织中活检证实为 IgG4 相关疾病（白色箭头；B）。治疗 1 年后随访轴位 CT 图像（D）显示眼眶病变完全消退

（10.5%）和眼眶脂肪均是 IgG4–ROD 的常见受累部位（图 40.5）[15,25,39-41]；而 IgG4 阴性特发性炎性假瘤更常见于泪腺，首先累及肌肉、神经和软组织。IgG4–ROD 更常见于双侧，可累及眼外部位，如唾液腺，并具有不同的组织学表现，包括 IgG4 浆细胞浸润 [25]。

与首先累及下直肌的甲状腺眼病不同，IgG4–ROD 更常累及外直肌（图 40.5，图 40.6）[41]。

淋巴瘤和良性或恶性原发性泪道肿瘤（最常见的是多形性腺瘤）是其他重要的鉴别诊断。各类淋巴瘤中与 IgG4–ROD 最易混淆的是 MALT 淋巴瘤，后者常发生于老年人，可双侧发病，并可能出现在先前已被 IgG4–ROD 累及的泪腺中。DWI 有助于区分良性和恶性眼眶肿块，与 IgG4–ROD 相比，淋巴瘤等细胞密集的病变 ADC 值降低，但仍有一部分良性病变因为细胞密集而显示出轻度的弥散受限 [42]，因此

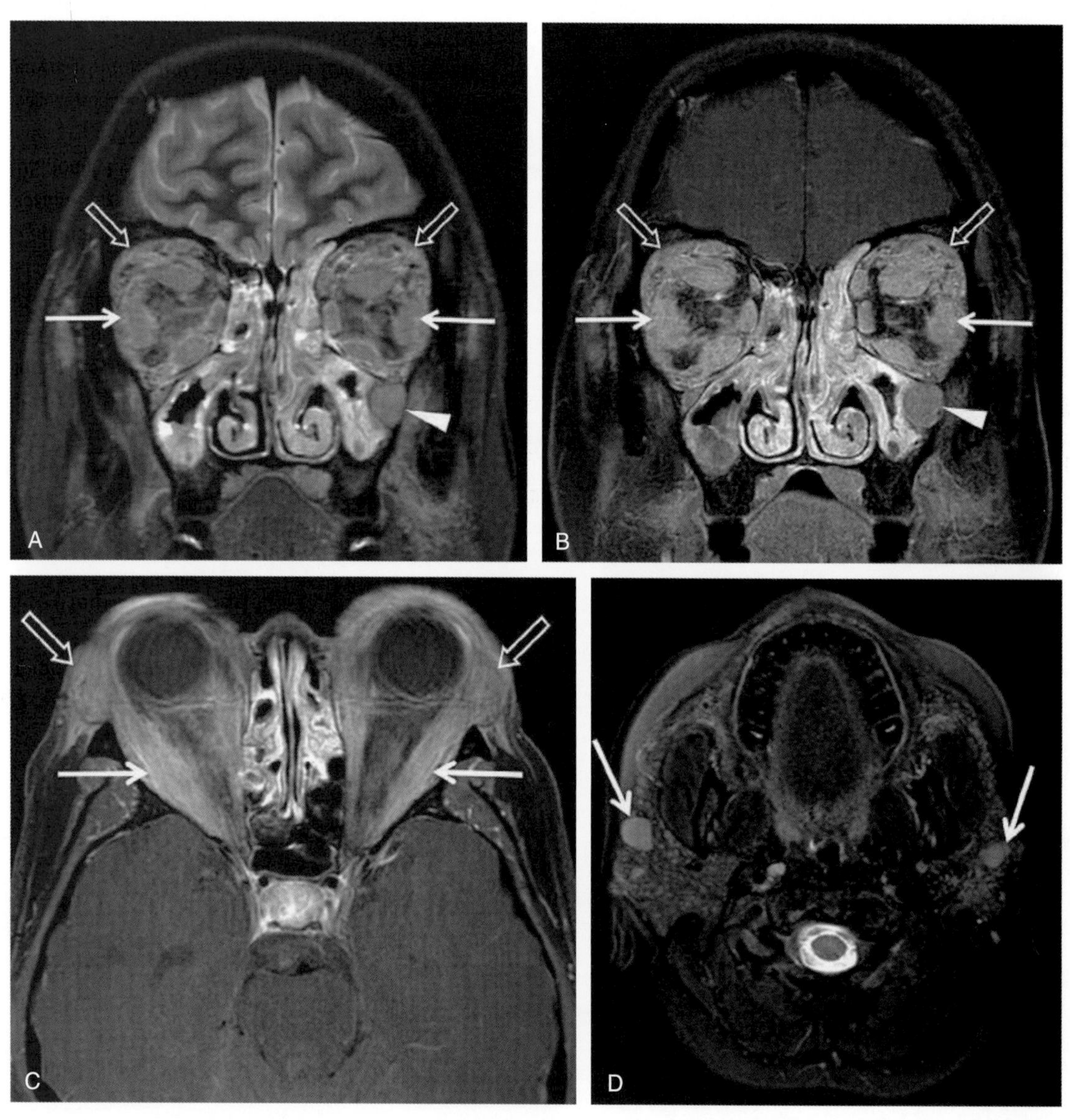

图 40.5 IgG4 相关的眼眶疾病。T2WI 脂肪抑制冠状位（A）、T1 增强脂肪抑制冠状位（B）和轴位（C）图像显示包括外直肌在内的眼外肌显著增粗（A~C；白色箭头），眼眶脂肪 STIR 异常高信号和强化，左侧眶下神经明显增大（A，B；箭头），泪腺周围特异性增大和炎症改变（A~C；空心箭头）。该患者经活检证实为 IgG4 相关疾病，颈部淋巴结同时受累，轴位 T2 加权脂肪抑制图像中显示扩大的腮腺内淋巴结（D；白色箭头）

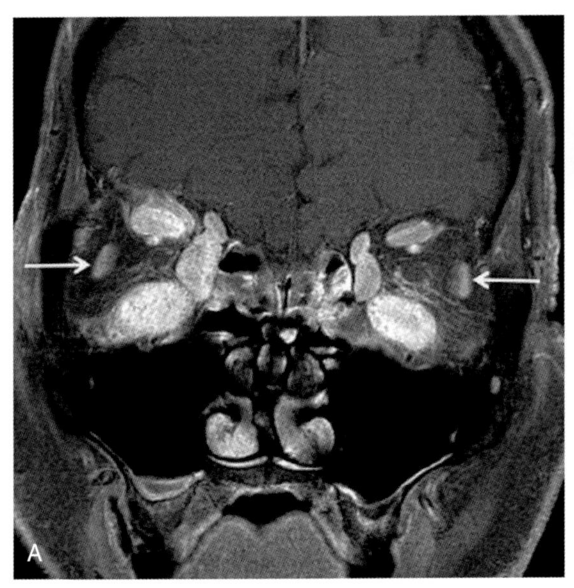

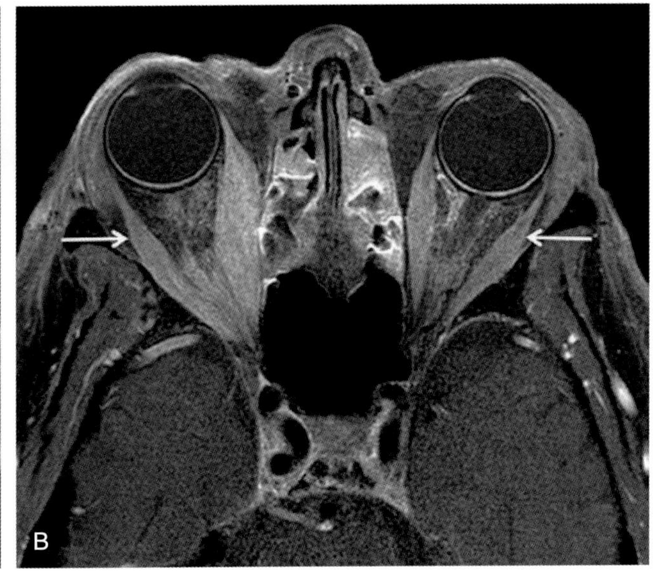

图 40.6　甲状腺眼病。静脉注射对比剂后冠状位（A）和轴位（B）。T1 加权脂肪抑制图像（A）显示双侧内直肌明显增粗，右侧为著。冠状位图像显示下直肌和上提肌复合体显著增粗（B）。下直肌受累最严重，未累及外直肌（A，B；白色箭头）。眼眶脂肪轻微的炎性改变和强化。该患者随后确诊为 Grave's 眼病

最终还需病理确诊。二者之间的其他差异包括已知原因的眼眶炎症，例如 SS、结节病、肉芽肿伴多血管炎和感染。

甲状腺（里德尔甲状腺炎）

里德尔甲状腺炎是一种极其罕见的甲状腺纤维炎症疾病（发病率约为桥本氏甲状腺炎的 1/50），19 世纪中晚期首次报道，现在认为其与 IgG4 相关。该病临床查体为质硬、活动度差且无痛的甲状腺肿大，患者由于局部组织浸润和占位效应导致甲状旁腺功能减退、气管受压和喉返神经受累而就诊 [26]。最初认为本病合并甲状腺功能减退非常罕见，但后期报道其发生率可高达 25%~80%[26]。该病在一般人群中发病率约为 1/100 000，在甲状腺切除标本中为 0.06%[43]。大体病理上类似肿瘤，最终需要组织病理和免疫组化确诊。影像学可显示腺体弥漫性增大，伴有腺体周围炎症、浸润的证据，表现为包膜模糊和周围脂肪间隙消失。超声上呈低回声，CT 检查呈低密度。

患者常接受手术以缓解压迫症状、排除肿瘤，术后并发症接近 39%，例如损伤喉返神经 [27]。本病的医疗管理尚不完善。据报道，糖皮质激素治疗可使肿块显著缩小，也能部分缓解喉返神经受累症状 [28]。

已有报道称本病与桥本甲状腺炎可相继或同时出现，目前认为纤维化亚型桥本甲状腺炎（占桥本甲状腺炎的 10%）与 IgG4 相关 [26]。里德尔甲状腺炎患者的血浆 IgG4 升高和纤维化桥本甲状腺炎中的 Hurthle 细胞是特异性的鉴别诊断标志 [26]。二者的其他关键鉴别特征包括：前者与正常甲状腺组织分界清晰，而后者表现为甲状腺组织的弥漫性受累。二者超声分别表现为低回声和高回声。前者有腺周浸润，后者为甲状腺外无纤维化 [15]。此外，多达 38% 的里德尔甲状腺炎与身体其他部位的纤维化进程有关 [26]。

需要与里德尔甲状腺炎进行鉴别的另一个疾病是淋巴瘤，但在影像学上难以鉴别。其他鉴别诊断包括弥漫性甲状腺炎和甲状腺肿瘤，如间变性甲状腺癌在影像学上具有一定的特异性和侵袭性。

肥厚性硬脑膜炎

肥厚性硬脑膜炎（Hypertrophic pachymeningitis，HP）是一种特发性的罕见疾病，最近有学者认为其是 IgG4-RD 的另一种表现。这种疾病的特征是颅内和（或）脊髓硬膜局限性或弥漫性增厚[44]。日本一项全国性调查发现，HP 的患病率为 0.949/10 万，其中 8.8% 与 IgG4 相关（IgG4-RHP），34% 与 ANCA 相关，44% 为特发性[45]。但本研究中只有 42 例（42/156）进行了硬脑膜组织 IgG4 检测，表明 IgG4-RHP 有许多未被报道。

肥厚性硬脑膜炎的症状常是继发于其所引起的占位效应，可表现为局灶性或弥漫性硬脑膜增厚[46]。在一项对 33 例经病理证实的 HP 研究中，最常见的症状为头痛（67%）、脑神经麻痹（33%）、视力丧失或复视（21%）、运动无力（15%）、肢体麻木（12%）、听力丧失（9%）、癫痫发作（6%）和认知能力下降（3%）。在同一研究中，30% 的患者仅累及硬脑膜或脊膜，27% 的患者伴发其他部位受累，其余患者有 IgG4-RD 的其他全身表现[31]。

CT 和 MRI 可明确显示局灶性或弥漫性增厚的硬脑膜，T1WI 增强可见强化，T2WI 呈低信号（图 40.7）[31]。MRI 也可用于评估视交叉和其他脑神经是否受侵，而 CT 可评估骨质侵犯。^{18}F 和 ^{11}C-PET 均表现为高代谢[30,32]。

影像学上的硬脑膜增厚在本病诊断中不具有特异性。其他器官受累、IgG4 血清学检测和临床表现是重要的诊断证据，脑膜活检则是金标准。鉴别诊断包括感染、炎症和肿瘤引起

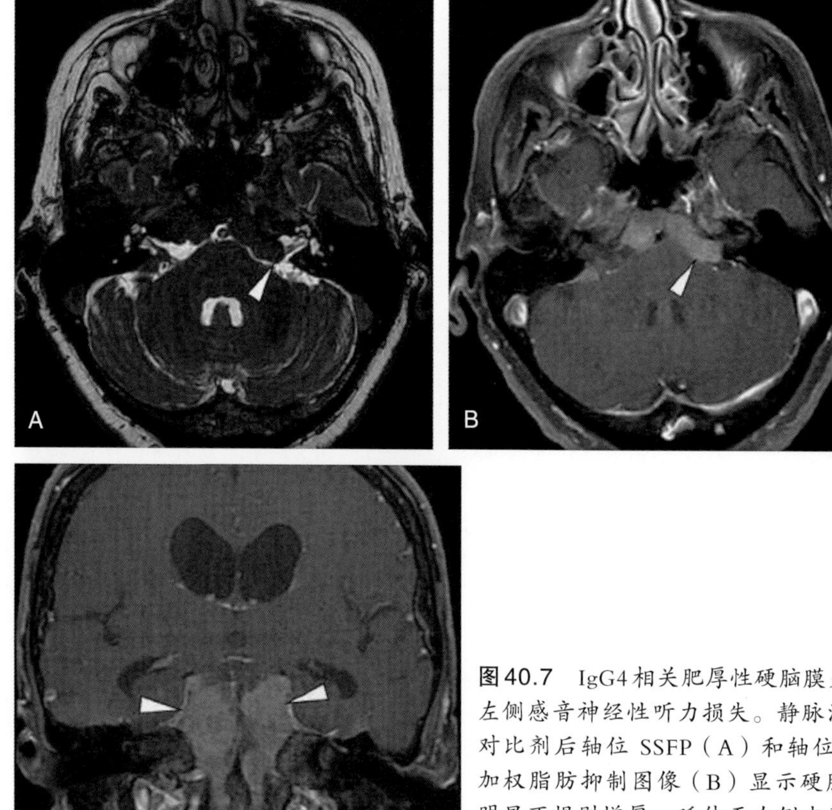

图 40.7 IgG4 相关肥厚性硬脑膜炎。左侧感音神经性听力损失。静脉注射对比剂后轴位 SSFP（A）和轴位 T1 加权脂肪抑制图像（B）显示硬脑膜明显不规则增厚，延伸至左侧内耳道（A，B；箭头）。冠状位 T1 脂肪抑制增强图像（C）可见沿颅底的硬脑膜明显增厚（箭头）

的硬脑膜增厚。HP 的炎症病因中最常见的是结节病、肉芽肿合并多血管炎、类风湿关节炎、SS 和 IgG4-RD[45,47-48]。IgG4-RD 患者的 ANA 抗体滴度呈低度阳性，如合并有特异性自身抗体，包括抗 Ro 和抗 La（SS）阳性，则应考虑其他疾病[31]。

IgG4 相关疾病头颈部其他表现

IgG4-RD 患者常见淋巴结病变（70%~80%），可能是局部的、区域的、远处的或全身性的[15,49]。有时，它可能是 IgG4-RD 的最初表现，但更多的是影像检查时偶然发现（见图 40.3，图 40.5）。临床表现上，腺体通常无压痛，也无发热、体重减轻等全身症状[50]。主要鉴别包括淋巴瘤、转移瘤和 Castleman 病。受累的淋巴结应符合 IgG4 相关疾病中 IgG4 浆细胞浓度的诊断标准，但纤维化不如结外部位常见[51]。

鼻窦的 IgG4-RD 报道少见。常出现类似鼻窦炎和鼻出血的症状[52]。影像学显示增生细胞病变，T2WI 呈稍低信号，具有侵蚀性和扩散性（图 40.8）。与 IgG4-RD 的其他部位一样，对类固醇初始治疗有反应，若为复发则需制定其他免疫抑制方案。主要的鉴别诊断是其他侵袭性富细胞病变，如淋巴瘤、鳞状细胞癌。

截至 2017 年，很少有关颞骨受累的文献报道，仅有 1 例累及双侧颞骨[53]。最常见的临床症状是长期进展的严重听力损失和（或）

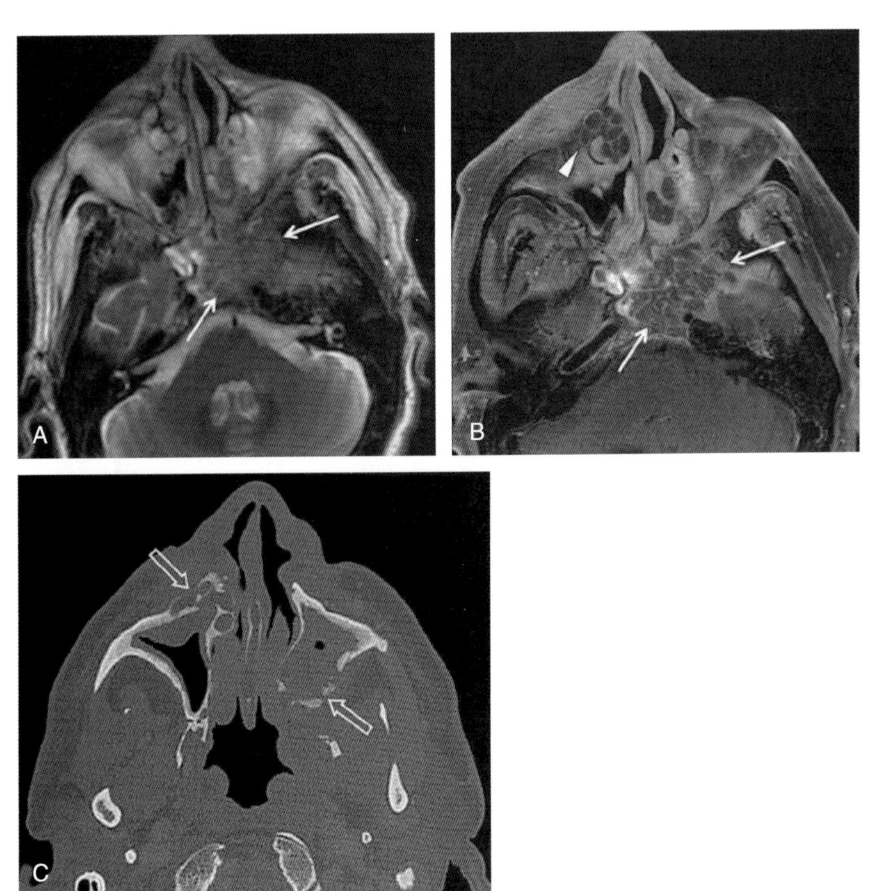

图 40.8　鼻窦的 IgG4 相关疾病。轴位 T2WI（A）和轴位 T1WI 脂肪抑制增强图像（B）显示蝶窦（A，B；白色箭头）和部分上颌窦（B；箭头）内填充的肿块样病变，窦壁破坏延伸到颅底。在轴位骨窗 CT（C）上，骨质破坏更加明显，沿两侧上颌窦可见骨质中断（空心箭头）

眩晕。CT 表现为颞骨的浸润性软组织肿块，X 线表现类似慢性乳突炎。根据疾病的程度，MRI 上可以看到相关的硬脑膜增厚和强化，也有面神经受累报道。由于 IgG4 浆细胞的聚集也可见于感染性乳突炎，因此在进行免疫抑制治疗前必须仔细排除感染 [15]。

据报道，在 IgG4-RD 影响其他部位的情况下，可出现喉部病变。目前至少报道了 1 例孤立性喉部受累病例 [49,54]。

IgG4-RD 是垂体炎的一种病因。更为罕见的是，报道的脑和脊髓实质病变强化的病例中只有 1 例病理证实为 IgG4 相关疾病，2 例为与肥厚性硬脑膜炎相似的可疑病变 [46]。

（李晨霞 译；麻少辉 审）

拓展阅读

Ginat DT, Freitag SK, Kieff D, et al. Radiographic patterns of orbital involvement in IgG4-related disease. Ophthal Plast Reconstr Surg, 2013, 29(4):261–266. doi:10.1097/IOP.0b013e31829165ad.

参考文献

[1] Kamisawa T, et al. A new clinicopathological entity of IgG4-related autoimmune disease. J Gastroenterol, 2003, 38(10):982–984.

[2] Hamano H, et al. High Serum IgG4 Concentrations in patients with sclerosing pancreatitis. N Engl J Med, 2001, 344(10):732–738.

[3] Kitagawa S, et al. Abundant IgG4-positive plasma cell infiltration characterizes chronic sclerosing sialadenitis (Küttner's tumor). Am J Surg Pathol, 2005, 29(6):783–791.

[4] Yamamoto M, et al. A new conceptualization for Mikulicz's disease as an IgG4-related plasmacytic disease. Mod Rheumatol, 2006, 16(6): 335–340.

[5] Li Y, et al. Immunohistochemistry of IgG4 can help subclassify Hashimoto's autoimmune thyroiditis. Pathol Int, 2009, 59(9):636–641.

[6] Dahlgren M, Khosroshahi A, Nielsen GP, et al. Riedel's thyroiditis and multifocal fibrosclerosis are part of the IgG4-related systemic disease spectrum. Arthritis Care Res, 2010, 62(9):1312–1318.

[7] Cheuk W, Yuen HKL, Chan JKC. Chronic sclerosing dacryoadenitis: part of the spectrum of IgG4-related sclerosing disease? Am J Surg Pathol, 2007, 31(4):643–645.

[8] Mulholland GB, Jeffery CC, Satija P, et al. Immunoglobulin G4-related diseases in the head and neck: a systematic review. J Otolaryngol Head Neck Surg, 2015, 44(June):1–7.

[9] Brito-Zerón P, Ramos-Casals M, Bosch X, et al. The clinical spectrum of IgG4-related disease. Autoimmun Rev, 2014, 13(12):1203–1210.

[10] Sekiguchi H, Horie R, Kanai M, et al. IgG4-related disease: retrospective analysis of one hundred sixty-six patients. Arthritis Rheumatol, 2016, 68(9):2290–2299.

[11] Kanno A, et al. Nationwide epidemiological survey of autoimmune pancreatitis in Japan. Pancreas, 2012, 41(6):835–839.

[12] Uchida K, Masamune A, Shimosegawa T, et al. Prevalence of IgG4- related disease in Japan based on nationwide survey in 2009. Int J Rheumatol, 2012, 2012.

[13] Kalapesi FB, Garrott HM, Moldovan C, et al. IgG4 orbital inflammation in a 5-year-old child presenting as an orbital mass. Orbit, 2013, 32(2):137–140.

[14] Rojas-Ramirez O, Nunez-Velazquez M, Acosta-Jimenez E, et al. O016 IgG4-related ophthalmic disease in children: a case report. Ann Allergy Asthma Immunol, 2016, 117(suppl):S6.

[15] Thompson A, Whyte A. Imaging of IgG4-related disease of the head and neck. Clin Radiol, 2016.

[16] Wallace ZS, et al. IgG4-related disease: clinical and laboratory features in one hundred twenty-five patients. Arthritis Rheumatol, 2015, 67(9):2466–2475.

[17] Deshpande V, et al. Consensus statement on the pathology of IgG4- related disease. Mod Pathol, 2012, 25(9):1181–1192.

[18] Umehara H, et al. Comprehensive diagnostic criteria for IgG4-related disease (IgG4-RD), 2011. Mod Rheumatol, 2012, 22(1):21–30.

[19] Campochiaro C, et al. IgG4-related disease in Italy: clinical features and outcomes of a large cohort of patients. Scand J Rheumatol, 2015, 9742(August):1–11.

[20] Uhliarova B, Svec M. Kuttner tumor. Bratisl Lek List, 2013, 114(1):36–38.

[21] Kamisawa T, Nakajima H, Hishima T. Close correlation between chronic sclerosing sialadenitis and immunoglobulin G4. Intern Med J, 2006, 36(8):527–529.

[22] Li W, et al. Clinicopathological characteristics of immunoglobulin G4-related sialadenitis. Arthritis Res Ther, 2015, 17:186.

[23] Fox PC, et al. Prednisone and piroxicam for treatment of primary Sjogren's syndrome. Clin Exp Rheumatol,

1993, 11(2):149–156.
[24] Geyer JT, Deshpande V. IgG4-associated sialadenitis. Curr Opin Rheumatol, 2011, 23(1):95–101.
[25] Min HK, et al. Clinical outcomes and pathological characteristics of immunoglobulin G4-related ophthalmic disease versus orbital inflammatory pseudotumor. Korean J Intern Med, 2017.
[26] Hennessey JV. Riedel's thyroiditis: a clinical review. J Clin Endocrinol Metab, 2011, 96(10):3031–3041.
[27] Fatourechi M, Hay I, McIver B, et al. Invasive fibrous thyroiditis (Riedel's thyroiditis): the Mayo Clinic Experience 1976–2008. Thyroid, 2011, 21:765–772.
[28] Vaidya B, Harris PE, Barrett P, et al. Corticosteroid therapy in Riedel's thyroiditis. Postgrad Med J, 1997, 73(866):817–819.
[29] Baptista B, Casian A, Gunawardena H, et al. Neurological manifestations of IgG4-related disease. Curr Treat Options Neurol, 2017, 19(4).
[30] Della-Torre E, et al. Intrathecal rituximab for pachymeningitis. J Neurol Neurosurg Psychiatry, 2017, 0(0):1–4.
[31] Lu LX, Della-Torre E, Stone JH, et al. IgG4-related hypertrophic pachymeningitis. JAMA Neurol, 2014, 71(6):785.
[32] Norikane T, et al. Hypertrophic cranial pachymeningitis with IgG4-positive plasma cells detected by C-11 methionine PET. Clin Nucl Med, 2012, 37(1):108–109.
[33] Kuttner H. Ueber entzundliche tumoren der submaxillar-speicheldruse. Beitr Klin Chir, 1896, 15:815–834.
[34] Chow TL, Chan TTF, Choi CY, et al. Kuttner's tumour (chronic sclerosing sialadenitis) of the submandibular gland: a clinical perspective. Hong Kong Med J, 2008, 14(1):46–49.
[35] Mikulicz J. Ueber eine eigenartige symmetrishe Erkrankung der Tranen und Mundspeicheldrusen. Beitrage zur Chir Festschrift gewidmet Theo- dor Billroth von seinen dankbaren Schulern zur Feier des vollendeten funfzigsten Semesters seines Akad Wirkens Wien, Stuttgart, 1892, 610–630.
[36] Schaffer A, Jacobsen A. Mikulicz's syndrome: a report of ten cases. Am J Dis Child, 1927, 34:327–346.
[37] Hayashi Y, et al. A case of mantle cell lymphoma presenting as IgG4-related dacryoadenitis and sialoadenitis, so-called Mikulicz's disease. World J Surg Oncol, 2015, 13:225.
[38] Takahira. A prevalence study of IgG4-related ophthalmic disease in Japan. Jpn J Ophthalmol, 2013, 57:573–579.
[39] Derzko-Dzulynsky L. IgG4-related disease in the eye and ocular adnexa. Curr Opin Ophthalmol, 2017, 1.
[40] Tiegs-Heiden CA, et al. Immunoglobulin G4-related disease of the orbit: imaging features in 27 patients. AJNR Am J Neuroradiol, 2014, 35(7):1393–1397.
[41] Sogabe Y, et al. Location and frequency of lesions in patients with IgG4-related ophthalmic diseases. Graefes Arch Clin Exp Ophthalmol, 2014, 252(3):531–538.
[42] Hiwatashi A, et al. Diffusivity of intraorbital lymphoma vs. IgG4-related DISEASE: 3D turbo field echo with diffusion-sensitised drivenequilibrium preparation technique. Eur Radiol, 2014, 24(3):581–586.
[43] Hay I. Thyroiditis: a clinical update. Mayo Clin Proc, 1985, 60(12):836–843.
[44] Chan S-K, Cheuk W, Chan K-T, et al. IgG4-related sclerosing pachymeningitis. Am J Surg Pathol, 2009, 33(8):1249–1252.
[45] Yonekawa T, et al. A nationwide survey of hypertrophic pachymeningitis in Japan. J Neurol Neurosurg Psychiatry, 2014, 85(7):732–739.
[46] AbdelRazek M, Stone JH. Neurologic features of immunoglobulin G4–related disease. Rheum Dis Clin North Am, 2017, 43(4):621–631.
[47] Wallace ZS, et al. IgG4-related disease and hypertrophic pachymeningitis. Medicine (Baltimore), 2013, 92(4):206–216.
[48] De Virgilio A, et al. Idiopathic hypertrophic pachymeningitis: an autoimmune IgG4-related disease. Immunol Res, 2017, 65(1):386–394.
[49] Fujita A, Sakai O, Chapman MN, et al. IgG4-related disease of the head and neck: CT and MR imaging manifestations. Radiographics, 2012, 32(7):1945–1958.
[50] Cheuk W, Chan JKC. Lymphadenopathy of IgG4-related disease: an underdiagnosed and overdiagnosed entity. Semin Diagn Pathol, 2012, 29(4):226–234.
[51] Vasaitis L. IgG4-related disease: a relatively new concept for clinicians. Eur J Intern Med, 2016, 27:1–9.
[52] Vandjelovic ND, Humphreys IM. Immunoglobulin G4-related sclerosing disease of the paranasal sinuses: a case report and literature review. Allergy Rhinol, 2016, 7(2):85–89.
[53] Li L, Ward B, Cocks M, et al. IgG4-related disease of bilateral temporal bones. Ann Otol Rhinol Laryngol, 2017, 126(3):236–240.
[54] Mustafaev D. IgG4-related sclerosing disease of the larynx. Vestn Otorinolaringol, 2017, 82(2):77–79.

41 干燥综合征

Daniel Lam, Daniel T. Ginat

引　言

干燥综合征（Sjögren syndrome，SS）是一种慢性自身免疫性疾病，其特征是原发性或继发性的机体外分泌腺的炎性破坏，伴有其他自身免疫性疾病，如胶原血管疾病等。虽然SS可出现包括腺体和腺体外等多种症状，但最常见的初始症状是大唾液腺和小唾液腺的分泌物减少，导致口干和眼干；如果腮腺受累则表现为复发性和压痛性肿胀。SS患者的唾液腺功能障碍会降低腺泡细胞分泌浆液性唾液，导致唾液腺内的黏液堵塞，出现阻塞性唾液腺炎，可同时合并炎症。此外，潜伏的自身免疫过程增加了罹患淋巴瘤的风险。CT和MRI可用于评估腮腺受累情况，唾液腺造影可评估唾液腺管。

时间演变：概述

SS可导致腮腺出现特征性改变（图41.1）。疾病初期，影像学上可能无异常发现。随着疾病进展，双侧腺体内可形成典型的粟粒样小囊肿，CT表现为点状低密度灶，MRI T2WI表现为高信号。腺体往往会因炎症而弥漫性肿胀，双侧不对称。中晚期SS的典型特征是腮腺内形成点状钙化，CT显示最佳（图41.2）。此外，随着实质损伤加重，囊肿增大，淋巴样聚集物会形成实性结节。最终，表现为腺体萎缩、伴有纤维化和脂肪沉积，CT上密度不均匀（图41.3）。唾液造影可见唾液腺导管狭窄，呈串珠状外观（图41.4）。

由于本病具有自身免疫特性，患者有罹患淋巴瘤的风险，特别是头颈部的非霍奇金淋巴瘤（non-Hodgkin's lymphoma，NHL），其发病率比一般人群高7~19倍。因此，确诊的SS患者应定期随访，完善腮腺成像以便尽早发现NHL，尤其是有持续性腮腺肿胀的患者。若发现腮腺内实性结节伴有颈部淋巴结肿大和Waldeyer环组织的增大，则要高度警惕淋巴瘤（图41.5）。

鉴别诊断

腮腺SS的鉴别诊断取决于疾病的分期。腺体弥漫性肿胀可由其他自身免疫性疾病引起，如狼疮、传染性腮腺炎、肉芽肿性疾病（如结节病）和炎症性疾病（如IgG4相关疾病）和唾液腺肿大症等。例如，唾液腺肿大症与糖尿病、营养不良、某些药物、酗酒和甲状腺功能减退有关。在CT上腮腺密度增高（图41.6），在T2WI上显示高信号。

与HIV和Warthin肿瘤相关的良性淋巴上皮病变中可见多个囊性病变。在影像上常表

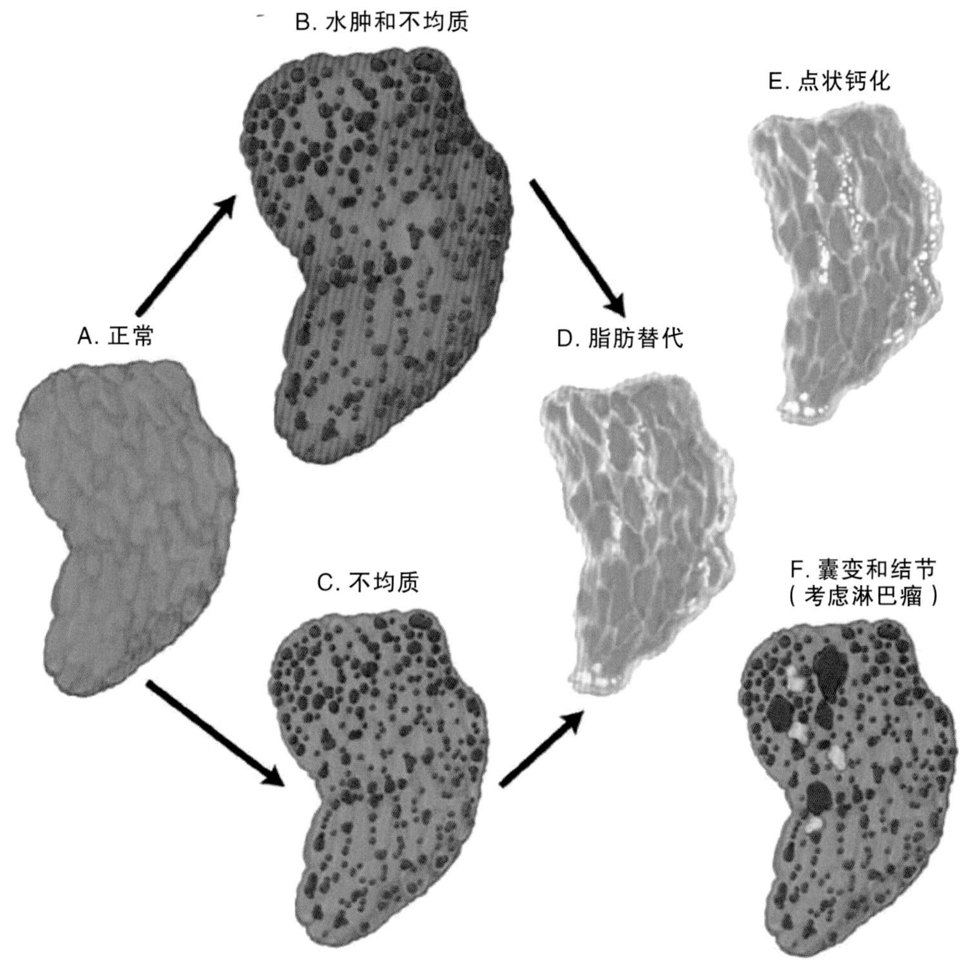

图 41.1　干燥综合征腮腺病变进展示意图。（A）疾病初期，干燥综合征中的腮腺大小可正常。随着疾病进展，双侧腺体内形成典型的粟粒状微小囊肿，CT 上表现为点状低密度灶，在 T2WI 上呈高信号。腺体不对称肿胀（B）或大小正常（C）。最终，表现为腺体萎缩，伴有纤维化和脂肪沉积（D）。腮腺内出现点状钙化，是干燥综合征中晚期的典型特征，CT 显示最佳（E）。此外，随着实质损伤加重，囊肿增大，淋巴聚集物会形成实性结节。（F）由于干燥综合征的自身免疫性，患者有罹患淋巴瘤的风险，尤其是头颈部非霍奇金淋巴瘤

现为体积较大的囊性病变伴部分实性成分（图 41.7）。腮腺囊肿的形成可能是由于唾液腺结石（图 41.8）、慢性唾液腺炎、手术、创伤和肿瘤，特别是多形性腺瘤引起的导管阻塞。与其他情况相比，双侧腮腺的微囊状改变高度提示 SS。

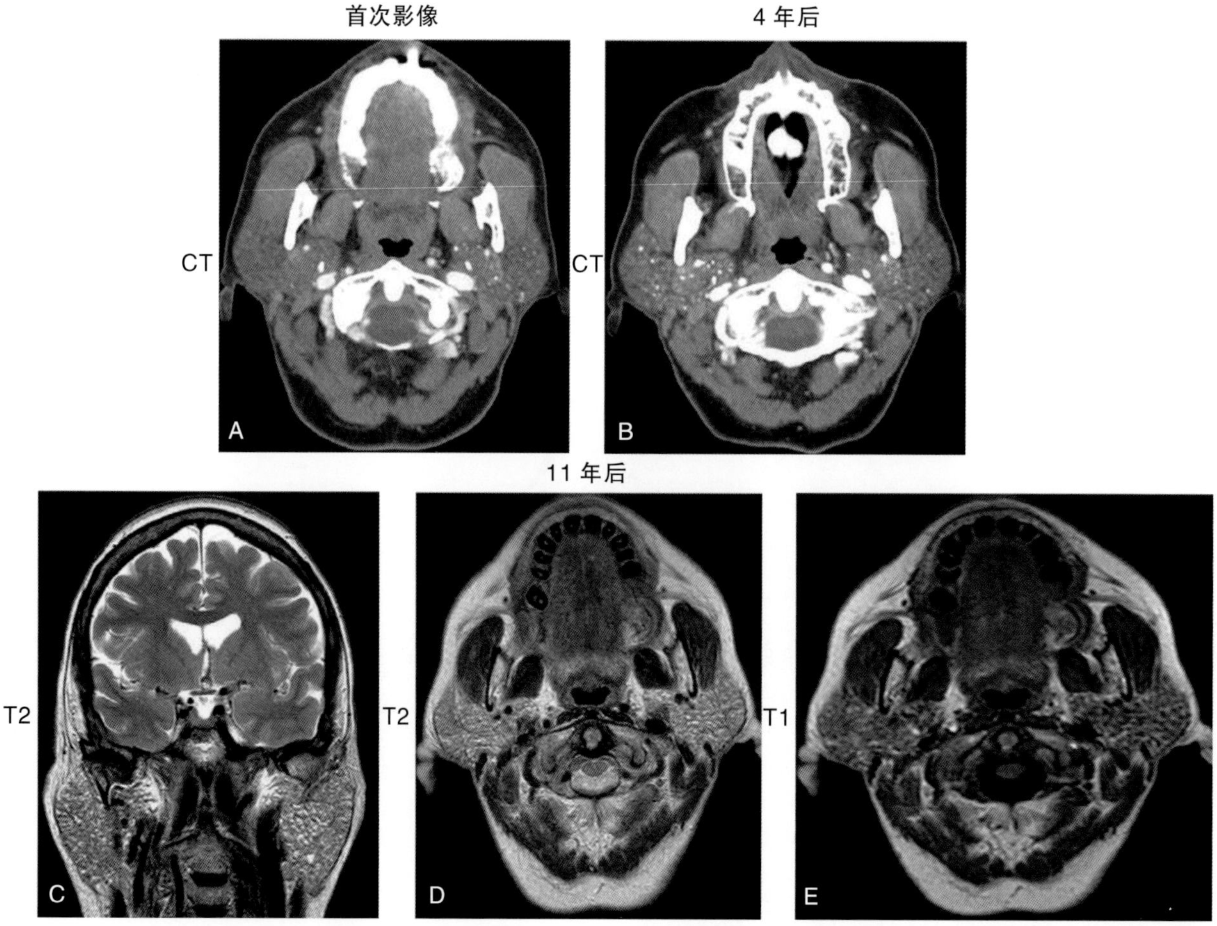

首次影像 4 年后

CT A CT B

11 年后

T2 C T2 D T1 E

图 41.2 干燥综合征腮腺慢性肿大、囊肿和钙化的疾病进展。（A）疾病初期轴位 CT 可见轻度增大的双侧腮腺内典型的粟粒样小囊肿（显著弥漫微小低密度灶），此时左侧腺体内仅见点状钙化灶。（B）4 年后疾病进展，轴位 CT 示腮腺体积增大，双侧新发多个点状钙化和边界清晰的小囊肿。与该病的隐匿性特征一致，11 年后，冠状位 T2（C）、轴位 T2（D）和轴位 T1（E）示双侧腮腺内大量斑点状囊肿

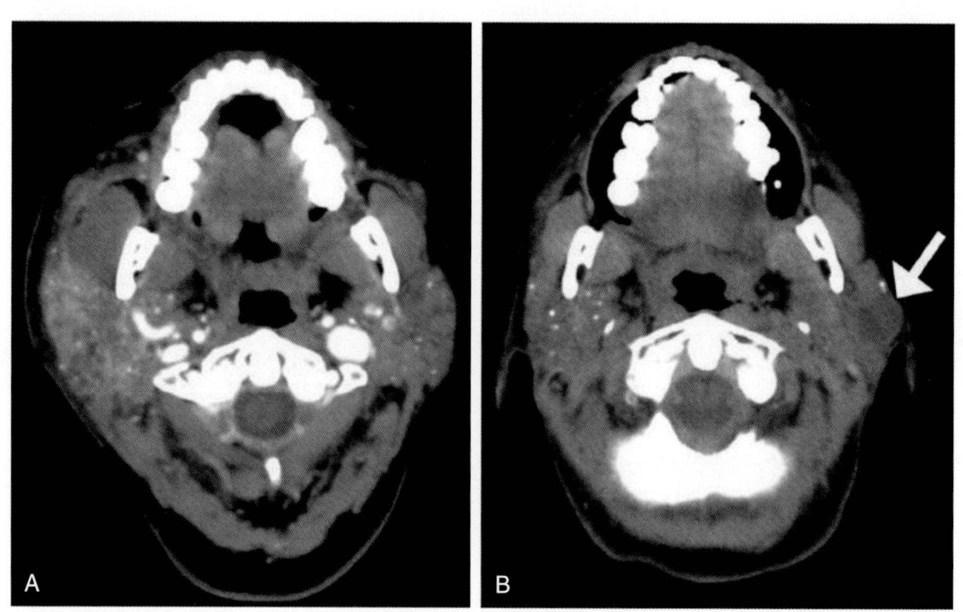

图 41.3 干燥综合征伴腺体萎缩。（A）疾病初期轴位 CT 示双侧腮腺增大，右侧为著。2 年后轴位 CT 表现为腺体萎缩，伴多发点状钙化，左侧腺体内见囊肿（B；箭头）

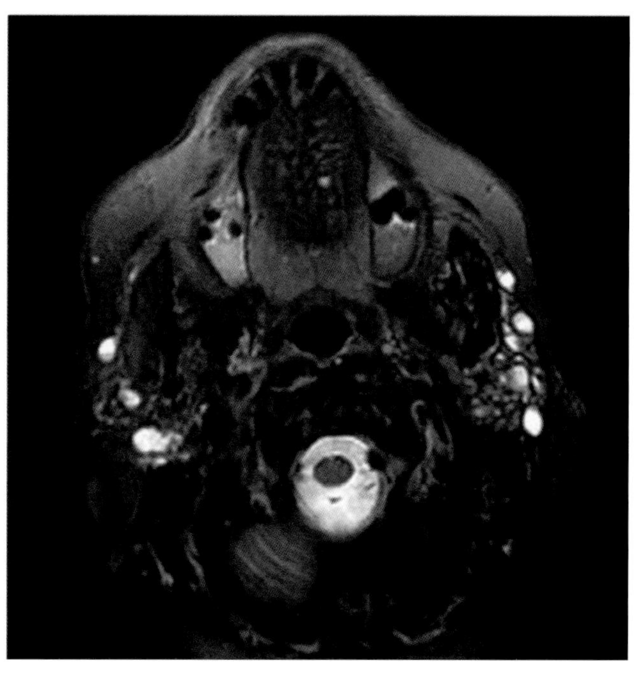

图 41.4　干燥综合征伴唾液腺管狭窄。轴位脂肪抑制 T2WI 显示双侧腮腺导管扩张，呈“串珠样”外观

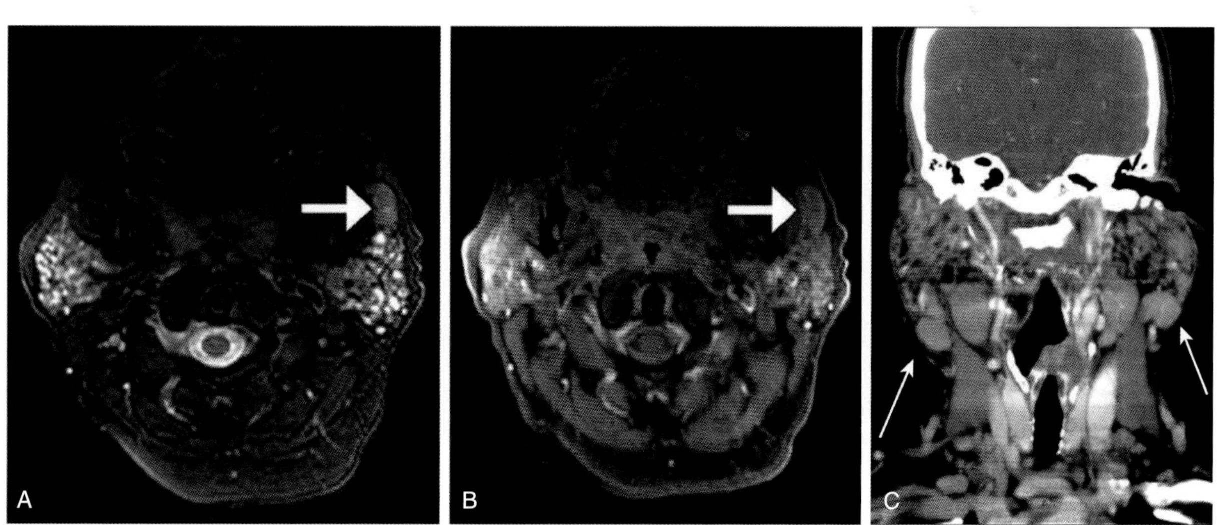

图 41.5　干燥综合征引起的淋巴瘤。轴位 T2WI（A）和脂肪抑制 T1WI（B）显示双侧腮腺内粟粒状囊性病变，左侧耳前肿大淋巴结（箭头），确诊为黏膜相关淋巴组织淋巴瘤。另一例干燥综合征相关淋巴瘤患者，冠状位 CT 示与腮腺相关的双侧多发异常增大淋巴结（C；箭头）

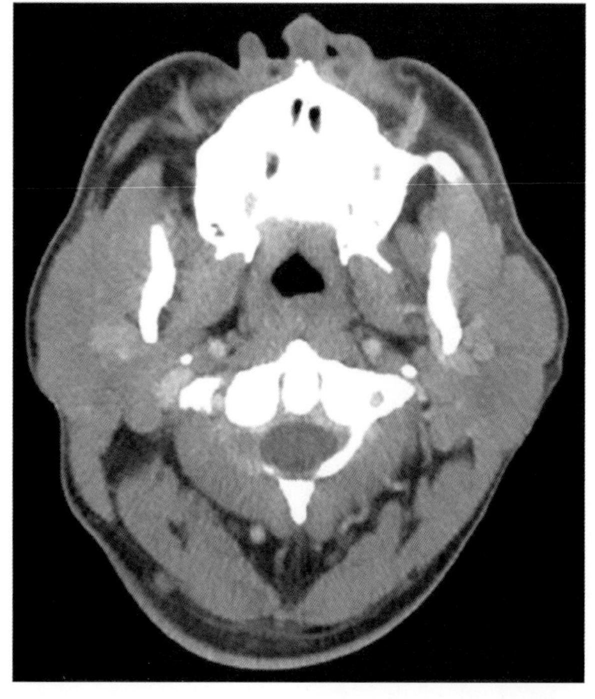

图 41.6 唾液腺肿大症，酗酒史。轴位 CT 示腮腺弥漫性增大

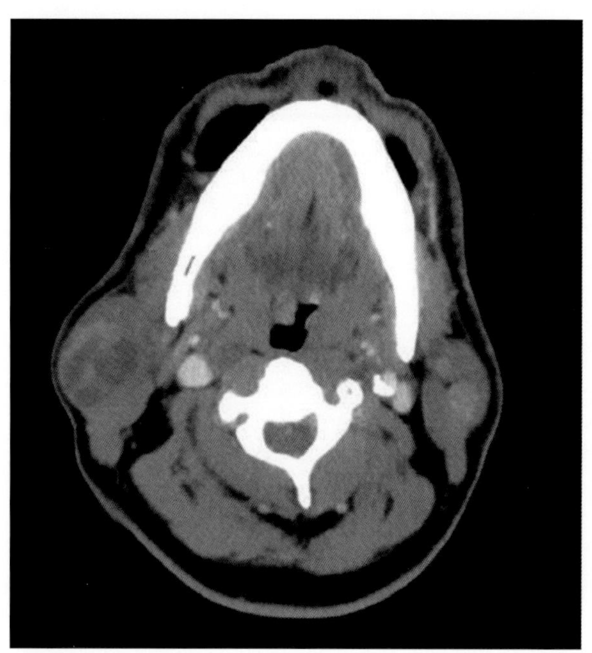

图 41.7 Warthin 瘤。轴位 CT 示双侧腮腺尾部肿瘤，右侧病变内可见囊变

（李晨霞 译；麻少辉 审）

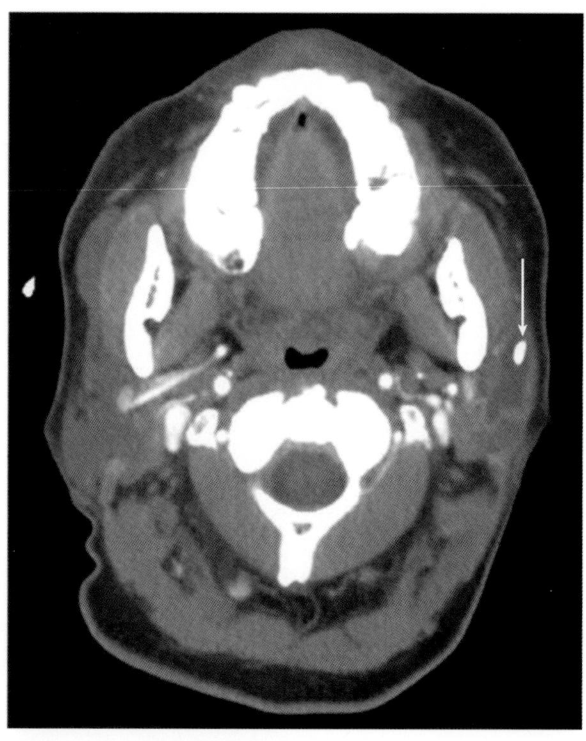

图 41.8 阻塞性唾液腺结石。轴位 CT 示左侧腮腺结石（箭头）伴腮腺导管囊状扩张

拓展阅读

Ginat DT. Imaging of benign neoplastic and nonneoplastic salivary gland tumors. Neuroimaging Clin N Am, 2018, 28(2):159–169.

Izumi M, Eguchi K, Nakamura H, et al. Premature fat deposition in the salivary glands associated with Sjögren syndrome: MR and CT evidence. AJNR Am J Neuroradiol, 1997, 18(5):951–958.

Izumi M, Eguchi K, Ohki M, et al. MR imaging of the parotid gland in Sjögren's syndrome: a proposal for new diagnostic criteria. AJR Am J Roentgenol, 1996, 166(6):1483–1487.

Sun Z, Zhang Z, Fu K, et al. Diagnostic accuracy of parotid CT for identifying Sjögren's syndrome. Eur J Radiol, 2012, 81(10):2702–2709.

Zenone T. Parotid gland non-Hodgkin lymphoma in primary Sjögren syndrome. Rheumatol Int, 2012, 32(5):1387–1390.

42 胆脂瘤

Paul M. Bunch, Hillary R. Kelly

概　述

胆脂瘤是一种充满角蛋白的非肿瘤性囊性病变，内衬有层状鳞状上皮[1-2]，是异位生长的上皮组织[3]。组织学上与表皮样或表皮包涵体囊肿相同，通常将位于中耳或外耳的此类病变称为“胆脂瘤”（图 42.1）。

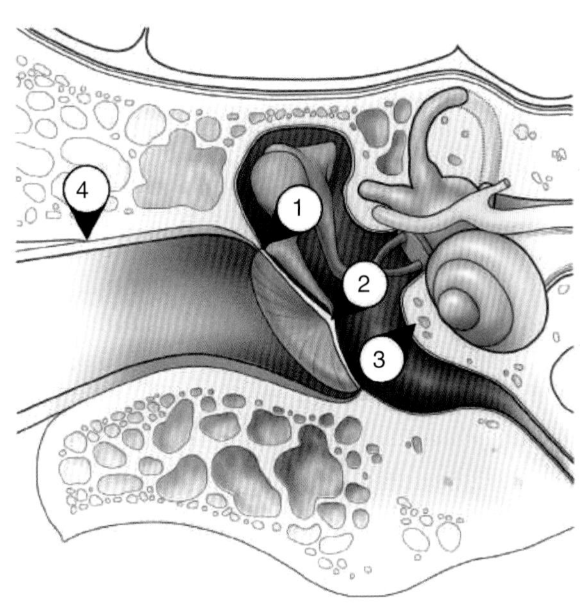

图 42.1　中耳和外耳内胆脂瘤示意图。①鼓室上隐窝是获得性胆脂瘤最常见的发病部位。②获得性紧张部胆脂瘤的好发部位。③先天性胆脂瘤好发部位。④外耳道胆脂瘤发病部位

胆脂瘤可分为先天性与获得性两种类型，其中先天性为 2%，获得性占 98%[2]。获得性中耳胆脂瘤可进一步分为鼓膜松弛部相关型（> 80%）与紧张部相关型（< 20%）[2,4]。虽然获得性胆脂瘤的发病机制仍然存在争议[5-6]，但目前被广泛接受的理论是“内陷袋学说”，其解剖或病理性改变为咽鼓管功能障碍引起鼓室内负压，使鼓膜的一部分（通常为松弛部）内陷而形成囊袋，导致角化沉积物不断集聚，进而发展为胆脂瘤[2,5]。

在组织学上，胆脂瘤分为囊性内容物、基质和基质旁组织三层结构[3]。囊性内容物的主要成分是角质碎片[3]。其外由具有增生性的层状鳞状上皮组成的基质层包裹[3,7]，而角化细胞种植进入中耳后生长导致胆脂瘤的发生[8]。基质旁组织在最外层，由含有胶原蛋白、纤维细胞和炎症细胞（如组织细胞和中性粒细胞）的肉芽组织组成[7]。

骨质破坏（图 42.2）是胆脂瘤的特点，主要是由破骨细胞活动增加引起[7]。此外，鼓室内压力改变可能促进骨重塑，刺激基质旁酶活性[2,9-10]。细胞膜周围炎症细胞释放的促炎细胞因子刺激细菌生物膜和（或）炎症反应的发生，使破骨细胞的活性增加[7-8]。除了破骨细胞活动增加造成骨质吸收外，这些细胞因子还进一步刺激鳞状上皮细胞增生，使胆脂瘤体积增大，从而引起骨质破坏范围进一步扩大[7]。

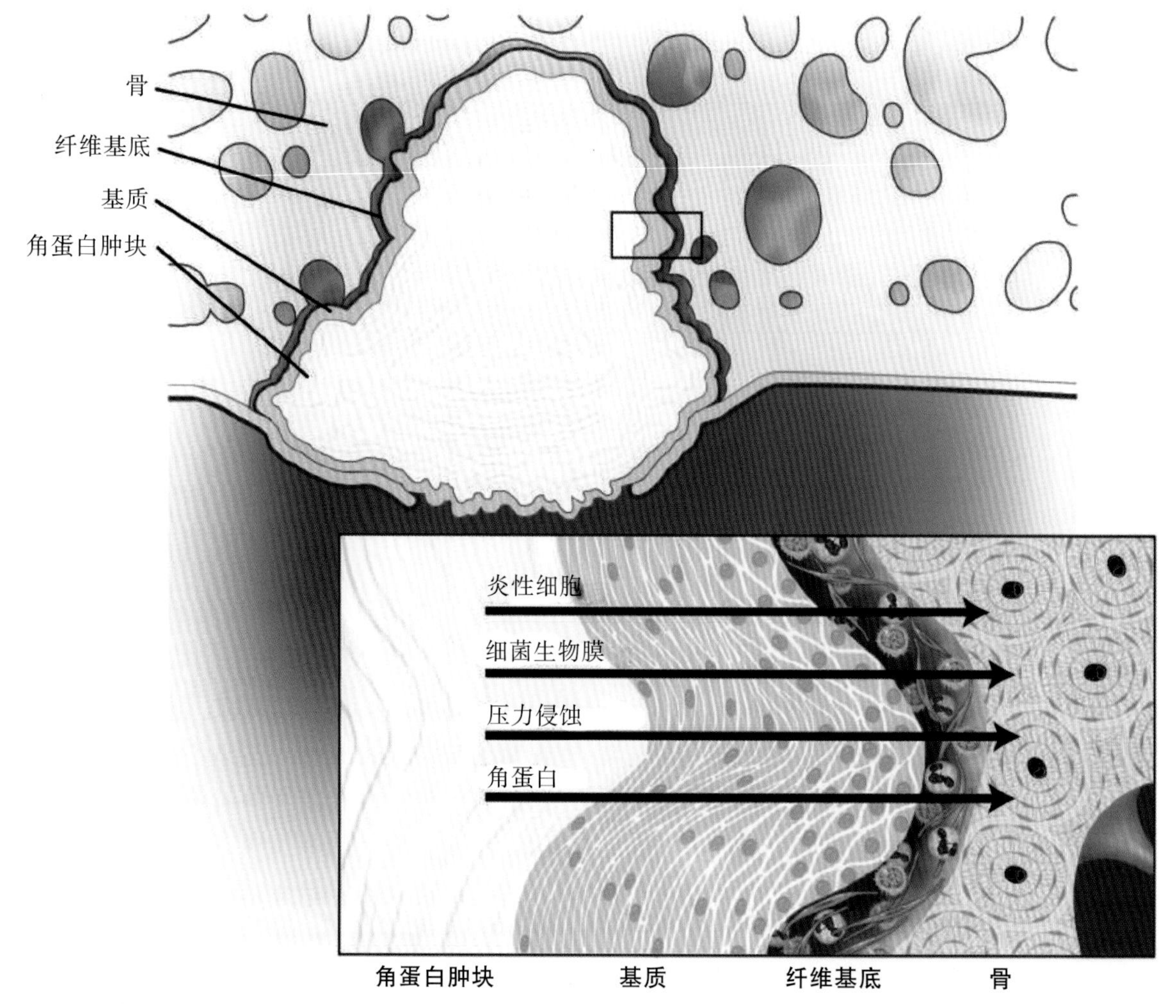

图 42.2 破骨细胞活动增加是造成邻近骨质破坏的主要原因。局部炎症和细菌增殖通路会进一步刺激破骨细胞活动。除此之外，压力性侵蚀和基膜周围酶活性也可能发挥作用

胆脂瘤所产生的临床症状和并发症主要与骨质破坏的相关改变有关，最常受累的是听小骨[2]，可引起传导性听力障碍。随病情进展，可累及面神经管、鼓室盖和外侧半规管，分别出现面瘫、脑膨出和迷路瘘[2-3]。

胆脂瘤的主要治疗方法是手术切除。值得注意的是，如果手术中有病灶残留或鳞状上皮细胞的种植，将易出现术后胆脂瘤复发。

胆脂瘤的时间演变

人体的上皮细胞是一个不断再生的过程，大约每隔 40~60d 会更新一次[11]。正常情况下，脱落的上皮细胞会进入大环境中。当它位于一个狭小的空间如中耳时，虽然正常的再生过程会继续，但死亡的细胞和角蛋白不断聚集，向四周扩张，破坏相邻骨质。如不进行治疗，随着时间的推移病变将从起源部位和阻力最小的方向填充中耳和乳突。

时间演变

鼓膜松弛部胆脂瘤

鼓膜松弛部胆脂瘤始于鼓室上隐窝（普鲁萨克间隙，Prussak space）（图 42.3），该间隙外侧为松弛部，中间为锤骨颈，下方为锤骨外侧突，上方为锤骨外侧韧带，前方为锤骨前韧带[12-13]。

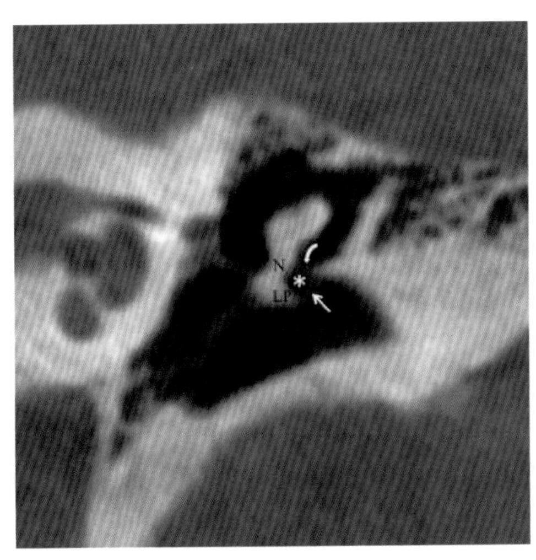

图 42.3　冠状位锥体束 CT 图像：鼓室上隐窝（星号）及其边界——锤骨外侧韧带（曲箭头）、鼓膜松弛部（直箭头）、锤骨外侧突（LP）和锤骨颈部（N）

胆脂瘤的生长方向遵循由周围黏膜褶皱、听骨悬吊韧带和听小骨本身所决定的最小阻力方向的路径特征（图 42.4）[14-15]。由于鼓室上隐窝后方无阻力，胆脂瘤通常先向后生长，当病变到达上鼓室的后外侧壁后，将进一步向前扩张至乳突窦口和乳突窦[10,14]。随着胆脂瘤充满乳突窦口，邻近的外侧半规管就有受累的风险，侵蚀至外侧半规管的骨壁而导致迷路瘘（图 42.5）。据文献报道有 5% 至 10% 的胆脂瘤患者会发生此并发症[2,4]。由于上述改变会影响手术计划的制定和预后[16-17]，作为放射科医生，我们需要认识该征象并在诊断报告中体现。

随着胆脂瘤体积的增大，它可能通过鼓膜和锤骨后褶皱之间的鼓室上隐窝向下延伸至后中鼓室，通常填充卵圆窗、圆窗、鼓室窦和面神经隐窝（图 42.6）[10,14]。当其填充卵圆窗，累及邻近的面神经鼓室段时可导致面瘫。此外，面神经鼓室段骨质缺损常见，局部无骨质覆盖，更易受到侵犯[18]。如果术前没有发现该区域骨质缺损，则可能发生医源性面瘫。

鼓室窦和面神经隐窝是位于中耳腔后部的小隐窝，其深度各不相同。

以往，因为标准的手术入路无法到达这些隐窝，故该处是外科医生使用手术显微镜切除胆脂瘤时的盲点[19]。虽然目前成角内镜的使用可以一定程度上解决此类问题[19]，但当病灶涉及这些隐窝时，放射科医生应及时与外科医生沟通，以引起术者足够重视。

胆脂瘤沿鼓室上隐窝延伸的其他路径比较少见，但其也可向锤骨前褶和鼓膜紧张部之间生长，通过此路径胆脂瘤可到达并填充上鼓室及前鼓室的前部[14]。

如果不进行临床干预，胆脂瘤最终会完全填充中耳和乳突（图 42.7）[20]。一旦其到达乳突窦，侵犯鼓室盖，可导致脑膜炎、脑脊液漏和（或）脑膨出的发生。因此术前明确这一并发症至关重要，如果 CT 发现骨质缺损（图 42.5），应及时行磁共振（MRI）检查进一步评估。

鼓膜紧张部胆脂瘤

鼓膜紧张部胆脂瘤沿中鼓室后部的后鼓室黏膜发展[20]。胆脂瘤由此向内侧延伸累及面神经隐窝和鼓室窦，然后向上转弯，向内侧经锤骨和砧骨到达乳突窦[14,20]。

松弛部胆脂瘤通过锤骨和砧骨外侧，颞骨鳞部常被侵犯，而紧张部胆脂瘤一般不会累及颞骨鳞部（图 42.8）。

先天性胆脂瘤

先天性胆脂瘤的定义是指既往没有耳漏、鼓膜穿孔或手术史，并且鼓膜正常的患者（通常发生于儿童）[7,21]。虽然其潜在的病理生理学仍有争议，但多数学者认为其起源于中耳上皮残余组织[22]。临床症状通常表现为传导性听力障碍，最常见的发病部位是中耳前上部（图 42.9），通常会向后上延伸到达乳突窦口及乳突[7,21]。较小的先天性胆脂瘤可能会被偶然发现，表现为位于完整鼓膜后方的白色肿块[4,21]。

外耳道胆脂瘤

胆脂瘤较少累及外耳道（图 42.10），可为自发性或由于既往手术或创伤引起[23]。自

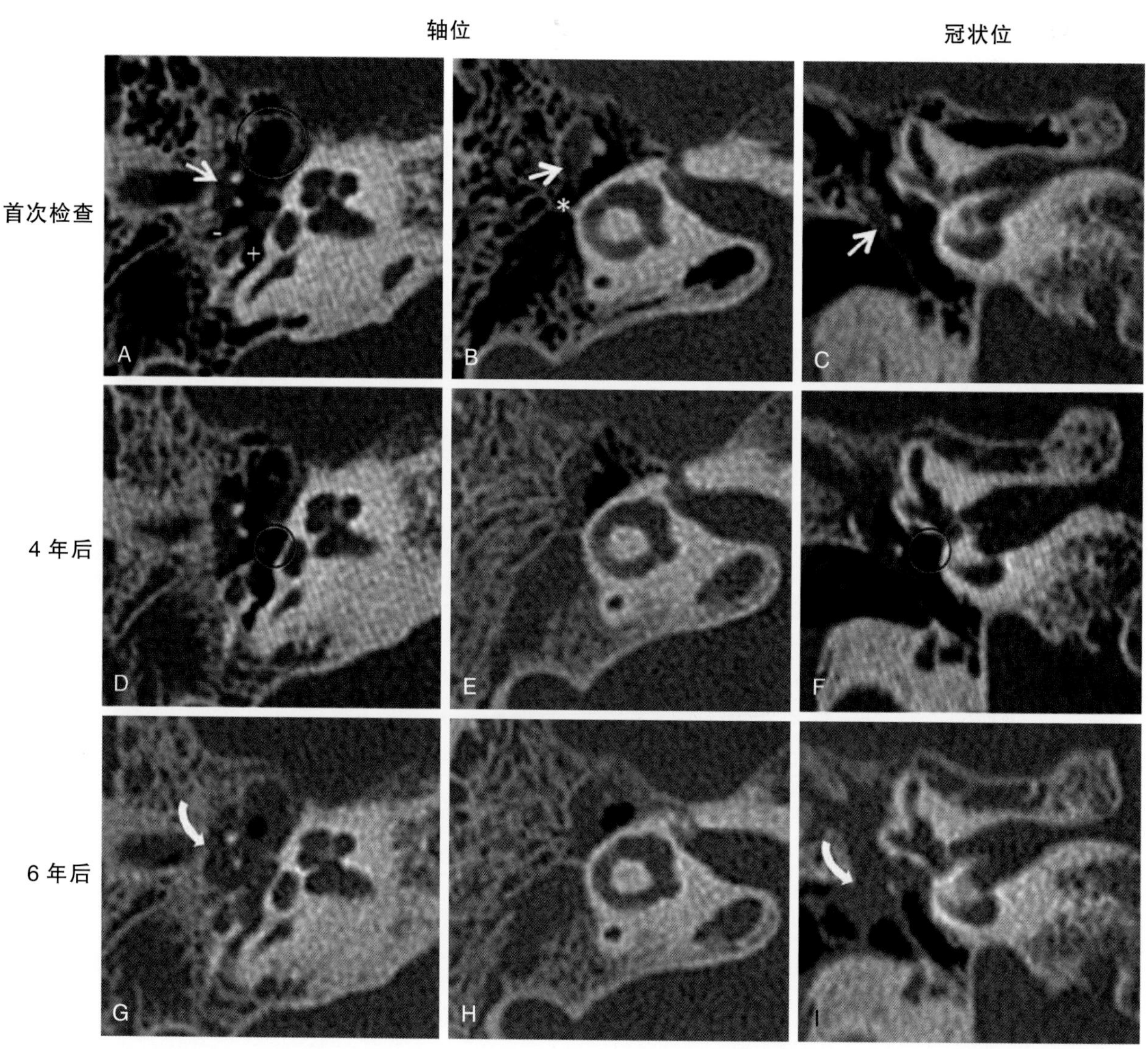

图 42.4 74 岁女性患者，右侧传导性耳聋，拒绝手术，选择动态观察。首次检查显示，鼓室上隐窝少量软组织，伴颞骨鳞部轻微变钝（A, C；直箭）。软组织经鼓室上隐窝后（B；箭头），上方到达鼓窦入口和鼓窦（B；星号）。注意前上鼓室（A；○）、面神经隐窝（−）和鼓室窦（+）充气良好。4 年后复查，上鼓室外侧软组织增多，向后延伸填充部分面神经隐窝（D）。此外，胆脂瘤已通过鼓窦入口和鼓窦填充乳突窦（E）。值得注意的是，鼓室窦和上鼓室前部（D）以及卵圆窗（D, F；○）充气良好。随着病变进展，6 年后，颞骨鳞部逐渐被侵犯（G, I；弯箭头），并伴随着鼓室上隐窝侧壁扩大。另见，上鼓室前部、面神经隐窝、鼓室窦（G）以及卵圆窗（H, I）完全被软组织填充

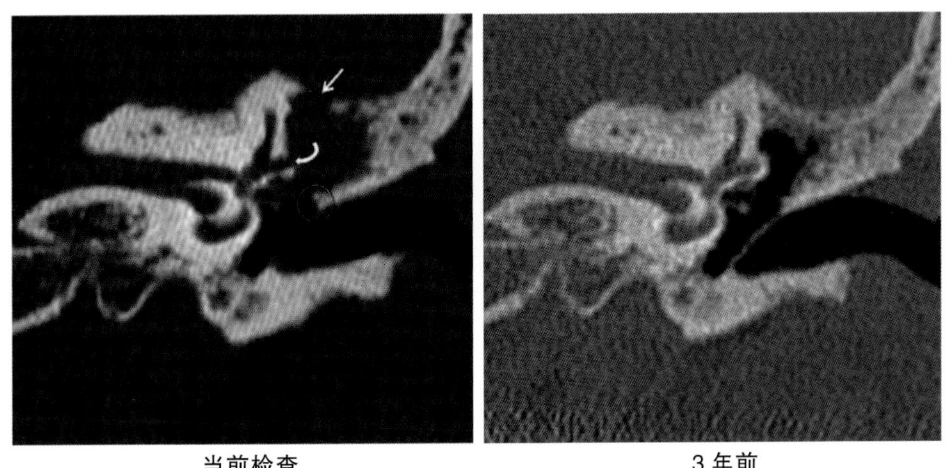

图 42.5　37 岁女性患者，既往左侧中耳胆脂瘤切除病史，临床表现为左耳痛伴听力下降。与术后早期检查相比，左侧颞骨冠状面 CT 平扫图像示鼓室上隐窝和乳突窦软组织增多，颞骨鳞部骨质破坏（○）范围增加，外侧半规管（弯箭头）和鼓室盖（直箭头）骨质缺损。新增的骨质破坏影像表现符合胆脂瘤复发及并发症的表现

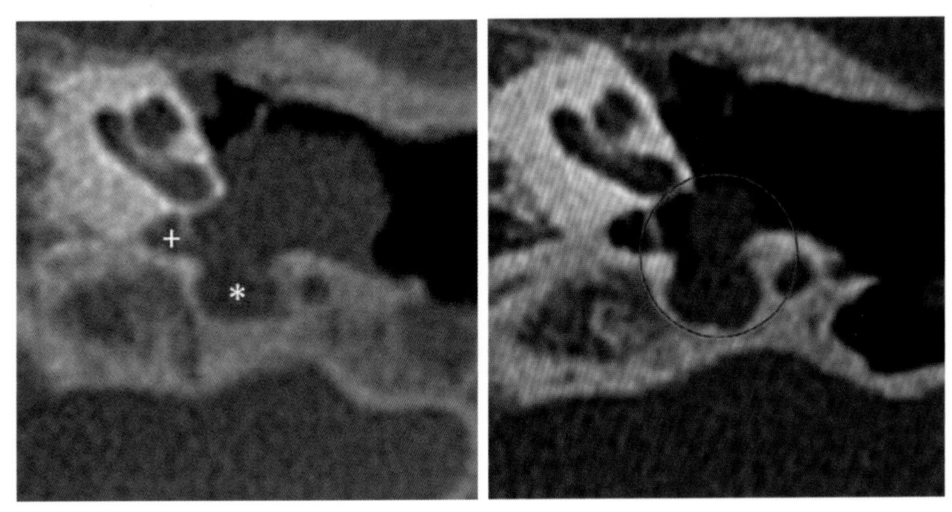

图 42.6　12 岁男性患者，胆脂瘤不保留外耳道后壁的鼓室成形术后的镫骨层面。首次 CT 图像示圆形软组织填充左侧中耳、鼓室窦（星号）和圆窗（+），手术切除后确诊为复发性胆脂瘤。术后 2 年随访，轴位 CT 图像示左侧鼓室窦（○）内的软组织再堆积，随后手术切除软组织灶并诊断为复发性胆脂瘤

发性外耳道胆脂瘤常见于老年人，可能是由于正常鼓膜角质上皮碎屑向外迁移机制紊乱 [24]，手术或创伤导致深层鳞状上皮组织聚集和滞留 [25]。最常见的临床症状是耳漏和耳痛，也可能发生传导性听力障碍 [23]。

中耳和乳突蜂房的软组织肿块和骨质破坏高度提示胆脂瘤，而在外耳道，这些影像学表现也可见于鳞状细胞癌 [23]。如果不能根据临床做出鉴别诊断，则需要活检确诊。

自体鼓室上隐窝切除术和自体乳突切除术

胆脂瘤偶尔可通过鼓膜排出耳道（图 42.11）[2,4,26]。对于既往无手术史的患者，盾板变钝和鼓室上隐窝外侧扩大高度提示松弛部胆脂瘤的自发清除；因为与经外耳道手术切除盾板和鼓室上隐窝下外侧壁相似 [26]，这种表现称为自体鼓室上隐窝切除术。同样，既往无手术史的患者乳突蜂房的广泛骨重塑也提示更广泛胆脂瘤的自发清除排出，这种表现称为自体

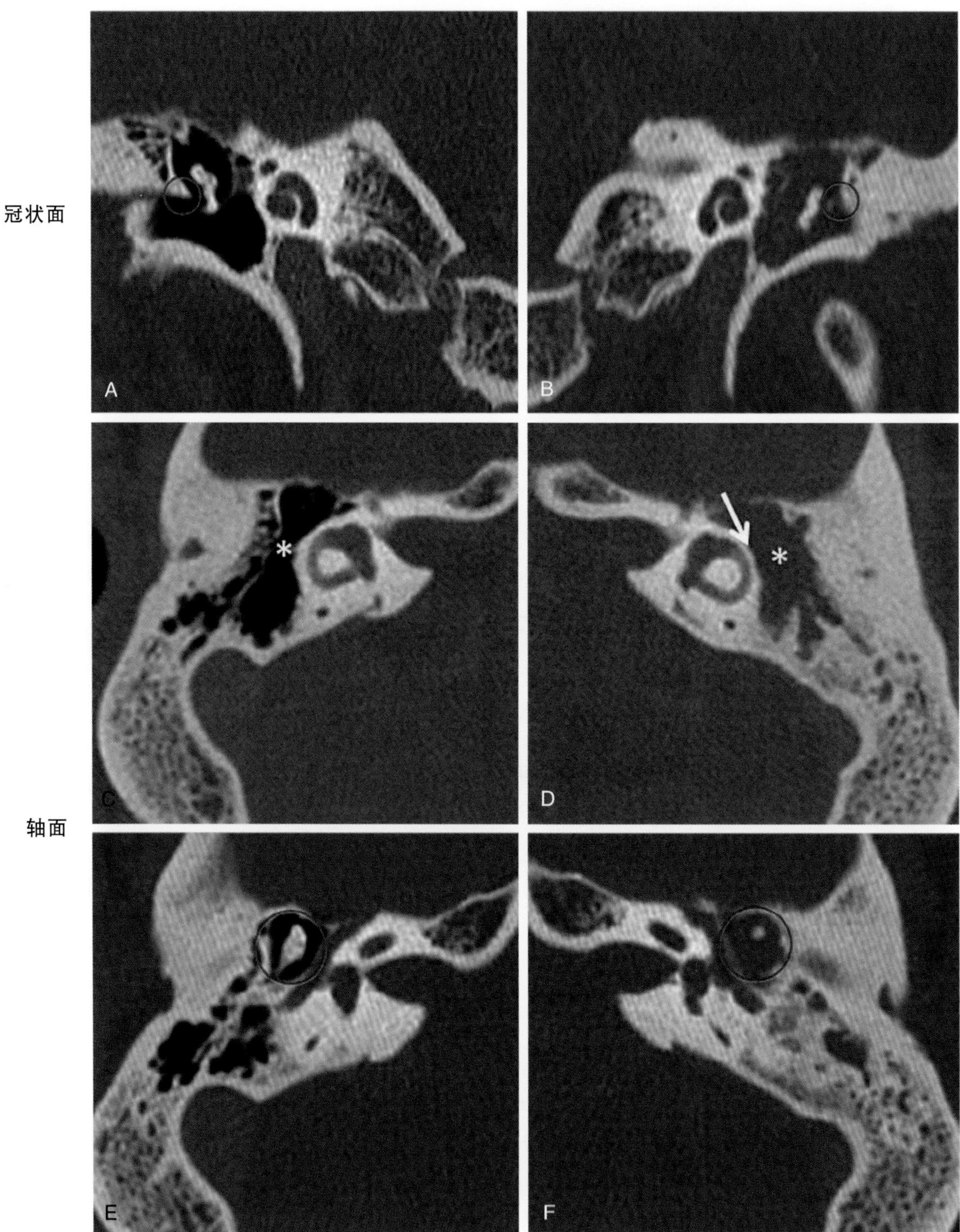

图 42.7 49 岁男性患者，左耳痛，耳漏，传导性耳聋。右侧颞骨鳞部正常（A；○）与左侧颞骨鳞部骨质破坏（B；○），右侧鼓窦入口正常（C；星号）与左侧鼓窦入口增宽（D；星号），邻近外侧半规管骨质变薄（D；箭头），右侧锤骨头和砧骨体正常（E；○），左侧锤骨头和砧骨体部分侵蚀（F；○）。虽然左侧中耳和乳突蜂房广泛软组织填充不具有特异性，但广泛的骨质破坏改变提示胆脂瘤

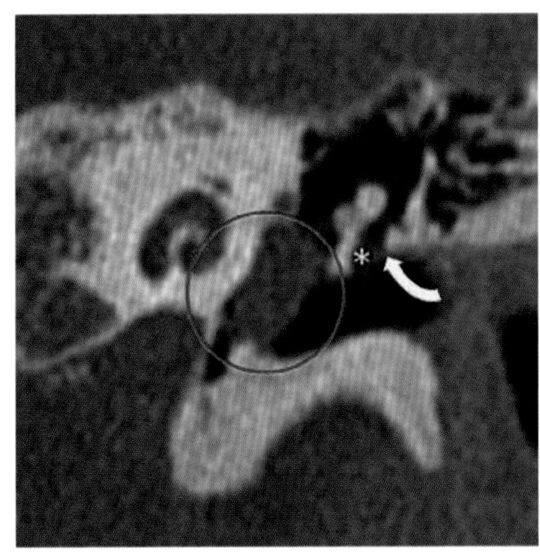

图 42.8　6 岁，男童，复发性耳部感染和传导性耳聋病史。耳镜检查：鼓膜收缩，其后可见胆脂瘤样白色肿块。冠状面 CT 图像：软组织（○）位于听骨的内侧，鼓室上隐窝（星号）和颞骨鳞部（弯箭头）正常

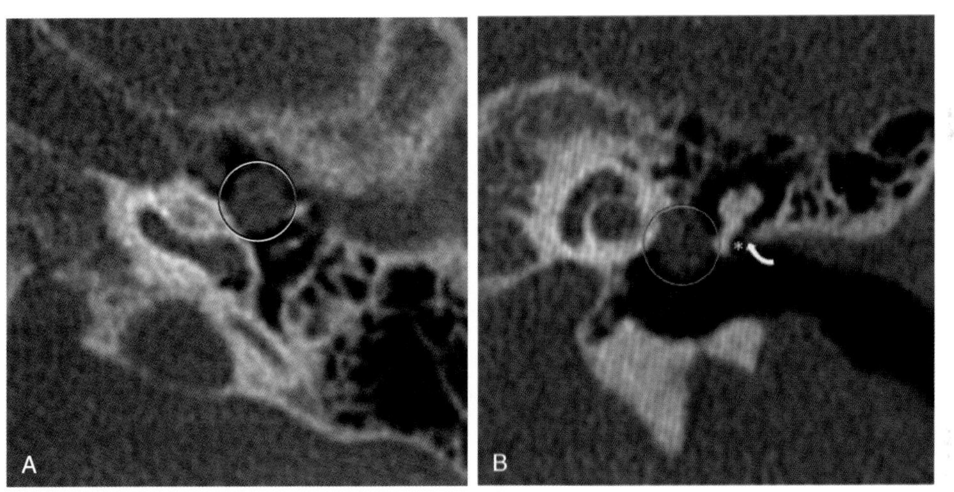

图 42.9　2 岁，男童，耳镜检查偶然发现鼓膜后方白色肿块，鼓膜正常。左侧颞骨轴位（A）和冠状位（B）CT 图像：鼓室前上部类圆形软组织（○）。冠状位图像（B）：鼓室上隐窝（星号）和颞骨鳞部（弯箭头）均正常。手术切除后病理证实为胆脂瘤

乳突切除术 [2,4]。如果囊性内容物排出，但基质和基质旁组织尚存在，即使 CT 上没有胆脂瘤典型的软组织密度，空腔也将继续生长 [4]。

复发性胆脂瘤和“慢性耳病”

放射科医生在没有完整的临床和手术史，以及没有比较术前与术后影像学检查的情况下，通过颞骨 CT 评估胆脂瘤复发有一定难度，特别是术后有慢性中耳症状的患者。肉芽组织或积液可能与胆脂瘤的软组织影像所见相同而导致无法鉴别。此外，在术后监测胆脂瘤复发的患者中，仅仅存在骨质缺损并不一定等同于复发，因为骨质改变可能是既往胆脂瘤侵犯或既往手术的结果。与先前的影像学检查比较，新发的骨质侵犯则提示胆脂瘤复发。没有前期影像资料时，圆形软组织密度影应怀疑有复发存在。

鉴别诊断

临床工作中发生在中耳的肿瘤罕见，影像学上胆脂瘤的主要鉴别诊断包括肉芽组织和积液。在颞骨 CT 上这三者均表现为非特异性软

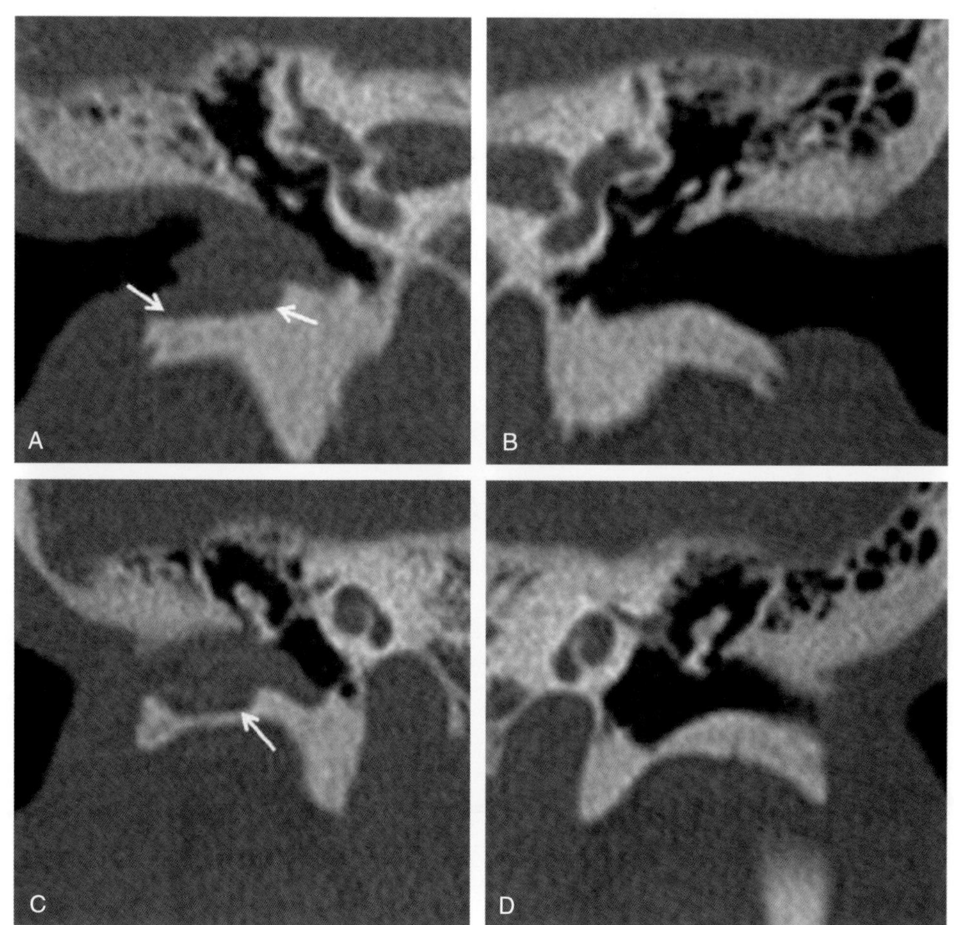

图 42.10 79 岁男性患者，右耳听力下降，耳漏。卵圆窗（A）和鼓室张肌肌腱（C）水平冠状位 CT 图像：右侧骨性外耳道部分被软组织密度影填充，外耳道下壁见光滑的骨侵犯（箭头）。B 和 D：对侧正常颞骨图像

组织密度，而只有胆脂瘤存在骨质破坏。然而，没有骨质破坏的病例并不能完全排除胆脂瘤的存在，特别是当病灶较小时[4]。

当 CT 表现无法做出明确诊断时，结合磁共振 T1 加权平扫，钆增强 T1 加权成像和非平面回波扩散加权冠状面成像，通常可以准确区分胆脂瘤、肉芽组织和积液（图 42.12）。非平面回波扩散加权冠状面成像对胆脂瘤的敏感性和特异性接近 100%[27]，胆脂瘤明显扩散受限，而肉芽组织和积液无扩散受限。T1 加权增强扫描成像可以进一步鉴别，肉芽组织显著增强，胆脂瘤和积液不强化或者边缘轻度强化。

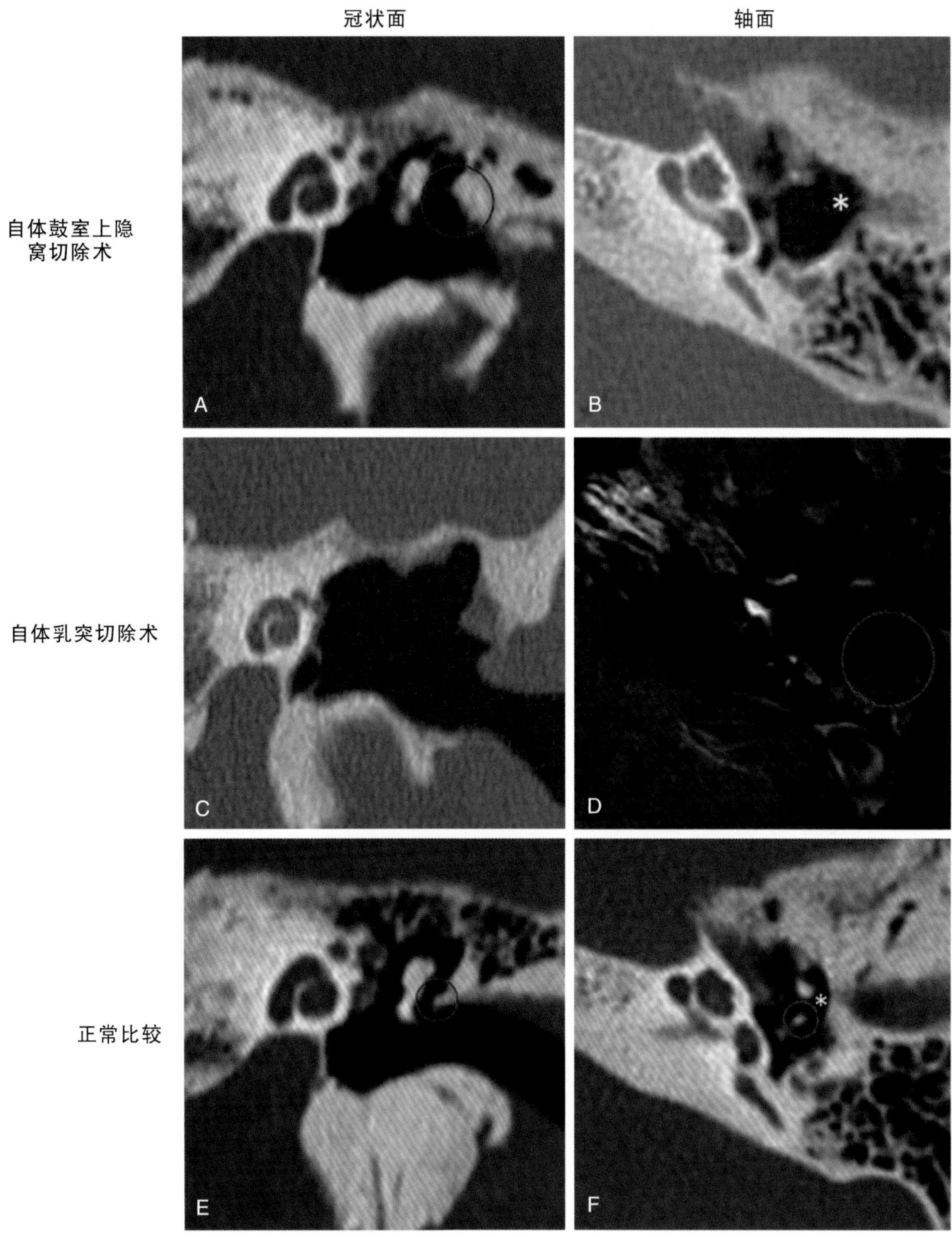

图 42.11　自体鼓室上隐窝切除术（A, B）和自体乳突切除术（C, D）患者冠状位及轴位 CT 平扫图像，患者既往无手术史。鼓室上隐窝未见软组织，但颞骨鳞部变钝（○；A）和上鼓室外侧增宽（B；星号）说明之前有胆脂瘤存在，可能是自发性排出。可以与正常的颞骨鳞部（E；○）和正常上鼓室外侧大小（F；星号）进行对比。此外，值得注意的是，B 中砧骨长突缺损（F；○），可能之前被胆脂瘤侵蚀过。自体乳突切除术患者骨质侵蚀更广泛（C；○；D），听小骨和乳突蜂房被完全破坏，形成类似术后改变的大空腔

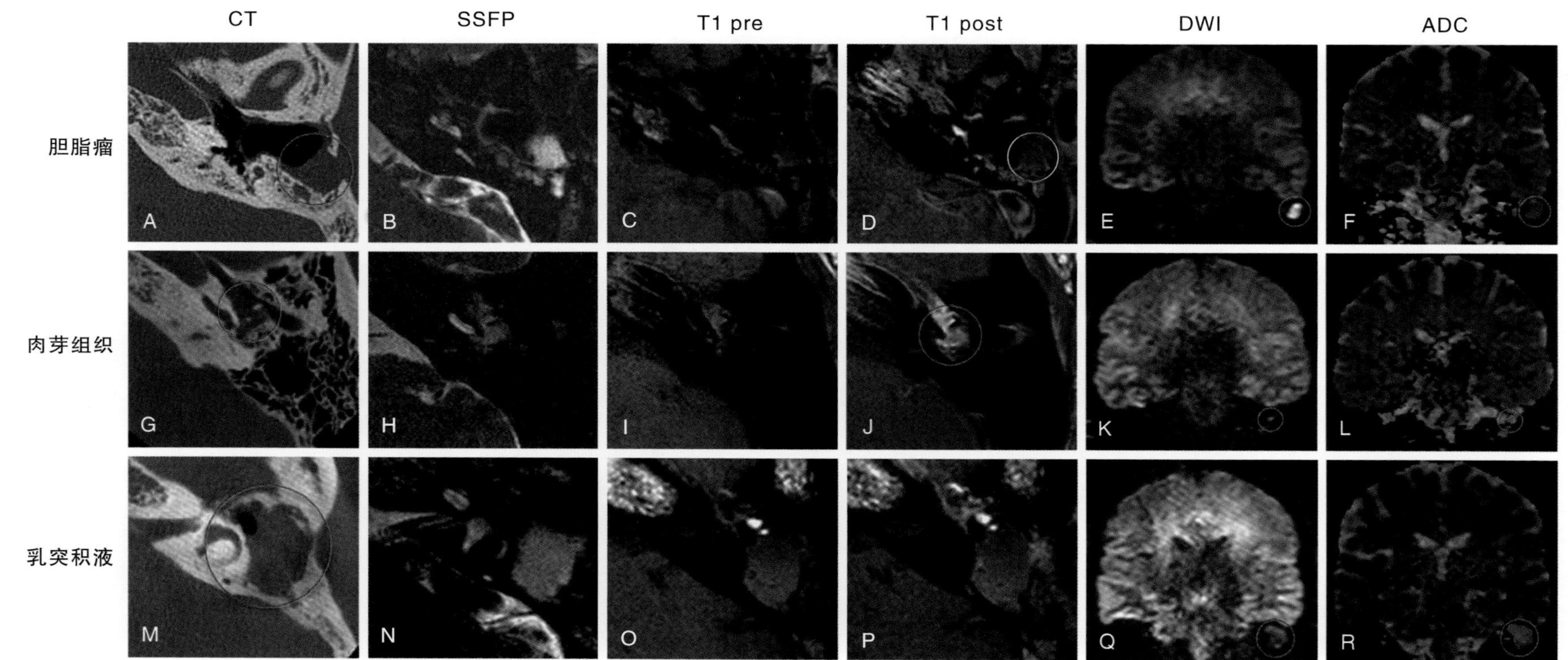

图 42.12 如果没有明确骨侵蚀，CT 难以区别胆脂瘤、肉芽组织和乳突积液（○；A，G，M）。另外，三者在 T2 和 SSFP 加权图像上（B，H，N）均显示高信号。胆脂瘤在扩散加权图像（E；○）和相应的 ADC 图（F；○）上表现出典型的扩散受限，而肉芽组织（K, L；○）和乳突积液（Q，R；○）扩散不受限；冠状面非平面回波采集最大限度地减少了邻近空气和骨骼磁敏感伪影。与胆脂瘤（D）和乳突积液（P）不同，肉芽组织（J；○）T1 加权增强扫描图像比 C、O 和 I 图像中的增强更为明显

（高燕军　译；秦　越　审）

参考文献

[1] Lustig L, Limb C, Baden R, et al. Chronic otitis media, cholesteatoma, and mastoiditis in adults. In: Post T, ed. UpToDate. Waltham, MA, 2016.

[2] Swartz JD, Hagiwara M. Inflammatory disease of the temporal bone. In: Som PM, Curtin HD, eds. Head and Neck Imaging. 5th ed. St. Louis: Mosby, 2011:1183–1230.

[3] Kuo C-L, Shiao A-S, Yung M, et al. Updates and knowledge gaps in cholesteatoma research. Biomed Res Int, 2015, 2015:854024.

[4] Baráth K, Huber AM, Stämpfli P, et al. Neuroradiology of cholesteatomas. AJNR Am J Neuroradiol, 2011, 32(2):221–229.

[5] Jackler RK, Santa Maria PL, Varsak YK, et al. A new theory on the pathogenesis of acquired cholesteatoma: mucosal traction. Laryngoscope, 2015, 125(suppl 4):S1–S14.

[6] Persaud R, Hajioff D, Trinidade A, et al. Evidence-based review of aetiopathogenic theories of congenital and acquired cholesteatoma. J Laryngol Otol, 2007, 121(11):1013–1019.

[7] Chole RA, Nason R. Chronic otitis media and cholesteatoma. In: Snow JB, Wackym PA, eds. Ballenger's Otorhinolaryngology Head and Neck Surgery. 17th ed. Shelton, CT: People's Medical Publishing House, 2009:217–228.

[8] Galli J, Calò L, Giuliani M, et al. Biofilm's role in chronic cholesteatomatous otitis media: a pilot study. Otolaryngol Head Neck Surg, 2016 Mar 1.

[9] Luers JC, Hüttenbrink K-B. Surgical anatomy and pathology of the middle ear. J Anat, 2015 Oct 19.

[10] Măru N, Pop F. Morphological considerations about middle ear cholesteatoma. Rom J Morphol Embryol, 2006, 47(1):73–77.

[11] Koster MI. Making an epidermis. Ann N Y Acad Sci, 2009, 1170(1):7–10.

[12] Marchioni D, Alicandri-Ciufelli M, Grammatica A, et al. Lateral endoscopic approach to epitympanic diaphragm and Prussak's space: a dissection study. Surg Radiol Anat SRA, 2010, 32(9):843–852.

[13] Mansour S, Magnan J, Haidar H, et al. Comprehensive and Clinical Anatomy of the Middle Ear. Heidelberg: Springer, 2013.

[14] Jackler RK. The surgical anatomy of cholesteatoma. Otolaryngol Clin North Am, 1989, 22(5):883–896.

[15] Palva T, Johnsson LG. Epitympanic compartment surgical considerations: reevaluation. Am J Otol, 1995, 16(4):505–513.

[16] Meyer A, Bouchetemblé P, Costentin B, et al. Lateral semicircular canal fistula in cholesteatoma: diagnosis and management. Eur Arch Otorhinolaryngol, 2015 Sep 8.

[17] Bo Y, Yang Y, Xiaodong C, et al. A retrospective study on post-operative hearing of middle ear cholesteatoma patients with labyrinthine fistula. Acta Otolaryngol, 2016, 136(1):8–11.

[18] Di Martino E, Sellhaus B, Haensel J, et al. Fallopian canal dehiscences: a survey of clinical and anatomical findings. Eur Arch Otorhinolaryngol, 2005, 262(2): 120–126.

[19] Badr-el-Dine M. Value of ear endoscopy in cholesteatoma surgery. Otol Neurotol, 2002, 23(5): 631–635.

[20] Rosito LS, Netto LFS, Teixeira AR, et al. Classification of cholesteatoma according to growth patterns. JAMA Otolaryngol Head Neck Surg, 2016, 1–5.

[21] Kazahaya K, Potsic WP. Congenital cholesteatoma. Curr Opin Otolaryngol Head Neck Surg, 2004, 12(5):398–403.

[22] Juliano AF, Ginat DT, Moonis G. Imaging review of the temporal bone: part I. Anatomy and inflammatory and neoplastic processes. Radiology, 2013, 269(1):17–33.

[23] Heilbrun ME, Salzman KL, Glastonbury CM, et al. External auditory canal cholesteatoma: clinical and imaging spectrum. AJNR Am J Neuroradiol, 2003, 24(4):751–756.

[24] Holt JJ. Ear canal cholesteatoma. Laryngoscope, 1992, 102(6):608–613. 25. Martin DW, Selesnick SH, Parisier SC. External auditory canal cholesteatoma with erosion into the mastoid. Otolaryngol Head Neck Surg, 1999, 121(3):298–300.

[26] Manasawala M, Cunnane ME, Curtin HD, et al. Imaging findings in auto-atticotomy. AJNR Am J Neuroradiol, 2014, 35(1):182–185.

[27] Más-Estellés F, Mateos-Fernández M, Carrascosa-Bisquert B, et al. Contemporary non-echo-planar diffusion-weighted imaging of middle ear cholesteatomas. Radiographics, 2012, 32(4):1197–1213.

43 迷路炎

Paul M. Bunch, Hillary R. Kelly

概　述

迷路炎又称内耳炎，是一种内耳炎症性疾病，主要是由于淋巴管周围间隙炎症导致膜迷路内的继发性炎性改变，其中最常见的症状是感音神经性听力障碍和眩晕[1]。该病常依据播散来源（鼓室性，脑膜性，血液性，创伤后）或病原体（病毒，细菌，自身免疫性，梅毒性）进行分类。

病毒感染是迷路炎最常见的病因，而病毒性迷路炎通常又会伴随上呼吸道感染[1]。由于其是一种自限性疾病，相关症状呈一过性，故此类患者很少进行影像学检查。需要注意的是，复发性病毒性迷路炎可导致慢性感音神经性听力障碍。自身免疫性迷路炎虽然罕见，但在 Cogan 综合征[1]、桥本甲状腺炎、干燥综合征、白塞病、抗磷脂综合征、抗心磷脂综合征[2]和溃疡性结肠炎[3]等病例中也有报道。此外，与结节性多动脉炎、狼疮、复发性多软骨炎、类风湿性关节炎和肉芽肿伴多血管炎相关的血管病变，也可累及迷路导致迷路炎[1]。以前梅毒（叶状）晚期全身性受累阶段是迷路炎的常见原因[1]。

化脓性迷路炎是化脓性细菌感染的结果，其定义是指在内耳的液体间隙内存在炎症细胞（通常是白细胞）[4-5]，最常见的致病菌是肺炎链球菌和流感嗜血杆菌[1]。耳蜗孔、前庭筛板和耳蜗导水管是脑膜源性迷路炎感染的可能路径，而圆窗和卵圆窗可能是鼓膜源性迷路炎的感染路径[1,6]。细菌性迷路炎通常伴随持续性感音神经性听力障碍。

值得注意的是，先天性感染也可能会引起迷路炎，如巨细胞病毒、风疹和梅毒[7]。

时间演化：概述

迷路炎分为四个阶段：①浆液期，②化脓期，③纤维化期，④骨化期（图 43.1）[8]。在此病程中浆液期和化脓期属于急性期，纤维化期和骨化性期是慢性期。急性迷路炎的迷路功能后期可恢复，磁共振（MRI）可表现为阴性；慢性迷路炎可伴随永久性功能障碍和不可逆的影像学征象（图 43.2）。

急性迷路炎

浆液期是迷路炎的早期阶段，只有少数病原体存在于侵入入口[8]。此期反应性炎症细胞生成，并产生富含免疫球蛋白的渗出物。根据感染病原体的数量和毒性，以及内耳免疫反应的作用和适当的治疗，这个阶段的迷路炎内耳功能可恢复。在此阶段未恢复的一部分患者可进展到化脓期，在化脓期，细菌和白细胞填充于淋巴周围间隙，引起反应性内淋巴改变，常

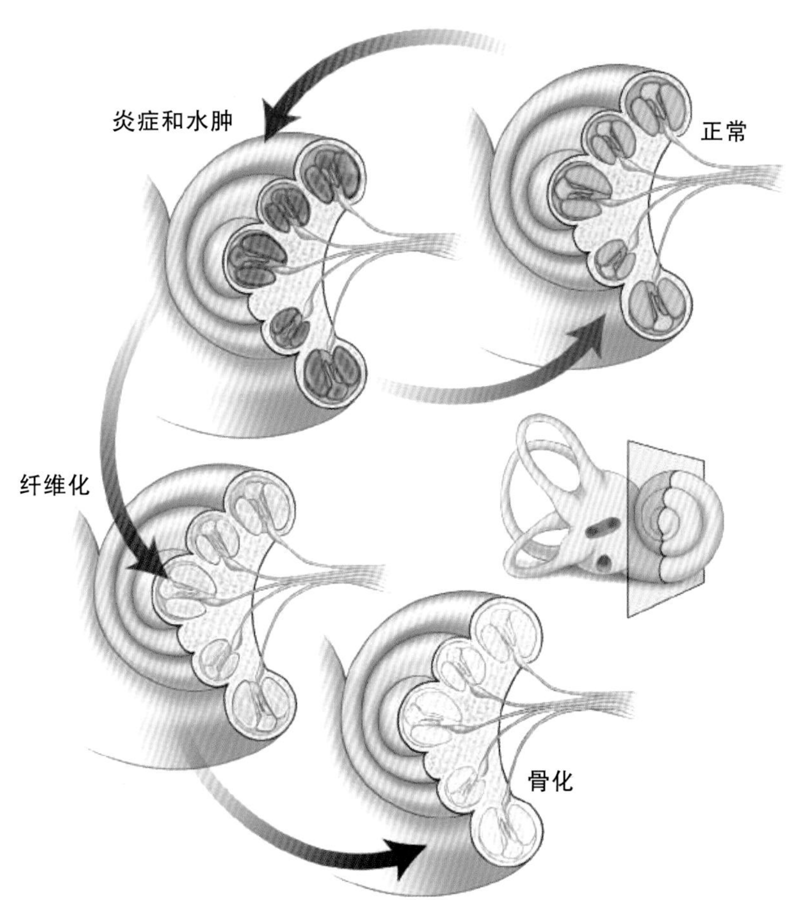

图 43.1　迷路炎时间演变示意图。浆液期和化脓期的特征改变是炎症和水肿，病原体侵及外淋巴管，导致反应性炎性细胞和免疫球蛋白聚集。随着病原体被自体免疫细胞破坏，愈合开始。愈合反应的第一阶段是纤维化期，此期成纤维细胞在淋巴周围的间隙内增殖；第二阶段是骨化期，以淋巴管周围骨形成为特征

导致靶器官损伤。

急性迷路炎 CT 扫描无阳性发现，大多数患者颞骨磁共振（MRI）平扫也表现为阴性 [9]，但在 T1 加权增强扫描图像上可见充满液体的膜迷路强化（图 43.3）。细菌性脑膜炎引起的化脓性迷路炎，在发病 1 天后可出现迷路强化，并可持续长达 3 周 [10]。

如果有明确的病原体，急性迷路炎需针对病原体（如抗生素）进行治疗。类固醇可用于治疗病毒性迷路炎 [11-12]，也可用于细菌性脑膜炎病程的早期，以减轻听力损失，避免其进展为骨化性迷路炎 [10,13]。研究表明，即使此类患者接受了治疗，仍有相当数量的急性迷路炎可发展至纤维期和骨化期。据统计多达 35% 的儿童会由细菌性脑膜炎引起的化脓性迷路炎发展为骨化性迷路炎 [10]。

慢性迷路炎

纤维期的病理特征是淋巴管周围间隙内成纤维细胞在发病约 2 周后开始增殖。急性迷路炎膜迷路在 T2 加权图像显示为正常的液体信号，而在纤维期，迷路炎正常的液体高信号被软组织信号所取代（图 43.4），T1 加权增强扫描图像可呈持续性强化。此期在 CT 图像上无异常发现。

骨化期，也称为骨化性迷路炎，该期病理特征是淋巴管周围间隙内的骨化（图 43.5），内淋巴腔通常幸存 [14]。骨化期通常在发病 2 个月后开始 [15]，也有在脑膜感染 3 天后就发生骨化的报道 [16]。经过数年发展，膜迷路可能会完全被骨质替代 [8]，晚期的骨化性迷路炎很难与完全性迷路发育不全相鉴别 [2]。耳蜗基底转鼓阶是骨化迷路炎最常受累的部位 [14]（图 43.6，图 43.7），导

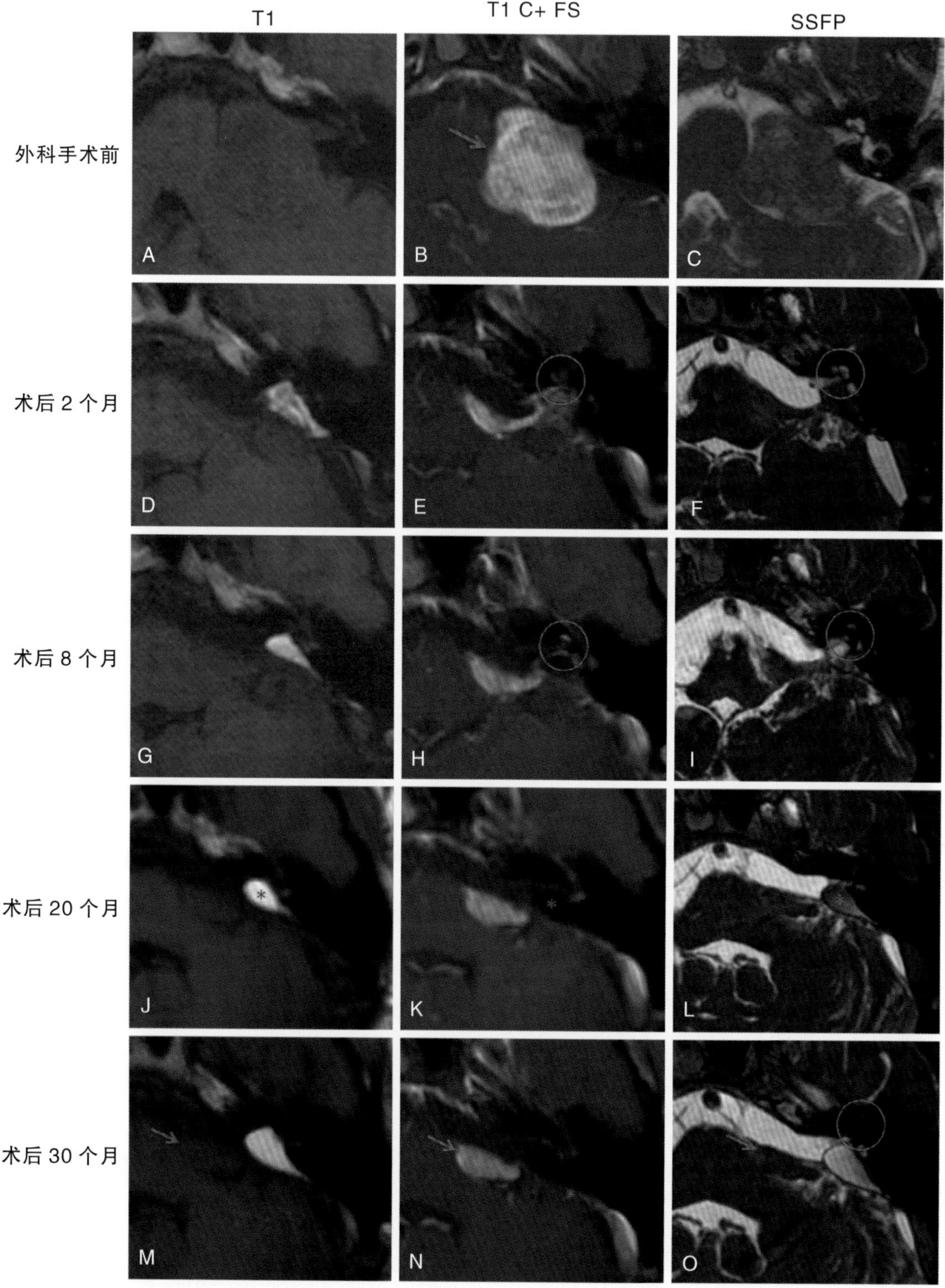

图 43.2 61 岁男性患者，进行性左侧感音神经性聋。（A~C）术前轴位 T1 加权平扫（A），T1 加权增强脂肪抑制（B）和 SSFP（C）图像：左侧桥小脑角池肿块（红箭头），延伸至左侧内耳道，内耳道内口扩大，术前膜迷路的液性信号正常。患者随后行枕下入路肿块次全切除并行脂肪填充。病理证实该病变为前庭神经鞘瘤。（D~F）术后 2 个月增强 T1 加权脂肪抑制轴位图像（E）：新发耳蜗轻度强化（○），轴位 SSFP 图像（F）：耳蜗液性信号仍显示正常（○），此表现与急性迷路炎相一致。（G~I）次全切术后 8 月，轴位 SSFP 图像（I）：先前正常的耳蜗液性信号被软组织间隔替代（○），增强 T1 加权轴位图像（H）：耳蜗持续强化（○），此表现符合纤维性迷路炎。（J~O）术后 20 个月和 30 个月，增强 T1 加权脂肪抑制轴位耳蜗图像（K 和 N），SSFP 轴位图像（L 和 O）：正常耳蜗液性信号消失（○），此征象与骨化性迷路炎表现一致。在术后 20 个月的图像上，星号表示脂肪移植物。术后 30 个月的图像上，红色箭头表示缓慢增大的残余前庭神经鞘瘤

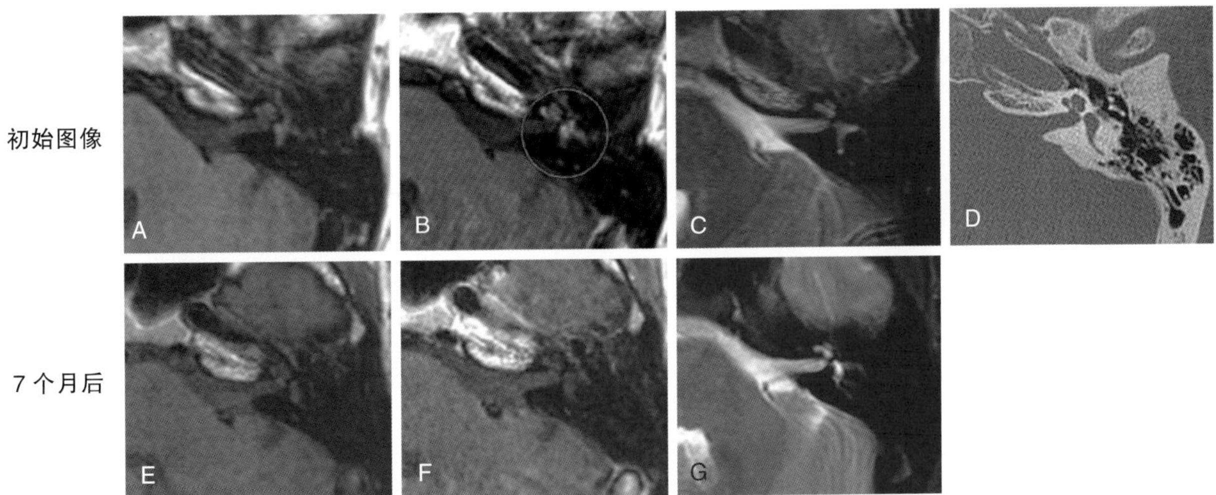

图 43.3　28 岁男性患者，上呼吸道感染后短期内突然出现严重的左侧感音神经性聋。（A~D）首次增强 T1 加权图像（B）：迷路异常强化（○），平扫 T1 加权（A）和 T2 加权（C）轴位图像未见异常，首次颞骨 CT 扫描（D）未见异常。（E~G）7 个月后复查，异常的迷路强化消失（F），平扫 T1 加权（E）和 T2 加权（G）轴位图像仍未见异常。虽然临床中多数患者急性迷路炎发作后听力功能可恢复，但这个患者是个例外

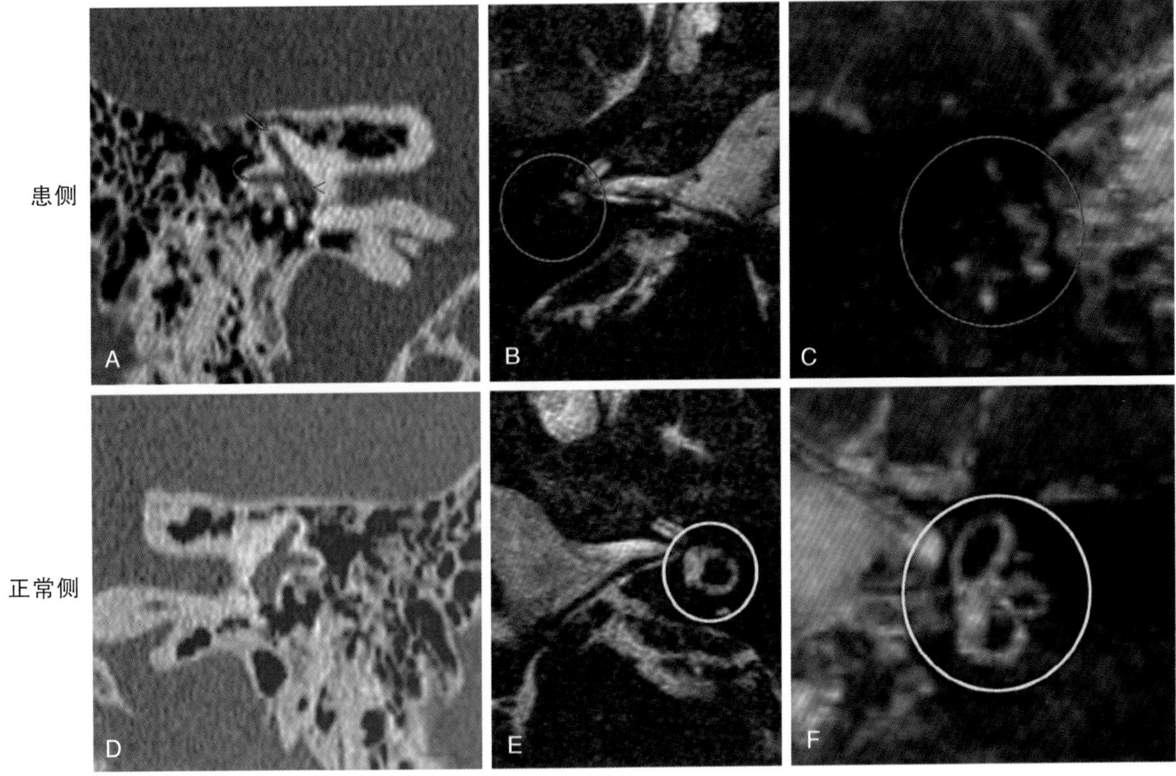

图 43.4　18 岁男性患者，镫骨切除术后出现感音神经性聋。（A~C）冠状位 CT 图像（A）：右侧前庭（红色箭头）、半规管（红色直箭头）和外侧半规管（红色弯曲箭头）未见骨化性迷路炎。病变侧轴位 SSFP 图像（B）：前庭和外侧半规管正常液性信号消失（○）。（D~F）正常对照侧迷路（E）SSFP 轴位图像：显示外侧半规管和前庭（○）。病变侧冠状位 SSFP 最大密度投影（MIP）图像（C）更直观地显示正常膜迷路的液性信号几乎完全缺失（○），符合广泛的纤维性迷路炎。正常对照侧迷路的冠状位 SSFP 最大密度投影（MIP）图像（F）显示正常的影像学表现（○）

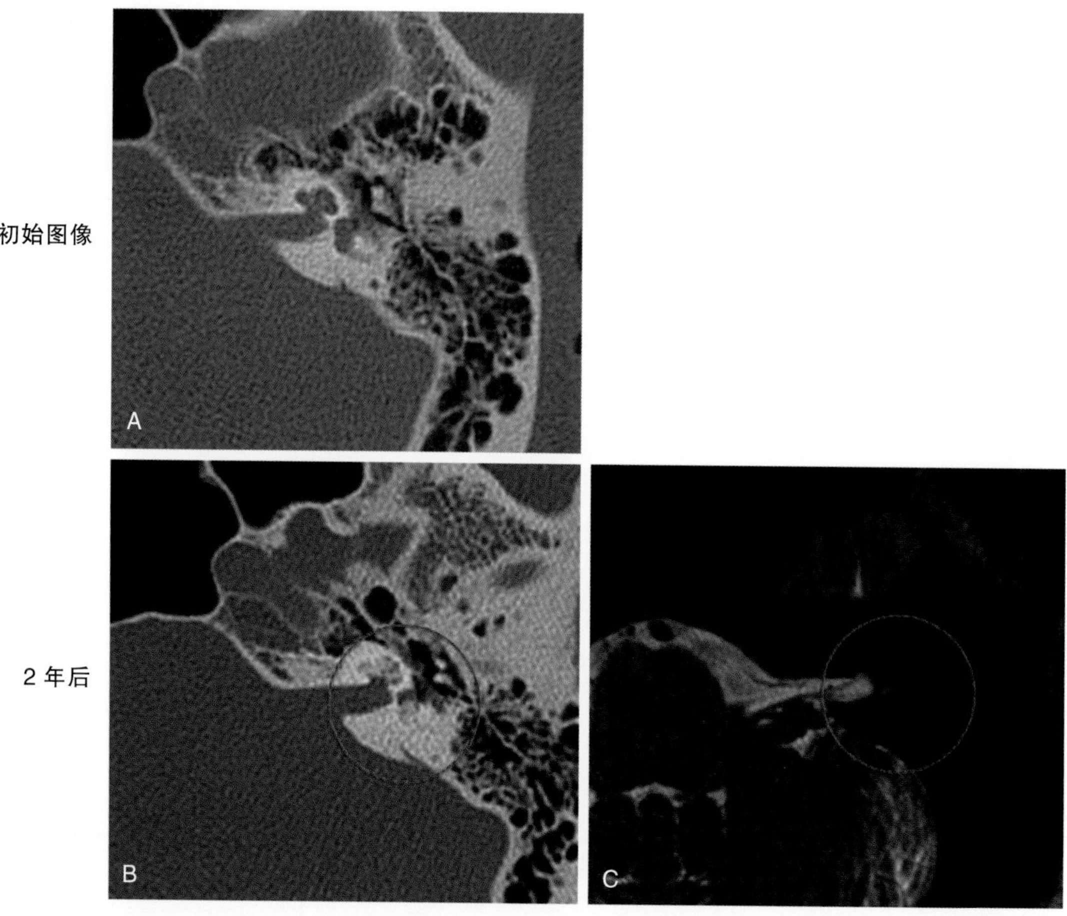

图 43.5 39 岁男性患者，突发双侧重度感音神经性聋，近期确诊肉芽肿性多血管炎。初次就诊时颞骨 CT（A）正常，但未进行颞骨磁共振成像（MRI）检查，患者的症状持续存在。2 年后，颞骨 CT 轴位图像（B）：骨化迷路炎，累及耳蜗、前庭和外侧半规管（○）。SSFP MRI 轴位图像（C）：相应区域正常的液性信号消失（○）

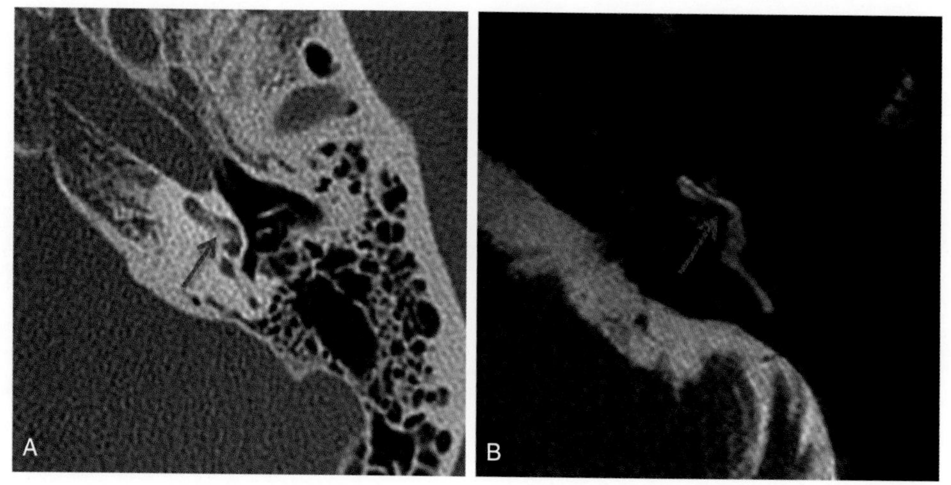

图 43.6 45 岁男性患者，8 岁曾患细菌性脑膜炎，后持续长期严重的双侧感音神经性聋。CT 轴位图像（A）显示骨化性迷路炎累及耳蜗基底转鼓阶（红色箭头）；轴位 SSFP MR 图像（B）显示在同一位置正常液性信号消失（红色箭头）

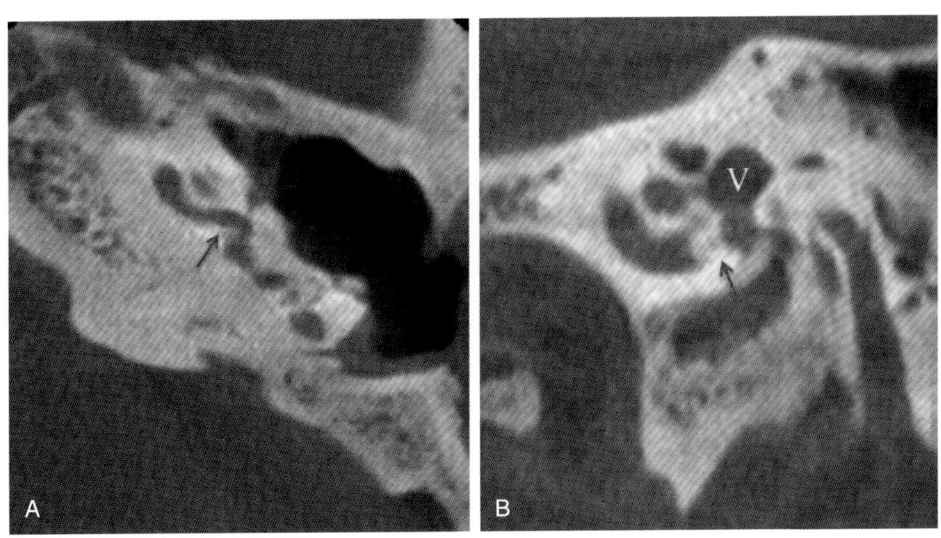

图 43.7 35 岁男性患者，乳突切除术后（不保留外耳道后壁），严重混合性耳聋。轴位（A）和锥体束（B）CT 图像显示骨化迷路炎累及前庭（V）附近的耳蜗基底转鼓阶（红色箭头）

致耳蜗基底转狭窄，并影响人工耳蜗植入。

慢性迷路炎可采用人工耳蜗植入术来恢复患者听力功能。在耳蜗通畅性受损之前植入电子耳蜗，有助于优化电极放置，避免了复杂的替代手术及其不可预测的预后[17]。因为 CT 不能发现纤维化引起的内淋巴梗阻，术前 MRI 是评估人工耳蜗通畅性的最佳检查方法[6,18]。此时需格外关注耳蜗基底转，此处鼓阶与前庭的液体信号应该是连续的（图 43.8）[6]；如果不连续（图 43.6），术者可能会调整手术计划，那么放射科医生应及时提醒外科医生。

鉴别诊断

迷路炎的影像学鉴别诊断取决于其所处的临床阶段。一般来说，通过 T1 加权平扫及增强，三维高分辨率稳态成像可做出明确的鉴别诊断（图 43.9）[19]。

急性迷路炎，常规影像学表现阴性，T1 加权增强扫描可见迷路强化，如果没有平扫或仔细对比，迷路出血可能会被误诊为强化。

除迷路强化外，如果第Ⅶ和第Ⅷ对脑神经也出现强化效应，需考虑带状疱疹（Ramsay-Hunt 综合征），应检查外耳道有无疱疹[1]。

迷路内神经鞘瘤需与纤维性迷路炎鉴别，二者都表现为正常迷路的液性信号消失及强化，但典型的神经鞘瘤可见结节状强化的软组织灶。

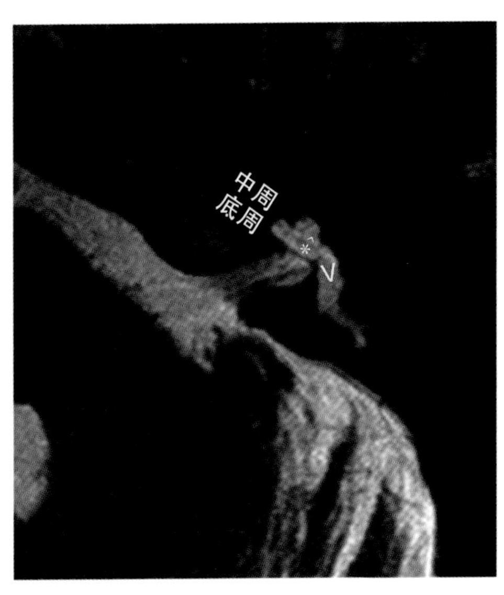

图 43.8 轴位 SSFP 最大密度投影图像显示基底转鼓阶（星号）的液性信号与前庭（V）正常延续。基底转前庭阶用符号（^）表示。鼓阶和基底转之间的黑线代表骨螺旋板和基底膜

晚期骨化性迷路炎膜迷路被骨质完全取代，因此需与完全性迷路发育不全鉴别。如果发现存在内耳道发育不全或者闭锁、小内耳、耳蜗岬扁平，则更提示是迷路发育不全（图 43.10）[2]。

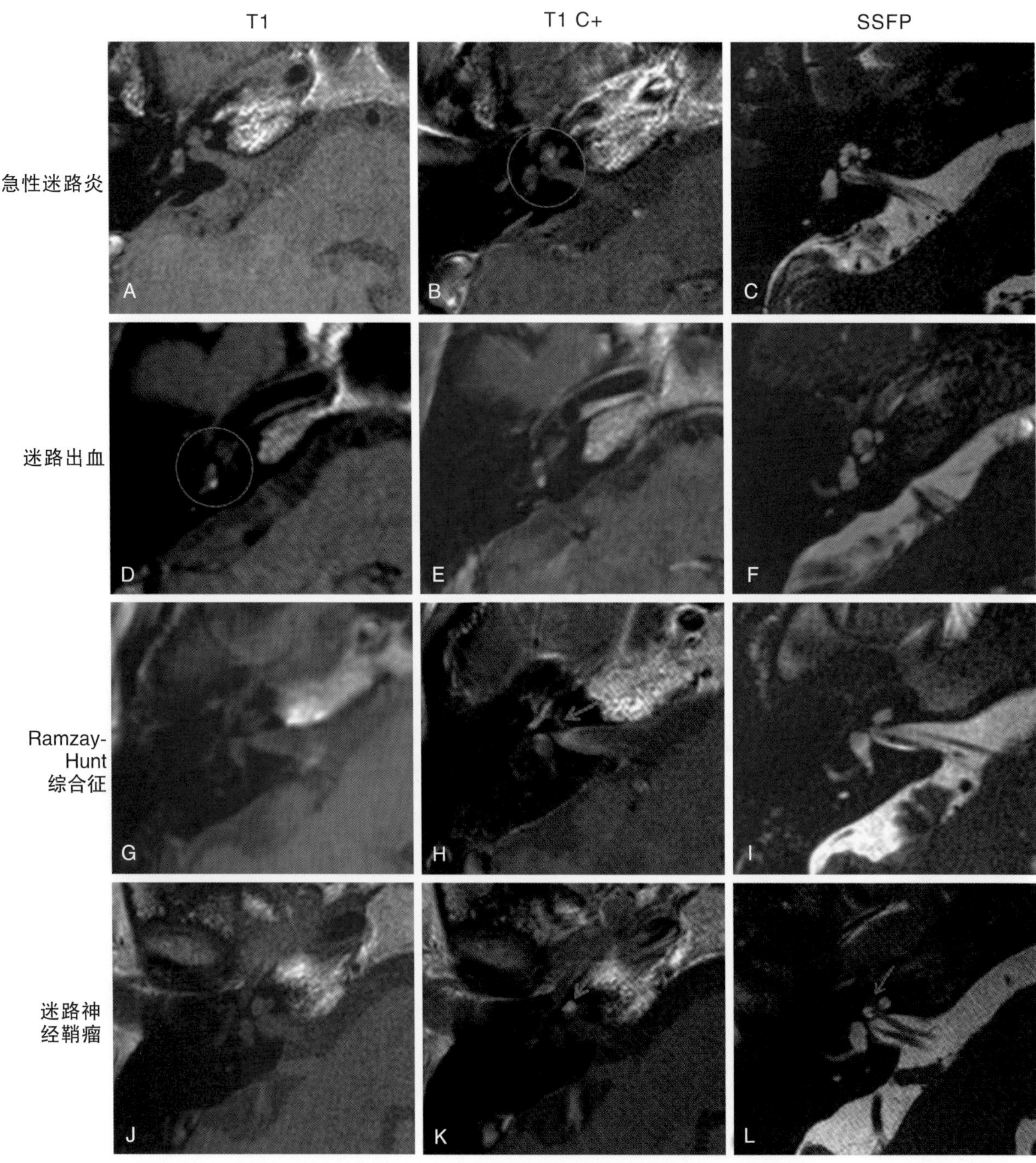

图 43.9 急性迷路炎（B）、迷路出血（E）、Ramzay-Hunt 综合征（H）和迷路神经鞘瘤（K）的增强 T1 加权图像表现通常非常相似。然而，仔细观察增强 T1 加权图像（B、E、H、K）、平扫 T1 加权图像（A，D，G，J）和 SSFP（C，F，I，L）图像可进行鉴别。急性迷路炎（B；○）为轻度不规则形强化，而迷路神经鞘瘤为显著结节状强化（K；红色箭头）。此外，急性迷路炎（C）迷路的正常液性信号在 SSFP 图像上依然存在，而神经鞘瘤（L；红色箭头）的肿瘤会取代正常的液性信号。迷路出血在平扫 T1 加权图像（D）上显示为斑点状高信号病灶（○）。在 Ramsay-Hunt 综合征（H）中，除了迷路外，内耳道和面神经也有强化（红色箭头）

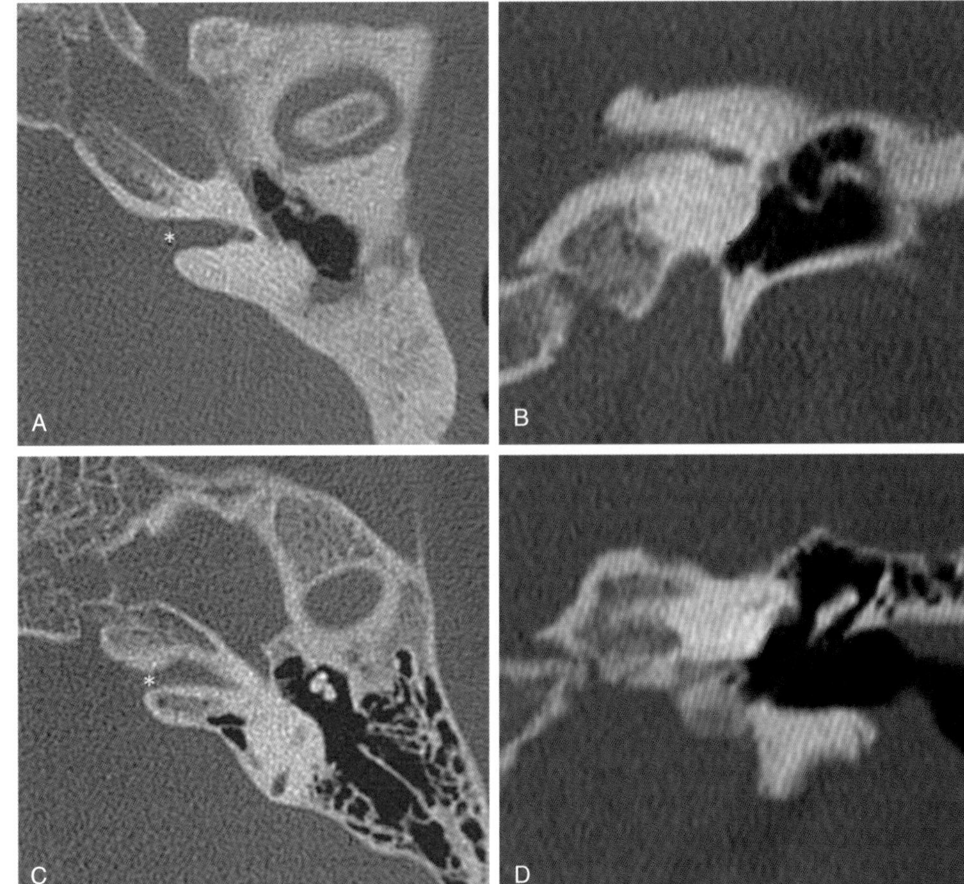

图 43.10　内耳道（A；星号）和鼓岬（B；红线）的形态有助于区分重度骨化性迷路炎和部分（或完全性）迷路发育不全。在重度骨化迷路炎轴位（A）和冠状位（B）CT 图像显示内耳道（星号）口径正常，鼓岬轮廓正常（红线）。相比之下，耳蜗发育不全轴位（C）和冠状位（D）颞骨 CT 图像显示内听道有狭窄（星号）和鼓岬扁平（红线）

（高燕军　译；秦 越　审）

参考文献

[1] Swartz JD, Hagiwara M. Inflammatory Disease of the Temporal Bone. In: Som PM, Curtin HD, eds. Head and Neck Imaging. 15th ed. St. Louis: Mosby, 2011:1183–1230.

[2] Huang BY, Zdanski C, Castillo M. Pediatric sensorineural hearing loss, part 2: syndromic and acquired causes. AJNR Am J Neuroradiol, 2012, 33(3):399–406.

[3] Benson AG. Labyrinthitis ossificans secondary to autoimmune inner ear disease: a previously unreported condition. Otolaryngol–Head Neck Surg Off J Am Acad Otolaryngol-Head Neck Surg, 2010, 142(5): 772–773.

[4] Merchant SN, Gopen Q. A human temporal bone study of acute bacterial meningogenic labyrinthitis. Am J Otol, 1996, 17(3): 375–385.

[5] Swartz JD, Mandell DM, Faerber EN, et al. Labyrinthine ossification: etiologies and CT findings. Radiology, 1985, 157(2):395–398.

[6] Booth TN, Roland P, Kutz JW, et al. High-resolution 3-D T2-weighted imaging in the diagnosis of labyrinthitis ossificans: emphasis on subtle cochlear involvement. Pediatr Radiol, 2013, 43(12):1584–1590.

[7] Speleman K, Kneepkens K, Vandendriessche K, et al. Desloovere C. Prevalence of risk factors for sensorineural hearing loss in NICU newborns. B-ENT, 2012, 8(1):1–6.

[8] Bassiouni M, Paparella MM. Labyrinthitis. In: Paparella MM, ed. Otolaryngology Vol 2: Otology and Neuro-Otology. 3rd ed. Philadelphia: Saunders, 1991:1.

[9] Stokroos RJ, Albers FW, Krikke AP, et al. Magnetic resonance imaging of the inner ear in patients with idiopathic sudden sensorineural hearing loss. Eur Arch Otorhinolaryngol, 1998, 255(9):433–436.

[10] Kopelovich JC, Germiller JA, Laury AM, et al. Early prediction of postmeningitic hearing loss in children using magnetic resonance imaging. Arch Otolaryngol Head Neck Surg, 2011, 137(5):441–447.

[11] Wilson WR, Byl FM, Laird N. The efficacy of steroids in the treatment of idiopathic sudden hearing loss. A double-blind clinical study. Arch Otolaryngol Chic Ill 1960, 1980, 106(12):772–776.

[12] Moskowitz D, Lee KJ, Smith HW. Steroid use in idiopathic sudden sensorineural hearing loss. Laryngoscope, 1984, 94(5 Pt 1):664–666.

[13] van de Beek D, de Gans J, McIntyre P, et al. Steroids in adults with acute bacterial meningitis: a systematic review. Lancet Infect Dis, 2004, 4(3):139–143.

[14] deSouza C, Paparella MM, Schachern P, et al. Pathology of labyrinthine ossification. J Laryngol Otol, 1991, 105(8):621–624.

[15] Xu HX, Joglekar SS, Paparella MM. Labyrinthitis ossificans. Otol Neurotol, 2009, 30(4):579–580.

[16] Tinling SP, Colton J, Brodie HA. Location and timing of initial osteoid deposition in postmeningitic labyrinthitis ossificans determined by multiple fluorescent labels. Laryngoscope, 2004, 114(4):675–680.

[17] Young JY, Ryan ME, Young NM. Preoperative imaging of sensorineural hearing loss in pediatric candidates for cochlear implantation. Radiogr Rev Publ Radiol Soc N Am Inc, 2014, 34(5):E133–E149.

[18] Parry DA, Booth T, Roland PS. Advantages of magnetic resonance imaging over computed tomography in preoperative evaluation of pediatric cochlear implant candidates. Otol Neurotol, 2005, 26(5):976–982.

[19] Casselman JW, Kuhweide R, Ampe W, et al. Pathology of the membranous labyrinth: comparison of T1- and T2-weighted and gadoliniumenhanced spin-echo and 3DFT-CISS imaging. AJNR Am J Neuroradiol, 1993, 14(1):59–69.

44 副神经节瘤

Katherine L. Reinshagen, Hillary R. Kelly

引　言

头颈部副神经节瘤是神经嵴细胞来源的罕见肿瘤。其最常见的四个发生部位分别为颈动脉体、颈静脉孔、中耳和迷走神经，少见于喉部、眼眶、甲状腺、鼻咽、下颌、软腭部、面部和脸颊。

颈动脉体瘤占头颈部副神经节瘤的 60%，好发于女性。由于大多数颈动脉体瘤是不分泌儿茶酚胺的无功能性肿瘤，所以多表现为颈部偶发肿块。四分之一的颈动脉体瘤为双侧发病，这大多数与琥珀酸脱氢酶（SDHx）突变有关。由于其位于颈动脉分叉处，颈动脉体瘤在生长过程中会使颈内动脉和颈外动脉分叉角度增大（图 44.1）。

发生在颈静脉孔和中耳的副神经节瘤约占头颈部副神经节瘤的 30%，同样女性居多。这

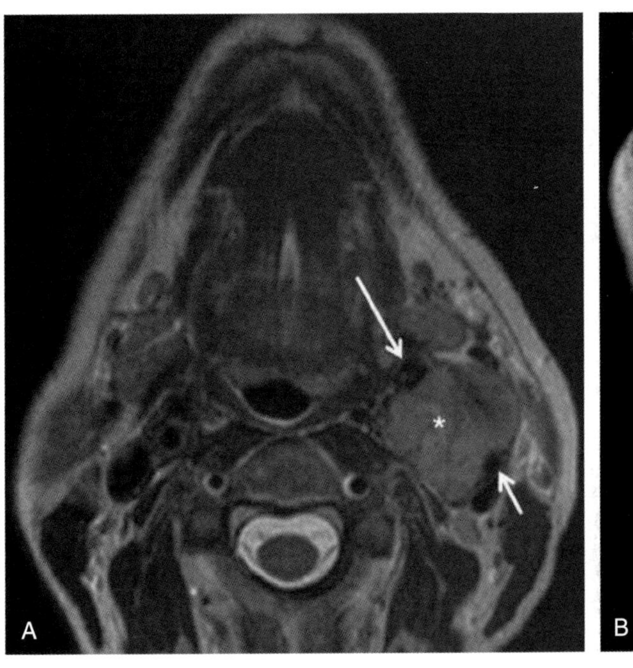

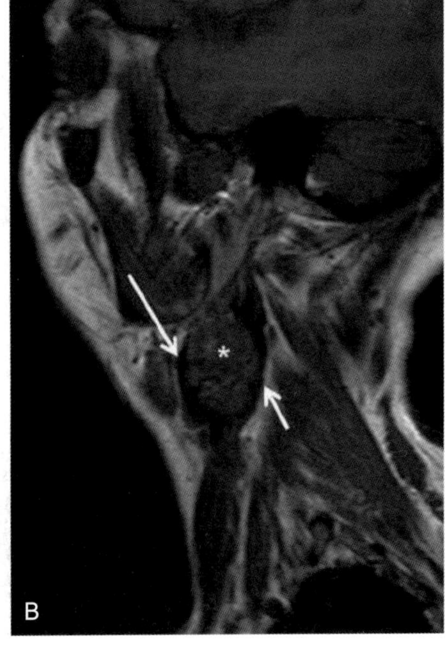

图 44.1　横断位 T2WI（A）和平扫矢状位 T1WI（B）显示颈动脉体瘤（星号）使颈内动脉（白色短箭头）和颈外动脉（白色长箭头）分叉角度增大

些副神经节瘤分别与雅各布森（Jacobsen）神经（脑神经Ⅸ的鼓室支）、阿诺德（Arnold）神经（脑神经Ⅹ的颞支）和颈静脉球密切相关。来源于中耳雅各布森（Jacobsen）神经的鼓室球瘤通常发生在耳蜗岬部，临床上表现为传导性听力损失、搏动性耳鸣或鼓膜后红色肿块(图44.2）。颈静脉球瘤常常累及颈静脉孔内侧，因此可表现为Ⅸ、Ⅹ和（或）Ⅺ脑神经麻痹。

由于副神经节瘤经常累及中耳和颈静脉孔，所以常使用“颈静脉鼓室球瘤”这个名称（图 44.3）。若伴发颈静脉孔外侧板骨质疏松或侵犯则应诊断为颈静脉鼓室球瘤，而鼓室球瘤是指病灶仅累及中耳，未侵犯颈静脉板。副神经节瘤的名称各异，手术医生需要根据肿瘤范围和病变的严重程度选择不同的手术入路方式，如颈部和（或）颞部等，所以放射科医生应统一名称并与临床达成一致。

迷走神经球瘤约占副神经节瘤的 10%，表

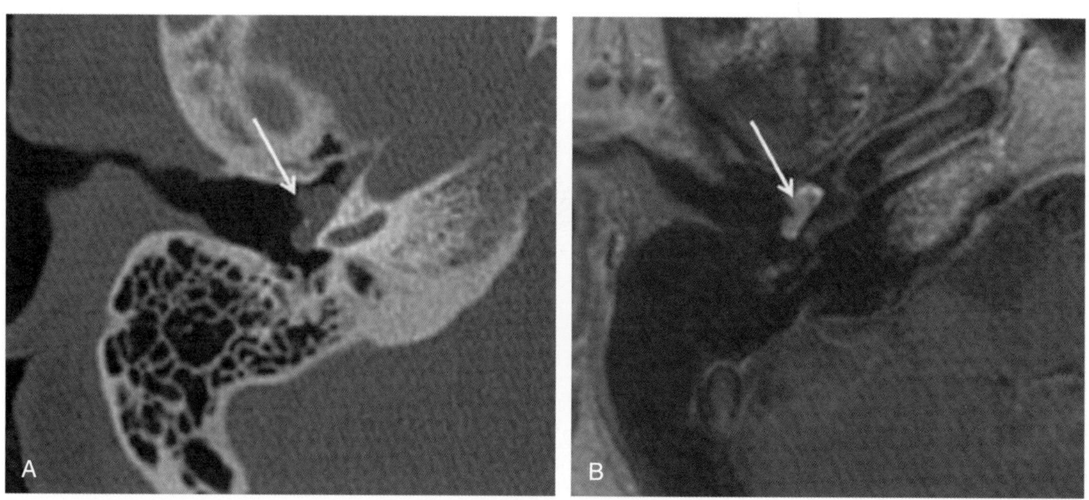

图 44.2 CT 横断位骨窗（A）和 MRI 横断位增强 T1WI（B）显示鼓室球瘤（白色箭头）的典型表现，即沿耳蜗岬部生长及增强扫描明显强化

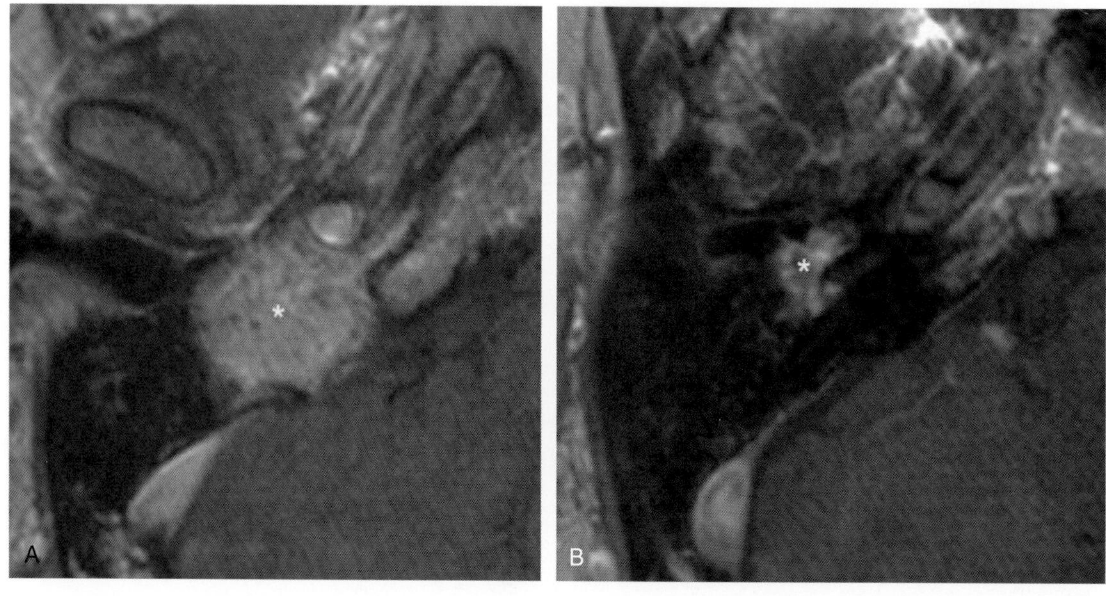

图 44.3 颈静脉鼓室球瘤（星号）的横断位 T1WI 增强图像，同时累及颈静脉孔（A）和中耳（B）

现为可触及的颈部肿块，可伴有低位脑神经病变。虽然头颈部的大多数副神经节瘤与脑神经无明显相关性，但迷走神经球瘤是例外，它通常起源于两处神经节，即下神经节（或结节状神经节）和上神经节（或颈静脉神经节），也可起源于迷走神经的其他部位。与颈动脉体瘤不同，迷走神经副神经节瘤没有形成明显的肿块，而是沿着神经束膜扩散，深入神经鞘，或散布在神经纤维之间。大约三分之一的迷走神经球瘤患者伴有其他部位的副神经节瘤，这些患者大多有家族史，表明本病有很强的遗传相关性（图 44.4）。迷走神经球瘤通常位于茎突后咽旁间隙，导致颈内动脉和颈外动脉向前移位、颈内静脉受压、后外侧移位。这些肿瘤通常比颈动脉体瘤更常发生于脑神经，比颅底颈静脉球瘤 / 颈静脉鼓室瘤位置更低（图 44.4）。

喉副神经节瘤很罕见（图 44.5），很难与神经内分泌癌鉴别；然而，与典型的头颈部无功能性副神经节瘤不同，神经内分泌癌患者的儿茶酚胺水平普遍升高。

大约 30% 至 40% 的副神经节瘤具有家族性。最常见的基因突变是 SDH 通路突变，其中以 SDHD 突变最为常见。其他与副神经节瘤相关的常见遗传综合征包括希佩尔 – 林道综合征（Von Hippel-Lindau，VHL）和神经纤维瘤病 1 型（NF1）。

组织病理学关于有丝分裂、坏死和血管侵犯的评估，并不能确定副神经节瘤是否有转移的风险。而良恶性副神经节瘤的鉴别主要基于是否存在转移灶，因此影像学在确定最终诊断和分期中起着关键作用。

影像学表现

在超声上，头颈部的副神经节瘤通常是低回声、实性、边界清楚的肿瘤。彩色多普勒可

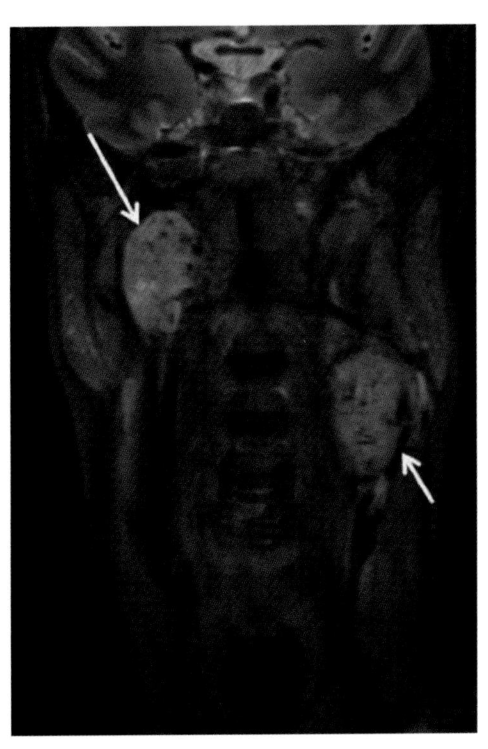

图 44.4　双侧副神经节瘤患者的冠状位 STIR 图像，包括右侧迷走神经球瘤（长白色箭头）和左侧颈动脉体瘤（短白色箭头）。左侧颈动脉体瘤的位置比右侧迷走神经球瘤更低

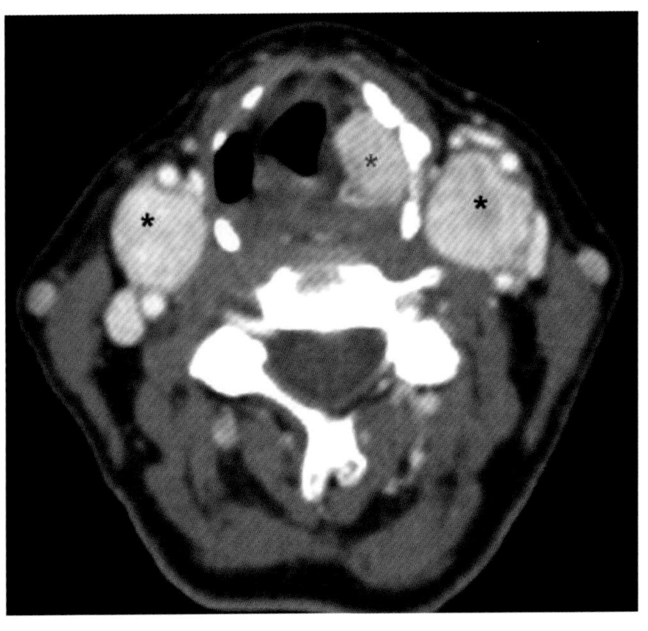

图 44.5　一例呈明显强化的双侧颈动脉体瘤（黑色星号）及左侧声门旁脂肪中的喉副神经节瘤（红色星号）患者的对比增强横断位 CT 图像

以显示病变的血管分布（图 44.6）。

CT 横断位成像能提供更多的信息，尤其是超声无法探测的颅底或茎突后深部咽旁间隙内的病变范围时。此外，在 CT 图像的骨窗上能清楚显示颈静脉球瘤或颈静脉鼓室球瘤对颅底的侵袭性骨质破坏（图 44.7A）。无论病变部位，CT 上副神经节瘤都呈明显强化（图 44.5）。

磁共振成像（MRI）有良好的软组织对比。在 T1WI 和 T2WI 图像上，副神经节瘤具有典型的“胡椒盐征”（图 44.7B）。由于存在出血，其在 T1WI、T2WI 序列均呈高信号，即所谓的“盐”，在 T2WI 图像上病灶内低信号区域即所谓的“胡椒”，表示存在多个流空血管。最近，有学者应用颈部动态增强 MRI 来鉴别副神经节瘤和神经鞘瘤。前者有较高的增强峰值、明显的强化和较短的达峰时间，而后者强化峰值与强化程度较低，达峰时间较长。

根据布斯蒂罗等人的研究，铟 -111 奥曲肽扫描对副神经节瘤的诊断具有 82% 的特异性和 97% 的敏感性，也可用于评估副神经节瘤的复发或转移。

CT 扫描简单快捷，对有遗传倾向的高危患者可行 CT 筛查，但由于其有一定的辐射，应用时应注意选择适应证（尤其是年轻患者）。最近一项对 SDHx 突变携带者的研究表明，简化版（5~10min）MRI 扫描方案，与标准版（包括头颈部快速对比增强磁共振血管成像和脂肪抑制增强 T1WI 序列）相比，两种扫描模式对副神经节瘤的诊断准确性并无差异。

时间演变与治疗

随着副神经节瘤的生长，病变体积增大，累及邻近结构，尤其是颈动脉体瘤可包绕邻近颈血管。沙布林（Shamblin）的手术分级有助于预测手术并发症，具体分级如下：1 级，病变位于颈动脉分叉处；2 级，病变与颈内、颈外动脉粘连或部分包绕；3 级，病变包绕一条或两条颈动脉。颈动脉体瘤病变较大时与迷走神经球瘤鉴别较困难。侵袭性骨质破坏有助于鉴别颈静脉球瘤、颈静脉鼓室球瘤与其他颅底肿瘤（图 44.8）。

颈静脉球瘤血运丰富，手术前需进行血管内栓塞术以减少术中出血风险。虽然血管内栓塞术成功率较高，可使肿瘤血管闭塞 90% 左右，但有报道表明术中会增加脑神经麻痹的发生

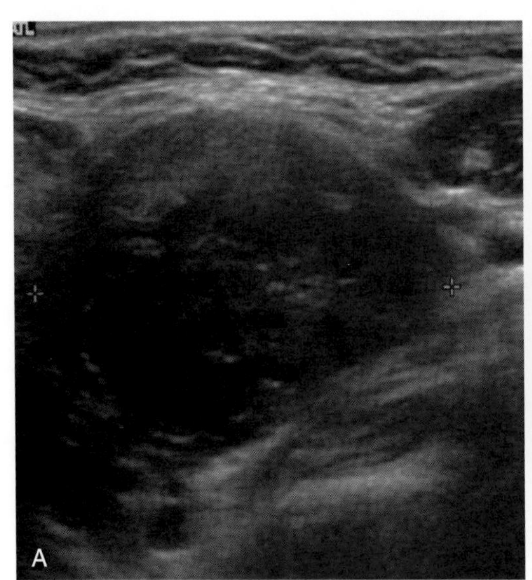

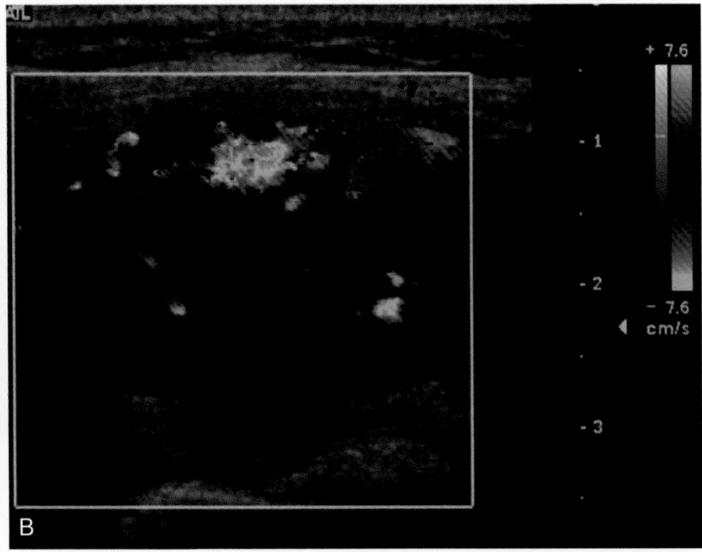

图 44.6 颈动脉体瘤的灰阶（A）和彩色多普勒（B）超声图像，显示一个低回声实性肿块和明显的内部血管分布

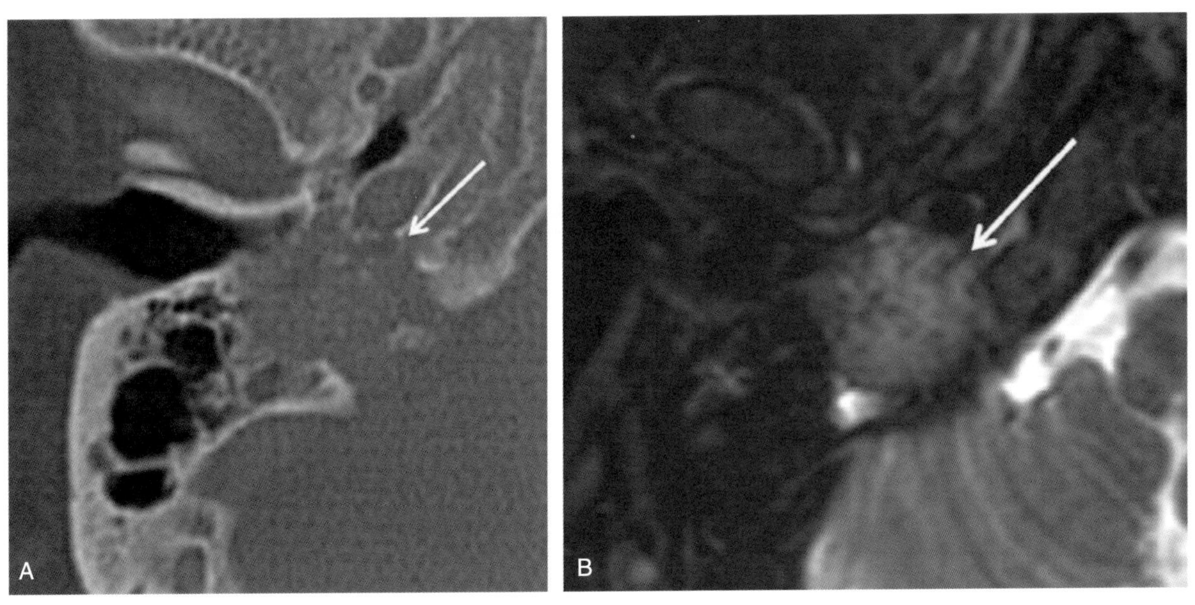

图 44.7　颈静脉鼓室球瘤的横断位 CT 骨窗（A）和横断位 T2WI 图像（B），显示颈静脉孔边缘侵袭性骨质破坏（A；箭头），图 B（箭头）可见副神经节瘤典型的“椒盐征”

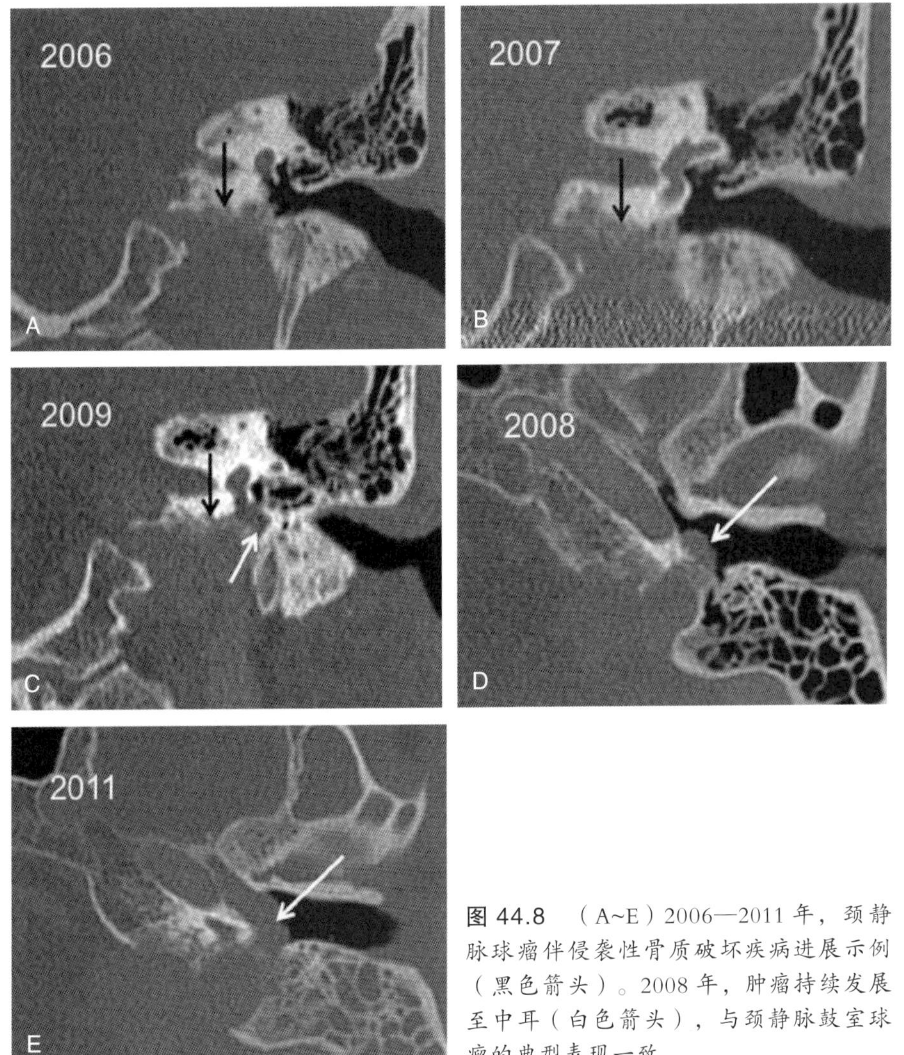

图 44.8　（A~E）2006—2011 年，颈静脉球瘤伴侵袭性骨质破坏疾病进展示例（黑色箭头）。2008 年，肿瘤持续发展至中耳（白色箭头），与颈静脉鼓室球瘤的典型表现一致

率。对于颈动脉体瘤的治疗，手术是首选。术前是否应用血管内栓塞尚无共识，但一项 meta 分析显示，使用栓塞术可缩短手术时间，减少术中出血量，但同样会增加脑神经麻痹的风险。颈静脉鼓室球瘤和迷走神经球瘤的脑神经麻痹发生率在 22%~100%，肿瘤复发率为 3%~20%。此外，颈静脉球瘤颅底手术可能发生脑脊液漏和脑膜炎等其他风险。由于颅底肿瘤的手术并发症发生率高，也可以考虑采取放射治疗，包括分次外照射（或射波刀）。

影像学检查是评估肿瘤术后（放疗后）残留或复发的标准，可以通过 CT、MRI 或二者结合来完成。放疗后的变化包括肿瘤缩小（图 44.9）和不均匀强化。随访中，肿瘤体积未见明显变化说明肿瘤得到了有效的控制（图 44.10）。尽管头颈部功能性肿瘤（分泌儿茶酚胺）少见，但该类肿瘤放疗后对分泌功能控制效果不佳，采用手术治疗是其最佳选择。

鉴别诊断

迷走神经球瘤与颈动脉体瘤

交感神经链或迷走神经神经鞘瘤有时会被误认为是迷走神经球瘤。与副神经节瘤相比，前者强化不明显，且强化达峰时间较长。神经鞘瘤瘤体内无流空血管是鉴别点（图 44.11）。此外，神经鞘瘤囊变更常见。

交感神经链位于颈动脉鞘内侧，并沿颈内动脉后部走行，因此交感神经链神经鞘瘤往往位于颈动脉鞘血管的内侧，并推压颈内动脉向前或向前外侧移位。迷走神经神经鞘瘤生长在颈内动脉和颈内静脉之间，致使血管间距增加，颈内动脉前内侧和颈内静脉后外侧移位。影像医生不能仅凭借血管移位的特点作为诊断依据，尤其是当病变较大时，需密切结合肿瘤的位置和强化特征。

鼓室球瘤

中耳内的血管异常有时会在临床和影像学上被误诊为鼓室球瘤，包括伴或不伴永存镫骨动脉的异常颈内动脉（图 44.12）、颈静脉球裂缺（图 44.13）、颈静脉憩室或颈静脉球高位。鉴别诊断还包括如中耳腺瘤或先天性胆脂瘤等在检查中无典型表现的疾病。

颈静脉球瘤

颅底病变有时可以类似颈静脉球瘤，包括血管变异，如骨质边缘光滑的高位或裂缺的颈

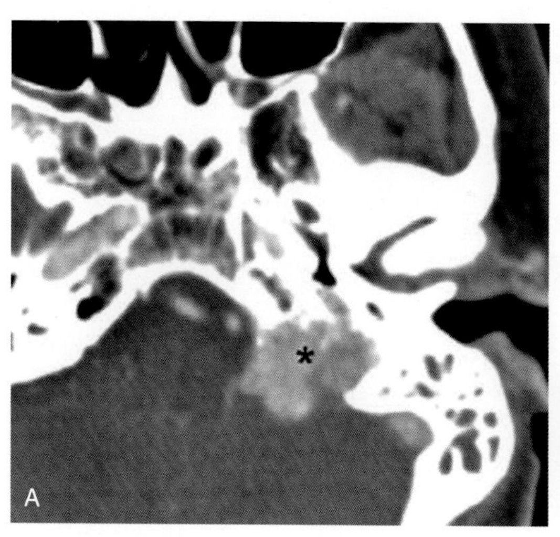

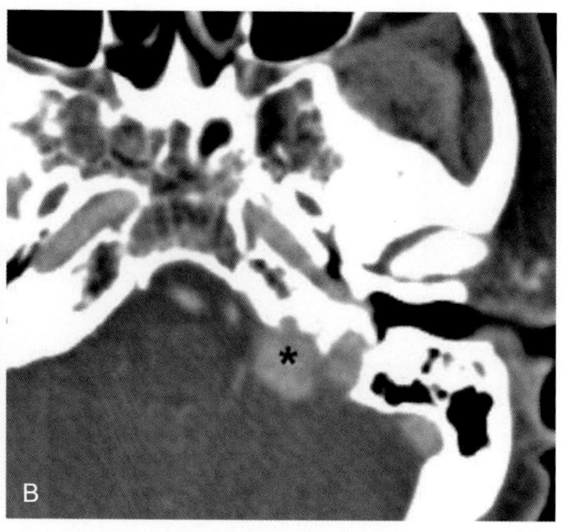

图 44.9 2011 年放射治疗前（A）和 2012 年放射治疗后（B），颈静脉鼓室球瘤（星号）横断位 CT 增强图像显示左侧后颅窝强化的软组织体积缩小

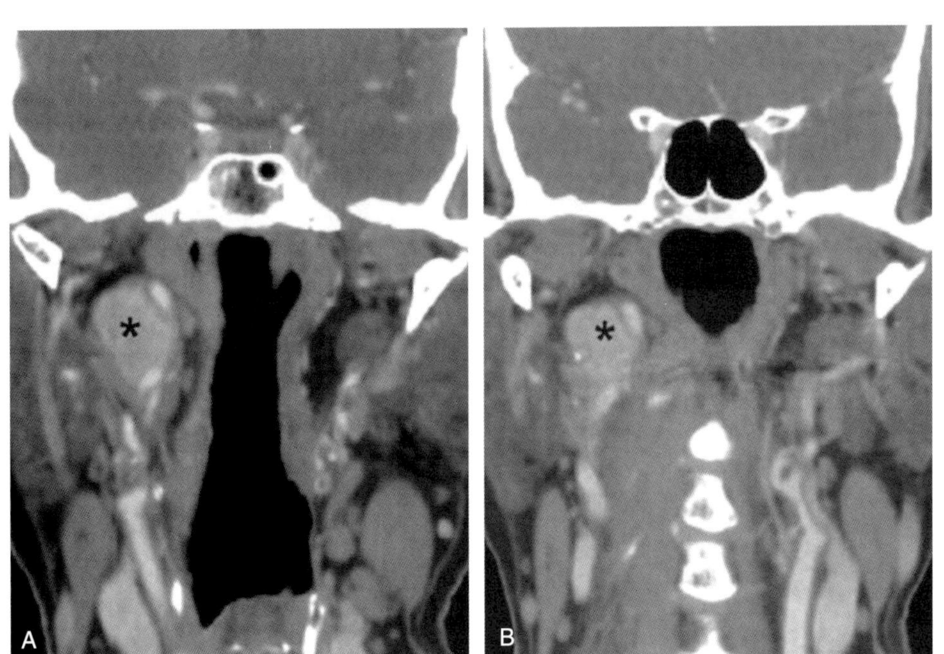

图 44.10　放射治疗前（A）和放射治疗后（B）迷走神经球瘤（星号）冠状位 CT 增强图像显示 1 年内肿瘤未见明确增大

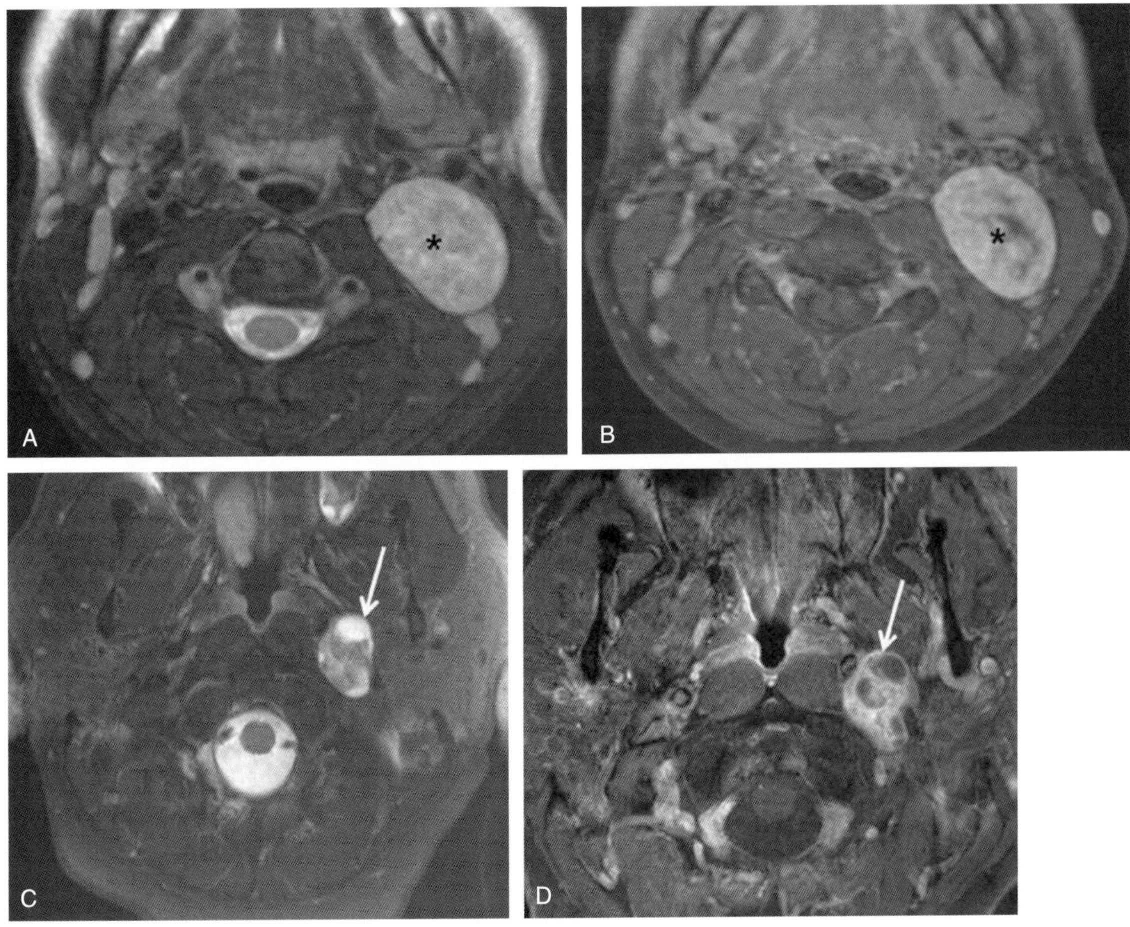

图 44.11　交感神经链神经鞘瘤(星号)和迷走神经鞘瘤(白色箭头)的横断位 T2WI(A,C)和横断位 T1WI 增强(B,D)图像：T2WI 序列肿瘤内无流空信号，可见高信号无强化的囊变区（B，D），与神经鞘瘤的典型表现一致

静脉球或憩室（图 44.13）；有骨质破坏的转移性病变；可引起邻近骨骨质增生硬化的脑膜瘤（图 44.14）。脑膜瘤和转移瘤多是富血供的，所以强化程度对区分这几种病变无特异性，脑膜瘤通常会出现特征性的“硬脑膜尾征”（图 44.14）。

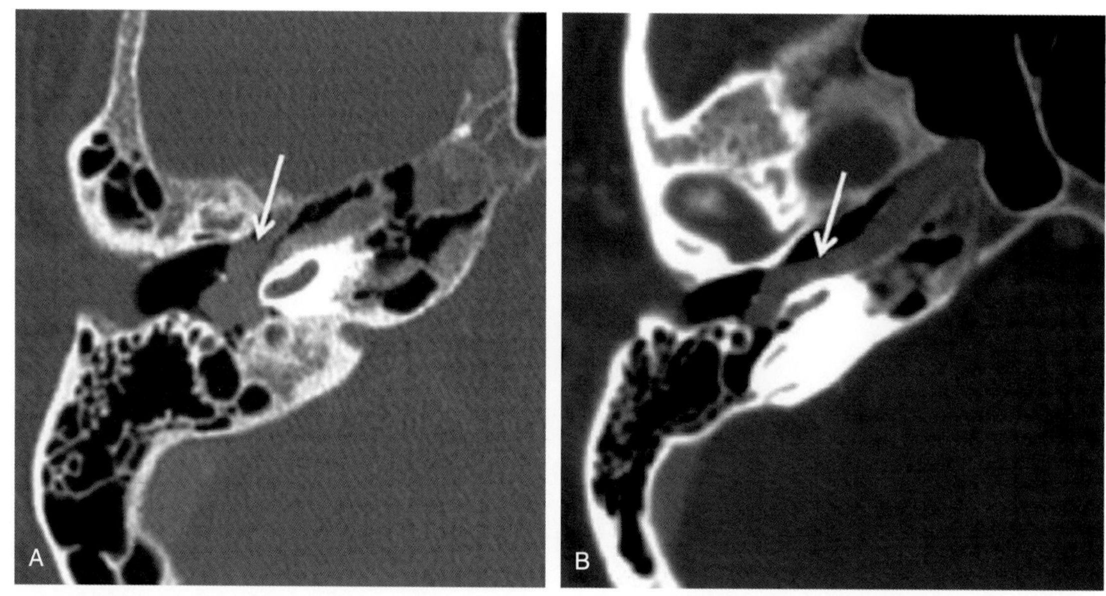

图 44.12 （A~B）增强 CT 横断位图像显示耳蜗岬上方的中耳腔（白色箭头）内软组织密度影，外观与鼓室球瘤相似，但与颈内动脉毗邻，因此是异常的颈内动脉

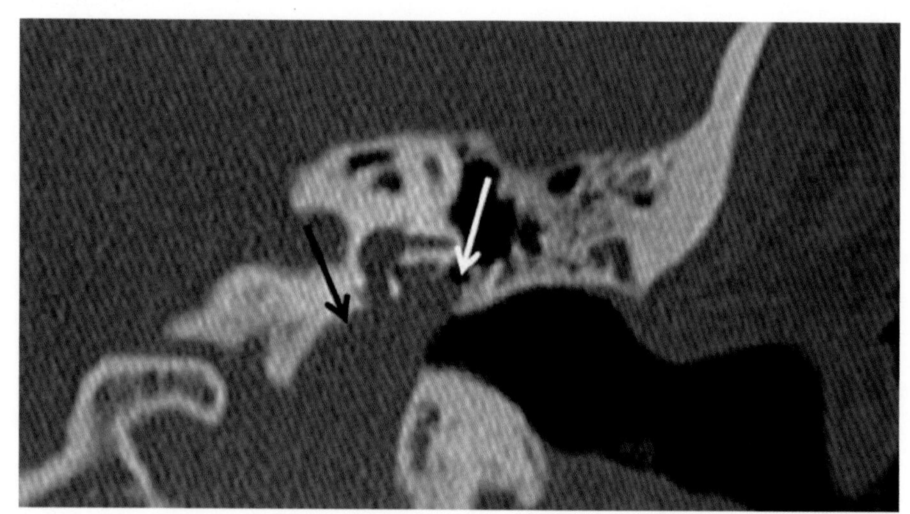

图 44.13 冠状位 CT 骨窗图像显示颈静脉球裂缺。延伸至中耳腔（白色箭头），圆窗模糊，骨质边缘光滑（黑色箭头），这是颈静脉球瘤 / 颈静脉鼓室球瘤的非典型特征

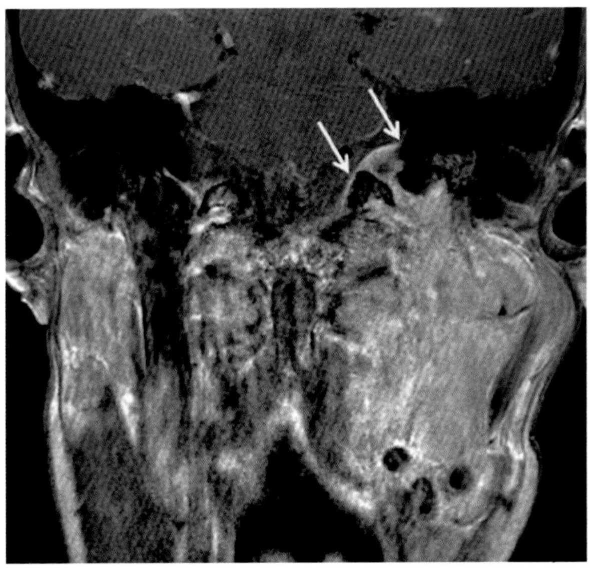

图 44.14　脑膜瘤冠状位增强 T1WI 图像：左侧茎突后咽旁间隙内巨大明显强化肿块，可见硬脑膜尾征（白色箭头）

（李　康　译；麻少辉　审）

拓展阅读

Anil G, Tan TY. Imaging characteristics of schwannoma of the cervical sympathetic chain: a review of 12 cases. AJNR Am J Neuroradiol, 2010, 31(8):1408–1412.

Bustillo A, Telischi F, Weed D, et al. Octreotide scintigraphy in the head and neck. Laryngoscope, 2004, 114(3):434–440.

Capatina C, Ntali G, Karavitaki N, et al. The management of head and neck paragangliomas. Endocr Relat Cancer, 2013, 20:R291–R305.

Gaddikeri S, Hippe DS, Anzai Y. Dynamic contrast-enhanced MRI in the evaluation of carotid space paraganglioma versus schwannoma. J Neuroimaging, 2016, 26(6):618–625.

Gaynor BG, Elhammady MS, Jethanamest D, et al. Incidence of cranial nerve palsy after preoperative embolization of glomus jugulare tumors using Onyx. J Neurosurg, 2014, 120(2):377–381.

Gravel G, Niccoli P, Rohmer V, et al. The value of a rapid contrast-enhanced angio-MRI protocol in the detection of head and neck paragangliomas in SDHx mutations carriers: a retrospective study on behalf of the PGL.EVA investigators. Eur Radiol, 2016, 26(6):1696–1704.

Griauzde J, Srinivasan A. Imaging of vascular lesions of the head and neck. Radiol Clin North Am, 2015, 53(1):197–213.

Hu K, Persky MS. Treatment of head and neck paragangliomas. Cancer Control, 2016, 23(3):228–241.

Jackson RS, Myhill JA, Padhya TA, et al. The effects of preoperative embolization on carotid body paraganglioma surgery: a systematic review and meta-analysis. Otolaryngol Head Neck Surg, 2015, 153(6):943–950.

Marchetti M, Pinzi V, Tramacere I, et al. Radiosurgery for paragangliomas of the head and neck: another step for the validation of a treatment paradigm. World Neurosurg, 2017, 98:281–287.

Myssiorek D, Rinaldo A, Barnes L, et al. Laryngeal paraganglioma: an updated critical review. Acta Otolaryngol, 2004, 124(9):995–999.

Olsen WL, Dillon WP, Kelly WM, et al. MR imaging of paragangliomas. AJR Am J Roentgenol, 1987, 148:201–204.

Rao AB, Koeller KK, Adair CF. From the archives of AFIP. Paragangliomas of the head and neck: radiologic-pathologic correlation. Armed Forces Institute of Pathology. Radiographics, 1999, 19(6):1605–1632.

Sargar K. Parapharyngeal neck schwannomas with unusual vascular displacement. Case Rep Med, 2013, 2013:563019.

van den Ber R. Imaging and management of head and neck paragangliomas. Eur Radiol, 2005, 15(7):1310–1318.

Williams MD, Tischler AS. Update from the 4th edition of the World Health Organization Classification of Head and Neck Tumors: paragangliomas. Head Neck Pathol, 2017, Feb 28, [Epub ahead of print].

Woolen S, Gemmete JJ. Paragangliomas of the head and neck. Neuroimaging Clin N Am, 2016, 26(2):259–278.

Zhou X, Jiang S, Li H. A case of laryngeal paraganglioma and literature review. Int J Clin Exp Med, 2015, 8(9):16934–16936.

45 嗅神经母细胞瘤

Paul M. Bunch, Hillary R. Kelly

引　言

嗅神经母细胞瘤是一种少见的鼻腔恶性肿瘤，占鼻腔鼻窦恶性肿瘤的3%~6%[1]，发病率为0.4/100万[2]。发病年龄广（2~94岁）[3]，有研究表明其两个发病年龄高峰分别为20岁、60岁[3]；然而，另一研究显示嗅神经母细胞瘤发病年龄高峰为50~60岁[1]，无性别倾向。环境、地理或生活方式等与本病的发病无明显相关[4]。

嗅神经母细胞瘤是神经嵴来源并起源于嗅神经上皮的基底干细胞[5-6]（图45.1）。该肿瘤在表型上介于纯神经性肿瘤（如神经母细胞瘤）和神经内分泌上皮性肿瘤（如类癌、小细胞癌）之间[6]，有病例报道称该肿瘤分泌血管升压素[7]。

嗅神经母细胞瘤最常见的症状是单侧鼻塞和鼻出血；少见症状包括头痛、面部疼痛、流涕、嗅觉缺失、复视、视力下降、眼球突出、溢泪和抗利尿激素分泌失调综合征[3,7-8]。其为富血供肿瘤，活检时易大量出血[3,9]。

影像学上，嗅神经母细胞瘤最常见的表现是上鼻腔的非特异性肿块（图45.2），最典型的表现是横跨筛板的分叶状肿块[3]（图45.3）。肿瘤内钙化具有特征性，但钙化也常见于内翻性乳头状瘤和软骨肉瘤。颅内嗅神经母细胞瘤少见，其肿瘤边缘可出现囊变[10]（图45.4）。随着囊变的发展，可伴随硬脑膜转移（图45.5）。

目前有几种嗅神经母细胞瘤的分期方法，包括改良的卡迪什（Kadish）[11-12]、海姆斯（Hyams）[13]和TNM[14-15]分期，以上方法均未被公认，如何分期取决于临床[1]。

本病的治疗指南建议在提高总体生存率的基础上进行完全手术切除和辅助放疗[16-17]。以往首选术式是颅面切除术，包括双额开颅术，以便整体移除筛板、邻近的硬脑膜、嗅球和嗅束，如今这仍然是病灶对周围结构侵犯广泛时的肿瘤切除术式[3,18]。内镜技术可应用于局限于鼻腔的早期肿瘤患者[19-20]，一些中心甚至采用内镜技术切除具有颅内侵犯的特定肿瘤[21-22]。系统性化疗在嗅神经母细胞瘤治疗中的作用尚不明确[23]。

时间演变：概述

嗅神经母细胞瘤起源于上鼻腔的嗅上皮[3,24]，通常是一种生长迅速的侵袭性肿瘤（图45.6）。随着时间的推移，肿瘤累及鼻腔范围更广，最常见的是通过筛板局部扩散到副鼻窦、眼眶和前颅窝[1,24]。此外，区域性颈部淋巴结、肺和骨转移也较常见[1,3]。

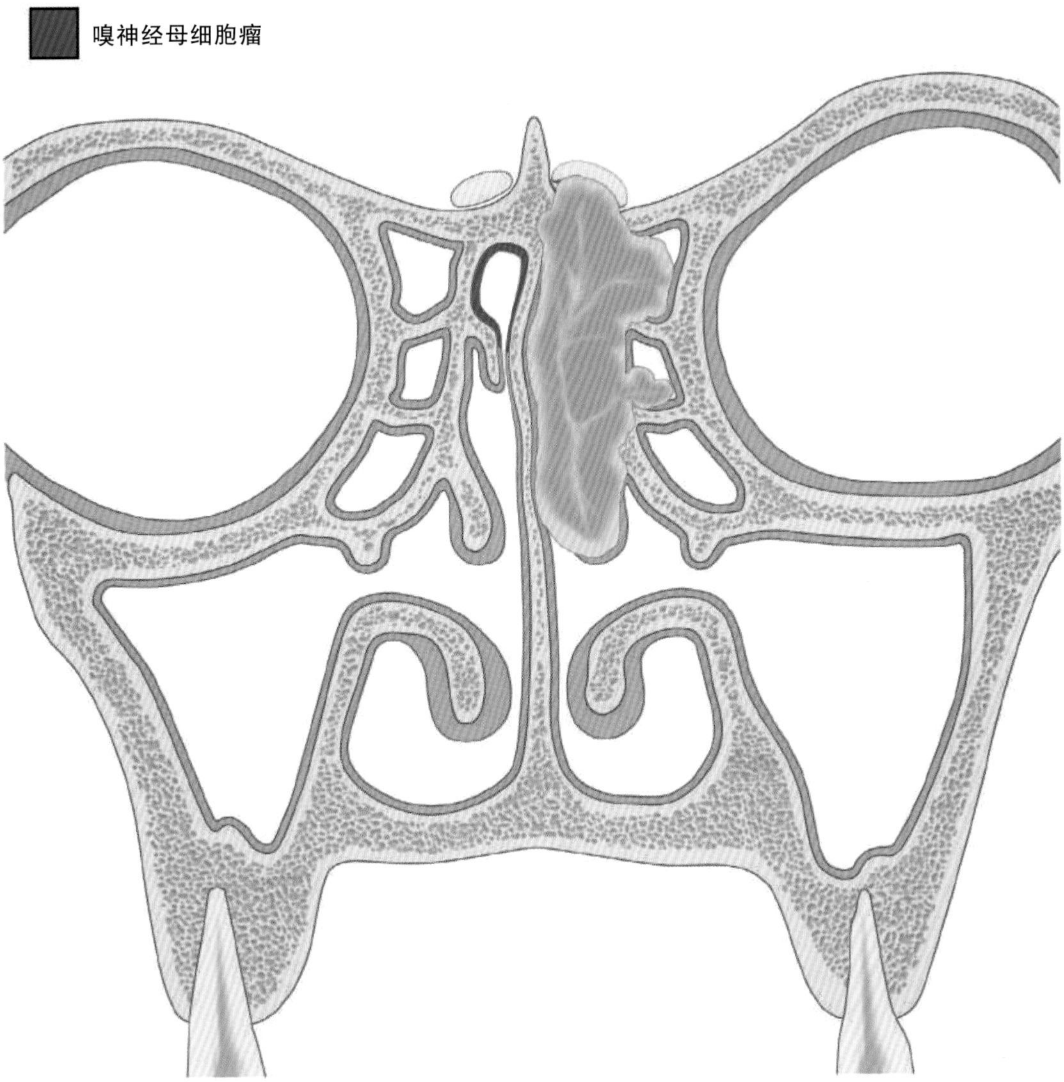

嗅神经母细胞瘤

图 45.1　嗅神经上皮示意图（右上鼻腔紫色线影），嗅神经母细胞瘤绝大多数起源于此。左上鼻腔为典型的嗅神经母细胞瘤，起源于嗅上皮，延伸至筛板。左侧嗅束（黄色）被肿瘤推挤上移

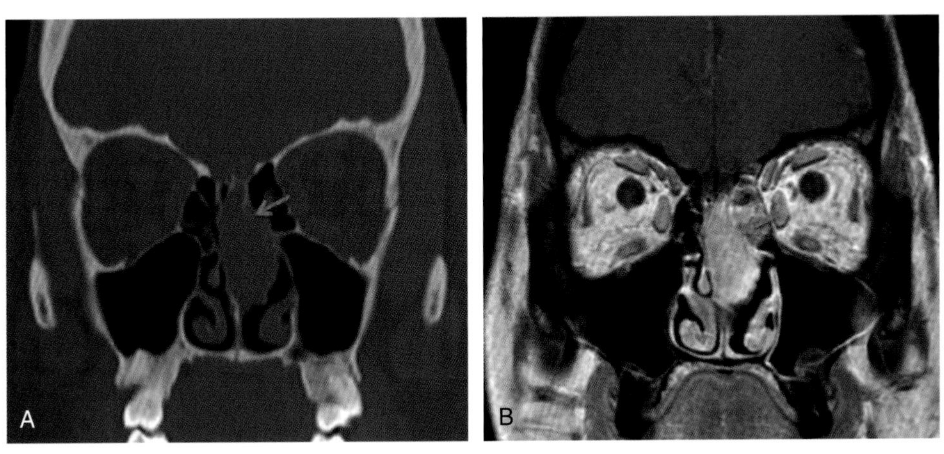

图 45.2　（A）冠状位 CT 扫描图像显示左鼻腔上部软组织肿块（红色箭头）。（B）冠状位增强 T1WI 图像显示肿块（红色箭头）明显强化（类似于鼻甲的强化程度），局限于鼻腔，未见颅内侵犯。活检证实为嗅神经母细胞瘤

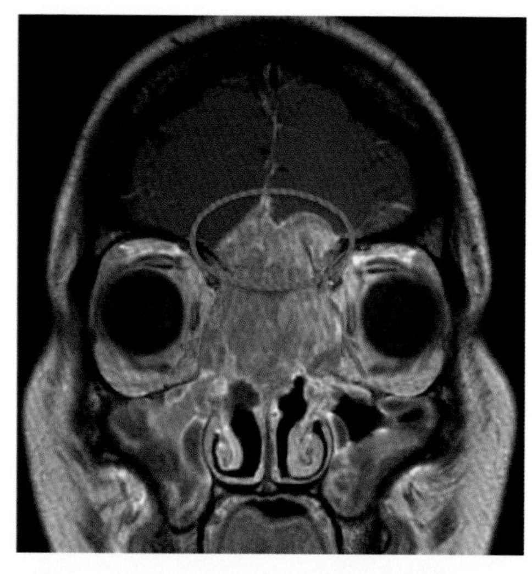

图 45.3 活检证实的巨大嗅神经母细胞瘤，冠状位增强 T1WI 图像显示：肿瘤位于鼻腔上部，侵及颅内（红色椭圆形）、双侧眼眶（红色箭头）

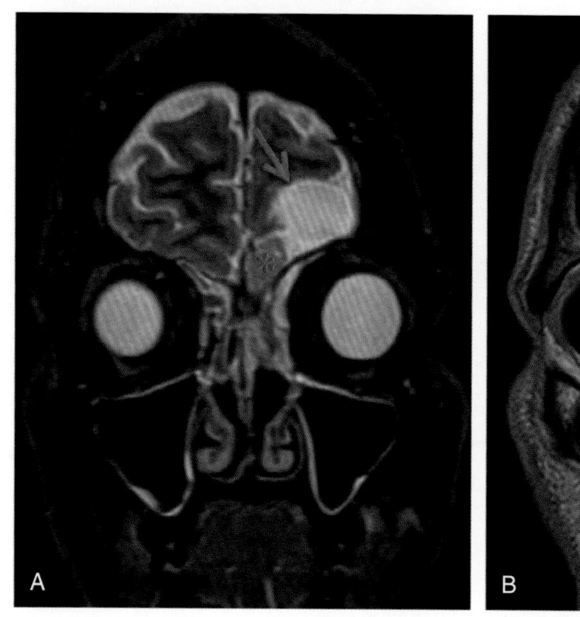

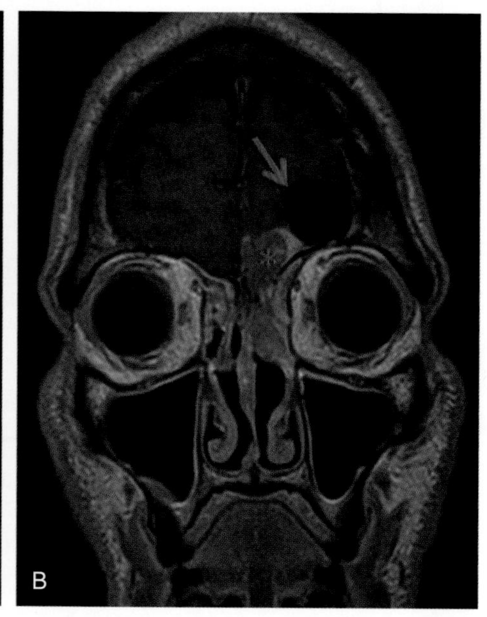

图 45.4 活检证实的嗅神经母细胞瘤，冠状位 T2WI（A）和冠状位增强 T1WI（B）图像显示：靠近病灶（红色星号）边缘上外侧的囊肿（红色箭头）

少数的嗅神经母细胞瘤表现出惰性病程（图 45.7），因此在上鼻腔肿块的鉴别诊断中，病灶相对时间的稳定并不能排除嗅神经母细胞瘤。

治疗后通常局部复发 [8]，不管最初的肿瘤分级如何，该肿瘤都可表现出淋巴结和远处复发的倾向 [3,18]，远处转移最常见于肺和骨 [3]。虽然复发最常见于初次治疗后的 2 年内 [3,18]，但 10 年以上复发的病例也不罕见。因此，对于本病患者建议终身随访 [18,25]。

时间演变

发生嗅神经母细胞瘤的嗅上皮通常位于筛板、上鼻甲后方和上鼻中隔 [26]。因此，这些是其好发部位 [6]，但罕见的“异位”嗅神经母细胞瘤可见于鼻咽、上颌窦和鞍区（图 45.8）[6]。

据统计，在手术和放疗的患者中，60% 的患者会出现局部复发（图 45.9），大多数复发发生在病程的 12 至 24 个月内 [18]。由于嗅神经母细胞瘤有晚期复发倾向，所以建议终身影像学随访 [18]。

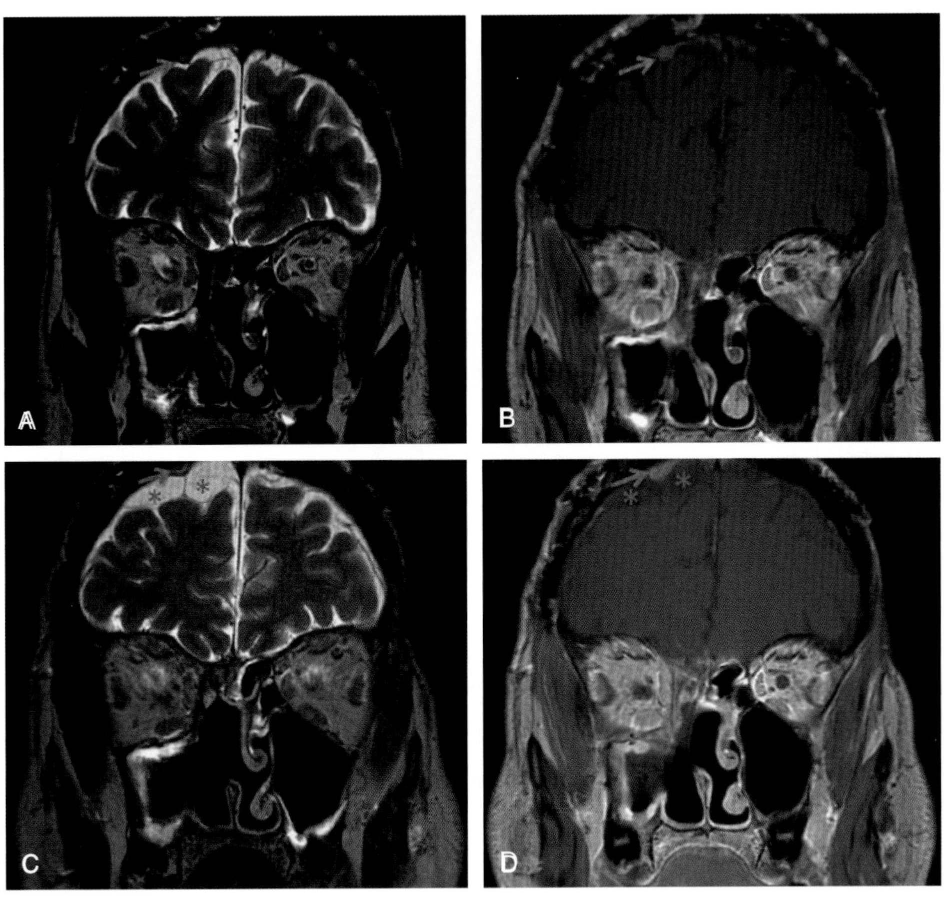

图 45.5　开颅术后，嗅神经母细胞瘤右侧额部脑膜转移。冠状位 T2WI（A，C）和冠状位增强 T1WI 图像（B，D）显示脑膜转移病变（红色箭头），边缘囊肿（红色星号；C，D）在 3 年内均呈渐进性增大

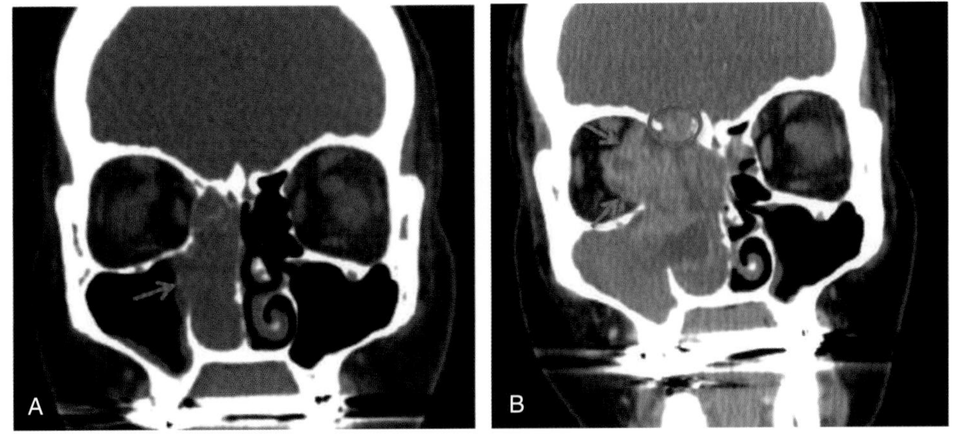

图 45.6　47 岁女性患者，鼻出血。冠状位 CT 图像显示嗅神经母细胞瘤的典型侵袭性行为：最初局限于右侧鼻腔和右侧上颌窦内侧（红色箭头；A），4 个月后肿块向颅内（○；B）蔓延，累及右侧眼眶（红色箭头；B）及右侧上颌窦

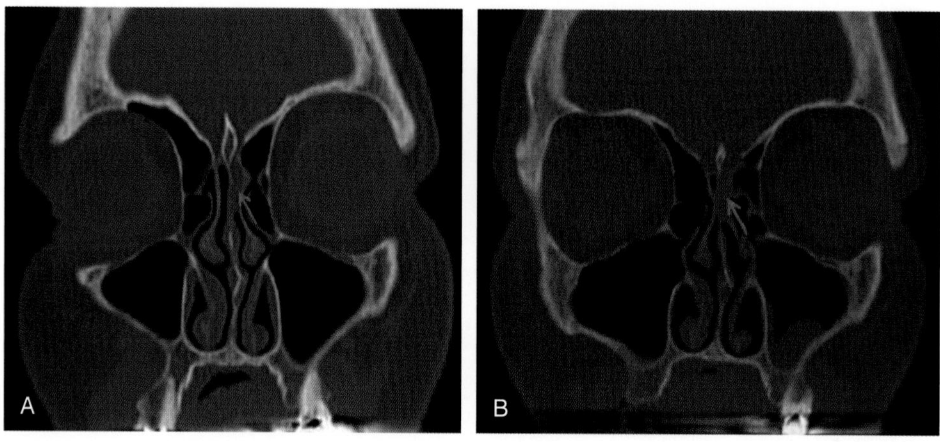

图 45.7 64 岁女性患者，间歇性鼻出血。初次（A）和随后（B）检查的冠状位 CT 图像显示左侧鼻腔上部的软组织肿块（红色箭头）8 年内无明显变化。手术切除后证实为嗅神经母细胞瘤

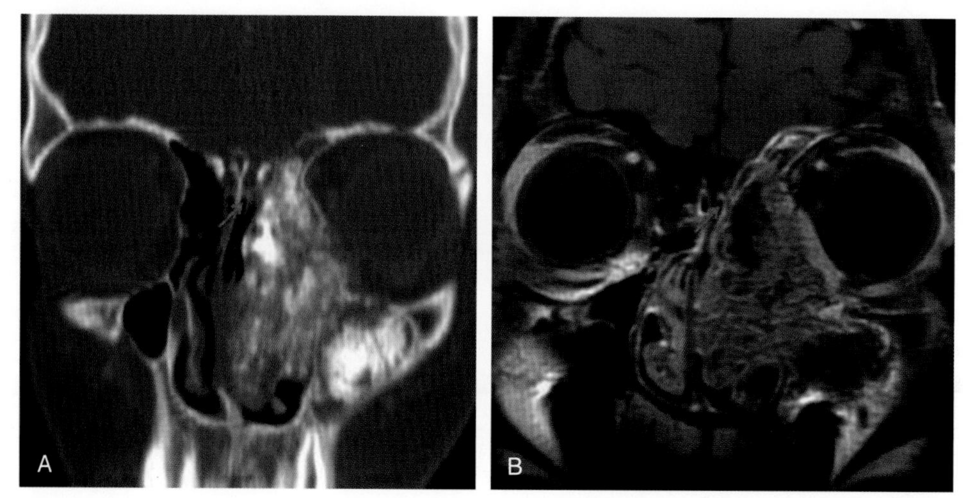

图 45.8 13 岁青年患者，鼻塞、鼻出血。冠状位 CT 图像（A）和冠状位增强 T1WI 图像（B）：巨大钙化肿块累及左侧上颌窦、左侧筛窦气房、左侧额窦下侧、左侧眼眶、左侧鼻腔下侧和外侧。手术证实为嗅神经母细胞瘤。注意，这一例“异位”嗅神经母细胞瘤未累及典型部位：上鼻腔（红色箭头；A，B）和嗅上皮

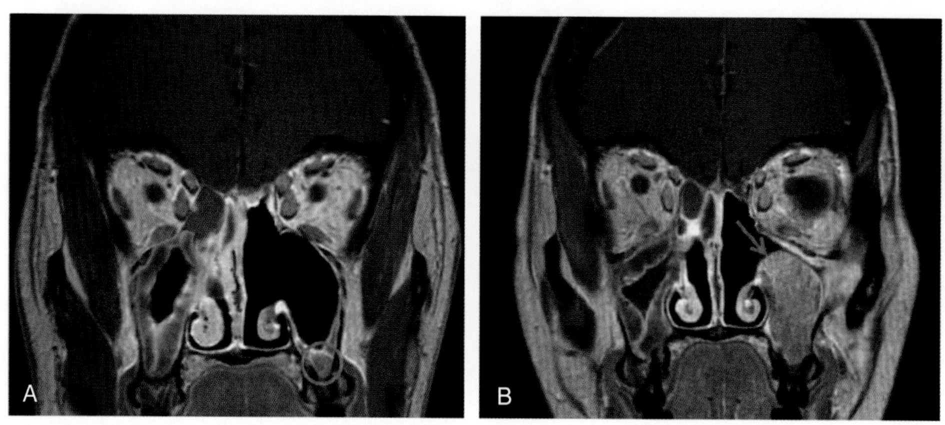

图 45.9 内镜下切除左侧鼻腔嗅神经母细胞瘤术后。冠状位增强 T1WI 图像显示：左侧上颌窦下部（○；A）结节为复发，在术后 3 个月首次复查时未发现，随着肿瘤持续生长，7 个月后 MRI 随访确诊为复发（红色箭头；B）

本病约有 5%~10% 的患者会出现颈部淋巴结转移 [4,24-25]，伴发此征象者预后不佳 [8,27]。因此，建议嗅神经母细胞瘤患者在治疗前进行颈部影像学检查以评估预后。

随着疾病进展，10%~44% 的患者最终会发生颈部淋巴结转移 [1,3,28]。一系列研究表明，Ⅱ区淋巴结最常受累（93%），其次是Ⅰ区（57%）、Ⅲ区（50%）和咽后（43%）淋巴结。

据报道，7% 的患者在首次发病时即有远处转移，在整个病程中发生远处转移的患者可达 25%[18]。转移最好发的部位是骨和肺，也可转移至硬脑膜（图 45.10）、皮肤、肝脏、腮腺、脊髓和大脑半球 [18]。

疾病局部复发的最佳治疗措施尚未达成共识，目前采用的是重复手术、重复放疗或二者结合 [29]。

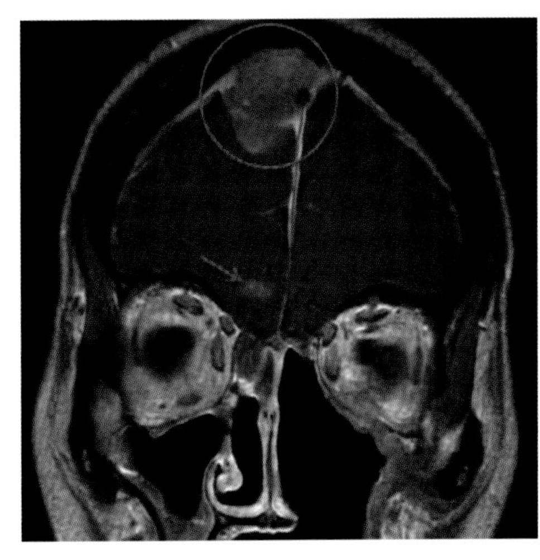

图 45.10　图 45.9 同一例患者左侧上颌窦复发病灶切除术后 1 年，冠状位增强 T1WI 图像显示：侵犯上矢状窦的硬脑膜转移（○）病灶进展。红色箭头所示区域为右额叶放疗后改变（边界不清的脑实质强化区）

治疗后评估

颅面切除术

嗅神经母细胞瘤治疗的主要方法是手术切除 [30]。早期有术者采用内镜下切除肿瘤的经历，但该病的首选及标准术式仍是颅面切除术，尤其适用于病变晚期的患者。由于本病局部复发率高，需行终身影像学评估，对于放射科医生而言，应熟悉颅面切除术后的解剖及影像表现（图 45.11），且在阅片过程中需仔细识别肿瘤复发的相关征象，以免漏掉早期小病灶。

颅面切除术范围包括筛板、鸡冠、相邻硬脑膜、嗅球和嗅束，基本上结合了额部开颅术、前颅窝底中部切除术、扩大的侧鼻切除术，以及必要时的上颌骨内侧切除术 [31]。术者至少包

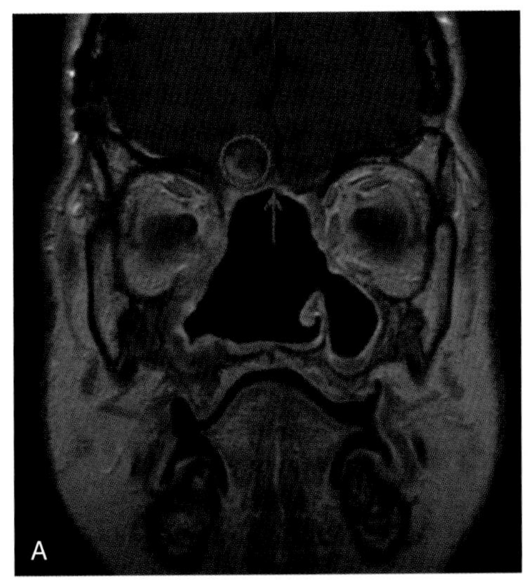

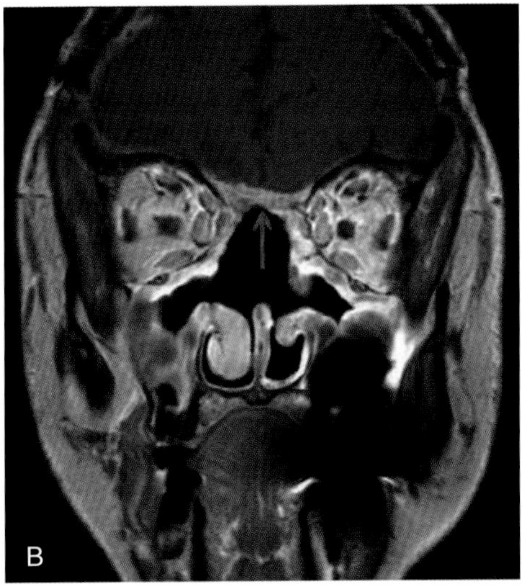

图 45.11　两例患者的冠状位增强 T1WI 图像显示颅面切除术后的典型表现。重建的前颅窝底（红色箭头）薄（A）厚（B）不一；若在此基础上发现新增结节，都应高度怀疑复发。（A）图中右直回、右内侧眶额回线样强化影（○）是典型的放疗后反应

括一名耳鼻喉科医生和一名神经外科医生[31]，术中硬脑膜缺损用筋膜瓣闭合，颅底缺损采用颅骨周围皮瓣缝合；如果出现大范围的颅骨缺损，需要进行皮瓣游离[31]。

颅面切除术后肿瘤复发的主要表现为沿着皮瓣边缘出现的局灶性结节和进行性软组织增厚[31]。需要注意的是，术区的硬脑膜增厚和强化、向下膨出进入鼻腔的闭合瓣易被误诊为肿瘤复发（图 45.11B）[31]。

放疗后改变

嗅神经母细胞瘤切除术后，建议常规对手术野进行辅助光子或质子照射[17,32]。在术后患者随访过程中发现，术区邻近脑实质（前下额叶）易发生相关变化。文献表明，此类变化也可见于鼻腔鼻窦恶性肿瘤放射治疗的患者中（约 25%）[33]；由于随访的局限性，这个比例可能被低估。无论嗅神经母细胞瘤和其他鼻腔鼻窦恶性肿瘤放射治疗后脑实质改变的真实发生率如何，放射科医生都应该熟知此种典型影像学表现：随时间演变的边界不清的强化和水肿（图 45.12，见图 45.10 和图 45.11），避免将放疗后改变误诊为脑转移。

鉴别诊断

嗅神经母细胞瘤为非特异性的上鼻腔肿块，需与其相鉴别的病变包括乳头状瘤、鳞状细胞癌、鼻腔未分化癌、肉瘤、黑色素瘤和淋巴瘤。脑膜瘤因很少直接侵犯上鼻腔，鉴别相对较容易。

影像学在大多数鼻腔鼻窦肿瘤的初始治疗和治疗后随访中有着不可或缺的作用，但此类病变的影像学表现类似，不能据此进行组织学诊断。但该病变可进行活检以获得病理结果。

鼻腔鼻窦肿瘤患者治疗前的影像学评估应着重于确定病变的解剖范围，这对手术可切除性和放疗计划有重要作用。MRI 和 CT 相结合有着互补作用，但高分辨率增强 MRI 能准确显示肿瘤边缘。放射科医生应着重关注：病变是否侵犯眼眶（眶周的完整性）；是否向颅内延伸（脑实质或前颅窝底的硬膜受累）；有无血管受累（颈内动脉的包裹或海绵窦受侵）；是否存在神经周围肿瘤扩散，以及肿瘤对周围骨性结构的影响[34]。MRI 对于鉴别肿瘤和副鼻窦分泌物的阻塞也有特异性。

嗅神经母细胞瘤的典型表现为横跨筛板的分叶状肿块[3]。钙化（图 45.8）虽不常见，但可作为其诊断的一个征象；钙化也可见于内翻性乳头状瘤和软骨肉瘤[35]。颅内肿瘤边缘的囊变虽更罕见，但其是嗅神经母细胞瘤的特征性表现[10]。

乳头状瘤

鼻乳头状瘤是良性肿瘤，占鼻腔鼻窦肿瘤的 5%，其中内翻性乳头状瘤是最常见的亚型[9,36]。约有 10% 的病例会演变为相关的鳞状细胞癌（图 45.13），因此本病治疗以手术切除为主。

大多数内翻性乳头状瘤起源于中鼻道区域的鼻腔侧壁；而嗅神经母细胞瘤几乎都发生于上鼻腔。在 T2WI 图像和增强 T1WI 图像上的脑回样强化[36-37]，提示内翻性乳头状瘤的诊断（图 45.13）。然而，在嗅神经母细胞瘤和其他鼻腔鼻窦恶性肿瘤中偶尔也会有此征象[37]。内翻性乳头状瘤脑回样强化区域出现局灶性扭曲或破坏提示癌变可能[37]。钙化（图 45.13）是内翻性乳头状瘤、嗅神经母细胞瘤、鳞状细胞癌和软骨肉瘤的另一种非特异性影像学特征[35]。然而，对于内翻性乳头状瘤，病灶区域的骨质增生（图 45.14）更具特异性，并且表明与肿瘤附着部位相关，此征象可对术前计划的制定提供参考[38]。

鳞状细胞癌

鳞状细胞癌最常见于上颌窦[39]，而非嗅神经母细胞瘤好发的上鼻腔。与后者相比，前者强化程度相对较低[9]，且易发生骨侵袭（图

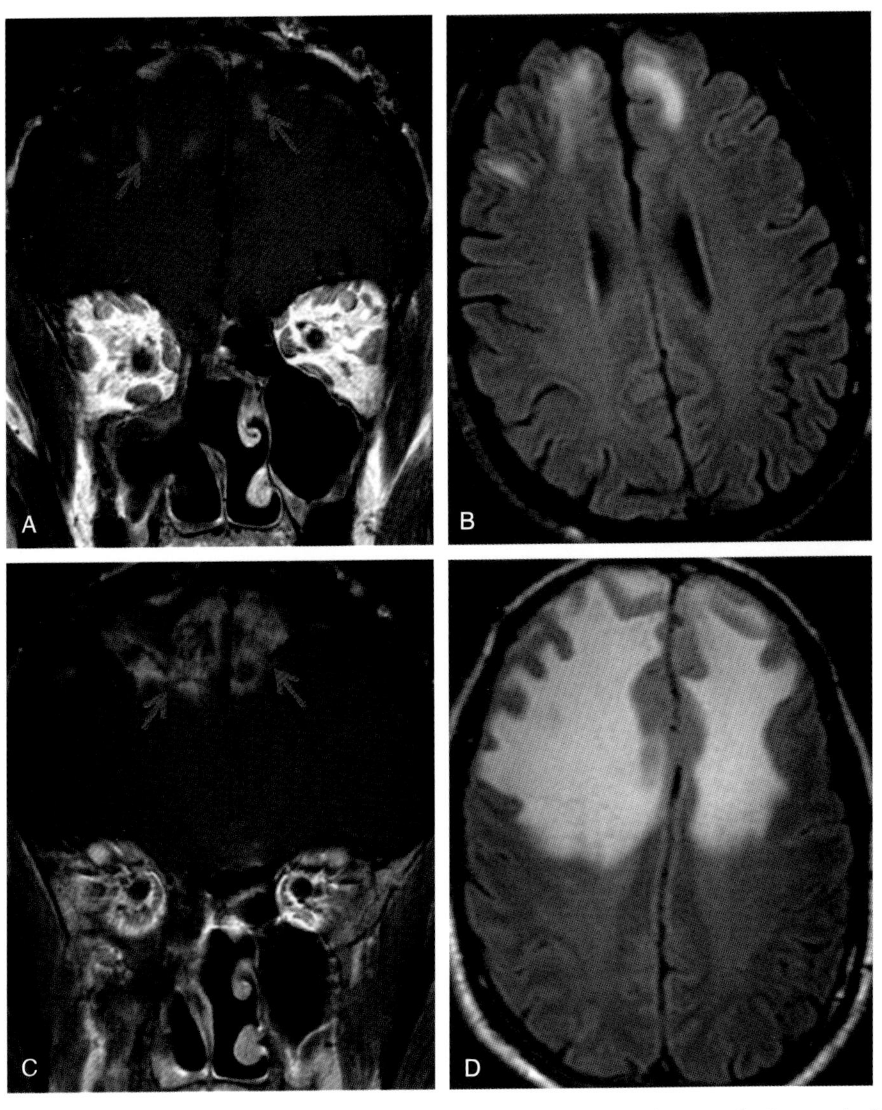

图 45.12　本例与图 45.5 为同一例患者，右侧额叶硬脑膜转移瘤放射治疗后 21 个月、37 个月的冠状位增强 T1WI（A，C）和横断位液体衰减反转恢复（B，D）序列显示了脑实质放疗后的时间演变过程，硬脑膜转移瘤附近（双侧额叶内）边界不清的强化病灶（红色箭头）逐渐增大，双侧额叶水肿进行性加重，占位效应明显。治疗后原有硬脑膜转移瘤体积缩小

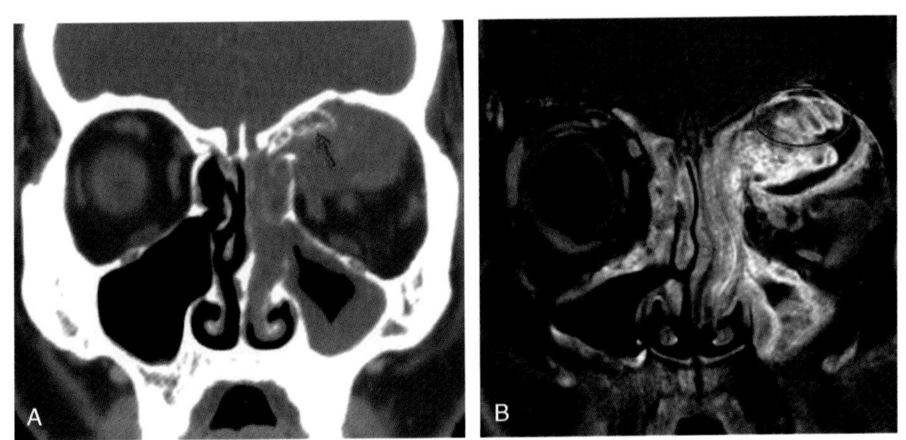

图 45.13　58 岁男性患者，复视，渐进性眼球突出。冠状位 CT 图像（A）显示左侧鼻腔上方、左侧前筛窦气房和左侧眼眶软组织肿块，影响到左侧眼眶内容物，局部可见钙化灶（红色箭头）。脂肪抑制冠状位增强 T1WI 图像（B）显示肿块上外侧脑回样强化（红色椭圆形），切除后确诊为内翻性乳头状瘤伴浸润性鳞状细胞癌

45.15）。当病变起源于上颌窦或主要累及上颌窦时，鼻窦鳞状细胞癌的可能性更大。

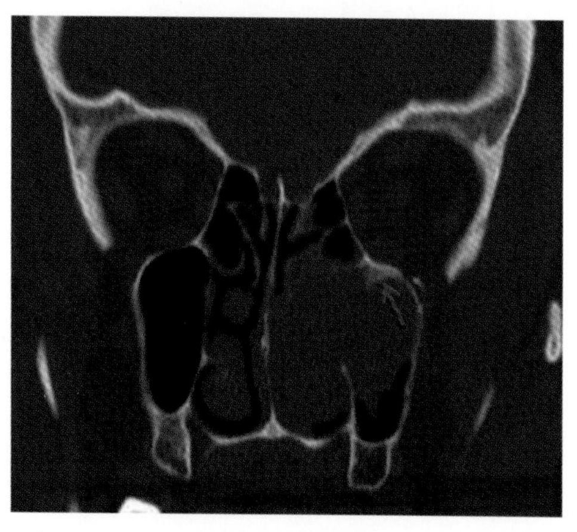

图 45.14 冠状位 CT 图像显示左鼻腔、左中鼻道和左上颌窦内翻性乳头状瘤，局部骨质增生（红色箭头）

肉 瘤

肉瘤是头颈部的罕见肿瘤，但鼻腔鼻窦系统是其相对常见的受累部位[40]。其最常见的亚型是横纹肌肉瘤[41]，常见于儿童，影像学无特异性。软骨肉瘤和骨肉瘤是较少见的鼻腔鼻窦肉瘤亚型，但具有特征性影像学表现，如：发生在面部骨骼的软骨连接处或鼻中隔软骨处的环形和弧形钙化，提示软骨肉瘤（图 45.16）；而骨肉瘤的骨样、“日光放射征”骨膜反应是其特征性表现[9]。

淋巴瘤

鼻腔鼻窦淋巴瘤的影像学特征包括 T1WI 和T2WI图像上均匀的软组织信号，弥散受限(图 45.17），可引起小范围的骨质破坏。如肿块内部出现钙化或出血基本可排除淋巴瘤的诊断。

黑色素瘤

发生于鼻腔鼻窦的黑色素瘤是一种罕见的恶性肿瘤，最常见于鼻中隔，其次累及上颌窦[9]。尽管其影像学特征不明确，但 T1WI 高信号的肿块（图 45.18）应优先考虑到黑色素瘤。

脑膜瘤

蝶骨嵴脑膜瘤位于前颅窝，可伴骨质增生和蝶窦扩大（图 45.19），但很少累及副鼻窦和上鼻腔（图 45.20）。均匀强化、硬脑膜尾征、骨质增生和蝶窦扩大都倾向于诊断为脑膜瘤。

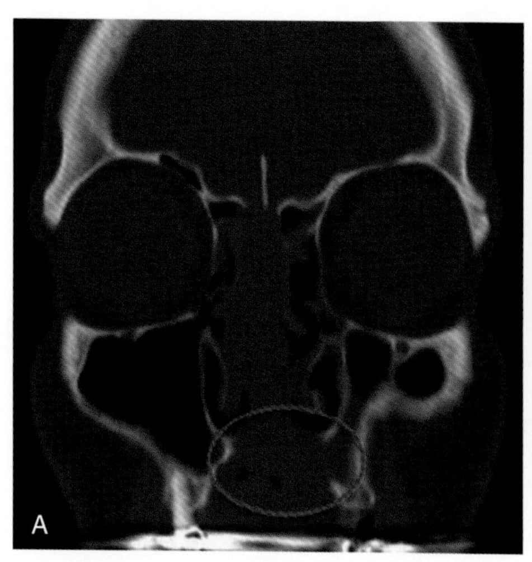

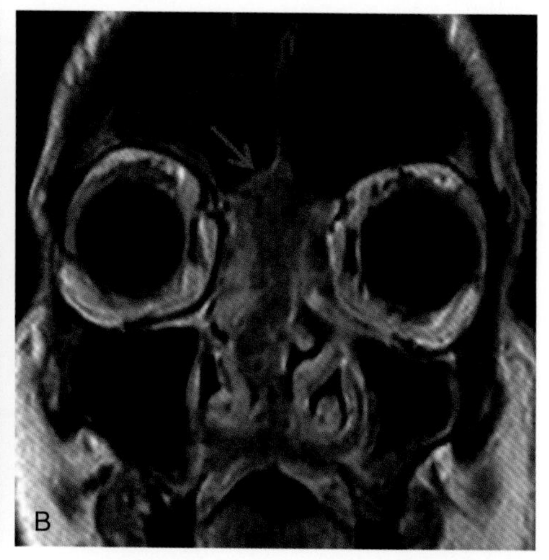

图 45.15 63 岁男性患者，鼻塞。冠状位 CT 图像（A）显示右侧鼻腔内软组织肿块，伴广泛的骨质破坏，包括筛板、鼻中隔、腭（红色椭圆形）和左侧上颌齿槽。冠状位增强 T1WI 图像（B）显示肿块穿过筛板累及颅内（红色箭头）。鳞状细胞癌强化低于嗅神经母细胞瘤

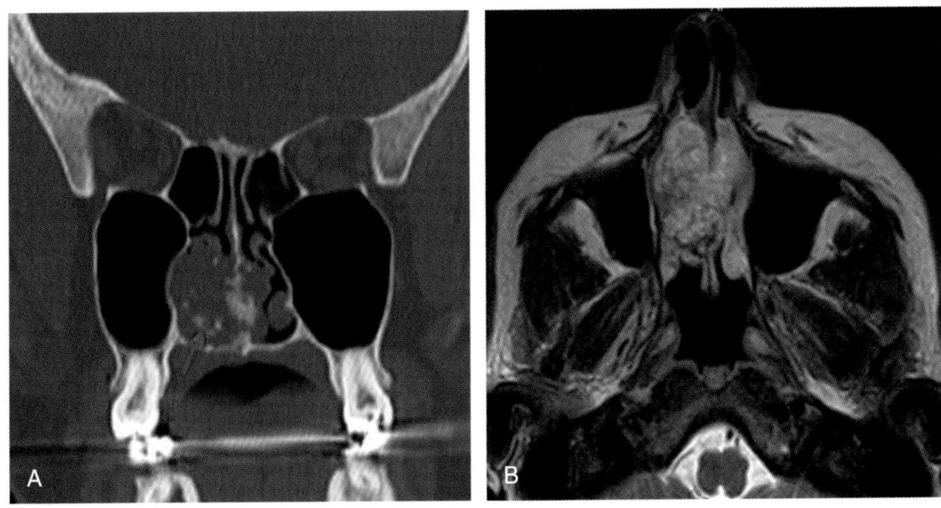

图 45.16　41 岁女性患者，急性卒中影像学评估中意外发现鼻腔肿块。冠状位 CT 图像（A）显示鼻中隔下部包块，其内可见环形、弧形钙化（红色箭头），横断位 T2WI 图像（B）上该病变呈高信号，是典型的软骨样肿瘤。病理证实为软骨肉瘤

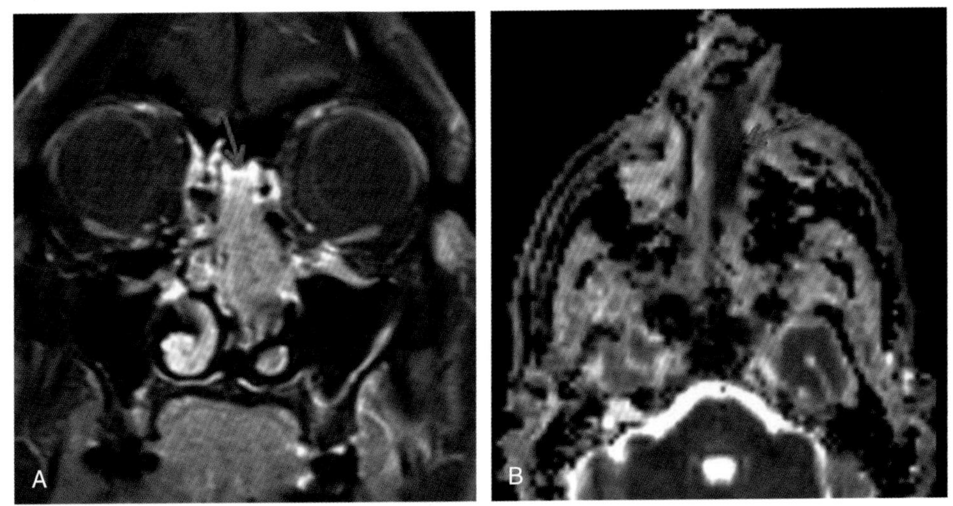

图 45.17　48 岁男性患者，鼻塞。脂肪抑制冠状位增强 T1WI 图像显示左侧鼻腔内强化肿块（红色箭头；A）。横断位 ADC 图显示肿块（红色箭头；B）呈均匀扩散受限。活检后病理证实为 T 细胞淋巴瘤

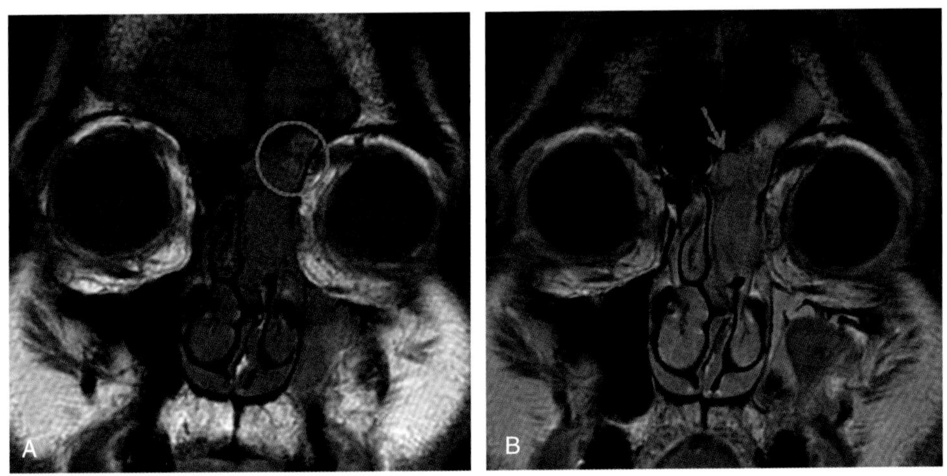

图 45.18　69 岁男性患者，间歇性鼻出血。冠状位 T1WI 图像（A）和冠状位增强 T1WI 图像（B）显示左鼻腔上部、左前筛窦气室、左额窦下部和左眼眶内侧强化肿块（红色箭头；B）。平扫可见病变上外侧 T1WI 高信号灶（○；A）。术后证实为黑色素瘤

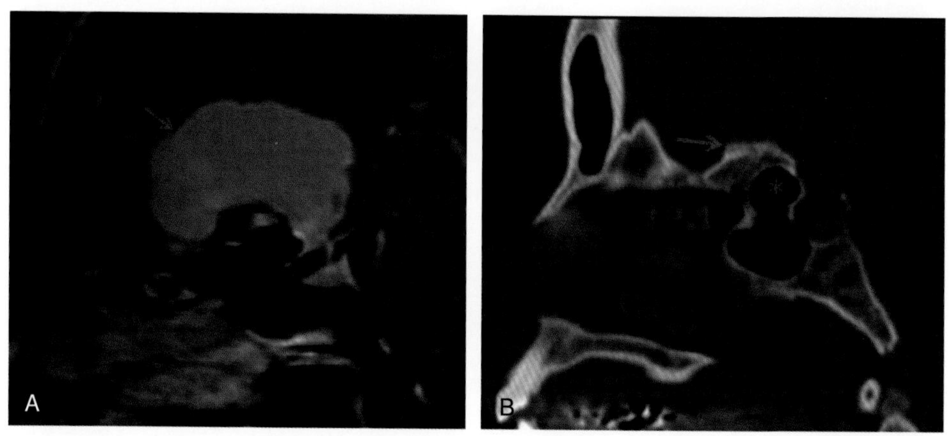

图 45.19　67 岁女性患者，因晕厥行影像检查中意外发现前颅窝肿块。正中矢状位增强 T1WI（A）和 CT 骨窗（B）图像显示，以蝶骨嵴为中心均匀强化肿块（红色箭头；A），相邻骨质局灶性增生（红色箭头；B）、蝶窦扩大（红色星号；B）。手术切除病理证实为脑膜瘤

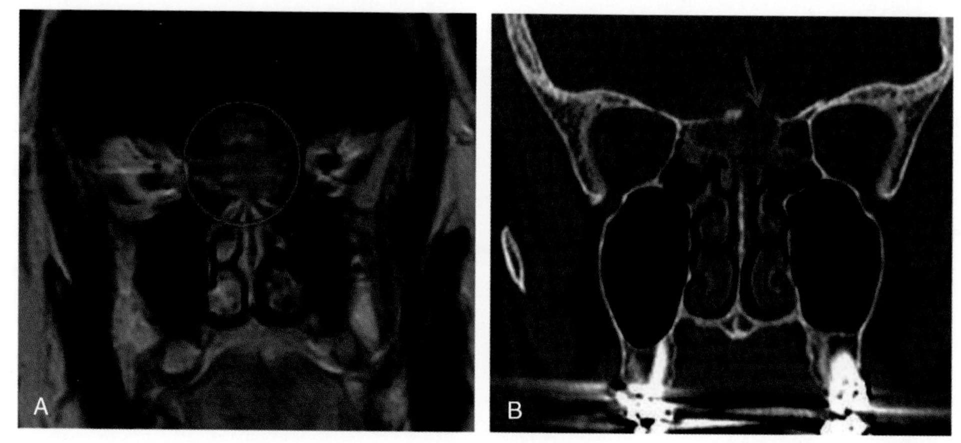

图 45.20　68 岁女性患者，既往头痛和肺癌病史。冠状位增强 T1WI 图像（A）显示上鼻腔、筛窦气房和前颅窝均匀强化的肿块（○）。CT 冠状位骨窗图像（B）可见蝶骨嵴左侧（红色箭头）骨质破坏。病理证实为脑膜瘤

侵袭性真菌性鼻窦炎

侵犯前颅底的侵袭性真菌性鼻窦炎的影像学特征可能类似于嗅神经母细胞瘤，二者在疾病的进程中都可能出现鼻腔、副鼻窦和前颅窝底的骨质破坏和软组织强化（图 45.21）。免疫力下降、症状迅速进展、脑炎、大脑前动脉或大脑中动脉区域梗死等特点提示为侵袭性真菌性鼻窦炎 [42]。

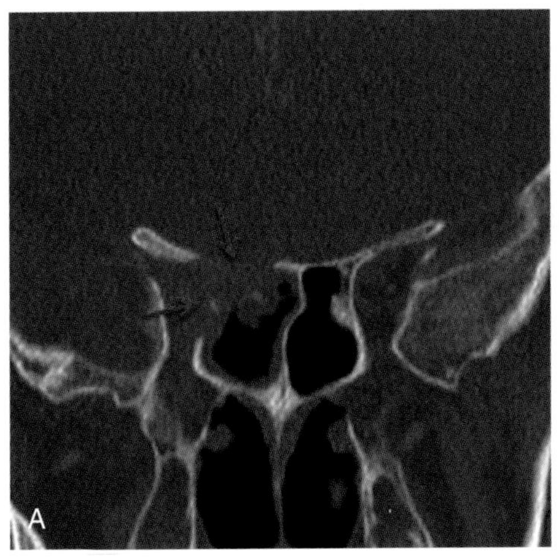

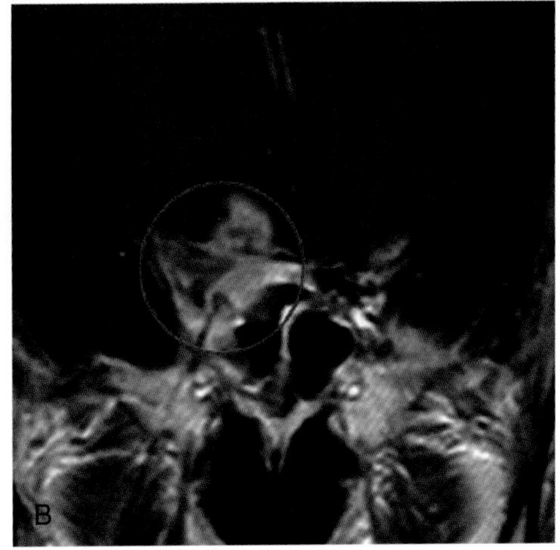

图 45.21　69 岁男性患者，右侧额部头痛，视力模糊，服用慢性类固醇治疗重症肌无力。冠状位骨窗 CT 图像（A）显示右侧蝶窦顶部和侧壁骨质破坏（红色箭头）。冠状位增强 T1WI 图像（B）可见累及右侧蝶窦上部、前颅窝和右侧眶上裂的肿块明显强化（○）。活检证实为侵袭性曲霉菌病

（李　康　译；麻少辉　审）

参考文献

[1] Jethanamest D, Morris LG, Sikora AG, et al. Esthesioneuroblastoma: a population-based analysis of survival and prognostic factors. Arch Otolaryngol Head Neck Surg, 2007, 133(3):276–280.

[2] Theilgaard SA, Buchwald C, Ingeholm P, et al. Esthesioneuroblastoma: a Danish demographic study of 40 patients registered between 1978 and 2000. Acta Otolaryngol (Stockh), 2003, 123(3):433–439.

[3] Thompson LDR. Olfactory neuroblastoma. Head Neck Pathol, 2009, 3(3):252–259.

[4] Sheehan P. Esthesioneuroblastomas. In: Winn HR, ed. Youmans and Winn Neurological Surgery. 7th ed. Philadelphia, PA: Elsevier, 2016:1284–1292.

[5] Petruzzelli GJ, Howell JB, Pederson A, et al. Multidisciplinary treatment of olfactory neuroblastoma: Patterns of failure and management of recurrence. Am J Otolaryngol, 2015, 36(4):547–553.

[6] Bell D, Saade R, Roberts D, et al. Prognostic utility of Hyams histological grading and Kadish-Morita staging systems for esthesioneuroblastoma outcomes. Head Neck Pathol, 2015, 9(1):51–59.

[7] Gray ST, Holbrook EH, Najm MH, et al. Syndrome of inappropriate antidiuretic hormone secretion in patients with olfactory neuroblastoma. Otolaryngol–Head Neck Surg Off J Am Acad Otolaryngol-Head Neck Surg, 2012, 147(1):147–151.

[8] Dulguerov P, Allal AS, Calcaterra TC. Esthesioneuroblastoma: a meta-analysis and review. Lancet Oncol, 2001, 2(11):683–690.

[9] Som PM, Brandwein-Gensler MS, Kassel EE, et al. Tumors and Tumor-Like Conditions of the Sinonasal Cavities. In: Som PM, Curtin HD, eds. Head and Neck Imaging. St. Louis: Mosby, 2011:253–410.

[10] Som PM, Lidov M, Brandwein M, et al. Sinonasal esthesioneuroblastoma with intracranial extension: marginal tumor cysts as a diagnostic MR finding. AJNR Am J Neuroradiol, 1994, 15(7):1259–1262.

[11] Kadish S, Goodman M, Wang CC. Olfactory neuroblastoma. A clinical analysis of 17 cases. Cancer, 1976, 37(3):1571–1576.

[12] Morita A, Ebersold MJ, Olsen KD, et al. Esthesioneuroblastoma: prognosis and management. Neurosurgery, 1993, 32(5):706–714, 715.

[13] Hyams V. Olfactory neuroblastoma (Case 6). In: Batsakis J, Hyams V, Morales A, eds. Special Tumors of the Head and Neck. Chicago, IL: ASCP Press, 1982:24–29.

[14] Dulguerov P, Calcaterra T. Esthesioneuroblastoma: the UCLA experience 1970-1990. Laryngoscope, 1992, 102(8):843–849.

[15] Edge SB, American Joint Committee on Cancer, eds. AJCC Cancer Staging Manual. 7th ed. New York: Springer, 2010:648.

[16] Tajudeen BA, Arshi A, Suh JD, et al. Importance of tumor grade in esthesioneuroblastoma survival: a population-based analysis. JAMA Otolaryngol Head Neck Surg, 2014, 140(12):1124–1129.

[17] Platek ME, Merzianu M, Mashtare TL, et al. Improved

survival following surgery and radiation therapy for olfactory neuroblastoma: analysis of the SEER database. Radiat Oncol Lond Engl, 2011, 6:41.
[18] Rimmer J, Lund VJ, Beale T, et al. Olfactory neuroblastoma: a 35-year experience and suggested follow-up protocol. Laryngoscope, 2014, 124(7):1542–1549.
[19] Casiano RR, Numa WA, Falquez AM. Endoscopic resection of esthesioneuroblastoma. Am J Rhinol, 2001, 15(4):271–279.
[20] Gallia GL, Reh DD, Salmasi V, et al. Endonasal endoscopic resection of esthesioneuroblastoma: the Johns Hopkins Hospital experience and review of the literature. Neurosurg Rev, 2011, 34(4):465–475.
[21] Moe KS, Bergeron CM, Ellenbogen RG. Transorbital neuroendoscopic surgery. Neurosurgery, 2010, 67(3 supplOperative):ons16–ons28.
[22] Ramakrishna R, Kim LJ, Bly RA, et al. Transorbital neuroendoscopic surgery for the treatment of skull base lesions. J Clin Neurosci Off J Neurosurg Soc Australas, 2016, 24:99–104.
[23] Nichols AC, Chan AW, Curry WT, et al. Esthesioneuroblastoma: the Massachusetts Eye and Ear Infirmary and Massachusetts General Hospital experience with craniofacial resection, proton beam radiation, and chemotherapy. Skull Base Off J North Am Skull Base Soc Al, 2008, 18(5):327–337.
[24] Dublin AB, Bobinski M. Imaging characteristics of olfactory neuroblastoma (esthesioneuroblastoma). J Neurol Surg Part B Skull Base, 2016, 77(1):1–5.
[25] Bachar G, Goldstein DP, Shah M, et al. Esthesioneuroblastoma: The Princess Margaret Hospital experience. Head Neck, 2008, 30(12):1607–1614.
[26] Matsunaga M, Nakagawa T, Sakamoto T, et al. Sphenoid esthesioneuroblastoma arising from the hindmost olfactory filament. Auris Nasus Larynx, 2015, 42(2):170–172.
[27] Resto VA, Eisele DW, Forastiere A, et al. Esthesioneuroblastoma: the Johns Hopkins experience. Head Neck, 2000, 22(6):550–558.
[28] Zollinger LV, Wiggins RH, Cornelius RS, et al. Retropharyngeal lymph node metastasis from esthesioneuroblastoma: a review of the therapeutic and prognostic implications. AJNR Am J Neuroradiol, 2008, 29(8):1561–1563.
[29] Gore MR, Zanation AM. Salvage treatment of local recurrence in esthesioneuroblastoma: A meta-analysis. Skull Base Off J North Am Skull Base Soc Al, 2011, 21(1):1–6.
[30] Ow TJ, Bell D, Kupferman ME, et al. Esthesioneuroblastoma. Neurosurg Clin N Am, 2013, 24(1):51–65.
[31] Som PM, Lawson W, Brandwein MS. Classic Sinus Surgery for Inflammatory Diseases, Tumors, and Tumor-Like Conditions. In: Som PM, Curtin HD, eds. Head and Neck Imaging. St. Louis: Mosby, 2011:439–489.
[32] Dulguerov P, Allal AS. Nasal and paranasal sinus carcinoma: how can we continue to make progress? Curr Opin Otolaryngol Head Neck Surg, 2006, 14(2):67–72.
[33] Ahmad S, Le CH, Chiu AG, et al. Incidence of intracranial radiation necrosis following postoperative radiation therapy for sinonasal malignancies. Laryngoscope, 2016, 126(11):2445–2450.
[34] Singh N, Eskander A, Huang S-H, et al. Imaging and resectability issues of sinonasal tumors. Expert Rev Anticancer Ther, 2013, 13(3): 297–312.
[35] Som PM, Lidov M. The significance of sinonasal radiodensities: ossification, calcification, or residual bone? AJNR Am J Neuroradiol, 1994, 15(5):917–922.
[36] Ojiri H, Ujita M, Tada S, et al. Potentially distinctive features of sinonasal inverted papilloma on MR imaging. Am J Roentgenol, 2000, 175 (2):465–468.
[37] Jeon TY, Kim H-J, Chung S-K, et al. Sinonasal inverted papilloma: value of convoluted cerebriform pattern on MR imaging. AJNR Am J Neuroradiol, 2008, 29(8):1556–1560.
[38] Lee DK, Chung SK, Dhong H-J, et al. Focal hyperostosis on CT of sinonasal inverted papilloma as a predictor of tumor origin. AJNR Am J Neuroradiol, 2007, 28(4):618–621.
[39] Pilch B, Bouquot J, Thompson L. Squamous cell carcinoma. In: Barnes L, Weltgesundheitsorganisation, International Agency for Research on Cancer, eds. Pathology and Genetics of Head and Neck Tumours: Reflects the Views of a Working Group That Convened for an Editorial and Consensus Conference in Lyon, France, July 16–19, 2003. Reprinted. Lyon: IARC Press, 2007:15–17. (World Health Organization Classification of Tumours).
[40] Stavrakas M, Nixon I, Andi K, et al. Head and neck sarcomas: clinical and histopathological presentation, treatment modalities, and outcomes. J Laryngol Otol, 2016, 130(9):850–859.
[41] Szablewski V, Neuville A, Terrier P, et al. Adult sinonasal soft tissue sarcoma: analysis of 48 cases from the French Sarcoma Group database. Laryngoscope, 2015, 125(3):615–623.
[42] Aribandi M, McCoy VA, Bazan C. Imaging features of invasive and noninvasive fungal sinusitis: a review. Radiogr Rev Publ Radiol Soc N Am Inc, 2007, 27(5):1283–1296.

46 声带扩大术、注射喉成形术

Daniel T. Ginat, Juan E. Small, Daniel L. Noujaim

引　言

注射喉成形术可用于治疗多种原因引起的声带麻痹（见框表 46.1）。单侧声带麻痹患者做 Valsalva 试验时可通过影像学反映出其机械性和生理性功能障碍（图 46.1）。声带扩大术是通过调节患侧声带来解决此类功能障碍，从而改善患者的发声问题，并可降低误吸的风险。在治疗材料的选择上，分为临时和长效注射材料，临时材料包括透明质酸、胶原蛋白和吸收性明胶海绵，其疗效可持续数周到数月。长效注射材料包括钙羟基磷灰石膏剂、自体脂肪和聚四氟乙烯（Teflon）。需要注意的是，注射喉成形术后可能会出现并发症，此时需行影像学评估来明确诊断。本节讨论的重点是喉成形术后的时间演变和潜在并发症，包括 Teflon 肉芽肿（图 46.2）。

框表 46.1　声带麻痹的最常见原因

外科手术

- 非甲状腺疾病（即颈椎前路、颈动脉内膜切除术、颈淋巴结清扫术和心脏手术）
- 甲状腺 / 甲状旁腺切除术

恶性肿瘤

- 肺癌
- 甲状腺癌
- 食管癌

特发性

其他

- 创伤
- 插管
- 神经系统
- 传染性（如肺结核）
- 先天性

注射材料的时间演变

长效注射材料钙羟基磷灰石术后早期在计算机断层扫描（CT）上表现为钙化样高密度，但在术后 12~18 个月内会逐渐吸收，体积缩小、密度减低（图 46.3）。同时由于其可刺激局部的成纤维细胞活性，并且促进巨噬细胞聚集，因此在氟脱氧葡萄糖 – 正电子发射断层扫描（FDG-PET）上呈局部高代谢（图 46.4）。如果使用自体脂肪作为注射材料，效果可持续数年，但它也会随着时间的推移体积缩小。因此，临床上通常会采用注射足够或过量自体脂肪以达到治疗目的（图 46.5）。需要注意的是，如果过量使用这些材料可能出现喉囊肿的并发症，引起气道阻塞和发音困难（图 46.6）。而第三种注射材料 Teflon，可引发异物巨细胞反应形成肉芽肿，也会导致气道阻塞和发音困难。在 CT 图像上，Teflon 肉芽肿通常表现为高密度 Teflon 周围的环形软组织肿块

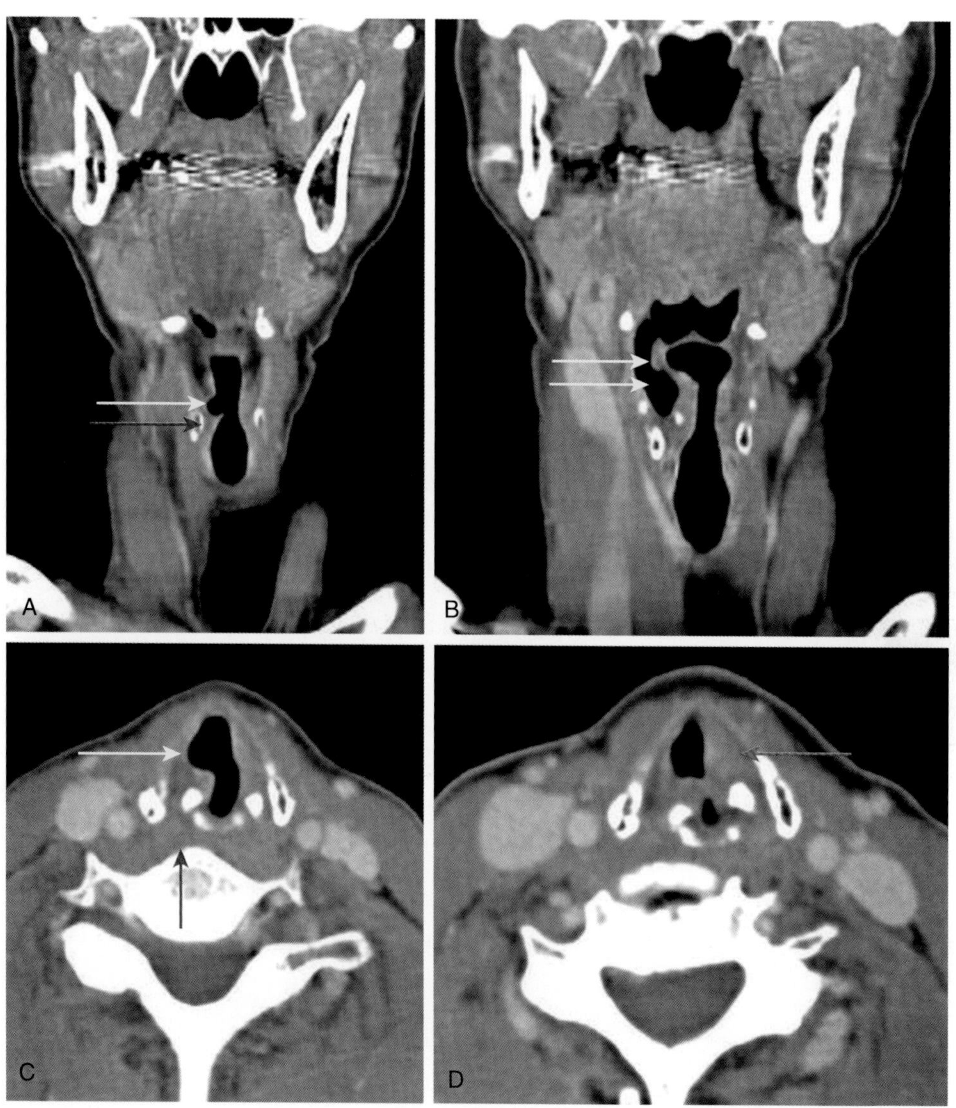

图 46.1 右侧声带麻痹。（A, B）颈部 CT 冠状位图：右侧甲杓肌体积缩小（A 图中红色箭头）和声带麻痹的间接征象，包括右侧喉室扩张（A 图中黄色箭头）、右侧梨状隐窝扩大和右侧会厌皱襞内移（B 图中黄色箭头）。C 图：未做 Valsalva 试验时声带水平颈部 CT 轴位图，显示右侧环杓肌体积缩小（红色箭头）和右侧喉室扩张，可见“帆征”（黄色箭头）。D 图：做 Valsalva 试验时声带水平颈部 CT 轴位图，显示右侧声带固定、麻痹的位置，具有正常功能的左侧声带（橙色箭头）向内侧移位趋向无功能的对侧声带。右侧声带扩大术有助于声门恢复至正常位置，以改善发声、降低误吸风险。引自 Courtesy Samir Noujaim, MD, William Beaumont Hospital, Royal Oak, MI.

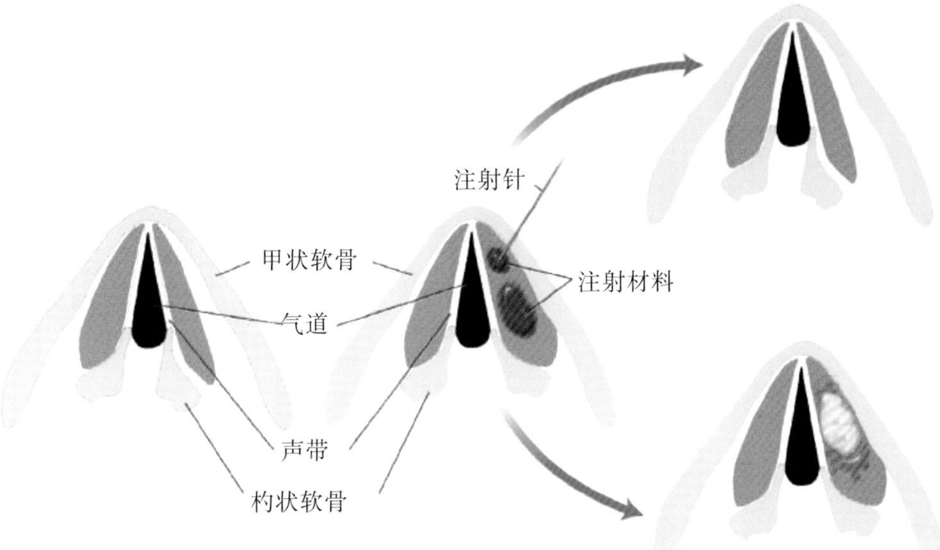

图 46.2　喉成形术注射材料随时间演变示意图。左图：左侧声带麻痹伴左侧甲杓肌萎缩。中图：注入填充材料使声带位置正常。右上图：如注入临时材料，其将随时间的推移体积缩小，左侧甲杓肌最终恢复至治疗前状态。右下图：注入材料若为长效材料，如 Teflon，后期可能会产生 Teflon 肉芽肿的异物反应

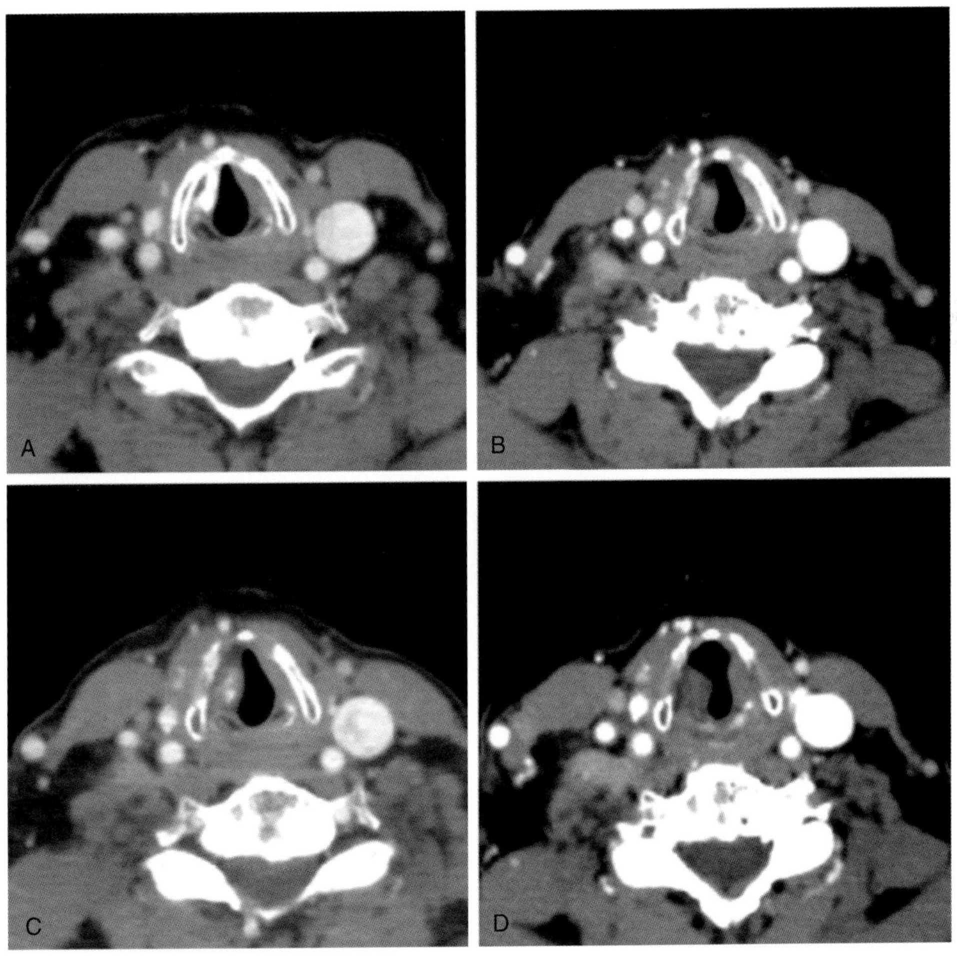

图 46.3　声带扩大术后钙羟基磷灰石膏剂的再吸收。A 图：术后首次轴位 CT 图像，可见右侧声带内高密度钙羟基磷灰石膏剂。B~D 图：每间隔 4 个月轴位 CT 图像，随时间推移可见钙羟基磷灰石膏剂的密度逐渐减低，体积缩小，至 12 个月后吸收。右侧声带的形态也恢复到治疗前状态

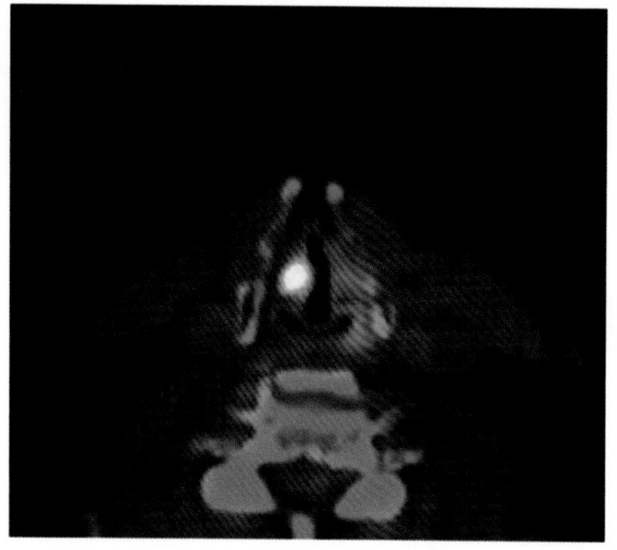

图 46.4 轴位 FDG-PET/CT 图像：右侧声带内钙羟基磷灰石膏剂局部明显高代谢

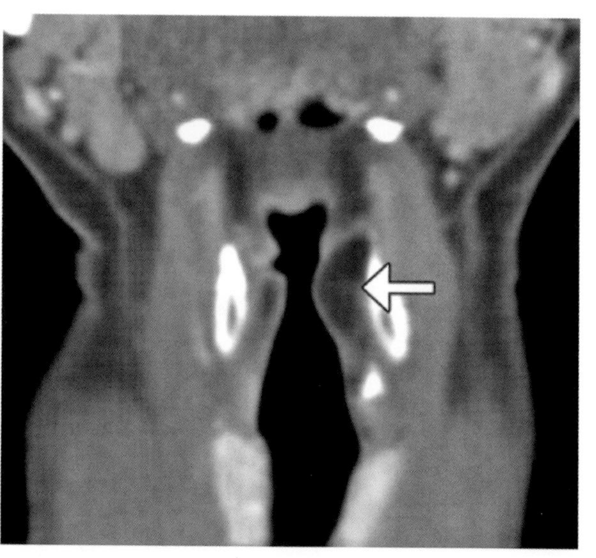

图 46.5 脂肪注射喉成形术。冠状位 CT 图像：左侧声带和邻近组织中有大量脂肪（箭头）。右侧声带内见早期注射后残留少量的脂肪组织，随着时间的推移体积逐渐缩小

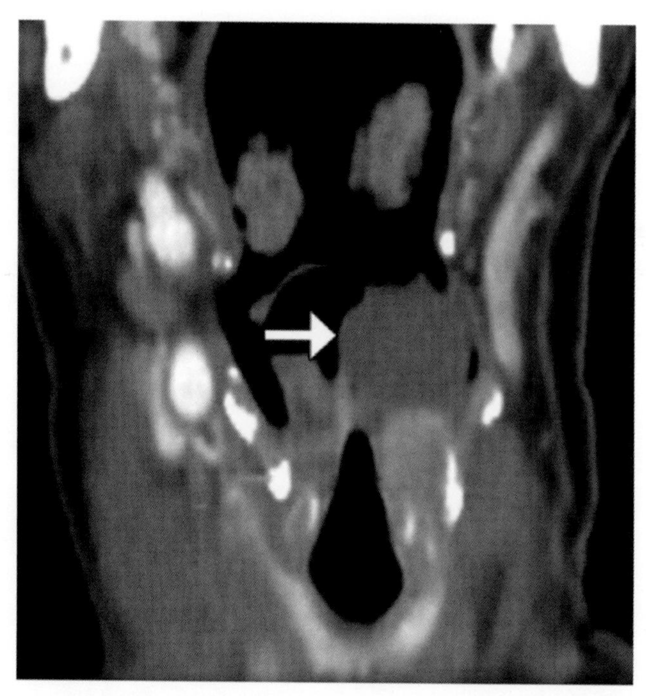

图 46.6 喉囊肿。冠状位 CT 图像：左侧声带填充后，形成巨大的低密度囊肿，邻近喉室受压（箭头）

（图 46.7）。FDG-PET 上肉芽肿也可以显示为高代谢（图 46.8）。

Teflon 肉芽肿

在过去一段时间内普遍认为 Teflon（聚四氟乙烯）是一种不会再吸收的惰性材料。临床上常用它作为填充材料以达到治疗疾病的目的。以往常常用于治疗例如声带麻痹、腭咽闭合不全、声门功能不全继发误吸和发音困难等咽喉部疾病，以及用于尿失禁患者尿道周围区域的组织填充。但是，随着时间推移，人们发现 Teflon 可引发巨细胞异物炎症反应，从而形

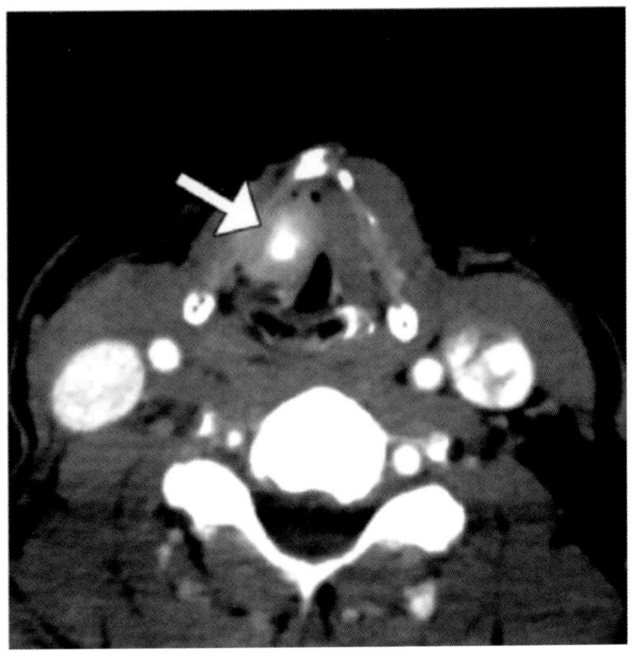

图 46.7　肉芽肿。轴位 CT 图像：右侧声带内高密度 Teflon 周围的软组织肿块（箭头）

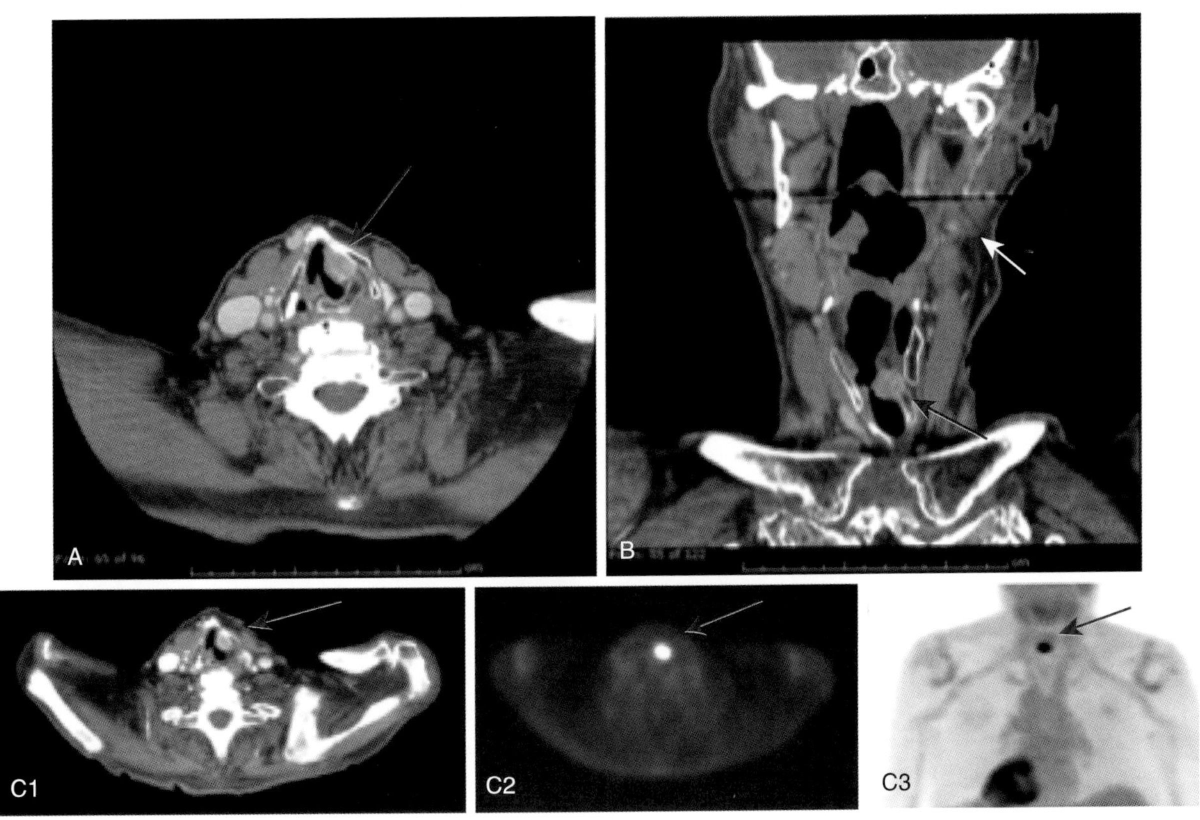

图 46.8　老年男性患者，左侧迷走神经神经鞘瘤切除术和 Teflon 扩张术治疗左侧声带麻痹术后。A 图：颈部轴位 CT 增强图，左侧声带内 14mm 圆形高密度肿块为 Teflon 肉芽肿（红色箭头）。B 图：颈部冠状位 CT 增强图，左侧神经鞘瘤切除术后，颈内动脉周围软组织改变（白色箭头）。C 图：Teflon 肉芽肿在 PET/CT 图像上 FDG 的高摄取

成肉芽肿这种延迟并发症。因此，目前临床上很少再使用 Teflon 来治疗声带麻痹。但聚四氟乙烯垫仍用于神经外科手术和微血管减压术。

随着 Teflon 的临床使用显著减少，其导致的肉芽肿现在也很少见，据报道发生率只有 1%~5%，但由其引起的炎症反应会持续 4 个月到 18 年不等。因此，影像医生阅片时必须详细了解患者手术及治疗史，才能做出准确诊断。

既往文献报道由于声带区 Teflon 肉芽肿在 CT 横断面图像上表现为软组织肿块，在正电子发射计算机断层显像（PET/CT）上呈高摄取，因此在 CT 或 PET/CT 检查时常被误认为是咽喉部肿瘤复发或恶性肿瘤。如果没有详细了解病史，影像医生很容易将它与肿瘤或感染性疾病混淆。在 MRI 成像上，Teflon 肉芽肿所引发的纤维反应在 T2 序列上为低至中等信号强度，也可为诊断提供一定的依据。对于该病的治疗方法主要是切除肉芽肿及其引发的 Teflon 纤维。

鉴别诊断

声带扩大术可通过从甲状软骨窗侧面插入声带的异体植入物来治疗，该植入物通常由硅橡胶组成，在 CT 横断面上表现为清晰的三角形高密度影（图 46.9）。

喉软骨坏死可出现甲状软骨碎裂和移位（图 46.10）。碎裂的甲状软骨在 CT 上密度类似于钙羟基磷灰石喉成形术的植入物，影像医生应注意观察甲状软骨缺损的征象，并结合临床病史与症状来做出正确判断。

其次，喉部肿瘤也可能被误认为注射喉成形术后改变造成误诊。例如，鳞状细胞癌在 PET/CT 上表现为高代谢，类似于钙羟基磷灰石和 Teflon 肉芽肿，但其在 CT 上密度并不高（图 46.11），两种检查相结合可作为疾病的鉴别诊断点。对于病变内常含有钙化成分的软骨肉瘤，可仔细观察它与喉软骨的关系来做出正确判断（图 46.12），因为软骨肉瘤通常是与环状软骨相连续，而注射喉成形术后填充材

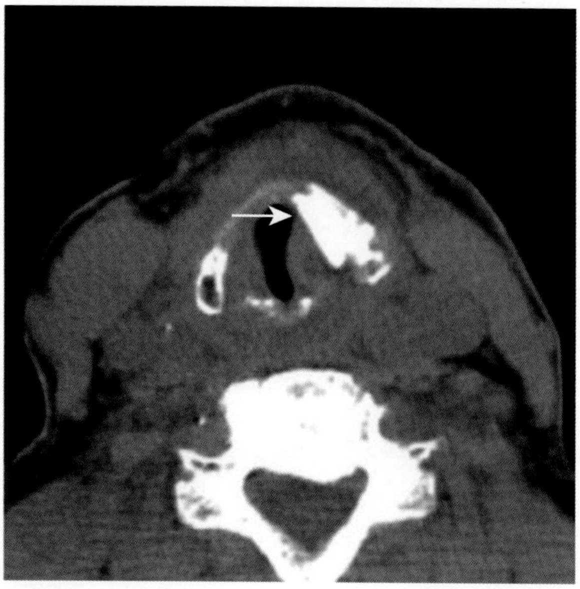

图 46.9 植入物。轴位 CT 图像：自甲状软骨窗向左侧声带内注射的植入物（箭头）

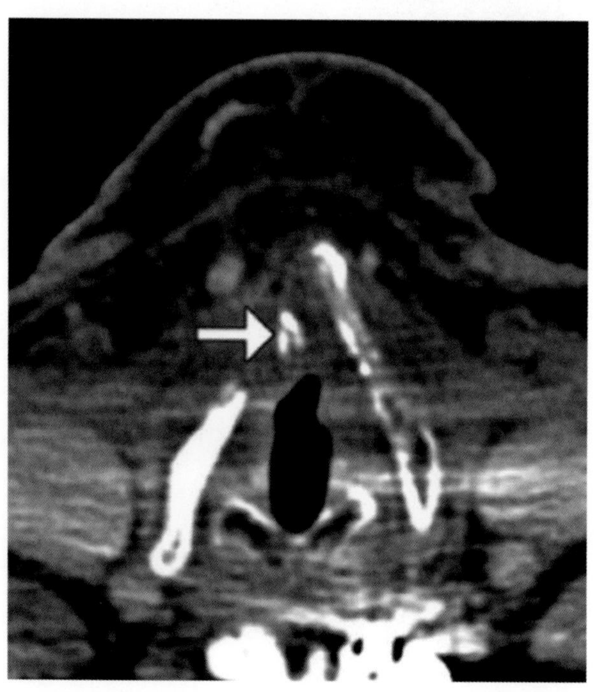

图 46.10 软骨坏死。轴位 CT 图像：放射治疗后患者右前侧甲状软骨缺损和钙化的软骨（箭头）内移，局部软组织水肿

料与环状软骨无明显关联。当然我们还要强调诊断过程中需密切结合临床表现和手术史，此点对于鉴别诊断非常重要。

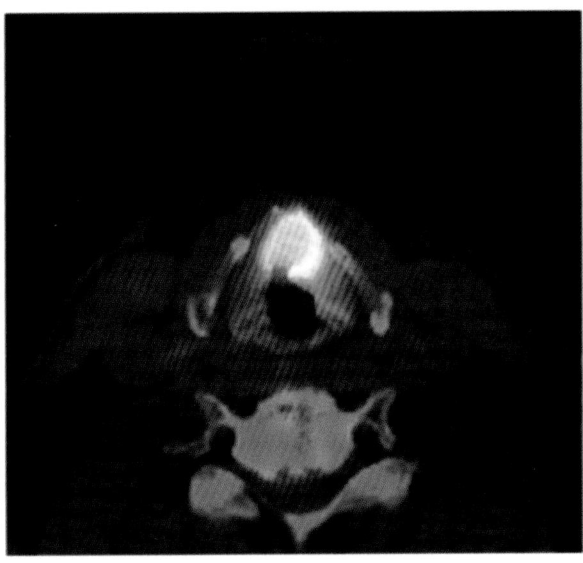

图 46.11　喉鳞状细胞癌。轴位 FDG-PET/CT 图像：声带前联合肿块呈高代谢

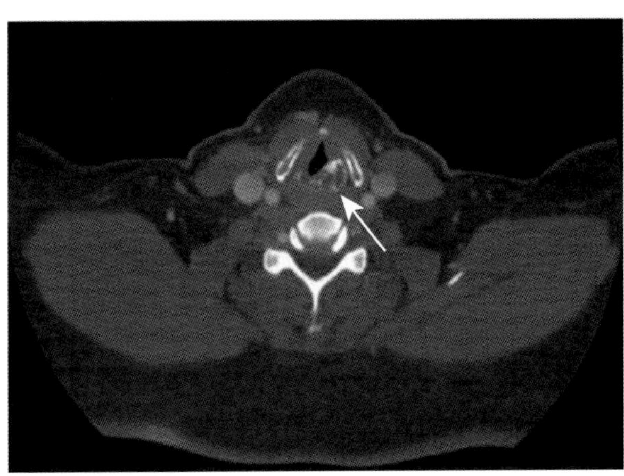

图 46.12　环状软骨软骨肉瘤。58 岁女性患者，声音嘶哑。颈部 CT 轴位增强图像：局部与环状软骨相连续的软骨肉瘤（箭头）。引自 Courtesy Samir Noujaim, MD, William Beaumont Hospital, Royal Oak, MI.

（秦　越　译；麻少辉　审）

拓展阅读

Harrigal C, Branstetter BF 4th, Snyderman CH, et al. Teflon granuloma in the nasopharynx: a potentially false-positive PET/CT finding. AJNR Am J Neuroradiol, 2005, 26(2):417–420.

Kirsch CF, Suh JD, Lufkin RB, et al. False-positive positron-emission tomography-CT of a Teflon granuloma in the parapharyngeal space occurring after treatment for a patulous eustachian tube. AJNR Am J Neuroradiol, 2007, 28(7):1371–1372.

Kumar VA, Lewin JS, Ginsberg LE. CT assessment of vocal cord medialization. AJNR Am J Neuroradiol, 2006, 27(8):1643–1646.

Kwon TK, Lee JE, Cha WJ, et al. Serial computed tomographic and positron emission tomographic properties of injection material used for vocal fold augmentation. Laryngoscope, 2013, 123(10):2491–2496.

Pagedar NA, Listinsky CM, Tucke HM. An unusual presentation of Teflon granuloma: case report and discussion. Ear Nose Throat J, 2009, 88(1):746–747.

Rivera-Serrano CM, Smith LJ. Laryngeal Teflon granuloma: endoscopy, laryngeal videostroboscopy, and CT imaging. Ear Nose Throat J, 2011, 90(3):E25–E26.

Sulica L, Rosen CA, Postma GN, et al. Current practice in injection augmentation of the vocal folds: indications, treatment principles, techniques, and complications. Laryngoscope, 2010, 120(2):319–325.

Tate JR, Belafsky PC, Vandewalker K. Teflon granuloma. Ear Nose Throat J, 2007, 86(3):134–136.

Vachha BA, Ginat DT, Mallur P, et al. "Finding a Voice" : imaging features after phonosurgical procedures for vocal fold paralysis. AJNR Am J Neuroradiol, 2016, 37(9):1574–1580.

Varvares MA, Montgomery WW, Hillman RE. Teflon granuloma of the larynx: etiology, pathophysiology, and management. Ann Otol Rhinol Laryngol, 1995, 104(7):511–515.

第 5 部分　骨的病变

47 耳硬化症

Katherine L. Reinshagen, Hillary R. Kelly

引　言

耳硬化症，又称耳海绵化症，是一种进行性原发性骨病，主要表现为耳囊区异常的骨质吸收和骨质沉积。大多数病例会导致进行性传导性听力损失，严重者会进展为传导性和感音神经性听力损失。组织学上耳硬化症的患病率在 8%~11%，但由于许多患者在临床上无症状，其临床患病率仅约 0.3%。该病好发于 30~50 岁中年人，女性多见，约 85% 为双侧发病。其病因未明，目前绝大多数学者认为遗传因素发挥着重要的作用，例如人类白细胞抗原 (human leukocyte antigen，HLA) 关联和胶原蛋白基因突变、病毒感染（麻疹病毒）、自身免疫途径（对胶原蛋白的反应）和激素介导途径。

耳硬化症主要是由破骨细胞对耳囊的骨质吸收和成骨细胞的骨质沉积这种骨重塑失衡引起。骨重塑在人体其他骨骼中属于正常活动，但在正常耳囊中却会引发异常，分为以下几个阶段：①海绵化期，即活跃期，表现为耳囊中破骨细胞活动增加和微血管增多。组织学上表现为内质网扩张，在计算机断层扫描（CT）上呈透亮影。②硬化期，即非活跃期，此期以成骨细胞作用为主导，骨质沉积于先前扩张的血管间隙。两期中间有过渡阶段，为耳海绵化骨增生前期。

耳硬化症累及镫骨底板，会导致镫骨固定，从而形成传导性听力损失。临床上根据有无镫骨底板固定，将其分为临床耳硬化症和组织学耳硬化症。其最常见的发病部位是窗前裂附近的前庭窗前区，称窗型耳硬化症（图 47.1，图 47.2）。如疾病进展到包括窗前裂以外的骨迷路进入耳蜗周围的耳囊，通常称其为窗后型耳硬化症（图 47.1，图 47.3）。然而，耳硬化症在文献中的定义及其使用尚未统一，如圆窗受累是归为窗型还是窗后型耳硬化症仍存在争议。因此也可使用窗型耳硬化症和耳蜗型耳硬化症进行命名。

根据病变累及的结构，窗后（耳蜗）型耳硬化症可能导致混合传导性和感音神经性听力损失或前庭症状。窗后型耳硬化症很少单独发生，临床上更常见的是其合并窗型耳硬化症。

影像学表现

治疗前影像学表现

耳硬化症的治疗包括手术和非手术两种方式。窗型耳硬化症伴传导性听力损失的手术治疗包括：镫骨切开术、部分或完全镫骨切除术和（或）镫骨假体植入术。如病变范围进一步扩大累及耳蜗，并且出现感音神经性听力损失，

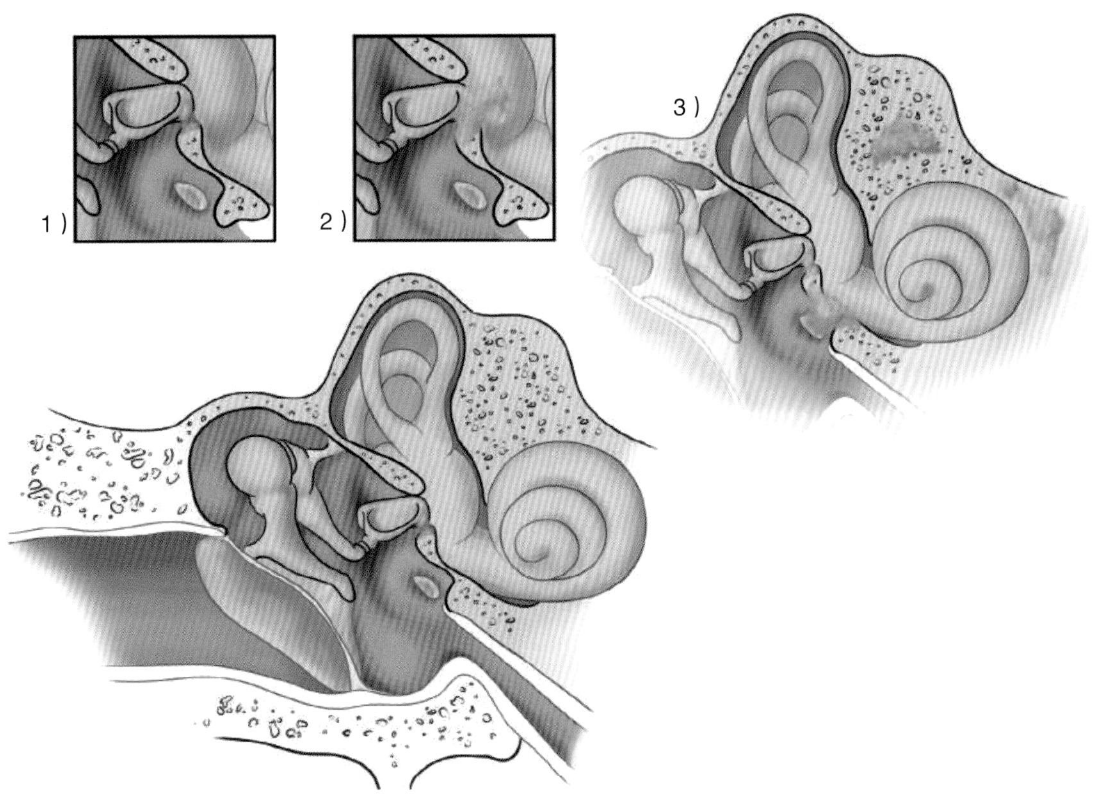

图 47.1　耳硬化症的时间演变。绝大多数耳硬化症始于前庭窗的前缘，靠近窗前裂。海绵化期（1）即活跃期，其特征是破骨细胞活动增加和内质网扩张，在 CT 上表现为透亮区。硬化期（2）即非活跃期，此期成骨细胞活动占优势，使先前扩张的血管间隙闭塞。临床中 50% 的患者为窗型耳硬化症，随着疾病进展，可能会累及到耳蜗周围的耳囊（3，窗后型或耳蜗型耳硬化症）

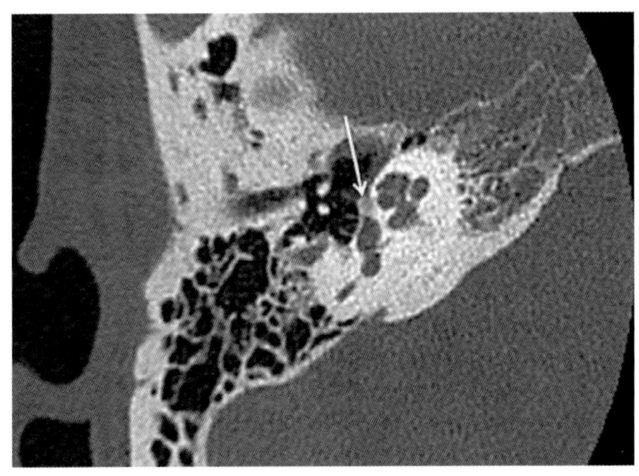

图 47.2　43 岁女性，窗型耳硬化症患者，右侧颞骨轴位高分辨 CT：耳硬化症病灶为窗前裂的前庭窗前区局灶透亮影（白色箭头）

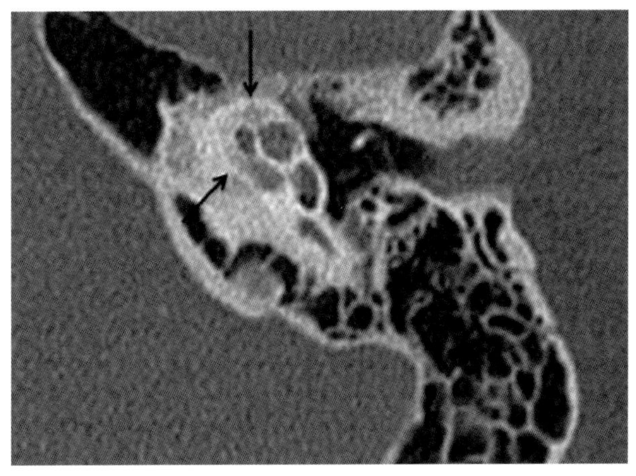

图 47.3　73 岁男性，窗后（耳蜗）型耳硬化症患者，左侧颞骨轴位高分辨 CT：耳蜗周围有耳海绵化透亮区（黑色箭头），该患者同时合并窗型耳硬化症（图像未显示）

治疗方法可以考虑行人工耳蜗植入术。耳硬化症非手术治疗取决于疾病的进展程度，包括从助听器到药物治疗（第三代双膦酸盐）等方法。

影像检查方法主要选择高分辨多排螺旋CT或锥形束CT成像。目的是根据CT检查结果制定手术计划、预测手术疗效及并发症发生的可能性。这些主要参考因素是术前骨性面神经管的走行，面神经管走行区是否存在骨折，有无异常颈内动脉合并永存镫骨动脉、颈静脉球裂，以及圆窗或前庭窗的闭塞程度。随着镫骨病变程度的加重，手术效果越来越不理想。Nadol发现在镫骨切除术后残留和复发性传导性听力损失的病例中，约有23%的病变会累及圆窗致其闭塞，此时需行镫骨切除修正术。是否选择人工耳蜗植入术取决于疾病的严重程度，如果存在圆窗和（或）耳蜗基底转的闭塞及大范围的耳海绵化骨，会大大降低人工耳蜗植入的成功率，或出现植入物位置异常（骨迷路壁之外）等情况。

除了高分辨CT检查以外，可以用磁共振成像（MRI）来补充感音神经性听力损失的其他表现。采集平扫和增强颞骨3D-FLAIR图像，通过观察血液－迷路屏障破坏区有无强化效应来判断病变是否具有活动性。

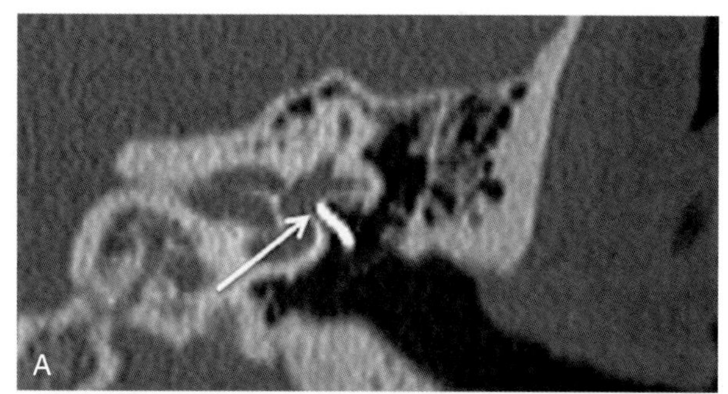

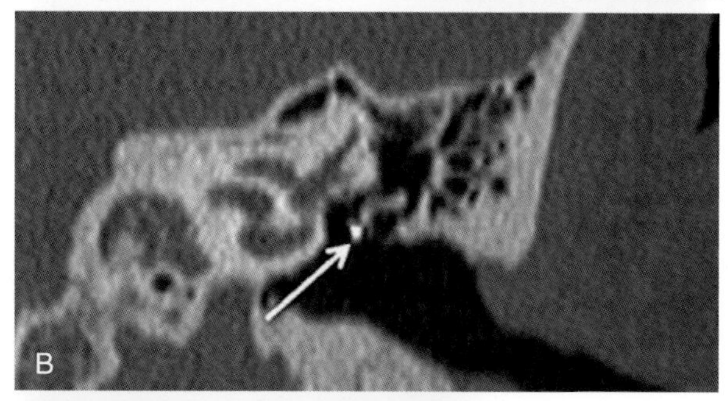

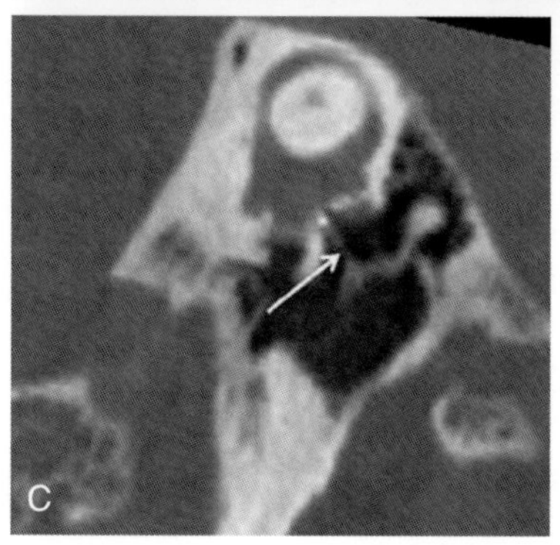

图47.4 （A，B）38岁女性患者，窗型耳硬化症患者，右侧颞骨锥形束CT扫描斜冠状位重建图像：患者镫骨假体（白色箭头）从砧镫关节（B）延伸至前庭窗（A）。（C）65岁，男性，窗型耳硬化症患者，左侧颞骨斜冠状位重建图像：细钢丝镫骨假体（白色箭头）从锤骨延伸至前庭窗

治疗后影像学表现

手术治疗后如有持续听力损失应行高分辨多排螺旋CT或锥形束CT检查以评估镫骨假体（图47.4～图47.6）或人工耳蜗的位置是否合适。人工耳蜗导联应位于耳蜗基底转，也可通过术中摄斜位乳突X线片（Stenvers）进行观察。影像学检查还可用于评估由耳蜗神经植入位置异常引起的面神经症状。

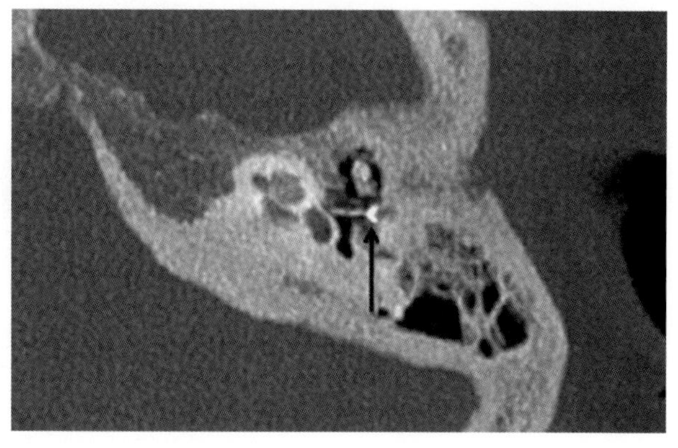

图47.5 46岁女性患者，耳硬化症镫骨假体植入术后，左侧颞骨高分辨CT轴位：左侧镫骨假体（黑色箭头）位置异常，外侧关节从砧骨向后移位

时间演变

可以根据疾病部位以及病理阶段的时间进展进行分类。

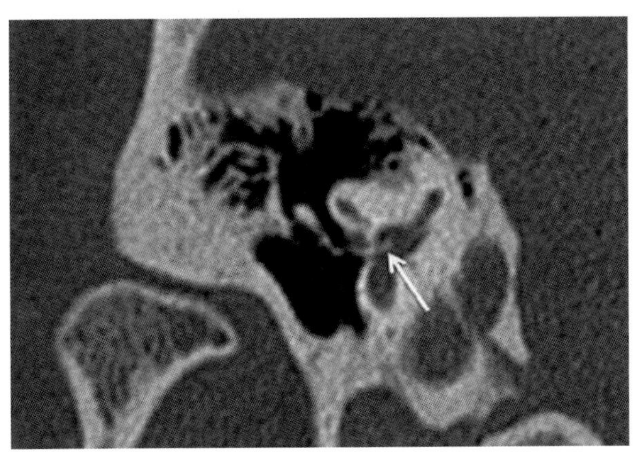

图 47.6　62 岁女性，窗型耳硬化症患者，右侧颞骨 CT 斜冠状位重建可见镫骨假体细钢丝伸入前庭（白色箭头）

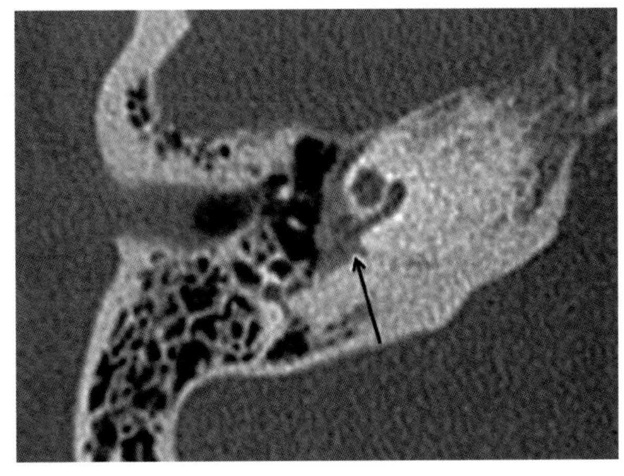

图 47.7　47 岁女性，耳硬化症患者，右侧颞骨轴位高分辨 CT 可见耳硬化症导致圆窗闭塞（黑色箭头）

按部位

在 Schuknecht 和 Barber 的临床耳硬化症研究中，约 96% 的病变开始于窗前裂附近的前庭窗前区（窗型耳硬化症，图 47.1），临床中 50% 的患者为窗型耳硬化症，其余随着疾病进展累及耳囊的其他部位。耳硬化症的另一个常见发病部位是圆窗（在 Schuknecht 和 Barber 的同一临床研究中约占 30%）（图 47.7）。因此，在影像检查中应仔细观察圆窗骨壁，因圆窗受累是归为窗型还是窗后型耳硬化症仍存在争议，故发现此征象时应与临床医生及时沟通达成一致。病变仅仅累及圆窗壁非常罕见。

在窗后变异型中，耳硬化症也可发生在耳蜗周围（耳蜗型耳硬化症，图 47.8）和前庭结构，偶尔累及内耳道的骨性边缘（图 47.9），内耳道受累通常表现为其边缘有咬痕样透亮区。约 10% 的岩骨窗型耳硬化症会发展至累及耳蜗。

按疾病分期

耳硬化症的时间进展与影像学上耳囊内的位置无关，其遵循组织学上观察到的病理生理过程。在耳硬化症的最早阶段——活跃期，即破骨细胞对耳囊骨质的再吸收。这种再吸收在 CT 上表现为耳囊内的局灶性透亮区，通常位于窗前裂附近。MRI 增强 T1 加权像上可以显

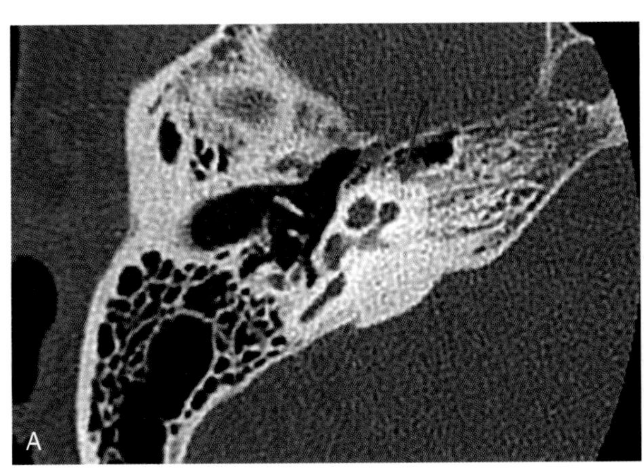

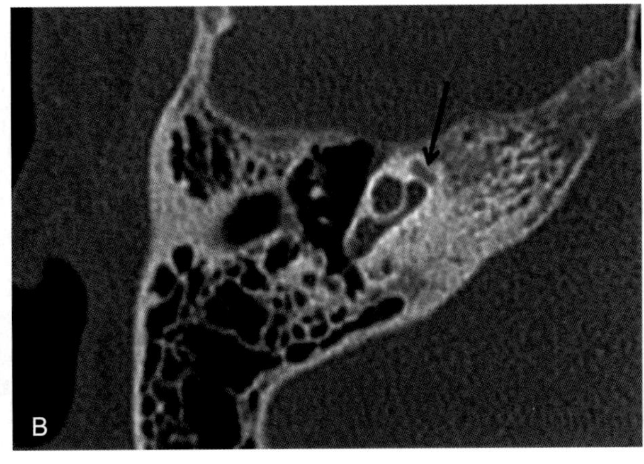

图 47.8　中年女性，进行性窗后型耳硬化症 9 年，右侧颞骨轴位高分辨 CT：（A）首次 CT 扫描（红色箭头），靠近耳蜗内侧基底转可见非常模糊的透亮区。（B）9 年后的颞骨高分辨 CT 显示沿耳蜗内侧基底转明显的透亮区（黑色箭头）

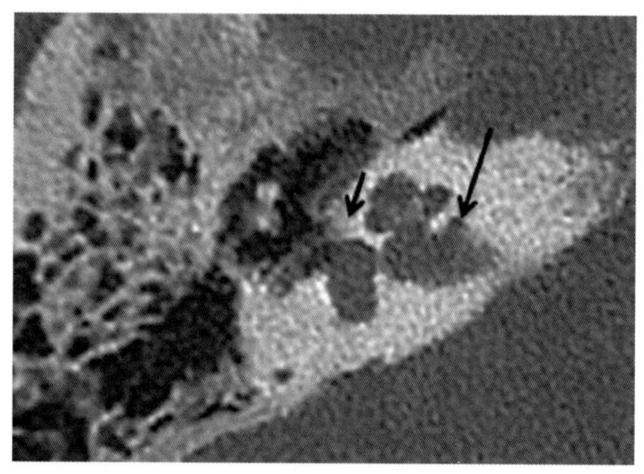

图 47.9 64 岁女性，双侧耳硬化症患者，右侧颞骨轴位 CT 可见病变累及窗前裂（短黑色箭头）和内耳道前缘（长黑色箭头）的透亮区

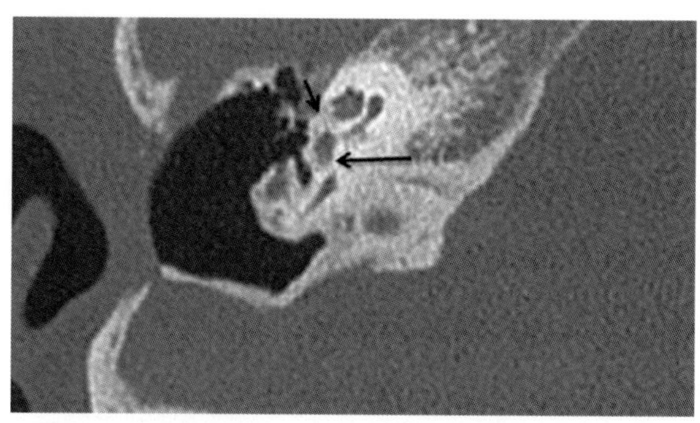

图 47.10 中年女性，硬化性窗型和窗后型耳硬化症患者，右侧颞骨轴位高分辨 CT：圆窗壁硬化（长黑色箭头）以及与疾病再吸收期相关的窗区细微透亮区（短黑色箭头）

示活跃期病变区轻度强化的征象。在活跃期、血管期和再吸收期之后，耳硬化症病灶逐渐失去活性。当更多的成骨细胞活跃时，耳囊内会形成明显的致密性硬化骨。在 CT 图像上，它可以表现为正常骨密度，在这个阶段疾病的诊断需仔细观察卵圆窗或前庭窗是否有闭塞或狭窄（图 47.10，图 47.11）。

鉴别诊断

骨化性迷路炎晚期（骨化期）可出现类似耳硬化症硬化期的影像学表现。由于此类患者可能有耳硬化症手术病史，评估耳硬化症的其他特征，如圆窗或前庭窗的闭塞，有助于二者的鉴别诊断（图 47.12）。

中老年患者的 Paget 病 CT 检查中也可能出现类似透亮区和骨硬化区的改变（图 47.13）。另外，儿童和青壮年成骨不全（图 47.14）或其他骨病，如 X 连锁低磷酸酯酶症，可能在耳囊中出现类似的透亮区。需进一步行生化检查并对其他骨性疾病部位评估，与局限于颞骨的耳硬化症进行鉴别。

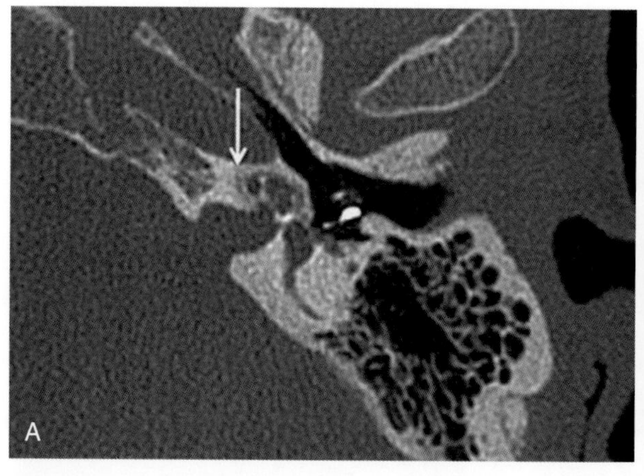

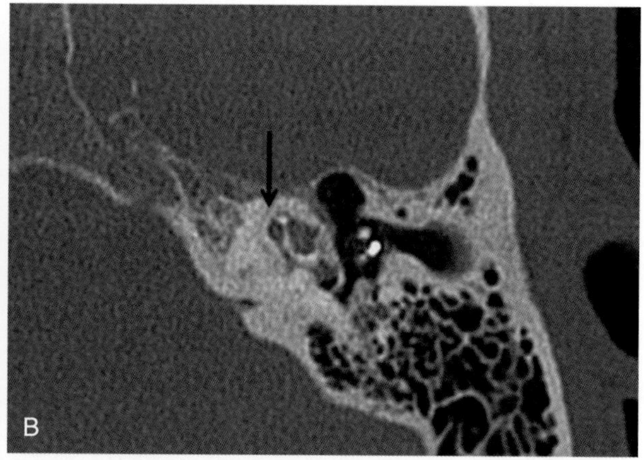

图 47.11 同一中年女性，镫骨假体植入术后 7 年，左侧颞骨轴位高分辨 CT（部分可见）：（A）7 年前再吸收期病变范围主要累及窗区和窗后（耳蜗）区，表现为骨质透亮影（白色箭头）。（B）7 年后出现进行性耳硬化症，骨质密度增加，与耳蜗周围的正常耳囊外观一致（黑色箭头）。如果没有先前影像学检查，很难明确该部位骨质受累情况

好发于幼儿的耳蜗裂通常平行于耳蜗的基底转，在 CT 图像上表现为较小的低密度 C 形透亮区，易被误诊为耳硬化症（图 47.15）。但其会随着年龄的增长而缩小，是一种正常变异。

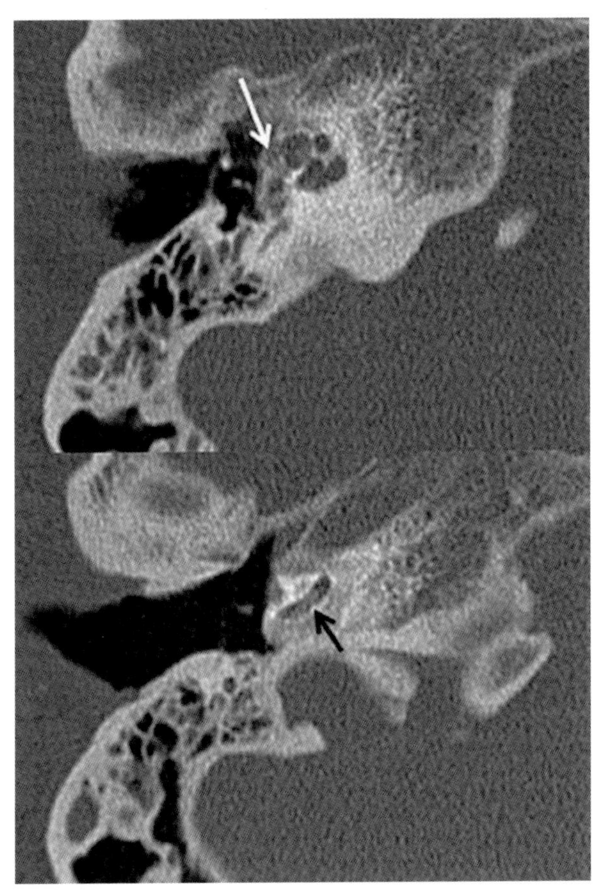

图 47.12　52 岁男性患者，右侧颞骨轴位高分辨 CT：耳蜗基底转并存窗型和窗后型耳硬化症（白色箭头）以及骨化性迷路炎（黑色箭头）

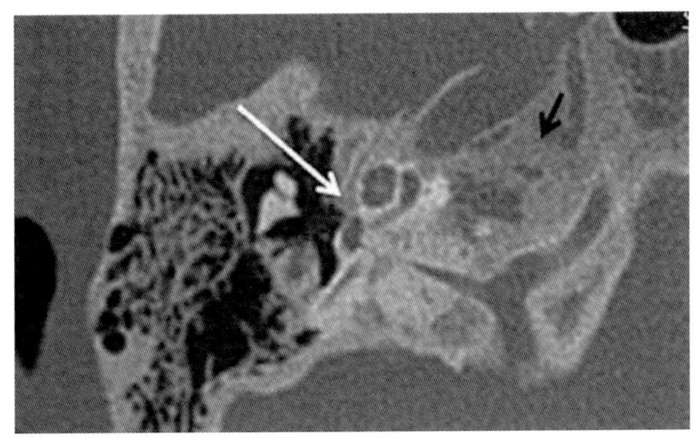

图 47.13　77 岁女性患者，Paget 病患者，右侧颞骨轴位高分辨 CT 显示耳囊有透亮区和骨硬化区（白色箭头），并延伸至耳囊外的岩尖（黑色短箭头）

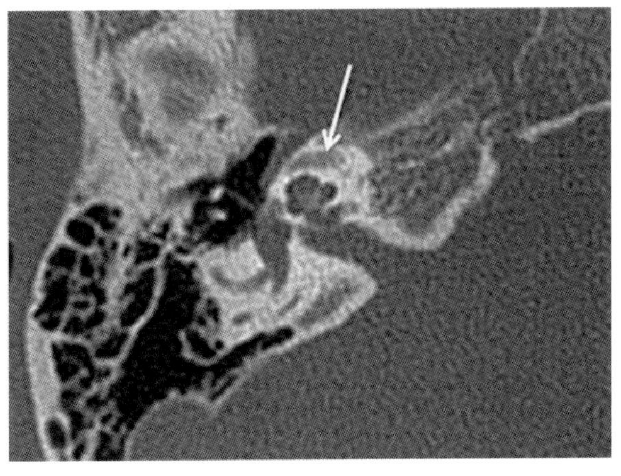

图 47.14　24 岁男性，成骨不全症患者，右侧颞骨轴位高分辨 CT 显示耳蜗附近骨质的透亮区（箭头），与耳蜗型耳硬化症表现类似

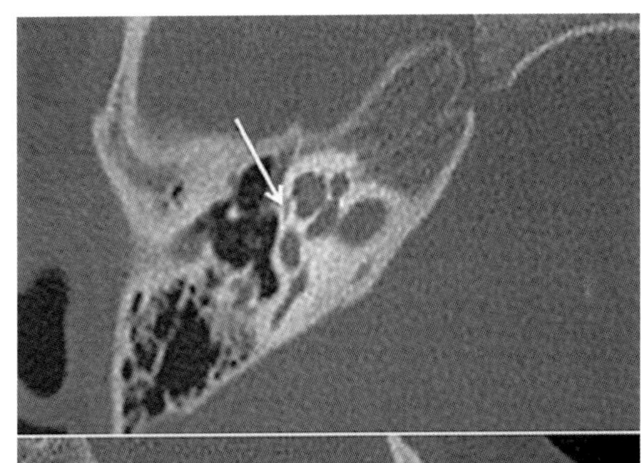

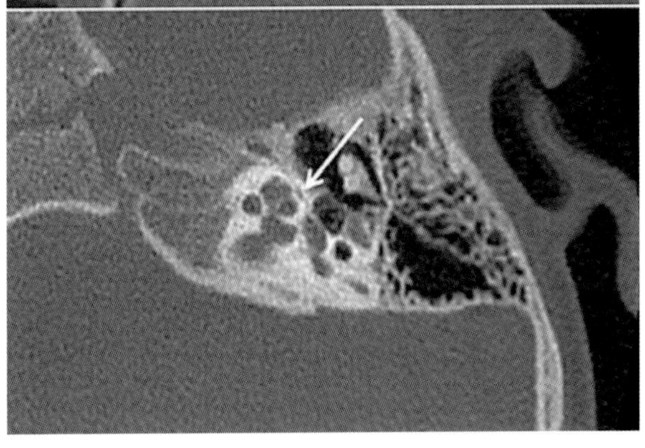

图 47.15　3 岁患儿，因砧锤关节分离继发右侧传导性听力损失（图像未显示），左耳听力正常。双侧颞骨高分辨 CT：耳蜗基底转附近的双侧透亮区系耳蜗裂（白色箭头）

（秦　越　译；张　明　审）

拓展阅读

Chadwell JB, Halsted MJ, Choo DI, et al. The cochlear cleft. AJNR Am J Neuroradiol, 2004, 25(1):21–24.

Chole RA, McKenna M. Pathophysiology of otosclerosis. Otol Neurotol, 2001, 22(2):249–257.

Cureoglu S, Schachern PA, Ferlito A, et al. Otosclerosis: etiopathogenesis and histopathology. Am J Otolaryngol, 2006, 27(5):334–340.

Declau F, van Spaendonck M, Timmermans JP, et al. Prevalence of histologic otosclerosis: an unbiased temporal bone study in Caucasians. Adv Otorhinolaryngol, 2007, 65:6–16.

Juliano AF, Ginat DT, Moonis G. Imaging review of the temporal bone: Part II. traumatic, postoperative, and noninflammatory nonneoplastic conditions. Radiology, 2015, 276(3):655–672.

Karosi T, Sziklai I. Etiopathogenesis of otosclerosis. Eur Arch Otorhinolaryngol, 2010, 267(9):1337–1349.

Lombardo F, De Cori S, Aghakhanyan G, et al. 3D-FLAIR sequence at 3T in cochlear otosclerosis. Eur Radiol, 2016, [Epub ahead of print]. Mansour S, Nicolas K, Ahmad HH. Round window otosclerosis: radiologic classification and clinical correlations. Otol Neurotol, 2011, 32(3):384–392.

Moser T, Veillon F, Sick H, et al. The hypodense focus in the petrous apex: a potential pitfall on multidetector CT imaging of the temporal bone. AJNR Am J Neuroradiol, 2008, 29(1):35–39.

Nadol JB Jr. Histopathology of residual and recurrent conductive hearing loss after stapedectomy. Otol Neurotol, 2001, 22(2):162–169.

Purohit B, Hermans R, Op de Beeck K. Imaging in otosclerosis: A pictorial review. Insights Imaging, 2014, 5(2):245–252.

Quesnel AM, Seton M, Merchant SN, et al. Third-generation bisphosphonates for treatment of sensorineural hearing loss in otosclerosis. Otol Neurotol, 2012, 33(8):1308–1314.

Sakai O, Curtin HD, Fujita A, et al. Otosclerosis: computed tomography and magnetic resonance findings. Am J Otolaryngol, 2000, 21(2):116–118.

Schuknecht HF, Barber W. Histologic variants in otosclerosis. Laryngoscope, 1985, 96(11):1307–1317.

Shin YJ, Fraysse B, Deguine O, et al. Sensorineural hearing loss and otosclerosis. A clinical and radiologic survey of 437 cases. Acta Otolaryngol, 2001, 121:200–204.

Virk JS, Singh A, Lingam RK. The role of imaging in the diagnosis and management of otosclerosis. Otol Neurotol, 2013, 34(7):e55–e60.

Wegner I, van Waes AM, Bitterman AJ, et al. A systematic review of the diagnostic value of ct imaging in diagnosing otosclerosis. Otol Neurotol, 2016, 37(1):9–15.

48 佩吉特骨病

Juan E. Small

引 言

佩吉特骨病（Paget 病），又称畸形性骨炎，是一种慢性代谢性疾病，其主要特点是过度、无序的破骨细胞和成骨细胞之间相互作用导致的骨质破坏与吸收（图 48.1）。目前对于此病确切的病因尚不清楚，发病机制主要是破骨细胞过度分裂形成了异常脆性的骨质结构，随着时间的推移，这种骨代谢异常会导致骨骼膨大和（或）变形，从而导致各种并发症的发生。了解疾病的演变过程对准确识别各种影像征象至关重要。由于 Paget 病的病理演变过程广泛且疾病起源较为混乱，因而疾病可能表现出广泛的、单发的或多发的骨受累特点（图 48.2，图 48.3）。Paget 病在美国老年人常见骨病中属于第二大类。据统计，50 岁以上的人群发病率约为 1%~3%，近年来发病呈下降趋势。

概 述

Paget 病可以表现出各种与疾病进展病理状态有关的影像特点，这一过程一般比较缓慢，但随着时间的推移可表现出细微的变化。该病典型的影像学特征被称为“骨骼扭曲”，包括进行性的骨质吸收、骨小梁增粗、骨皮质增厚和骨膨胀等（图 48.4，图 48.5）。

根据 Paget 病的演变过程，将本病的病理及影像学表现分为三个不同的时期，它其实是同一疾病发展过程中的不同阶段。

1. Paget 病进展情况：由于本病各病程阶段呈逐步进展，所以其三期的严重程度差异性较大。

2. Paget 病的病理演变可分为三期（图 48.6）：

a. 溶骨期：病理上以破骨细胞再吸收为主要特征，此期影像学上表现为骨质吸收。例如局限于颅骨的骨质疏松症（详见后文）。

b. 混合期：此期病理以破骨细胞和成骨细胞增生为主要特征，其中成骨细胞活动占主导。影像学可见骨质破坏吸收、骨小梁增粗、骨皮质增厚和骨膨胀等典型特征（详见后文）。

c. 增生期：病理上此期成骨细胞活动逐渐下降，影像学表现为骨质硬化（详见后文）。

3. Paget 病三期差异性：

a. 本病在不同患者以及同一例患者的不同受累部位，疾病进展速度有明显的差异性（图 48.7，图 48.8）。

b. 随时间演变 Paget 病还可以看到两种不同的骨受累模式：骨膜下皮质增厚，骨小梁增多 / 增粗并伴有骨质增生；骨小梁稀疏，呈现模糊不清的“洗刷”模式。

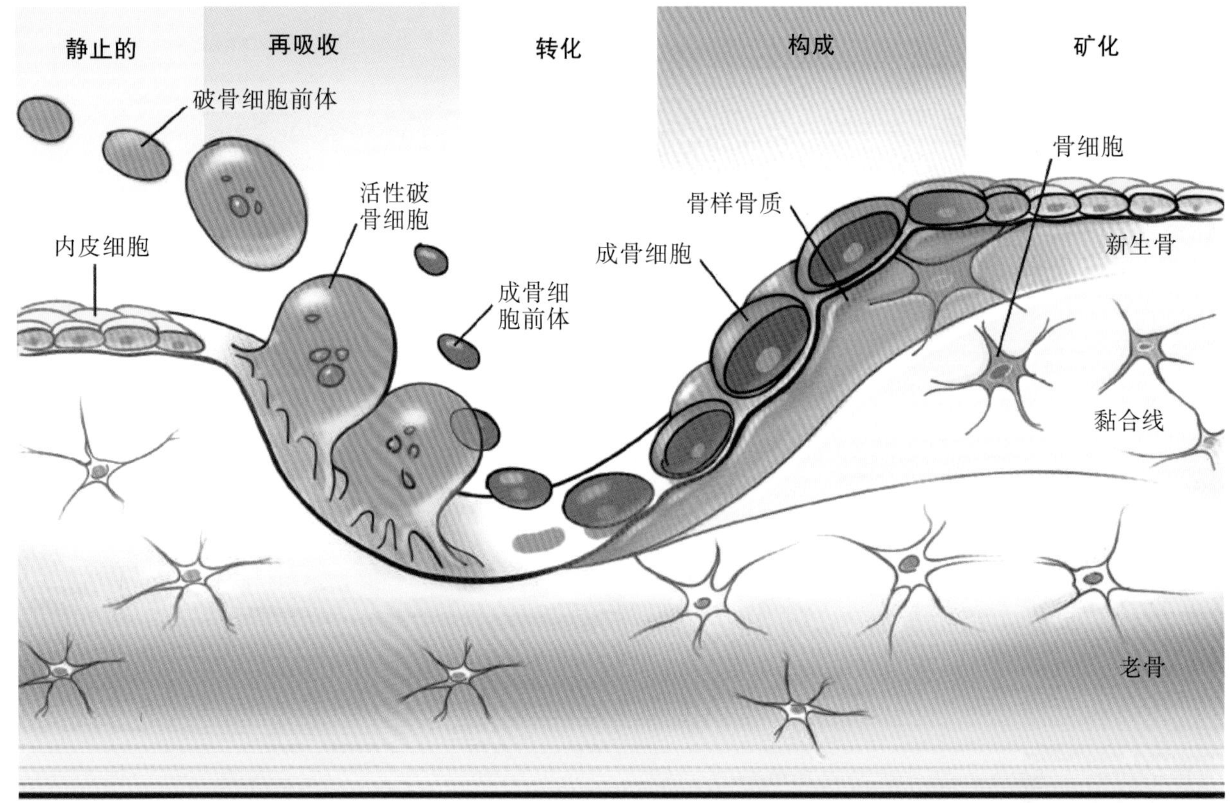

图 48.1 正常的骨重塑。正常的骨重塑过程是破骨细胞和成骨细胞相互作用的结果。它们在骨皮质（组织中穿行）和骨松质（骨小梁表面移动）中的活动有所不同。正常的骨重塑是由破骨细胞前体聚集开始并最终形成多核活性破骨细胞，成骨细胞通过分裂骨细胞开始新骨形成的过程并最终被矿化为新骨。Paget 病是一种慢性疾病，其特点是骨破坏和增生同时进行并形成异常的骨质结构

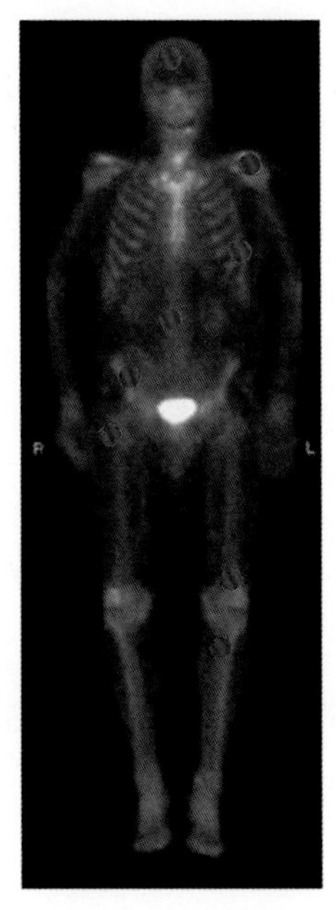

图 48.2 Paget 病的常见受累部位。主要累及中轴骨和近端长骨。正常的骨扫描图像可以明确显示受累部位，包括颅骨、肱骨、肋骨、脊柱、髂骨、股骨和胫骨等（红色圆圈）。骨盆是最常见的受累部位，其次是脊柱。发病率依次为：骨盆（70%）、脊柱（53%）、颅骨（25%~65%）和近端长骨（25%~30%）

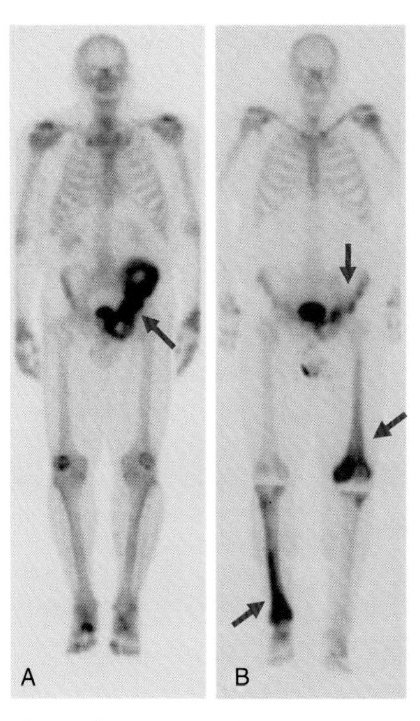

图 48.3 单发和多发的 Paget 病。34% 的 Paget 病为单发，骨扫描图像显示病变骨的摄取量明显增加。A 图：Paget 病累及单部位（箭头）。B 图：Paget 病累及多部位（箭头）。骨扫描检查对 Paget 病的敏感性高，但为非特异性检查

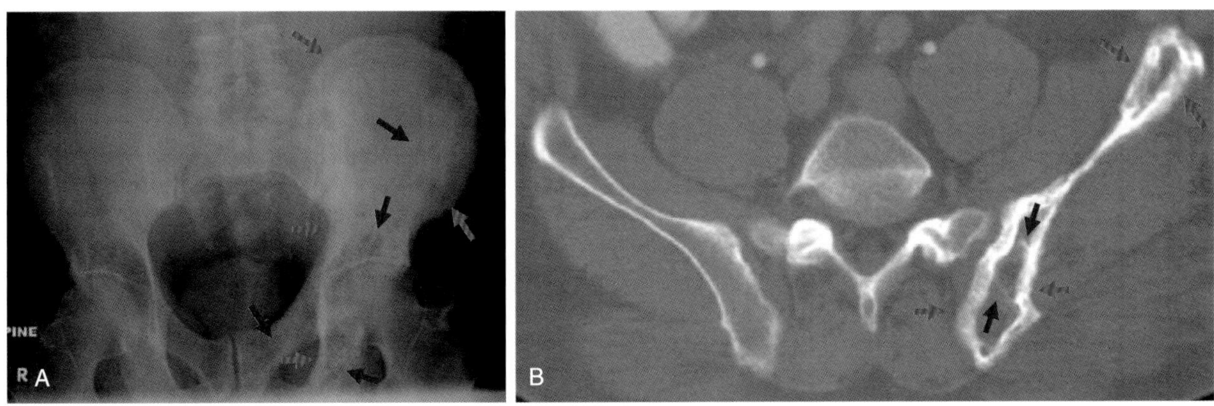

图 48.4 Paget 病的典型影像特征。A 图：骨盆的前后位 X 线片，B 图：骨盆 CT，突出的左髂骨翼皮质增厚（红色箭头），骨小梁增粗 / 增多（蓝色箭头），骨质膨胀（双侧髂骨翼对比），此征象被称为“骨骼扭曲”

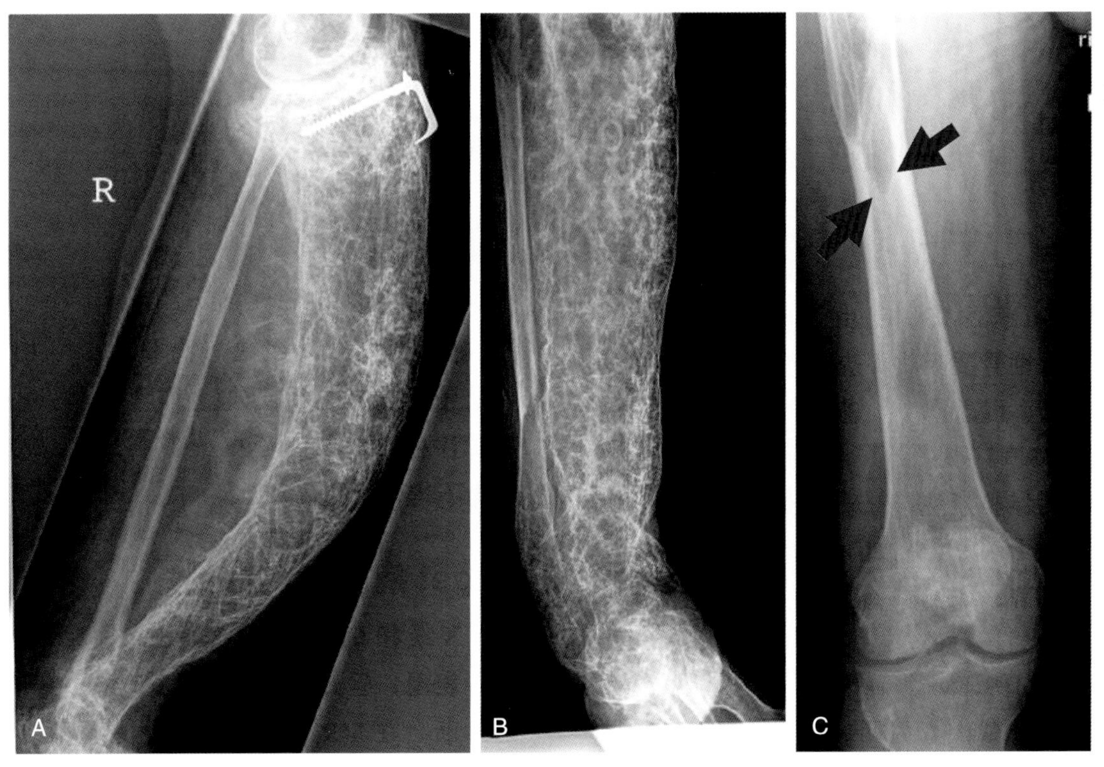

图 48.5 Paget 病的典型影像学特征。一例长期 Paget 病患者，（A, B）胫骨正侧位片 X 线片显示，胫骨全长明显的骨质膨胀和弥漫性骨小梁增粗 / 增厚，因骨质软化呈明显前弓，即所谓的“香蕉状骨折”（指软化弯曲的骨不能正常受力，从而发生皮质不全性骨折）。C 图：另一例 Paget 病患者股骨前后位 X 线片显示股骨骨质吸收，此征象为特征性的“草叶”或“火焰状”外观。骨质吸收处可见一个清晰的楔形白斑，周边无硬化边（箭头）。骨质吸收开始于骨骺下软骨，并以每年约 1cm 的速度延伸到干骺线和干骺端

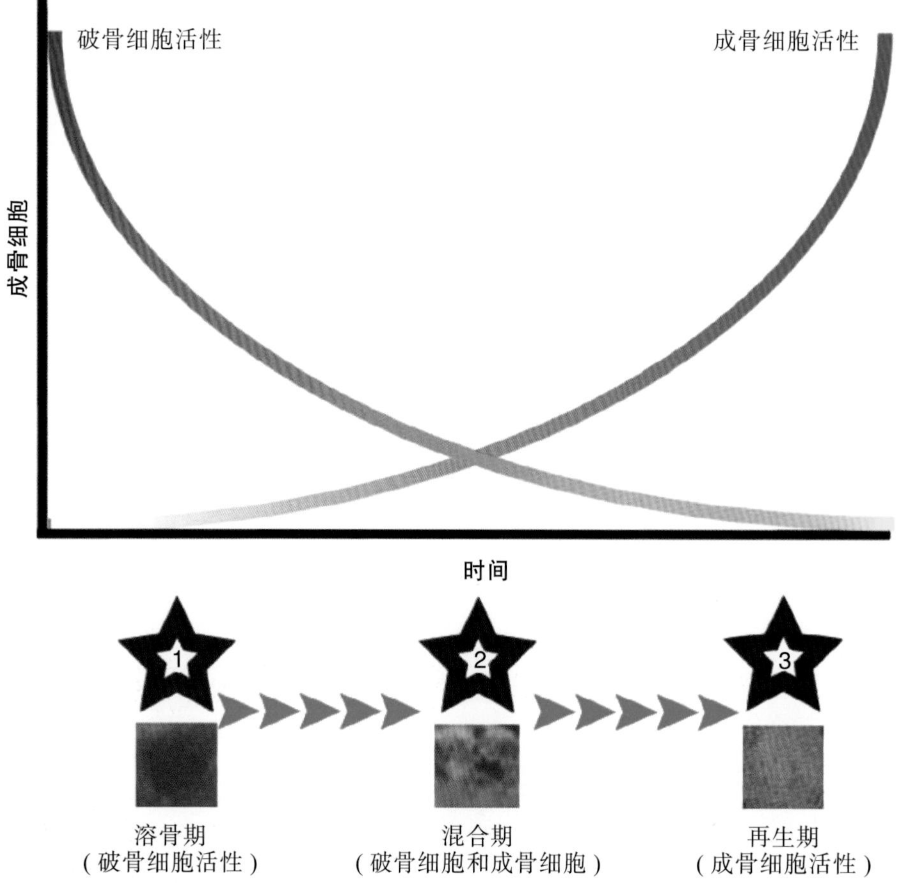

图 48.6 Paget 病的三个不同阶段。从图中骨细胞活性－时间关系可以看出，破骨细胞的活性随着时间的推移而减弱，成骨细胞活性从溶骨期（1）到混合期（2）逐渐增加，成骨细胞活性主要在再生期（3）。它是同一疾病发展过程中的三个不同时期

并发症

Paget 病的病因是由于破骨细胞活性增加，局限性骨质吸收并造成骨质结构紊乱和骨异常重塑。随着疾病的进展会出现相应的并发症（图 48.9）：

1. 骨结构紊乱伴骨质吸收破坏会导致负重骨弯曲畸形和骨折。如颅底骨受累可导致颅底扁平或凹陷；如椎体受累可导致压缩性骨折和脊柱后凸。

2. 骨小梁粗大、骨皮质增厚、骨干增粗和膨胀等异常骨重构可能会压迫邻近组织。如：椎体受累可导致椎管狭窄并压迫神经根出口；颅骨受累可能压迫相应部位脑神经，颅腔变小会导致脑实质受压；颌面部受累可能导致眼眶缩小、牙齿畸形和面部畸形（“骨性狮面”）。

3. 本病所致的细胞代谢加快很少会导致肿瘤变性，包括肉瘤变。Paget 病恶变在 X 线和计算机断层扫描（CT）上表现为骨质吸收、骨皮质破坏和软组织肿块（图 48.10）。磁共振成像（MRI）主要表现为非特异性 T1 低至等信号，在 T2 加权图像上信号强度变化较大，静脉注射对比剂后，Paget 病并发肿瘤变性表现为不均匀强化。

Paget 病的时间演变

X 线和 CT 检查能显示 Paget 病的典型影像学表现，但 CT 能提供更多的影像细节和鉴别诊断。在 MRI 上，不同信号强度反映了疾病所处的不同阶段，如下所示。

1. 常见征象：以脂肪信号为主要特征（T1 和 T2 高信号）（图 48.11），骨髓内含脂肪信号通常可排除肉瘤变。

2. 较常见征象：不均匀的“斑点”状 T1 低信号、T2 高信号，可能对应的是混合期早期。

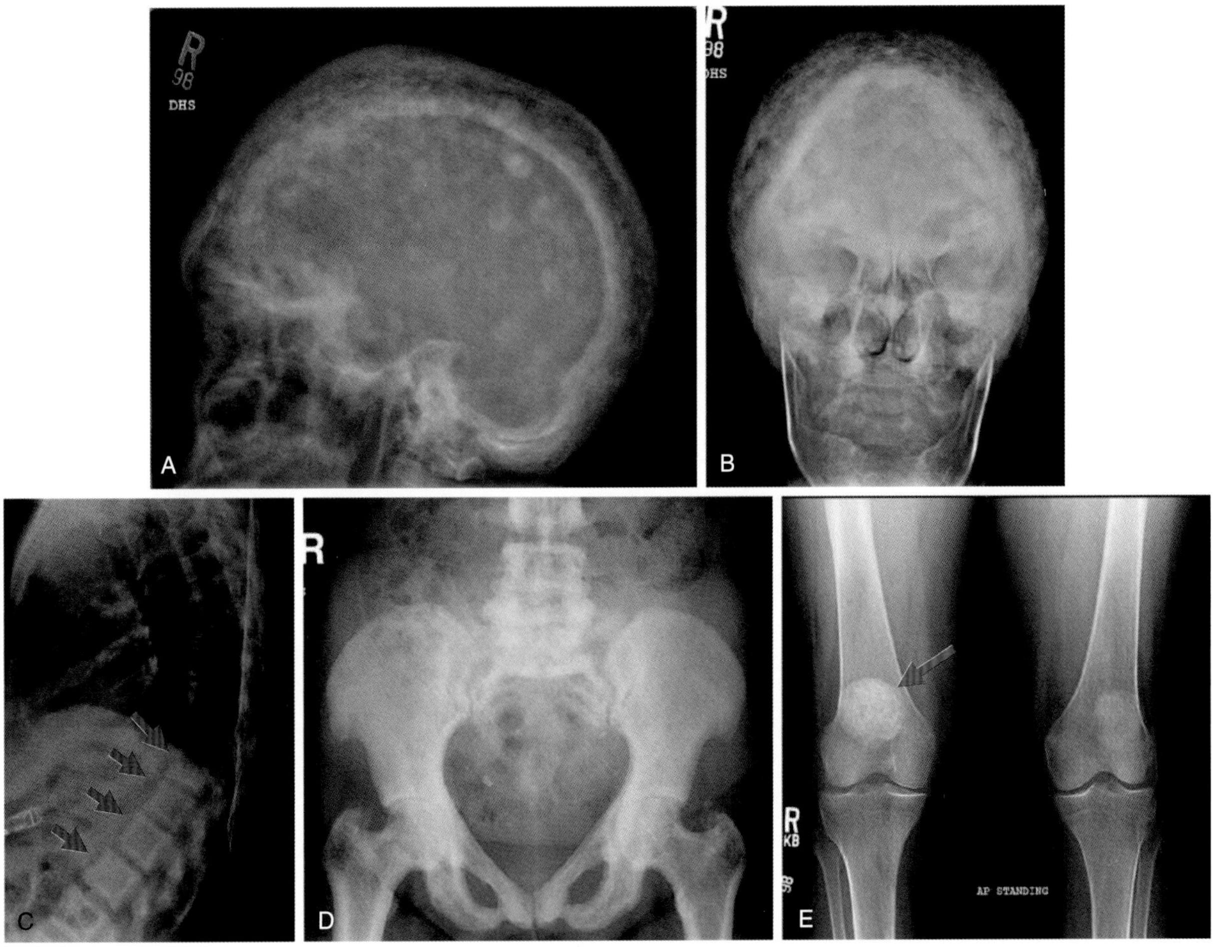

图 48.7　Paget 病在同一例患者不同部位的表现。Paget 病在全身各个部位疾病进展速度不同，在同一例患者身上我们可以看到此病不同阶段的影像学表现。（A，B）颅骨正侧位 X 线片显示：Paget 病混合期影像学特征，颅骨皮质增厚和多发的骨质吸收、硬化，多发的颅骨硬化区表现出 Paget 病典型的颅骨“棉絮状”外观。同一例患者脊柱侧位 X 线片（C）显示：胸椎下段多个椎体的周缘骨皮质硬化导致椎体呈“画框”外观（箭头）。同一例患者骨盆前后位（D）和膝关节前后位 X 线片（E）显示：双侧髂骨翼以及右侧髌骨（箭头）的硬化和膨胀性改变。Paget 病在同一例患者不同阶段的影像表现反映了疾病进展速度的差异性，这种变化在不同的发病部位是独立且不可预测的

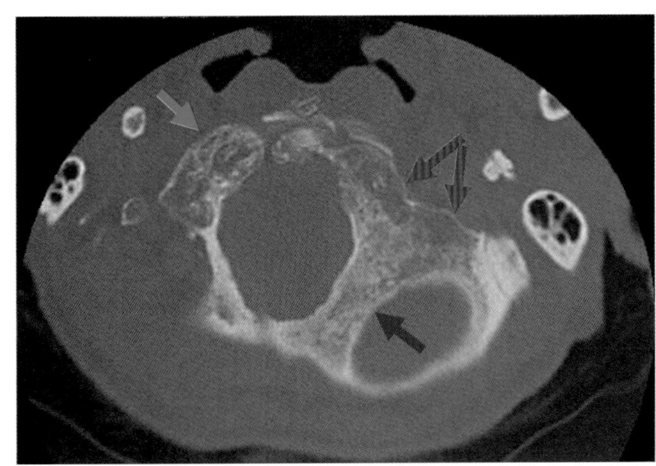

图 48.8　Paget 病在同一骨骼中的疾病变化。尽管 Paget 病病程进展的三个阶段是一个连续的过程，但在同一个受累部位，其进展的速度也是不同的。本例为帕金森病患者的颅底 CT 图像，显示了 Paget 病进展的不同时期：溶骨期（红色箭头）、混合期（绿色箭头）和再生期（蓝色箭头）

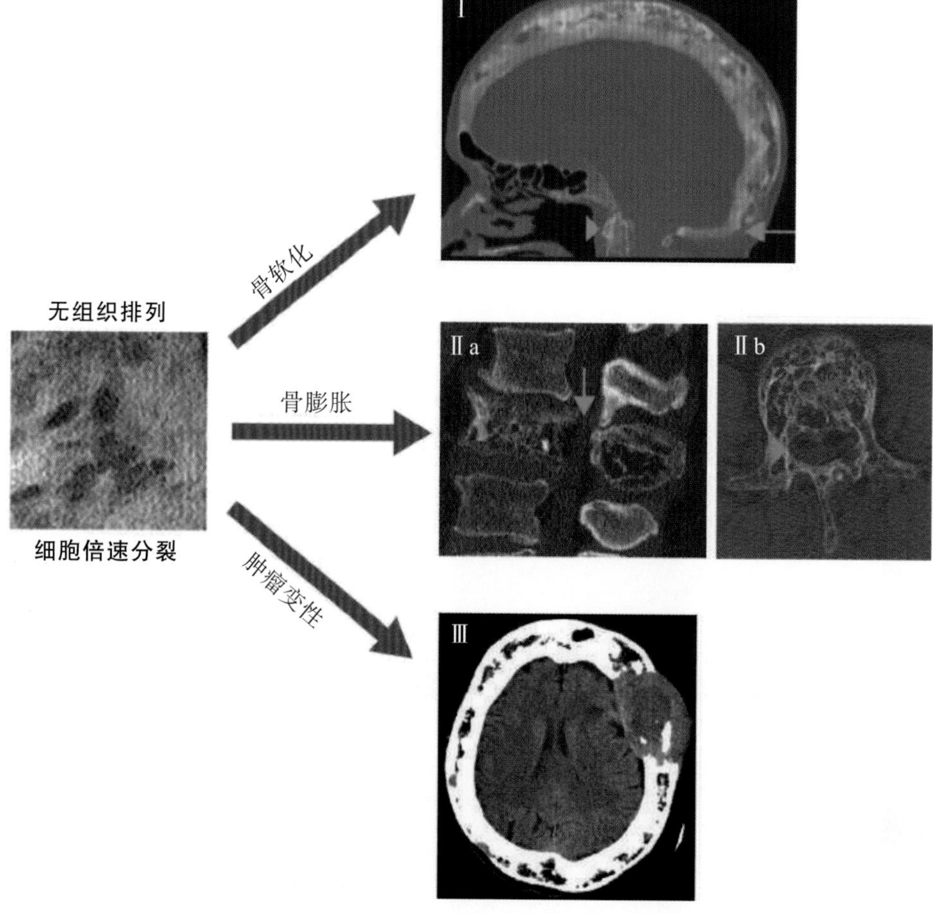

图 48.9 Paget 病的并发症。骨结构紊乱可导致骨软化、骨膨胀或肿瘤变性等并发症。Ⅰ图：颅底骨质软化可导致颅底凹陷（箭头），枕骨扁平是由于骨质脆性增加不能承受正常的压力所致（箭头）。Ⅱa 图和Ⅱb 图：椎体膨大导致椎管狭窄（箭头）。Ⅲ图：颅骨肉瘤变，左额部巨大软组织肿块，肿瘤突破颅骨内、外板

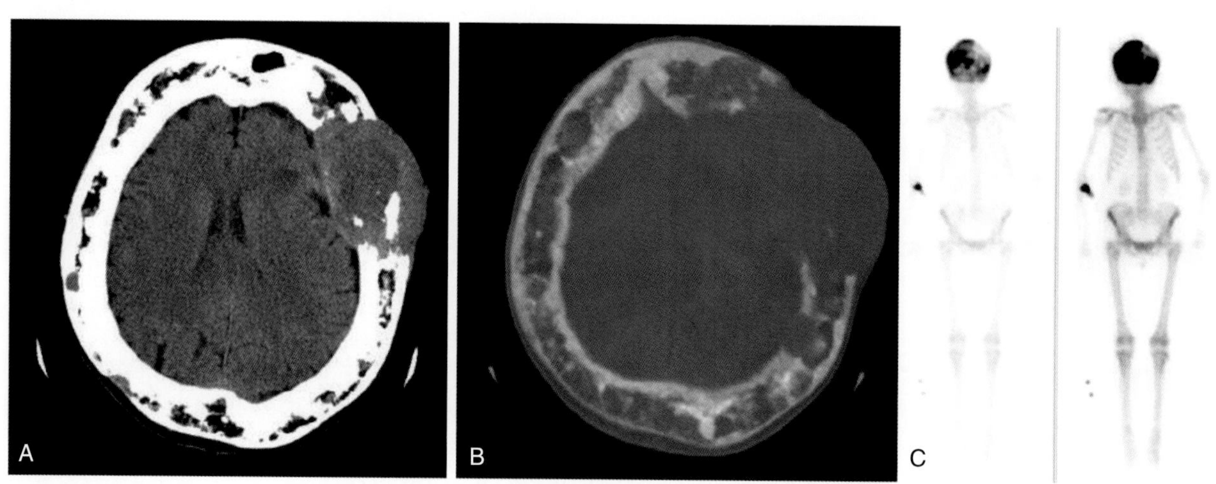

图 48.10 肉瘤变。图 48.9（Ⅲ）患者颅骨 CT 软组织窗（A）和骨窗（B）图像清楚显示了颅骨皮质破坏和软组织肿块。骨扫描图像（C）显示整个颅骨有明显的放射性核素摄取并在肉瘤变区可见大面积核素缺损

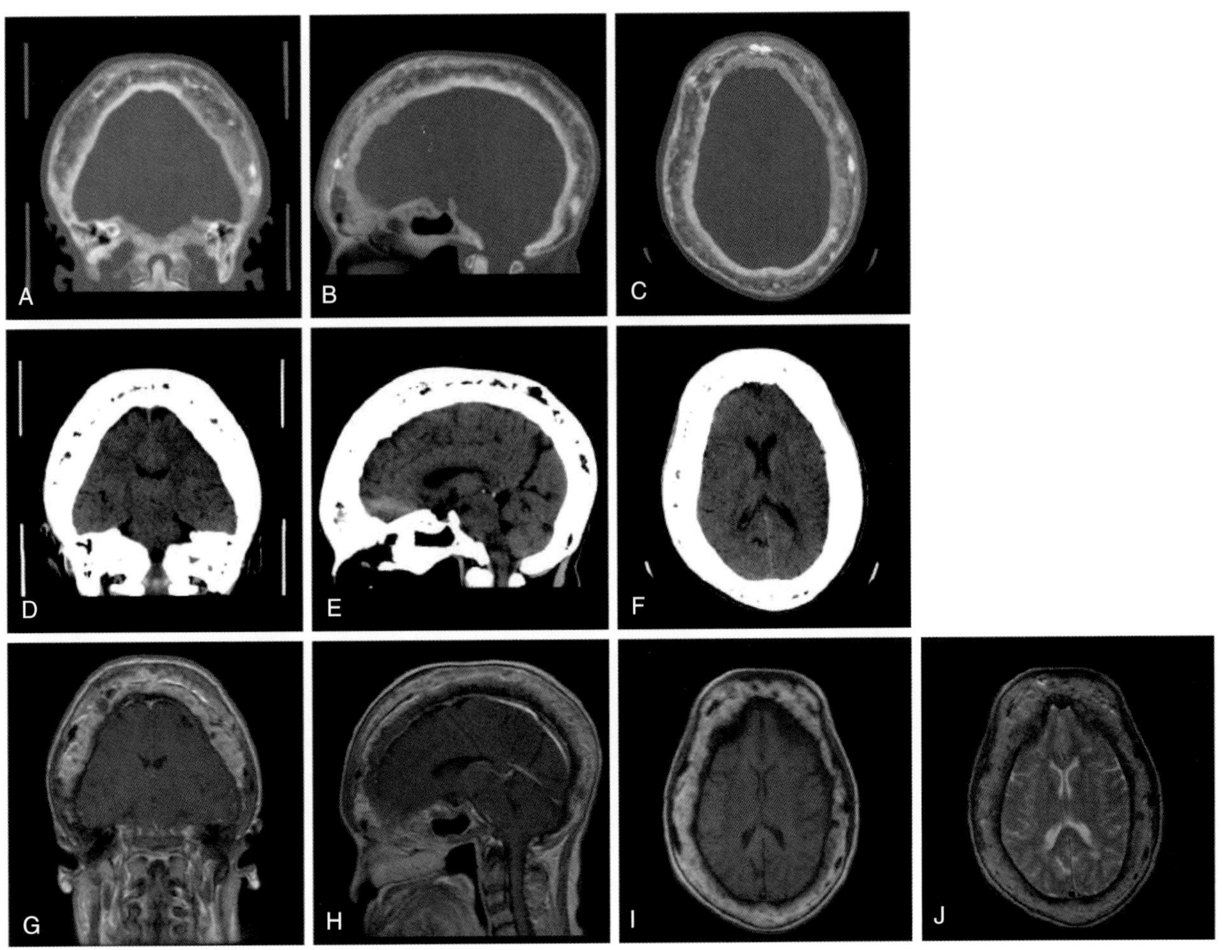

图 48.11　最常见的 MRI 图像，脂肪信号在疾病的表现。颅骨冠状位、矢状位和轴位 CT 骨窗（A~C）和软组织窗（D~F）显示 Paget 病颅骨典型影像学特征：小脑幕明显增宽和颅骨“棉絮状”外观。冠状位和矢状位增强图像（G，H）及轴位 T1、T2 平扫图像（I，J）清晰显示颅骨板障内脂肪信号（T1 和 T2 高信号），而 T1 和 T2 低信号硬化病灶与“棉絮状”病灶分界清晰

3. 少见征象：晚期增生期伴骨质硬化（T1 和 T2 低信号）（图 48.12）。

4. 增强后病灶强化表明疾病处于活动期（图 48.13）或继发其他并发症（如肿瘤变性）。

特殊的神经影像学表现

颅　骨

1. 骨质疏松症：Paget 病的颅骨受累表现为边界清晰的骨质破坏区，周缘无硬化边，颅骨内、外板均可受累，但通常内板受累的范围更广（图 48.14，图 48.15），图 48.16 显示颅骨骨质吸收破坏区，骨质疏松区范围可越过颅骨骨缝。

2. 颅骨的“棉絮状”外观：颅骨多处局灶性硬化，表现为颅骨皮质增厚伴骨质吸收和骨质硬化（图 48.17）。

3. Tam O’Shanter 颅骨。Tam O’Shanter 指的是一种传统的苏格兰帽檐，用于描述晚期 Paget 病的颅骨，突出的颅骨与扁平的颅底相结合导致颅骨整体外形低于颅底和面部（图 48.18）。

4. 增生期 / 颅骨硬化。成骨细胞增生导致颅骨硬化和骨膨胀改变（图 48.19）。这些细微的变化往往会持续很长时间。因此，需要与先前的检查进行仔细对比来明确诊断。

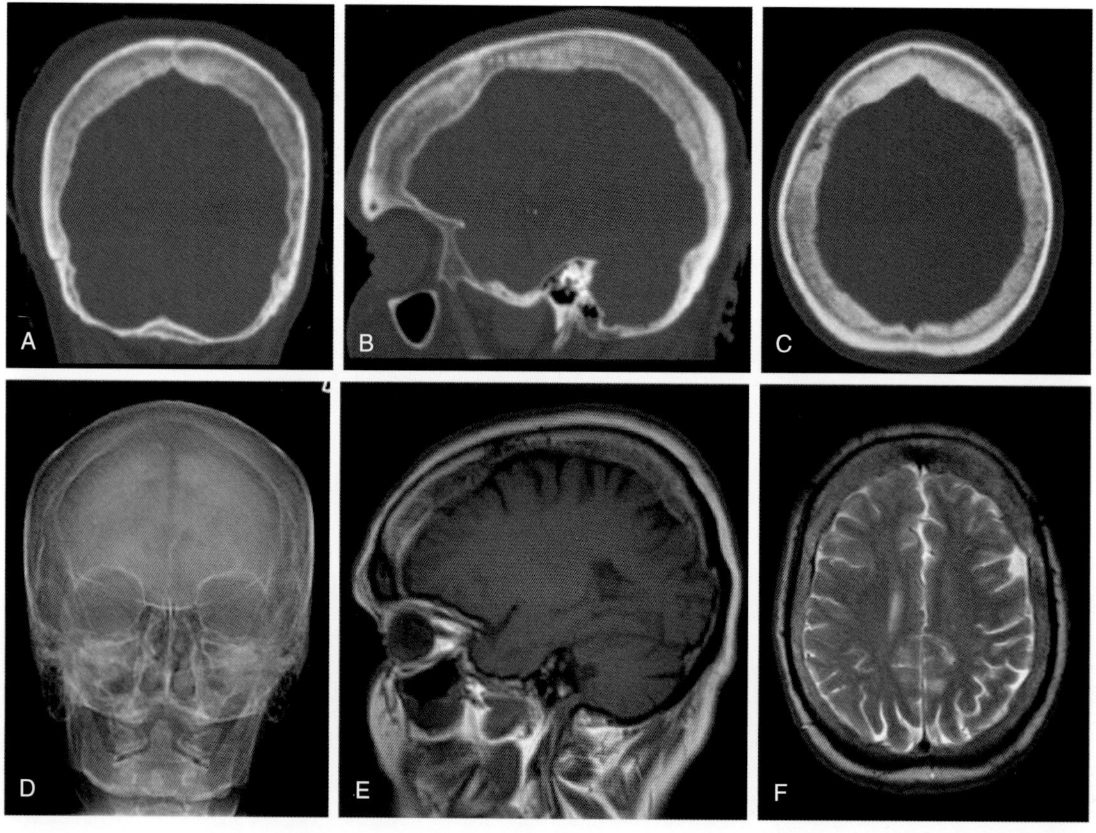

图 48.12 少见的 MRI 图像，增生硬化期的 MRI 信号。颅骨冠状位、矢状位和轴位 CT 骨窗（A~C）显示整个颅骨弥漫性增生硬化，与颅骨外板相比，内板受累更明显。颅骨前后位 X 线片（D）显示颅骨增厚，颅腔缩小。颅脑 MRI 矢状位 T1 和轴位 T2 图像（E, F）显示颅骨内外板增生和皮质增厚（T1 和 T2 低信号）

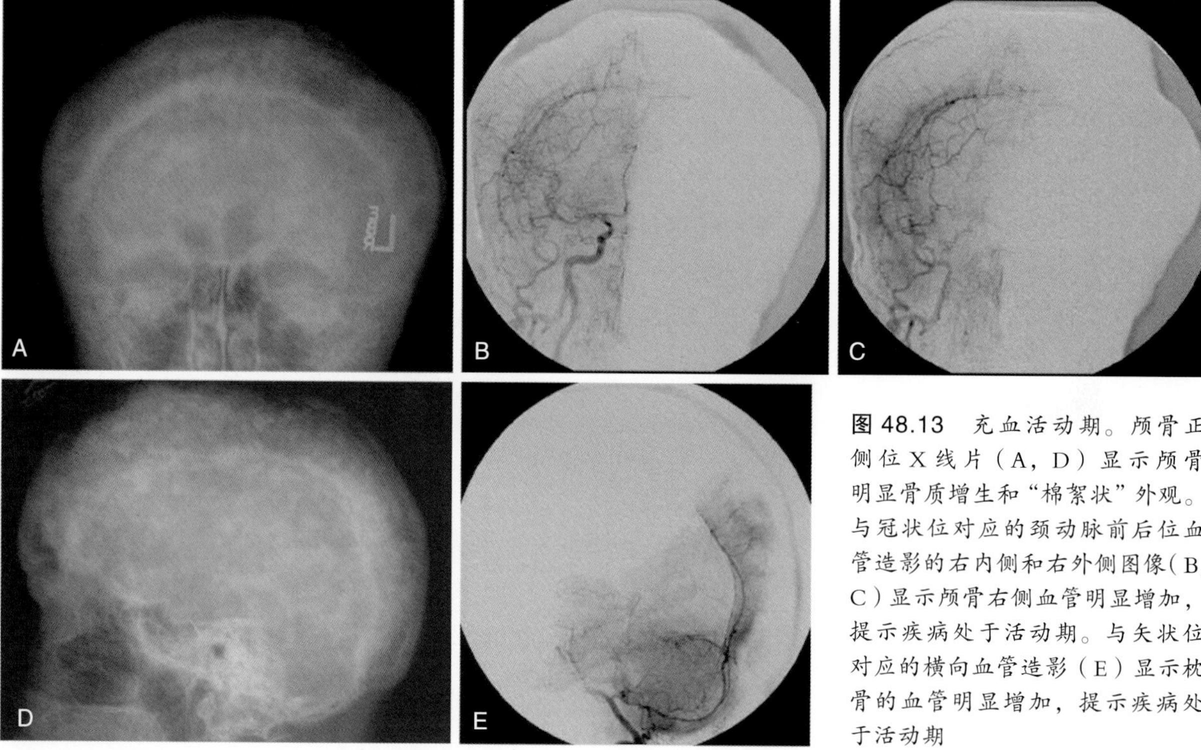

图 48.13 充血活动期。颅骨正侧位 X 线片（A，D）显示颅骨明显骨质增生和“棉絮状”外观。与冠状位对应的颈动脉前后位血管造影的右内侧和右外侧图像（B, C）显示颅骨右侧血管明显增加，提示疾病处于活动期。与矢状位对应的横向血管造影（E）显示枕骨的血管明显增加，提示疾病处于活动期

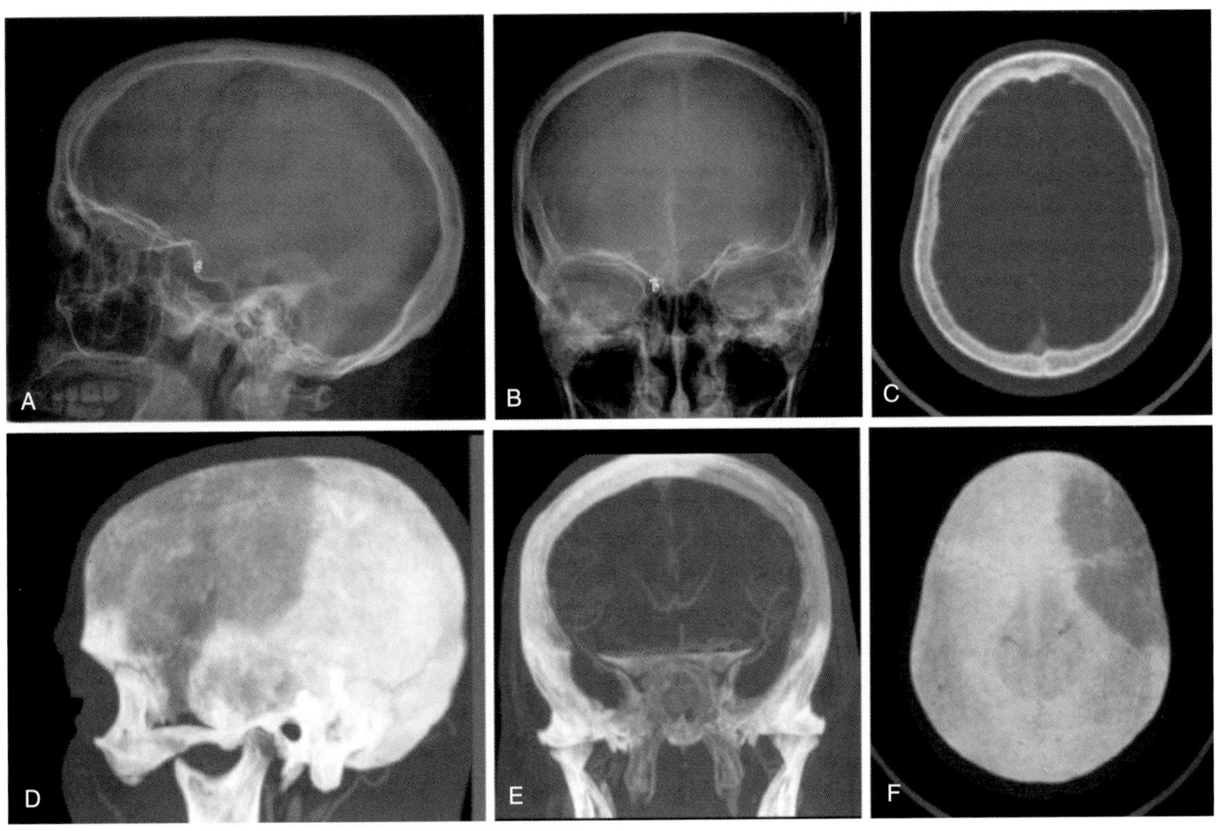

图 48.14　骨质疏松症。A 图：颅骨侧位 X 线片，B 图：颅骨前后位 X 线片。颅骨轴位骨窗计算机断层血管扫描（CTA）、矢状位、冠状位和轴位骨窗 CTA 重建图（C~F）显示了一个界限清楚的骨吸收区，范围累及颅骨前方和左侧大部分，并越过左冠状缝线。在轴位骨窗 CTA 图像（C），颅骨内板受累范围更广

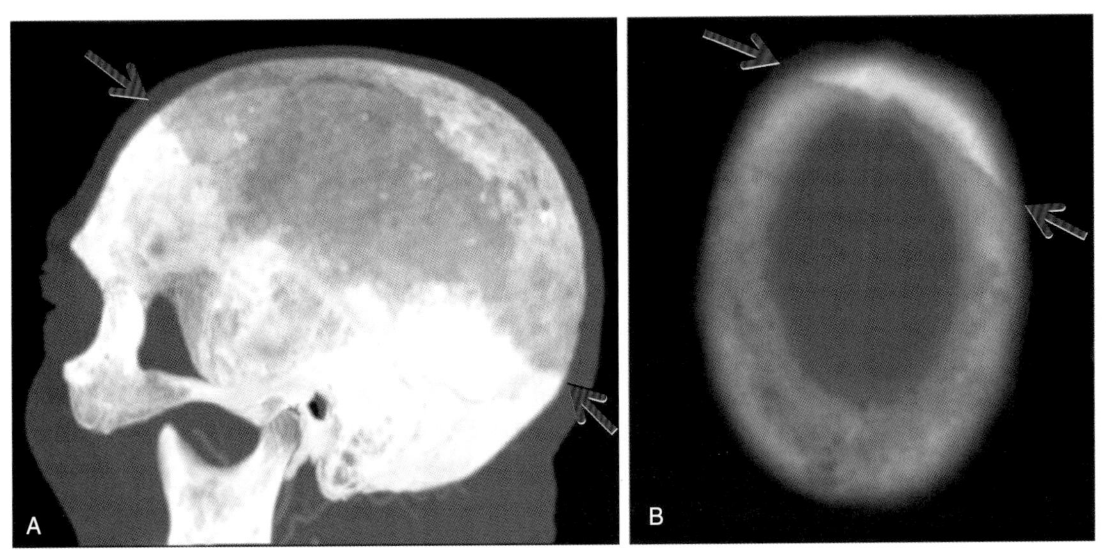

图 48.15　骨质疏松症。颅骨矢状位骨窗 CT 重建图像（A）和轴位 CT 图像（B）显示颅骨大面积的骨质破坏吸收。在骨质破坏的边缘有明确的过渡线（箭头）

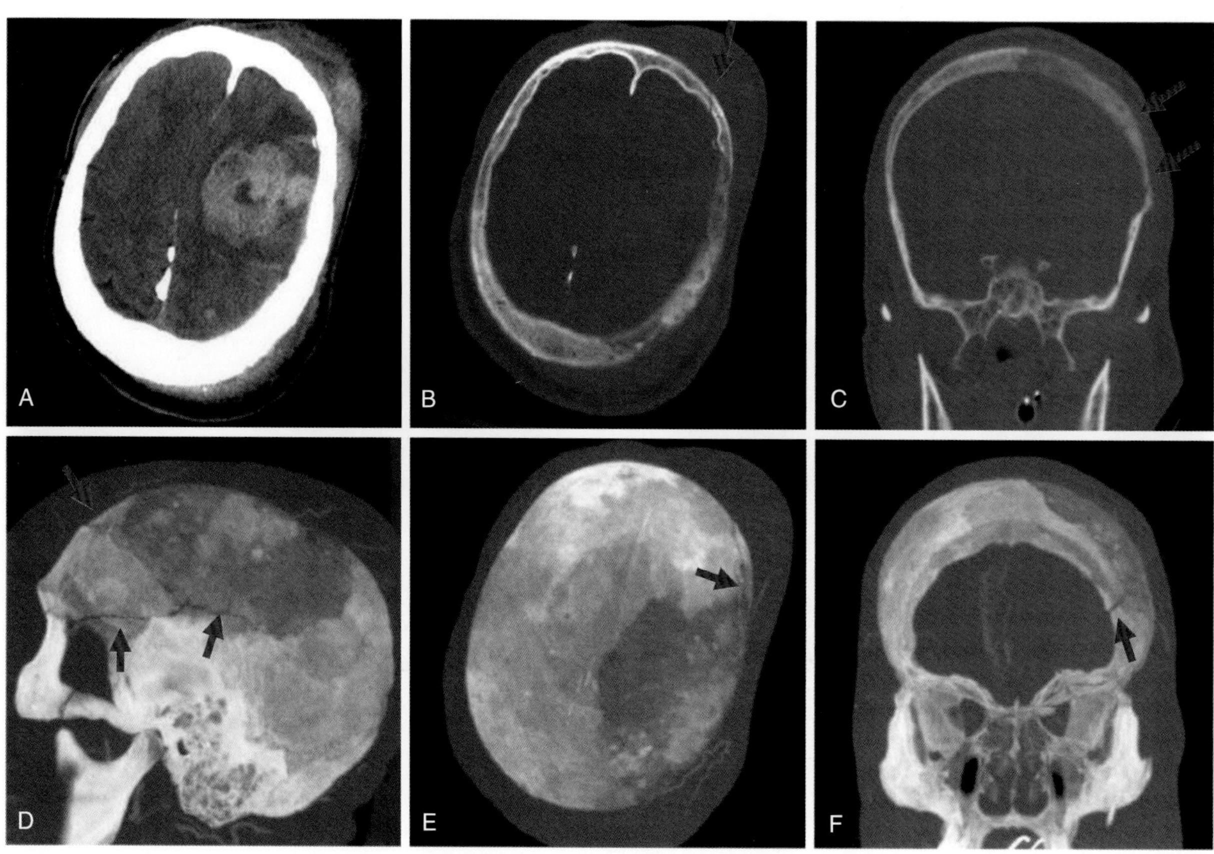

图 48.16　骨质疏松症伴骨折。与颅骨的其余部分相比，在外伤的情况下，骨质结构缺陷处更容易发生骨折。A 图：一例车祸患者的颅脑轴向位 CT 图像显示左额叶脑实质大量出血和额部左侧头皮下血肿。B 图：颅骨轴位骨窗 CT。C 图：颅骨冠状位骨窗 CT。D 图：颅骨矢状位骨窗 CT 重建。E 图：颅骨轴位 CT 重建。F 图：颅骨冠状位 CT 重建。（B~F）图像显示骨折线周围可见大片的骨质疏松区（箭头），同时骨折区可见多发“棉絮状”外观，此征象表明该患者病程正从溶骨期向混合期过渡

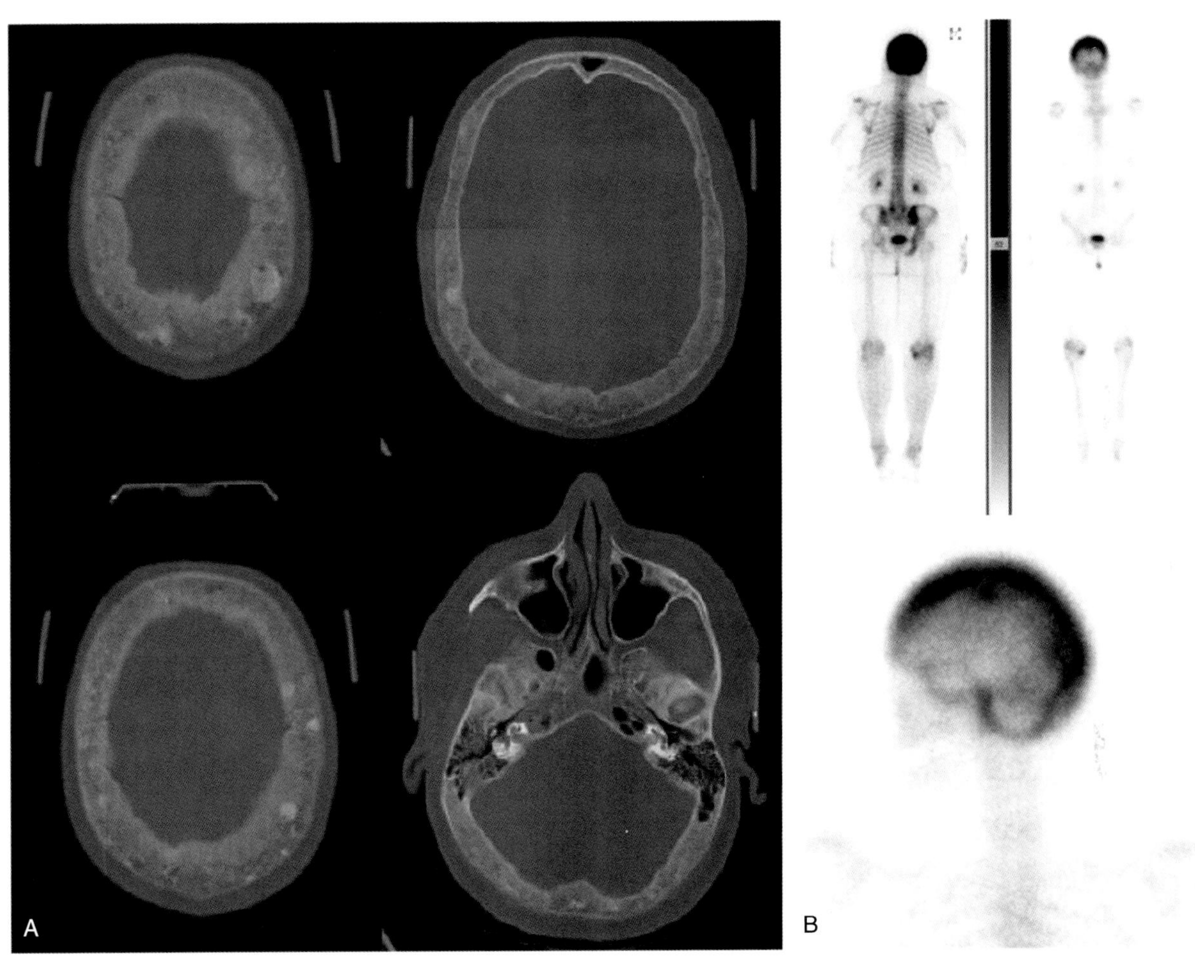

图 48.17　颅骨的“棉絮状”外观。A 图：颅骨轴位多层 CT 扫描图像显示了典型的“棉絮状”外观和多发硬化灶区。与颅骨其余部分“棉絮状”外观相比，需要注意额骨再生 / 硬化期的过渡。B 图：全身（上）和颅骨外侧位（下）的骨扫描图像显示整个颅骨明显摄取放射性核素，骨显像是一种敏感性检查，Paget 病各个阶段受累部位骨的摄取量显著增加

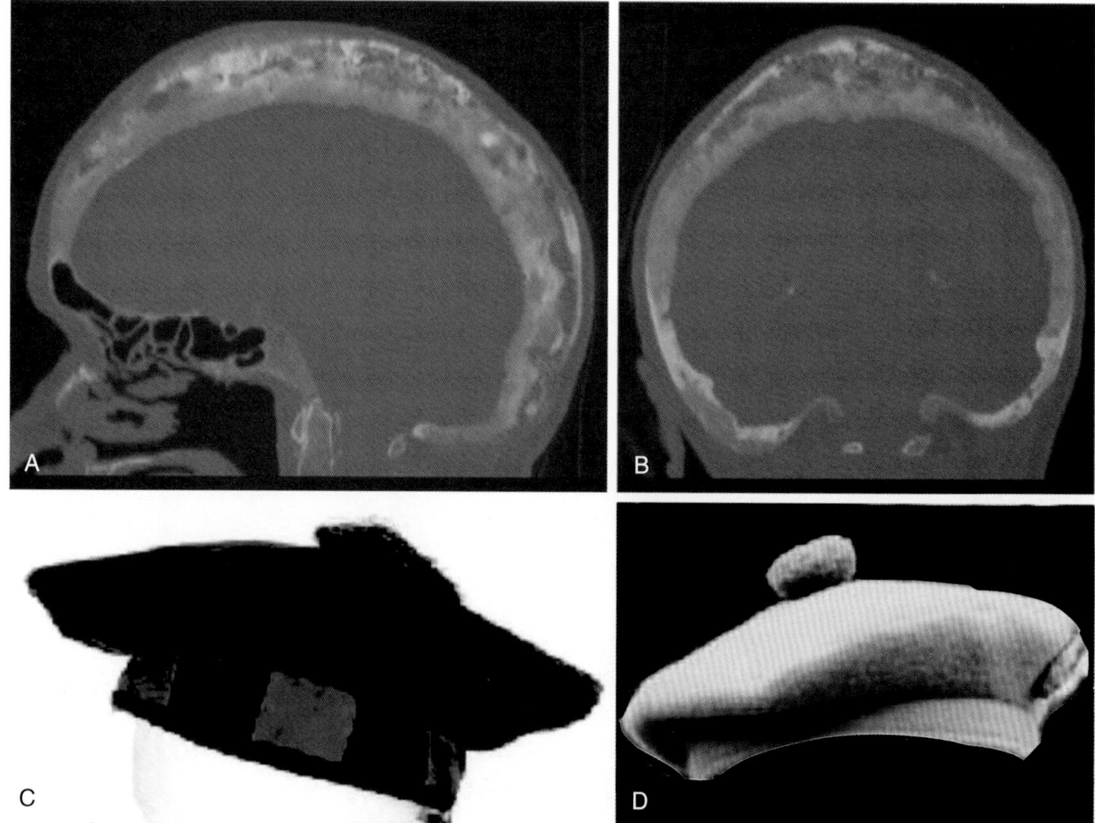

图 48.18 Tam O'Shanter 颅骨。晚期 Paget 病颅骨矢状位和冠状位（A, B）骨窗 CT 图像表现为：突出的、弥漫的颅骨增厚和“棉絮状”外观，此外，颅底扁平也很明显，注意矢状位面枕部颅底底部内陷和变平以及冠状面颅底的内陷外观。帽子的侧面和正面（C, D）显示，在更大的、看起来更膨胀的顶部下，帽子的底部有类似的隧道的外观

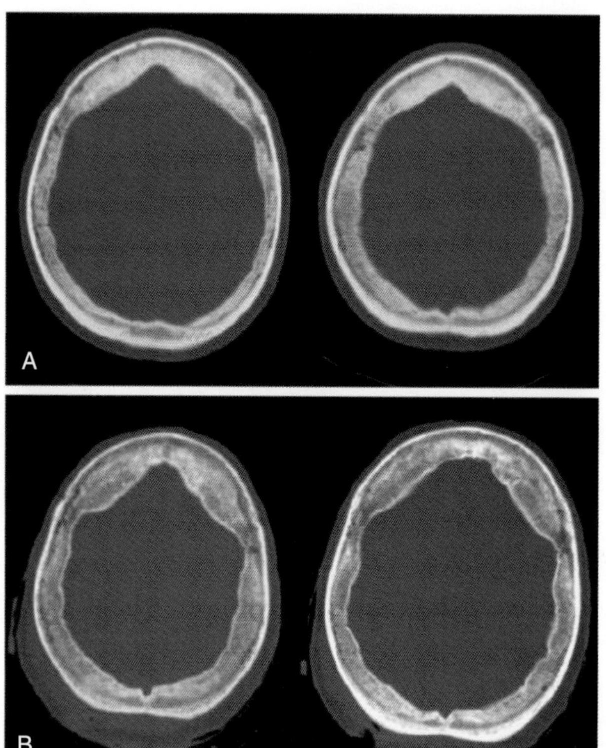

图 48.19 缓慢但不断地进展。A 图：一例 Paget 病患者的颅骨轴位 CT 图像显示，颅骨内板硬化比外板更明显。B 图：几年后外伤下颅骨轴位骨窗 CT 图像显示颅骨内、外板进一步增厚，表明疾病进展

脊　柱

骨盆是 Paget 病最常见的受累部位，发病率约为 70%，其次是脊柱（53%）。脊柱受累的典型影像特征是病变椎体边缘皮质硬化呈"画框"样改变，椎体体积增大，其内骨小梁增粗，密度增高（特别是累及椎弓根者），以上这些可导致"象牙椎"外观（图 48.20，图 48.21）。脊柱骨质吸收破坏相对少见。Paget 病累及脊柱（图 48.22）可导致椎体支撑力不足，表现为椎体骨折、椎体塌陷和脊柱畸形；还可出现椎体增大导致椎管和椎间孔狭窄，但很少发生肉瘤变。

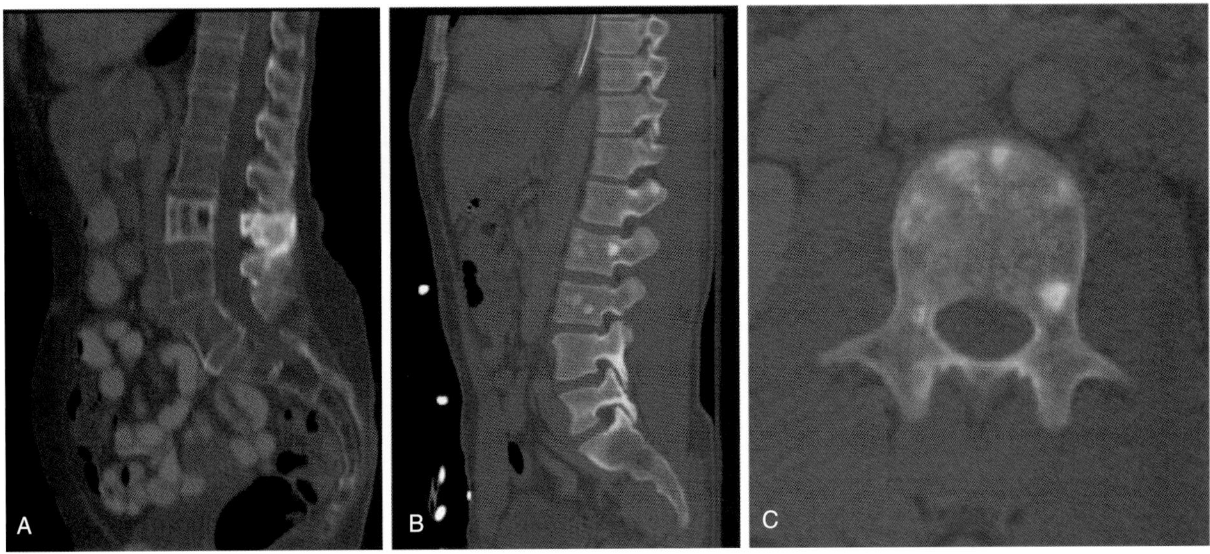

图 48.20　腰椎受累。A 图：腰椎矢状位骨窗 CT 显示 L3 椎体呈现典型的"画框"改变和轻度膨胀，椎体内部骨小梁粗大，注意椎体明显硬化和膨胀的"象牙"外观。B 图：另一例确诊 Paget 病患者腰椎矢状位骨窗 CT 图像显示 L2 和 L3 椎体内有"棉絮状"的硬化灶。C 图：腰椎轴位骨窗 CT 图像显示 L2 椎体周边多个硬化灶，周围有模糊的、"洗刷"的小梁受累改变

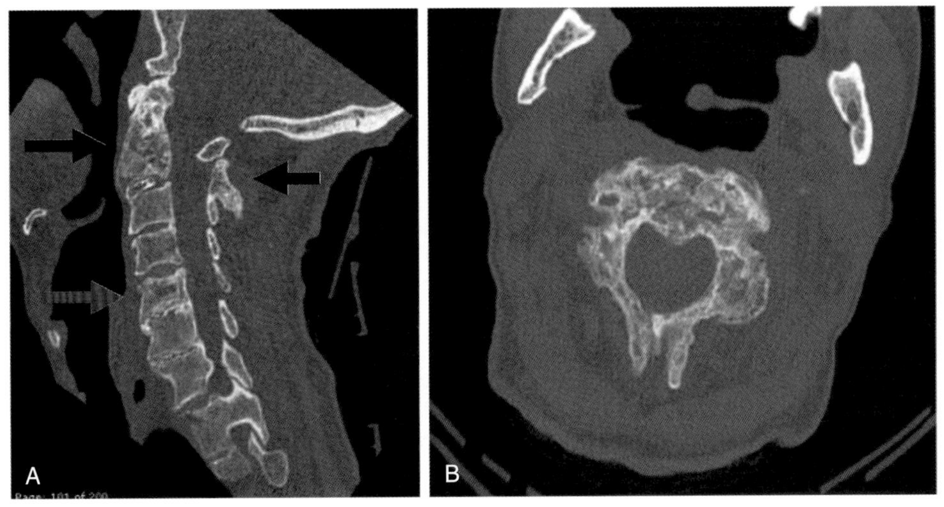

图 48.21　颈椎受累。颈椎受累较胸椎或腰椎更为少见。A 图：颈椎矢状位骨窗 CT 图像显示 C2 椎体和后部棘突混合期改变（蓝色箭头）和 C5 椎体的"画框"外观（红色箭头）。B 图：C2 椎体混合期的变化和受累情况在轴位图像显示最佳

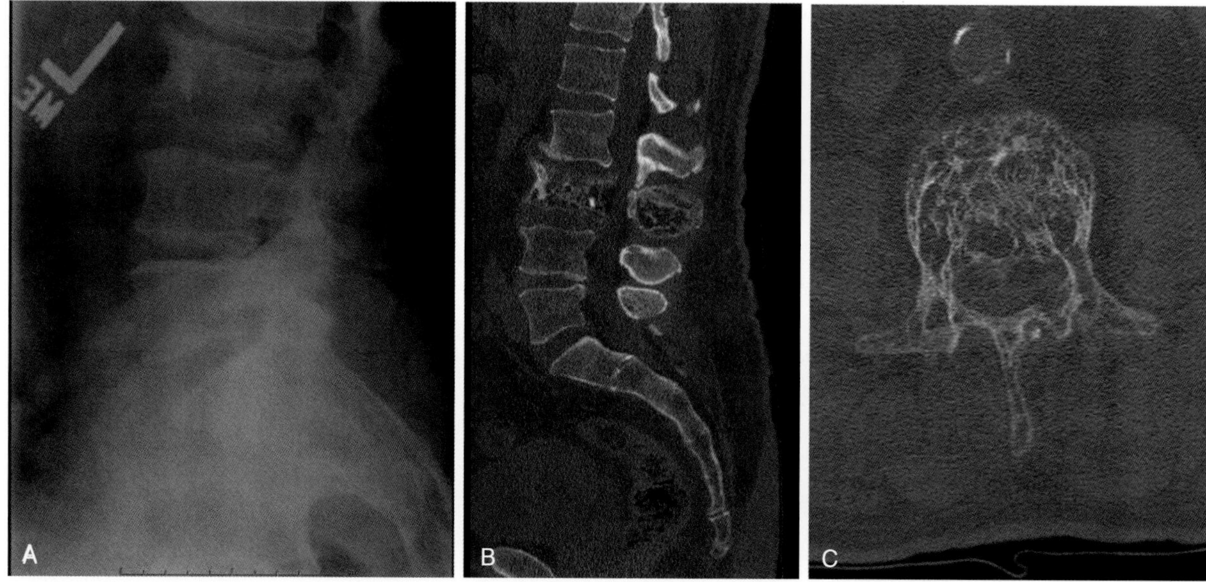

图 48.22 椎体并发症。腰椎 X 线侧位片（A）和腰椎矢状位骨窗 CT 图像（B）显示 L3 椎体弥漫性受累和膨大。由于骨质脆性增加，椎体高度明显减低。椎体矢状位 CT 和轴位 CT（C）图像显示椎体和椎弓根膨大导致椎管受压

（刘连锋 译；秦 越 审）

拓展阅读

Dell'Atti C, Cassar-Pullicino VN, Lalam RK, et al. The spine in Paget's disease. Skeletal Radiol, 2007, 36(7):609–626. [Epub 2007 Apr 5].

Ralston SH. Clinical practice. Paget' s disease of bone. N Engl J Med, 2013, 368(7):644–650.

Ralston SH, Langston AL, Reid IR. Pathogenesis and management of Paget's disease of bone. Lancet, 2008, 372(9633):155–163.

Saifuddin A, Hassan A. Paget's disease of the spine: unusual features and complications. Clin Radiol, 2003, 58(2):102–111.

Smith SE, Murphey MD, Motamedi K, et al. From the archives of the AFIP. Radiologic spectrum of Paget disease of bone and its complications with pathologic correlation. Radiographics, 2002, 22(5):1191–1216.

Theodorou DJ, Theodorou SJ, Kakitsubata Y. Imaging of Paget disease of bone and its musculoskeletal complications: review. AJR Am J Roentgenol, 2011, 196(suppl 6):S64–S75.

49 颈动脉爆裂综合征

Daniel T. Ginat, Juan E. Small

引　言

颈动脉搏动减弱和最终血管破裂是头颈部恶性肿瘤晚期治疗过程中最严重的并发症之一。颈动脉爆裂综合征（carotid blowout syndrome, CBS）是指与颈动脉损伤有关的临床表现与体征。虽然 CBS 在头颈部恶性肿瘤治疗中相对少见，但如果对其没有及时地诊断和干预，将会危及生命，所以对此疾病的认识是相对重要的。需要注意的是，CBS 可能累及颈总动脉、颈内动脉和（或）颈外动脉。

颈部根治性切除术、坏死组织、既往放疗史、放射性坏死、颈动脉暴露、伤口感染、咽喉皮肤瘘以及复发或持续性的肿瘤都是引发 CBS 的危险因素。计算机断层血管扫描（CTA）是评估无症状或轻度症状性CBS的有效方法。最常见的 CTA 特征包括软组织坏死、血管暴露、存活的肿瘤组织、假性动脉瘤和造影剂外渗等。尽管导管血管造影显示的动脉管腔正常，但通过 CTA 可以很容易发现管壁的受累，但导管血管造影（DSA）仍然是诊断动脉管腔异常的金标准。手术治疗颈动脉爆裂相对困难或难以实现，目前血管腔内治疗，如线圈闭塞（解构治疗）或血管内覆膜支架植入（重构治疗）已取代手术并能立即止血（图 49.1）。

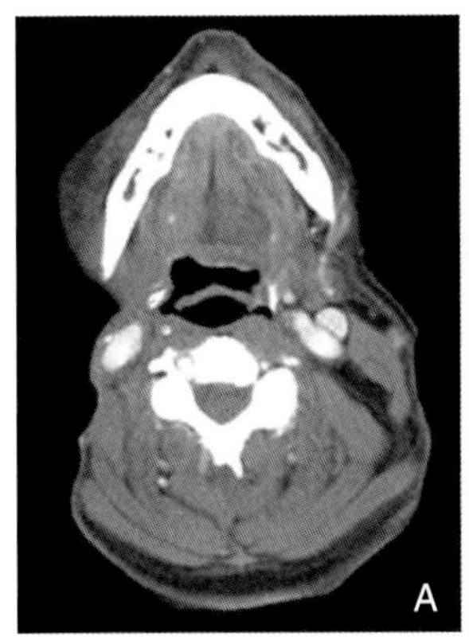

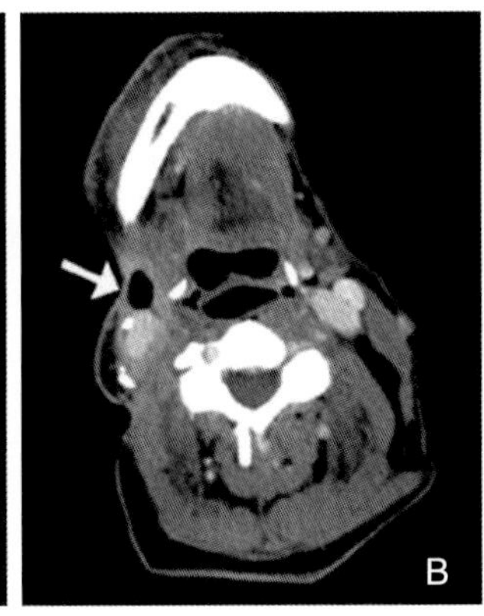

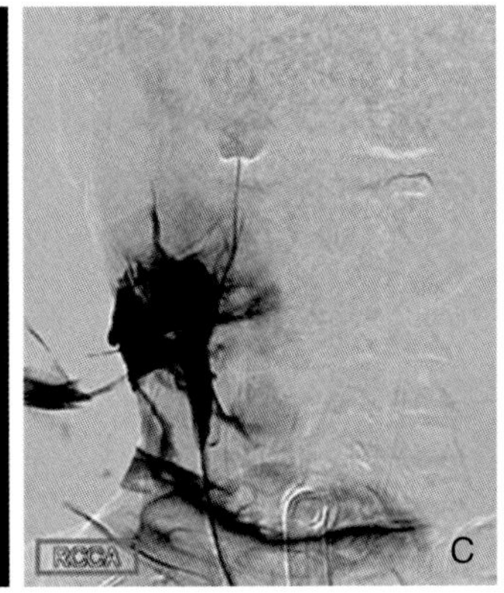

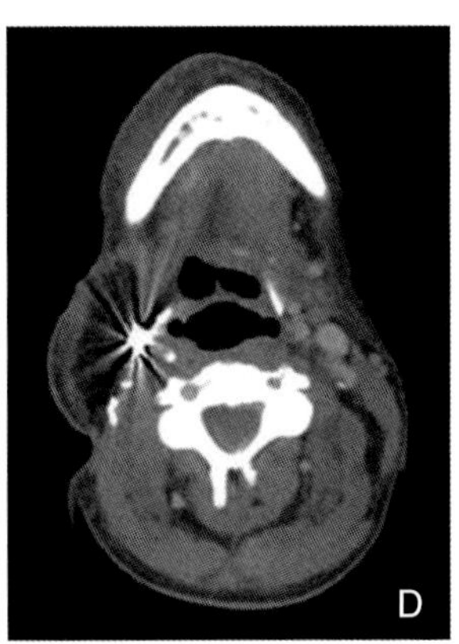

图 49.1　颈动脉爆裂综合征。右侧舌根部鳞状细胞癌患者局部复发后放疗伴放射性骨坏死和感染。A 图：根治性颈部切除术后右颈总动脉上方的软组织缺损。B 图：随访颈部 CT 增强图像显示手术部位出现坏死和感染并动脉暴露（箭头）。C 图：术后不久患者颈部伤口出血并行紧急导管血管造影，造影显示右颈总动脉造影剂外渗。D 图：线圈闭塞（解构）实现立即止血

外周血管供应颈动脉及其分支的大部分血液，因此，颈动脉损伤不单是血管壁的直接损伤，还可继发于缺血导致的血管壁的损伤。因此，当影像学检查结果显示血管损伤时，如果不进行紧急处理就有可能导致颈动脉爆裂。这些损伤包括血管外膜的软组织缺损、血管被肿瘤包裹和(或)暴露于感染。CBS分为三个阶段:（Ⅰ）威胁型颈动脉爆裂，（Ⅱ）濒临型颈动脉爆裂，（Ⅲ）急性颈动脉爆裂（图 49.2），三个阶段代表了从血管暴露到血管爆裂的临床进展情况。

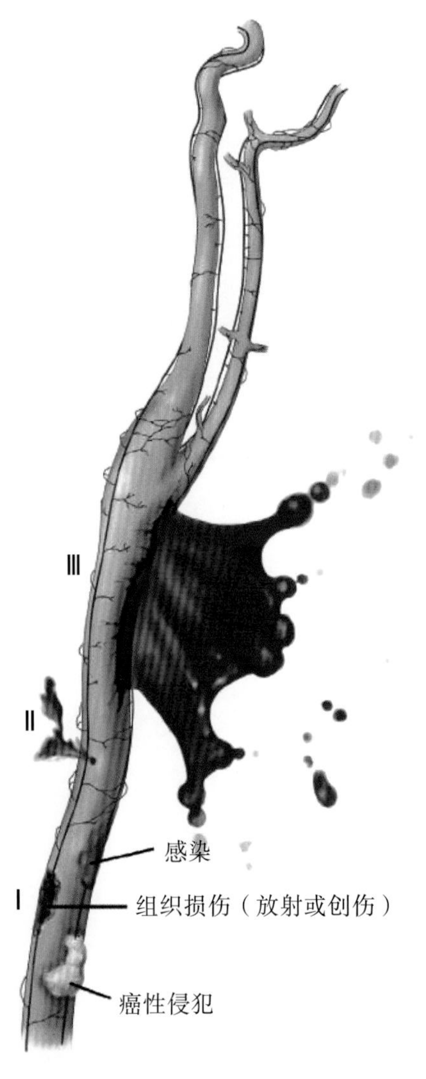

图 49.2 颈动脉爆裂综合征（CBS）的分类。威胁型CBS（Ⅰ型）：继发于各类无症状血管损伤。濒临型CBS(Ⅱ型)：自发消退的或压迫可控制的一过性出血。急性CBS（Ⅲ型）：大量或无法控制的颈动脉出血，如果不立即治疗会迅速致命

概 述

威胁型颈动脉爆裂（Ⅰ型）是指影像学检查显示颈动脉暴露但没有活动性出血，这是分类的第一步也是最重要的。当血管无活动性出血时，如果没有采取保护措施，后续的出血是不可避免的（图 49.3，图 49.4）。濒临型颈动脉爆裂（Ⅱ型）（前哨出血）是指可通过简单的包扎或加压方式止血的一过性出血（图 49.5）。急性颈动脉爆裂（Ⅲ型）是指无法通过包扎或加压控制的颈动脉大量出血，如果不及时治疗会迅速致命。值得注意的是，皮肤或黏膜可出血但很少形成较大的血肿（图 49.6）。

计算机断层扫描 / 计算机断层扫描血管成像（CT/CTA）或磁共振成像 / 磁共振血管成像（MRI/MRA）是诊断威胁型（Ⅰ型）CBS 的重要方法。软组织缺损区血管暴露、瘘管、残留或复发的肿瘤或感染是观察的重点；另外还需要观察血管壁或管腔的异常，如管壁不规则或假性动脉瘤形成（图 49.7）。随着血管壁的硬化，当出现血管壁不规则或怀疑假性动脉瘤形成是颈动脉爆裂的一个重要特征，但这一征象可能在 CTA 或 MRA 上显示的概率较小（图 49.7）。因此，DSA 仍然是诊断颈动脉爆裂的金标准，必要时可以行血管内介入。

血管内造影术对血管损伤和影响预后的分类，包括以下内容：

0 级—血管无损伤；

1 级—血管壁局部不规则；

2 级—假性动脉瘤形成；

3 级—血管破裂后造影剂外渗。

治 疗

颈部淋巴结清扫术的修复困难在于术区广泛纤维化瘢痕增生以及精准识别先前放疗区域。此外，肿瘤组织残留、组织坏死和（或）感染等问题与后续疾病的发病率和死亡率紧密相关。幸运的是，血管内治疗已经取代手术成

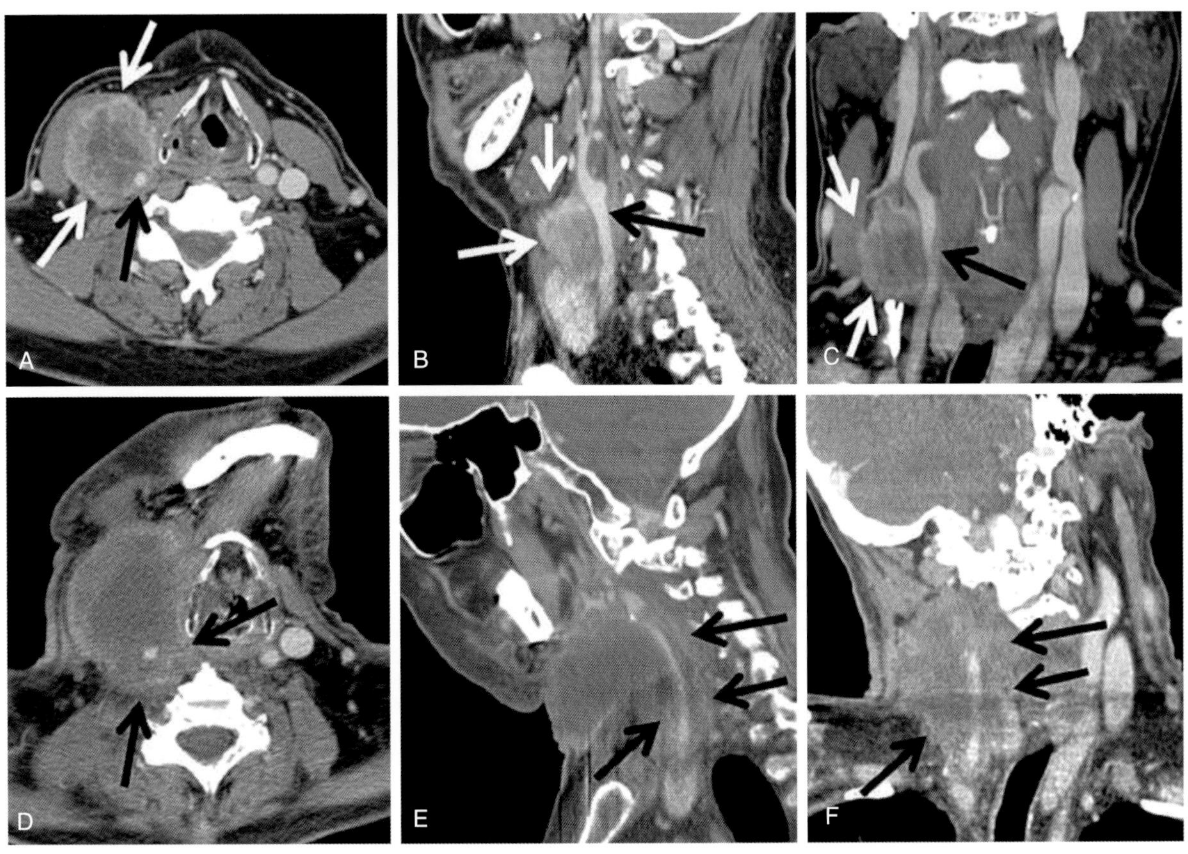

图 49.3　（Ⅰ型）威胁型颈动脉爆裂综合征 – 肿瘤侵犯。中年女性，原发鳞状细胞癌转移性病史。颈部 CT 增强轴位、矢状位和冠状位（A~C）显示一直径 5cm 转移性坏死肿块侵犯并部分闭塞右颈静脉（白色箭头），右颈总动脉（common carotid artery，CCA）超过 1/2 管径被病灶包裹（黑色箭头）。D 图：放化疗后随访增强 CT 轴位图像显示病变体积明显增大并完全包裹右 CCA（箭头）。矢状位和冠状位（E, F）图像显示右 CCA 管腔不规则变窄并管壁增厚水肿，此征象可作为颈动脉被侵犯的依据（箭头）

为首选治疗方法。

实际上，有两种血管内治疗方法：

1. 血管闭塞，又称解构；

2. 血管内支架放置，又称重建。

治疗方法的选择取决于临床表现和血管解剖，包括受累的特定血管以及是否存在侧支循环。

鉴别诊断

外伤（枪伤）继发的颈动脉破裂可以表现出与头颈部肿瘤患者类似的 CBS 影像特征，但二者临床背景截然不同。在 CBS 形成的假性动脉瘤与动脉粥样硬化形成的溃疡斑块的鉴别诊断中，后者往往与狭窄闭塞性疾病有关而非出血性疾病。应注意的是血管动静脉瘘与 CBS 造影剂外渗二者间的鉴别（图 49.8）。

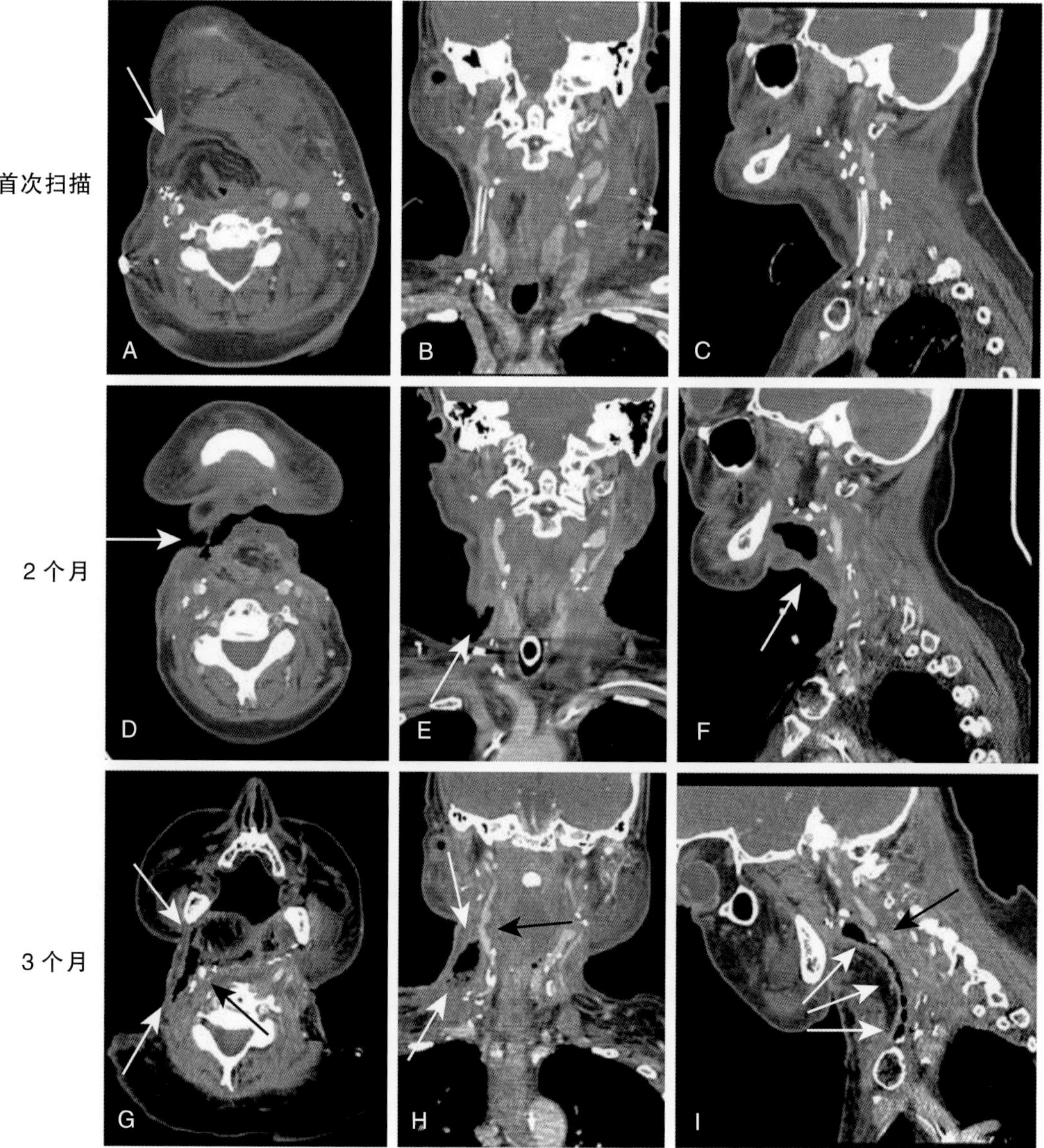

图 49.4 （Ⅰ型）威胁型颈动脉爆裂综合征 – 咽皮肤瘘。女性，多发性鳞状细胞癌患者，全喉切除术、皮瓣重建术、双侧颈部淋巴结清扫术和放化疗术后。术后早期增强 CT 轴位图像（A）显示皮瓣（包含脂肪和肌肉）重建的早期外观（箭头）。在颈部冠状位和矢状位 CT 增强图像（B, C）显示了右颈部软组织的完整性。两个月后，患者颈部轴位、冠状位和矢状位 CT 增强图像（D~F）显示皮瓣明显缩小并与口腔相通，可见一瘘管从口底后方引流至皮肤表面（箭头）。首次扫描 3 个月后，患者颈部轴位、冠状位和矢状位 CTA 图像（G~I）显示右侧咽喉皮肤瘘的间隙扩大（箭头），右颈动脉周围深层软组织皮下见少量气体和液体聚集（黑色箭头）

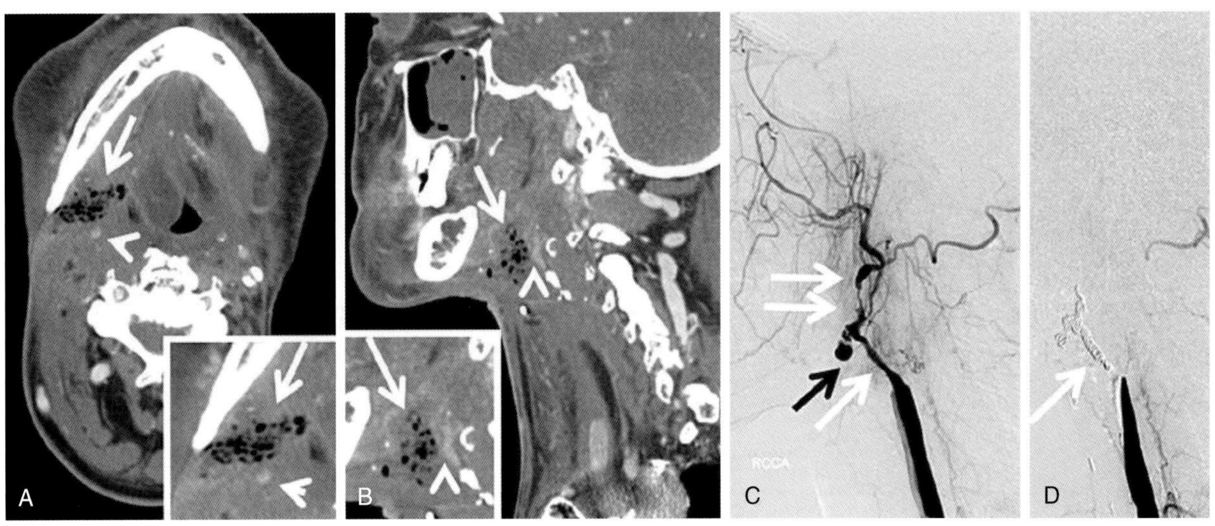

图 49.5　（Ⅱ型）濒临型颈动脉爆裂综合征。老年男性，多年前确诊扁桃体鳞状细胞癌，行右颈部淋巴结清扫术后放化疗，又罹患右侧梨状窝鳞状细胞癌，再次行右颈部切除术、全喉切除术和皮瓣重建术。患者因口腔出血就诊。颈部轴位和矢状位 CT 增强图像（A, B）显示右颈内动脉完全闭塞（未显示），右颌下空气和液体聚集（箭头）的位置与口腔溃疡失活的皮瓣相一致，不规则狭窄的颈外动脉分支周围可见积液和软组织水肿（箭头）。局部放大图像可以更好地显示这些图像细节（A, B）。右颈动脉造影侧位图像（C）显示颈内动脉完全闭塞及不规则狭窄的颈外动脉分支（白色箭头）和假性动脉瘤的形成（黑色箭头）。当线圈（箭头）阻断了颈总动脉主干血流后，右颈动脉造影图像（D）显示前、后侧支循环血流可供应右侧大脑半球（未显示）

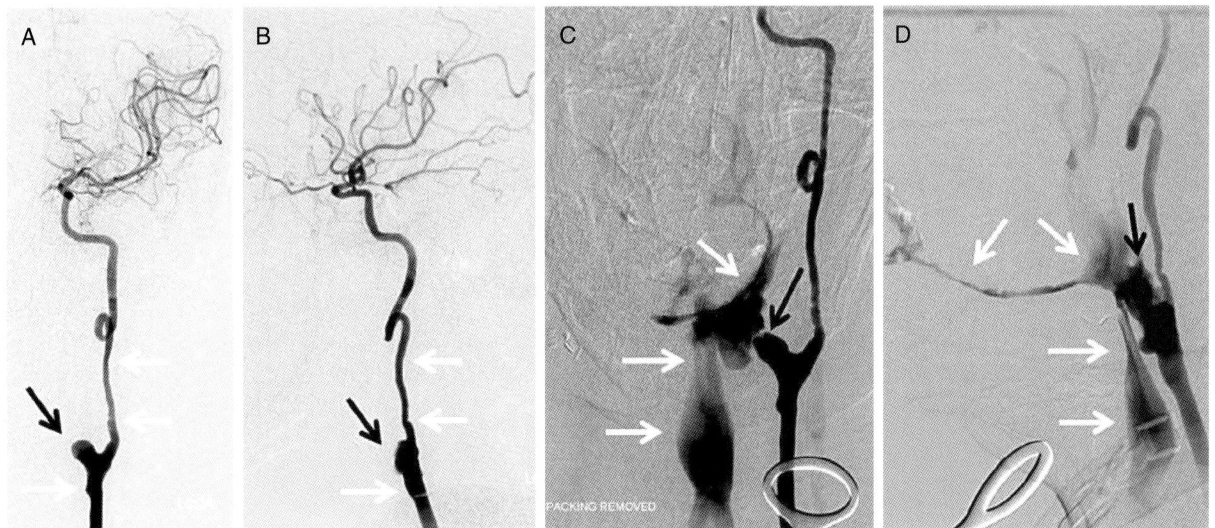

图 49.6　（Ⅲ型）急性颈动脉爆裂综合征。老年男性，舌癌病史，全喉切除术游离皮瓣重建和放疗史。患者因口腔大量出血入院，急诊室行口腔填塞物后出血量减少。左侧颈总动脉前后位和侧位造影图像（A, B）显示不规则的左颈总动脉和颈内动脉（白色箭头）以及颈外动脉（external carotid artery，ECA）残端没有活动性出血（黑色箭头）。血管造影后去除口腔填塞物。在口腔内镜检查中发现活动性出血，并迅速对该部位进行了重新填塞。尽管如此，持续的出血仍然存在。再次行左 CCA 的前后位和侧位造影图像（C, D）显示，左 ECA 主干残端有大量活动性出血（黑色箭头），外渗的对比剂勾勒出口腔和咽部轮廓（白色箭头）。因漏口太大，医生尝试了各种方法也无法通过血管内控制出血，导致患者因失血过多导致低血压并行心肺复苏。在抢救过程中医生按压出血口，由于难以夹闭左 ECA 残端控制出血，因此医生对患者左 CCA 进行了结扎。在此手术后，患者存活了 5 年以上

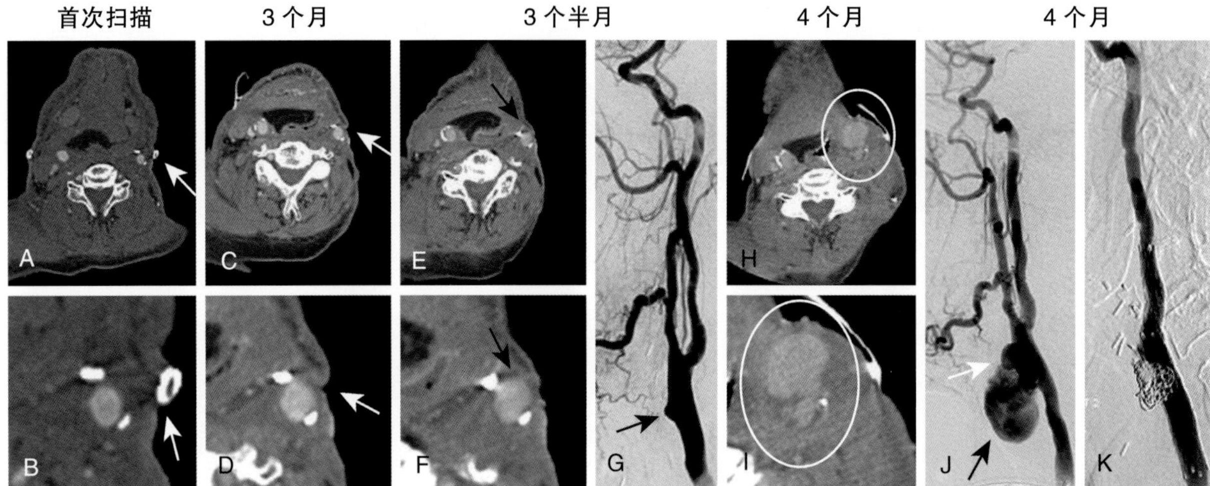

图 49.7 假性动脉瘤。老年男性，喉癌病史，双侧颈部根治性切除术后、喉部切除、皮瓣重建以及放疗史。患者既往有左颈动脉爆裂史，血管造影显示侧支循环不良，随后实施了皮瓣重建。患者术后早期颈部增强轴位 CT 图像和放大的图像（A, B）显示左颈总动脉（白色箭头）上方的手术皮肤夹。3 个月后，患者颈部轴位增强 CT 和放大图像（C, D）显示在手术皮肤夹切除的部位有一个微小的皮肤缺损（白色箭头）。随后，在首次扫描 3 个半月后，患者颈部轴位增强 CT 和放大图像（E, F）显示皮肤缺损部位有一个小的缺口（黑色箭头），经血管造影（G）得到证实，扫描 4 个月后，患者左侧颈部明显肿胀。轴位增强 CT 和轴位放大的图像（H，I）显示左 CCA 前方可见一个巨大的假性动脉瘤（圆圈）。血管造影侧位图（J）显示一个大的假性动脉瘤（黑色箭头）和邻近小的假性动脉瘤形成（白色箭头）。由于假性动脉瘤没有完整血管壁的支持结构，随时都有可能发生破裂。用线圈闭塞左 ECA 的起始部并在左 CCA 和左颈内动脉（internal carotid artery，ICA）放置了两个覆膜支架，血管造影侧位图上假性动脉瘤显示不明显（K）

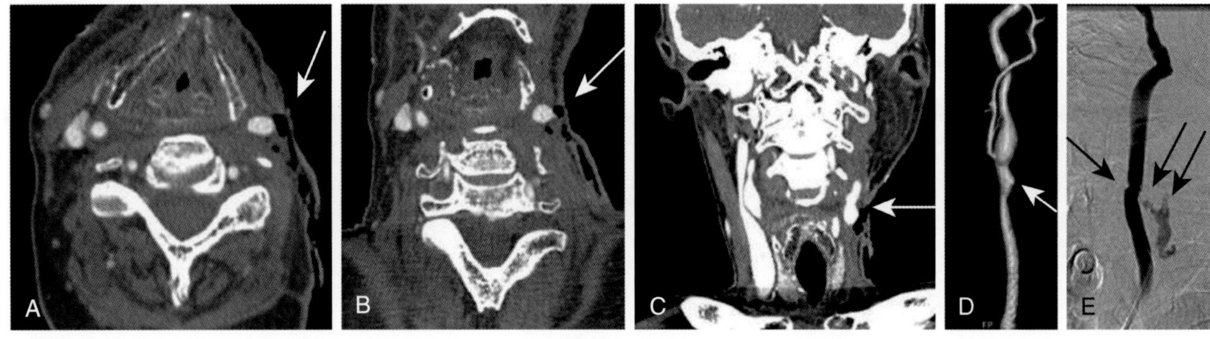

图 49.8 动静脉瘘。鳞状细胞癌患者，左颈部淋巴结清扫术及左颈总动脉重建术后颈部手术伤口出血。患者颈部轴位增强 CT（A, B）和冠状位 CTA（C）图像显示左 CCA 远端小假性动脉瘤（白色箭头）。左颈动脉 CTA 重建图像显示假性动脉瘤（D；白色箭头）。左 CCA 近端到假性动脉瘤近端的血管造影前后位图像（E）显示左 CCA 的近端静脉吻合口（黑色箭头）处可见一个小的动静脉瘘（黑色双箭头）。左 CCA 和左 ICA 栓塞术可以有效控制感染引发的顽固性出血（未显示）

（刘连锋 译；秦 越 审）

拓展阅读

Chaloupka JC, Putman CM, Citardi MJ, et al. Endovascular therapy for the carotid blowout syndrome in head and neck surgical patients: diagnostic and managerial considerations. AJNR Am J Neuroradiol, 1996, 17(5):843–852.

Citardi MJ, Chaloupka JC, Son YH, et al. Management of carotid artery rupture by monitored endovascular therapeutic occlusion (1988-1994). Laryngoscope, 1995, 105(10):1086–1092.

Lee CW, Yang CY, Chen YF, et al. CT angiography findings in carotid blowout syndrome and its role as a predictor of 1-year survival. AJNR Am J Neuroradiol, 2014, 35(3):562–567.

Peguero J, Khanfar A, Mannem S, et al. Impending carotid blowout syndrome. J Clin Oncol, 2015, 33(23):e97–e98.

Powitzky R, Vasan N, Krempl G, et al. Carotid blowout in patients with head and neck cancer. Ann Otol Rhinol Laryngol, 2010, 119(7): 476–484.